总主编
Sam W. Wiesel | Todd J. Albert

主 编
Martin M. Malawer | James C. Wittig | Jacob Bickels

WIESEL 骨科手术学

骨肿瘤外科

（原著第 3 版）

Operative Techniques in Orthopaedic Surgical Oncology
3rd edition

主 审
牛晓辉

主 译
黎志宏 | 刘巍峰 | 刘 傥

上海科学技术出版社

Wolters Kluwer

图书在版编目（CIP）数据

WIESEL骨科手术学. 骨肿瘤外科：原著第3版 / (美) 马丁·M.马莱韦尔 (Martin M. Malawer), (美) 詹姆斯·C.维蒂格 (James C. Wittig), (以) 雅各布·比克尔斯 (Jacob Bickels) 主编；黎志宏, 刘巍峰, 刘傥主译. -- 上海：上海科学技术出版社, 2025. 7.
ISBN 978-7-5478-7173-7
Ⅰ. R68
中国国家版本馆CIP数据核字第2025HM3175号

This is a translation of Operative Techniques in Orthopaedic Surgical Oncology, 3e by Martin M. Malawer, James C. Wittig, Jacob Bickels; Sam W. Wiesel, Todd J. Albert, editor-in-chief.
Wolters Kluwer Health did not participate in the translation of this title and therefore it does not take any responsibility for the inaccuracy or errors of this translation.
Published by arrangement with Wolters Kluwer Health Inc., USA.

本书提供了药物的适应证、不良反应以及剂量用法的准确资料，但这些信息可能会发生变化，故强烈建议读者查阅书中所提药物的制造商提供的产品说明书。本书力求提供准确的信息以及已被广泛接受的技术和方法。但是，作者、编辑和出版者不保证书中的信息完全没有任何错误；对于因使用本书中的资料而造成的直接或间接的损害也不负有任何责任。

上海市版权局著作权合同登记号 图字：09-2023-0174 号

WIESEL 骨科手术学·骨肿瘤外科（原著第3版）

总主编 Sam W. Wiesel ｜ Todd J. Albert
主　编 Martin M. Malawer ｜ James C. Wittig ｜ Jacob Bickels
主　审 牛晓辉
主　译 黎志宏 ｜ 刘巍峰 ｜ 刘　傥

上海世纪出版（集团）有限公司
上 海 科 学 技 术 出 版 社　出版、发行
(上海市闵行区号景路159弄A座9F-10F)
邮政编码 201101　www.sstp.cn
山东韵杰文化科技有限公司印刷
开本 889×1194　1/16　印张 23
字数：600千字
2025年7月第1版　2025年7月第1次印刷
ISBN 978-7-5478-7173-7/R·3275
定价：298.00元

本书如有缺页、错装或坏损等严重质量问题，
请向承印厂联系调换

内容提要

美国著名出版公司 Wolters Kluwer/Lippincott Williams & Wilkins 2011 年推出骨科手术学巨著 *Operative Techniques in Orthopaedic Surgery*，上海科学技术出版社于 2013 年和 2022 年分别引进其第 1 版和第 2 版，并翻译出版了中文版，此番再次引进第 3 版。第 3 版在保持原有学科框架的基础上，对临床骨科各亚学科的各项手术技术进行了更新和补充，遵循第 2 版的分册设置，细分为足踝外科、小儿骨科、创伤外科、肩肘外科、运动医学、关节重建外科、手腕肘外科、脊柱外科、骨肿瘤外科 9 个分册。同时，第 3 版传承了前面 2 版诸多先进的编写理念，以大量的手术实例图片配合简明、精炼的文字，一步步（step-by-step）向读者阐明怎样做手术（how-to-do），版式新颖，图文并茂；在手术原则和技术细节方面言简意赅，没有长篇赘述，而是使用项目符号引领，方便读者阅读和查找；每项手术操作结束后都有高度概括的"要点与失误防范"，系作者多年临床经验的高度浓缩，也是本书的精华所在。本套书内容全面、系统，实用性强，适合各级临床骨科医生及研究生阅读使用。

献 词

谨以此书献给 Richard H. Rothman 教授，以铭记其谆谆教诲与卓越引领。正是得益于他的悉心指导，我们及一代又一代的骨科医生方能取得今日之成就。这份宝贵的精神财富，不仅极大地提升了成千上万患者的生命质量，更通过其骨科门生，持续不断地造福更多亟待救治的患者。

Sam W. Wiesel, MD and Todd J. Albert, MD

这本书凝聚了我深沉的爱，谨献给我的妻子 Shelly，她才华洋溢且持续激励我。在我投身事业之际，她始终给予我坚定的支持，并悉心养育我们的四个孩子。衷心祈愿本书能为读者带来哪怕微小的启迪与希望。

Jacob Bickels

谨以此书献给 Kenneth Francis 博士、Ralph Marcove 博士和 William F. Enneking 博士，他们是骨肿瘤学领域卓越的创新者、开拓者、开发者及批判性思考者。我有幸与这些伟大的医生共事，特将这部著作献给这些世界级的外科专家。此外，我的妻子 Jane 以及孩子们 Alison 和 Eric 给予的无尽关爱与坚定支持，让我能够全身心投入学术研究及外科技术的精进，并达到巅峰水准。若非他们的鼎力相助，这部著作的问世将无从谈起。

Martin M. Malawer

译者名单

主　审
牛晓辉　北京积水潭医院

主　译
黎志宏　中南大学湘雅二医院
刘巍峰　北京积水潭医院
刘　傥　中南大学湘雅二医院

副主译

尹军强	中山大学附属第一医院	李振峰	山东大学齐鲁医院
许　猛	中国人民解放军总医院	郭晓柠	中南大学湘雅二医院
闵　理	四川大学华西医院	涂　超	中南大学湘雅二医院

译　者
（以姓氏笔画为序）

马　珂	北京积水潭医院	张文超	中南大学湘雅二医院
王　振	中国人民解放军总医院	张祥洪	中南大学湘雅二医院
王　璐	中南大学湘雅二医院	张程豪	中南大学湘雅二医院
王一天	四川大学华西医院	陈　夏	中南大学湘雅二医院
卢敏勋	四川大学华西医院	陈子豪	山东大学齐鲁医院
任晓磊	中南大学湘雅二医院	林　调	中山大学附属第一医院
杨勇昆	北京积水潭医院	欧阳正晓	中南大学湘雅二医院
吴梓奕	中南大学湘雅二医院	罗　翼	四川大学华西医院

周　政	中南大学湘雅二医院	赵雪林	中国人民解放军总医院
周　勇	四川大学华西医院	凌　林	中南大学湘雅二医院
周岩林	中南大学湘雅二医院	唐　凡	四川大学华西医院
郑钰树	中国人民解放军总医院	蒋光耀	中南大学湘雅二医院
项东全	中国人民解放军总医院		

秘　书

欧阳正晓　中南大学湘雅二医院

编者名单

本分册主编

Martin M. Malawer, MD, FACS
Director of Orthopedic Oncology
Professor, Orthopedic Surgery
George Washington University School of Medicine
Professor (Clinical Scholar) of Orthopedics and Professor of Pediatrics (Hematology and Oncology)
Georgetown University School of Medicine
Washington, District of Columbia
Consultant, Pediatric and Surgery Branch
National Cancer Institute
National Institutes of Health
Bethesda, Maryland

James C. Wittig, MD
Chairman, Department of Orthopedics
Morristown Medical Center
Medical Director, Orthopedic Oncology
Atlantic Health System
Morristown, New Jersey

Jacob Bickels, MD
Director of Orthopedic Oncology
Division of Orthopedic Surgery
Hillel-Yaffe Medical Center
Hadera, Israel
Professor, Orthopedic Surgery
Director, Orthopedic Surgery
Rappaport Faculty of Medicine
Technion
Haifa, Israel

总主编

Sam W. Wiesel, MD
Chairman and Professor
Department of Orthopaedic Surgery
Georgetown University Medical School
Washington, District of Columbia

Todd J. Albert, MD
Surgeon in Chief Emeritus
Hospital for Special Surgery
Professor of Orthopaedics
Weill Cornell Medical College
New York, New York

编著者

Stefano Bandiera, MD
Orthopaedic Surgeon
Department of Oncologic and Degenerative Spine Surgery
IRCCS Istituto Ortopedico Rizzoli
Bologna, Italy

Eyal Behrbalk, MD
Orthopaedic Surgeon
Director, Center for Spinal Studies and Surgery
Hillel Yaffe Medical Center
Hadera, Israel

Giovanni Beltrami, MD
Director
Department of Paediatric Orthopaedic Oncology
Azienda Ospedaliero Universitaria Careggi
Florence, Italy

Jacob Bickels, MD
Director of Orthopedic Oncology
Division of Orthopedic Surgery
Hillel-Yaffe Medical Center
Hadera, Israel
Professor, Orthopedic Surgery
Director, Orthopedic Surgery
Rappaport Faculty of Medicine
Technion
Haifa, Israel

Domenico Andrea Campanacci, MD
Director, Department of Health Sciences
Università degli Studi di Firenze
Florence, Italy

Jose Casanova, MD
Orthopedic Oncology Division
University of Coimbra
Coimbra, Portugal

Israel Dudkiewicz, MD
Professor
Department of Orthopaedic Surgery
Rabin Medical Center
Tel Aviv, Israel

Jeffrey J. Eckardt, MD
Professor and Chair
Department of Orthopaedic Surgery
University of California Los Angeles
Los Angeles, California
Ronald Reagan UCLA Medical Center
Santa Monica, California

Alessandro Gasbarrini, MD
Chief, Department of Oncologic and Degenerative Spine Surgery
IRCCS Istituto Ortopedico Rizzoli
Bologna, Italy

Riccardo Ghermandi, MD
Orthopaedic Surgeon
Department of Oncologic and
  Degenerative Spine Surgery
IRCCS Istituto Ortopedico Rizzoli
Bologna, Italy

Marco Girolami, MD
Resident
Department of Oncologic and
  Degenerative Spine Surgery
IRCCS Istituto Ortopedico Rizzoli
Bologna, Italy

Robert Grimer, FRCS, DSc
Consultant (Retired)
Department of Oncology
Royal Orthopaedic Hospital NHS
  Foundation Trust
Birmingham, United Kingdom

Davide Guido, MD
Resident Surgeon
Department of Orthopaedic Oncology
Azienda Ospedaliero-Universitaria
  Careggi
Florence, Italy

Marco Innocenti, MD
Professor
Department of Plastic and
  Reconstructive Microsurgery
Azienda Ospedaliero-Universitaria
  Careggi
Florence, Italy

Matteo Innocenti, MD
Orthopaedic Surgeon
Orthopaedic Clinic
Università degli Studi di Firenze
Florence, Italy

Lee Jeys, FRCS, MSc, DSc
Consultant Orthopaedic Surgeon
Department of Oncology
Royal Orthopaedic Hospital NHS
  Foundation Trust
Birmingham, United Kingdom

Kristen Kellar-Graney, MS
Tumor Biologist and Clinical Researcher
Washington Musculoskeletal Tumor
  Center
Bethesda, Maryland

Piya Kiatisevi, MD
Orthopaedic Oncology Unit
Institute of Orthopaedics
Lerdsin Hospital
Bangkok, Thailand

Shekhar Madhukar Kumta, MD, PhD
Department of Orthopaedics and
  Traumatology
Chinese University of Hong Kong
Shatin, New Territories
Hong Kong S.A.R., China

Elena Lucattelli, MD
Resident
Department of Plastic and
  Reconstructive Microsurgery
Azienda Ospedaliero-Universitaria
  Careggi
Florence, Italy

Martin M. Malawer, MD, FACS
Director of Orthopedic Oncology
Professor, Orthopedic Surgery
George Washington University School
  of Medicine
Professor (Clinical Scholar) of
  Orthopedics and Professor of
  Pediatrics (Hematology and
  Oncology)
Georgetown University School of
  Medicine
Washington, District of Columbia
Consultant, Pediatric and Surgery
  Branch
National Cancer Institute
National Institutes of Health
Bethesda, Maryland

Francesco Muratori, MD
Consultant Orthopaedic Surgeon
Department of Orthopaedic Oncology
Azienda Ospedaliero-Universitaria
  Careggi
Florence, Italy

Xiaohui Niu, MD
Chair and Professor
Department of Orthopedic Oncology
  Surgery
Beijing Ji shuitan Hospital
Beijing, China

Michael Parry, MD, FRCS
Consultant
Department of Oncology
Royal Orthopaedic Hospital NHS
  Foundation Trust
Birmingham, United Kingdom

Valerio Pipola, MD
Resident
Department of Oncologic and
  Degenerative Spine Surgery
IRCCS Istituto Ortopedico Rizzoli
Bologna, Italy

Giuliana Roselli, MD
Consultant Physician
Department of Radiology
Azienda Ospedaliero-Universitaria
  Careggi
Florence, Italy

Peter Scheinemann, ME
Research and Development Director
Implantcast GmbH
Buxtehude, Germany

Guido Scoccianti, MD
Consultant Surgeon
Department of Orthopaedic Oncology
Azienda Ospedaliero-Universitaria
  Careggi
Florence, Italy

Maurizio Scorianz, MD
Consultant Surgeon
Orthopaedic Oncology
Azienda Ospedaliero-Universitaria
  Careggi
Florence, Italy

James C. Wittig, MD
Chairman, Department of Orthopedics
Morristown Medical Center
Medical Director, Orthopedic Oncology
Atlantic Health System
Morristown, New Jersey

Kwok Chuen Wong, FRCSEd(Ortho), MD(CUHK)
Consultant
Department of Orthopaedics and
  Traumatology
Prince of Wales Hospital
Shatin, New Territories
Hong Kong S.A.R., China

Hairong Xu, MD
Orthopaedic Surgeon
Department of Orthopedic Oncology
  Surgery
Beijing Ji shuitan Hospital
Beijing, China

中文版前言
（骨肿瘤外科）

《WIESEL 骨科手术学·骨肿瘤外科（原著第 3 版）》的问世，标志着国际骨科经典学术体系与中国临床实践的深度融合。本书原著由 Wolters Kluwer 出版社出版，自 2011 年首版以来，始终以"精准呈现手术技术"为核心，被誉为全球骨科医师的"技术圣经"。上海科学技术出版社继成功引进第 1 版、第 2 版之后，本次第 3 版的翻译工作集结国内顶尖骨肿瘤专家团队，旨在为中国骨科领域注入更前沿的学术动力。

第 3 版在传承前两版严谨框架的基础上，系统整合了骨肿瘤外科领域的最新研究成果与临床实践指南。本分册全面覆盖肢体、骨盆、肩胛带及躯干骨与软组织肿瘤的诊疗全流程，从流行病学特征、影像病理诊断到手术方案设计，以"分步式"图解与精炼文字相结合的方式呈现。书中"要点与失误防范"栏目凝练国际权威专家数十年经验，直击手术核心难点，堪称临床实践的"精华手册"。

本次翻译工作由中南大学湘雅二医院、北京积水潭医院、中山大学附属第一医院、中国人民解放军总医院、四川大学华西医院、山东大学齐鲁医院等机构的权威专家联合完成。翻译团队深耕骨肿瘤领域，兼具丰富临床经验与国际学术视野。值此中南大学湘雅二医院骨肿瘤专科成立二十周年之际，谨以本译著献礼学科发展新里程，致敬二十年临床与科研的卓越耕耘，传承医者仁心的永恒追求。在本书译校过程中，我们严格遵循"精准、专业、可操作性"原则，确保内容忠实于原著，力求在跨文化语境中完整呈现原著学术精髓。特别感谢原著总主编 Sam Wiesel 教授与 Todd J. Albert 教授，以及骨肿瘤外科分册主编 Martin M. Malawer 教授、James C. Wittig 教授、Jacob Bickels 教授的学术引领，其构建的全球化学术框架为本书奠定了坚实基础。

当前，中国骨肿瘤诊疗已迈入精准化与微创化时代，多学科协作（MDT）模式成为提升疗效的关键。本译著的出版，不仅为各级骨科医师、研究生提供了权威的技术指南，亦为科研创新与国际学术对话搭建了坚实的桥梁。我们期待，这部译著能助力中国骨肿瘤学科迈向更高台阶，惠及广大患者。

最后，谨向参与本译著译校的全体专家、上海科学技术出版社及 Wolters Kluwer 团队致以诚挚谢意。医学无疆界，知识共传承。愿此书成为一盏明灯，照亮中国骨肿瘤领域的未来之路。

2025 年 5 月

丛书英文版前言
(第 3 版)

现代骨外科手术技术仍在快速更新。然而，与大多数现代手术步骤相关的准则却仍然遵循过去 150 年来确立的基本原则。

Operative Techniques in Orthopaedic Surgery 修订第 3 版的目的仍是详尽地描述"如何一步步地去做好每项骨科手术"。在每一章开篇，手术的"目的""时机"均以大纲的形式呈现，不过前提是骨科医师理解这些信息。为囊括最新的手术操作进展，九个分册均进行了再次修订。此外，文本的视听部分有所增加，并在不断完善。我为最终呈现出来的文本感到骄傲，也衷心感谢所有的编辑与作者。我非常享受与他们在一起工作，这对我来说是一种莫大的荣幸。

我也欢迎 Todd J. Albert 博士担任本版的联合主编。自 Todd J. Albert 在杰斐逊医学院于 Richard Rothman 医生的指导下做住院医师之时我便与他结识。他的骨科职业生涯极其出彩，是一位享誉国际的脊柱外科医生，曾在费城的 Rothman 骨科研究所和纽约的特种外科医院担任主要行政职务。此外，Todd J. Albert 博士将担任本书第 4 版的唯一主编。我非常高兴他能够加入我们的主创团队。

最后，我要感谢 Wolters Kluwer 出版公司所有员工的辛勤工作。我还记得 2000 年时 Bob Hurley 提出出版本套学术专著的第 1 版之时，我们花了 10 年时间才把它整合起来。Brian Brown 在本书第 2 版中期接任策划编辑一职，自那时起一直指导本套学术专著的编写。回首过去，展望未来，我很荣幸 *Operative Techniques in Orthopaedic Surgery* 修订一直得到了出版社与各位骨科同道们的重视与关心。

Sam W. Wiesel, MD
Washington, DC
2021 年 1 月 5 日

丛书英文版前言
（第 2 版）

修订 *Operative Techniques in Orthopaedic Surgery* 的宗旨一如既往：希望能够紧密结合临床，深度呈现"如何做好"骨科手术的步骤与各项细节。

尽管外科医生知道"为什么"和"何时"做手术，但本书中每个手术章节的前面，仍然对此部分内容有提纲挈领的阐述。

第 2 版九个分册的内容和图表都经仔细审阅并更新过。每个分册主编在第 1 版的基础上新增了一些手术技术，且内容更加侧重于手术操作，更便于读者知识获取和检索。

每位分册主编和章节编者都是其所在学术领域的知名专家，他们不惜耗费大量的时间和精力编写本套学术专著。我为能与这些了不起的专家共事而备受鼓舞，并为能参与这项有意义的工作而感到荣幸之至。

我还要感谢 Wolters Kluwer 出版公司的所有员工。Dave Murphy 对第 1 版和第 2 版都提出了很多中肯的建议，让我获益匪浅。我同时还要感谢 Bob Hurley，他是本套学术专著第 1 版的大力推动者，对第 2 版的修订依然给予了大力支持。

最后，特别感谢 Brian Brown，本套学术专著新任的文字编辑，非常有幸能和他共事，本套学术专著的顺利出版离不开他出色的工作。

Sam W. Wiesel, MD
Washington, DC
2015 年 1 月 2 日

丛书英文版前言
(第1版)

每位主刀医师在计划手术时，都必然要思考以下3个主要问题：为何要做这个手术（目的），根据疾病的进程何时最适合手术（时机），以及要采用哪些手术技巧（技巧）。本书以详尽和分步讲述的写作方式，详细介绍了绝大多数骨科手术的具体操作技巧。至于手术的目的和时机，在每一章的开篇部分以提要的形式简述。所有主刀医师都应充分理解有关手术目的和把握时机的基本原则，并针对具体的病例选择恰当的手术技术。本书的重点是回顾和阐明所要开展的手术的具体步骤。

Operative Techniques in Orthopaedic Surgery 有别于其他学术专著的特点在于让人一目了然，每种手术既以统一的格式进行阐述，又充分兼顾体现每位作者的原创性和特色。一旦开卷，读者可以尽览各种手术的各个重要步骤。

本书共分为九个部分：运动医学，骨盆与下肢创伤，成人重建外科，小儿骨科，骨肿瘤外科，手、腕和前臂，肩肘外科，足踝外科，以及脊柱外科。每个部分均由本专业学科领域享有盛誉且临床经验丰富的专家学者负责编纂。他们力邀学界精英参与每一章的编写并负责最终的审校，为此耗费了巨大心力。我一直为身处如此完美和才华横溢的团队中而备受鼓舞，并为能参与如此有益的工作而深感荣幸。

最后，我想感谢为本书的出版作出卓越贡献的每个人。特别致谢 Dovetail Content Solutions 公司的 Grace Caputo，以及 Lippincott Williams & Wilkins 公司的 Dave Murphy 和 Eileen Wolfberg，感谢他们在本书成书过程中的无私参与和帮助指导。最后要感谢 Lippincott Williams & Wilkins 公司的 Bob Hurley，他富有效率的工作使本书原稿定稿后得以在第一时间出版发行。

SWW
2010年1月1日

目 录

第1篇　外科管理　Surgical Management

第 1 章　肌肉骨骼系统肿瘤评估与诊断　*2*
Evaluation and Diagnosis of Musculoskeletal Tumors

第 2 章　可延长型假体　*7*
Extendible Prostheses

第 3 章　计算机导航下肌骨系统肿瘤切除　*17*
Computer-Navigated Musculoskeletal Tumor Resection

第 4 章　3D 打印假体　*39*
3-D Printed Implant

第 5 章　游离血管化皮瓣修复软组织缺损　*51*
Reconstruction of Soft Tissue Defects with Free Vascularized Flaps

第 6 章　游离血管化皮瓣修复骨缺损　*60*
Reconstruction of Bone Defects with Free Vascularized Flaps

第 7 章　骨肿瘤病灶内切除后局部佐剂的使用　*78*
Use of Local Adjuvants Following Intralesional Resection of Bone Tumors

第 8 章　骨巨细胞瘤：概述和管理指南　*83*
Giant Cell Tumor of Bone: Overview and Guidelines for Management

第2篇　肩胛带和上肢　Shoulder Girdles and Upper Extremity

第 9 章　肩胛带周围肿瘤切除概述　*88*
Overview of Resections around the Shoulder Girdle

第 10 章　腋窝探查及肿瘤切除术　*97*
Axillary Space Exploration and Resections

- 第 11 章　肩胛骨全切除术假体重建　*105*
  Total Scapular Resections with Endoprosthetic Reconstruction

- 第 12 章　肱骨近端切除假体置换术：关节内和关节外切除术　*114*
  Proximal Humerus Resection with Endoprosthetic Replacement: Intra-articular and Extra-articular Resections

- 第 13 章　肱骨远端切除假体置换　*127*
  Distal Humeral Resection with Prosthetic Reconstruction

- 第 14 章　骨转移癌的外科治疗：肱骨病变　*137*
  Surgical Management of Metastatic Bone Disease: Humeral Lesions

- 第 15 章　肩胛带离断术　*146*
  Forequarter Amputation

- 第 16 章　肘上和肘下截肢术　*153*
  Above-Elbow and Below-Elbow Amputations

第 3 篇　脊柱和骨盆　Spine and Pelvis

- 第 17 章　脊柱原发性和转移性肿瘤的整块切除术　*158*
  En Bloc Resection of Primary and Metastatic Tumors of the Spine

- 第 18 章　骶骨肿瘤的外科治疗　*167*
  Surgical Management of Sacral Tumors

- 第 19 章　骨盆带肿瘤切除的手术解剖及分类概述　*186*
  Overview of Surgical Anatomy and Classification of Pelvic Girdle Tumor Resections

- 第 20 章　骨盆带肿瘤切除术　*194*
  Resections around the Pelvic Girdle

- 第 21 章　后侧皮瓣半骨盆切除术　*209*
  Posterior Flap Hemipelvectomy

- 第 22 章　前侧皮瓣半骨盆切除术　*220*
  Anterior Flap Hemipelvectomy

- 第 23 章　髋关节离断术　*228*
  Hip Disarticulation

第 4 篇　下肢　Lower Extremities

- 第 24 章　近端和全股骨切除与假体重建　*236*
  Proximal and Total Femur Resections with Endoprosthetic Reconstruction

- 第 25 章　股骨远端切除并人工假体置换　*247*
  Distal Femoral Resections with Endoprosthetic Replacement

- 第 26 章　转移性骨病的外科治疗：股骨病变　*270*
  Surgical Management of Metastatic Bone Disease: Femoral Lesions

第 27 章　胫骨近端切除并人工假体重建　*283*
Proximal Tibia Resection with Endoprosthetic Reconstruction

第 28 章　腓骨切除术　*291*
Fibular Resections

第 29 章　大腿前侧（股四头肌）切除　*302*
Anterior Thigh (Quadriceps) Resection

第 30 章　大腿肌肉切除术：内侧（内收肌群）间室切除术　*309*
Thigh Resections: Medial (Adductor) Compartment

第 31 章　腘绳肌群（股后侧）切除术　*315*
Hamstrings Muscle Group (Posterior Thigh) Resection

第 32 章　臀大肌切除术　*321*
Buttockectomy

第 33 章　腘窝部切除术　*327*
Popliteal Resections

第 34 章　小腿后方肿瘤切除术　*331*
Calf Resections

第 35 章　膝上（经股）截肢术　*334*
Above-Knee (Transfemoral) Amputation

第 36 章　膝下截肢术　*340*
Below-Knee Amputation

第 37 章　足部截肢术　*345*
Foot Amputations

参考文献　　请扫描二维码，阅读本书参考文献

第 1 篇 外科管理
Surgical Management

第 1 章　肌肉骨骼系统肿瘤评估与诊断 / 2
　　　　Evaluation and Diagnosis of Musculoskeletal Tumors

第 2 章　可延长型假体 / 7
　　　　Extendible Prostheses

第 3 章　计算机导航下肌骨系统肿瘤切除 / 17
　　　　Computer-Navigated Musculoskeletal Tumor Resection

第 4 章　3D 打印假体 / 39
　　　　3-D Printed Implant

第 5 章　游离血管化皮瓣修复软组织缺损 / 51
　　　　Reconstruction of Soft Tissue Defects with Free Vascularized Flaps

第 6 章　游离血管化皮瓣修复骨缺损 / 60
　　　　Reconstruction of Bone Defects with Free Vascularized Flaps

第 7 章　骨肿瘤病灶内切除后局部佐剂的使用 / 78
　　　　Use of Local Adjuvants Following Intralesional Resection of Bone Tumors

第 8 章　骨巨细胞瘤：概述和管理指南 / 83
　　　　Giant Cell Tumor of Bone: Overview and Guidelines for Management

第 1 章 肌肉骨骼系统肿瘤评估与诊断
Evaluation and Diagnosis of Musculoskeletal Tumors

Jacob Bickels and Martin M. Malawer

背景

- 骨和软组织原发性肿瘤具有独特的生物学特征,在人类各种肿瘤中并不常见。它们起源于肌肉骨骼系统的间叶组织,并表现出某些特征,使它们成为与众不同的一类肿瘤。
  - 尽管每种组织源性类型都有其独特的微观表现,但所有组织源性类型的生物学行为都有共同的特征,这反映了它们共同起源。
  - 肌肉骨骼系统的肿瘤通常分为良性、原发性恶性(肉瘤)或转移性。
  - 转移性骨肿瘤也与周围的宿主组织有肿瘤特异性的相互作用。尽管它们构成了一组异质性肿瘤,但它们的临床评估和治疗遵循共同的基本原则。熟悉这些肌肉骨骼肿瘤的生物学行为特征和相关的影像特征对于评估其解剖范围、进行充分的活检,以及计划和执行最终切除手术至关重要[3]。
- 在过去的十年里,我们对肉瘤分子生物学的理解取得了重大进展,其中一些新进展具有诊断和潜在的治疗意义。
  - 染色体易位分析已经从传统的染色体核型分析和 Southern 印迹杂交研究发展到更复杂的分子诊断技术。
  - 分子诊断技术,如逆转录聚合酶链式反应(RT-PCR)和荧光原位杂交(FISH),已成为评估肌肉骨骼系统肿瘤和提高组织病理学分类诊断准确性的重要工具。
  - 具有诊断潜力的新技术不断涌现,如互补脱氧核糖核酸(cDNA)微阵列和表达谱分析[9]。
- 许多骨和软组织肿瘤具有复发性和特异性的染色体变化,从点突变到染色体易位。截至目前,已经鉴定出多种肿瘤特异性基因融合,其中许多被证明编码异常转录因子[4, 5, 9]。从这些研究中获得的知识已被应用于建立患者管理的诊断、预后和治疗方案的制订[4, 5, 9]。

肌肉骨骼系统肿瘤生物学行为

- 组织学上,肉瘤根据肿瘤类型和亚型、有丝分裂活性和坏死,可分为低级别、中级别或高级别肿瘤。分级代表了它们的生物学侵袭性,并与转移的可能性相关。
- 肉瘤形成一个离心生长的实体包块,病变的外围是最不成熟的部分。与良性病变周围由压缩的正常细胞组成的包膜不同,肉瘤通常由反应区或假包膜包围。
  - 它由压缩的肿瘤细胞和反应组织的纤维血管区组成,反应组织具有与周围正常组织相互作用的可变炎症成分(图 1-1)。此外,这些细胞可能会突破假性包膜形成转移瘤("跳跃灶"),其位于病变所在的同一解剖间室内。
  - 根据定义,这些是未进入循环系统的局部微转移灶(图 1-2)。术前只有不到 5% 的患者记录了这一发现,这可能是导致局部复发的部分原因,尽管肿瘤切除后的边缘明显为阴性。
  - 尽管低级别肉瘤经常交叉进入反应区,但它们很少跳跃过结节在反应区以外形成肿瘤。
- 肉瘤的生长受到自然屏障的解剖边界所限制。一般来说,肉瘤沿阻力最小的路径生长,其最初是在解剖间室内生长(图 1-3)。在后期,该间室的壁(骨皮质或肌肉的筋膜)受到侵犯累及,肿瘤侵入周围的间室。与之不同,上皮来源的癌,则直接侵入周围组织,而不考虑间室边界。
  - 大多数骨原发性肉瘤在被发现时已是双间室的:它们破坏了上覆的骨皮质,并直接延伸侵入到相邻的

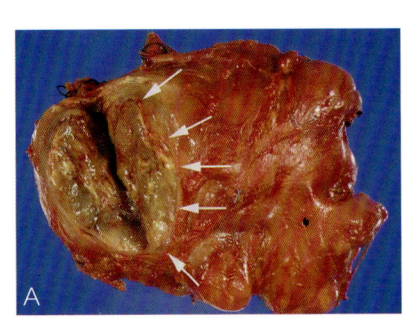
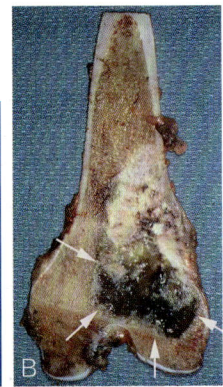

图 1-1 高级别软组织肉瘤(A)和骨原发性肉瘤(B)的剖面图显示其外围的假包膜(白色箭头所指)由纤维血管反应性组织和肿瘤细胞组成。

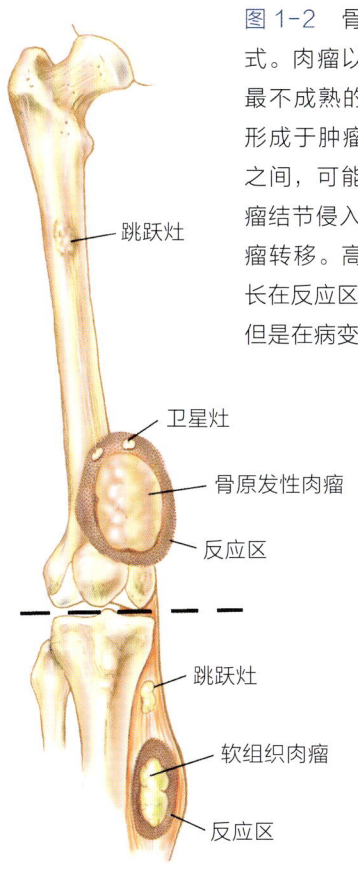

图 1-2 骨和软组织肉瘤的生长模式。肉瘤以向心的方式生长，病变最不成熟的部分在其周围。反应区形成于肿瘤和压缩的周围正常组织之间，可能被代表肿瘤微扩张的肿瘤结节侵入（卫星灶），这并不是肿瘤转移。高级别肉瘤可能表现为生长在反应区外的肿瘤结节（跳跃灶），但是在病变所在的同一解剖间室内。

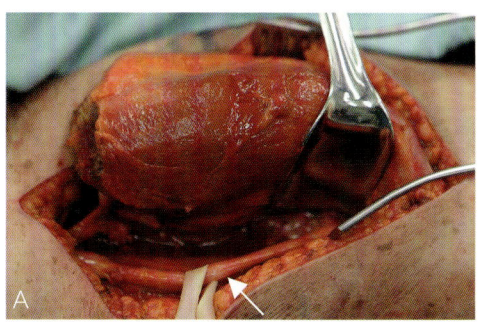

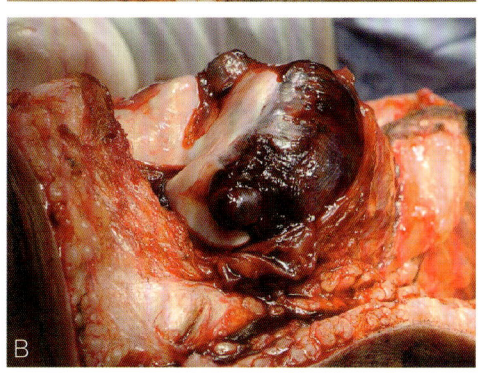

图 1-3 A.高级别软组织肉瘤，位于大腿后部的腘绳肌外侧。坐骨神经（箭头所指）通过被牵开远离肿瘤切除平面来保护。B.股骨远端骨肉瘤导致其表面骨皮质破坏，但关节软骨保持完整，从而可以对股骨远端进行关节内切除。

软组织中。软组织肉瘤可能起源于间室之间（间室外）或者在没有被肌肉间或皮下屏障隔离的解剖部位。在后一种情况下，它们保留在间室外，只有在晚期才侵入相邻的间室。

○ 与癌不同，骨和软组织肉瘤几乎都是通过血行传播。四肢肉瘤的血行扩散表现为早期肺部受累，晚期骨骼受累。

诊断与分期

- 肌肉骨骼系统肿瘤的诊断需结合临床、影像学和病理学检查结果，三者必须结果一致，否则不能明确诊断。这种方法避免了过度重视肿瘤的某一临床表现而忽视其他方面（通常会导致不同的意见），这是肌肉骨骼系统肿瘤诊断的实践标准。

  ○ 病理学诊断不仅基于病理组织的宏观评估，还基于分子检测数据。

- 需要完成必要的影像学检查明确肿瘤分期，以确定局部肿瘤侵袭范围、与邻近解剖结构的关系及是否有转移灶，可进行肌肉骨骼病变的活检。

  ○ 结合临床并细致分析，影像学检查可在活检前对大多数肌肉骨骼病变进行准确诊断。因此，当临床和影像学检查考虑良性的病变时，可不需要进行活检。

  ○ 相反地，交界性、恶性和未定性的肌肉骨骼病变则确实需要进行活检以确认临床诊断，并在开始治疗之前对肿瘤进行准确的分型。

  ○ 将活检推迟到分期完成后的另一原因是，组织活检的有创性伤害可能对影像学检查和结果判断造成影响。

影像学检查

- 尽管影像学技术取得了进展，但X线仍是评估特定骨病变性质的关键。所有的骨骼病变都可以用X线描述；大多数病变可以通过一组参数进行诊断，这些参数与病变的解剖位置、与宿主骨的关系及病变周围基质的特征有关（图1-4）。

- 高级别骨源性肉瘤的分期需要包括病变骨的X线片、计算机断层扫描（CT）和磁共振（MRI）扫描，以评估肿瘤局部浸润程度，以及胸部CT和正电子发射断层扫描（PET），以排除转移病灶。

  ○ 影像学检查应包括整个受累及的骨骼，以排除跳跃灶。

  ○ CT提供了病变骨骼受累程度的解剖学参数，MRI则提供了肿瘤髓腔内和周围软组织的受累范围，及其与神经血管等周围重要结构的关系。因此，这两类影像学检查互补，要全面评估某一骨肿瘤的解剖学范围，这两种检查都是必需的。

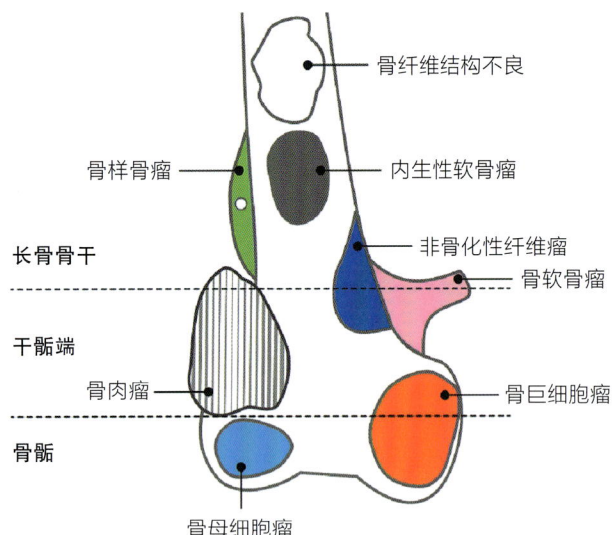

图 1-4 病变在宿主骨内的解剖位置可能是其组织学类型分类的线索。

- 使用氟 -18 氟脱氧葡萄糖（FDG）的 PET 扫描在检测原发性肿瘤方面与传统影像学方式一样有效，在检测疾病的骨骼和淋巴结受累方面优于传统影像学方式[14]。然而，据报道，PET-FDG 在检测肺转移方面不如 CT 准确[14]。
  - 骨扫描是一种在单一影像学检查中测量全身骨骼的方法，通常用于检测肿瘤骨转移，其原理是基于示踪剂（如锝）的摄取，如 ^{99m}Tc 亚甲基二膦酸盐。在骨肿瘤早期，骨扫描作用有限，除非病变已转移到骨或表现为多灶性病变。

活检

- 活检是诊断肌肉骨骼系统肿瘤的基本步骤，应在明确肿瘤分期后进行，是最终诊断步骤，而不仅仅是诊断的捷径。
- 大多数组织活检的操作都很简单。然而，关于活检手术指征、选择用于活检的病变的特定区域、活检解剖入路和技术等，这些是活检成功与否的影响因素。
- 活检操作不当可能会成为正确诊断的障碍，并对后续充分和安全的肿瘤切除造成影响。
  - 需在专门的肿瘤中心进行肿瘤组织活检，否则可能导致并发症、不必要的截肢和重大诊断错误[10, 11]。
- 准确获取病变部位组织进行活检很重要，因为骨与软组织肉瘤病变不同区域可能具有不同的形态学改变。
  - 由于骨与软组织肉瘤异质性高，需要大量的肿瘤组织或通过针吸活检采集多个样本来进行诊断。采样误差是指由于活检样本取自潜在原发性疾病不具有代表性的区域，而导致的不正确或不确定的诊断。

相比之下，癌通常是同质的，粗针或细针穿刺活检通常足以诊断。
  - 软组织肉瘤的外周组织通常代表潜在的恶性肿瘤，它应该是组织活检的目标。从这种病变的中心进行活检可能会出现不确切的结果，因为它可能含有大部分坏死的组织和出血。同样，恶性骨肿瘤的髓外肿瘤组织和髓内组织一样具有肿瘤的代表性，如果两个区域都有病变，均应进行活检。破坏恶性肿瘤所在骨的皮质会使患者容易发生病理性骨折，只有在肿瘤没有骨外浸润的情况下才是可以接受的。
- 在计划最终手术时，一般认为活检通道可能被肿瘤细胞污染，因此应按照原发肿瘤相同的安全外科边界（即广泛边界）进行切除。然而，粗针穿刺活检（CNB）通道并没有被证实与更高的局部肿瘤复发率有关[8]。因此，合理的策略是只切除开放活检后保留的活检通道。尽管研究表明，穿刺活检肿瘤播散率仅占 0.37%[2]，但如果 CNB 通道位于计划的手术切口上，或者如果切除穿刺活检通道不导致较大的并发症，则还是建议在最终手术时切除 CNB 通道[12]。基于这些原因，进行活检的外科医生必须熟悉计划的手术技术，无论是保肢手术还是截肢手术。更重要的是，活检切口和通往肿瘤的通道必须在计划的手术切口部位内进行，以便与手术标本一起整块切除（en bloc）（图 1-5）。
- 尽管有学者认为活检后恶性肿瘤可能存在快速生长或转移扩散的可能性，但目前暂没有充分的证据证实活检会导致这两种并发症。开放和针吸穿刺活检的确切风险为：如果不能精准活检，则它们可能会局部扩散肿瘤细胞，并促进局部肿瘤复发。

闭合性活检
- 闭合性活检不需要切开皮肤。
- 标本通过穿刺针或钻针经皮穿刺获得（图 1-6）。

开放性活检
- 开放性活检需要切开皮肤，包括切开活检和切除活检。①切开活检，只从病变中取出一部分有代表性的标本。②切除活检，病变被完全切除用于活检。
- 开放性活检是目前所有可用诊断技术中最可靠的，使病理科医师能够评估病变不同部位的细胞形态学特征和组织结构。此外，还为进行分子诊断所必需的其他研究提供了组织标本，如免疫组织化学、流式细胞术、组织光度测定术、细胞遗传学、分子遗传学和电子显微镜。这些研究有助于骨和软组织肿瘤的诊断和分型，从而指导最终治疗的选择。
- 开放性活检也因增加并发症风险而受到质疑，包括可能的医源性血管神经损伤、复杂的伤口愈合、伤口感

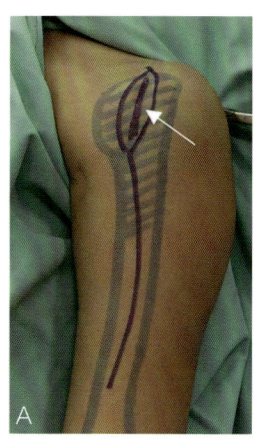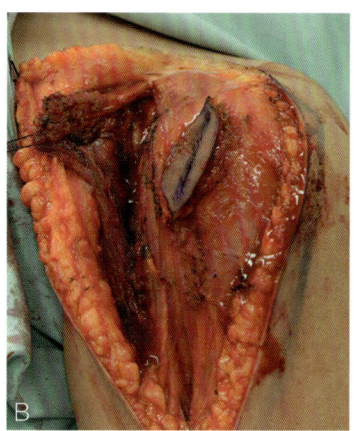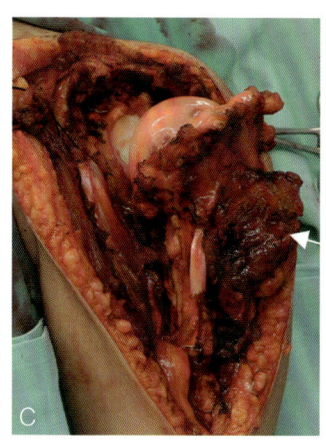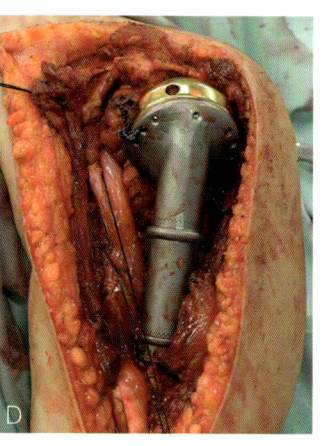

图 1-5　A. 肱骨近端骨肉瘤切除手术的计划切口（白色箭头表示先前活检切口的瘢痕）。B. 解剖从皮肤到肿瘤组织的整个活检通道，并将其保留在肿瘤组织上。C. 将肱骨近端瘤段与活检通道一起取出（箭头所示）。D. 剩余骨缺损的修复重建。

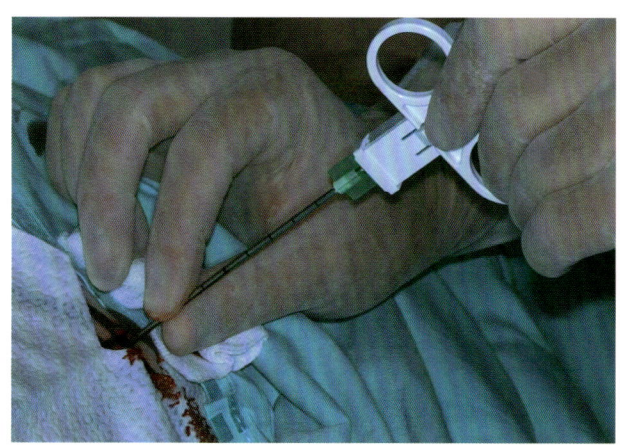

图 1-6　CNB 不需要切口：用针或钻孔器穿刺皮肤后即可获得标本。

染、活检通道上的肿瘤细胞污染及继发的局部肿瘤复发。另外，切开活检也可能导致相对较高的住院费用和较长的手术时间。

- 通过完善的技术和丰富的经验，使用 CT 或 B 超引导的钻针穿刺活检组织标本，使大多数肌肉骨骼病变的准确诊断成为可能。因此，CT 或 B 超引导的穿刺活检已经成为大多数骨肿瘤中心的标准技术。
  - CT 引导下 CNB 诊断准确率为 80%~93%，无法诊断的准确率为 12%~19%，诊断错误率为 7.1%[7, 13]。
- CNB 与低并发症发生率有关，包括较少的出血和局部疼痛[1, 2]。在穿刺活检未能提供明确诊断的情况下，或在临床、影像学诊断与组织学诊断不一致时，可能不可避免地需要进行开放性活检。

切开活检

- 活检通道应沿着最短的路径到达肿瘤，同时避开神经血管束，并尽可能避开肌间隔（技术图 1-1 A-B）。
- 使用最小的纵向切口，以获得足够的样本。禁忌使用横向切口，因为在最终手术时需要更广泛的软组织切除（技术图 1-1 C-E）。
- 当对骨内病变进行组织活检时，需要在骨皮质开窗，并仔细考虑开窗形状。应开一个小圆孔，从而只增加最小的应力。
  - 如果需要开较大的窗，应首选长椭圆形的窗口（技术图 1-1F）[6]。
- 获取足够的组织标本，并使用解剖刀或刮匙，以避免压碎或扭曲组织标本的质地。
- 一般来说，对活检的组织进行培养，同时对培养的组织进行活检。冷冻切片可能不需要进行活检。
- 仔细止血。肿瘤周围的任何血肿都应被视为已被肿瘤污染。巨大的血肿可能会剥离软组织和皮下组织，污染整个肢体，使保肢手术无法进行。
  - 止血带很少用于开放性活检，因为使用止血带后无法观察到出血血管，也很难实现充分的止血。如果使用止血带，不应通过用 Esmarch 绷带缠绕肢体来放血，因为这种方法可能会将肿瘤细胞推向肢体的近端。为了止血，必须在伤口闭合前取下止血带。
- 如有必要，可使用引流管。引流管入口必须靠近皮肤切口，并且是皮肤切口的延续，而不是与皮肤切口的侧面成一定角度（技术图 1-1G）。

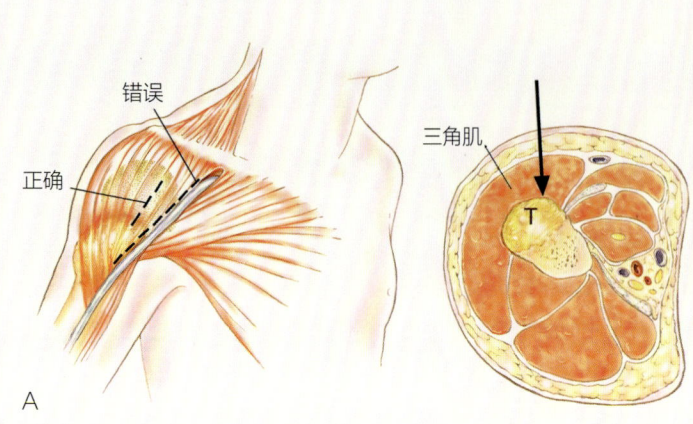

技术图 1-1　A. 肱骨近端周围计划的活检切口通道（T，肿瘤组织）。传统的三角肌胸大肌入路可能会使三角肌和胸大肌都受到肿瘤细胞的污染。因此，建议通过三角肌的前 1/3 切开三角肌作为活检通道。B. 股骨近端和远端周围的活检通道，对位于病变骨骼的内侧或外侧病变进行区分。C. 建议采用最小且与肢体长轴平行的纵向切口，以获得足够的样本。D-E. 横向切口需要更长且弯曲的切口，以确保肿瘤与活检通道一并切除。F. 对于骨髓内病变的活检，建议在病灶骨两端开长椭圆形皮质窗，可让骨骼保留最大的强度。G. 引流管的位置必须靠近并平行于最终手术切口的计划位置。

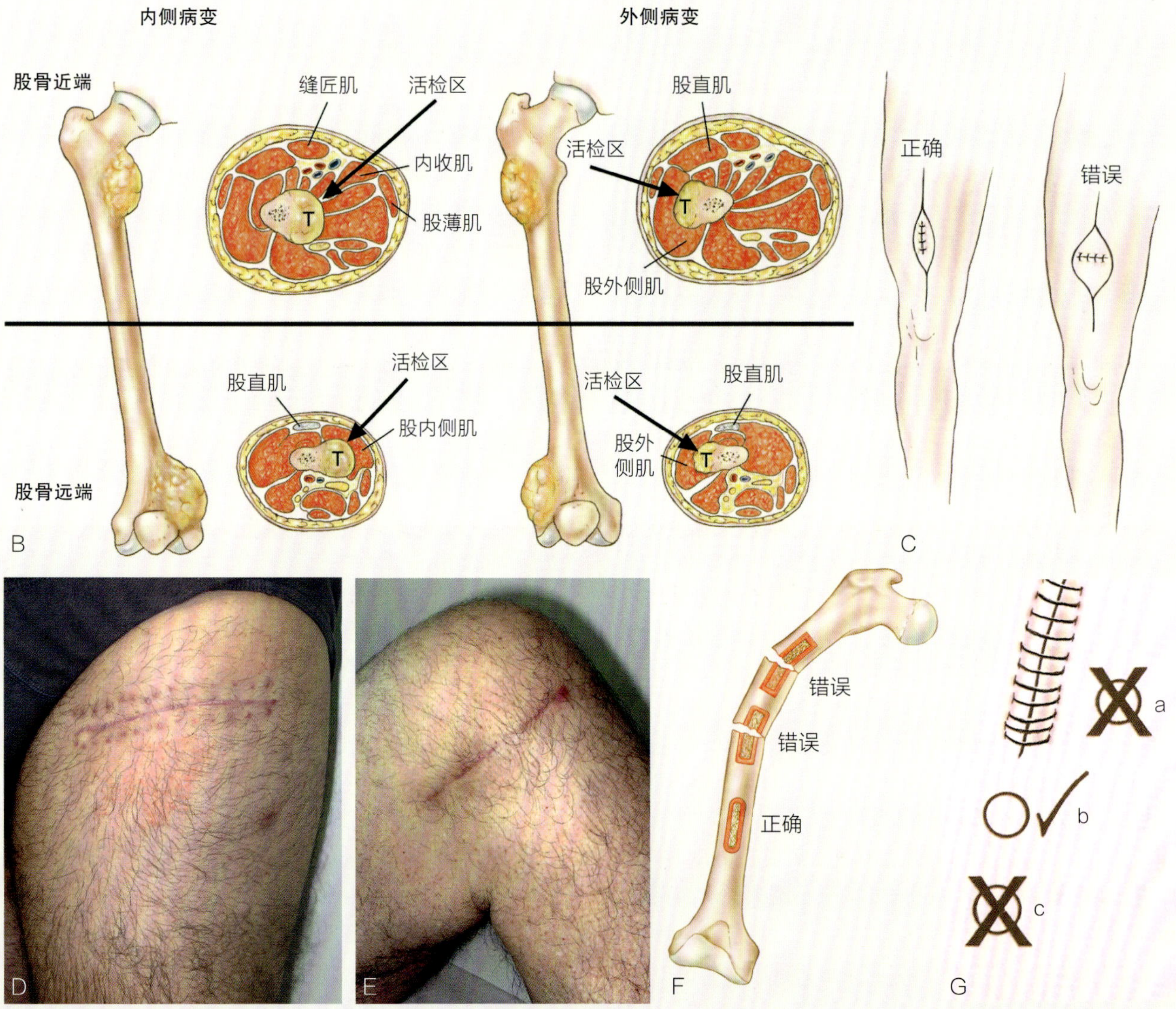

第2章 可延长型假体
Extendible Prostheses

Michael Parry, Lee Jeys, and Robert Grimer

背景

- 尽管就整个人群的肿瘤发病率而言，肉瘤很罕见，其仅占癌症年发病率的不到 1%。但在 16 岁以下的人群中，肉瘤占恶性肿瘤的 14%。
- 影响儿童和青少年的两种最常见的肉瘤是骨肉瘤和尤因肉瘤，其中 45% 新发病例发生在 16 岁以下，17% 发生在 12 岁以下。
- 影像学、化学治疗、外科手术技术的进步，以及对肿瘤生物学行为的更多了解，已经极大地提高了新诊断为肉瘤患者的总体生存率。在过去的 30 年里，肉瘤患者生存率从不到 10% 增至平均 70%[2]。即使是诊断时即出现转移的患者，通过化学治疗、放射治疗和手术的组合，不仅对原发性肿瘤，而且对转移性肿瘤，也展现出更好的生存结果[15]。
- 影响儿童和年轻人的骨原发性肉瘤有好发于快速生长的骨干骺端的倾向，尤其是在膝关节周围。由于手术治疗通常需要切除肿瘤及附近的骨骺，因此会对肢体的纵向生长产生相应的影响。另外，接受原发性骨肿瘤治疗的儿童会因化学治疗的生长抑制作用，通常会导致受肿瘤影响的骨段的整体生长减少。
- 因此，尽管骨原发性恶性肿瘤的新辅助治疗取得了进展，提高了总体生存率，并大大提高了保肢手术在此类肿瘤中的作用，但在如何解决这种治疗引起的骨的节段性纵向生长中断方面，也面临着一系列特殊的挑战。
- 与成人一样，原发性肿瘤切除后的任何重建都必须持久可靠，同时保持高水平的功能和肢体的可用性。然而，在考虑对骨骼尚未发育成熟的儿童进行保肢手术时，需要特别考虑接受手术的儿童所面临的如下挑战。
  - 切除一个或多个主要骨骺后肢体轴向节段生长的维持。
  - 肿瘤切除后对所有功能重建的高要求。
  - 未来可能因需要维持肢体轴向长度或处理患儿内植物的机械故障所引起的假体翻修。
- 当考虑切除膝关节周围的肿瘤时，需使用铰链膝关节假体（固定或旋转平台）来弥补韧带稳定性的不足。因此，关节未受肿瘤累及一侧的假体柄需要能尽量不影响骨骺的生长潜能。
- 重建内植物需要在保持肢体长度的同时，提供早期承重、肢体功能，且术后早期并发症发生率较低。
- 同样，无论选择什么内植物，都应该相对经济且易于获得，并且维持肢体延长的机制应该被患儿及其家属所接受。
- 与其他机械装置一样，在生长的骨骼中使用假体可能导致并发症，且并发症的发生率随着时间的推移而增加。

解剖

- 60%~70% 下肢生长发育发生在膝关节周围（股骨远端和胫骨近端），肱骨总生长约 80% 发生在肱骨近端。
- 骨干滋养动脉的末端分支在骨骺附近形成紧密的血管襻，骨骺被关节旁血管营养。
- 在儿童时期，骺板成为位于两个血管床之间的无血管结构，其中一个是骺端的血管床，另一个是干骺端的血管床。
- 骨骺血管提供血氧与营养，因此完整的骨骺血运对于维持软骨细胞发育是必不可少的。干骺端血管与骺板肥大区的软骨细胞相互作用，必须完好无损才能维持软骨细胞正常骨化[13]。手术时必须避免过度剥离骨膜，以维持后续骨骼生长发育。

适应证

- 尽管与成人固定型假体相比，可延长型假体没有硬性的使用指征。但通常情况下，当患者骨骼发育成熟时，下肢的肢体长度差异预计超过 3 cm，或上肢的肢体长度相差 5 cm，我们建议使用可延长型假体（图 2-1）[25]。
- 当肢体总体差异被认为小于此标准时，可以置入比切除瘤段骨更长的假体，并允许未受影响的对侧肢体"弥补"该差异。置入假体时可以安全地实现下肢（长达 1.5 cm）和上肢（长达 3 cm）的延长。
- 上肢的肢体长度差异很大程度体现在外形上，而很少引起肢体功能受损。然而，下肢大于 2 cm 的差异会导致步态出现严重障碍，并可能继发成年后的背痛。

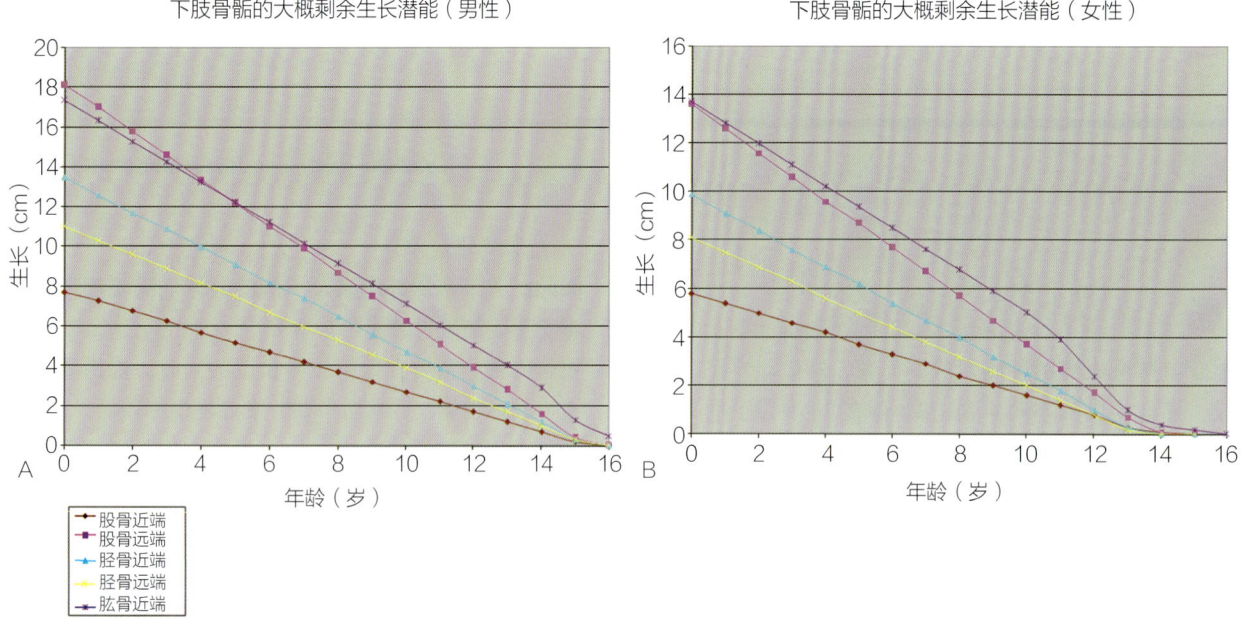

图 2-1 该图显示主要骨骺的剩余生长潜能 [经允许引自 Pritchett JW, Bortel DT. Single bone straight line graphs for the lower extremity. Clin Orthop Relat Res 1997;(342):132-140 and Tupman GS. A study of bone growth in normal children and its relationship to skeletal maturation. J Bone Joint Surg Br 1962;44B:42-67]。

影像学和其他诊断性检查

- 在开始治疗之前，必须通过 CT 或 B 超引导下、经皮或开放性活检进行组织学诊断。
- 所有疑似骨原发性恶性肿瘤的儿童都应进行局部分期和全身分期。①局部分期包括整个受累骨骼节段的 X 线平片和 MRI 检查，包含上、下邻近的两个关节。②全身分期应详细评估可能发生转移的部位，主要是肺和骨骼。因此，在开始治疗之前，需行全身 MRI、正电子发射计算机体层成像（PET/CT）或单光子发射计算机体层成像（SPECT）进行胸部 CT 和全身骨扫描。
- 骨骼发育不全的患者还需要测量受影响肢体和未受影响肢体的全长 X 线片（图 2-2）。如果对骨龄有任何疑问，可以根据 Greulich 和 Pyle[10] 图谱拍摄腕部的 X 线片来估算骨龄。
- 一般来说，估计肢体发育成熟度的差异可以参考 Anderson 等[1] 或 Pritchett[21]，以及 Pritchett 和 Bortel[22] 所设计的上、下肢骨骼发育表。
- 基于上述研究得知，5 年后下肢每年生长 3.5 cm（其中股骨 2 cm，胫骨 1.5 cm）。
- 从 5 岁到青春期开始，生长速度趋于稳定。男孩的平均身高从 108 cm 增加到 153 cm，女孩从 107 cm 增加到 143 cm。身高的年增长速度下降至每年 5.5 cm，其中每年 3.2 cm 是坐骨下肢体长度，也就是说，65% 的

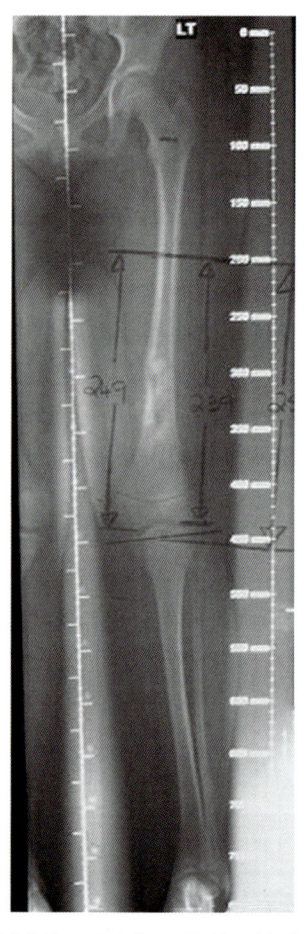

图 2-2 带刻度的股骨全长 X 线片，并附有测量注释。

- 身高增长来自下肢，而在此期间，只有 35% 来自其他肢体。膝关节（股骨远端加胫骨近端）在青春期之前平均每年生长 2 cm。与脊柱生长相比，这是下肢生长的相对追赶时间。
- 有很多方法可以预测最终的下肢不等长。Lefort[14]、Moseley[17]、Filipe[6]、Menelaus[16] 和 Paley[18] 等设计的方法，都是基于 Green 和 Anderson 等的研究数据[9]，它们只是反映了相同数据的不同数学公式而已。在处理下肢差异时，有一个简单的经验方法则可以预测骨骼发育成熟时的最终肢体差异。
- 出生时，下肢已经达到身高最终长度的 20%，乘数为 100/20=5。因此，出生时差异若为 3 cm，预测最终差异为 15 cm。1 岁时，达到身高最终长度 33%，乘数为 100/33=3；男孩 4 岁（或女孩 3 岁）达到 50%，乘数为 100/50=2；7 年后达到 65%，乘数为 100/65=1.5；青春期开始时达到 90%，乘数为 100/90=1.1。
- 患儿越小，预测就越不精确。

手术治疗

- 可延长型假体的解剖位置反映了儿童受骨原发性恶性肿瘤影响最大的区域，股骨远端（52%）、胫骨近端（24%）、肱骨近端（10%）和股骨近端（6%）是最常见的重建部位。
- 儿童手术管理的原则与成人肿瘤切除的原则完全相同，参见相关章节介绍。
- 笔者推荐使用以下两种可延长型假体中的一种。
  - 微创可延长型假体：自 1993 年问世以来，该假体便保持目前的样式（图 2-3A-B），传动装置内置在假体内部，伸缩部件由蜗杆传动机制加长，延长时由通过螺钉头上的小切口插入的内六角扳手驱动。
  - 无创可延长型假体：2002 年投入临床使用，无需手术延长假体。假体内部有一个密封的电机，包含一个强大的磁铁，受到外部能量（如电磁场）激发时可产生强大的磁性，驱使磁铁转动，电机使用超低转速的齿轮系统（13 061∶1）来延长假体。延长长度与电机工作时间成正比，每延长 4.6 mm 需要 20 分钟（图 2-3C-E）。
- 关节对侧的骨骺可用滑动式假体保留，或选择切除，然后用骨水泥固定式假体。
- 滑动组件是一种非骨水泥型、光滑结构，通过在残留保存的骨骺中形成的隧道置入假体。对于大龄患儿，通常被安装在骨骼内的塑料套管中，起到定位器的作用。
- 塑料套管允许假体组件在剩余残留的骨骺生长时在骨髓内滑动（图 2-3F-G）。
- 必须注意尽量减少对近端骨骺的损伤，避免在外周过度剥离，并在骨骺上钻一个圆柱形孔，穿过骨骺进入下方的干骺端骨组织。
- 在股骨远端和胫骨近端，插入滑动组件破坏的骨骺不超过 13%，不会影响残余骨骺的生长[4, 11]。
- 尽管生长发育不受影响，但与对侧肢体相比，带有滑动组件的骨骼的生长率通常会降低，股骨远端和胫骨近端的生长率分别约为正常肢体生长的 80% 和 60%[5]。
- 其他可延长型假体。
  - Kotz 可延长型假体[12]：使用与膝关节运动相关的棘轮结构来延长假体。
  - Mutars Xband 可延长型假体：依赖于使用假体内部微型机电制动器的非侵入性结构，该制动器由放置在皮肤外部的高频传输激活[3]。最近，Mutars Bio Xpand 假体通过影响在切缘附近生长未受影响的骨，使用电动加长髓内钉和牵引诱导成骨。一旦患者骨骼生长发育完成、骨骼长度固定，该装置就会被一个固定的内植假体所取代。
- 使用可延长型假体时注意事项。
  - 广泛切除肿瘤，并在预定的切缘水平上切除瘤段。
  - 当使用可延长型假体时，计划替换已移除的确切长度的骨骼。
  - 如果使用骨水泥，则必须充分扩髓，推荐使用抗生素与骨水泥混合。
  - 羟基磷灰石涂层项圈的使用和骨膜袖套的保留可通过促进假体的骨长入，显著降低无菌性松动的长期风险，也避免了非骨水泥型内植物中出现的应力遮挡风险（图 2-3H）。

术前计划

- 结合对肢体残留生长板的影响预估肢体残留节段的生长情况。
- 可延长型假体的替代方案。
  - 如果残留生长缺陷小于 2 cm，则使用增高垫。
  - 插入比骨缺损稍长的成人型假体，无论是否有滑动部件，以使另一条腿赶上骨骼的生长发育。
  - 对侧肢体进行骨骺固定，以平衡下肢的生长发育。
- 无创或微创可延长型假体选择标准（表 2-1）。
- 与所选择置入假体的工程师保持密切联系，包括需要仔细评估预处理 MRI 扫描和经过测量的 X 线，以计划瘤段切除长度、插入假体的大小，以及可延长型假体所需的预期生长长度。
- 筛查和治疗患者的潜在感染源：检查口腔卫生；耐甲氧西林金黄色葡萄球菌（MRSA）筛选；检查常见的

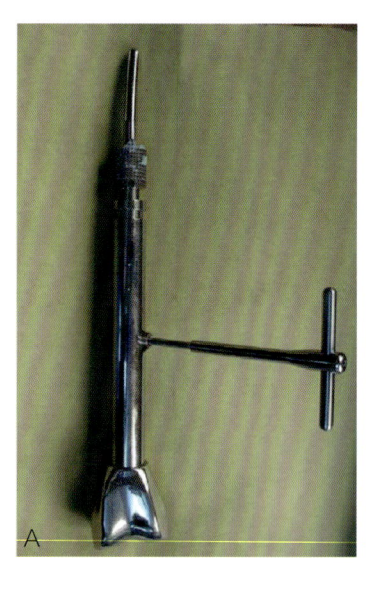
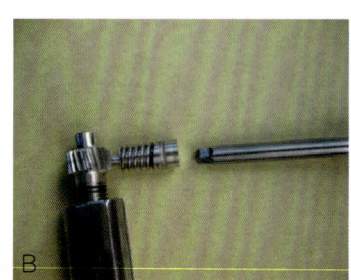
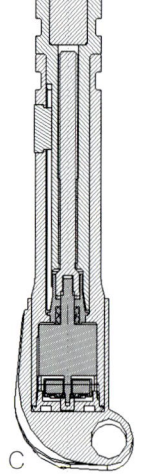
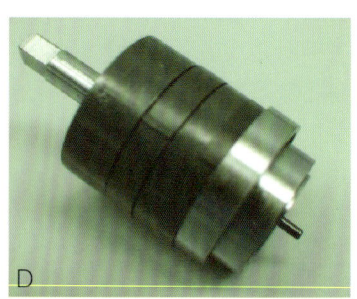
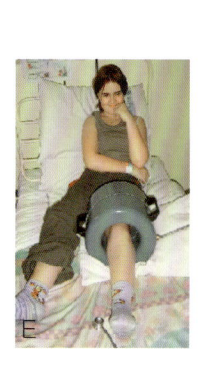
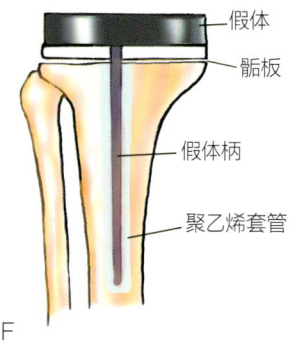
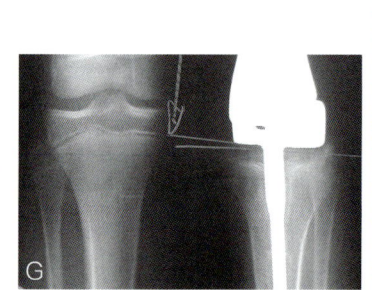
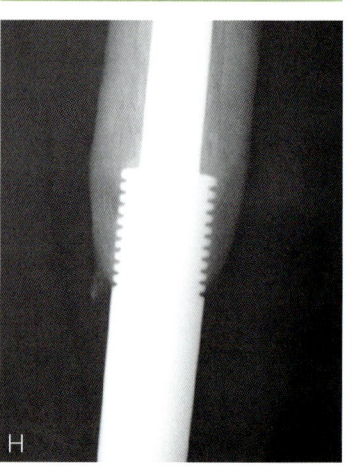

图 2-3　微创假体显示了用于延长的端口（A），并展示了蜗杆传动构件（B）。C. 青少年肿瘤系统（JTS）无创假体轴的内部设计。D. 无创假体的齿轮箱和磁铁组件。E. 使用电磁线圈进行假体延长术的患者。延长 4.6 mm 需要 20 分钟，但在门诊即可完成。F. 胫骨近端滑动部件的示意图。胫骨近端骺板得以保留，随着骺板的生长，非骨水泥型假体柄在聚乙烯套管内滑动。G. 股骨远端肿瘤膝关节置换，胫骨采用滑动部件，术后 6 年胫骨近端骺板生长图。骺板生长可以通过化学治疗时形成的生长停滞线来观察量化，受手术影响一侧的骺板增长仅略低于正常对侧的增长量。H. 羟基磷灰石涂层项圈的使用已被证明可以通过促进骨骼生长来降低无菌性松动的风险（C 版权：Stanmore Implants Worldwide，Stryker Corporation）。

感染部位，如中心静脉、喉、向内生长的脚趾甲和真菌性皮肤感染。
- 如果患者最近进行了化学治疗（本中心要求中性粒细胞计数为 1 000/mm³，血小板计数为 75 000/mm³ 或更高），则在手术前确保患者有足够的中性粒细胞和血小板计数。

患者体位
- 根据外科医生所熟悉的成人假体重建的常用技术和方法选择合适体位。
- 推荐使用氯己定和酒精溶液一起进行消毒备皮。肢体铺单后应确保在手术过程中可自由活动。

- 肢体常见部位肿瘤行重建术时的标准体位。
  - 股骨远端：仰卧位，带可拆卸无菌腿部支撑。
  - 胫骨近端：仰卧位，带可拆卸无菌腿部支撑。
  - 肱骨近端："沙滩椅"位，手臂支撑在小边桌上，头支撑在头环上转向对侧。
  - 股骨近端：外侧卧位。

手术入路
- 肿瘤的切除应采用外科医生熟悉的成人假体的常用技术和方法。
- 膝关节周围的肿瘤，推荐前内侧入路。切开膝关节，并从侧面显露伸膝装置，除非有证据表明膝关节被肿

表 2-1 可延长型假体的优点与缺点

	微创可延长型假体	JTS 无创可延长型假体
优点	• 假体相对便宜（14 100 美元） • 可以进行后续 MRI 扫描 • 可靠，已有所有部位的长期随访结果（自 1993 年起使用） • 有生物型假体 • 可以很便捷地翻修为另一种可延长型假体，而无需干扰固定界面	• 无需手术 • 无感染风险 • 无麻醉风险 • 减少瘢痕 • 无痛 • 门诊即可完成延长操作，节约住院成本
缺点	• 需经皮切开延长 • 增加感染风险 • 增加麻醉风险 • 需要日间病房，增加住院成本 • 产生手术瘢痕，并伴有轻微疼痛	• 假体昂贵（26 500 美元） • 无法进行后续的 MRI 扫描（对假体本身和 MRI 检查造成影响） • 并发症发生率高。随着时间的推移可能需要进行额外的手术。然而，可长期实现保肢，维持肢体长度 [24] • 无生物型假体（用力置入假体会导致损坏） • 目前无法在没有延长模块的情况下进行更换或移除整个假体（研发中）

MRI，磁共振；JTS，青少年肿瘤系统；1 美元约等于 7 人民币

瘤侵犯（这是保肢的相对禁忌证）。
- 如果膝关节受累，考虑到需有足够的软组织覆盖假体，并且患者及家属可以接受预期的重建后肢体功能，则可行关节外切除。
- 髋关节周围的肿瘤，推荐直接外侧入路。
- 肱骨近端的肿瘤，推荐 Henry 延长入路。

手术技巧

- 本部分描述了每个常见解剖部位置入可延长型假体的手术技巧，其中对于股骨远端描述最为详尽，其他部位仅描述了一些显著的特定点。

股骨远端置入可延长型假体

- 通过前内侧切口和内侧髌旁入路在预定水平切除肿瘤，保留一个短骨膜袖套以覆盖羟基磷灰石套环并促进假体的骨长入（技术图 2-1）。
- 股骨近端髓腔使用柔性铰刀扩髓、套管、冲洗器和骨水泥枪进行处理（视情况而定）。
- 胫骨截骨应垂直于胫骨长轴方向，与踝关节平行，从胫骨近端切除骨质 1 cm。
- 谨慎操作，避免过度剥离骨膜，小心地在骨中钻一圆柱形孔（该孔需足以接受髓内假体），然后将髓内生物型假体插入并固定在骨干中，从而最大限度地减少对近端生长板的损伤。
- 必要时，在骨髓内部放置 1 根塑料套管，以使假体柄居中并在套管内滑动。若发生假体柄活动路径与扩髓路径不同，应重新检查假体柄。
- 应尝试进行关节复位以检查软组织张力，因为假体过长可能会导致神经损伤和固定屈曲畸形，从而继发关节僵硬。
- 一旦假体被骨水泥固定到位，可通过刺入切口在皮肤上标记螺钉的位置，以便微创假体更容易进行后续经皮延长假体。
- 在引流管上分层关闭皮肤，然后盖上敷料。

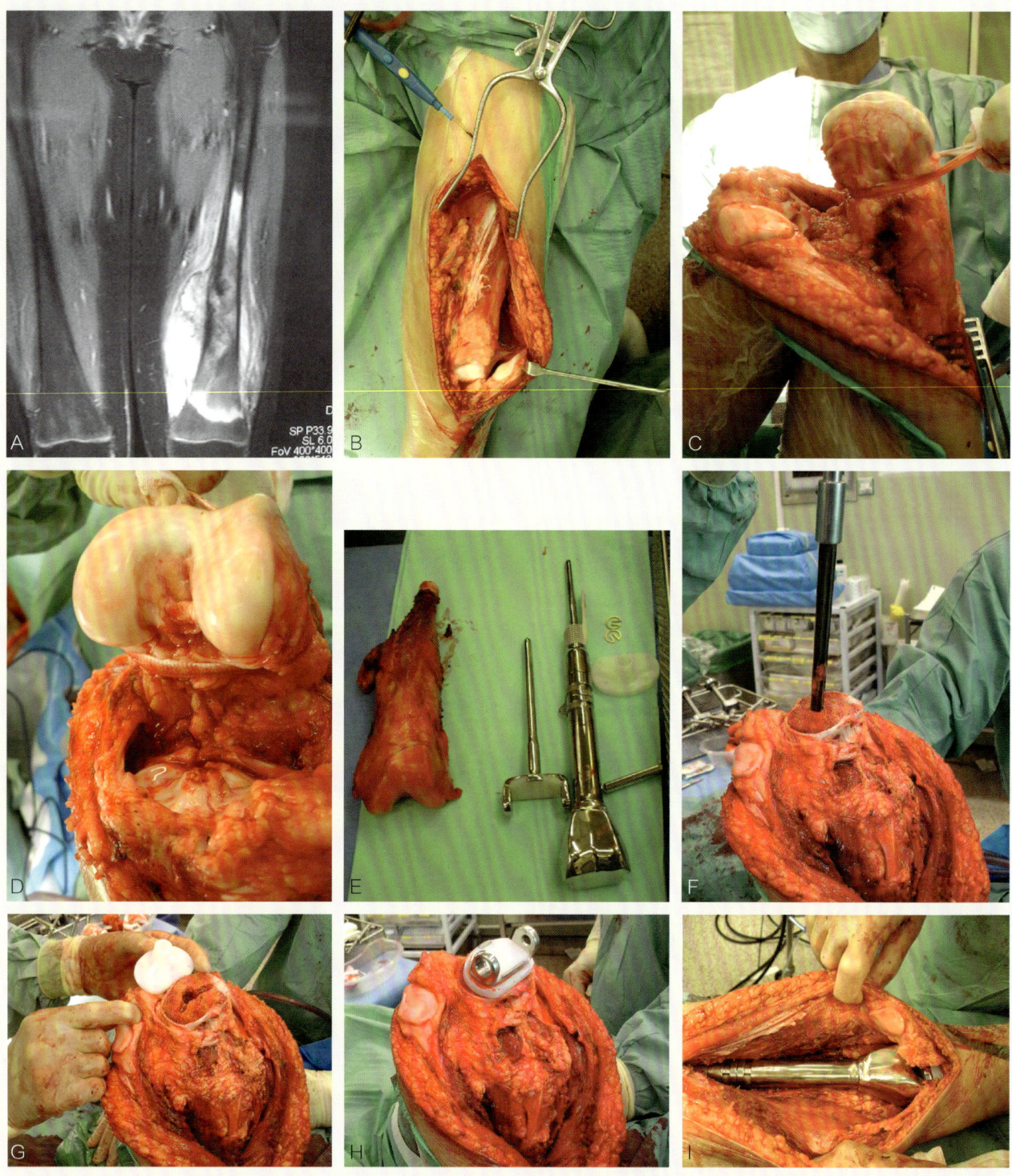

技术图 2-1 A. 股骨远端骨肉瘤 MRI。尽管从髓腔内肿瘤范围止于髌板附近，但在骨膜下的浸润程度已延伸至髌板水平。MRI T1 加权像上更清晰显示肿瘤的近端边界。B. 股骨远端的前内侧入路，切除活检通道，切缘是股直肌肌腱。C-D. 通过膝关节解剖，从股骨后侧解剖腘动静脉。E. 切除的含有假体组件的肿瘤。F. 胫骨平台在关节面 10 mm 以下垂直于踝关节平面截骨，小心地在平台中心扩髓，以便插入假体滑动组件。G-H. 将聚乙烯套管插入胫骨平台，不用骨水泥固定，并对胫骨金属柄内植物进行检测。I. 股骨远端组件用水泥固定在位，肿瘤膝关节假体用软组织覆盖保护。

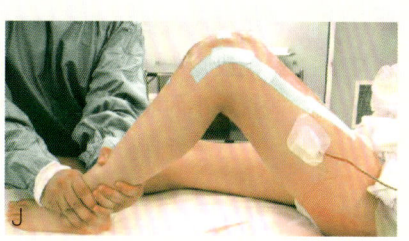
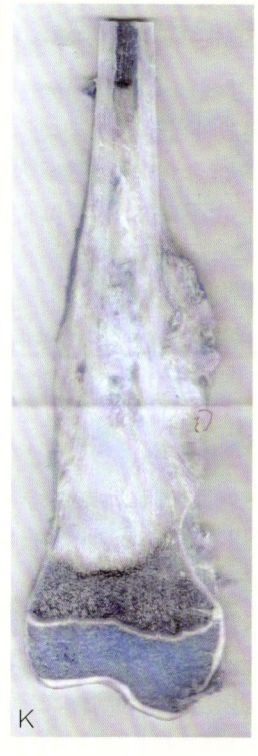

技术图 2-1（续） J. 在手术台上检查膝关节屈曲范围。K. 切除标本显示了肿瘤的范围，最近的切缘用带墨水的圆圈表示。新辅助化学治疗后，98% 肿瘤坏死。

胫骨近端置入可延长型假体

- 胫骨近端是一个具有挑战性的保肢部位，其并发症的发生率高于其他部位的平均水平。
- 胫骨近端肿瘤的切除方式与成人假体相似，采用厚筋膜皮瓣以防止皮肤坏死。
- 如已切除了部分皮肤，或因转位的腓肠肌皮瓣影响皮肤的直接闭合，则需在裂开的部位进行植皮。
- 股骨远端被切开以置入假体，避免过度剥离骨膜。
- 移除股骨远端的关节面，并小心地在中心钻孔，以接受假体滑动部件和股骨远端柄。
- 腓肠肌内侧头在腓肠内侧动脉的血管蒂上活动，并缝合至膝前方肌群用于覆盖假体。
- 胫骨内植物用水泥固定到位，并插入滑动股骨组件。
- 腓肠肌内侧肌皮瓣取代了伸肌装置。有些外科医生主张在假体和髌骨肌腱上使用涤纶移植物，但笔者不推荐，因为其可能增加潜在的感染风险。
- 应使用负压吸引装置辅助伤口闭合，特别是在使用伤口裂开植皮的情况下，可最大限度地减少伤口闭合处的肿胀和张力。

肱骨近端置入可延长型假体

- 肱骨近端切除后会遗留相对空虚的肩关节和肩袖，但肘部和手部功能正常。
- 如果三角肌有良好的神经支配，可以将人工肱骨头放置在其深处。
- 在儿童患者中使用反式肩关节假体的疗效尚未得到证实，但可用于预防假体延长时的肩关节半脱位，并改善肿瘤切除后维持三角肌缝合后的功能。
- 如果三角肌受到任何形式的损伤，推荐使用 Mersilene 补片，提供一个从肱骨头周围的关节盂边缘延伸的假关节囊，以防止肱骨头向上半脱位。也有学者使用聚对苯二甲酸乙二醇酯管，使软组织附着在假体上[8]。
- 可尝试保留喙肩峰韧带，以通过延长来降低肩关节近端半脱位的风险。
- 在进行延长手术时，必须注意防止肱骨头向近端移位。

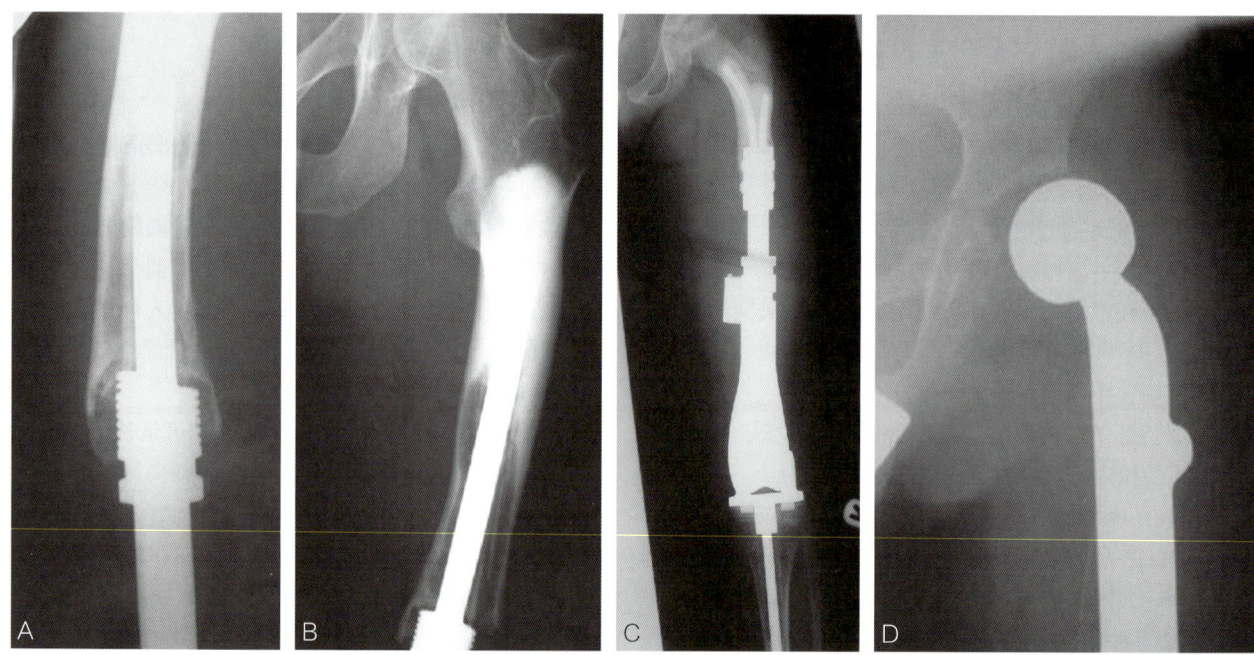

图 2-4　A-B. 14 年后股骨远端无菌性和旋转性松动。C. 由于延长环向内侧移位而导致的急性短缩，需要用成人假体进行翻修。D. 髋关节半脱位是年轻患者接受半髋关节置换术的常见问题。

股骨远端可延长型假体胫骨部件 [7] 和 11% 肱骨近端假体可出现应力遮挡 [23]。

假体周围骨折

- 假体周围骨折很罕见，仅发生在 2% 的假体中 [7]。
- 更常见于插入骨骺中的胫骨近端假体上方的股骨滑动组件假体周围。

关节僵硬

- 在膝关节周围有假体的患儿中，或者如果插入的假体比切除的瘤段长，以试图增加一些额外的肢体长度，这时关节僵硬较为常见。
- 关节僵硬在所有类型假体中的发生率约为 14%，但其在膝关节周围更常见 [7]。
- 在一些儿童中，假体周围会堆积过多的瘢痕组织；在这种情况下，考虑到感染风险的增加，结合强化物理治疗，去除瘢痕组织可能会有所帮助。
- 若出现固定屈曲畸形，可通过强化物理治疗，包括持续使用石膏塑形等。

关节半脱位

- 超过 50% 使用可延长型假体的肱骨近端置换术后可出现肩关节半脱位 [23]。
- 尽管发病率很高，但由于肩关节半脱位而出现症状的儿童相对较少。
- 12 岁以下儿童的髋关节半脱位更为棘手，这是由于髋关节外展肌群功能减弱，而内收肌群肌力较强，髋关节可能持续向外侧半脱位。
- 在年龄较小的儿童中，髋臼上缘有发育不良的趋势，股骨头会出现半脱位。
- 髋臼的处理仍然是一个存在争论的领域。尽管在青春期前插入非骨水泥型髋臼组件可以预防症状性髋关节半脱位和髋臼发育不良，但会导致 Y 形软骨的过早闭合，限制了日后翻修时髋臼组件的尺寸。笔者推荐，当患儿年龄小于 12 岁，提倡使用单极头半髋关节置换，当 Y 形软骨融合时，则将其翻修为非骨水泥型髋臼组件。
- 笔者推荐，在青春期后的儿童中使用半髋关节置换术（单极或双极头），当出现症状时，则将其改为非骨水泥型髋臼组件。

第 3 章 计算机导航下肌骨系统肿瘤切除
Computer-Navigated Musculoskeletal Tumor Resection

Kwok Chuen Wong, Xiaohui Niu, and Shekhar Madhukar Kumta

背景

- 肌肉骨骼系统肿瘤手术中，切除肿瘤后应保证切缘无瘤，形成的骨缺损通过重建手术保留肢体功能。
  - 不精确的切除手术导致阳性的肿瘤切缘会增加肿瘤局部复发率，降低患者生存率。另一方面，不正确的骨切除定位将影响切除后缺损处重建假体或同种异体移植物的匹配，导致较差的肢体功能。
  - 骨切除与重建的精确手术计划与实施是骨肿瘤手术的关键。
- 传统上，医师分析 2D 的术前影像，通过思维整合，制定 3D 的手术计划。医师在手术中不得不将大脑中的手术计划实施，通过利用可识别的解剖标志和基于术前 2D 影像测量辅助实施手术计划。
  - 这样的术前脑中计划与术中的切除实施是具有挑战性的，特别是在复杂的解剖结构区域（如骶骨和骨盆），或者在切除技术要求高的手术，如需要保留关节的切除或考虑骨盆切除。因此，由于大脑中不精确的计划和非导航切除导致在实际实施过程中与计划存在偏差。
  - 实验研究表明，4 位有经验的肿瘤外科医生在骨盆模型模拟手术，在清晰的可视化指导下，1 位有经验的外科医生获得 10 mm 手术切缘且偏差在 5 mm 上下的可能性仅 52%（95% *CI* 37%~67%）。此外，据报道用于重建的移植物与受者的匹配也较差。
- 为了在实施手术计划的过程中尽量避免错误导致阳性切缘，手术医生可能倾向于切除过多非必要的正常组织，这不利于骨重建和肢体功能。
- 因此，纠正手术中不准确实施的新技术或设备可以辅助医生准确地进行术前计划并实施骨切除。手术准确度的提高将使肿瘤切除和功能重建均获益。
- 计算机导航手术通过跟踪和注册术前或术中获得的医学图像，将患者的成像信息与手术解剖结构同步连接。
  - 手术导航是一种可视化跟踪系统，在计算机显示器上提供有关手术工具相对于目标器官（骨骼）的位置信息，根据患者的医学图像，医生可以获得手术的实时反馈。
  - 由于在图像采集和手术过程中，骨骼解剖结构通常保持不变，因此计算机导航技术是辅助骨科手术干预的理想选择。
- 研究表明，计算机导航技术可以提高各种骨科手术的准确性，如椎弓根螺钉置入术、关节置换术、创伤手术等。
- 2004 年首次报道基于 CT 导航辅助骨盆和骶骨肿瘤切除术，之后计算机辅助导航技术引起了骨科肿瘤医生的极大兴趣。在肿瘤切除过程中利用计算机导航工具指导截骨术的方向，计算机辅助手术是一种有潜力的方法，可以提高涉及复杂性解剖和手术的肿瘤切除的准确性。

肌肉骨骼系统肿瘤导航切除原则

- 在计算机导航的肌肉骨骼肿瘤切除术中，导航系统首先整合了患者有关的局部解剖和肿瘤范围的术前成像信息。然后在实时跟踪目标骨的情况下，根据处理后的成像信息进行导航，完成肿瘤切除。
- 外科医生可以在复杂的局部解剖中定位并可视化骨内肿瘤的范围，使医生能够进行肿瘤切除的同时实现精确装配定制的假体或匹配异体移植物。
- 计算机导航手术包括 3 个基本步骤：成像数据采集、注册和跟踪。

成像数据采集

- 术前和（或）术中获取医学图像，医学图像以医学数字成像和通信（DICOM）格式存储。
- 在肌肉骨骼肿瘤导航切除术中，可以使用在肿瘤检查期间获得的 DICOM 格式的术前医学图像（CT 或 MR）传输到导航系统，在实际手术前进行图像分析和手术规划。
- 3D 透视图像也可以在术中通过 3D C 臂机进行简单的导航操作获得。虽然图像可以反映患者最新的病情，但图像质量低于术前 CT 图像，扫描体积更小。

注册

- 外科医生通过图像 - 患者注册过程，为计算机识别解剖标志，告诉导航系统骨骼在物理空间中的位置，将医学图像（CT 和 MRI 及 3D 骨骼模型）与患者在手术部位的局部解剖连接起来。
- 最常用的注册方法是表面匹配开放技术。
  - 配对点匹配用于初始注册过程，术前图像上至少有 4 个骨性标记点与手术中患者解剖结构上的对应点相匹配。
  - 然后，通过从目标骨骼中收集更多的表面点来进行表面匹配，将这些点与术前 CT 图像生成的骨表面模型的形状进行匹配。
- 另一种注册方法是在放置患者跟踪器后，使用术中 3D C 臂机获取手术区域的 3D 图像，用于手术导航。
- 在骨肿瘤手术中，术中获得的注册图像数据集可导入导航站，并与术前 CT/MRI 数据集整合，从而间接地完成术前图像注册，而无需广泛的手术暴露。注册方法可以自动化，从而简化操作流程。

跟踪

- 3D 光学传感器可在手术过程中跟踪手术工具与目标骨骼的相对位置（图 3-1）。
  - 其中一个跟踪器连接目标骨骼，手术工具连接到另一个跟踪器，这样可以实现实时跟踪这些仪器尖端的空间位置，与患者解剖结构的虚拟术前图像同步。
  - 这些信息可用于识别复杂的解剖结构，可视化骨内肿瘤边缘，并确定截骨的水平或方向。
- 计算机辅助肿瘤手术（CATS）的工作流程包括进行复杂骨肿瘤切除和重建所需的步骤，但以数字化方式进行术前规划到术中实施（图 3-2）。
  - 术前计算机辅助规划与最初作为术中工具用于定位手术解剖的计算机导航同样重要。术前规划得越详细，达到手术目的的机会就越大。
  - 肌肉骨骼肿瘤手术采用 CT 导航实现 3D 手术方案，CT 图像提供最准确的骨骼解剖数据。

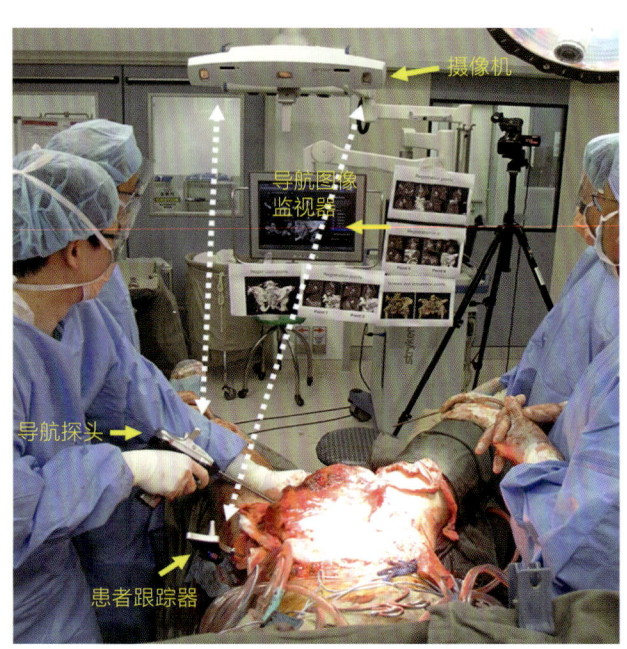

图 3-1　盆腔软骨肉瘤肿瘤切除术中计算机导航手术的术中设置。系统包括立体定向摄像机、计算机站（含显示导航图像监视器）、牢固连接在患者骨盆骨上的跟踪器 [主动红外发光二极管（LED）发射位置信息信号] 及导航工具。

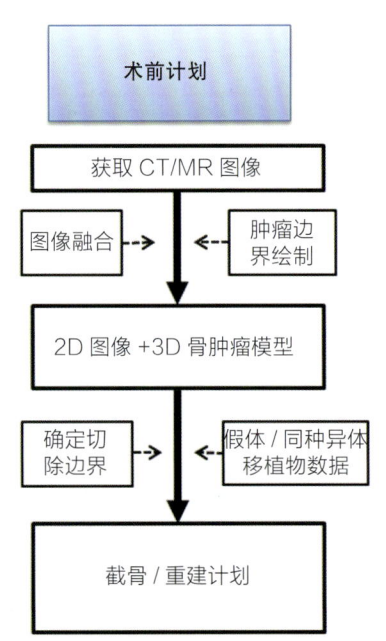

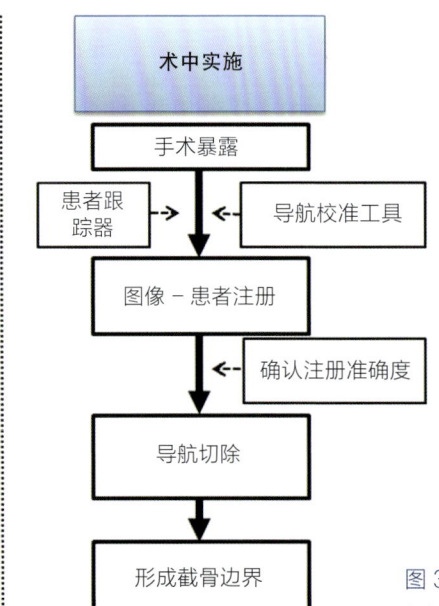

图 3-2　骨肿瘤 CATS 的临床工作流程，包括从术前规划到术中执行的基本步骤。

- 术前导航规划。
  - 与其他骨科手术计划相比，肌肉骨骼肿瘤手术包括分析多模式术前图像，以确定肿瘤切除的范围和骨重建的选择。
  - 导航系统可实现 3D 手术规划，为复杂的手术规划提供方便。
- 术中实施。
  - 使用传统手术技术暴露骨肿瘤后，将患者的跟踪器连接到手术骨上。导航探头由导航系统校准，外科医生执行图像到患者的注册，这是保证导航手术整体准确性最关键的操作步骤。
  - 只有当患者的手术解剖图像与术前图像相匹配，手术的骨骼才可以被导航系统物理跟踪，外科医生才能信任并依赖虚拟图像来执行 3D 手术计划。
- 由于目前的导航系统无法整合摆锯，因此在导航引导下识别和标记预定截骨部位，然后手动进行截骨，同时导航指针引导截骨摆锯的方向。
- 如果患者的跟踪器在肿瘤切除后仍然附着在肿瘤标本或剩余的骨骼上，则图像 - 患者注册有效。
  - 通过将导航探头的尖端放置在完成的骨切除界面上，外科医生可以看到实际的骨切除与计划一致，据此可以从骨内肿瘤边缘判断实际切缘。
  - 这与术中冰冻切片相反，术中冰冻切片只显示阳性或阴性切缘。

适应证

- 由于 3D 手术计划的复杂性和术中实施所需的额外时间或设备，导航手术在肌骨肿瘤手术中并不常规使用，一般用于以下情况。
  - 由于复杂的解剖结构和接近重要的腹部脏器和主要的神经血管结构，如盆腔或骶骨肿瘤手术，精确的肿瘤切除难度较大。
  - 选择正确的切除平面以适应定制的肿瘤植入。
  - 肿瘤切除后通过同种异体移植物重建骨缺损。

影像学和其他诊断性检查

- 影像学和其他分期研究与非导航的肿瘤切除相同。
- 导航影像学研究适用范围，包括确定肿瘤的位置和范围及其与邻近重要结构（盆腔脏器、主要血管和神经）的关系，确定最佳手术路径和肿瘤切除范围，决定重建类型，并考虑导航辅助手术是否有利于切除和重建等。
- CT 和 MRI 是规划骨肿瘤切除术的必要术前图像。CT 可提供有用的骨骼细节，而 MRI 更有利于判断肿瘤的范围及其与邻近重要结构的关系。结合每种成像方式的特征，MRI 与具有相同坐标的 CT 图像重叠，产生融合图像（图 3-3A）。
  - 术前对肿瘤患者行 CT、MRI 检查，获取 DICOM 格

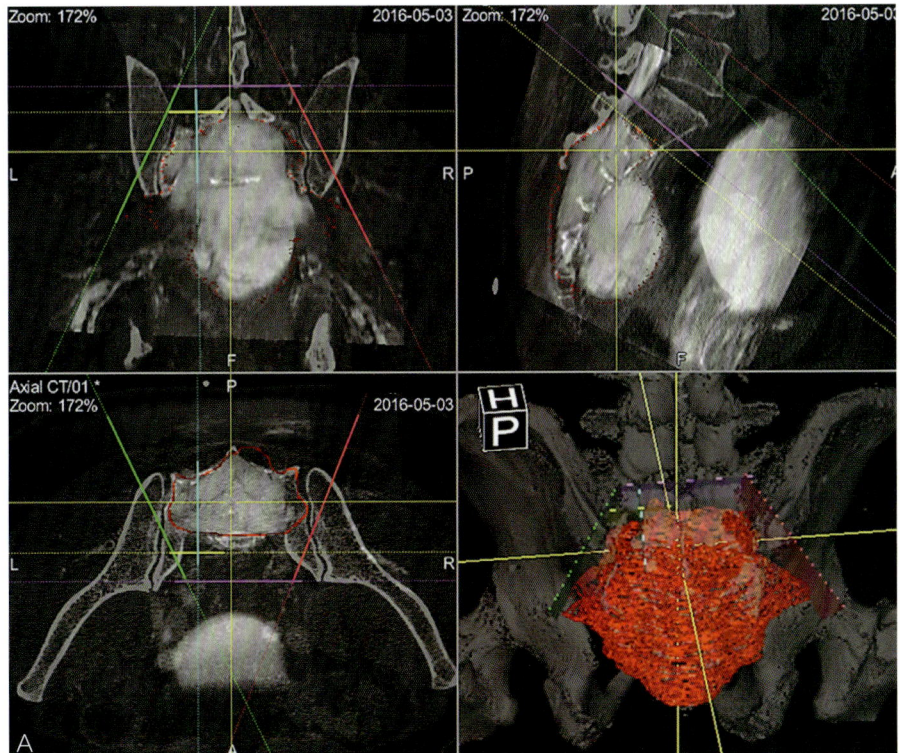

图 3-3 A.脊索瘤累及 S2 及以下椎体的 CT/MR 融合图像。融合图像因其结合了同一图像数据集中两个图像感兴趣区域的特征，故便于在复杂情况下进行分析。

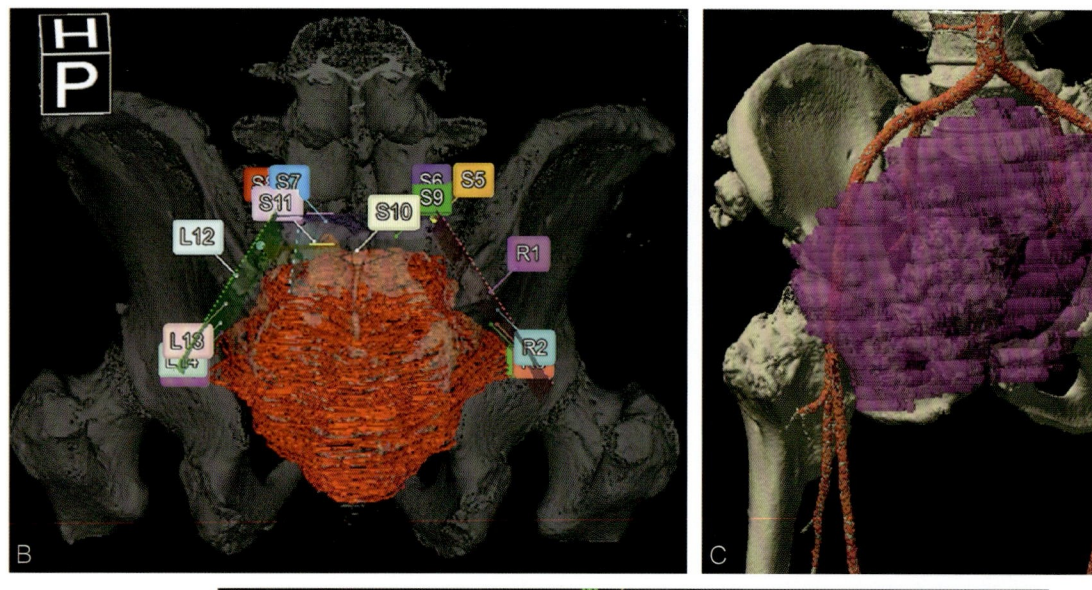

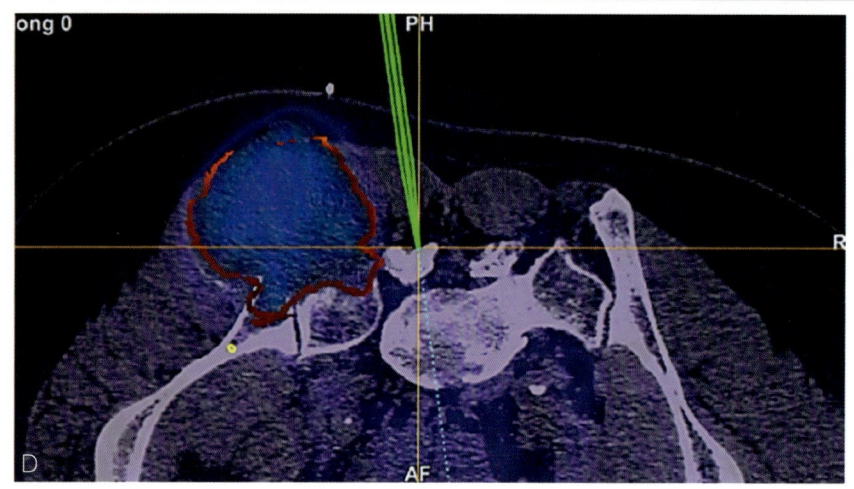

图3-3（续） B. MRI中绘制的3D骶骨肿瘤模型。所有重新格式化的2D图像和3D图像模型用于手术规划，以确定手术入路、附近重要的神经血管结构及截骨平面的位置（标签）和方向。C. 使用CT血管造影图像数据集进行导航规划，该患者为遗传性多发性外生骨疣，继发骨盆软骨肉瘤。肿瘤（紫色区域）与附近血管结构的关系更清楚。D. PET/CT图像数据集也可纳入左侧骶髂后关节骨肉瘤患者的导航规划，为确定截骨术提供了肿瘤的功能性附加信息。

式的0.062 5 mm或1.25 mm厚度的轴向CT切片和各种MRI序列，然后在导航系统中将导入的图像数据集重新格式化为轴位、冠状位和矢状位视图。

- 在MRI中勾画肿瘤范围，通过调整CT图像的对比度生成3D骨骼模型。3D骨骼模型整合分段勾画出的肿瘤轮廓形成3D骨肿瘤模型（图3-3B）。

- 也可整合其他成像方式，如CT血管造影或PET成像，分别提供动脉解剖和功能性肿瘤范围的信息（图3-3C-D）。

- 所有2D和3D处理图像可用于虚拟手术规划。外科医生可以在手术前精确地定义和预演肿瘤切除的步骤，包括手术入路、肿瘤暴露、截骨的位置和方向，以及定制的假体或异体移植物重建。

手术治疗

- 肌肉骨骼肿瘤导航切除的外科技术与非导航肿瘤技术类似，详见其他章节相关内容。
- 本章主要介绍外科医生进行肿瘤导航切除时需要注意的内容。

导航辅助骨盆肿瘤切除与重建：骨盆巨细胞瘤髋臼部分切除

术前导航规划

- 将骨盆 CT 和 MRI 融合，并在导航软件中绘制肿瘤范围（技术图 3-1A）。
  - 研究所有 2D 处理图像和 3D 骨肿瘤模型，肿瘤累及右侧坐骨结节，延伸至右侧髋臼后柱，未侵犯髋关节。
  - 髋臼肿瘤部分切除，保留髋臼前柱。
- 取距离肿瘤边缘 1.5 cm 的截骨切缘，用虚拟螺钉确定截骨的位置和方向（技术图 3-1B-D）。
- 由于保留右侧髋臼前柱，骨盆环仍保持连续性，将切除的股骨头固定在保留的髋臼前柱以重建髋臼后柱骨缺损，然后进行常规全髋关节置换术以恢复髋关节运动。在髋臼部分切除手术暴露时，由于预期没有足够的骨面供人工注册使用，因此采用术中获取的 3D 图像自动注册。

暴露和解剖

- 对于盆腔肿瘤 Ⅱ 型切除术，患者取侧卧位，准备无菌绷带包腿以允许右腿术中自由活动。
- 从髂前上棘到坐骨结节做 S 形切口，沿右侧大腿近端后内侧向远端延伸（技术图 3-2A）。
- 近端和远端采用 L 型皮瓣反折以暴露臀大肌，臀大肌在股骨近端和臀中肌的肌腱止点处分离后向近端反折（技术图 3-2B）。
- 坐骨神经是从坐骨大切迹到大腿近端后侧，切开覆盖髋臼后柱的梨状肌、上孖肌、闭孔内肌和下孖肌，显露髋关节囊。打开髋关节囊后行股骨头脱位，并在股骨颈水平截骨（技术图 3-2C）。

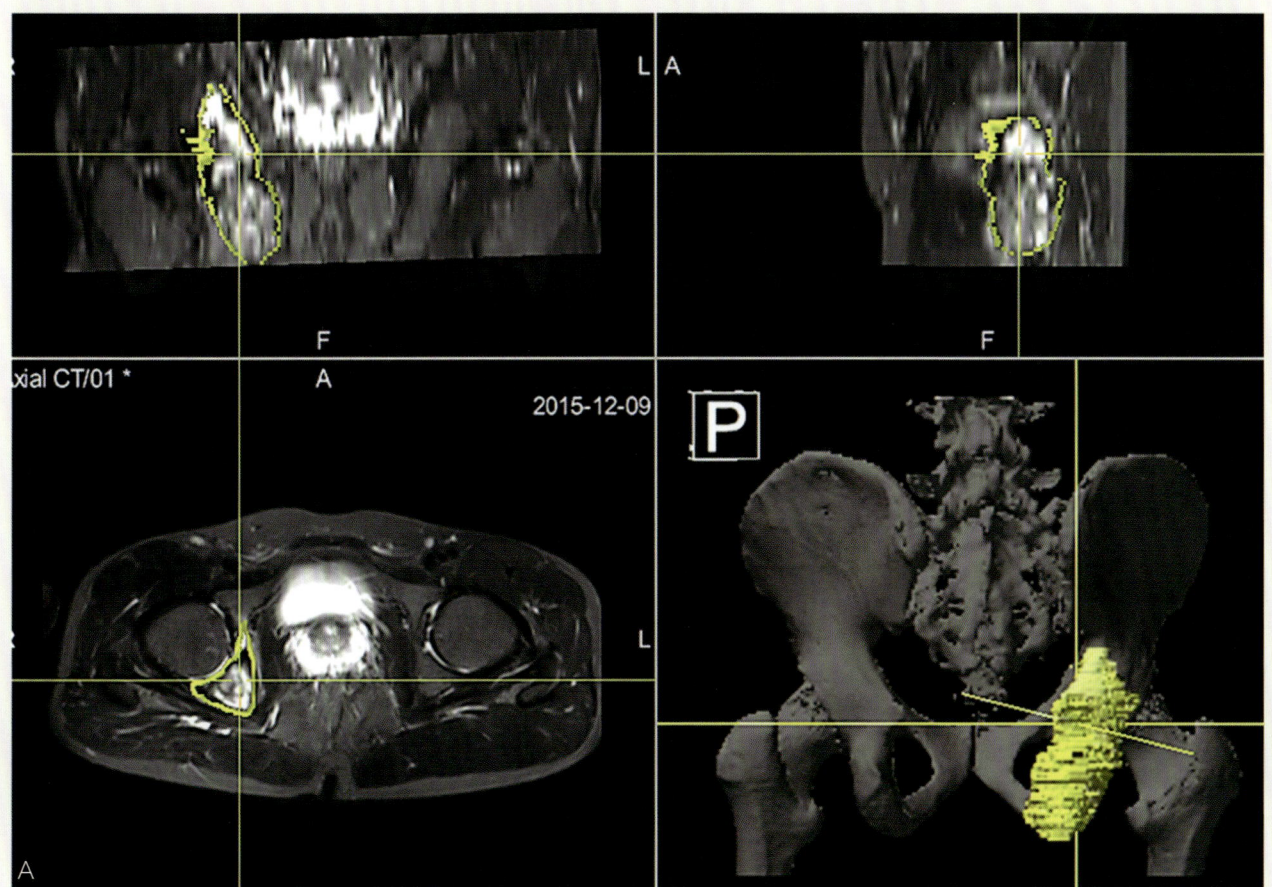

技术图 3-1　A. 骨盆导航 CT 和 MR 融合图像显示患者骨巨细胞瘤累及右侧坐骨和右侧髋臼后柱，MRI 显示肿瘤范围，生成 3D 骨肿瘤模型用于导航规划。髋臼部分切除以保留右髋臼前柱进行骨重建。

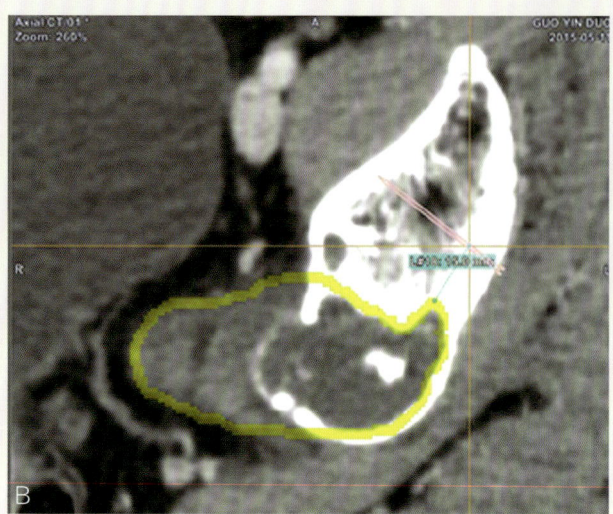
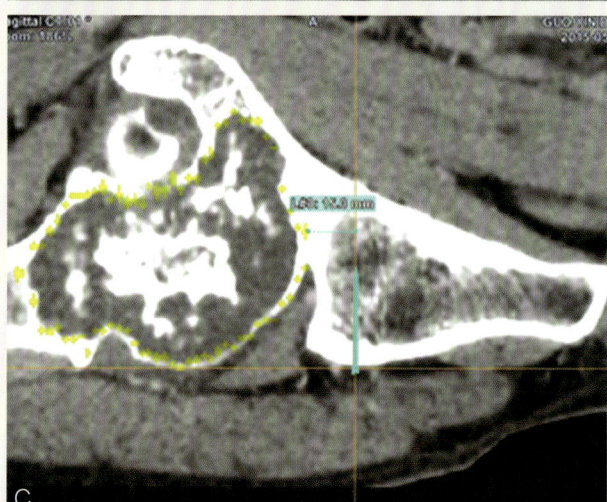
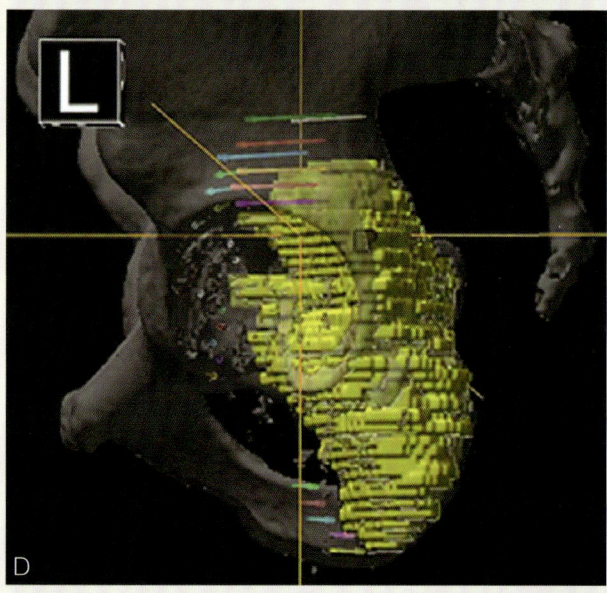

技术图 3-1（续） B-D. 髋臼部分切除术的手术导航规划。虚拟螺钉用于标记截骨的位置和方向，参照轴位（B）和矢状位（C）CT 视图和 3D 骨肿瘤模型（D）。

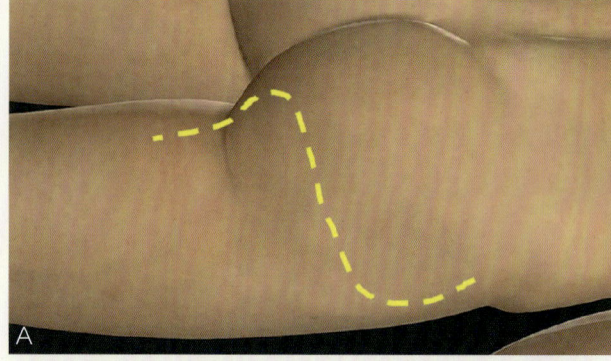
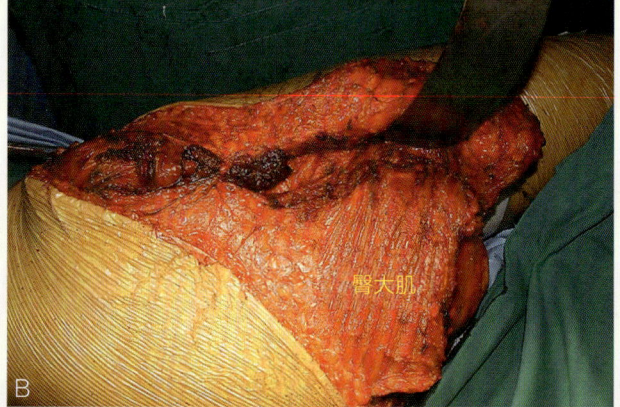
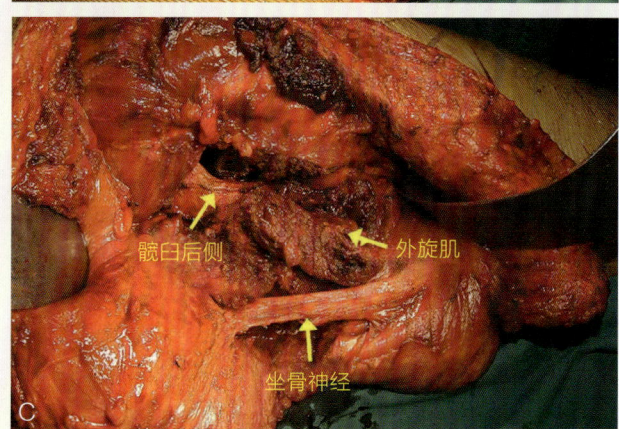

技术图 3-2　A. 右臀部后外侧做 S 形皮肤切口（虚线）。B. 抬高皮瓣，从股骨远端释放臀大肌止点，露出右侧髋臼和坐骨后部。C. 显露并保护坐骨神经。外旋肌与肿瘤一起分离，在髋臼唇边缘切开髋关节后侧关节囊，股骨头后脱位，行股骨颈截骨术。股骨头被保留用于髋臼的后续重建。

导航辅助切除的准备事项

- 患者右髂骨插入跟踪器。
- 术中使用 Iso-C 3D C 臂机获取右侧髋臼 3D 图像（技术图 3-3A）。将术中获取的 3D 注册图像导入导航系统，并与术前 CT 图像融合（技术图 3-3B），从而将术前图像注册间接用于后续导航操作。
- 通过确认一些解剖标志或用导航指针跟踪暴露的骨面，进一步验证注册精度（技术图 3-3C）。只有实际解剖结构与虚拟图像实时匹配准确，导航系统的精度才能得到保证。

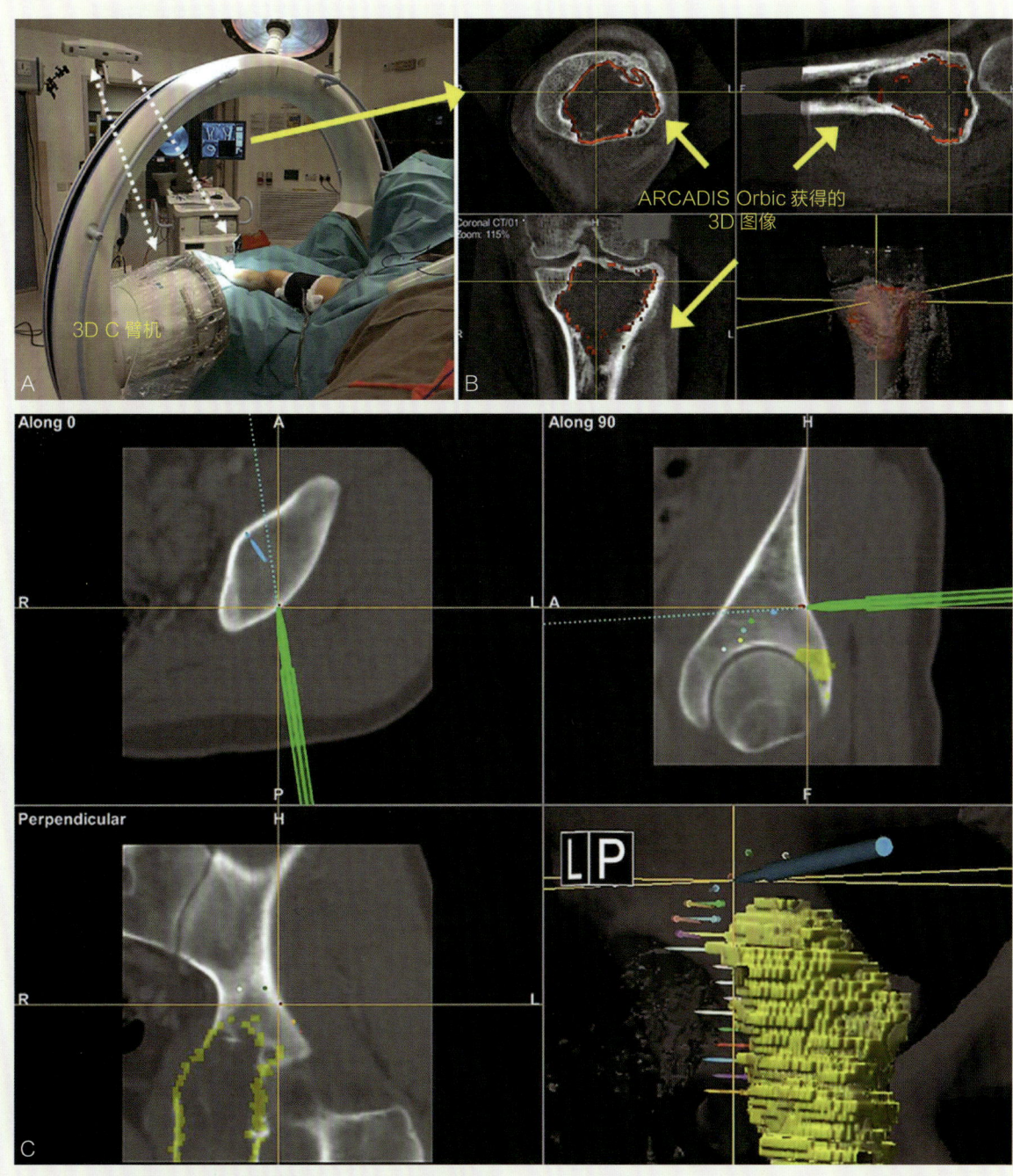

技术图 3-3　在一例复发性胫骨近端巨细胞瘤患者中建立图像–患者自动注册。A. 在胫骨骨干处放置跟踪器，术中三维图像由 ARCADIS Orbic 3D C 臂机获取。B. 将获得的注册图像与术前 CT 图像融合，以便立即进行导航手术。C. 在完成图像–患者注册后，通过使用导航探针在手术暴露处的正常骨面进行跟踪来验证注册精度。导航指针的尖端（绿色）精确地位于骨面，表明导航系统正在参考术前 CT 图像准确跟踪。

导航辅助截骨

- 在导航探针的引导下，确定髋臼后柱的骨盆截骨部位（技术图 3-4A）。
- 导航显示，在 CT 图像冠状位视图、矢状位视图和 3D 骨肿瘤模型上，导航探针的尖端和轨迹位于右侧髋臼的计划切除位置。
- 由于目前的导航系统无法整合导航截骨摆锯，髋臼部分切除的部位通过髋臼软骨电刀烧灼来标记（技术图 3-4B）。
- 骨盆肿瘤累及髋臼后柱，用摆锯和骨刀人工切除，保留右侧髋臼前柱进行骨重建（技术图 3-4C）。

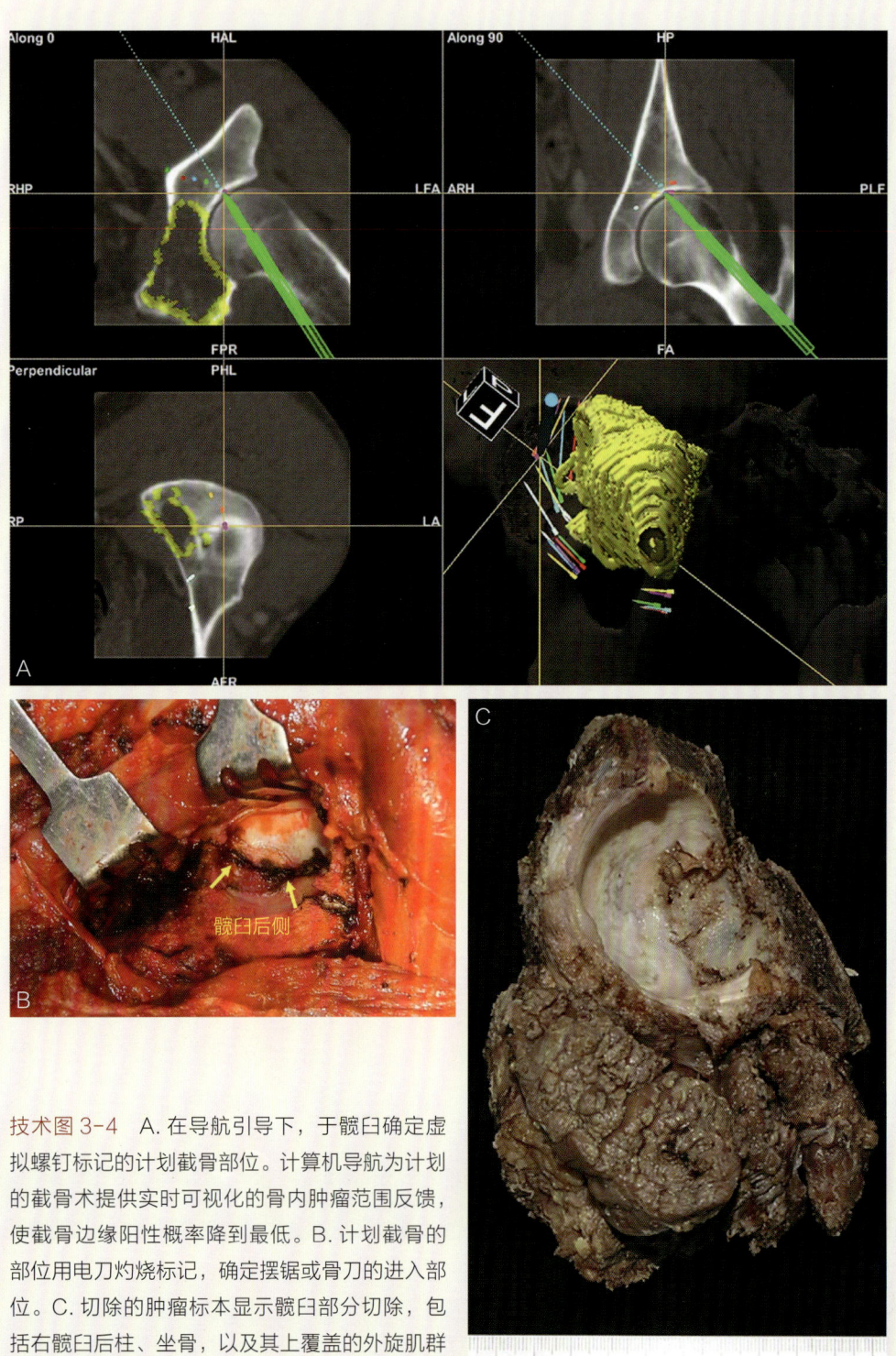

技术图 3-4　A. 在导航引导下，于髋臼确定虚拟螺钉标记的计划截骨部位。计算机导航为计划的截骨术提供实时可视化的骨内肿瘤范围反馈，使截骨边缘阳性概率降到最低。B. 计划截骨的部位用电刀灼烧标记，确定摆锯或骨刀的进入部位。C. 切除的肿瘤标本显示髋臼部分切除，包括右髋臼后柱、坐骨，以及其上覆盖的外旋肌群和包裹的肌腱组织。

髋臼的重建

- 髋臼缺损用同侧股骨头重建,并用多个皮质螺钉固定在髂骨上。
- 髋臼锉刀处理打磨产生新的髋臼底(技术图 3-5A),通过髋臼加强环(ARR)进一步稳定髋臼(技术图 3-5B)。
- 再行常规全髋关节置换术以恢复髋关节功能(技术图 3-5C)。

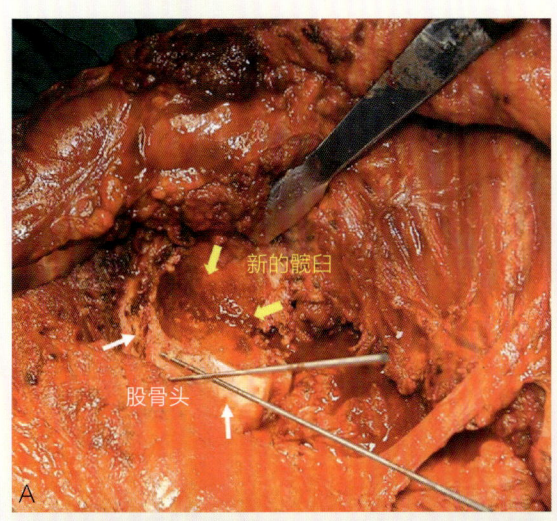
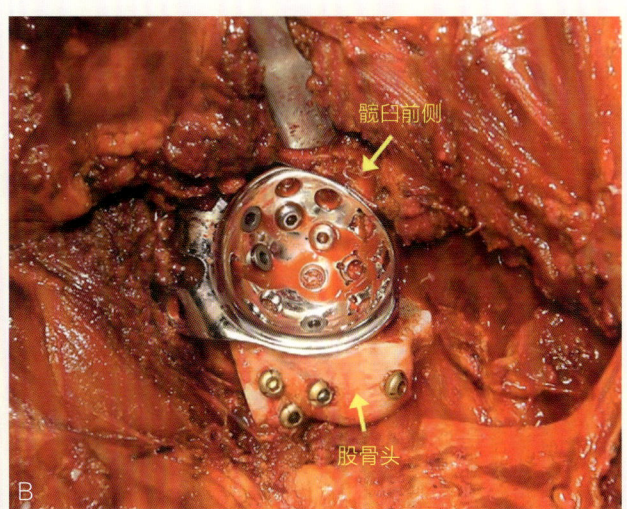
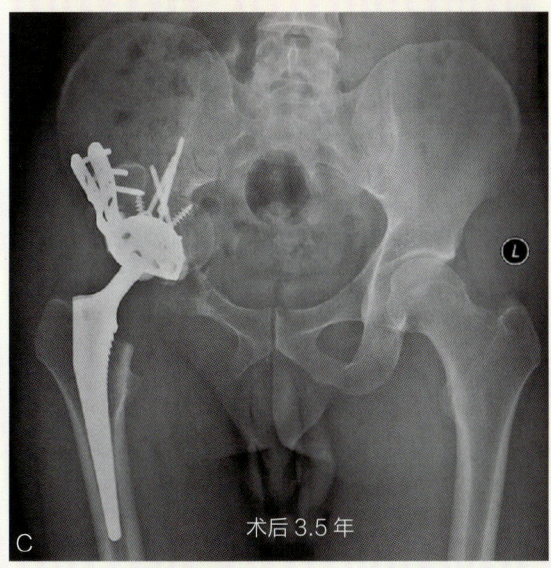

技术图 3-5 A. 用克氏针将同侧股骨头临时固定在髋臼上缘和前侧。由常规全髋关节置换术系列的髋臼锉刀处理打磨产生新的髋臼底。B. 股骨头用钛钉固定于剩余髋臼,用螺钉将带有凸缘的 ARR 固定于新的髋臼底。固定水泥型髋臼杯,按标准方式插入无骨水泥股柄。C. 术后 3.5 年骨盆平片显示愈合的髋臼与股骨头,未见假体松动迹象。患者屈髋可达 90°,可以独立行走。

导航辅助股骨远端骨肉瘤保留关节的肿瘤切除和重建

术前导航规划

- 将股骨 CT 和 MR 图像融合,并在导航软件中绘制肿瘤范围(技术图 3-6A-C)。术前研究所有的 2D 处理图像和 3D 骨肿瘤模型。
- 如果患者满足以下条件,则选择进行保留关节的肿瘤切除术。
  - MRI(T1 加权像冠状面能显示肿瘤的最大范围)显示没有肿瘤向骨骺内延伸。
  - 在肿瘤切除后,应留有至少 1 cm 的骨骺部分,以保证足够的剩余骨用于固定。
  - 在 MR 矢状位上,骨骺后侧血供和腘动脉分支的膝中动脉不受影响。
  - 在高级别骨肉瘤患者中,在新辅助化学治疗期间,

- 临床或 MRI 上没有肿瘤进展的证据。
- 该患者的骨肉瘤累及股骨远端干骺端，符合标准。我们计划用定制的可延长型假体进行保留关节的肿瘤切除和重建。
  - 通过导航规划和术中指导，可以更准确地进行肿瘤切除的术前规划和定制假体设计，使外科医生能够在术中实施手术规划。
- 在导航软件中定义截骨的位置和方向，并用虚拟截骨平面进行标记。
  - 骨切除的长度取决于肿瘤的范围、放置患者跟踪器

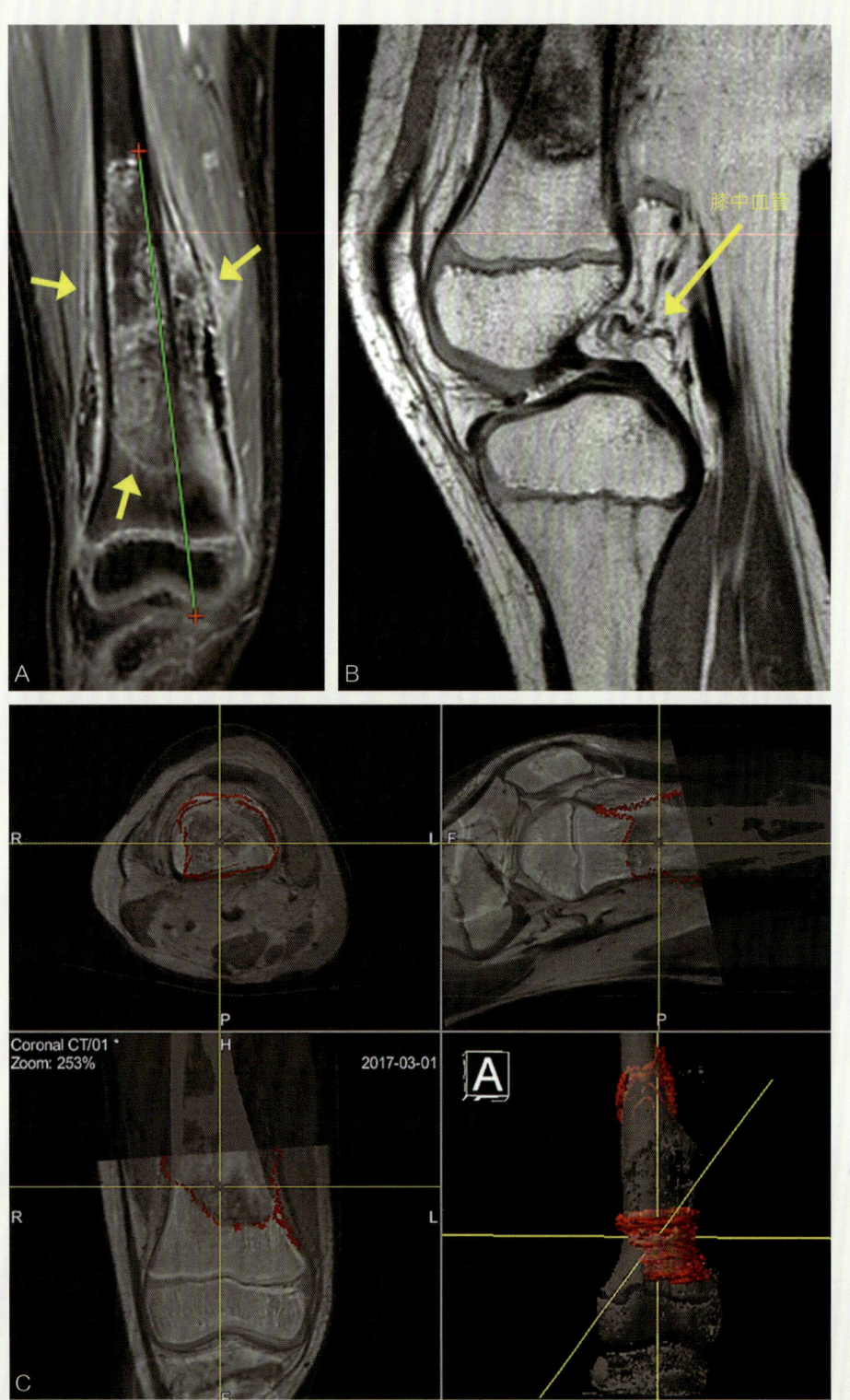

技术图 3-6　A. MRI 冠状位显示一 11 岁男童左股骨远端经典型高级别骨肉瘤，肿瘤位于左股骨远端干骺端（箭头），髓管近端肿瘤边缘距膝关节间隙纵长 15.5 cm（绿线）。B. MRI 矢状位显示肿瘤未累及膝中血管，计划在导航引导下进行保留膝关节的肿瘤切除术。C. 导航显示 CT 和 MR 图像融合，在 MRI 中绘制近端和远端肿瘤范围，并生成骨肿瘤的 3D 图像，用于导航切除（右）。

的位置，以及患者骨骼成熟时置入假体所需的延伸能力。
  ○ 骨远端切缘距肿瘤边缘 1 cm，骨近端切缘距肿瘤边缘 4 cm，允许在距离肿瘤近端边缘 2 cm 处放置患者跟踪器（技术图 3-6D-E）。
- 外科医生在导航软件中明确计划切除的确切位置，有利于肿瘤切除术后骨缺损的重建规划。
- 假体设计工程师根据外科医生定义的骨缺损设计定制的假体（技术图 3-6F）。
  ○ 该假体为定制的无创可延长型假体，假体远端连接处与剩余的远端骨骺相匹配，近端生物型股骨柄与股骨髓腔近端尺寸和曲度相匹配。
- 同种异体移植物与宿主骨尺寸相似的 CT 数据集也可进行相同的切除规划。同种异体骨移植物的形状可以与宿主骨更匹配，这更有利于同种异体骨与宿主骨的接触面，并最大限度降低骨不愈合的可能。

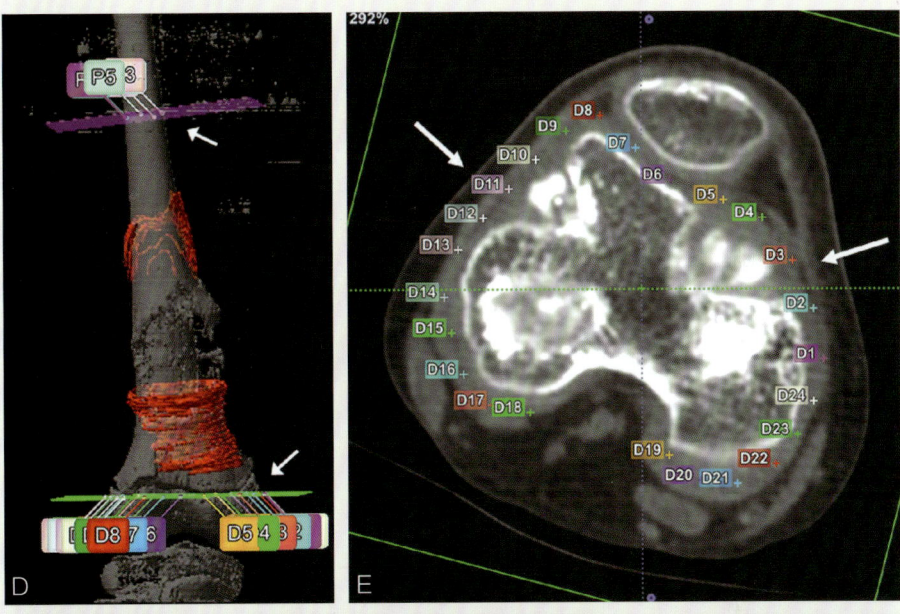

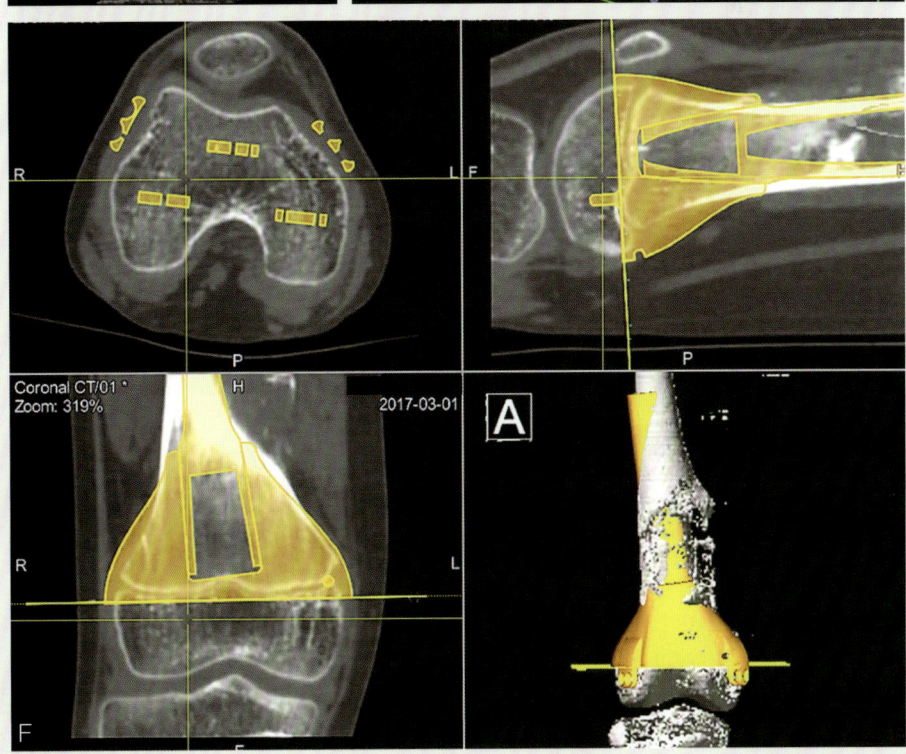

技术图 3-6（续） D. 由于股骨远端骨骺未被肿瘤累及，因此计划进行保留关节的股骨远端间室内切除术。使用导航软件中的"平面"函数（箭头）定义远端和近端股骨切除平面。在计划的截骨平面的骨面入口用虚拟点（标签）标注，可以在导航指导下在术中识别。E. 股骨远端骨骺在预定平面（箭头）和截骨平面入口（标签）的横切面。11 岁男童，股骨远端骨骺剩余的骨周围被软骨覆盖。F. 导航显示了将定制保留关节假体的计算机辅助设计模型集成到手术计划中。基于远端股骨截骨平面的骨-软骨几何位置，置入定制的与股骨远端剩余骨骺完全匹配的假体。

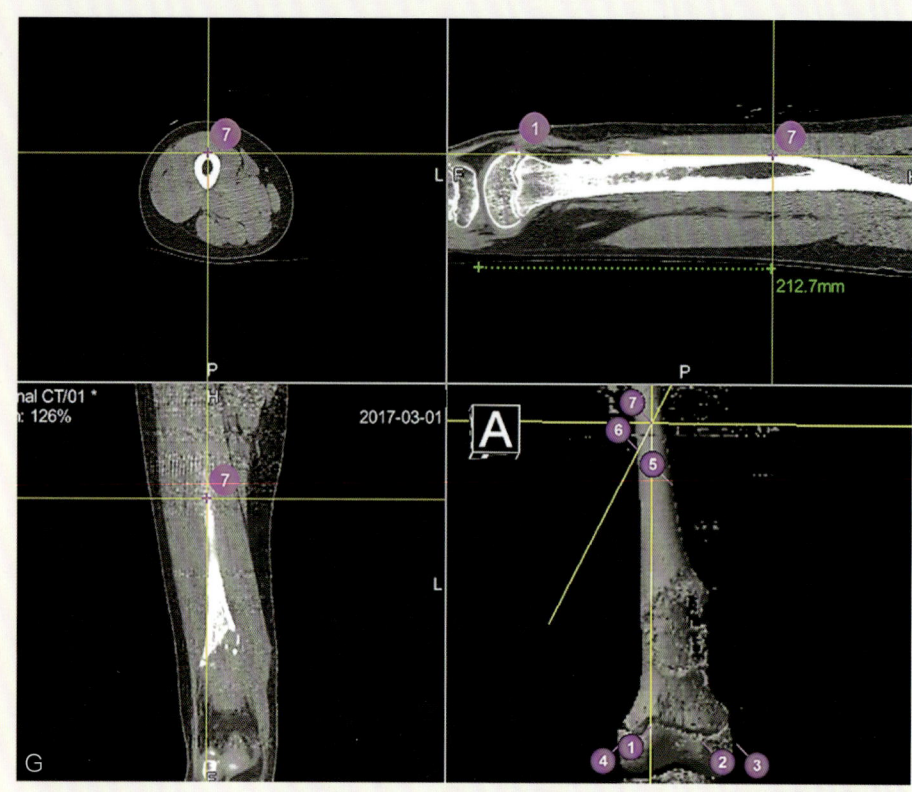

技术图 3-6（续） G. 在术前 CT 图像上识别并标记 7 个点，进行点对点的注册。这些点选择在可接触的手术区域，并靠近预定的截骨平面，以最大限度减少截骨误差。

- 在术前 CT 图像中确定股骨远端手术暴露位置周围 7 个骨面标记点，用于手术中图像与患者的匹配注册（技术图 3-6G）。

显露与解剖
- 患者取仰卧位，显露整个下肢（包括腹股沟区），以充分接近股骨近端血管。不使用止血带（技术图 3-7A）。
- 通过腹股沟区横向皮肤切口显露股浅动脉近端，阻断动脉进行止血。
- 通过右大腿远端 2/3 的前内侧纵向切口，经股内侧肌下入路显露并探查股浅血管和腘动脉（技术图 3-7B）。
- 右股骨远端 2/3 经股骨下入路显露，髌骨与股四头肌

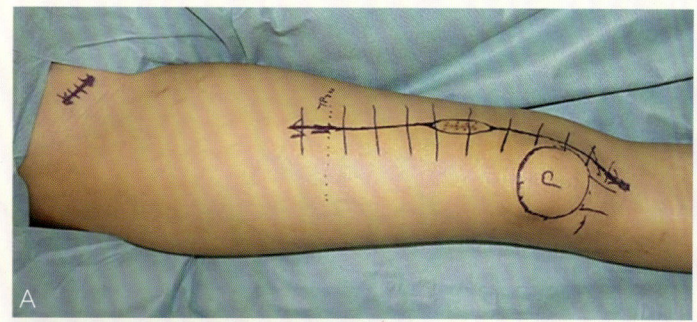
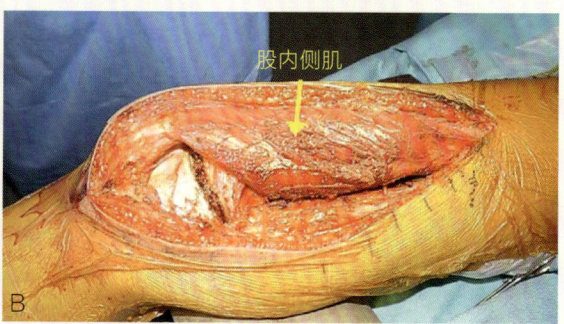
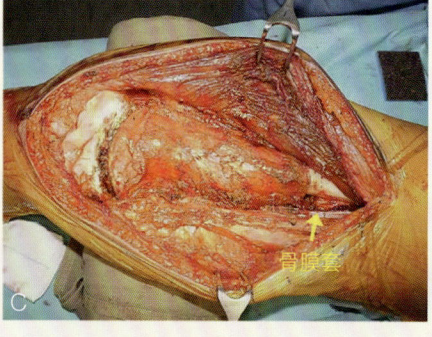

技术图 3-7 A. 患者取仰卧位，做前内侧切口。B. 采用股四头肌下入路，首先从内侧肌间隔游离股内侧肌，沿髌骨和髌韧带内侧切开，以保留整个伸肌装置。C. 股四头肌与股骨远端骨肉瘤分离后，整个伸膝装置向外侧反折拉开，显露股骨远端和近端截骨部位。在股骨近端计划截骨水平远端 1 cm 处切开骨膜，以保留骨膜套覆盖假体的羟基磷灰石接圈，更好地实现骨与假体的骨性融合。

肌腱向外侧脱位（技术图 3-7C）。
- 尽量减少后侧膝关节囊或韧带处的软组织剥离，以保留骨骺的血供。股骨远端髁处保留内、外侧副韧带的附着物。
- 肿瘤周围分离股浅血管和腘浅血管并结扎。
  - 保留骨膜套以覆盖羟基磷灰石接圈，以促进骨组织向假体的生长（技术图 3-7C）。

导航切除的准备

- 将患者的跟踪器固定在肿瘤近端边缘上方约 3 cm 的股骨轴上，以避免在连接跟踪器期间肿瘤污染手术野（技术图 3-8A）。
- 为了精确注册匹配手术解剖和术前虚拟 CT 图像，首先进行配对点注册，匹配 7 个选定的骨点（技术图 3-8B），接下来在显露的骨面选择 233 个点以完成骨面匹配（误差为 0.5 mm）。
  - 通过检查解剖标志或用导航探头跟踪显露的骨面来验证注册配准的准确性（技术图 3-8C）。

导航截骨术和股骨准备

- 用导航工具识别并灼烧标记预定截骨平面的解剖位置。
- 使用 0.9 mm 厚度的摆锯进行股骨轴截骨（技术图 3-9A）。
  - 从股骨髓腔近端取骨髓组织进行活检。
- 从股骨粗线处松解游离内收肌和筋膜并结扎股深血管的穿支后，再活动股骨远端（技术图 3-9B）。
  - 保持膝关节后侧水平的腘动脉完整，以避免损伤供血股骨远端骨骺的膝状中动脉。

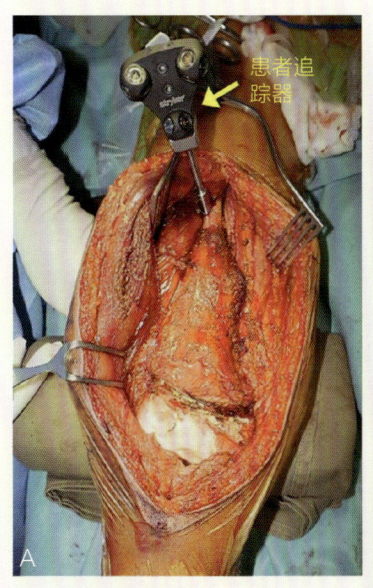
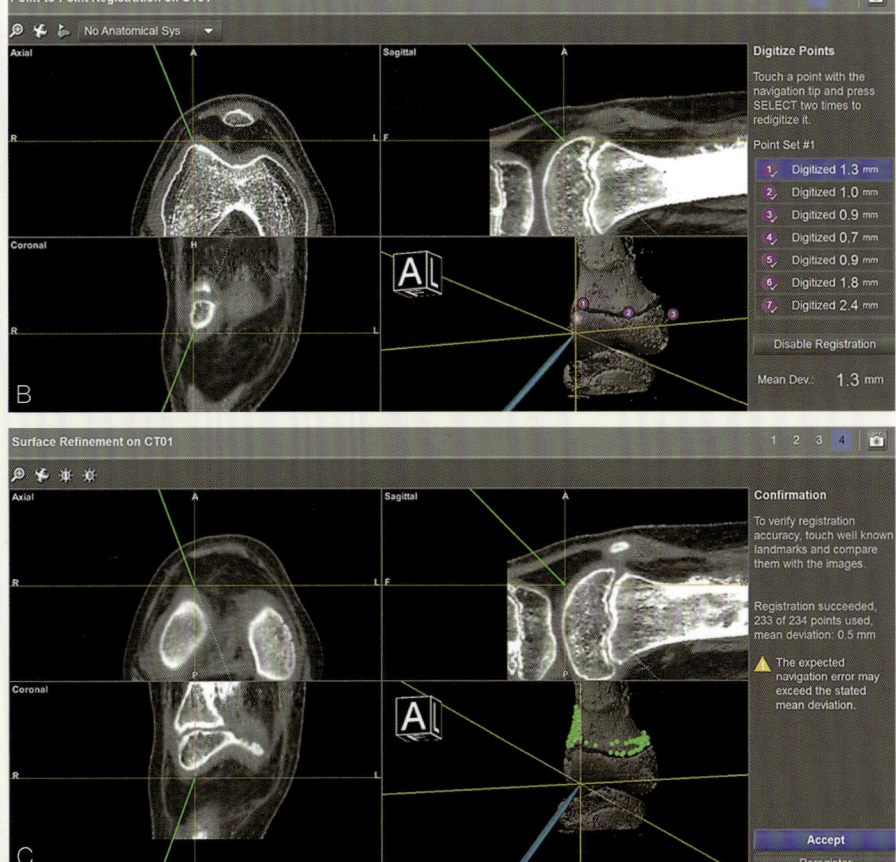

技术图 3-8 A. 在股骨近端截骨术计划水平的远端约 2 cm 处插入患者跟踪器。首先用 2.7 mm 钻头对股骨皮质进行预钻孔，然后将单个跟踪探针拧入，直到附带的金属钉垫圈固定到骨表面，跟踪器的位置使其面对手术台末端导航站的摄像机，避免阻挡摄像机和患者跟踪器或导航指针之间的信号。B. 通过将解剖点与 CT 图像上标记的对应点匹配来执行配对点注册。患者登记的图像是不精确的，当导航指针的尖端接触股骨软骨表面时，导航指针的末端（绿色）位于软骨表面下方。C. 通过收集更多的骨面点（233 个，如绿点所示）执行表面注册，来提高注册精度。注册误差为 0.5 mm，随着导航尖端准确地位于股骨软骨表面上，注册精度得到进一步验证。

- 导航探针引导摆锯的方向，对远端骨骺内切除术的预定平面进行截骨（技术图3-9C）。
  - 使用精细骨刀完成股骨后髁处截骨（技术图3-9D），从切除的肿瘤侧小心地释放腓肠肌头和后侧膝关节囊。
- 由于患者跟踪器仍然附着在切除的股骨远端肿瘤上，并且注册仍然有效，因此可以通过将导航指针放置在切除的骨缘来验证切缘的充分性（技术图3-9E）。

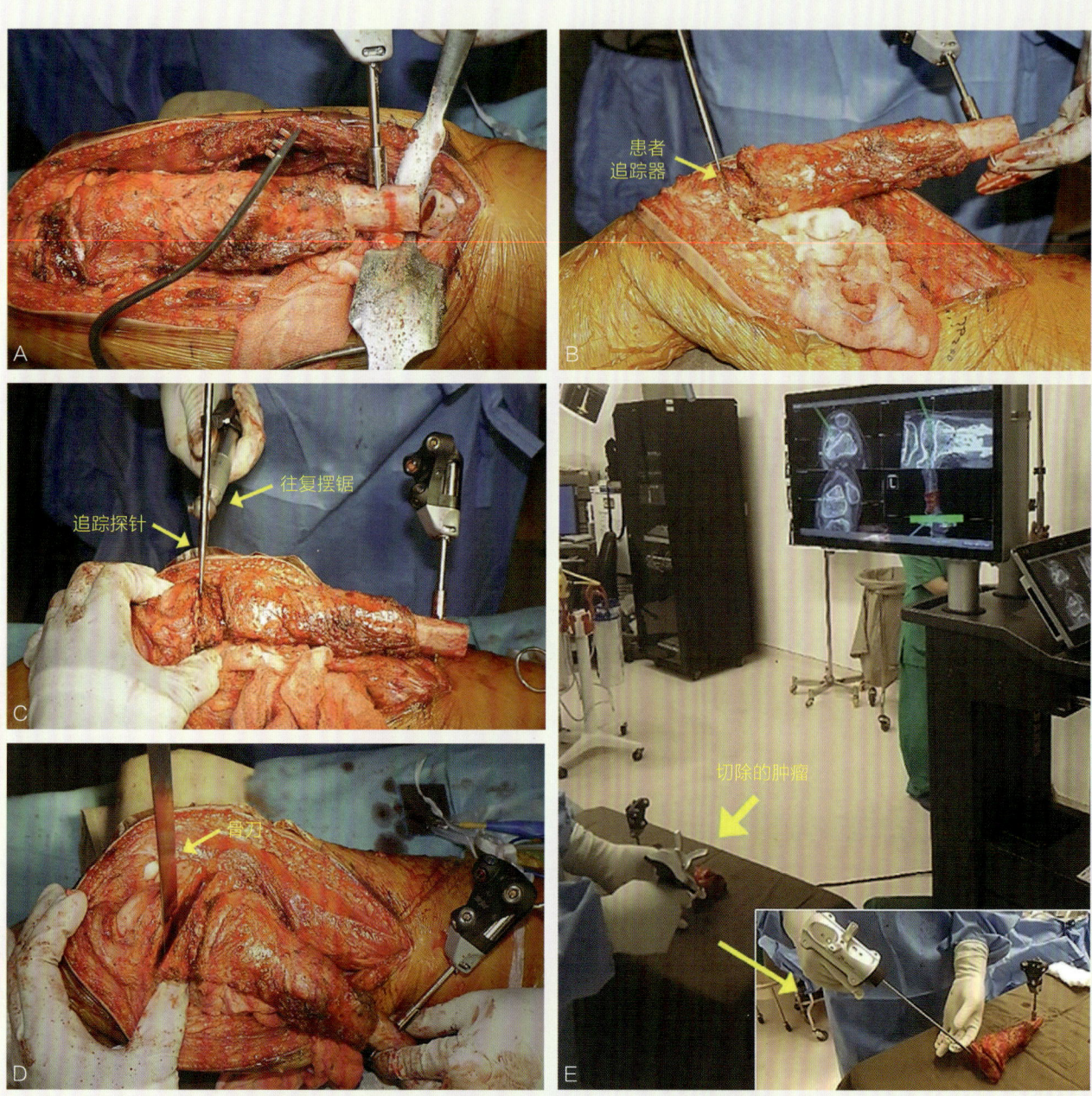

技术图3-9 A. 在导航引导下识别和标记股骨近端和远端截骨的水平，然后用摆锯手动完成股骨近端截骨术，导航引导截骨方向。B. 股骨远端肿瘤在股骨粗线处与肌肉、筋膜分离，并结扎股骨供血血管和腘血管。远端继续游离，直到达到腓肠肌头和后侧膝关节囊的水平，此处膝中血管从腘血管发出，供血股骨远端骨骺。C. 旋转股骨远端显露股骨髁的后内侧和后外侧，在导航引导下标记股骨远端截骨的位置。股骨远端截骨术由导航指针引导的具有正确定向的往复摆锯完成。D. 股骨远端截骨术的后部由薄截骨刀完成，以避免意外损伤股骨远端骨骺的后部血运。在游离保留膝关节后关节囊和腓肠肌头后，肿瘤完成en Bloc切除。E. 由于患者跟踪器仍然连接在注册图像后的股骨上，因此导针接触截骨的末端（插图）可以验证截骨的切缘，从而量化完成厚的骨切除边缘与骨内肿瘤边缘的距离。对比术中冰冻切片，后者只能显示切缘活检部位的阳性或阴性。

- 剩余的股骨远端骨骺在截骨端出血，这表明其血供得以保存，并与互补的假体模板匹配良好。
- 在股骨远端骨骺的骨连接处利用试模制备了凹槽，以适应假体的切割鳍（技术图3-9F-G）。

假体的安装
- 使用柔性铰刀和定制器械准备处理股骨近端髓腔。
- 以正确的旋转角度插入带有近端假体组件切割槽的非骨水泥股骨柄（技术图3-10A-C）。

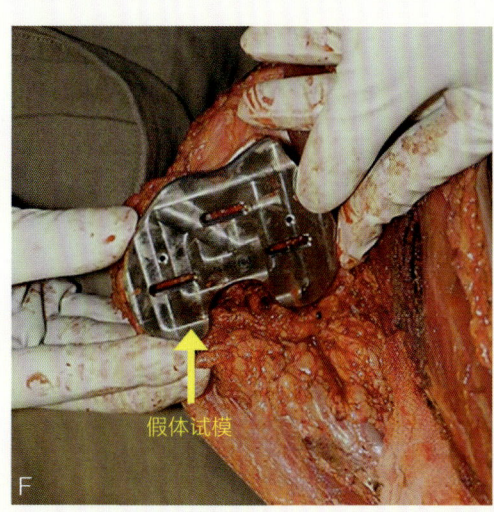
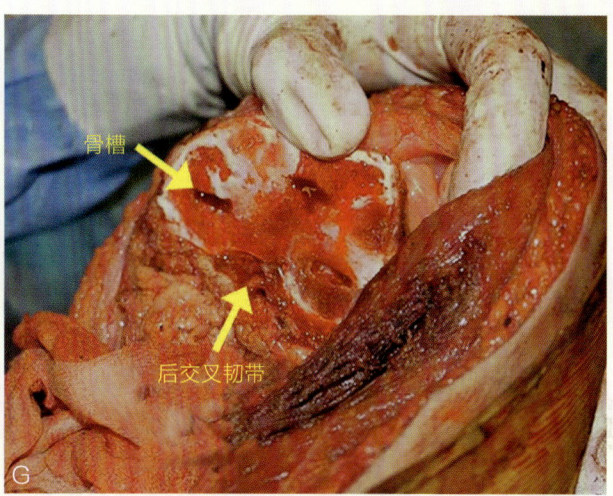

技术图3-9（续） F.在计划的股骨远端截骨横截面处安装相同尺寸的假体试模，发现其与剩余股骨骨骺匹配良好。G.用模板标记并制备远端假体接合处容纳切割鳍的骨槽，剩余的股骨远端骨骺出血良好，表明其血供存在并存活。

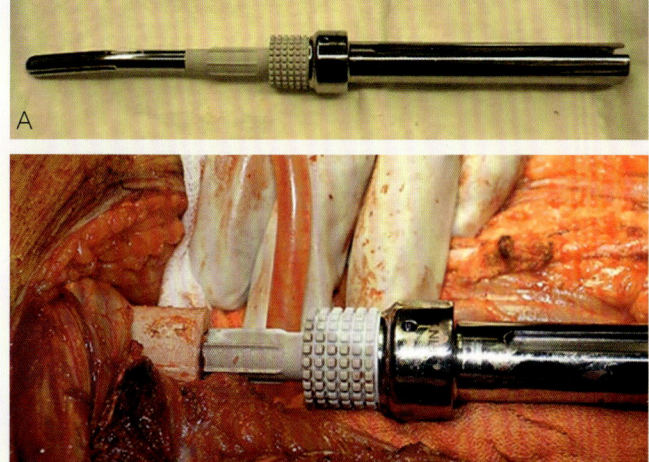
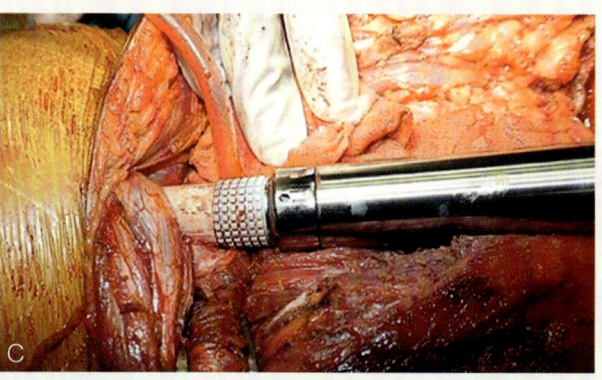

技术图3-10 A.使用定制器械制备股骨近端髓腔。B-C.在股骨近端截骨前，将带羟基磷灰石环的部分羟基磷灰石涂层的无骨水泥假体柄插入股骨近端，并在导航下进行初步确定和标记。

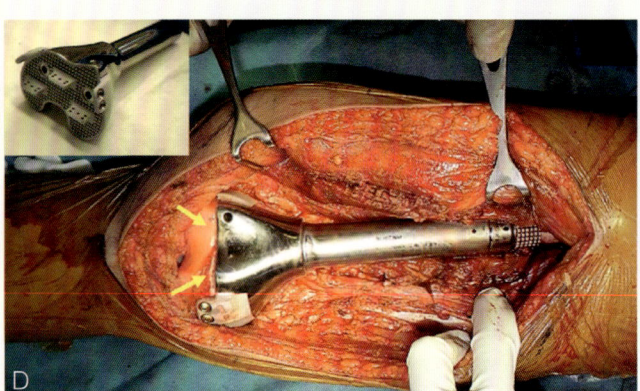
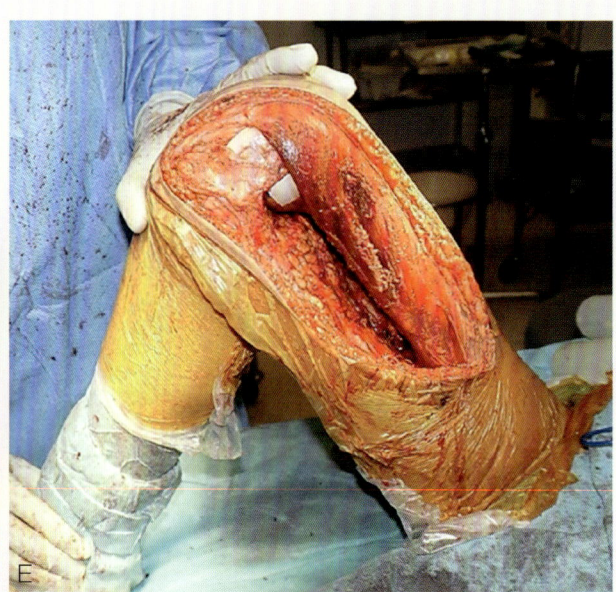

技术图 3-10（续） D. 组装近端假体组件后，远端假体组件（插图）通过控制旋转的 3 个切割鳍，以及前内侧和前外侧皮质外板固定骨的 3.5 mm 钛螺钉稳定股骨骨骺。假体与股骨软骨表面匹配良好（箭头）。E. 由于肿瘤切除和定制重建准确，软组织张力良好，膝关节可弯曲至 120°。

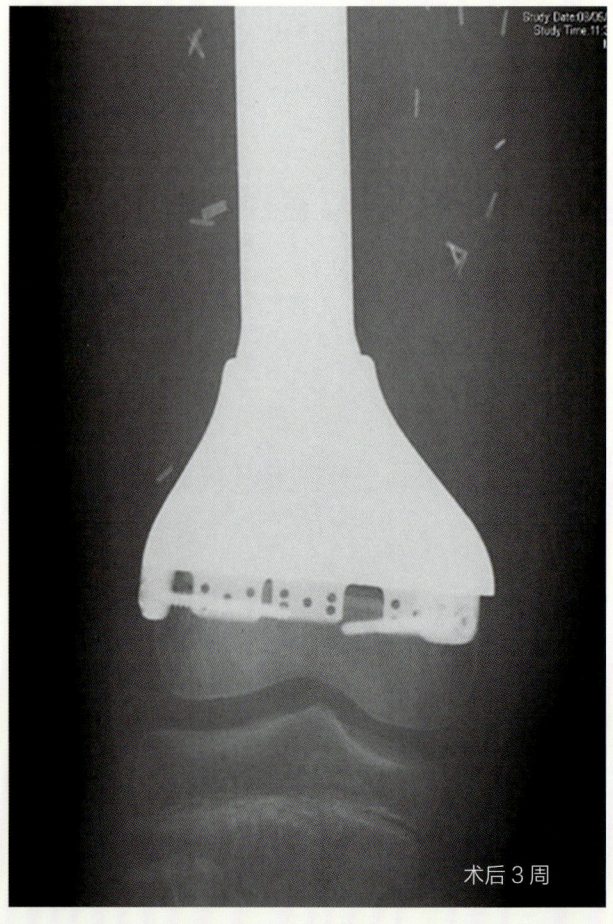

- 远端假体部件组装到近端部件，通过皮质外板用 4 个 3.5 mm 螺钉固定股骨远端骨骺（技术图 3-10D）。
- 测试内侧副韧带、外侧副韧带和交叉韧带，膝关节稳定，膝关节可以弯曲到 120°（技术图 3-10E）。

术后处理
- 当引流管关闭且伤口愈合良好时，患者可以开始下肢活动。
- 患者在膝关节活动和行走 3 个月期间穿戴关节 - 踝关节 - 足支具进行保护。
- 在患者能够忍受的情况下，允许膝关节活动。建议在前 4~6 周进行部分负重行走，接下来允许完全负重行走（技术图 3-11）。

技术图 3-11 膝关节术后 3 周的 X 线显示假体位置良好。而后，患者进行了 3 次单独的非侵入性延长手术，实现了 1.5 cm 的腿部延长。术后 2.5 年随访，膝关节可完全屈曲，连续的 X 线片中显示剩余的股骨远端骨骺可发育，提示股骨持续生长。

骶骨脊索瘤的导航辅助骶骨部分切除术

术前导航规划

- 融合骶骨的 CT 和 MR 图像,在导航软件中勾勒肿瘤范围,分析所有 2D 处理图像和 3D 骨肿瘤模型(技术图 3-12A)。
- 骶骨脊索瘤累及 S3~S5,并伴有竖脊肌和臀大肌的后部侵犯。
- 计划进行双平面部分骶骨切除术,近端切除水平位于 S2 体,同时保留 S2 神经根和骶髂关节。虚拟螺钉放置在预期的骶骨切除水平(技术图 3-12B)。

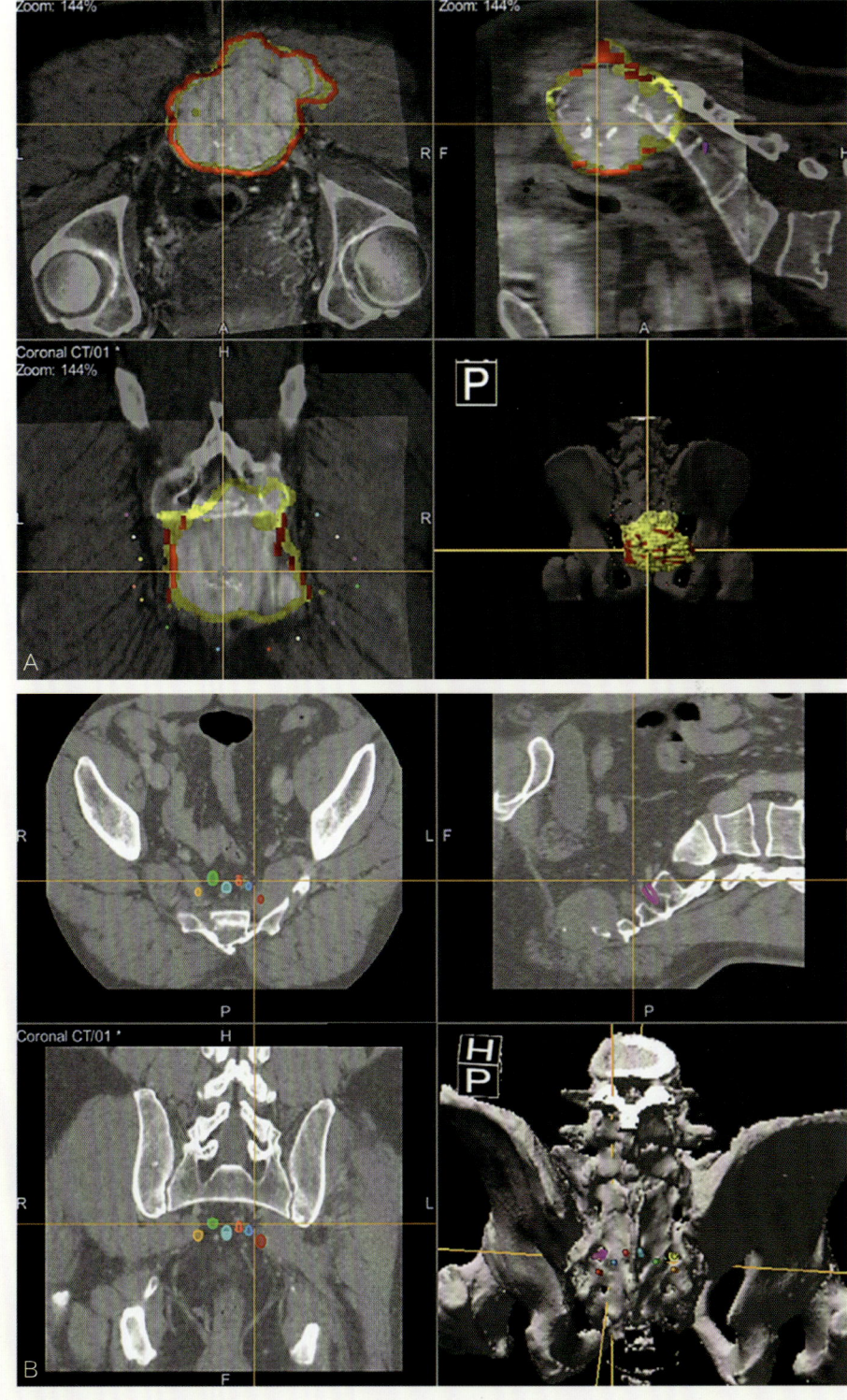

技术图 3-12 A. 49 岁男性,导航显示的 CT 和 MR 融合图像,骶骨脊索瘤累及 S3 及以下椎体。肿瘤前侵至直肠后方,后侵至左侧臀大肌。在 CT 和 MR 图像中绘制肿瘤,创建 3D 骨肿瘤模型。分析所有 2D 和 3D 图像,以确定最佳的切除方案。B. 虚拟螺钉放置于骶骨近端切除水平。螺钉头标注了截骨的位置,而螺钉的方向代表了截骨的方向。骶骨部分切除为双平面截骨术,以保留 S2 神经根和骶髂关节。

显露和解剖

- 患者取俯卧位，进行后路手术。
- 取 L5~S3 后正中切口，增加横向切口，整个切口取倒 Y 形（技术图 3-13）。
- 掀开双侧皮瓣，显露近端竖脊肌、骶骨中央后部和臀大肌外侧。

导航切除的准备工作

- 患者的跟踪器放置在 L5 棘突处（技术图 3-14A）。
- 由于竖脊肌和臀大肌距离骨外肿瘤 1 cm 处被切断，因此骨表面标志不会在常规图像 – 患者注册中显露。
- 术中使用 Iso-C 3D C 臂机获取骶骨 3D 透视图像，轨道自动旋转 190°。将带有注册信息的图像传输到导航站。
- 术前 CT 和 MR 融合图像与 Iso-C 获取的图像（技术图 3-14B），间接注册了骶骨和术前图像数据集。融合后的图像可用于 3D 导航的肿瘤切除。

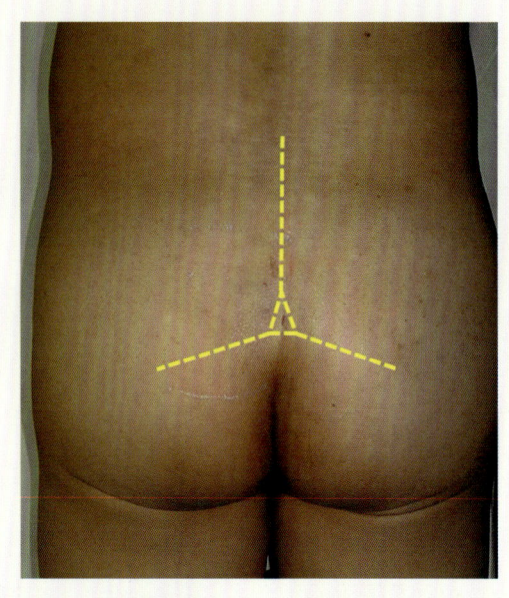

技术图 3-13　患者取俯卧位，皮肤切口呈倒 Y 形（虚线），纵向切口近端延伸至 L5 棘突，双侧切口达坐骨大切迹。

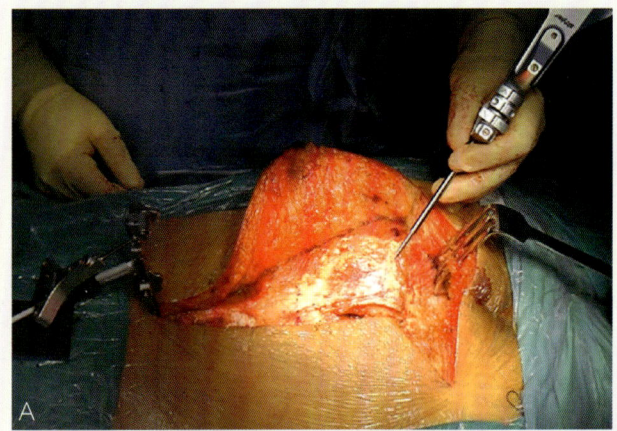

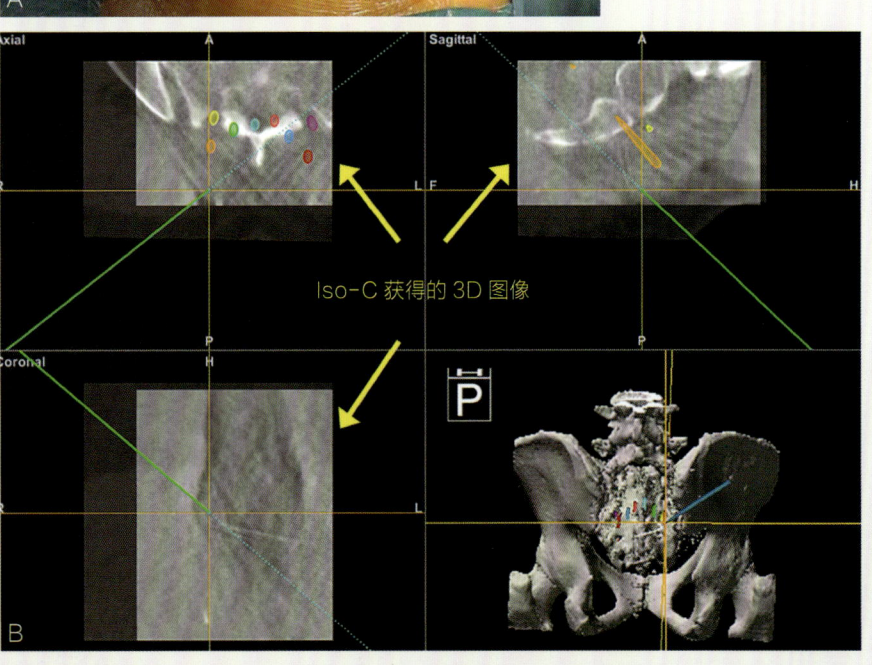

技术图 3-14　A. 双侧皮瓣抬高并向外侧反折，露出臀大肌。患者跟踪器固定在 L5 棘突上。当 Iso-C 3D C 臂机术中获得 3D 图像时，可以即时和自动化地完成图像 – 患者的注册。将术中 3D 图像导入导航系统，并与术前图像融合。当肿瘤有明显的骨外部分，可能无法提供足够的正常骨面时，这种注册方法是有效的。B. 导航显示术中获取的术前 3D 和 CT 融合图像。注册完成后，即可在导航指导下进行手术规划。

软组织肿物切除及骶骨截骨

- 在导航引导下使用导航探针定义软组织切除边界（技术图 3-15A）。
- 臀大肌及竖脊肌在标记边界处切除，双侧梨状肌远端于坐骨大切迹处离断。
  - 离断骶棘韧带、骶结节韧带和骶尾韧带，同时离断骶棘韧带、骶结节韧带及肛尾缝。
  - 在直肠后部和骶骨肿瘤前部之间的间隙中用手指钝性分离，直到达到预计的截骨水平。剩余的竖脊肌向近端反折，在 S2 水平显露骶骨后部。
- 在导航下确认 S2 后侧骶孔水平的椎板（技术图 3-15B-C），并使用高速磨钻和 Kerrison 咬骨钳去除。
  - 在椎管内结扎 S3 和下方神经根，保留 S2 神经根。
- 通过导航指针确认 S2 椎体后侧皮质的预期截骨水平（技术图 3-15D）。在导航引导下，在预期的水平面和正确的方向上使用薄截骨器对 S2 的椎体和两侧骶骨翼进行截骨。
- 在近端切除骶前筋膜和骶前孔伸出的 S3 和下方神经根后，肿瘤被整块切除（技术图 3-15E-F）。而后，通过将导航指针置于骶骨剩余骨端，验证所获得的手术切缘（技术图 3-15G-H）。

关闭伤口

- 仔细止血后，冲洗伤口，放置两个封闭型引流管。臀大肌和竖脊肌缝以闭合骶骨缺损。伤口按常规方式闭合。

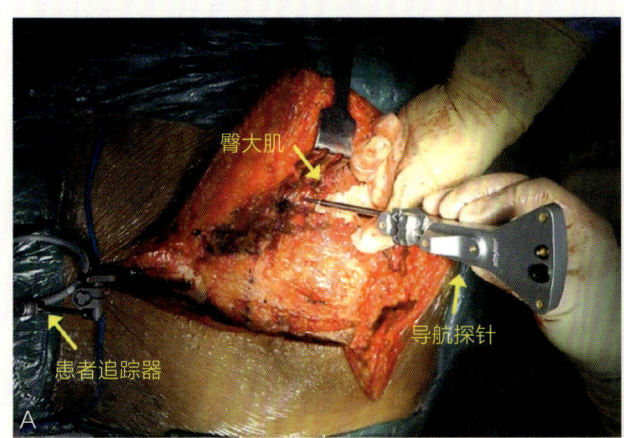
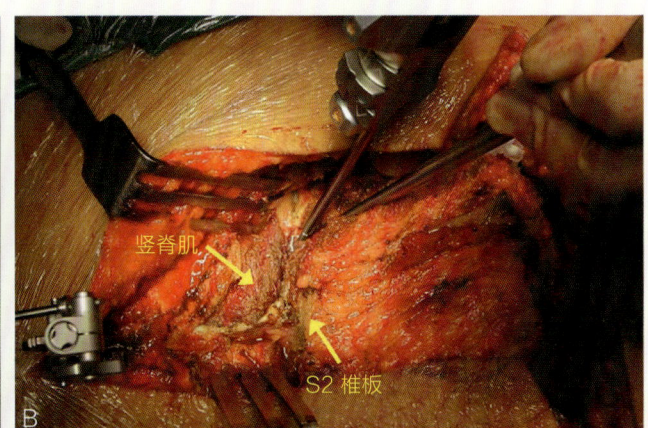
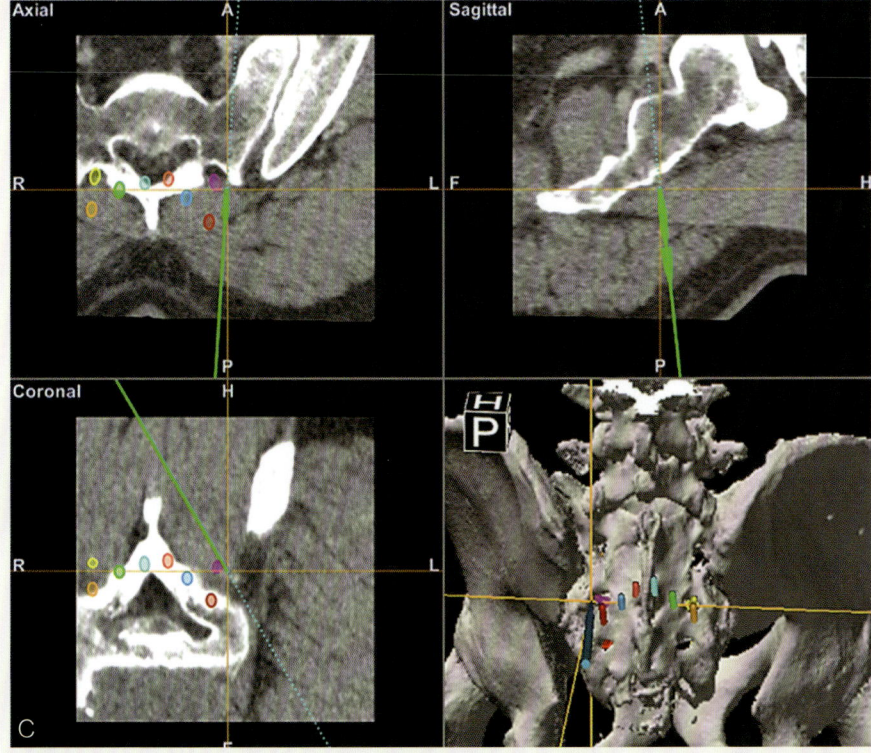

技术图 3-15　A. 导航指针引导下切除骶骨脊索瘤侵犯的臀大肌处的软组织肿物。游离臀大肌两侧，梨状肌切至坐骨大切迹下方；离断骶棘韧带和骶结节韧带。B. 骶骨 S2 椎板近端切除在虚拟螺钉位置确定，并在导航引导下透视标记。在 S2 水平游离剩余的近端竖脊肌，移除椎板以显露骶管。C. 导航显示左侧 S2 后侧神经孔的位置（绿色探针的尖端）。在导航引导下，可以实时查看整个骨结构，使外科医生更好地了解复杂的外科解剖结构。骶骨部分切除术采用后路切除时，可以更好显露和观察神经结构。

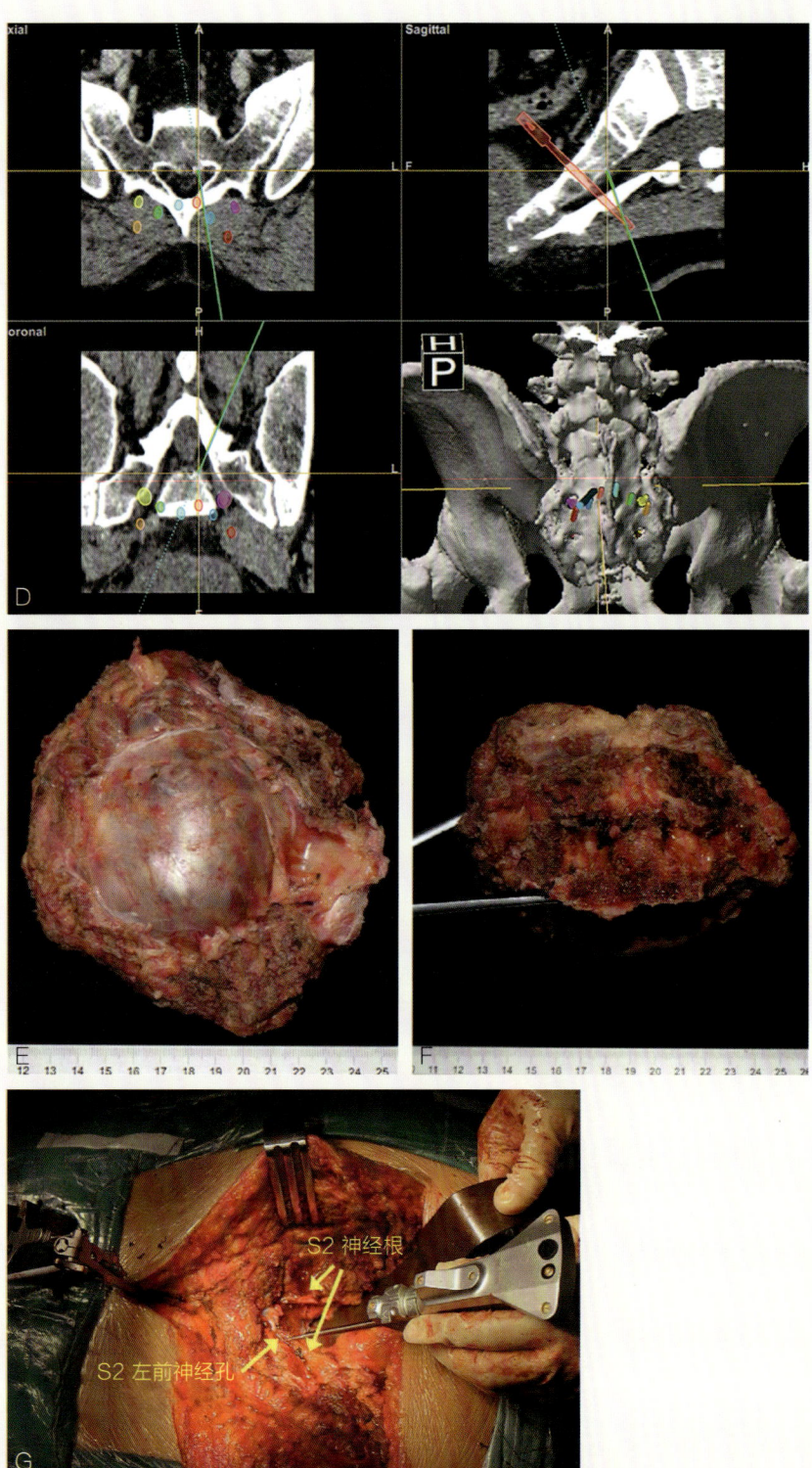

技术图 3-15（续） D. 用磨钻和咬骨钳切除 S2 椎板，显露骶神经中央管。保护双侧 S2 神经根后，在中央神经管结扎 S3 及以下神经根。导航显示导航指针指向后部 S2 主体（绿色探针的尖端），在导航引导下进行预期的 S2 椎体和骶骨翼截骨。E-F. 切除的骶骨肿瘤标本。G. 导航指针接触 S2 左前神经孔，以验证骶骨部分切除后所获得的手术切缘的准确性。

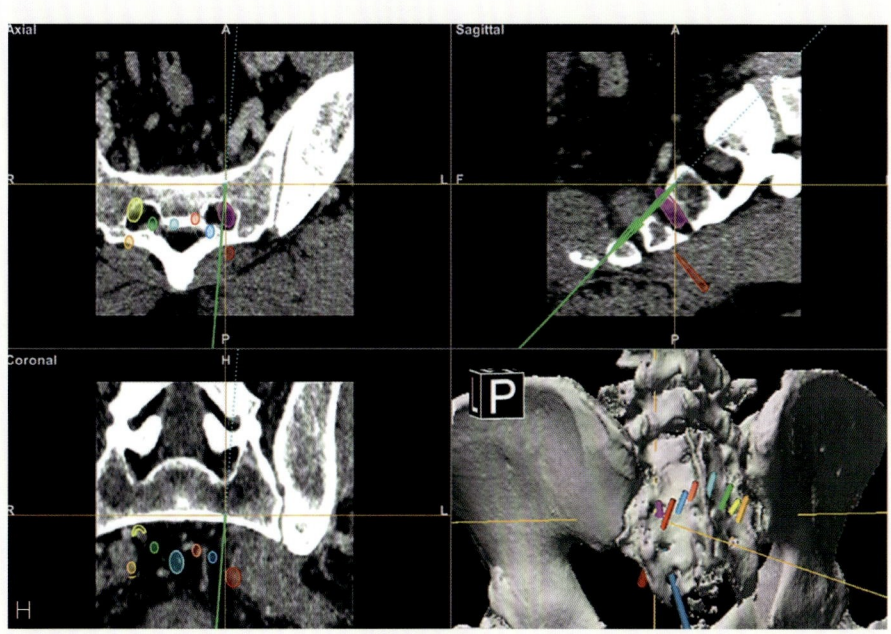

技术图 3-15（续） H. 导航确认 S2 左前神经孔切缘。

要点与失误防范

	系统误差
硬件与软件误差	• 检查手术工具和患者跟踪器上跟踪元件的正确位置和功能 • 检查主动跟踪器的导航系统的电池 • 给立体定向相机留出 15~30 分钟的预热时间 • 仔细校准导航工具 • 检查手术工具和与立体定向摄像机相关的患者跟踪器上跟踪元件的正确定位范围
	术前阶段
解剖结构的几何校正描述的成像程序的误差	• 采用高容量和高分辨率骨内核的多层螺旋 CT 机 • 仅扫描感兴趣的区域，以最大限度提高目标区域的分辨率 • CT 扫描厚度为 0.625 mm，MR 扫描厚度至少为 2 mm，以获得更高的图像质量 • 图像应尽可能接近手术日期，以尽量减少成像信息与患者疾病进展之间的差异
导航规划中的误差	• 规划的准确性和质量受到原始术前成像数据集质量的限制 • 选择 4 个以上便于外科医生在术前图像和患者解剖上识别的注册点 • 注册点应广泛选择在手术感兴趣的区域周围，而不是在同一 3D 坐标平面上 • 如果图像融合使用不同的图像模式数据集，需要通过人工校准图像注册的准确性，保证 CT 和 MR 图像上感兴趣区域的骨骼轮廓，在外科医生视觉评估的 1 mm 误差范围内匹配 • 避免肿瘤切除平面的错误设置
	术中
图像 - 患者注册期间的误差	• 患者跟踪器需紧密牢固贴合患者肿瘤所在位置的骨面 • 配对点注册期间，在手术显露区域，需要选择解剖可识别的骨面点，允许注册者准确辨别图像与患者解剖的配对点 • 通过表面匹配注册来改善注册质量，从显露骨的表面选择轮廓复杂的点 • 导航软件产生的注册误差仅表示规划点与选定点之间的不匹配。需要一直通过触摸解剖点或跟踪骨表面来验证配准的准确性，只有当计算机屏幕上的计算位置与患者的真实位置类似时才接受注册
应用误差	• 避免错误放置患者跟踪器 • 排除操作人员失误：在导航过程中对导航信息的视觉误解、手抖、徒手操作摆锯和骨刀最终截骨错误

预后

- 计算机导航肿瘤切除术的早期临床结果显示该项技术具有发展前景。
  在一系列病例报道和 2 项病例对照研究中[1-3]，该技术通过在截骨术中获得足够的切缘来提高手术精度，特别是在骨盆和骶骨肉瘤手术。
  - 据报道，导航相关的并发症没有增多，导航肿瘤切除术是安全的。
  - 导航手术本身不能很好地引导软组织边缘，仍然需要传统的人工切除。

- 据报道，由于该技术使外科医生能够进行复杂的截骨手术，使其有助于技术要求更高的手术，如关节保留或几何肿瘤切除术[4]。
  - 更保守的骨切除可保留更多未累及的正常骨以重建更好的功能。
  - 该技术可以通过更好地匹配切除骨端，来改善定制肿瘤假体的安装和同种异体移植物的塑性。

- 与传统的非导航手术相比，提高的手术精度能否改善患者功能和生存仍有待研究[4]。由于骨的原发肉瘤的患病率低和罕见性，需要进行前瞻性的多中心长期随访来研究该技术的临床疗效。

第 4 章 3D 打印假体
3-D Printed Implant

Kwok Chuen Wong, Peter Scheinemann, and Shekhar Madhukar Kumta

背景

- 金属假体在各种骨科手术中广泛应用，如骨折内固定术、脊柱内固定术、关节成形术和骨肿瘤切除后假体重建。传统机械加工的标准尺寸假体可以满足常规骨科疾病患者的手术需求，其具有加工容易、术中可以根据需求灵活使用不同的尺寸等特点。
  - 然而，患者可能因为需要适应传统假体固定的尺寸，导致不必要的正常组织切除或假体与宿主骨匹配度欠佳，从而影响手术效果。
  - 标准尺寸的传统假体可能无法解决骨科复杂重建难题，如骨肿瘤切除后严重骨缺损修复或失败的关节置换术后的复杂翻修。
- 定制，也被称为患者特异性假体（PSI），通常用于解决传统加工的标准尺寸假体难以重建的问题。PSI 的设计是为了使假体个体化适应患者，而不是患者适应假体。
  - 但由于以下原因，PSI 的使用并不常见，包括假体制造的前置时间要满足手术期限、难以计划和实现假体的精确安装、术中缺乏灵活性、成本高、加工难度大等。
  - 然而，随着骨科数字革命的到来，在假体制造中采用了先进的技术和工具，PSI 的使用正变得越来越常见。
- 医学成像数字技术的进步使研究者可以获取高分辨率医学图像，并从 CT 图像中轻松提取骨骼数据。最新的计算机工程软件可以实现快速的图像处理、复杂的术前手术计划和复杂的 3D 假体设计。计算机辅助工具（如计算机辅助导航），被用于精确放置 PSI。这些引起了研究者对使用 PSI 进行复杂骨科重建的关注。
- 增材制造，也被称为 3D 打印，是一种根据数字建模，通过逐层打印塑料或金属等材料构建 3D 物体的过程。"增材制造"一词通常与工业应用有关，也被视为 3D 打印的工业版本。制造过程基本上是加法而不是减法。
- 传统上，金属骨科假体是通过减法加工生产的。基于假体的计算机辅助设计（CAD）数字模型，计算机数控机床从金属原材料上切去多余的材料，直到保留所需假体的形状。
  - 另一种传统的制造方法是通过铸造或锻造，通过机械力将粗糙的材料制作成所需的形状。
  - 因此，传统制造的假体需要特定的工具进行设计、开发和生产，更适合大规模生产。
- 与之形成鲜明对比的是，3D 打印假体生产过程灵活，不需要复杂的步骤来生产额外的工具。
  - 3D 打印的灵活性表现在较少的设计约束，可实现精确制造复杂的 3D 物体（图 4-1）。高度的设计自由度使复杂的几何形状（如多孔网格和固体部件）能够在制造过程中集成到假体主体部件上。因此，当 3D

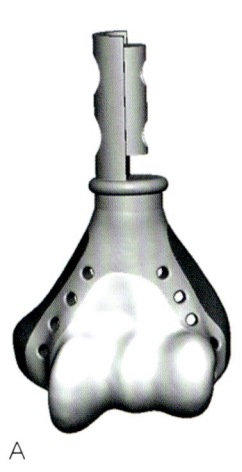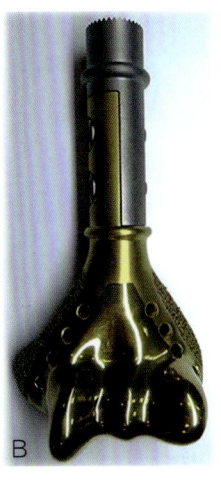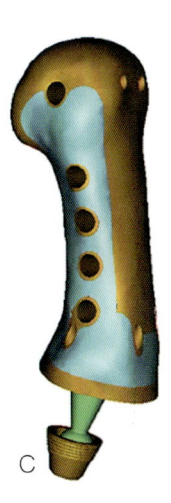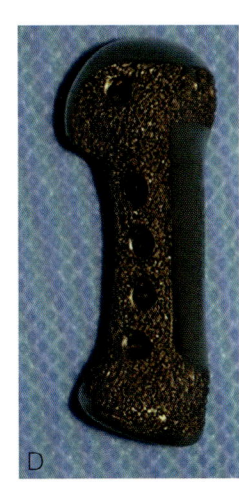

图 4-1 3D 打印假体具有高度的设计自由度，可以复制骨骼复杂的几何形状，如肱骨远端（A-B）和第 1 掌骨（C-D）。

A　　B　　C　　D

打印结合单个患者的成像数据时，可以生产精确符合患者所需骨骼解剖结构的 PSI，并根据患者的手术需求重建骨缺损，而不会因生产过程中的制造限制而牺牲最佳设计。此外，3D 打印技术降低了定制成本，缩短定制部件的制作时间，使用传统方法通常需要数周才能生产的部件可在几个小时内完成生产。
- 因此，3D 打印缩短了定制 PSI 的生产时间，模拟患者的天然骨骼结构（患者特异性），并满足复杂骨科疾病的特定手术要求（疾病特异性）。

3D 打印假体的特点

- 用于骨科假体的金属材料必须具有高生物相容性和耐腐蚀的属性，不会产生组织不良反应。常用的金属假体分为钛基、钴基或钢基三类。
  - 最常见的合金材料是钛-铝-钒合金（Ti-6Al-4V）和钴铬钼合金（CoCrMo）。
    - Ti-6Al-4V 合金（通常称为钛合金）是增材制造承重骨科假体中最常用的材料，与其他合金相比，它具有优异的生物惰性和耐腐蚀性、较低的弹性模量和高机械强度重量比等优点。然而，钛合金的耐磨性较差，不适合用于关节置换中的铰链部件。
    - 钴铬钼合金具有较高的机械强度、生物相容性和耐腐蚀性。其优异的耐磨性和高硬度的特点适用于关节置换术中的假体部件，包括表面高度抛光的部件（如股骨干或髁），以及重载荷的关节部件（如髋臼杯或胫骨平台）。
  - 骨科假体增材制造中特定金属材料的选择与传统制造过程相同：选择金属材料以满足患者手术所需的骨科假体的必要性能。
- 用于制造骨科内置假体的金属增材的主要粉末熔融技术包括以下两种技术，即电子束熔化（EBM）和选择性激光熔化（SLM）。
  - 这两种技术都采用高温聚焦能源（电子束或激光束），根据假体的 CAD 数据，以计算机数控模式熔化和黏合层薄（20~200 μm）的精细金属粉末。具有假体横截面结构的新合成断层冷却并与前一层结合，将选定区域的金属粉末逐层黏合，直到所需的金属假体在增材制造机的清洁环境室中完全构建完成（图 4-2）。清除未熔化的金属粉末并回收以供后续使用。
  - 就机械性能而言，EBM 构建的部件与 SLM 系统相比，使用更容易、构建速度更快、不需要热处理、价格更加低廉、成本效益更低，故而在骨科假体金属增材制造领域占据主导地位。
- 3D 打印具有设计自由度高和灵活性强的优点，可以构建 PSI。
  - 通过结合 CT 图像中的骨骼数据，可以定制具有与患者解剖结构相匹配的独特的 3D 打印 PSI，通过提供与宿主骨骼相似的机械性能，足够的荷载强度和最佳弹性模量，以最大限度地减少应力遮挡和后期的骨吸收松动。通过构建适合骨长入的孔隙度和孔径的多孔结构，形成机械联锁界面，用于假体长期固定（图 4-3）。而在传统假体制造工艺中，添加多孔结构是次要程序，并且仅限于设计有限的几何形状和孔隙度的预定结构。
  - 对于相互连接的多孔网格结构，最佳的孔隙整合孔径是 200~400 μm。据报道，支架的最小互连孔隙率为 40%，才能保证足够的细胞浸润和骨长入。孔隙率的降低将增加网格的硬度，从而对周围骨骼形成应力遮挡。而孔隙率的增加则会损害其机械性能，这对于骨科荷载应用来说不是最佳选择。目前的证据支持，增材制造制作的假体可以实现几何形状上与患者复杂的骨骼解剖相匹配，多孔网格适合骨长入并长期固定，刚性部件用于承担生理负荷。因此，最终构建的设计是独特且满足患者的个性化需求。
  - 薄层生物活性磷酸钙可以沉积在 3D 打印的多孔网格表面，进一步促进骨长入。假体的特定部分可以做表面抛光处理，以减少对接触软组织的刺激。在 3D 打印的 PSI 上添加钢板和螺钉，确保在骨量良好的区域进行初始稳定固定，同时在多孔网格处实现二次骨长入，以增加假体的使用寿命（图 4-4）。
- 在设计假体时，工程师需满足清洁要求，具有多孔网格的部件更具挑战性。因此，孔隙必须是开放的，相互连接的，且足够大的（实际尺寸大于 20 μm），以便去除未熔化的金属粉末（图 4-5）。
- 假体的打印后处理步骤（如铣削、精加工、标记、清洁和消毒），与传统制造相同，假体生产的增材制造过程只是整个过程中一个小而重要的部分。
- 目前 3D 打印假体的监管标准仍有限，无法确保其安全性和有效性。相比之下，传统假体的监管标准较完善，质量有保证。

适应证

- 应用 3D 打印 PSI 的适应证包括：①就假体的形状或手术特定要求而言，患者的骨骼几何形状超出了传统加工标准化假体的范围。②更好地满足患者的解剖需求以改善临床预后。

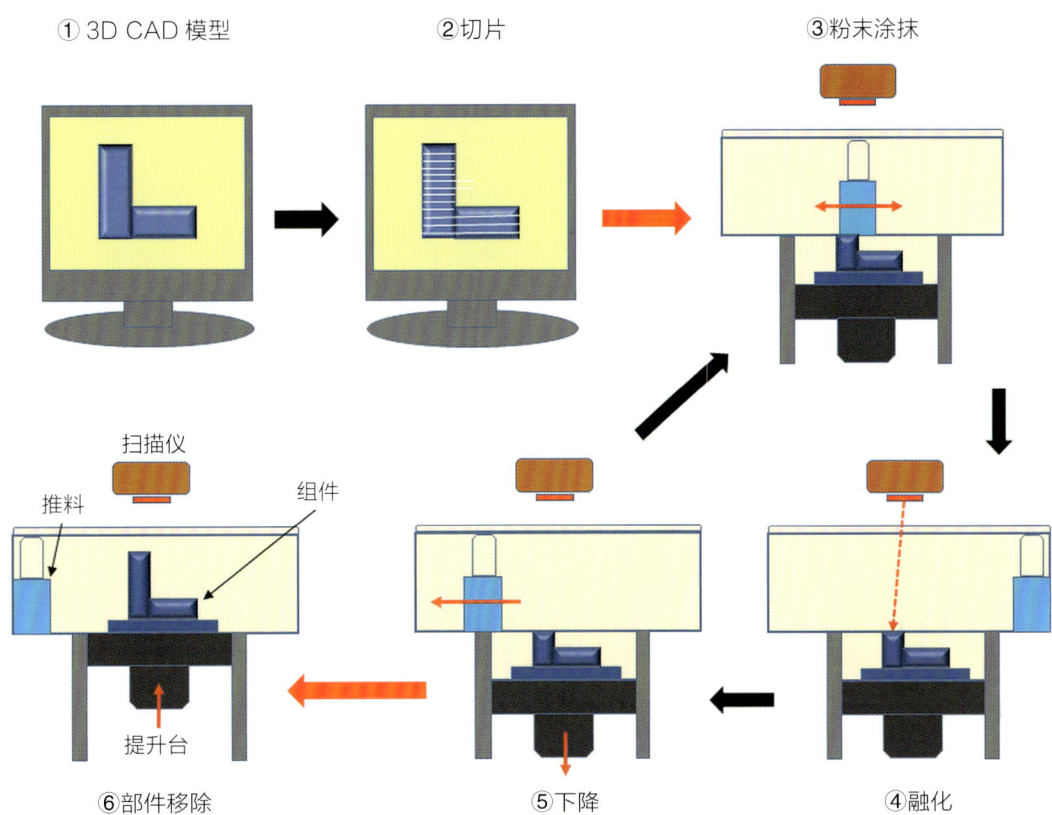

图 4-2　EBM 金属粉末增材制造工艺链。①在工程软件中建立待制造部件的 3D CAD 模型。② 3D 模型被虚拟分割成薄片，每层薄片代表金属增材制造的层厚。③打印的第一步是使用刮刀系统均匀涂抹粉末层。粉末层的厚度与之前在工程软件中生成的薄片厚度相对应（约为 50 μm）。④将粉末按照预先设定的层截面路径暴露在电子束下。金属粉末熔化，凝固，形成薄片形状。⑤随着工作平台的高度按照层厚逐渐降低，循环重复同样的过程（③～⑤）。逐层融合，直到整个假体设计组件构建完成。⑥拆卸组件，所有未使用的粉末回收用于其他设计。

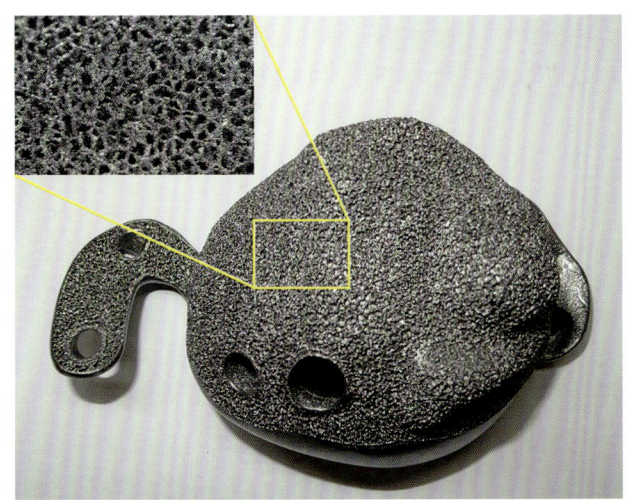

图 4-3　3D 打印改良型髋臼杯的底面显示多孔结构（放大图）。开放的相互连接的孔隙网络（放大图）的孔隙率为 60%，网格的厚度为 330~390 μm，弹性模量为 3 Gpa，模拟了骨松质的生物物理特性。该结构可以减少假体周围的应力遮挡，增强假体长期固定的骨整合。

- 目前，只有少数短期临床病例系列研究，还缺乏长期临床证据来支持 PSI 的常规使用。
  - 当传统加工假体不适合临床情况时，如肿瘤切除后的复杂骨缺损或关节翻修术中严重的骨缺损，可以使用 3D 打印的 PSI。
  - 在临床上，使用 3D 打印假体仍有争议，有时传统加工标准化假体具有相同或更好的结果。

手术治疗

- 常见解剖部位的肿瘤切除后，安装 3D 打印假体的手术技术与传统假体没有太大区别，这在其他章节中有更详细的描述。本章着重于使用 3D 打印假体进行骨重建的具体问题。
- 手术计划和 PSI 设计需要外科医生和工程师之间的密切合作。外科医生在分析患者的医学影像数据后，根据特定的骨几何形状和特定的疾病特征，提供 PSI 的手术要求和所需的特征（图 4-6）。

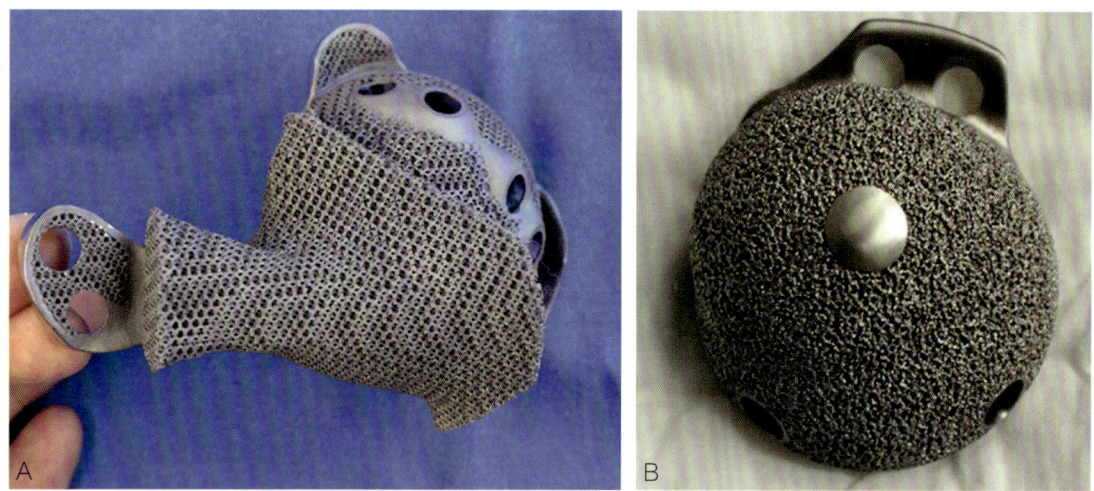

图 4-4　除了多孔网格外，3D 打印假体的设计还允许在最适合重建和固定的位置和方向上整合钢板和螺钉。设计的自由度有利于盆腔骨肉瘤切除术后的骨盆重建（A）和全髋关节置换术臼杯翻修（B）。

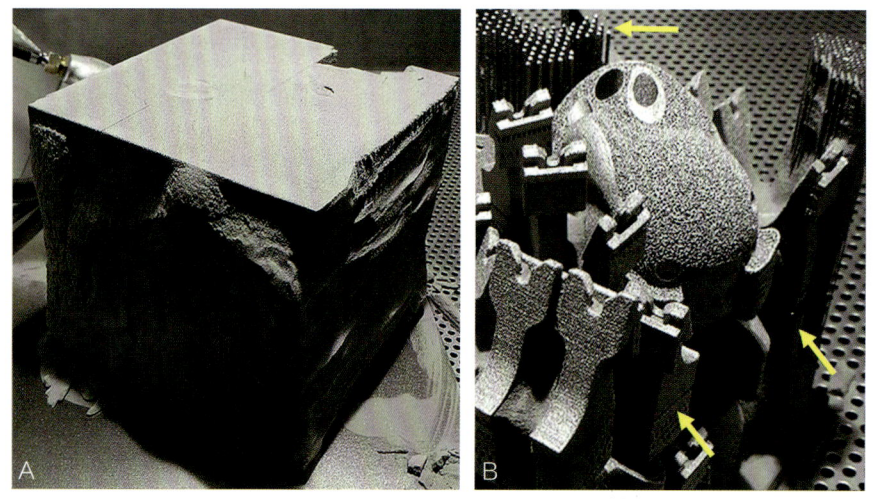

图 4-5　A. 冷却后从 3D 打印机的腔室中取出的金属粉末材料块，包含了 3D 打印的假体和未熔化的金属粉末，也作为假体的支撑。B. 需要支撑结构（箭头）来支撑 3D 打印假体的中空部分，以防止因重力而塌陷，并将整个假体固定在打印床上，以避免其卷曲变形。

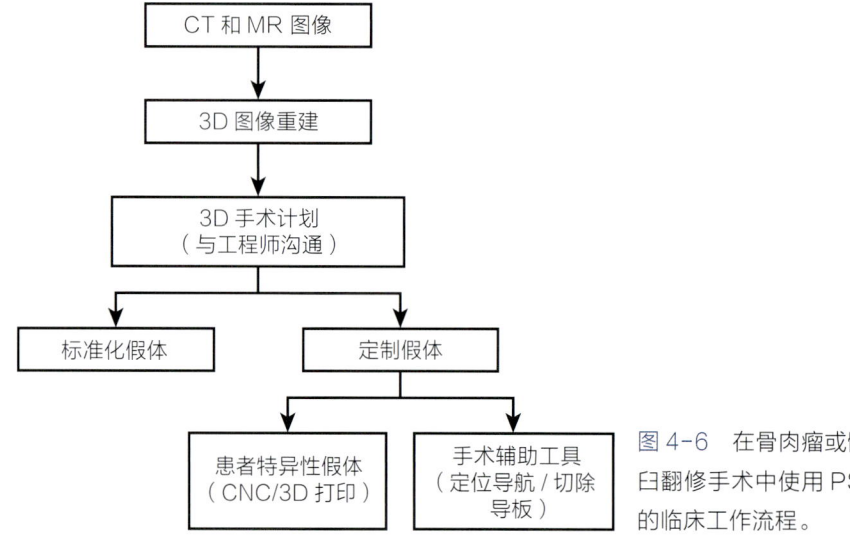

图 4-6　在骨肉瘤或髋臼翻修手术中使用 PSI 的临床工作流程。

图像获取

- 高质量的 2D 图像是必需的，因为生成的 3D 模型的分辨率取决于获取的图像质量，3D 模型无法超越原始成像数据的质量。
- 高质量、薄层轴向 CT 图像，切片厚度为 0.625 mm（技术图 4-1）。
  ○ 高分辨率 CT 图像是图像处理中分析骨骼信息的最佳选择。
- 在骨肉瘤手术中，MRI 可以更好地展示软组织解剖结构，特别是肿瘤的髓内或骨外范围。
- 后续的图像处理以 CT 图像为主，辅以 MRI 的组织信息。
- 医学图像以 DICOM 格式保存。

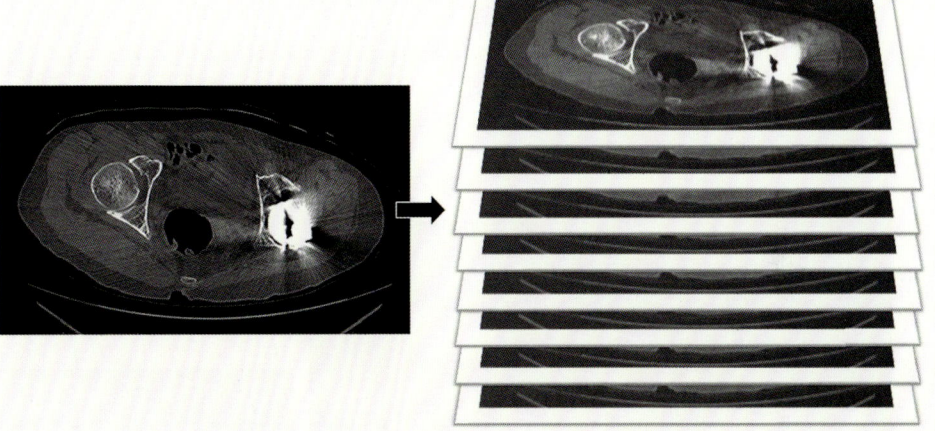

技术图 4-1　2010 年，1 例左侧股骨近端尤因肉瘤患者行化学治疗、股骨近端切除及肿瘤假体置换术治疗，图示为骨盆高分辨率 CT 图像，切片厚度为 0.625 mm。

3D 重建的图像处理

- 将 DICOM 图像导入 CAD 软件进行图像处理。
- 轴向 CT 图像被重建为冠状位和矢状位图像，以便从不同的方向更好地实现可视化。
- 通过调整 CT 图像对比度创建 3D 骨模型（技术图 4-2）。
  ○ 在骨肉瘤病例中，主要通过 CT 观察肿瘤范围。肿瘤的骨内范围可通过 MRI 补充。
  ○ 将分割的肿瘤体积模型加入重建的 3D 骨模型。
  ○ 生成 3D 骨肿瘤模型，用于肿瘤切除的术前计划。
- 这些图像准备步骤最好由外科医生完成。然而，由于这些步骤耗时长，个别机构可能没有配备软件，假体公司的生物医学工程师可以执行这些基本步骤，然后外科医生在进行手术计划步骤之前检查图像处理的质量。

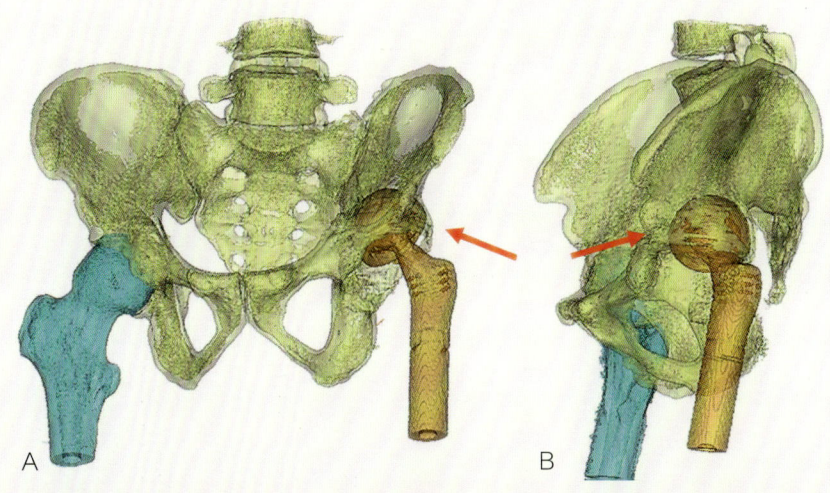

技术图 4-2　图像数据集中感兴趣区域的图像分割处理。通过对 CT 图像中各种组织的灰度值进行阈值分割，可以很容易地将骨等 3D 结构分割为感兴趣区域。骨科应用中的图像处理主要以 CT 图像为基础，辅以 MRI 的软组织信息。将 DICOM 图像（技术图 4-1）导入 CAD 软件，轴向图像经过处理生成 3D 骨盆和假体模型。3D 模型的正位视图（A）和斜位视图（B），显示股骨近端肿瘤假体髋臼双极头严重的无菌性内陷（箭头）。3D 模型显著提高了外科医生对髋臼骨缺损几何形状的理解。

虚拟手术计划

- 详细研究整个图像数据集，包括所有重新格式化后的 2D 和 3D 图像。截骨平面距肿瘤髓内范围至少 10 mm，截骨的位置应在手术入路上，不被邻近软组织结构的阻挡。
- 骨肿瘤在模型上进行虚拟切除（技术图 4-3A-D）。
- 基于 3D 模型，外科医生向工程师反馈，然后工程师修改设计，直到满足手术需求。
  ○ 工程师和外科医生在同一软件平台上进行沟通，可以实现与切除后骨缺损精确匹配的 PSI 设计，并实现稳定的固定（技术图 4-3E）。
  ○ 这种合作方式最大限度减少了对手术信息的误判。
- 如果认为患者有必要复制虚拟手术计划过程中的预期切除位置和螺钉固定的轨迹，可以设计患者专用截骨导板和螺钉钻孔导板等术中辅助工具（技术图 4-3F-G）。
- 3D 打印患者 1∶1 体外模拟的骨肿瘤模型、截骨导板和钻孔导板，外科医生可以在实际手术前在模型上进行模拟手术（技术图 4-3H）。
- 工程师提供详细的手术指导手册，包括术前计划、肿瘤切除、3D 打印假体的安装和螺钉固定，方便术中参考。

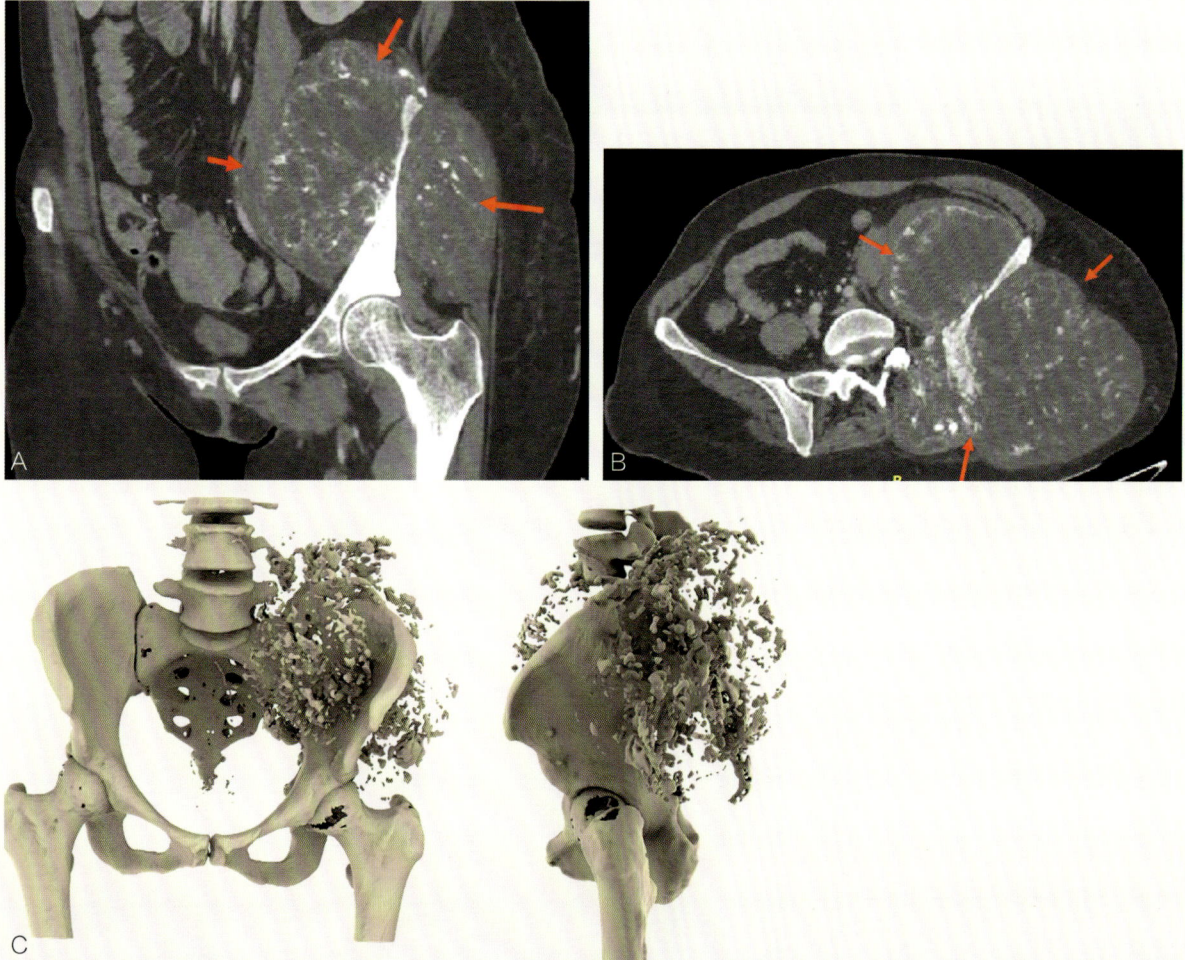

技术图 4-3　24 岁男性，骨盆骨肉瘤（箭头）累及整个左髂骨和左骶骨翼的冠状位（A）和轴位（B）视图。C. 左侧骨盆软骨肉瘤的 3D 图像重建显示肿瘤的范围和计划的切除范围（箭头）。

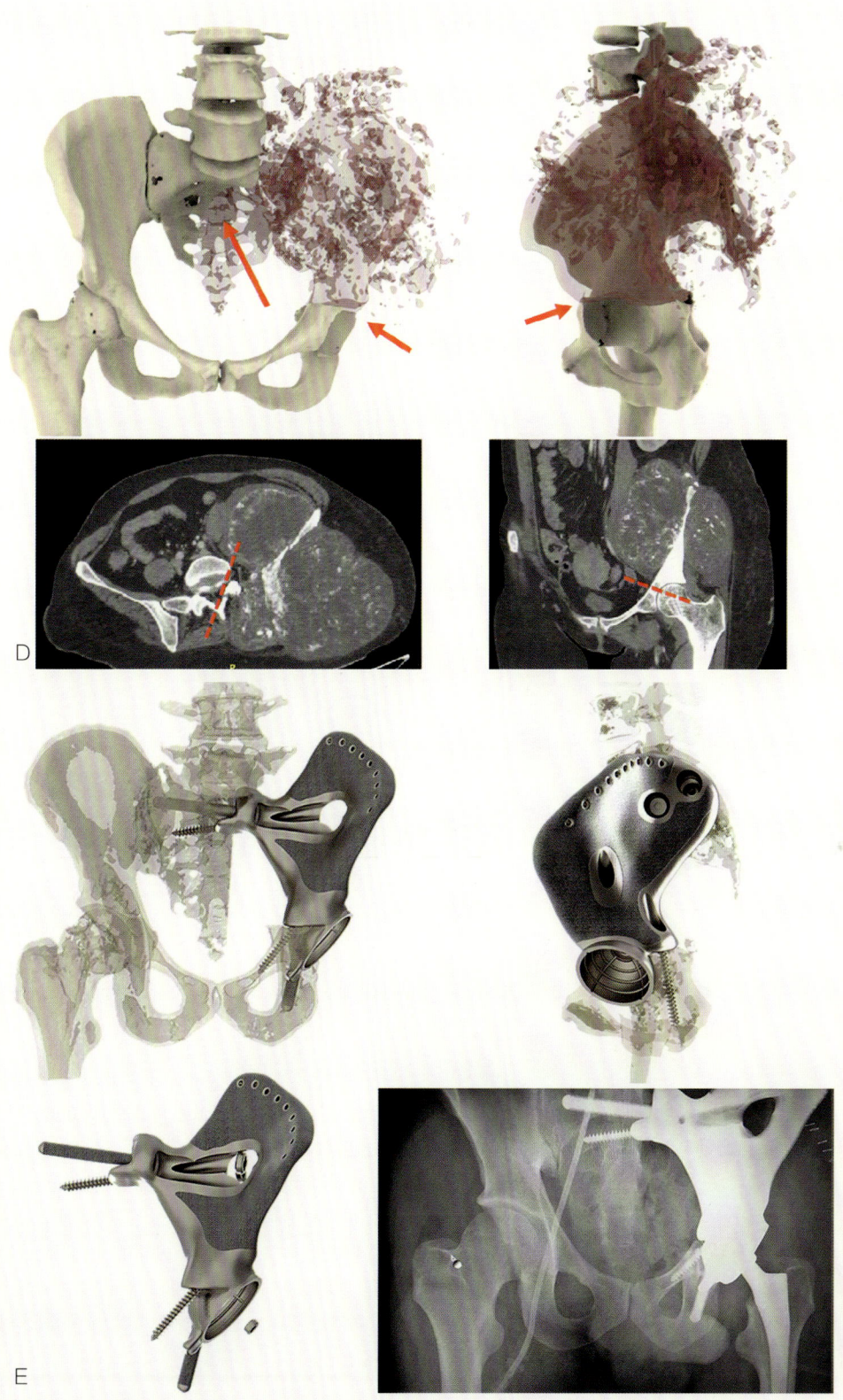

技术图 4-3（续） D. 计划切除（虚线）为半骶骨切除，而左侧髋臼下半部分通过髋臼部分切除保留。E. 工程师设计了 3D 打印的 PSI 来重建巨大的骨缺损。假体具有对侧正常半骨盆的形状。通过松质骨螺钉和表面多孔螺钉将假体固定在剩余的骶骨和髋臼上。PSI 的骨－假体连接界面处具有多孔表面，以增强假体固定的二次骨长入。

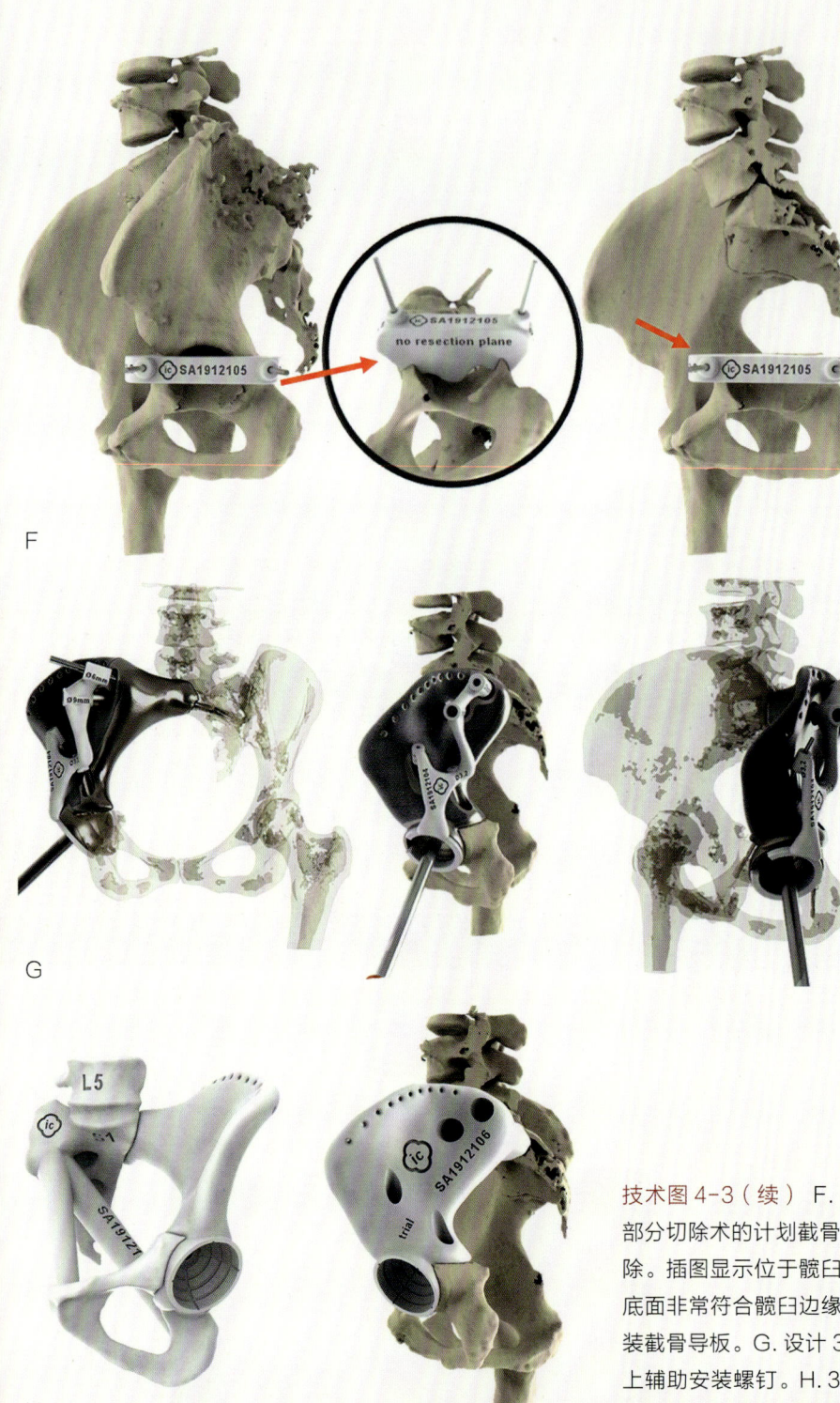

技术图 4-3（续） F. 设计 3D 打印的截骨导板来复制髋臼部分切除术的计划截骨，以便 PSI 可以精确匹配实际的骨切除。插图显示位于髋臼处的截骨导板的底面视图。引导器的底面非常符合髋臼边缘凹凸不平的轮廓，以便按计划正确安装截骨导板。G. 设计 3D 打印的钻孔导向器用于在计划轨迹上辅助安装螺钉。H. 3D 打印骨盆和假体模型，用于手术练习（病例由波美拉尼亚医科大学 Daniel Kotrych 教授提供）。

设计要点

- 依据置入原理及手术需求设计 3D 打印假体。假体的几何形状必须与外科医生沟通后，根据患者的具体手术要求确定匹配骨缺损的范围，如骨肿瘤切除术中的重建类型或关节翻修术中严重骨缺损。
  - 通过将对侧正常骨结构镜像至疾病侧，确定需要填充的骨缺损的体积和几何形状（技术图 4-4A）。

○ 同时，确定最佳的假体体积，允许通过手术进行安装，避免受到周围软组织的干扰。
- 假体必须由生物相容性材料（钛合金）组成，钛合金具有足够的机械强度，可确保假体的完整性，并实现四肢的承重活动。
- 在假体的主体部分设计并添加钢板和螺钉，使假体与骨良好的区域形成最佳的把持力，以实现早期负重活动的初始稳定固定（技术图4-4B-C）。
- 在骨-假体界面处加入多孔网格结构，以促进长期假体固定的二次骨长入（技术图4-4D）。

○ 虽然也可以将假体的主体部分替换为多孔网格，以降低假体硬度，减少应力遮挡造成的骨量丢失，但这可能会增加清除未熔化钛粉的难度。因此，多孔网格可能仅限于骨-假体界面连接处，而不能替换假体的主体部分。
- 外科医生和工程师之间的密切沟通对于制作满足手术要求的假体至关重要。
- 在外科医生批准设计后，最终的假体（由固体部分、多孔结构和钛合金钢板组成）使用EBM技术进行3D打印。

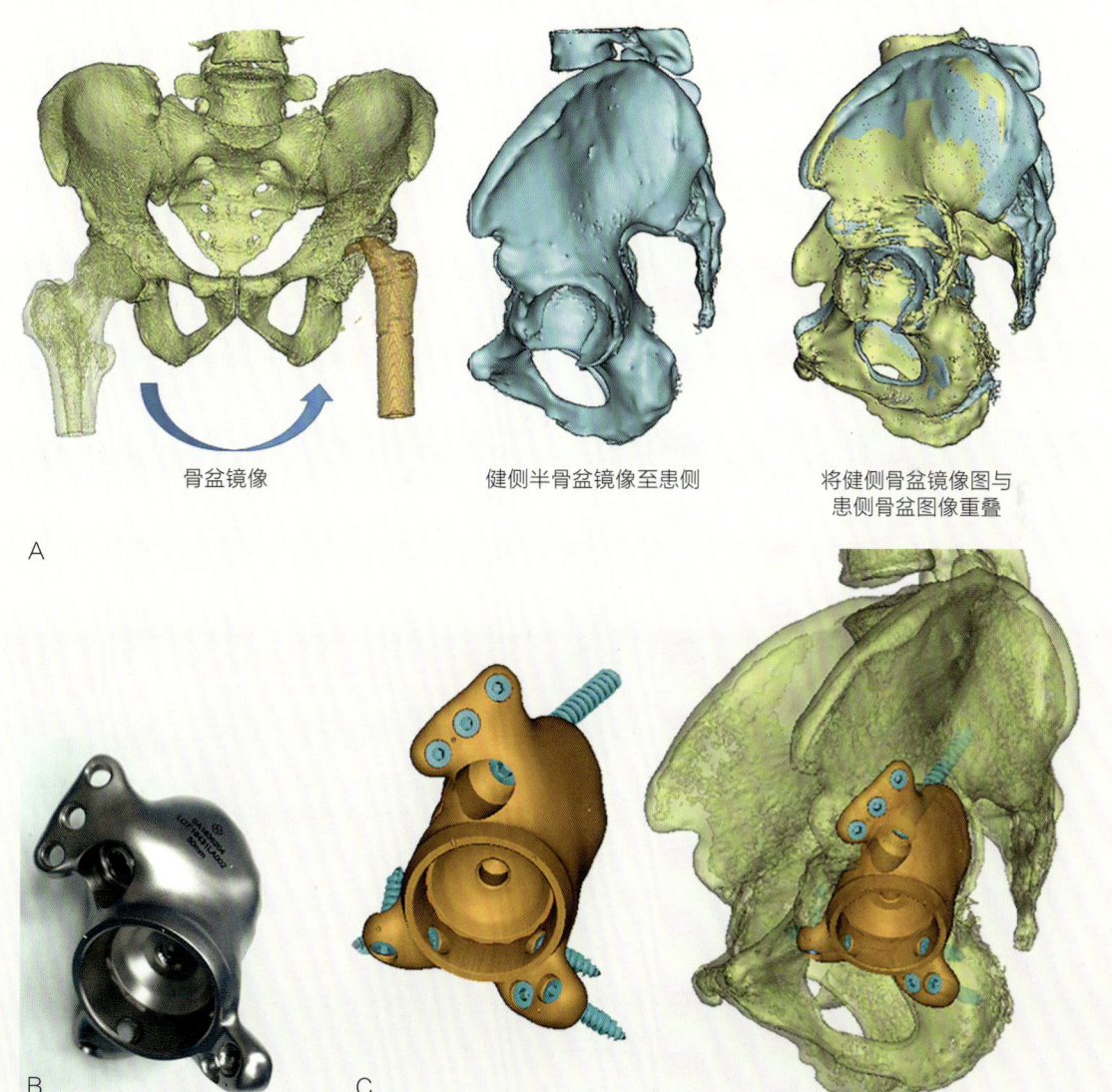

技术图4-4　A.对于技术图4-2中左侧髋臼塌陷的患者，右侧正常半骨盆镜像至左侧病灶处。通过减去2个半骨盆重叠的部分，来确定左髋臼骨缺损的体积和几何形状。B.基于在A中计算设计的假体体积和几何形状，通过3D打印PSI用于重建缺损。C.通过髂骨、耻骨上支和坐骨处的钢板和螺钉实现初级稳定的假体固定。

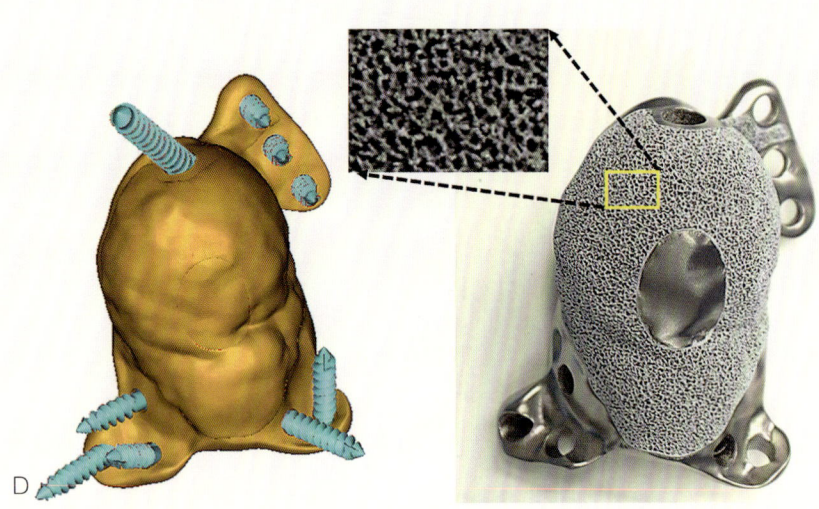

技术图 4-4（续） D. 将多孔网格（插图）整合到 PSI 中与骨接触的区域。薄的生物活性磷酸钙沉积在多孔表面，进一步增强骨长入，利于假体长期固定。

辅助工具

- 为了在手术室中精准实施手术计划和正确安装 3D 打印的 PSI，建议使用计算机导航和 3D 打印定制截骨导板等辅助工具。
- 3D 打印辅助的骨肉瘤切除术使外科医生不仅可以实现截骨后的阴性手术切缘，而且可以准确地定位安装 PSI（技术图 4-3F）。
- 髋关节置换术失败时常合并严重髋臼骨缺损，翻修手术过程中计算机导航有助于确定骨缺损的尺寸，以便正确放置 PSI（技术图 4-5A）。
- 制作定制的钻孔导板有助于安装 PSI，并按计划轨迹进行钻孔和安装螺钉（技术图 4-5B-C）。
- 骨骼结构及假体均可以 3D 打印，有助于外科医生在真正的手术前在模型上练习辅助手术（技术图 4-5 D-E）。

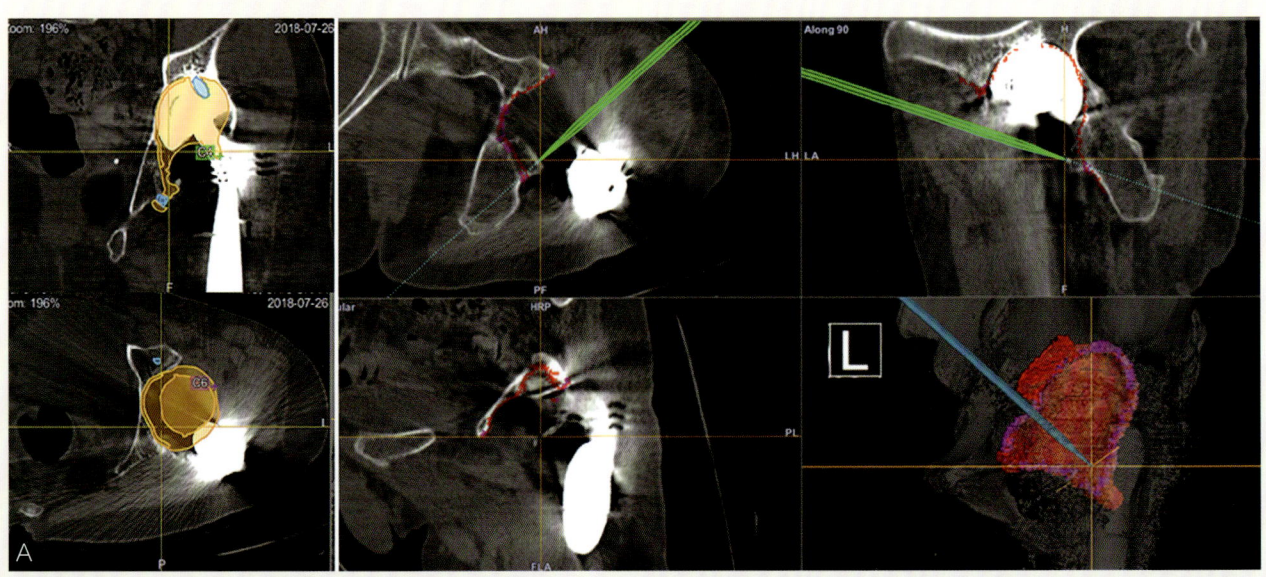

技术图 4-5　A. 导航界面显示在规划位置安装 PSI。在导航指导下，将部分多余的髋臼骨取出或扩孔，并检查 PSI 的正确位置。

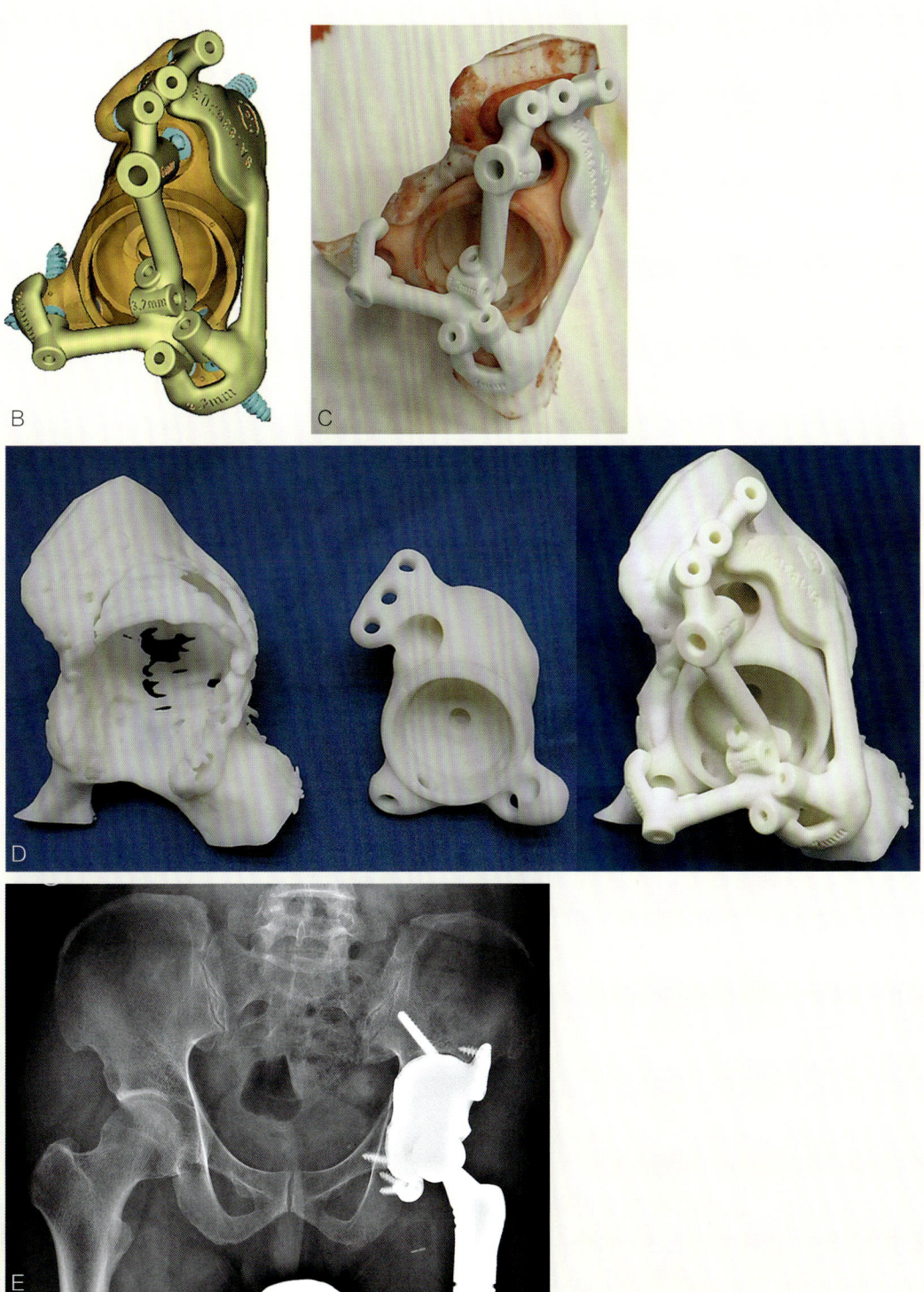

技术图 4-5（续） B-C. 3D 打印定制钻孔导板用于辅助在 PSI 放置后沿计划轨迹安装螺钉。D. 骨盆髋臼缺损、PSI 和钻头导向是 3D 打印的，用于手术联系和术中辅助。E. 术后 7 个月平片显示假体位置和整合满意。

要点与失误防范

尺寸和几何形状	• 假体不应干扰骨缺损部位周围的解剖结构 　○ 假体的大小和几何形状应允许在手术入路中正确定位和固定 　○ 建议使用辅助工具，如计算机导航或 3D 打印的安装导板，以确保在理想的位置上安装假体
机械强度	• 保证假体完整性，可承受四肢的负重活动 　○ 钛合金具有较低的弹性模量和较高的抗疲劳强度，用于骨肉瘤手术的 3D 打印假体，或翻修髋关节置换术中严重髋臼骨缺损
多孔结构	• 优化孔径、支撑体厚度和孔隙度的设计，使其具有低弹性模量和高孔隙度，与患者骨相似，可以减少应力遮挡相关的假体松动，促进骨长入及长期稳定 　○ 薄层生物活性磷酸钙可结合多孔结构以进一步促进骨长入 　○ 设计需要考虑清洁要求，因为孔隙必须相互连接、开放且足够大，以去除未熔化的金属粉末
初始固定	• 在假体中加入钢板和螺钉，可以对骨缺损处进行初步稳定固定，并提供旋转稳定性 　○ 在设计过程中，根据植入部位的骨解剖结构、厚度和密度，确定螺钉的数量、长度、大小、类型和轨迹 　○ 制作 3D 打印的钻孔导板以辅助外科医生正确安装螺钉
二次固定	• 与宿主骨之间形成多孔界面，以促进骨生长，有助于假体长期稳定

预后

- 关于 3D 打印 PSI 临床应用的学术文献有限。临床病例报道表明，在骨肿瘤手术[1, 4]、髋关节翻修手术[2, 6]和脊柱手术等各种复杂骨科疾病的治疗中取得了初步的良好效果。3D 打印技术可以解决在假体几何形状和疾病特定要求方面的重建难题，这是标准化的传统假体无法提供的。
- 有报道表明，在骨肉瘤手术中，定制 3D 打印假体可以准确地重建肿瘤切除后患者骨缺损的独特、复杂解剖结构[1, 4]。
  ○ 对于骨结构复杂的非常见部位的肉瘤，如锁骨、肩胛骨、跟骨、骨盆和骶骨，3D 打印假体可提高保肢手术的效果。PSI 可以精确匹配骨缺损，多孔表面可以促进骨-假体界面的骨长入。
  ○ 短期结果表明，3D 打印假体安全性良好，没有其他手术并发症的报道，患者的肢体功能令人满意。
- 据报道，在困难的髋关节翻修术中，3D 打印的 PSI 可以解决严重的髋臼骨丢失，应用价值较高[6]。
  ○ 早期的临床结果显示，因假体具有定制的多孔辅助结构来填补骨缺损，术后显示出令人满意的肢体功能和假体位置。假体通过凸缘和螺钉固定在骨盆上，按计划的安全轨迹置入，可避免损伤附近的神经血管结构。
  ○ 有报道称，在严重髋关节畸形的髋关节置换术中，应用 3D 打印假体的患者在术后负重时间和功能评分方面优于采用传统假体的患者[2]。

挑战 [5]

- 尽管 3D 打印假体在解决复杂的骨科重建挑战方面显示出巨大的潜能，而标准化的传统假体难以解决，但这种新兴技术的常规临床应用仍然存在局限性。
  ○ 目前还缺乏长期临床证据证明 PSI 优于传统假体。
  ○ 使用新技术的成本效益是值得关注的，因为 3D 打印假体的设计和制造需要昂贵的设备和专业技能，而大多数机构缺乏这方面的能力。
  ○ 仍需大量临床研究证明 3D 打印假体的安全性、临床有效性和成本效益。
- 由于目前确保 3D 打印假体安全性的监管标准有限，使用 3D 打印假体的法律条规限制了该技术的临床应用。
- 3D 打印假体工作流程包括各种 CAD 软件、医学图像采集及最终假体制造等多个步骤，大多数外科医生对此并不熟悉。
  ○ 应该开发统一的数字平台，保证所有参与者之间的无缝协作，以便在骨科手术中推广 3D 打印假体的使用。

第5章 游离血管化皮瓣修复软组织缺损
Reconstruction of Soft Tissue Defects with Free Vascularized Flaps

Marco Innocenti, Elena Lucattelli, and Domenico Andrea Campanacci

背景

- 2018年,据美国癌症协会统计,美国确诊新发的软组织肉瘤(STS)病例数是13 040例,其中肿瘤相关死亡为5 150例,约50% STS发生在四肢,30%位于上肢[23]。
- 在过去几十年里,肢体STS治疗后的总生存率有所提高,其5年生存率接近80%[16]。对于STS患者,保肢手术现在是治疗的金标准,只有不到5%的患者真正需要截肢手术。将手术与辅助放射治疗和化学治疗相结合的多学科治疗策略控制肿瘤局部进展的比例高达90%以上,且明显提高无病生存率[3]。
- 成功的STS多学科管理必须考虑肿瘤切除的质量、软组织覆盖和功能重建。因此,治疗四肢STS患者的手术要点包括肿瘤的充分切除[6]、功能和美学上理想的重建及辅助治疗方法的应用。
- 肢体STS切除术后经常导致大而复杂的软组织缺损,不适合做一期缝合或进行植皮等简单手术操作。在这种情况下,带蒂或游离皮瓣重建可提供稳定和持久的软组织覆盖,这是保肢所必需的。
- 对于上肢而言,需尽可能地保留手的功能。因此,神经重建和肌腱转位通常要涉及显微软组织重建的相关手术操作。每个病例都需要选择最适合应用的理想皮瓣,包括结合肌腱的嵌合皮瓣,这可助于恢复肿瘤切除后失去的功能[20]。
- 对于下肢而言,膝和足部的STS发病率最高,对功能和美观的要求较高。
  - 膝关节缺损的重建需要非常薄的穿支皮瓣,特别是位于髌骨上方的缺损。在这个区域,大块皮瓣不仅在美观上没有吸引力,而且还可能干扰膝关节的功能和运动。
  - 从生物力学的角度来看,足部是一个非常复杂的区域,在计划重建时必须考虑许多变量。一般来说,足背最佳的重建是薄皮瓣,而足底最佳的重建是对侧内侧足底皮瓣、背阔肌(LD)或股薄肌等肌皮瓣。

解剖

股前外侧皮瓣

- 股前外侧皮瓣(ALT)通常由旋股外侧动脉降支的隔皮血管或肌皮穿支血管提供血流[8],其平均蒂长为12 cm(范围8~16 cm),直径为2.1 mm(范围2~2.5 mm),有动脉蒂与两条伴行静脉[5]。
- 含股外侧皮神经的ALT皮瓣可以作为感觉皮瓣进行切取,它也可以作为含一部分股外侧肌的肌皮瓣进行切取,无论是否在浅筋膜平面上切取,它们都可能是超薄的[9]。
- 皮瓣尺寸:ALT皮瓣的范围可以较大,甚至达35 mm×25 mm(图5-1)。供区的管理至关重要,如果皮瓣宽度不超过8 cm,皮瓣出现问题的概率非常低,可以进行初步缝合[19]。如果皮瓣大于8 cm,使用皮瓣时,必须应用负压装置或真皮替代品。
- 优点:相对容易获取(尽管在穿支解剖过程中可能会遇到许多解剖变异),蒂长达15 cm,可靠性较好,厚度设计可变,功能性较多,结合各种组织成分的能力较强,可提供感觉神经支配,并且没有显著的供体部位并发症。
- 缺点:如果皮瓣宽度超过8 cm,则需要在供区植皮,并且在极少数情况下缺乏尺寸合理的穿支皮瓣[17]。

前臂桡侧皮瓣

- 来自桡动脉的9个筋膜皮肤分支(范围4~14个)供应前臂皮肤,在深筋膜、桡侧腕屈肌肌腱及其腱鞘的浅表面形成血管网[10],两条静脉伴随桡动脉,包含头静脉。平均的蒂长度为18 cm(范围15~22 cm),平均直径为3 mm(范围2.5~3.5 mm)。
- 前臂外侧和内侧皮神经分别支配前臂掌面的外侧和内侧一半。
- 皮瓣尺寸:皮瓣平均长度为12 cm(范围4~30 cm),宽度5 cm(范围4~15 cm,最大至主要闭合2 cm),厚度1 cm(范围0.5~2 cm)[21]。
- 前臂桡侧皮瓣可能包括桡侧腕屈肌肌腱,可提供一个

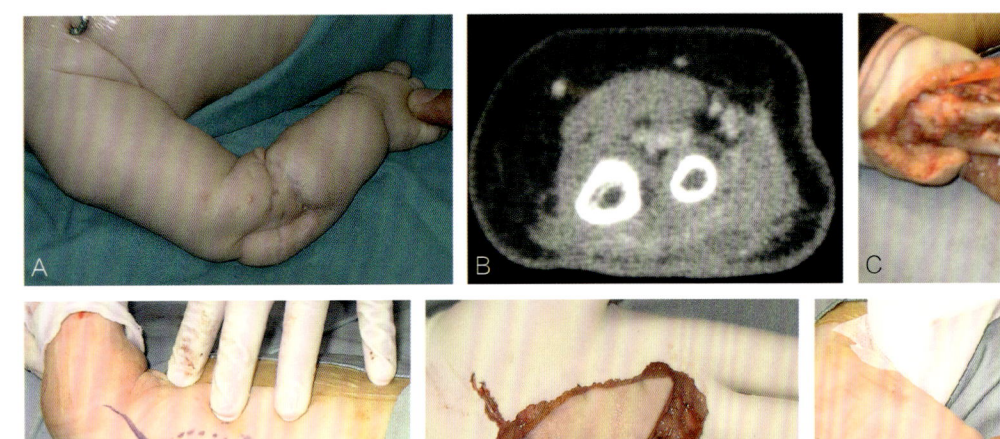
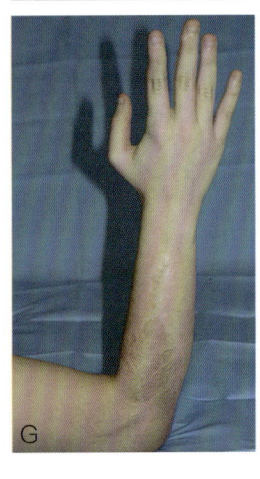
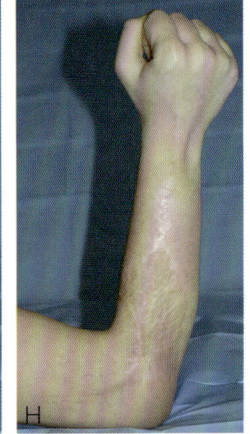
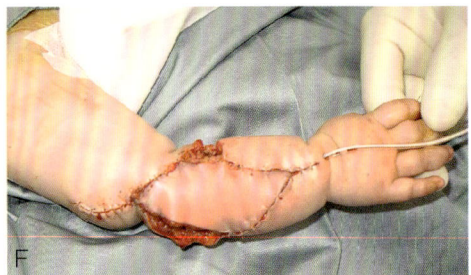

图 5-1　A. 7 月龄女童，患有先天性纤维肉瘤。B. 术前 MRI 显示右前臂后部有大量的肿瘤性浸润。C. 肿瘤切除术包括了所有的伸肌结构和桡神经。D. 获取肌皮 LD 游离皮瓣，包括运动神经，以恢复趾总伸肌（EDC）的功能。E. 皮瓣尺寸为 4 cm×3 cm。F. 皮瓣被放置在移植点上。G-H. 在 12 年的随访中，EDC 的功能完全恢复。

复合皮瓣，其有血管滋养的肌腱可长达 12 cm。实验表明，肌腱片由从桡动脉发出的微小血管网络提供丰富的供血，并为肌腱提供了理想的滑动组织。这种复合皮瓣在多个解剖区域被证明对肌腱和皮肤的同时重建具有较大帮助。

- 优点：基于长而大的血管，血管解剖结构相对恒定，解剖分离容易且快速，可以是复合皮瓣，包括肌腱和（或）骨，可以在局部血流阻断下获取。
- 缺点：如果掌弓处桡动脉和尺动脉没有交通，则不能使用。在计划此皮瓣之前，Allen 测试是强制性的。在用植皮覆盖供区的情况下，预计美观效果会非常差[1, 21]。

内侧足底皮瓣

- 足底内侧皮瓣由足底内侧动脉的穿支供应，足底内侧动脉穿过踇外展肌和趾短屈肌之间的肌间隔[18, 24]，供体部位是足底的内侧非负重区域，平均的蒂长度为 5 cm（范围 3~7 cm），直径为 1.5 mm（范围 1~2.5 mm）。虽然动脉蒂的两条静脉可用于吻合，但引流至隐静脉的浅表系统更可取。
- 皮瓣为手掌和脚底提供了唯一的"相似"重建，鉴于这些高度专一化解剖区的特殊解剖结构，穿支皮瓣和肌皮瓣不能满足受区的要求，这就需要一种特殊的皮肤，它应是敏感的，且能承受强烈的负荷和剪切应力。脚背是此类皮肤的唯一来源，因此是位于手掌和脚底的中小缺损的首选。
- 皮瓣尺寸：皮瓣平均长 7.5 cm（范围 7~8 cm，最大到闭合处 8 cm），宽度 2 cm（范围 1.5~2 cm，最大到闭合处 2 cm），厚度 1.5 cm（范围 1.5~2 cm）。
- 优势：为足和手部重建提供专门的皮肤。
- 缺点：体积有限。此外，在扁平足和足底内侧动脉对足部灌注至关重要的情况下不能进行采集。

背阔肌皮瓣

- LD 肌肉属于 Mathes 和 Nahai V 类肌肉，具有来自肩胛下动脉和后棘旁穿支的双重血液供应。胸背动脉是肩胛下动脉的一个分支，是主要的血管蒂，平均长度为 8.5 cm（范围 6.5~12 cm），直径为 3 mm（范围 2~4 mm），胸背静脉是用于皮瓣静脉引流的主要静脉[7, 15]。
- 肋间神经外侧皮支的后支支配外侧的皮肤感觉，后支（Ⅵ~Ⅻ）的外侧支支配后方的皮肤感觉，这些分支可用于感觉皮瓣。胸背神经起自臂丛后索，伴随血管蒂走行，它可以包含在皮瓣中通过神经支配重建以恢复运动功能。
- 皮瓣尺寸：平均肌肉长度为 35 cm（范围 21~42 cm），宽度 20 cm（范围 14~26 cm），厚度 1.5 cm（范围 0.4~4.5 cm）；皮肤岛平均长度 18 cm（范围最大 35 cm），宽度 7 cm（范围最大 20 cm，至主要闭合端最大可达 9 cm），厚度 2.5 cm（范围 1~5 cm）。
- 当需要功能重建恢复时，LD 皮瓣可能是一种具备自主功能的肌肉移植物。在皮瓣的获取过程中，运动神经必须被分离并包含在神经血管束中，以便在受体部位利用被切除肌肉的运动神经进行神经缝合术。
  - 功能恢复取决于许多因素，包括年龄和重建区域的解剖特征。然而，根据我们在股四头肌重建和前臂后筋膜间室的经验，只要同时重建软组织缺损和肢体功能，使用这种重建选择是有益的[11, 13]。
- 优点：解剖快速、简便、安全；血管蒂较长，血管口径大；以及具备以多种方式在肌肉上定位皮肤岛的能力。LD 是可以在人体中获取的最大的单个皮瓣，它可以定制成几乎任何尺寸和形状。如果需要大面积覆盖较薄的皮瓣，可以单独通过显微外科手术转移肌肉，然后植皮以避免受体区域体积过大，以及供体区域较大的继发性皮肤缺损[22]。
- 缺点：皮瓣体积大，需要二次薄化和轮廓修正以获取令人满意的美学效果；皮瓣的获取可导致供体部位出现翼状肩胛骨、疼痛和血肿形成。

影像学和其他诊断性检查

- 必须对受体和供体部位进行详细的术前评估。受体部位的成像应提供有关肿瘤切除后残留的软组织缺损信息，从而允许选择合适类型和大小的游离皮瓣来使用。
- 供体部位的影像学检查应包括多普勒超声评估或 CTA，以研究和评估穿支血管的存在。
- 外科医生应使用 Allen 试验或多普勒超声检查来评估四肢的深层和浅层足底弓以进行确认。如果以上评估没有明确定论，则应进行血管造影或 CTA。
- 受体部位：MRI；当血管解剖结构不清楚时进行 CTA 或血管造影。
- 供体部位：多普勒超声或 CTA 检测穿支血管。

手术治疗

适应证

- 人们逐步意识到广泛肉瘤切除在改善患者生存率方面的结果与截肢手术相似，进而发展出保肢手术的理念，大大降低了消融手术率，从而增加了重建的要求。血管化 DEL 游离组织移植迅速成为所有解剖区域 STS 切除后软组织重建的金标准。
- 游离皮瓣的优点。
  - 获取部位位于较远的解剖区域，因此不会进一步损害肿瘤受累的肢体。
  - 大量的正常组织可用并且能够覆盖大和非常大的组织缺损。
  - 受体血管健康。
  - 对于复杂的 3D 重建，可以通过多种方式采集嵌合体皮瓣，包括皮肤、肌腱、肌肉、骨骼等。
  - 使功能性肌肉移植用于功能性重建成为可能。
- 尽管对于中小型缺损，新一代局部穿支皮瓣可能是一种有效的选择，但游离皮瓣的多功能性和安全性支持其在肿瘤手术后重建中的应用。当前显微手术技术的可靠性已将失败率降至最低（5%），游离皮瓣的总体成功率优于螺旋桨皮瓣和其他穿支局部皮瓣，后者容易出现静脉充血和更高的局部并发症发生率。
  - 在复杂的肿瘤手术中，可能需要覆盖假体或钢板等内植物，这需要可靠的覆盖物以防止裂开和随后的感染。此外，相关的术后化学治疗和（或）放射治疗要求软组织完全愈合，任何延误都可能影响辅助治疗的最佳时机。
- 功能性游离肌移植是一种可以同时修复软组织缺损和恢复功能的手术。此手术方法可成功应用于股四头肌被肉瘤广泛侵犯时，可通过功能性 LD 移植进行重建，其中 LD 运动神经与股直肌神经之间的神经缝合术可使髋关节的主动屈曲功能达到令人满意的效果。

禁忌证

- 尽管已经取得了很多改进，但即使在患者安全方面，显微外科手术对外科医生和患者的要求仍然很高。
- 必须进行准确的术前评估，以评估危险因素和合并症。
- 体重指数、吸烟、糖尿病和血管疾病是阻碍显微外科重建的一些条件。
- 年龄本身不是危险因素，前提是患者无其他合并症。
- 与外伤病例相反，合并的损伤和可能的感染可能提示其他更常规的解决方案，在 STS 切除的情况下，受影响肢体的一般状况在其他方面是好的。

- 受体血管随时可用，周围组织正常。
- 主要的局部禁忌证是过去曾接受过积极的放射治疗。受照射的血管在中、长期内纤维化，管腔显著减少，并且由于可能的显微手术失败，皮瓣的存活率显著降低。

重建手术

- 肩部。
  - 在该解剖区域，仍首选带蒂皮瓣。
  - LD 随时可用，易于收获，并且可以提供大量组织。此外，肩部肉瘤常累及三角肌，三角肌在功能上可被 LD 替代[4]。
- 手臂。
  - ALT 皮瓣是手臂区域 STS 手术重建的皮瓣选择。在二头肌高度受累的情况下，可以成功地使用肌皮薄肌游离皮瓣，包括与肌皮神经的神经缝合术，以恢复肘部屈曲功能[5]。
- 肘部和前臂。
  - 基于从肘部血管网或桡动脉和尺动脉发出的穿支的螺旋桨皮瓣仍然是首选[12]。
  - 对于较大的缺损，通常使用薄的 ALT 皮瓣[9]。对于肌肉间室的功能重建，可以获取神经重新支配的 LD 游离皮瓣。
- 手和手掌。
  - 对于特殊皮肤的重建缺损，内侧足底皮瓣是唯一可用的选择[24]。
  - 如果不合适，可以使用 ALT 或浅表旋髂穿支（SCIP）皮瓣，尽管皮瓣质量不如在脚底所获取的质量好。
- 手背。
  - 该解剖区域需要薄而柔韧的皮肤，以及超薄 ALT 或 SCIP 皮瓣是最佳选择[9]。
- 大腿。
  - 该解剖区域有多种局部选择，包括肌肉转移和带蒂的穿支皮瓣。
  - 在股四头肌大量切除的情况下需要游离皮瓣。在这种情况下，功能性的 LD 转移可以同时修复软组织缺损并使膝关节伸展恢复到可接受的程度[11]。
- 膝和腿。
  - 常规内侧腓肠肌带蒂皮瓣对位于胫骨粗隆处的小、中型缺损，仍然是一种有用且直接的手术。
  - 对于涉及髌骨区域的更近端的缺损，建议使用薄的穿支皮瓣。相对而言，位置恒定且较大的穿支血管起源于隐动脉网络，并且可以在其中一个穿支上设计螺旋桨皮瓣，从而为髌骨上的小、中型缺损提供正向收益的覆盖。
  - 对于较大的缺损，ALT 和 SCIP 皮瓣是可用皮肤质量和数量的金标准[5]。
  - 腿的远端 1/3 可以通过基于胫后动脉或腓动脉的螺旋桨皮瓣成功重建，前提是缺损面积小且靠近供体部位。
  - 如果缺损较大，首选游离穿支皮瓣。
- 足部。
  - 根据足部结构，足部皮肤需要薄而柔韧的游离皮瓣。若在该区域没有可靠的可供选择的皮瓣，可考虑使用穿孔游离皮瓣，如超薄的 ALT 游离皮瓣。
  - 如果需要同时进行肌腱重建，则结合桡侧腕屈肌肌腱的桡侧前臂皮瓣或增强阔筋膜的 ALT 皮瓣是最佳选择，可以同时达到覆盖缺损和恢复功能的目的。
  - 由于其解剖学特性，足底只能通过对侧足的游离内侧足底皮瓣进行"相似"重建[18]。然而，由于供体部位的潜在并发症，这种最佳选择仅适用于位于承重区域的小缺损。
  - 如果有暴露骨骼的大缺损，可以有效地使用游离肌皮瓣，如 LD 皮瓣或股薄肌皮瓣，肌肉可关闭死腔并黏附在暴露的骨骼上。

TECHNIQUES

股前外侧皮瓣

- 将患者置于仰卧位以实现双侧入路。
- 解剖从皮瓣内侧的探查性切口开始，因而可以评估穿支情况并在必要时调整设计（技术图 5-1A-B）。
- 如果需要更薄的皮瓣或保持大腿的感觉敏感性，可以在筋膜下平面或筋膜上方提起皮瓣。
  - 筋膜上剥离需要更多专业知识以完成微血管剥离（技术图 5-1C）。
- 如果决定进行筋膜下剥离，应加深内侧切口直到筋膜打开，以暴露出股直肌。
  - 进行横向解剖，对筋膜进行轻柔的垂直牵引有助于解剖分离和穿支的暴露。
  - 一旦到达肌间隔，将其切开优于其插入筋膜。
  - 选定的穿支可通过隔膜到达其位于股外侧动脉降支的起点（技术图 5-1D）。
- 在筋膜上抬高的情况下，应加深内侧切口直到暴露筋膜。

- 应对皮肤和皮下组织进行横向解剖。
- 一旦选定了穿支，应纵向打开筋膜以暴露血管，且保留穿支周围约 10 mm 的筋膜袖口，以达到保护血管蒂的目的。
- Hong 和 Chung 的研究已经阐明，超薄皮瓣可在浅筋膜平面获取（技术图 5-1E），它是一个安全的平面，可以获取非常薄的皮瓣（3~5 mm），且不会影响成功率。我们的经验也证实了这一点，皮瓣供区的并发症少，不仅保护了筋膜，还保护了周围的脂肪（技术图 5-1F）。
- 从运动神经到股外侧肌应仔细分离蒂端，股外侧肌必须保留且应位于动脉外侧。
  - 然后从股外侧肌和阔筋膜张肌将皮瓣的后缘进行提升。
  - 可将皮瓣的蒂端从外侧回旋股动脉处切开直至其起点，或直至获得所需长度，可以将皮瓣放置在受体部位（技术图 5-1G）。

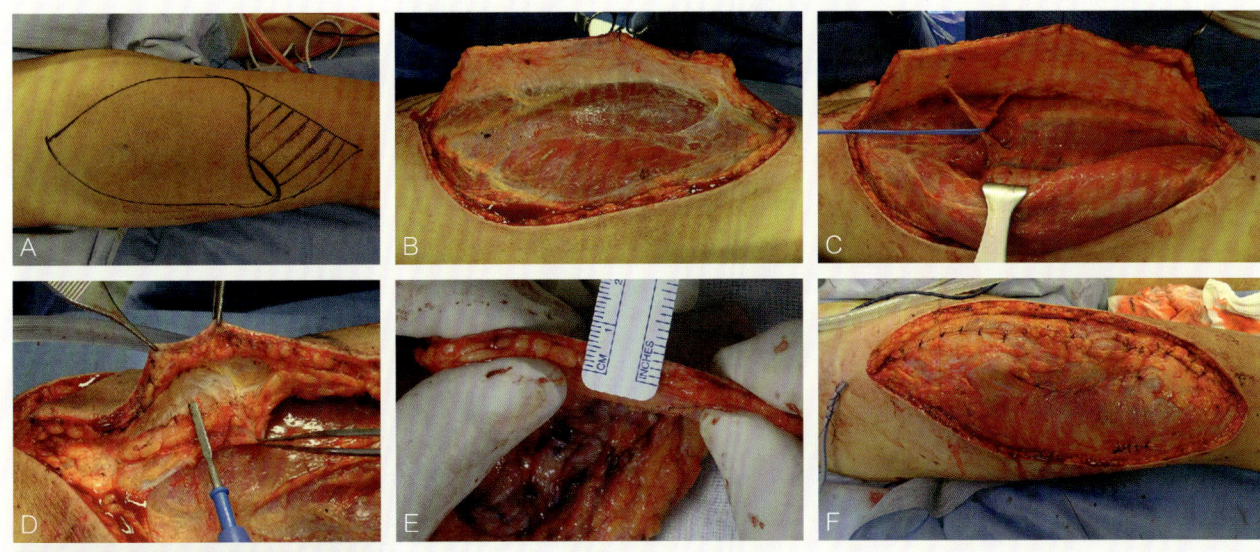

技术图 5-1　A. 大尺寸 ALT 皮瓣（24 cm×18 cm）的设计，用于在 STS 切除术后覆盖足背。B. 建议采用内侧筋膜下入路，以便更好地观察股直肌和股内侧肌之间的穿支和肌间隔。C. 在这个病例中，两束穿支被识别并进行了保护。D. 皮瓣的最后一部分是在浅筋膜上进行采集，可以通过深层脂肪和皮下脂肪的不同外观进行清楚地辨识。E. 这种技术可获得超薄皮瓣。F. 为降低供区并发症的发生率，切开筋膜获取皮瓣后应进行缝合。G. 超薄 ALT 皮瓣被放置在受体部位。

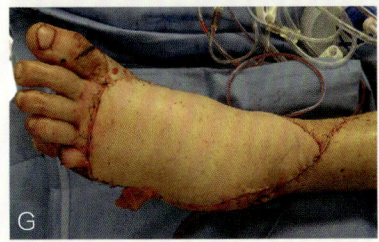

桡骨前臂皮瓣

- 患者取仰卧位，手臂在手术台上以 90° 伸展。
- 将手完全旋后以暴露手臂的整个掌侧是最容易的。
- 抬高放血后，皮瓣在止血带控制下升起（技术图 5-2）。
  - 进行远端切口。
  - 桡神经的感觉分支位于桡骨茎突上的静脉深处，必须进行保留。桡动脉及其相邻的伴行静脉位于肱桡肌和桡侧腕屈肌肌腱之间的较深平面。
  - 头静脉在外侧切开并结扎。
- 然后做尺骨侧切口。
  - 皮瓣从筋膜下平面的屈肌和肌腱进行获取，朝向桡侧腕屈肌的外侧缘，在进行此解剖操作时，重要的是确保肌腱上方腱旁组织的完整性，以确保为皮肤移植提供一个良好的血管床。
  - 在内侧缘，如果需要神经感觉皮瓣，则应分离出贵要静脉以识别前臂内侧皮神经，并将前臂内侧皮神经纳入皮瓣结构内。
- 接下来做桡骨侧切口。
  - 加深切口以纳入肱桡肌上的筋膜。
  - 通过向外侧牵拉肱桡肌，将桡侧蒂在近端朝向肱动脉切开。
  - 外侧肌间隔切至血管蒂。
- 抬高掌长肌肌腱时，宜将肌腱的末端从肌腱膜的止点处分开，以便更好地将肌腱在鞘内分离。
  - 解剖分离平面应比筋膜皮瓣所处平面更深。

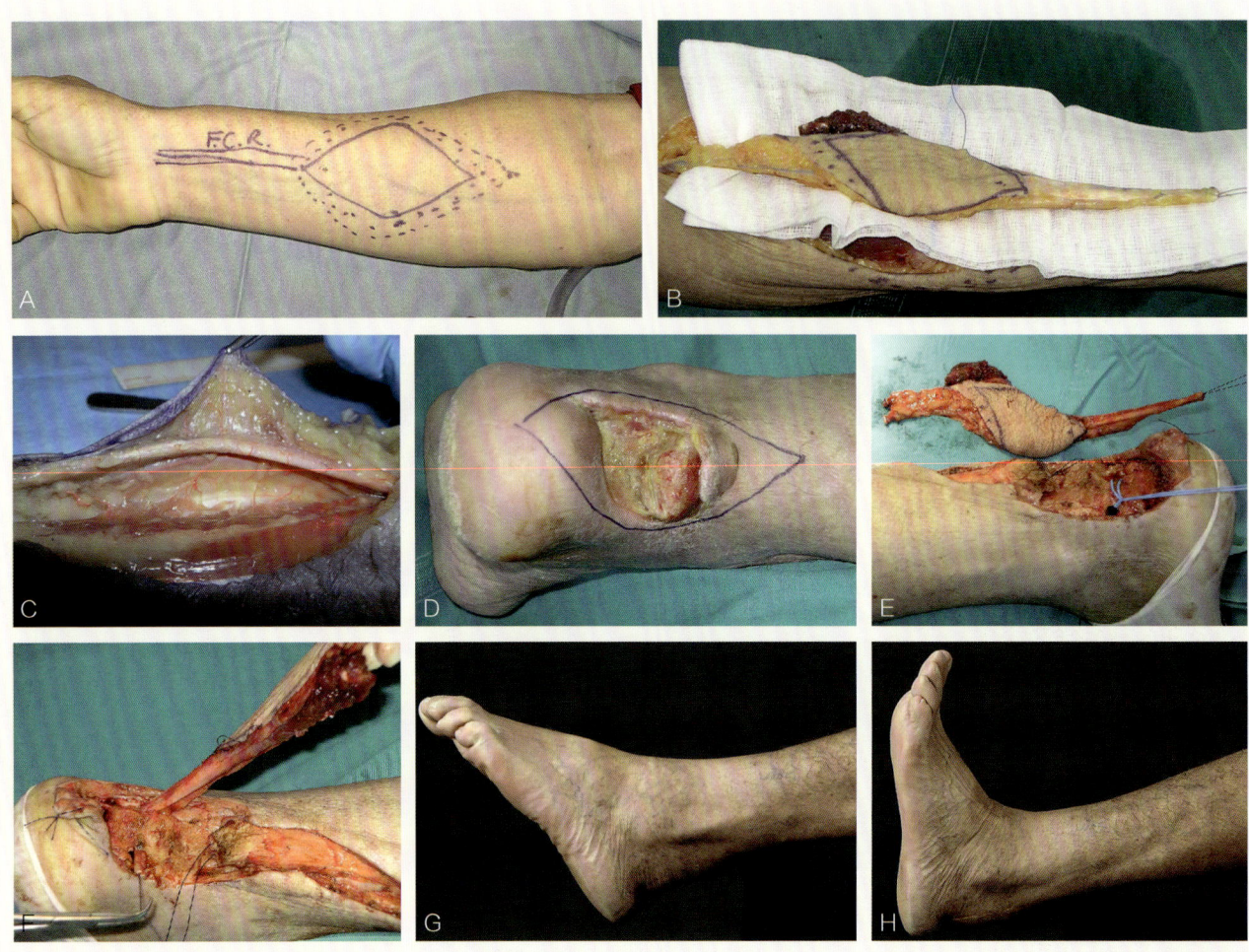

技术图 5-2　A. 带有桡侧腕屈肌（FCR）肌腱的前臂桡侧皮瓣设计。B. FCR 肌腱最长可达 14 cm。C. 肌腱与肌腱片一起采集：它们都由来自桡动脉的穿孔血管进行供血。D. STS 切除后发生伤口裂开和感染。E. 跟腱的远端部分有 7 cm 的间隙。F. FCR 肌腱在跟骨中钻出的隧道内重新分布。G-H. 随访 6 个月时的功能结果。

内侧足底皮瓣

- 患者取仰卧位。
- 首先，做远端切口，切开足底筋膜横断面。
  - 内侧足底皮瓣的蒂端位于踇外展肌和趾短屈肌之间，这些肌肉的袖口可以与血管一起进行分离。
  - 足底内侧血管应进行仔细地分离，将它们与足底内侧神经分开（技术图 5-3）。
- 然后将带有足底筋膜和蒂的皮瓣从远端到近端进行分离。
  - 皮瓣应注意保留足底内侧神经的感觉分支，同时也应保留足部的神经主干。
- 向近端进行解剖，找到皮瓣蒂端在足底外侧动脉的分支。为了探查蒂端分支，踇外展肌要被部分分开，在横切足底外侧动脉之前应触及足背动脉。
  - 从皮瓣的近端到内踝的 S 形切口可以分离血管蒂。
- 其余切口穿过深筋膜，与皮瓣一起分离。

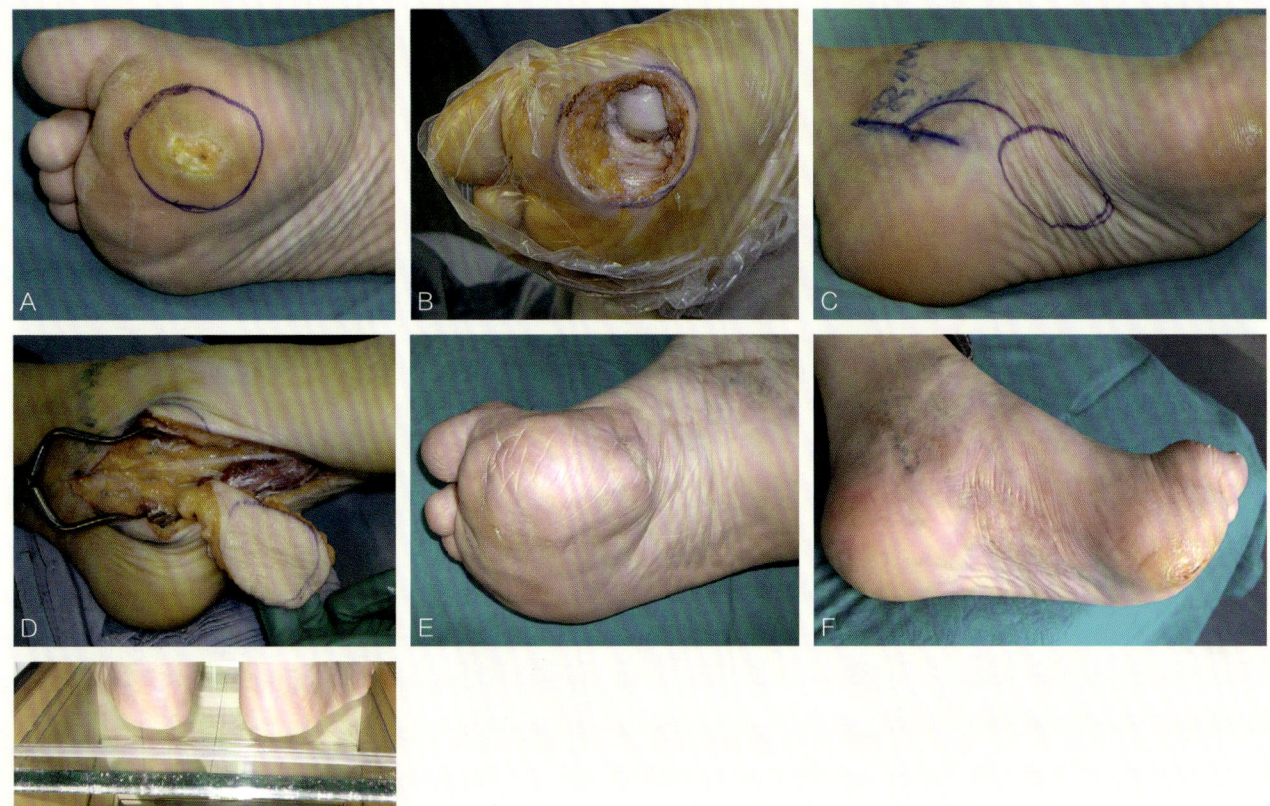

技术图 5-3　A. 鳞状细胞癌累及第 1 跖骨头上方的皮肤。B. 肿瘤切除后的缺损，在这个区域功能要求很高，因为它在行走过程中承受着主要的负荷压力，因此最好选择足底皮瓣进行"相似部位"的重建。C. 在对侧足的非负重面上设计了内侧足底皮瓣。D. 皮瓣基于足底内侧动脉穿支，可能有感觉功能，包括伴行的神经。E. 1 年随访结果显示皮瓣与受体区完美融合。F. 供体部位未发生明显并发症。G. 气压图显示脚印几乎接近正常形状。

背阔肌皮瓣

- 皮瓣采集的理想体位是侧卧位，俯卧位或甚至侧向倾斜 45°的仰卧位也是可行的。
  - 手臂外展 90°，肘部同时屈曲 90°。
  - 在下肢游离皮瓣移植的情况下，皮瓣通常从对侧采集（技术图 5-4 和技术图 5-5）。
- 第 1 个切口在腋窝和皮瓣的近端边缘之间显露背阔肌的前缘，然后在肌肉内侧的脂肪结缔组织中可以容易地找到蒂端，并显露蒂端与背阔肌相连的肌肉。
- 一旦皮瓣的蒂端显露以后，围绕其周围切开皮肤，并从前锯肌向前分离至背阔肌的腹侧边缘。
- 应完整保留旋肩胛动脉，以备将来使用。
  - 位于肩胛骨下角尖端恒定的大穿支血管应进行结扎。
  - 皮瓣蒂的分离是通过分离背阔肌与大圆肌在背侧分开的筋膜叶来完成的。
  - 当结扎到肩胛骨的血管分支时，必须注意不要将这条动脉与支配肌肉的第二个分支相混淆。
- 在皮瓣分离完成之前，肌腱的插入端应保持完好无损。

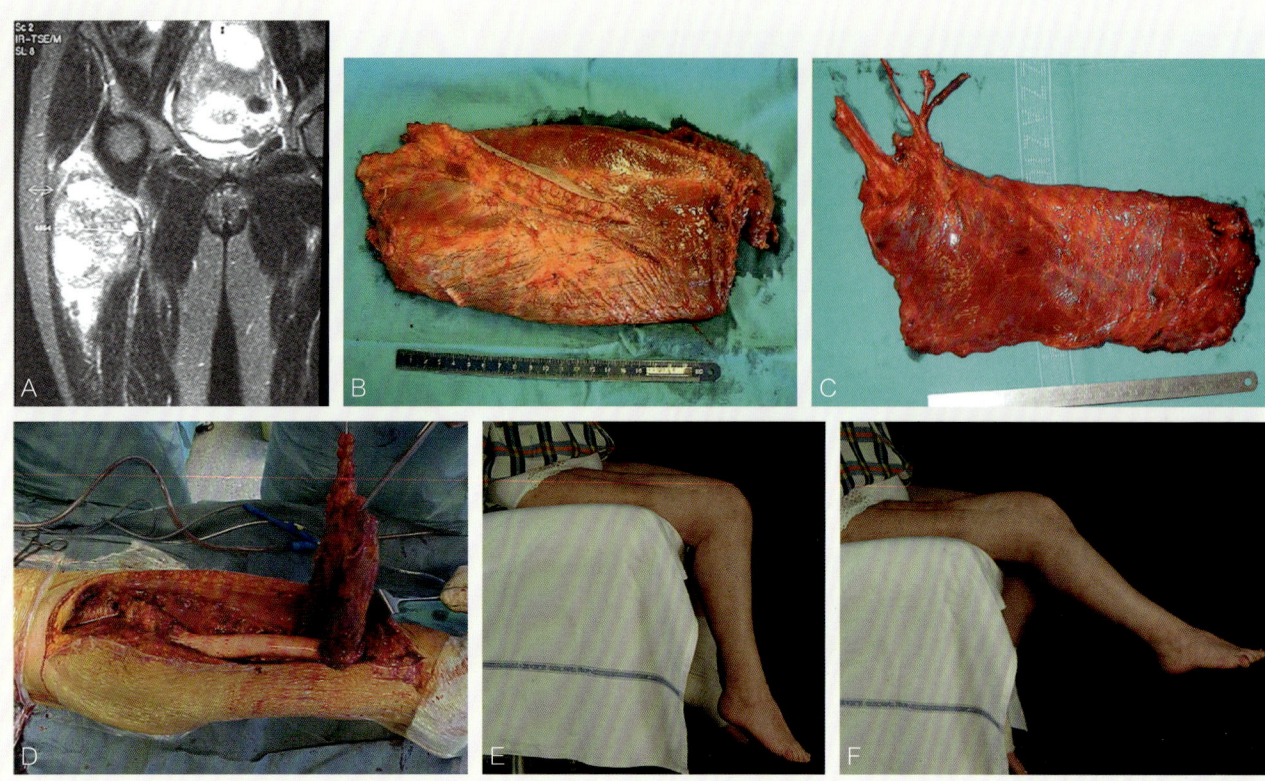

技术图 5-4　A. STS 侵袭整个股四头肌。B. 切除的巨大肉瘤。C. 获取了一个背阔肌游离皮瓣，其中运动神经包含在皮瓣蒂中。D. LD 在远端与残留的四头肌肌腱进行缝合，并在近端插入骨骼。E-F. 随访 18 个月时的功能结果。

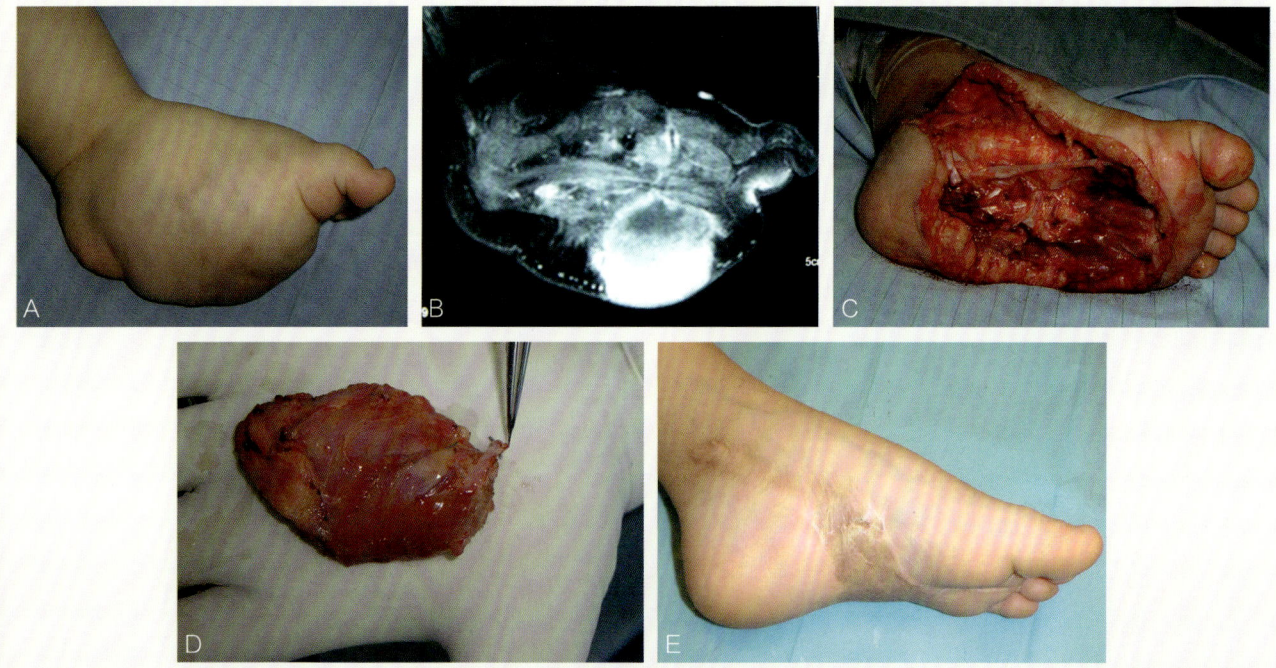

技术图 5-5　A. 11 月龄儿童被诊断为足底纤维肉瘤。B. MRI 显示足底受到大量肿瘤侵袭。C. 行肿瘤广泛切除，包括病变周围的肌腱、神经和血管。D. 获取 4 cm×3 cm 的背阔肌游离皮瓣。E. 术后 4 年随访照片。

要点与失误防范

- 应通过临床检查监测筋膜皮瓣的活力，当皮瓣的存活情况不清楚时，可以使用多普勒超声进行检查。
- 肌肉监测的存活情况检测可能更加困难，建议使用多普勒超声。

术后处理

- 必须按照严格的操作流程对所有患者进行术后治疗和监测。
- 患者手术后的前 5 天应转入整形外科，进行生命体征和皮瓣存活情况的监测，同时应给予患者乳酸林格溶液进行扩容治疗，以维持吻合口的血流并防止血栓形成。
  - 该补液扩容治疗方案总共维持 5 天。
- 给予依诺肝素以预防深静脉血栓形成。
  - 每天抽取血样用于血细胞计数和电解质。
  - 血红蛋白水平保持在 9~10 g/mL，以最大限度降低血液黏度并进一步降低吻合口血栓的可能性。
- 手术后必须立即控制高血糖和戒烟，以降低并发症发生率。
- 患肢应限制活动 2~3 周，然后逐渐练习被动活动范围。
- 待伤口完全愈合后，方可部分负重。
- 建议在肢体上逐渐施加物理负荷，直到达到完全负重。

预后

- 绝大多数患者的软组织愈合情况较好，一些笨重的皮瓣需要二次减薄以改善最终的美学效果。
- 轻度至中度的运动能力减弱很常见，有时比其他类型的重建手术后的程度更大，后者是软组织大范围切除所导致，而不是重建方式的原因。
- 深部感染很少见，因为游离皮瓣提供了血管化良好的软组织覆盖。

并发症

- 受体部位。
  - 吻合口血栓形成和皮瓣活力丧失。
  - 皮瓣部分或完全坏死。
  - 伤口裂开和（或）感染。
  - 血清肿或血肿。
- 供体部位。
  - 暂时性或永久性周围神经麻痹。
  - 一过性或永久性周围神经分布区感觉障碍。
  - 植皮失败。
  - 伤口裂开和（或）感染。
  - 血清肿或血肿。

第6章 游离血管化皮瓣修复骨缺损
Reconstruction of Bone Defects with Free Vascularized Flaps

Domenico Andrea Campanacci, Matteo Innocenti, Francesco Muratori, and Marco Innocenti

背景

- 大的骨缺损可能是骨肿瘤切除、开放性骨折或化脓性骨不连清创后导致的结果。尽管存在原发病因，但大的或关节周围骨缺损给外科医生带来了挑战。
- 长骨的骨切除术后有几种重建选择，包括骨移植（Ilizarov 技术）、自体骨移植（Masquelet 技术）和大量同种异体骨移植[6]。肿瘤切除后的另一种选择是植入再生自体移植物（使用辐照、冷冻或巴氏杀菌灭菌自体骨）。
- 血管化骨移植物已广泛用于长骨的重建，单独使用或与大块同种异体骨移植物联合使用。已有研究报道在大块同种异体骨移植物因骨不连或骨折而失败后，将血管化骨移植物用作补救方案[3]。
- 同种异体移植物内部修复通常局限于移植物周边，愈合过程缓慢且主要以爬行替代为主，骨不连的风险高，同种异体移植物骨折一般不会自行愈合，这些特征使它们的使用更适合于短的节段性缺损。相比之下，带血管的自体移植物具有自己的生物力学特性，可以实现早期骨愈合，具有响应负荷而生长的能力，甚至有可能替代大的骨缺损。
- 带血管的骨移植物无论是通过保持它们的动静脉蒂与供区相连，还是通过游离蒂连接远端供区并进行微血管吻合[20]，它们都可以用作带蒂皮瓣或游离血管化皮瓣（FVF），特别是在腕关节等特定解剖部位（腕骨骨不连和骨坏死）、腿部（胫骨缺损的腓骨皮瓣）、脊柱（后路脊柱融合的肋骨）和膝部（股骨远端骨不连的股骨内侧髁），均在本章进行介绍。
- 在骨缺损的情况下，模块化假体或同种异体移植物-假体复合材料仍然被认为是主要的重建选择。然而，对于发育中的儿童，近端腓骨的生长板血管化自体移植物可用于替代骨关节缺损，在保持生长潜力的同时恢复功能[11]。

生物学特性

- 基础科学和动物研究表明，游离血管化骨移植相对于非血管化自体移植物的优点包括：增加血流量，改善愈合和早期愈合，响应机械应力进行生长。
- 此外，即使在吻合数周后，血管蒂仍可保持清晰可见。即使在吻合数周后，也能提供一段由骨内穿孔血管和骨膜供血的活骨。
- 与非血管化移植物的爬行替代相比，带血管的移植物能够保持原始机械强度并通过加速重塑过程实现早期愈合，包括成骨细胞活性、类骨质和新骨形成，归因于有活性的骨细胞和局部血液供应。
- 对于有活力的节段性骨移植物，通常会观察到自发性骨折愈合和机械应力引起的重塑。
- 当以嵌体或高嵌体方式使用大块同种异体移植物时，血管化骨移植物可促进同种异体移植物愈合和内部修复，并促进骨折愈合。
- 当腓骨近端生长板用于儿童肱骨近端或桡骨远端的关节重建时，移植物可保持生长特性，降低肢体长度的差异并防止桡侧畸形。
- 一般来说，与长期并发症和失败率非常高的假体重建相比，血管化骨移植物的生物置换旨在恢复骨缺损部位的原状和完整性，早期并发症发生率高（前5年内），但术后结果随着时间的推移而改善（由于增生和不断增加的机械强度），最终提供终生持久的重建。

游离血管化皮瓣和复合皮瓣的类型

- 图中描述了几种游离的血管化骨瓣，包括腓骨（骨干或近端骨骺）（图6-1）、髂嵴、股骨内侧髁、股骨内侧滑车、肩胛骨、肋骨和跖骨骨骺[20]。本章将讨论最常用的血管化骨瓣：腓骨、髂嵴、股骨内侧髁和滑车。
- 游离血管化移植物可以作为简单的骨移植物或复合移植物获取，包括皮肤岛、肌肉或两者（皮肤和肌肉）（图6-2），通过来自同一血管蒂的穿支血管形成血管化。
  - 腓骨移植物可以与踇长屈肌和（或）比目鱼肌，以及基于腓动脉蒂的皮肤岛一起采集。
  - 第5~8根肋骨可在胸背动脉蒂处采集前锯肌和（或）背阔肌。

适应证

- 自从20世纪70年代的早期报道以来，FVF已广泛用

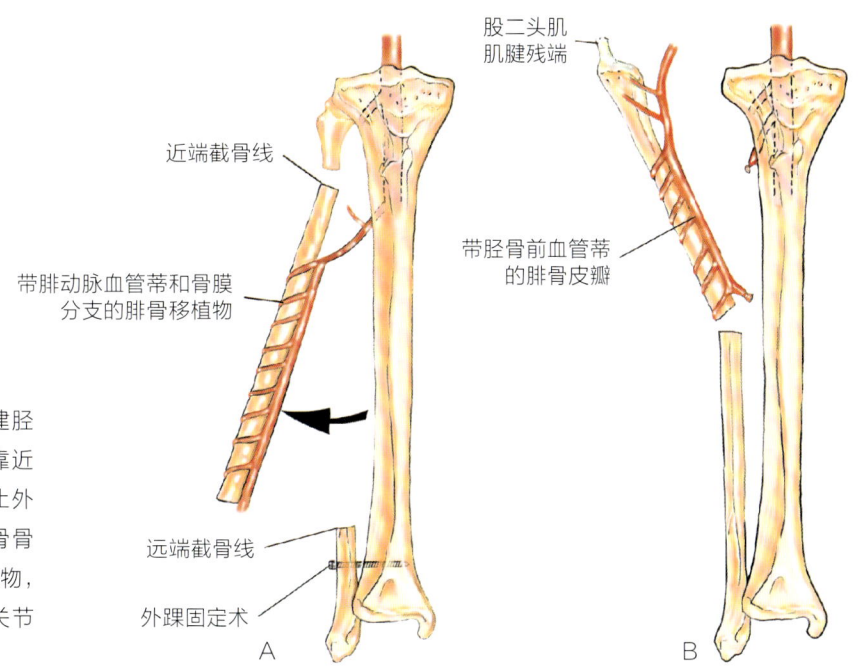

图 6-1　A. 腓骨骨干移植物，用于重建胫骨缺损。如果需要长节段并且截骨术靠近外踝，建议将螺钉固定在胫骨上以防止外翻畸形和踝关节不稳。B. 包含近端腓骨骨骺和基于胫骨前血管蒂的腓骨近端移植物，可用于儿童关节内骨肿瘤切除术后的关节重建和骨纵向生长潜能的保存。

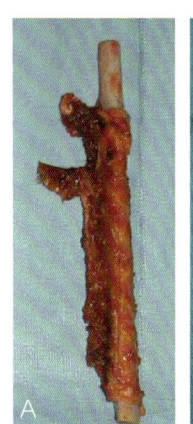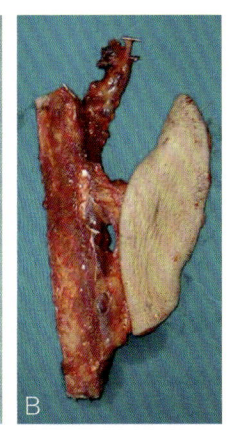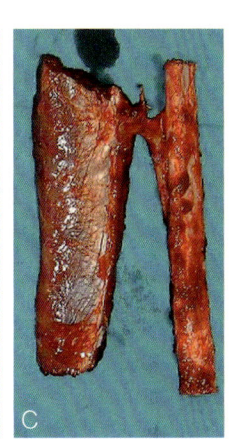

图 6-2　不同类型的游离骨皮瓣：骨骼（A）、骨骼和皮肤（B）、骨骼和肌肉（C）。

于不同临床情况下的骨干和关节周围骨缺损的重建。①肿瘤扩大切除术，FVF 可单独或与大块同种异体移植物一起用于主要的骨干重建或儿童生长板自体移植物的关节重建。②非肿瘤疾病，通常是由于局部或全身因素，先尝试使用传统技术（如植骨术、自体移植 Masquelet 技术）[3] 失败或存在不利的生物学环境。

- FVF 应考虑应用在以下区域：放射治疗后区域、化脓性缺损或先前感染的区域、存在高度纤维化或瘢痕组织且软组织覆盖率低的区域，或横切血管可用于皮瓣蒂吻合术的血管损伤[20]。由于它们能够使坏死骨再血管化，因此 FVF 通常用于股骨头、腕舟骨和距骨的骨坏死[1, 7, 21]。

- 据报道，游离血管化腓骨作为射线照射骨的骨折不愈合的补救手术，取得了成功。
- 在特定情况下，使用哪种 FVF 取决于骨缺损的部位和大小、软组织和血管状况，并考虑是否需要复合皮瓣，以及血流的流入和流出[20]。

禁忌证

- 一般情况。
  - 当存在可能影响外周血流灌注的基础疾病时（如心血管疾病、手术或出血性疾病），带蒂血管化移植物优于游离皮瓣。
  - 在肿瘤手术中，血管化皮瓣不适用于骨转移和血液系统恶性肿瘤。
  - 由于负重限制和康复期较长，因特殊生理或心理状况导致依从性低的患者应避免 FVF。显然，总体健康状况不佳是主要的禁忌证。
  - 供区：因既往外伤性骨折导致骨骼畸形或血管损伤、先天性或创伤后血管异常（优势足的腓骨血管）。
- 局部：受区急性感染，怀疑局部肿瘤复发。

影像学和其他诊断性检查

- 术前影像学检查的目的是确定受区的疾病范围（包括肿瘤和创伤后的情况），并评估供区的解剖结构。
- 建议对受体部位的整个骨骼进行 X 线检查，以检查骨骼解剖结构和可能的畸形。
- 必须通过静脉注射钆剂行 MRI 扫描对受影响部位进行

手术解剖
- DCIA 起源于腹股沟韧带上方的髂外动脉和股动脉交界处，可能有一个直接起源或有一个共同的主干，为 DCIA 和旋髂浅动脉（SCIA）提供血流；DCIA 的静脉支流在与股静脉交汇之前汇入隐静脉（图6-5）。
- 可以用皮瓣或腹股沟皮瓣采集皮瓣，通常两个皮瓣都可以与相同的血管干一起采集，但在某些情况下，DCIA 和腹股沟蒂的不同起源需要不同的吻合。

股骨内侧髁和滑车血管化移植物
- 自 20 世纪 90 年代初首次被报道以来，股骨内侧髁游离皮瓣逐渐流行，其使用适应证仍在增加。
- 股骨内侧髁可提供骨皮质和骨松质或骨皮质膜瓣，适用于治疗长骨骨不连伴小节段缺损（<5 cm）和舟状骨骨不连。皮瓣可以深 1 cm，宽 2 cm，最长可达 13 cm。
- 可作为结构移植物或作为薄而有弹性的骨皮质膜移植物获取，适用于包裹在锁骨、掌骨、跖骨等小管状骨的骨不连。
- 骨皮质膜皮瓣已成功用于同种异体移植物–宿主骨不连的治疗，适合包裹在截骨周围。
- 可以用一部分内侧股骨滑车软骨采集皮瓣，该皮瓣可用于腕骨重建，特别适用于近端骨坏死的舟骨骨不连。

手术解剖
- 皮瓣的血运来自股浅动脉的一个分支（即膝降动脉），也可以使用内侧膝状动脉上部，但缺点是椎弓根较短（图6-6）。这些动脉的分支在血管丛中融合在一起，供应股骨内侧髁。动脉大小为 1~2 mm，蒂可长达 7 cm。

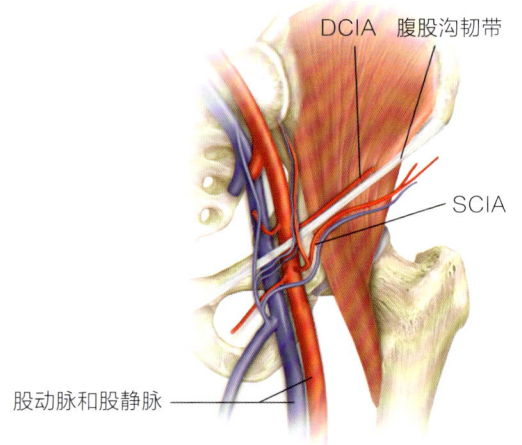

图 6-5 DCIA 的血管解剖结构。SCIA 和 DCIA 可能共同起源于髂外/股浅动脉。

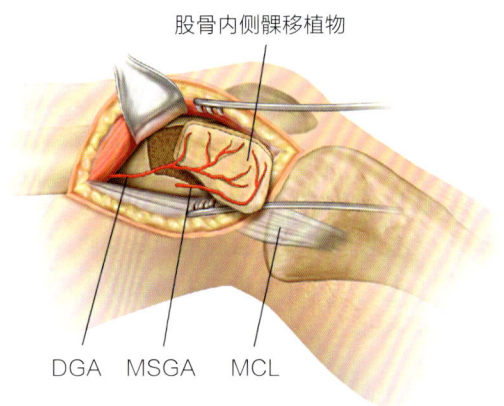

图 6-6 股骨内侧髁的血液供应由来自膝降动脉（DGA）和内侧上膝动脉（MSGA）的血管丛。通常，内侧髁皮瓣以 DGA 为基础，但如果 DGA 口径不够，也可以使用 MSGA；膝关节的内侧副韧带（MCL）和关节囊未被纳入皮瓣中。

游离血管化腓骨移植
患者体位
- 为减少手术时间，可在受区手术的同时进行腓骨取骨，应组织一个使用不同器械的两个手术团队，尤其是在肿瘤病例中，以防止取骨手术野受到污染。
- 通常首选对侧腓骨取骨，以避免手术团队之间的干扰，降低污染风险。
- 患者仰卧在手术台上，供肢髋、膝屈曲，腿部尽量内旋，为了促进内旋，通常在 FVF 一侧的臀部下方放置一个软垫，另一个凸块放置在桌子的远端，以在远端固定患者的脚，同时保持膝关节弯曲。
- 为了显示解剖学标志，标出腓骨头和外踝，并沿腓骨后缘画一条线，以识别后肌间隔（通常表现为腓骨肌和比目鱼肌之间的压痕）。
- 计划做皮瓣时，标示皮瓣的宽度，只有当后肌间隔被确定为穿支携带部位。
- 大腿周围放置止血带，获取皮瓣的位置位于供体部位的外侧。

腓骨骨干采集

显露

- 采集技术最初由 Taylor 发现，在腓骨短肌和比目鱼肌之间的肌间平面，现为改良的外侧 Gilbert 入路。
- 根据术前皮肤标记，沿腓骨外侧纵向切开切口，避开位于深筋膜下方的腓浅神经（技术图 6-1A）。
- 确定比目鱼肌和腓骨长肌之间的间隔。
- 如果计划切取骨肌皮瓣，重要的是仔细寻找比目鱼肌和腓骨之间的血管皮肤分支，最终根据这些分支调整皮瓣位置。
- 在前面，只需切开腓骨长、短肌，从腓骨表面切开和牵开踇长伸肌和趾长伸肌，即可显露骨间膜（技术图 6-1B-C）。
- 随着解剖向远侧移动，肌肉可以在骨膜外升高，留下骨膜和一定数量的肌肉腹部附着在腓骨上，以保持血液供应，从而增加受体部位的血运重建。
- 然后继续显露腓骨的后表面，可以看到比目鱼肌深处的踇长屈肌，这两块肌肉都可以从腓骨近端分离（技术图 6-1D-E）。必须注意不要粗暴地穿过该肌肉腹部，因为腓骨血管在该肌肉的近端后部深处穿过。

截骨术和手术完成

- 根据术前计划进行腓骨截骨（技术图 6-2A-B）。在截骨之前，重要的是增加骨膜瓣。
- 应该与受体骨的交界处重叠，从而提高愈合能力（技术图 6-2C）。
- 切开骨间膜（技术图 6-2D），允许腓骨向后收缩，直接观察和结扎胫骨后肌和踇长屈肌之间的腓骨血管远端（技术图 6-2E）。
- 继续分离，直到腓骨上仅剩血管蒂和踇长屈肌肌腹附着（技术图 6-2F）。
- 最后，在近端结扎并切断腓骨血管以完成骨瓣取骨（技术图 6-2G-H）。

腓骨骨干的骨皮瓣采集

- 如果计划进行骨皮瓣移植，则应基于多个腓动脉肌皮和筋膜穿支的存在，这些穿支间隔地供应皮肤血供（技术图 6-3A）。

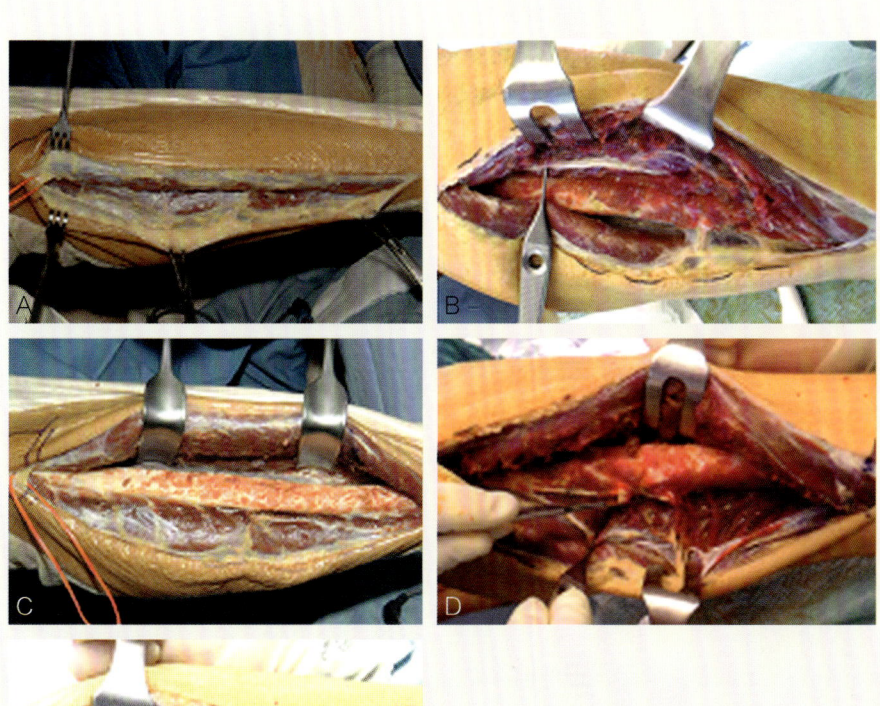

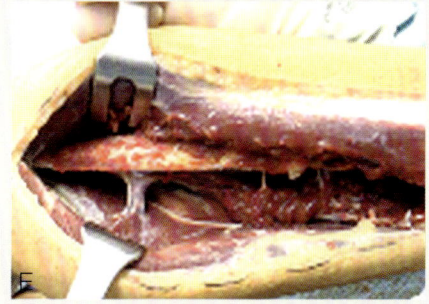

技术图 6-1 腓骨采集的显露方法。A. 切口沿腓骨外侧纵向切开。B-C. 骨间膜显露。D-E. 踇屈肌和比目鱼肌从腓骨近端分离。

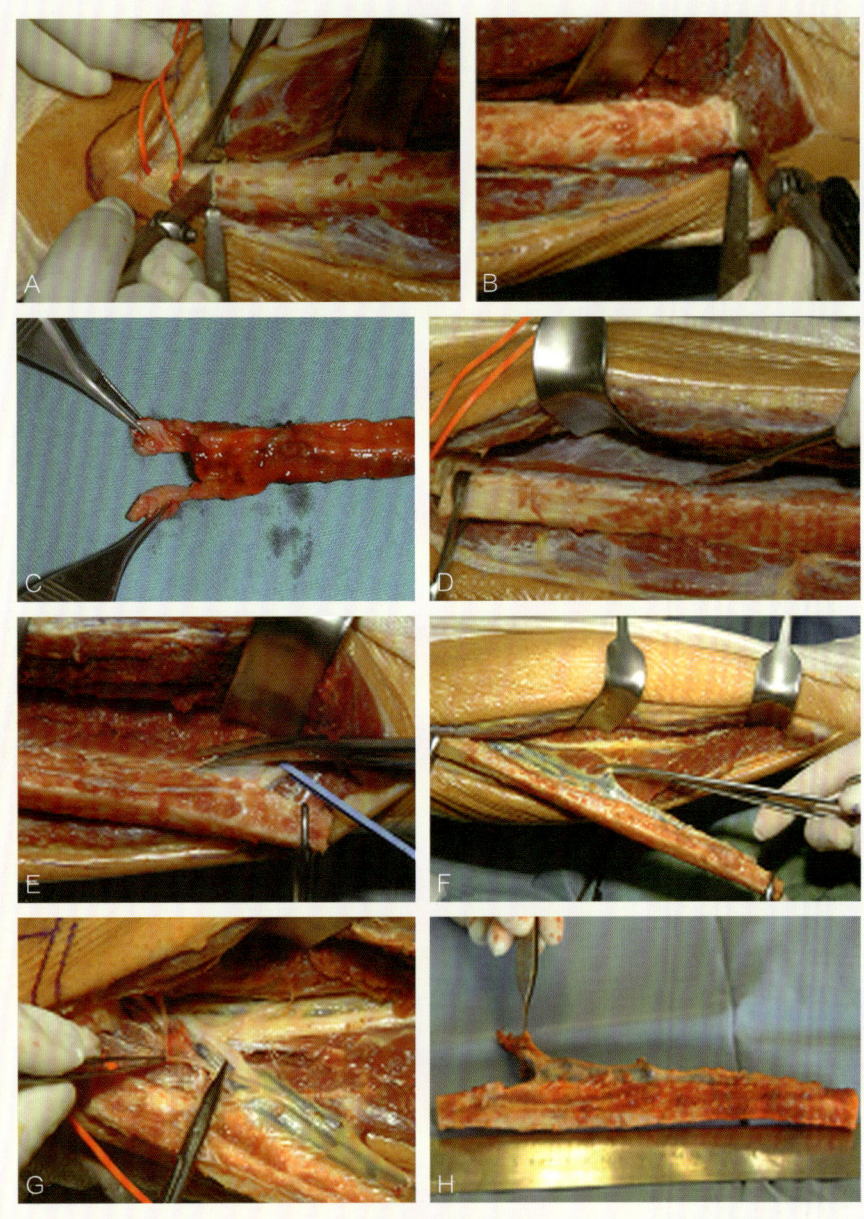

技术图6-2 A-B. 进行腓骨截骨术。C. 骨膜的一部分应与截骨部位重叠，以促进骨融合；切开骨间膜（D），结扎腓骨血管（2E）。F. 解剖仅继续血管蒂，跛长屈肌肌腹仍与腓骨相连。G-H. 腓骨血管在近端结扎以完成骨瓣采集。

- 术前必须用CTA检查腿部的血管结构，并通过直接观察血管来确认切开后皮瓣的位置。
- 骨皮移植物的剥离与前面所述的常规腓骨移植物的剥离类似，但有少数例外。
- 从按计划皮瓣前缘切开皮肤开始，避开腓浅神经。
- 显露腓骨长肌和腓骨短肌，并横向收缩皮瓣的前缘以识别后肌间隔（技术图6-3B）；先前标记的穿孔器通常在腓骨后缘卷曲时进入术野（技术图6-3C）；如果看不到穿孔器，则向近端看，如果找到，则修改皮瓣以将其包括在内。
- 设计骨皮瓣时，在距腓骨头10~20 cm，应包括比目鱼肌和跛长屈肌袖套以合并穿支肌。然而，当骨皮瓣设计成距腓骨头20~30 cm时，皮瓣可能会被抬高，而不包含比目鱼肌或跛长屈肌（技术图6-3D-E）。
- 继续分离皮瓣的后缘，注意不要损伤腓肠神经和小隐静脉（技术图6-3F）。
- 从后部识别已经分离的穿支（技术图6-3G），然后按照常规腓骨移植物进行移植物抬高（技术图6-3H-I）。
- 当皮肤直接缝合可能过紧时，易导致骨筋膜室综合征。此时，可以使用厚的皮片覆盖皮瓣的供区。

生长板：腓骨近端骨骺采集

- 1998年，Innocenti等提出了通过前外侧入路基于胫前动脉获取腓骨近端骨骺的技术（技术图6-4A-B）。

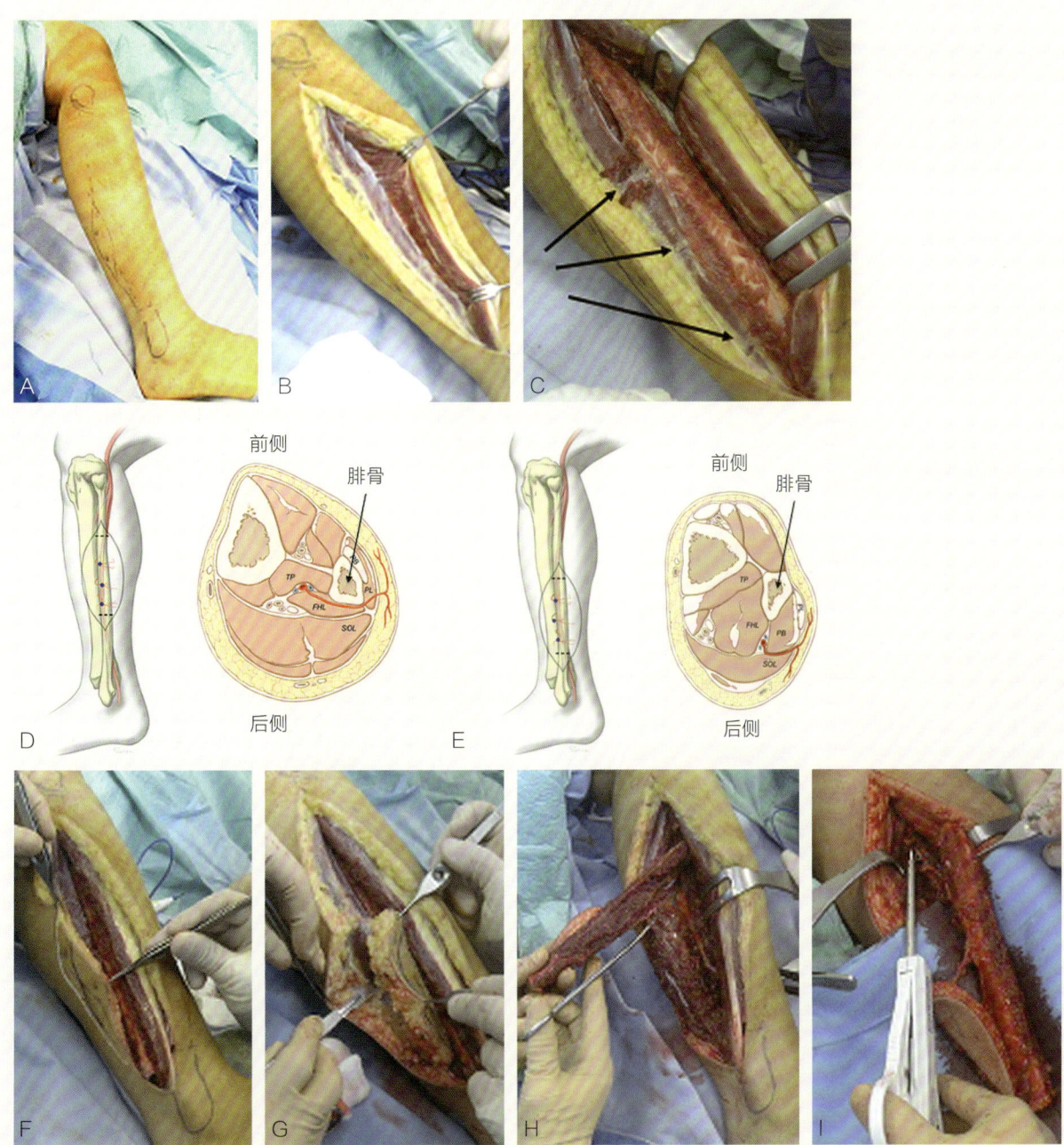

技术图 6-3 腓骨骨干皮肤采集。A. 切口根据间隔供应皮肤的腓动脉肌皮和筋膜皮穿孔标记。B. 显露腓骨长、短肌，并识别后肌间隔。C. 如图所示的筋膜腓骨穿支（黑色箭头），在腓骨中段，穿支血管经常穿过 FHL 和 PL。D. 在腓骨远端，穿支血管位于 SOL 和 PB 之间。E. TP。F. 皮瓣后缘的解剖。G. 穿孔器被隔离。H-I. 移植物被抬高 [D、E 经允许引自 Bayne CO, Bishop AT, Shin AY. Technique of harvest of the free vascularized fibula. Tech Hand Up Extrem Surg 2014; 18(4):181–188]。

- 切开皮肤并在趾长伸肌和胫骨前肌之间进行解剖（技术图 6-4C-D）。
- 固定腓深神经，注意保护胫前动脉发出的营养支，通过趾长伸肌供给腓骨骨膜。
- 为保留骨骺反动脉，重要的是切除带腓骨头的近端肌袖，这种切除有损伤一些神经分支的风险，由于它们卡在前胫腓返动脉和骨膜之间，这些分支有时会被切断（技术图 6-4E-F）。然而，这些神经分支可以在皮瓣切除结束时进行显微吻合。
- 继续向远端分离至腓骨骨干，尽可能多保留骨膜分支。正如之前提到的腓骨骨干游离皮瓣，建议在距截骨平面远侧 2~3 cm 处切开骨膜，向近侧翻转，再进行截骨。

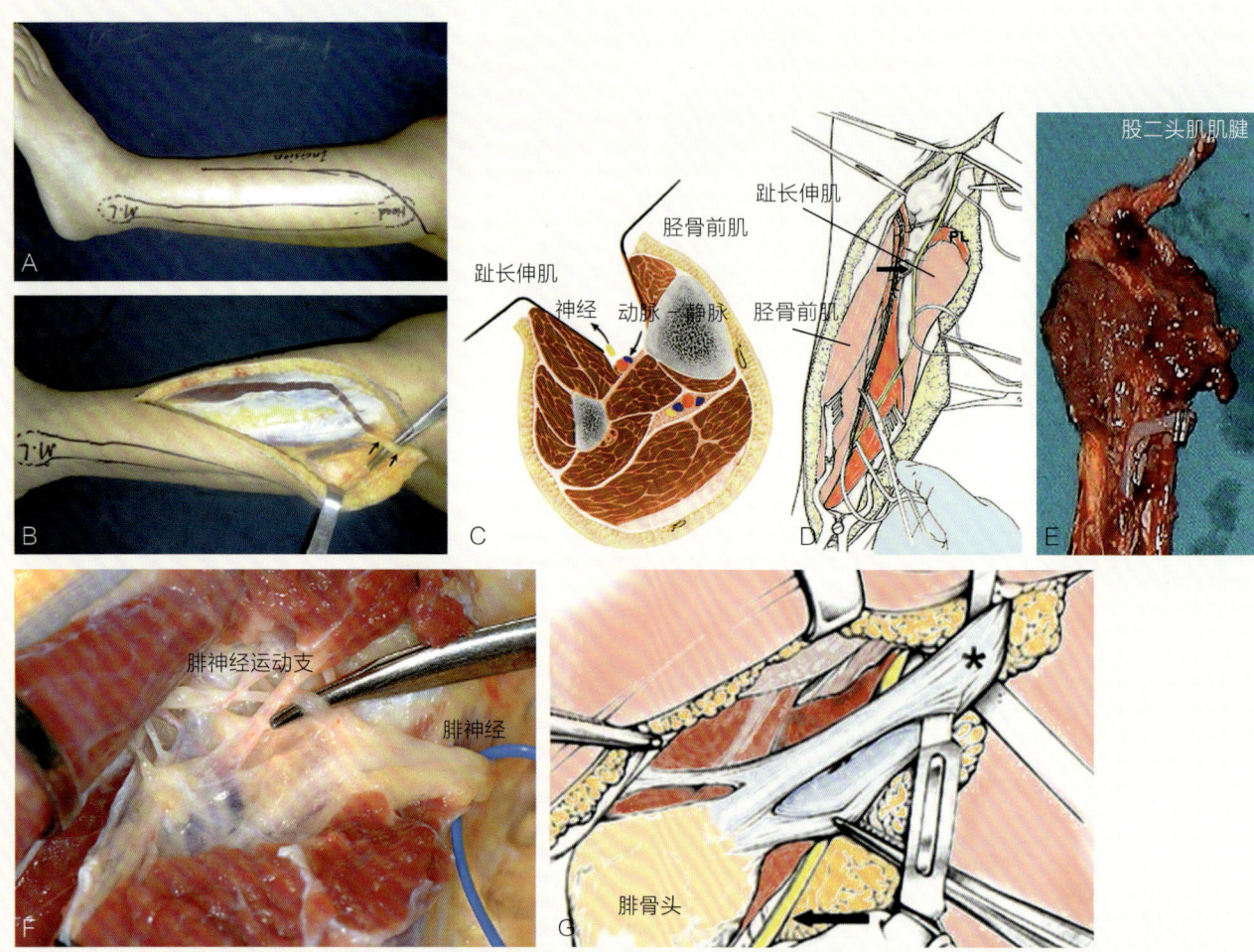

技术图 6-4　A. 腓骨前外侧入路。B. 腓总神经（箭头）暴露和深筋膜切开平面。C. TA 和 EDL 肌肉之间的解剖空间，它允许直接接近 TA 神经血管束、神经、动脉、静脉。D. 通过前外侧入路完全显露腓骨（PL，腓骨长肌）。E. 手术图像显示了保留近端肌肉袖套的重要性，因为它包含胫前动脉的骨骺分支（BT，股二头肌肌腱）。F. 在近端解剖水平，腓神经（PN）的许多运动分支穿过手术区域（PNmB，腓神经运动支）。G. 股二头肌肌腱（星号）从腓骨头（FH）纵向分离，后条与腓骨一起取出；后侧肌腱条可用于稳定受体关节的骨骺，前侧肌腱条用于加强外侧副韧带，实现足够的膝关节稳定性。PN 由箭头指示 [经允许引自 Innocenti M , Delcroix L, Romano GF. Epiphyseal transplant: harvesting technique of the proximal fibula based on the anterior tibial artery. Microsurgery 2005; 25(4): 284–292]。

- 为取下腓骨头近端，改善术后活动度，切开近端胫腓关节囊及外侧副韧带。
- 纵向切开股二头肌肌腱，将其后半部分连同腓骨一起切开，将其用作重建受区关节的增强体（技术图 6-4G）。
- 由于皮瓣蒂端需分离至腘血管起点，尽可能向近端切断并结扎胫前动脉，以完成血管化腓骨骨骺的获取。
- 为完成手术，使用不可吸收缝合线将保留的股二头肌前半肌腱和残留的外侧副韧带固定在胫骨干骺端外侧以确保膝关节稳定性。评估膝关节的稳定性，建议在手术后使用膝关节支具 1 个月，以防止内翻 - 外翻压力。

游离血管化腓骨皮瓣重建

上肢

- 在其直线结构中，腓骨的形状和大小足以替代尺骨和桡骨中段缺陷[8, 10]。
- 可使用 2 块 3.5 mm 短钢板固定，注意在横向截骨水平实现加压，避免损伤血管蒂（技术图 6-5A）。
- 必须注意骨的长度和旋转的恢复。
- 加压后，可在腓骨侧使用单皮质锁定螺钉以降低软组织激惹。
- 为避免钢板应力增加，可采用长桥接板进行重建，用不超过 3 板或 4 板双皮质或单皮质螺钉固定腓骨，并留出其他板孔（技术图 6-5B）。
- 在肱骨中段重建中，腓骨移植物通常单独组装，但在选定的近端肱骨关节旁切除病例中，同种异体移植物可用作增强物以提高固定稳定性和机械强度（技术图 6-5C-D）。
- 单独植入时，如果肱骨大小允许（通常在后骨骺区和肱骨近半部），可插入肱骨髓管内。否则，宿主 – 移植物接触通过横向截骨术或通过将移植物覆盖在肱骨干上来实现（技术图 6-5E-F）。
- 因腓骨移植物在长粗之前皮质较薄，且肱骨肘关节水平存在旋转应力，因此采用双分离最小固定截骨术有很高的骨折风险，建议使用长桥接钢板通过腓骨瓣进行肱骨间置重建（技术图 6-5G-H）。即使在这种情况下，也需要最小限度的腓骨固定，在钢板的第 2 个孔中使用双皮质或单皮质螺钉，必须注意恢复肱骨的长度和旋转。
- 通常，肱骨近端关节外切除后需进行肩关节固定术，外展肌装置（三角肌和腋神经）丢失，腓骨用于桥接

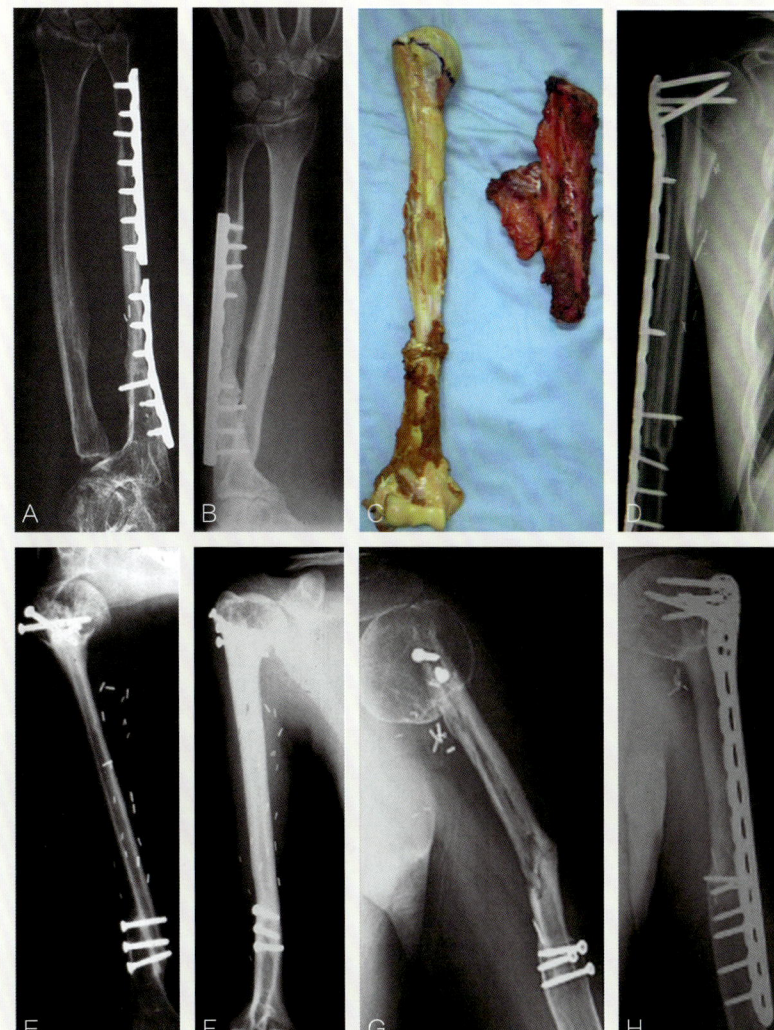

技术图 6-5 A. 在长节段重建时，可以使用双钢板来提供足够的稳定性。B. 桥接板是笔者首选的接骨方法，可避免板之间的应力增加。C. 18 岁男孩，右肱骨近 1/3 尤因肉瘤，在化学治疗后软组织肿块完全消退（左图，全肱骨同种异体移植物；右图，切除标本，骨骼和软组织）。D. 他接受了嵌体 FVF 加同种异体移植物和桥接板的近关节重建。E. 另一患者的 X 线片显示移植物在肱骨骨干上的嵌体重叠组装。F. 5 年后，发生了显著的重塑和修复。G. 另一患者，男性，32 岁，左肱骨骨干纤维黏液样肉瘤，仅通过螺钉在近端和远端进行了间置 FVF 治疗，术后 4 个月在其第 3 个远端长度处发生了 FVF 骨折。H. 接受了骨折复位、维持先前的 FVF 和使用桥接板固定，1 年后（未显示），肩关节运动范围几乎完全恢复。

残余肱骨和肩胛骨之间的缺损。为了提高机械强度，通常以平行方式采用同种异体移植物增强，通过简单的螺钉将腓骨固定到肩胛骨和肱骨以及中和桥接 L 形钢板固定。
- 桡骨远端关节内或关节外切除后进行腓骨瓣腕关节融合术，使用桡骨和第 3 掌骨之间的长背侧桥接板或近端和远端两个独立的短板。在选定的病例中，可以进行第 1 排腕骨（舟状骨和月骨）的有限关节固定术，保留部分腕关节活动。

下肢
- 在下肢重建中，血管化腓骨可单独使用[9]和（或）同种异体皮质支柱或大块同种异体移植物一起使用，以增强机械稳定性。
- 股骨头无菌性坏死时，可从股骨近端外侧皮质置入单支腓骨，用 2.7 mm 皮质螺钉固定。
- 当单独用于股骨缺损时，通过仔细的骨干截骨术可将带血管的腓骨瓣组装成双股或三股配置，注意保持血管蒂的完整性。长达 13 cm 的干骺端骨缺损及股骨颈和（或）转子间区域的溶解性损伤都可以用这种技术重建（技术图 6-6）。
- 在股骨的间充质重建中，血管化腓骨经常与同种异体皮质支柱或大块同种异体移植物结合使用[4]。
- 同种异体移植加 FVF 的合理基础（Capanna 技术[5]）是对腓骨的机械保护，直至腓骨长粗。腓骨的生物学特性提供了早期融合截骨术和改善同种异体移植物的内部修复。此外，同种异体移植物可以实现更稳定的固定，尤其是在关节旁切除术后。
- 在股骨中描述了 3 种不同的组装配置（技术图 6-7）。
  - A 型：在腓骨内侧以镶嵌方式重叠同种异体移植（截骨 2 cm），可采用长外侧桥接钢板或髓内钉固定，腓骨采用皮质螺钉固定。通常，这种组装需要辅助内侧手术切口，以实现腓骨固定和更好地显露受体血管以进行皮瓣蒂吻合。由于在股骨的机械轴和血管蒂位于内侧，具有保持同种异体移植物机械强度的优势，内部修复的诱导仅限于同种异体移植物和

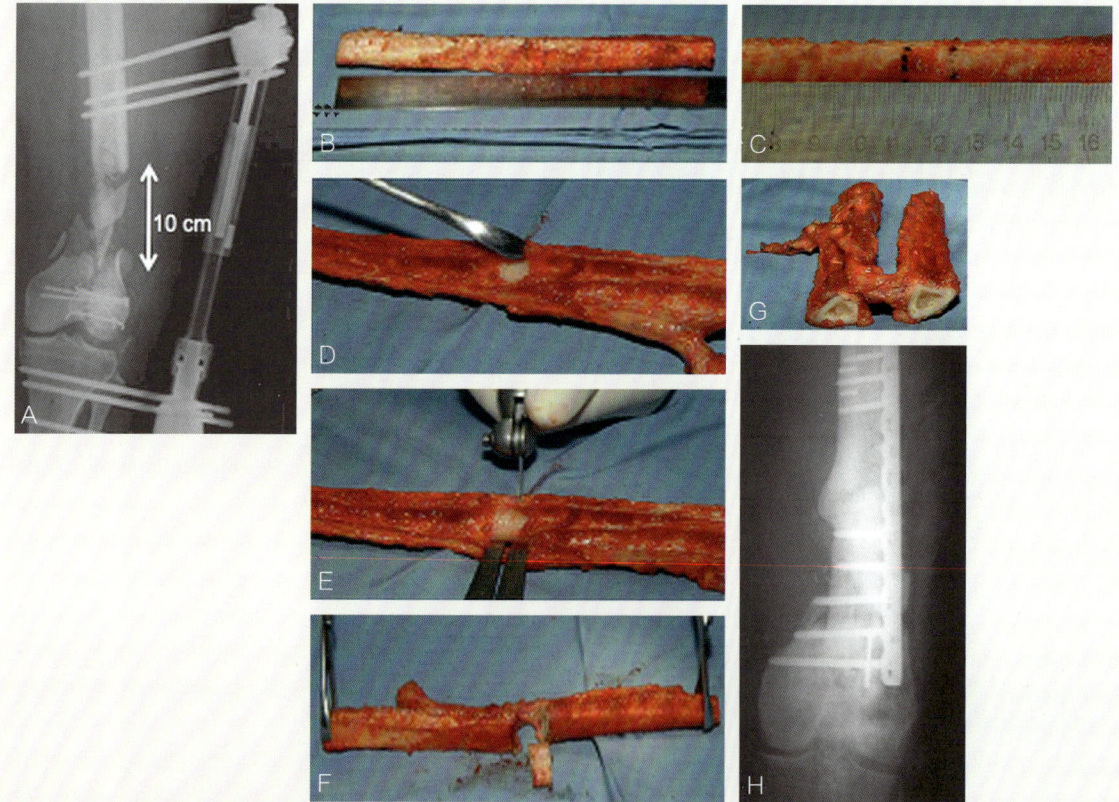

技术图 6-6　A. 创伤后股骨远端骨缺损（10 cm）。B-G. 从 FVF 制作游离血管化双股移植物的手术步骤；必须注意仅在计划切割 FVF 的外侧半处剥离骨膜，以便执行方形楔形骨膜下截骨术，注意保留完整的腓骨蒂。H. 2 年 X 线随访显示骨完全愈合。

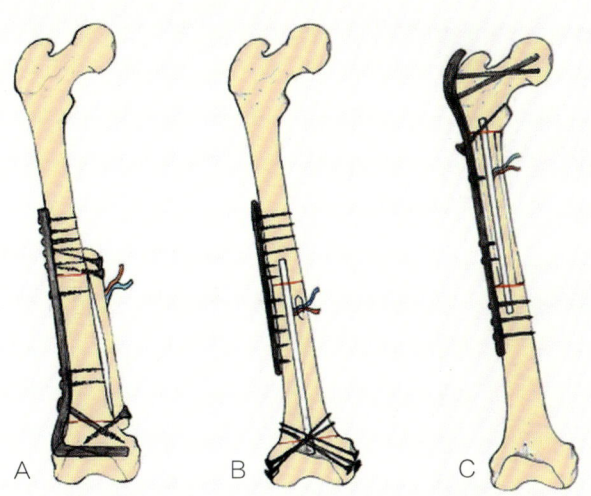

技术图 6-7　3 种不同的移植物在股骨中的组装方法。A. A 型：内侧嵌体。B. B 型：同心开口。C. C 型：同心封闭（经允许引自 Campanacci DA, Totti F, Puccini S, et al. Intercalary reconstruction of femur after tumour resection: is a vascularized fibular autograft plus allograft a long-lasting solution? Bone Joint J 2018; 100-B: 378-386）。

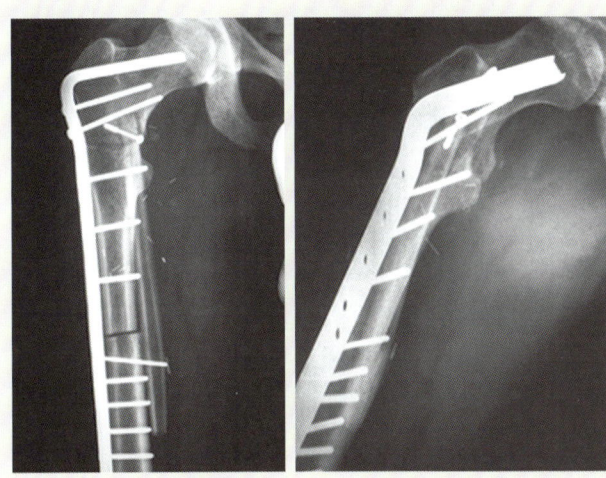

技术图 6-8　前后位和侧位 X 线显示在软骨肉瘤切除术后，使用 A 型嵌体组装 FVF 股骨骨干的插入重建。

截骨术的内侧，游离腓骨可用作因不愈合而失败的同种异体移植物的补救方法，将皮瓣覆盖物植入同种异体移植物表面，包括截骨螺钉固定术区（技术图 6-8）。

- B 型：大块同种异体移植物在髓腔的额状面上纵向切开，高速磨钻在髓腔上开槽，深度足以容纳腓骨，呈同心切开方式，腓骨长度应超过缺损长度 2~4 cm，并且在接受区截骨术仔细扩孔，组装时可以同心插入腓骨残端进入股骨的髓腔，通过长桥接板（成人 4.5 mm，儿童 3.5 mm）固定，在选定的近关节切除病例中，通过最小螺钉骨骺固定和骨干板固定。当腓骨稳定地插入股骨的髓腔时，固定硬件应仅涉及同种异体移植物，使血管化皮瓣不受激惹（技术图 6-9）。
- C 型：同种异体移植物保持圆周完整，扩大和扩髓管以能够以同心闭合方式接纳腓骨瓣；椭圆孔应在同种异体移植物皮质上打开，以供血管蒂通过，并且经常进行同种异体移植物的阶梯截骨术，以克服不匹配和增加移植物-宿主接触面。即使在这种情况下，也需要插入髓腔的腓骨瓣足够长，建议在同种异体移植物上使用单皮质角度稳定螺钉进行长桥接板固定。使用双皮质螺钉时，必须注意避免对腓骨瓣的激惹；在骨骺保留小的时候，在关节周围区域可以使用最小螺钉。这种封闭的同心配置可以更好地保持同种异体移植物的机械强度，并可能通过腓骨瓣诱导骨内膜实现内部修复；另外，闭合手术可能会干扰骨内膜皮质，可能对内部修复产生负面影响（技术图 6-10）。

- 在胫骨干重建中，腓骨皮瓣可单独用于直线结构，也可用双股或三股组装。
- 在长节段切除和近关节重建中，腓骨可以与巨大的同种异体移植物联用。
- 在胫骨中，建议使用开放式或闭合式同种异体移植技术进行同心配置。
- 在胫骨近端的骨骺内切除术中，残留的小骨骺碎片可以使用最小螺钉固定稳定。
- 可以直接缝合同种异体移植物的肌腱重建从胫骨结节剥离的髌腱及鹅足肌腱。
- 如果有足够的残余骨量，建议使用桥接钢板固定。
- 有些学者提倡在截骨部位使用双层钢板或额外的短钢板以促进愈合并降低骨不连的风险。

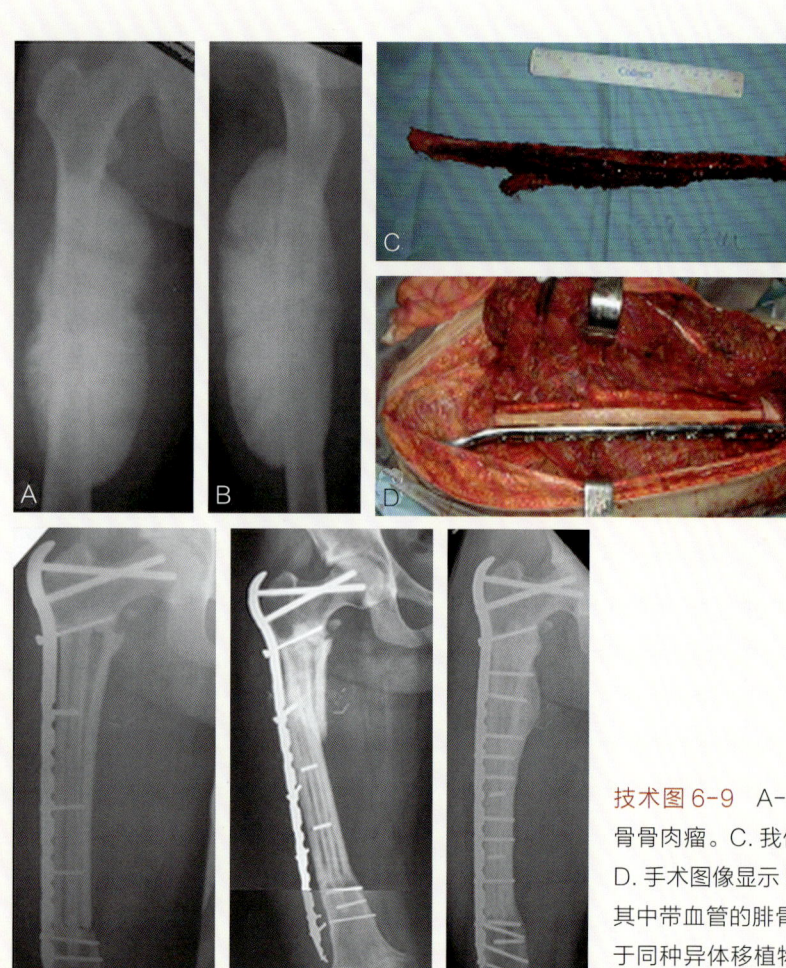

技术图6-9　A-B. 14岁男孩，前后位和侧位X线片显示右股骨骨肉瘤。C. 我们使用过的最长的移植物是腓骨长度为29 cm。D. 手术图像显示B型同心组装方式。E. X线显示术后C型重建，其中带血管的腓骨移植物在切除骨肉瘤（25 cm 骨切除术）后位于同种异体移植物的髓腔内。F. 创伤后骨折38个月，采用切开复位内固定治疗，置入自体骨保留钢板。G. 骨折愈合后4年随访。

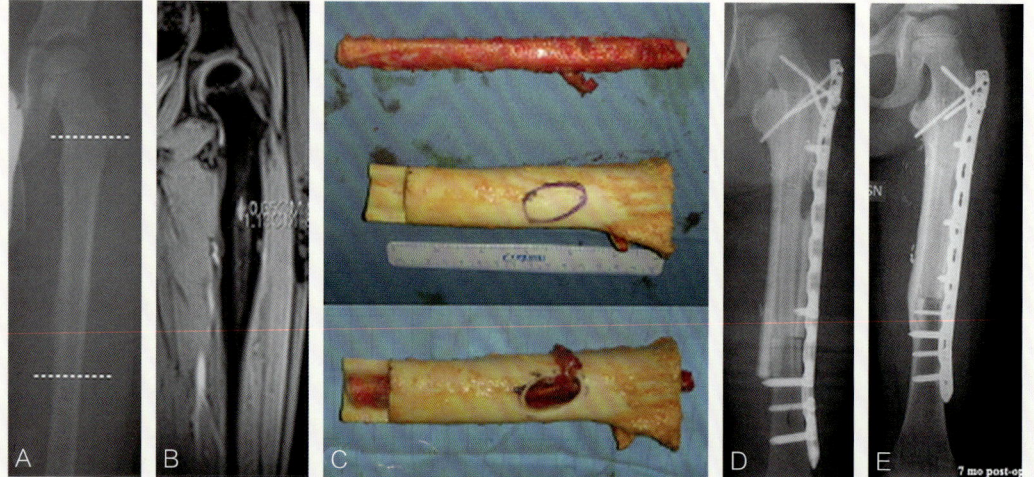

技术图6-10　6岁男孩，左股骨尤因肉瘤化学治疗后X线（A）和MRI（B）显示软组织延伸完全消失。C. B型同心闭合FVF的手术图像，同种异体移植物圆周完整，在同种异体移植物皮质上开一个椭圆形孔，供血管蒂通过。术后即刻（D）和随访7个月时（E）X线片显示，腓骨和同种异体移植物的生物骨整合。

游离血管化腓骨瓣关节重建

- 近端血管化腓骨可用于成人肿瘤切除后的远端桡骨关节重建。
- 对于成长中的儿童，包括生长板在内的近端腓骨可用于重建肱骨近端或远端桡骨，同时保留节段生长[10]。
- 上肢有限的肢体长度差异与临床无关，并且由于供区可能发生腓骨麻痹，应谨慎考虑使用骨骺生长板皮瓣进行肱骨近端置换术，通常仅供12岁以内儿童使用（技术图6-11）。
- 桡骨远端重建是儿童腓骨生长的选择指征，因为皮瓣的节段性生长可以防止桡骨棒手畸形。
- 结合带血管的腓骨和同种异体移植物进行股骨近端置换，但考虑到高失败率，不建议将该手术作为可靠的选择。
- 在肱骨近端，可以将二头肌肌腱残端缝合到残余肩袖、肩胛下肌和关节囊，以实现关节稳定性（技术图6-12）。残余的三角肌可以缝合至腓骨骨膜和肱肌前部以恢复主动外展。
- 在桡骨远端，可用肱二头肌肌腱固定关节，缝合残余的桡腕关节囊和韧带。
- 腓骨固定可以通过3.5 mm钢板与单皮或双皮质螺钉完成。
- 据报道，皮瓣每年增长 0.75~1 cm[11]。
- 在桡骨远端，已经观察到与尺骨的对称生长与转移骨骺的渐进重塑，最终形成与舟状骨和月骨相连的凹面（技术图6-13）。

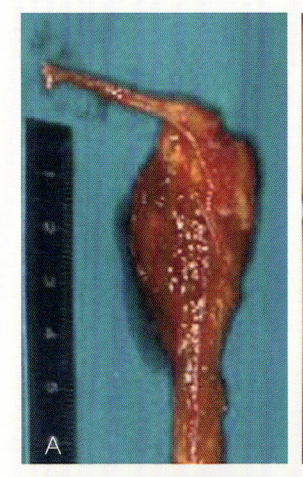
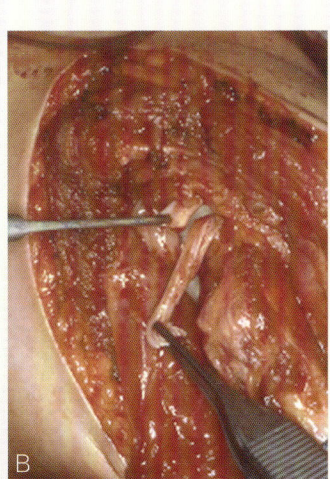
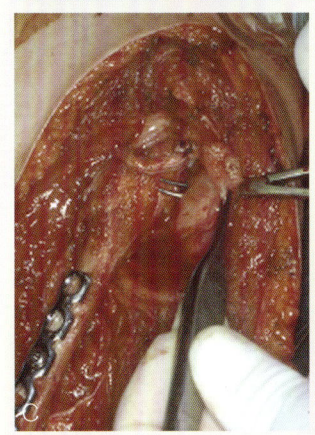
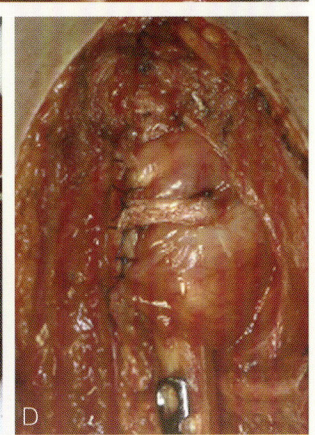

技术图 6-12　A. 在近端腓骨转移中，采集过程中保留了1条二头肌肌腱。B. 将二头肌肌腱缝合至肱二头肌长头的残余残端，并用于增强肩胛下肌和肩袖的肱骨近端关节置换术（C-D）。

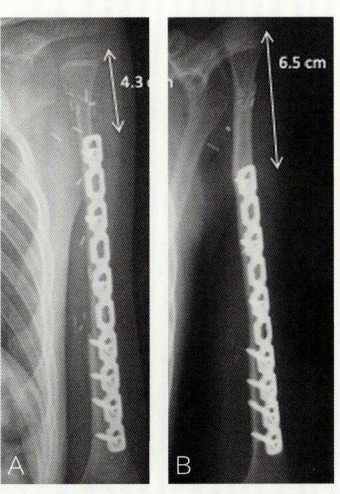

技术图 6-11　A. 10岁男孩，近端腓骨骨骺移植重建肱骨近端肿瘤切除术后缺损。术后1个月（A）和2.5年（B）X线片显示，平均每年纵向生长约0.9 cm，以及近端腓骨骨骺形状的进行性肱骨近端重塑。

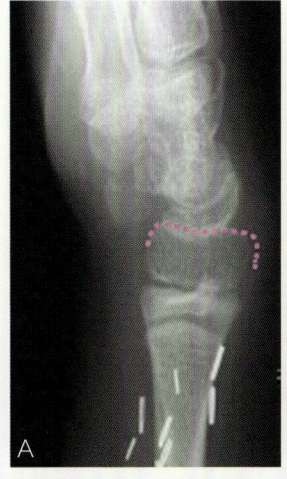
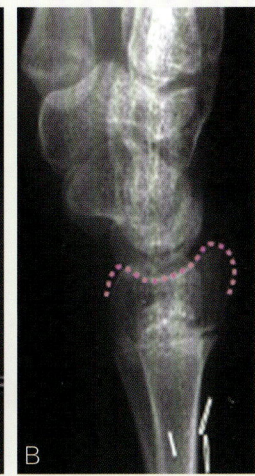

技术图 6-13　9岁男孩，在7 cm骨肉瘤切除术后接受了近端腓骨骨骺移植，以重建桡骨远端缺损。术后4个月（A）和4年（B）矢状位X线片显示，腓骨关节面逐渐凹陷，对应于第1腕骨列的凸起（粉色虚线）。

髂嵴皮瓣

获取

- 患者取仰卧位，骨盆下方有一个垫块以抬高供区。
- 识别并标记髂嵴、股骨血管和腹股沟韧带的方向。
- 切口平行于腹股沟韧带和髂嵴上方1 cm（技术图6-14A）。然后，确定DCIA和SCIA在髂外动脉的起源处。动脉的大小范围为1.5~3 mm，蒂长度为4~7 cm。
- 内外斜肌和腹横肌筋膜从内侧向外侧分开，露出血管蒂（技术图6-14B）。
- 髂前上棘内侧的股外侧皮神经应分离保护。
- 横向推进，腹肌从髂嵴剥离，显露髂嵴内侧的髂肌和位于其表面的血管蒂（技术图6-14C）。
- 一旦确定合适的皮瓣尺寸，在单皮质皮瓣的情况下，显露髂嵴的内表，可以用摆锯进行截骨术。在全层双皮质收获的情况下，必须显露髂嵴的外层，分离臀肌（技术图6-14D）。
- 皮瓣剥离后，血管蒂在原处切断，完成采集。
- 需要准确的软组织闭合以防止腹疝，通过抽吸引流管，将内斜肌缝合到残留的髂肌，将外斜肌固定到髂嵴和腹股沟韧带上的臀肌。

用于跟骨置换术的髂嵴

- 游离髂嵴皮瓣可用于肿瘤切除或外伤后骨丢失的跟骨置换（技术图6-15）。
- 全层双皮质髂骨移植物的形状可以适应跟骨切除术后的残余空间并倒置，留下足底侧的髂嵴近端作为承重面。
- 将距骨和骰骨的关节软骨去除后，在软骨下骨上用高速磨刀打出一个凹槽，与髂骨移植物远侧骨皮质和骨松质面吻合。
- 移植物的固定可以通过带或不带重建板的多个螺钉获得，目的是实现类似于距骨和跟骰骨关节融合术的结构。
- 跟腱止点通过移植物后部经骨缝合重建。
- 可在足底受体血管上进行血管弓吻合。

结合游离髂嵴加腓骨皮瓣进行肱骨远端置换术

- 结合游离骨瓣的生物重建已用于儿童肱骨远端置换。
- 带血管的游离髂嵴用于置换肱骨的后骨骺侧和游离腓骨的骨干部分。显微外科团队可以使用单独的手术野和器械从肘部缺损对侧的髂嵴和腿部采集两个皮瓣。
- 进行腓骨截取，从近端和远端分离腓骨血管，留下双

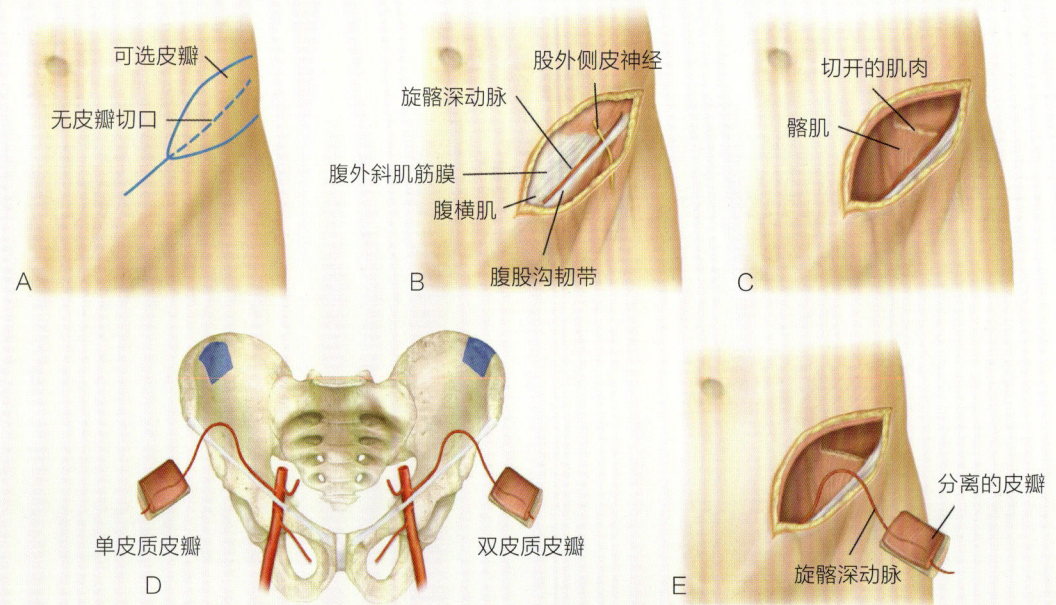

技术图6-14 A.切口平行于腹股沟韧带和髂嵴上方1 cm。B.分离内外斜肌和腹横肌筋膜，显露血管蒂，隔离和保护股外侧皮神经。C.腹肌从髂嵴上松开，露出髂嵴内侧的髂肌和位于其表面的血管蒂。D.最终收获的移植物可以作为单皮质皮瓣（左）或双皮质皮瓣（右）取出。E.如图所示，可以采集髂嵴的全层双皮质或部分厚度单皮质皮瓣。

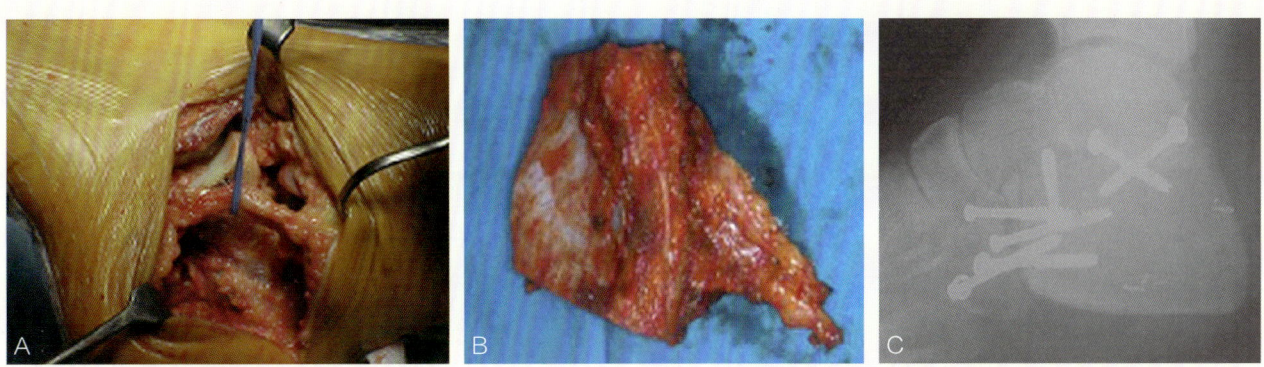

技术图 6-15 患者在跟骨成骨细胞瘤刮除和螺钉固定后，局部复发。A. 全跟骨切除术是通过外侧入路进行的。B. 髂嵴 FVF 用于重建，将移植物倒置，使嵴的光滑表面朝向足底区域。C. 用距骨和跟骨实现螺钉固定。

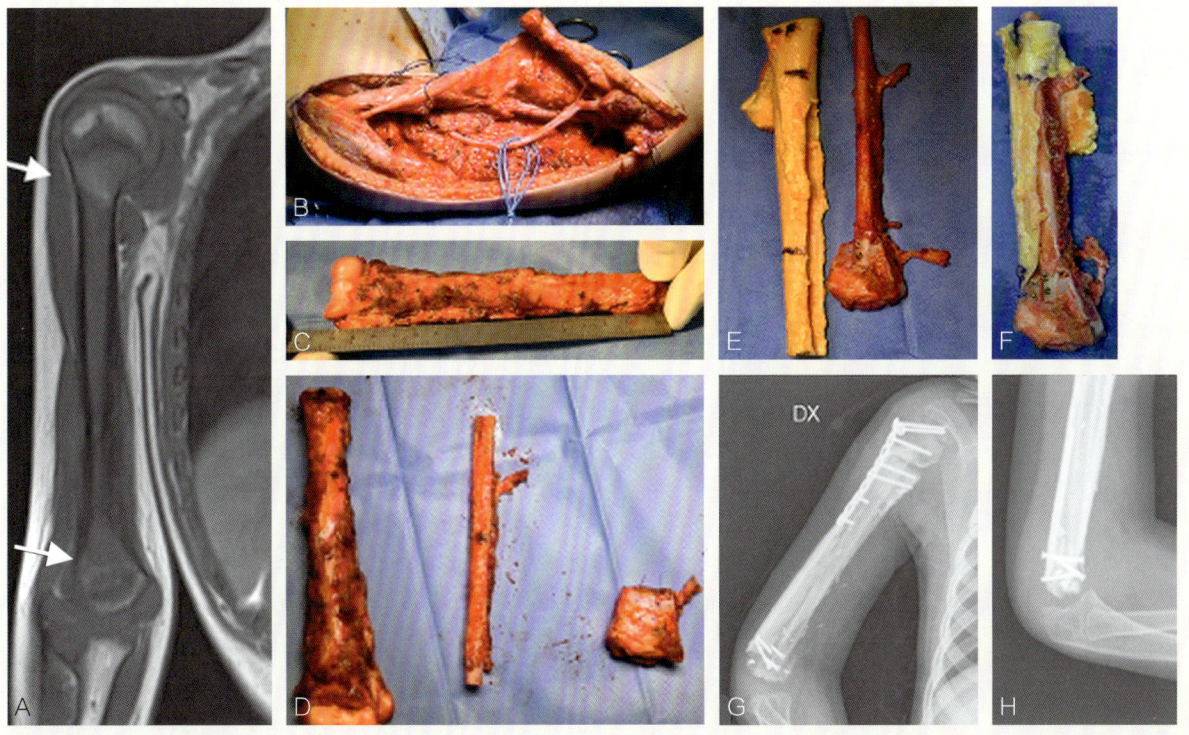

技术图 6-16　A. 5 岁男孩，肱骨尤因肉瘤病变扩散，白色箭头显示肿瘤的近端延伸。B-C. 进行了肱骨次全切除术，保留了近端骨骺和生长板。D. 采用双 FVF，使用髂嵴进行骨骺重建，使用腓骨进行骨干重建。E-F. 腓骨与髂嵴组装在一起，并用 2.4 mm 螺钉固定，腓动脉血管蒂与回旋髂深动脉吻合，同种异体移植物用于增强内植物的机械强度。G-H. 近端钢板固定和肘关节置换术后关节囊和韧带锚钉缝合的 X 线片。

血管蒂；全层双皮质髂嵴倒置，留下近端与鹰嘴相连（技术图 6-16）。

- 在骨瓣采集过程中，压电手术可安全、精确地切割骨骼。
- 获取两个游离皮瓣后，在单独的手术台上，使用高速磨钻或摆锯在髂嵴骨皮质和骨松质远端侧制作一个空腔以容纳腓骨残端。可以通过 2.4~2.7 mm 皮质螺钉固定皮瓣。
- 复合皮瓣组装后，在腓骨远端血管蒂与 DCIA 之间进行端－端微血管吻合。
- 然后，在近端腓骨残端和近端残余肱骨之间使用 2.7 mm 钢板进行接骨术。
- 在远端，髂嵴与鹰嘴相连，使用经骨缝合或骨锚精确重建关节囊和侧副韧带；可以考虑在髂嵴和鹰嘴之间进行临时（1 个月）经关节钢丝固定，以提高关节成形术的稳定性。
- 巨大的同种异体移植物或同种异体骨支柱可用于增强骨干，以提高内植物的机械稳定性。
- 最后，在上臂、肱深动脉和伴行静脉的受体血管上进行腓骨血管的近端吻合。

股骨内侧髁和滑车血管化移植物

- 在靠近膝关节的大腿远端 1/3 处通过内侧切口获取皮瓣，股内侧肌向前方牵拉，显露位于内侧肌间隔和股骨内侧髁上的膝降动脉。
- 皮瓣取自髁突的远下象限，必须小心保护保留在收获区域后部和远端的囊和内侧副韧带。

要点与失误防范

- 在骨干缺损重建中，可将游离血管化腓骨插入受体骨干的髓腔中，只要解剖尺寸合适，腓骨可以压入骨干和后骨骺，即使没有其他固定也能实现适当的机械稳定性
- 可以在游离腓骨的截骨部位抬高骨膜瓣，皮瓣可用于在骨干截骨术中，覆盖移植物和宿主骨之间的连接处，以提高愈合率
- 获取带血管的游离腓骨移植物时，必须保留至少 6~7 cm 腓骨远端残端，以避免踝关节不稳定。对于成长中的儿童，建议使用 3.5 mm 皮质螺钉进行下胫腓联合固定，以防止踝关节外翻畸形
- 建议尽可能在游离血管化腓骨间重建中使用桥接钢板固定；在同种异体移植物和血管化皮瓣组合的情况下，在近关节或骨骺内切除术中，可以在同种异体移植物和宿主的小残留骨骺段之间采用最小螺钉固定，注意避免腓骨穿孔，这可能发生骨折导致皮瓣血管化丧失
- 游离腓骨血管化皮瓣重建后，建议从术后第 1 天开始被动连续活动第 1 趾，以防止姆趾屈曲挛缩
- 对于成长中的儿童，在游离腓骨切除后必须考虑使用 3 枚皮质螺钉进行下胫腓联合固定，以防止踝关节外翻畸形

术后处理

游离血管化腓骨皮瓣

- 术后应监测患者的重要生理参数，特别是血压和血红蛋白水平。
- 应避免低血压，以维持血管蒂的血流量，血红蛋白水平不应超过 10 g/dL。
- 建议术后 5 天内给予稍高剂量的乳酸林格溶液维持治疗，并应谨慎评估输血指征。
- 常规使用低分子肝素预防血栓形成。
- 当皮瓣存在时，可用于监测皮瓣的活力和血运。
- 供区腿在 3 周内避免负重，但鼓励膝和踝关节的早期主动和被动活动，建议主动伸展第 1 趾以防止屈曲挛缩，3 周后截取的腓骨小腿可完全负重。
- 在接受部位，康复方案根据重建类型和固定稳定性而定。
- 在肱骨稳定固定的情况下，用吊带或支具保护肢体 3 个月，早期鼓励患者每天被动活动肘部。1 个月后，仍使用保护吊带，但需要每天被动活动肩部和肘部。影像学显示腓骨愈合后，停止使用吊带并进行肌肉锻炼的主动运动。
- 桡骨远端的关节重建，通常用肘部以上的石膏保护固定 1 个月，然后再用肘部以下的石膏固定 1 个月。
- 在下肢，膝关节周围的胫骨和近关节重建后，膝上石膏固定 3~4 周，注意保持踝关节 90°位；术后早期，石膏的主要作用是控制疼痛和防止踝关节马蹄挛缩；在股骨重建或有限的胫骨间切除术中，可以避免使用石膏固定。
- 通常在 3~4 周后，应尽快开始髋关节、膝关节和踝关节主动和被动运动。
- 允许在接受范围，使用脚趾接触负重，直至 X 线显示腓骨愈合；然后，开始渐进负重以刺激腓骨生长；皮瓣的愈合时间是可变的，取决于年龄、植入部位和辅助治疗（化学治疗会延长愈合时间）。在单独腓骨瓣的情况下，完全负重可以在完全愈合和初始生长后开始；当与同种异体移植物结合时，完全负重通常会延迟到同种异体移植物结合的初始迹象时；即使没有拐杖，也可以通过下肢坐骨支撑支架实现可接受的功能和部分负重行走，对儿童患者特别有益。

- 带血管化皮瓣的生物重建需要较长的术后恢复和康复时间,才会出现移植物愈合和生长,负重和主动运动对于腓骨瓣生长至关重要。应该在皮瓣的术后保护和渐进的机械负荷刺激之间找到个体化的平衡点,皮瓣生长发生多年,并且受到轴向载荷、疲劳骨折和愈伤组织形成的刺激。

髂嵴移植物
- 跟骨置换术。
  - 重建术后,需保护石膏固定 12 周。
  - 4 个月开始部分负重,6~8 个月开始完全负重。
- 肱骨远端置换。
  - 术后放置保护支架 4 周。
  - 经关节钢丝移除后,支具再维持几个月,同时鼓励每天小心地进行肘部被动运动。
  - 肩部和肘部的主动活动是渐进式的,一旦观察到皮瓣愈合时,就逐渐开始主动活动肩部和肘部。

预后
- 用于跟骨置换的髂骨嵴:据报道,该技术术后功能非常好,尽管足部气压检查略有改变,但步态分析结果几乎正常[13, 18]。
- 髂嵴加腓骨联合游离皮瓣置换肱骨远端:该技术的远期疗效尚缺乏,但初步观察表明,它是小儿肱骨远端切除术后维持骨量和肘关节功能的有用选择[12]。

并发症
供区并发症
- 游离血管化腓骨。
  - 血管化腓骨的采集需要分离踇长屈肌,并且由于可能的瘢痕或缺血性收缩,一种常见的供区并发症是大踇趾屈曲挛缩(图 6-7A)。可以通过鼓励术后自我评估的大踇趾伸展被动动员来预防这一并发症,如果发生屈曲挛缩,可以进行踇长屈肌肌腱松解或延长。
  - 爪状趾畸形已有描述,但这种并发症的发生率很低。
  - 至少保留 6~7 cm 腓骨远端残端,以避免踝关节不稳定。
  - 在发育中的儿童,当远端胫骨和腓骨生长板仍处于打开状态时,腓骨采集可能会导致胫骨外侧和腓骨生长板内侧超载,不对称生长导致踝关节外翻畸形(图 6-7B);因此,发育中的儿童,建议使用 3 枚 3.5 mm 皮质螺钉进行下胫腓固定和缝合[2];出现踝关节外翻畸形的风险与年龄、残余腓骨残端的长度呈负相关。2009 年,Nathan 等[15]推荐年龄和残端长度之和小于 16 时,进行下胫腓骨关节融合,但该数据未得到前瞻性研究的证实。
  - 延长腓骨骨干获长度时,在腓骨颈近端,应分离并保护腓神经。已有报道描述了腓总神经损伤,通常表现为短暂性麻痹,最终在保守治疗后恢复。
  - 截取生长板开放的腓骨近端时,以胫前动脉为基准,腓总神经的部分分支可穿过胫骨前肌和趾长伸肌之间的分离平面,在这种情况下,需要切断这些分支和随后的神经缝合术,从而导致术后足下垂。在大多数病例中,观察到短暂性神经麻痹伴完全功能恢复,但也有腓神经持续性缺陷的报道;偶尔观察到胫骨前肌或趾长伸肌或踇长伸肌的特定功能障碍。
  - 膝关节内翻不稳可能是腓骨近端采集时外侧副韧带从骨骺处脱离的结果,建议通过胫骨缝合或订书钉准确重建胫骨骨骺,以预防这种并发症。
- 髂嵴皮瓣。
  - 股外侧皮神经损伤:应分离和保护该神经,但如发生横断,可用神经缝合术修复。
  - 髂腹股沟神经损伤。
  - 腹部疝,常发生在广泛的双皮质切取时。
  - 供区疼痛。
- 股骨内侧髁。
  - 供区发病率低。
  - 滑车取骨后可观察到持续性疼痛;骨折风险与股骨内侧髁采集长度超过 7 cm 有关。

其他并发症
- 血管蒂血栓形成继发皮瓣坏死。
- 皮肤岛状皮瓣坏死。
- 感染。
- 骨不连。
- 断裂和内固定失效。

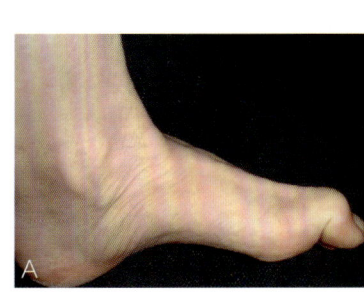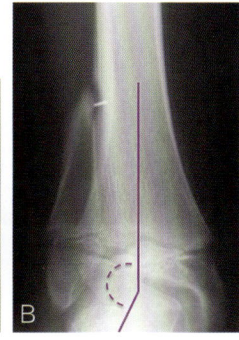

图 6-7 A. FHL 与后筋膜室肌肉粘连或 FHL 缺血性收缩引起的踇趾屈曲挛缩的示例。B. X 线片,由于胫骨骨骺外侧部分的生长受到抑制,腓骨近端迁移和外翻踝关节不稳显示在成长期儿童的供体部位(紫色线显示外翻角畸形)。

第 7 章 骨肿瘤病灶内切除后局部佐剂的使用
Use of Local Adjuvants Following Intralesional Resection of Bone Tumors

Jacob Bickels and Martin M. Malawer

背景

- 骨的良性侵袭性肿瘤、低级别肉瘤及转移性肿瘤，特别是位于承重关节者，可通过病灶内切除进行治疗。与广泛肿瘤切除术相比，从腔内切除肿瘤同时保留周围皮质可保持相邻关节的功能，并减少对上覆软组织的损伤，降低手术相关并发症的发生率。
- 腔内切除主要通过刮除术（图 7-1A）完成。然而，部分肿瘤因其肿瘤腔形态不规则，可能难以彻底清除微小甚至肉眼可见的残余肿瘤组织。为此，可借助机械、化学或热能辅助方法扩展切除边界，包括高速磨钻、液氮冷冻、苯酚灌注、电灼术及氩气刀凝固（ABC）等技术。
  - 刮除术后使用高速去毛刺可延长皮质窗口，去除骨间隔，并清除剩余的不规则皮质和反应性骨，这一过程被称为肿瘤腔的外部化（图 7-1B）。尽管高速磨钻被归类为刮除术的辅助手段，但在绝大多数腔内切除术中，刮除术与高速磨钻通常联合使用，无论是否同时采用其他局部辅助治疗。
  - 精细、彻底地刮除，以及高速磨钻处理的重要性不容忽视。一旦这两者完成得当，其治疗效果往往已足够显著，其他局部辅助方法的附加疗效相对较小[1, 3, 17, 21]。
- 病灶内切除包括以下 4 个连续的步骤。
  - 显露并打开一个大的皮质窗口。
  - 通过刮除和高速磨钻去除肿瘤。
  - 使用化学或发热局部佐剂。
  - 肿瘤腔的机械强化。

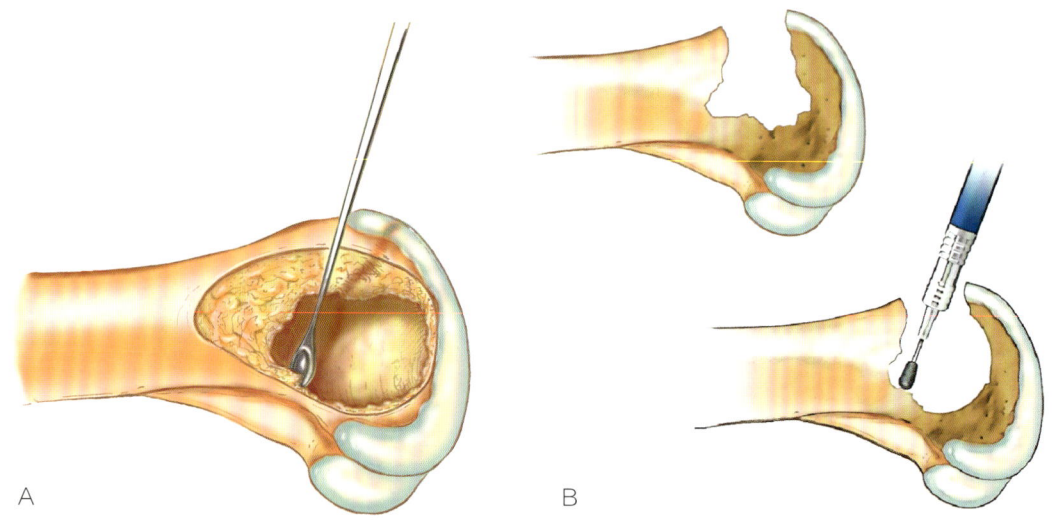

图 7-1　A. 肿瘤腔的刮除。B. 刮除术后使用高速磨钻可扩大皮质窗、去除骨间隔和不规则皮质，导致肿瘤腔外化。

皮质窗

- 骨肿瘤病灶内切除的基本步骤是肿瘤的广泛显露、打开大的皮质窗、细致的刮除；每一个步骤都是强制性的，以获得足够的显露范围和允许打开大的皮质窗，为整个肿瘤腔的刮除创造良好的条件（技术图 7-1）。
- 皮质窗的大小应至少达到肿瘤腔长度的 50%[5, 17]。

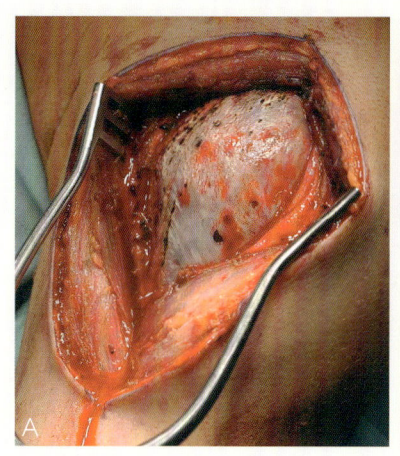
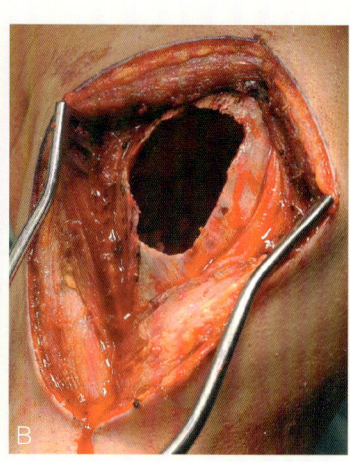

技术图 7-1　A. 术中照片显示覆盖在肱骨近端动脉瘤性骨囊肿和扩张的皮质。B. 打开一个巨大的皮质窗，以便刮匙到达肿瘤腔的各个角落。

刮除

- 完成刮除时，肿瘤腔内应没有任何肉眼可见的肿瘤组织。
- 随后进行高速磨钻处理，去除骨间隔和不规则皮质，处理后可见白色和光滑的皮质（技术图 7-2）。

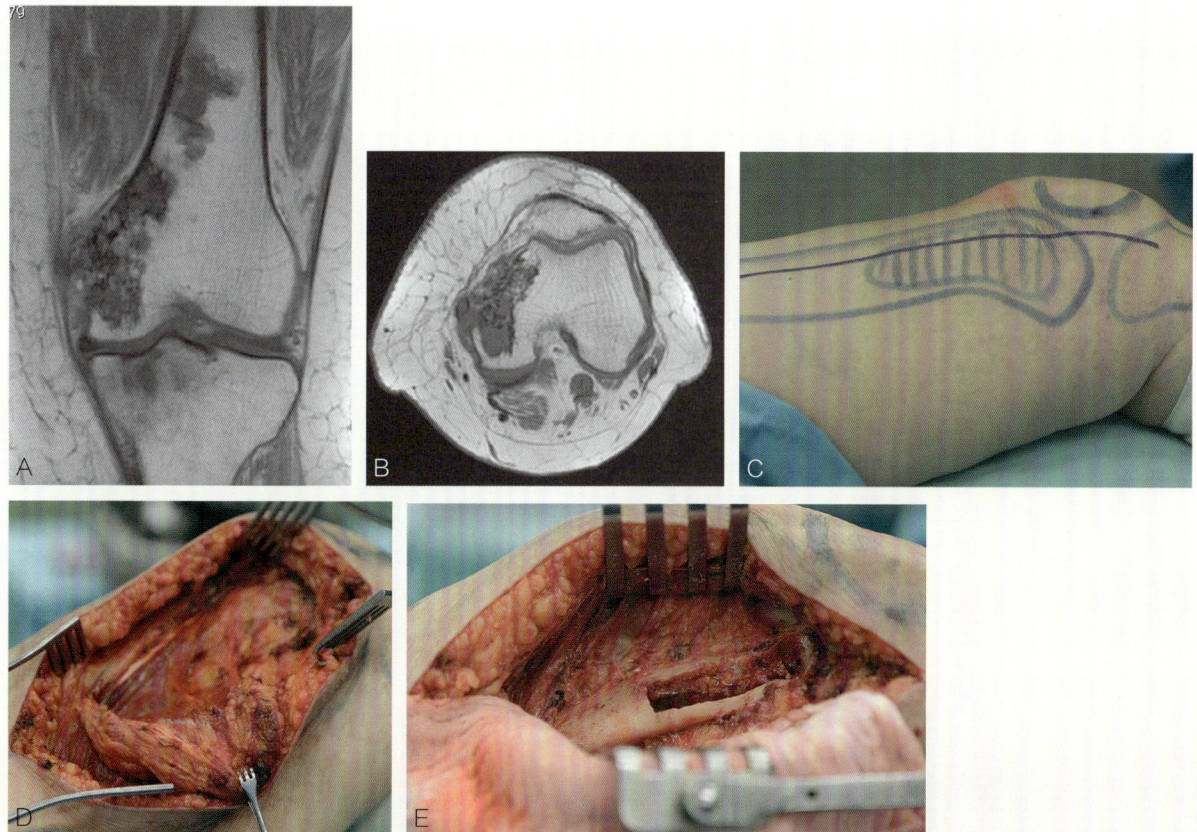

技术图 7-2　股骨远端冠状位（A）和轴向位（B）MRI 显示，髓内低级别软骨肉瘤侵犯内侧皮质。C. 在皮肤上标记计划的手术切口、区域骨解剖和股骨内肿瘤的位置。D. 股内侧肌分离并显露股骨远端内侧面。E. 形成一个暴露肿瘤组织的大皮质窗。

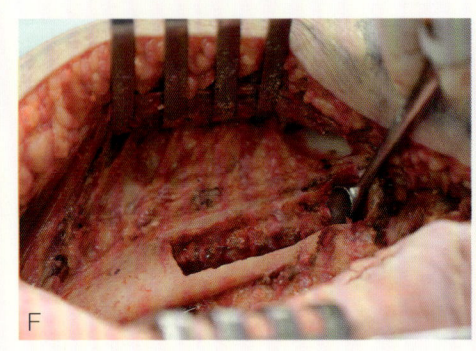 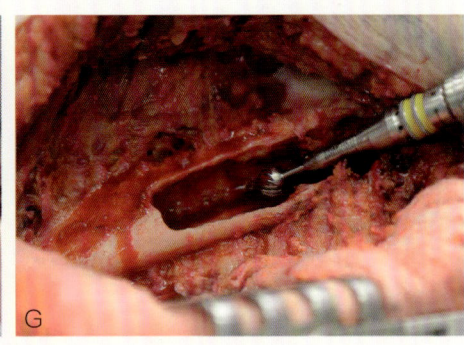

技术图 7-2（续） F.肿瘤腔的刮除。G.高速磨钻。

辅助手段

冷冻消融

- 冷冻消融通过直接倒入液氮或通过金属探针输送氩气形成低温，目的是根除刮除术和高速磨钻打磨后肿瘤腔内残留的微小病变 [2, 13]。
  - 快速冷冻和缓慢解冻的反复循环使肿瘤腔 2 cm 范围的细胞死亡和骨坏死 [14, 15]。
- 直接倾倒液氮是骨肿瘤冷冻消融的传统方式。
- 这项技术有以下缺点。
  - 注入液氮后，肿瘤腔内不同部位的温度或总冷冻时间均不受控制。
  - 基于液氮的冷冻消融是一个依赖于重力的过程，也就是说，倾倒的液体不能到达位于液面以上的肿瘤腔的角落。
  - 计算机控制的封闭冷冻消融系统可解决上述缺点。
- 步骤。
  - 用凝胶填充肿瘤腔，并在肿瘤腔内的长度和体积周围均匀放置空心金属探针 [2]。
  - 然后氩气（冷冻气体）通过探针，达到低至 190℃的温度，并在探针尖端周围形成冰球（技术图 7-3）。
  - 使用相同的探头和输送系统在冷冻消融结束时输送氦气（解冻气体），以实现默认温度高达 35℃的快速解冻。
  - 根据肿瘤腔的体积和形状，进行 1~2 次冻融循环。
- 肿瘤腔周围骨和软组织坏死致使冷冻消融与大量并发症有关，包括感染、病理性骨折和邻近关节间隙周围的退行性改变 (技术图 7-4) [9, 13, 18, 19, 22, 23]。
- 为了减少并发症的发生率，进一步改进手术技术。
  - 植骨以支撑关节软骨。
  - 延长预防性抗生素的使用。
  - 遵循严格的术后非负重康复方案。
- 尽管如此，由于其复杂性，冷冻消融术最好由受过良好训练的外科医生实施。

苯酚

- 苯酚是一种半透明且可溶于醇的液体，可通过广泛的蛋白质凝固诱导非特异性和快速的细胞坏死。
- 苯酚可用作刮除术和高速磨钻打磨后的局部佐剂。
- 将浸有 50%~90% 苯酚的棉签或纱布垫涂抹在肿瘤腔的皮质上 2~5 分钟，然后用盐水灌洗或酒精清洗瘤腔 (技术图 7-5) [6, 8, 10, 12]。
- 一般进行 2~3 个循环。
- 鉴于苯酚具有腐蚀性，应采取必要的防护措施，避免

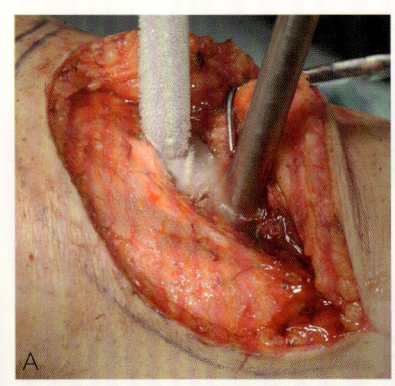 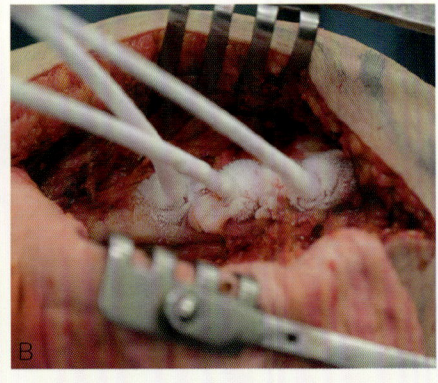

技术图 7-3 A.金属探针位于胫骨近端肿瘤腔内的凝胶中，冷冻过程正在进行中，远端探针周围的凝胶仍然明显可见。B.3 枚金属探针位于股骨远端的肿瘤腔内，冷冻过程已经完成，所有的探针都被冰包裹。

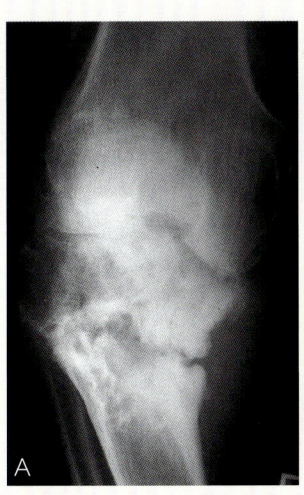 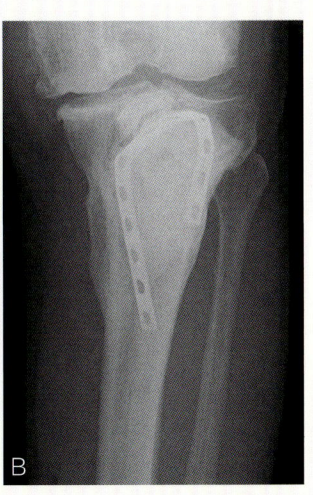 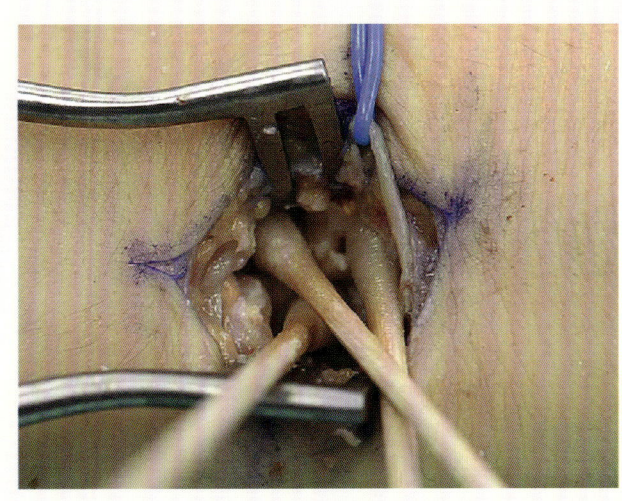

技术图 7-4　A. 该部位巨细胞肿瘤冷冻消融 7 个月后近端胫骨病理性骨折。B. 胫骨近端巨细胞肿瘤冷冻消融 4.5 年后，膝关节内侧周围发生的退行性变（畸形、关节间隙狭窄和骨赘形成）。

技术图 7-5　在第 2 掌骨巨细胞肿瘤的肿瘤腔进行刮除和高速磨钻打磨后，将浸泡有 80% 苯酚的棉签放置在腔内。

吸入或接触皮肤及眼睛。然而，由于手术中使用的苯酚剂量极少，且操作时配有手套及护目镜等防护装备，术中使用苯酚被认为是安全的，迄今在骨肿瘤外科领域尚无不良事件报道。

- 与冷冻消融不同，苯酚的组织渗透范围有限（约

200 μm）[16]，使用这两种局部佐剂处理的肿瘤的局部复发率相当[23]。然而，据报道，接受冷冻消融治疗患者的并发症发生率更高，基于该研究，可以推测，与冷冻消融相关的 200 μm 深度以下的额外组织坏死与相关并发症导致其临床获益极小。

电刀烧灼和氩束凝固

- 电刀烧灼利用直流电通过电阻金属尖端，产生热量并随后破坏组织。
- 电刀烧灼仅在装置尖端引起组织破坏。
- 氩束凝固利用高频交流电通过电离氩气束，产生高频电火花，与下层组织接触后，引起组织凝固和细胞收缩。
- 氩束凝固在较大区域产生火花，因此更适合覆盖与病灶内骨肿瘤切除相关的较大区域[7, 11, 20]。
- 肿瘤腔的机械重建对于骨愈合和预防病理性骨折至关重要。
- 重建的方式包括骨移植、骨水泥和内固定装置（技术图 7-6）。
- 骨水泥通常用于不能被骨移植物完全填充的巨大瘤腔，骨水泥不被认为是刮除术的佐剂，因为其在体内的聚合热没有超过肿瘤杀伤所需的阈值[24]。此外，在距离关节软骨 1 cm 内放置骨水泥，可能导致退行性变发生率升高[4]。
- 如果切除边缘距离关节软骨距离 < 1 cm，则应覆盖移植骨以支撑软骨下骨。
- 小瘤腔内避免使用骨水泥和（或）内固定装置，但应进行渐进式和长期负重康复治疗。

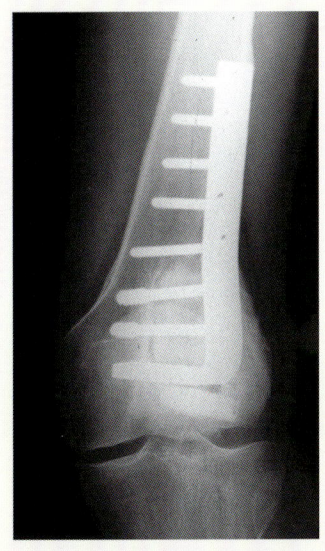

技术图 7-6　骨巨细胞瘤病灶内切除术后股骨远端肿瘤腔的重建，骨移植物和骨替代品覆盖在关节软骨上，肿瘤腔充满骨水泥并用侧板支撑。

总结

- 局部佐剂用于延长刮除术的切缘,高速磨钻打磨与刮除术相辅相成,实现肿瘤腔外化。
- 细致的刮除术是局部肿瘤控制和预防肿瘤复发的重要手段。
- 使用冷冻消融和苯酚局部佐剂处理后的局部复发率相当,但冷冻消融的并发症发生率更高。
- 骨水泥不被认为是刮除术的佐剂,而是一种可提供即时机械稳定性的骨腔填充剂。

第 8 章 骨巨细胞瘤：概述和管理指南
Giant Cell Tumor of Bone: Overview and Guidelines for Management

Jose Casanova and Jacob Bickels

背景

- 骨巨细胞瘤（GCT）是临床上较常见且需手术治疗的骨肿瘤之一，常见于年轻成人负重关节附近。其治疗目标是在获得良好局部肿瘤控制的同时，尽可能保留邻近关节软骨的功能与结构完整性。
- GCT 治疗过程中积累的经验对其他多种骨肿瘤的治疗也具有重要的指导意义。
- 本章概述了 GCT 的生物学行为、肿瘤切除手术技术的革新及目前 GCT 管理的指南。

GCT 的生物学行为

- GCT 是一种局部侵袭性原发性骨肿瘤，转移较为罕见。组织学上主要由卵圆形或饱满梭形的单核细胞及均匀分布的多核巨细胞构成（图 8-1）。
- 在骨骼发育成熟的患者中，GCT 最常累及长骨的骨骺区。
- 大多数患者年龄为 20~55 岁，发病率高峰为 20~30 岁。
- GCT 最常见于长管状骨的骨骺末端，股骨远端、胫骨近端和桡骨远端也是最常见的部位；它通常表现为邻近关节周围疼痛，较大的肿瘤常造成皮质破坏区域和软组织膨胀性扩张部位的肿胀和压痛。
- GCT 传统上被归类于原发性、良性、侵袭性骨肿瘤，然而这个观点是具有误导性的，因为有 2.1% 的病例

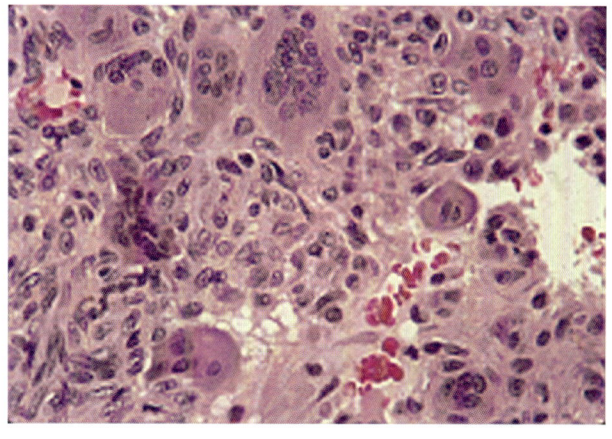

图 8-1 GCT 的典型病理，包括椭圆形或圆形的梭形单核细胞，其间均匀点缀着多核巨细胞。

发生肺转移，1.8% 的病例有恶性倾向或者将发生恶变 [5, 15-18, 20-22, 32, 37]。

- 影像学上，GCT 通常表现为位于干骺-骨骺区域的偏心性病变，相邻的上覆皮质通常会扩张并被破坏（图 8-2）。
- 根据影像中病变外周骨皮质的破坏程度，Campanacci 等 [10] 将 GCT 分为以下 3 级（图 8-3）。
  - Ⅰ级：肿瘤周围有一层薄的成熟骨和完整的皮质。
  - Ⅱ级：肿瘤上覆皮质扩张，周围无边缘。

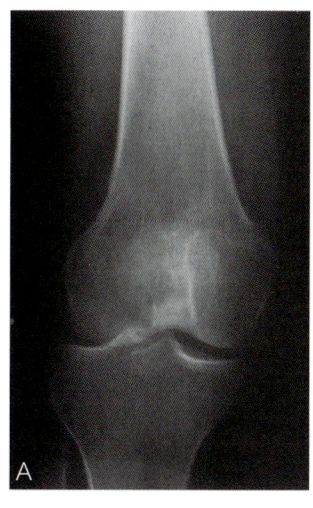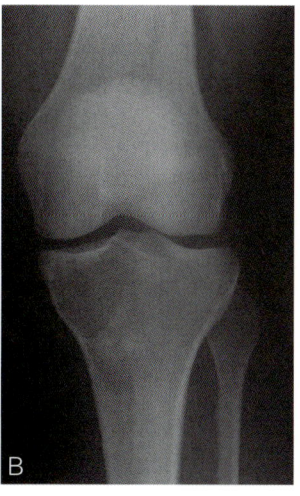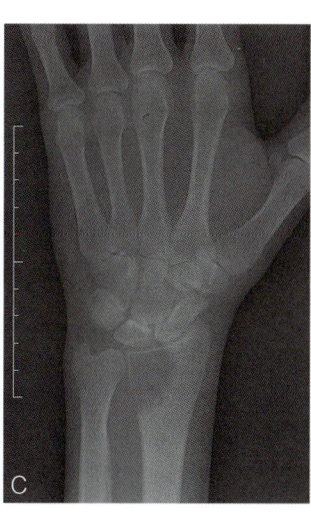

图 8-2 X 线片显示 GCT 位于股骨远端（A）、胫骨近端（B）和桡骨远端（C）。

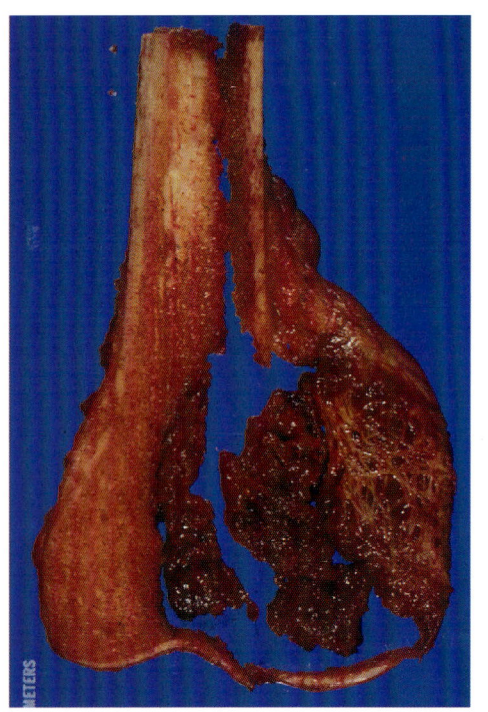

图 8-3 股骨远端的 Campanacci Ⅲ 级 GCT 横切面，皮质破坏并延伸至上面的软组织。

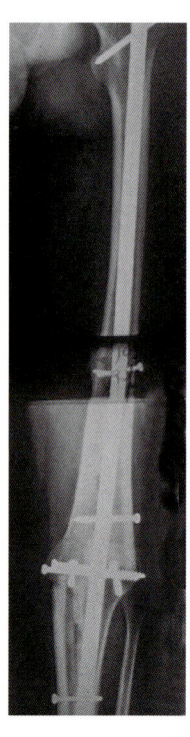

图 8-4 平片显示股骨远端 GCT 广泛切除术后膝关节融合术后改变（切除 - 融合术）。

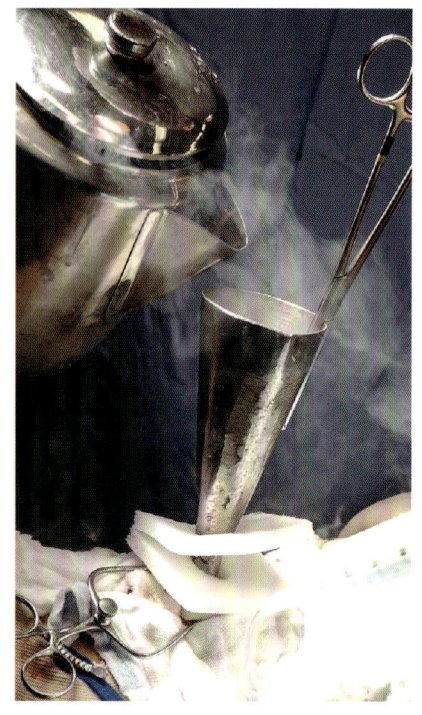

图 8-5 将液氮直接倒入瘤腔内。在冻融循环过程中，通过明胶海绵垫和持续用温盐水冲洗来保护软组织。

- Ⅲ级：肿瘤穿过覆盖的皮质，延伸到周围的软组织。
- 在他们研究的 327 位 GCT 患者中，3% 为 Ⅰ 级，70% 为 Ⅱ 级，27% 为 Ⅲ 级；9%（29/327）出现病理性骨折。

手术治疗

冷冻术

- 传统上，GCT 采用广泛局部切除术治疗，在 19 世纪 60~70 年代尚无假体可用时，关节重建通过关节融合术实现（图 8-4）。尽管大多数患者实现了局部肿瘤控制，但年轻人负重关节周围的广泛切除导致关节功能严重受损。
- 为了采用病灶内肿瘤切除以保留相邻关节表面，美国纪念斯隆·凯特琳癌症中心的 Ralph Marcove 团队开创了冷冻手术，将液氮倒入肿瘤腔后进行肿瘤组织刮除（图 8-5）。
  - 通过宽切口、刮除术和肿瘤腔的重复液氮置入，可使局部温度达到 −20℃[30]，肿瘤腔的重建方式包括骨移植或骨水泥填充[27-30]。
  - 初期 25 例患者的肿瘤复发率为 36%；在后续 27 例中，通过扩大暴露范围与精细刮除，复发率降至 12%[30]。
- 冷冻手术技术的后续改进包括使用计算机控制的封闭系统，该系统采用金属探针，通过金属探针输送氩气（冷冻剂）（图 8-6）[7]。在冷冻循环结束时，通过相同的探头输送氦气（解冻剂）即可[7]。
- 冷冻手术与相当多病状的出现有关：包括病理性骨折、感染和邻近关节的退行性变[23, 25, 38, 39, 44, 45]。此外，该技术操作复杂、设备昂贵，其开展亦受到一定限制。

佐剂

- 为降低局部复发率，刮除术常联合使用多种局部辅助治疗。
  - 苯酚通过蛋白质凝固诱导细胞坏死，使用方法为用蘸有苯酚的棉签或纱布敷于肿瘤腔内。与液氮（组织穿透深度为 7~12 mm）相比，苯酚穿透深度有限（约 200 μm），但两者在降低复发率方面疗效相近[26, 31, 45]。
  - 相较于冷冻手术，苯酚的安全性更高，未见明显术后并发症[45]。
- 刮除术的其他局部佐剂包括乙醇、氩束冷冻消融、电灼、过氧化氢、氯化锌，虽然它们较常用，但这些局部佐剂对刮除术的疗效尚未在前瞻性和对照试验中得到验证[6]。
- 骨水泥尚未被证明具有体内杀伤肿瘤的作用，因此不

第 8 章 骨巨细胞瘤：概述和管理指南

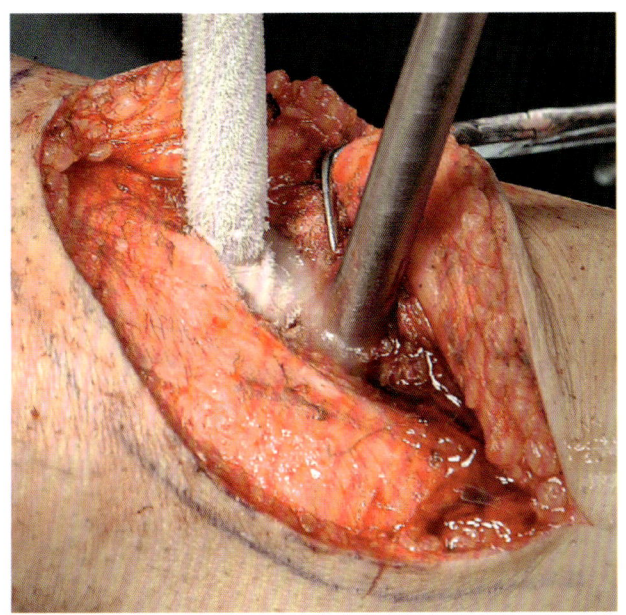

图 8-6 在注入氩气之后，瘤腔内的金属探针周围会形成一个冰球。

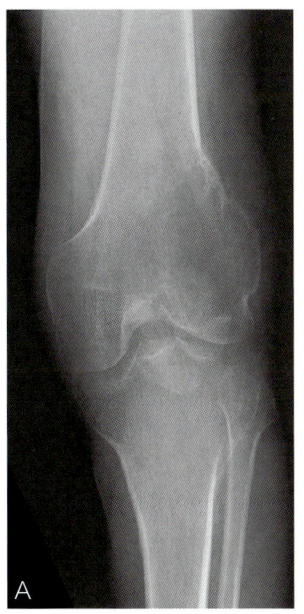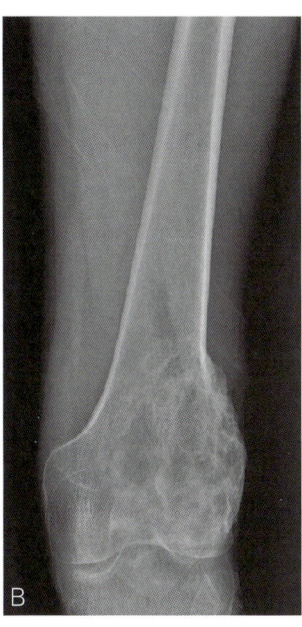

图 8-7 A. X 线片显示股骨远端为 Campanacci Ⅲ 级的 GCT。B. 经过 6 个月的地舒单抗治疗后，肿瘤生长边缘周围已形成硬化缘。

被认为是刮除术的局部佐剂，它的使用为肿瘤腔提供了即刻负重和功能所需的机械稳定性[6]。
- 细致的刮除术和对肿瘤腔进行高速磨钻打磨，是实现局部肿瘤控制的最重要决定因素[6]。

地舒单抗

- 地舒单抗是一种人单克隆抗体，靶向核因子 Kappa β 配体的受体激活剂，抑制破骨形成，其使用可降低手术分级。地舒单抗每 4 周皮下注射一次，在治疗的第 1、8 和 15 天给予负荷剂量，新辅助治疗的持续时间为 6~12 个月[1, 9, 19, 42]。
- 地舒单抗的使用可诱导肿瘤组织周围和内部骨壳的形成（图 8-7），该骨壳为大范围切除提供了清晰的界面（即将壳与其下的肿瘤整体切除），并降低了周围软组织内肿瘤组织残留的可能性（图 8-8）。
- 基于对 36 例接受地舒单抗治疗的 GCT 患者肿瘤反应的轴向 CT 评估，Campanacci 等提出了以下分类系统。
  - 0 型：肿瘤大小增加超过 25%（进行性疾病）。
  - 1 型：肿瘤大小增加小于 25%（病情稳定）。
  - 2 型（部分缓解）：病变稳定，有骨化证据。
    - 2A 型：肿瘤外壳已骨化，内部骨化小于 30%。
    - 2B 型：肿瘤外壳已骨化，内部骨化 30%~60%。
    - 2C 型：肿瘤体积缩小，外壳骨化，内部骨化超过 60%。
  - 在该研究的 36 例患者中，所有肿瘤均有骨化证据，

8 名患者为 2A 型、9 名患者为 2B 型、19 名患者为 2C 型[9]。
- 与广泛切除相反，病灶内切除可能无法实现局部肿瘤控制，因为肿瘤腔内的骨壳和骨间隔可能含有肿瘤细胞（图 8-9）[1]。
  - 术前给予地舒单抗后，行 GCT 病灶内切除无法降低局部肿瘤复发率，现有数据表明，其甚至可导致较高的局部肿瘤复发率[1, 9, 24, 34-36, 40, 42, 43]。
  - Errani 等[19] 报道，在 30 名 GCT 患者中，给予地舒单抗并接受刮除术治疗的患者的局部复发率为 60%，而仅实施刮除术治疗患者的复发率为 16%。
- 地舒单抗具有显著的副作用。
  - 在一项对 532 名患有 GCT 并接受地舒单抗治疗患者的研究中，Chawla 等[12] 报道其中 138 名患者（26%）发生严重不良事件，这些并发症包括 24 例（5%）低磷血症，17 例下颌骨坏死（3%），4 例非典型股骨骨折（1%）和 4 例肉瘤转化（1%）[12]。
  - 其他研究也报道了给予地舒单抗后 GCT 恶变[1, 2, 33, 35, 36]。

总结

- 对 GCT 进行病灶内切除术时，大皮质窗口的充分显露、细致的刮除术及高速去毛刺，是实现局部肿瘤控制的主要手段。
- 虽然局部佐剂的价值尚未证明，但其常被使用，如电烙和苯酚，其简单、价格低廉且并发症发病率低。

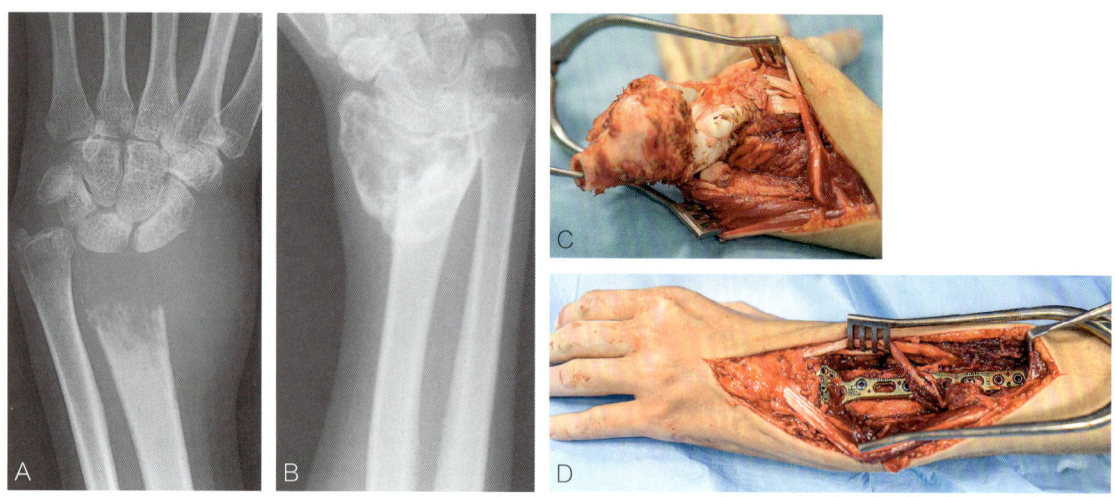

图8-8 A. X线片显示桡骨远端的Campanacci Ⅲ级GCT。B. 地舒单抗治疗6个月后，肿瘤生长边缘周围形成了硬化边缘。C. 进行大范围切除，并将肿瘤与周围的硬化边缘整体切除。D. 腕关节固定术通过髂嵴自体移植进行。

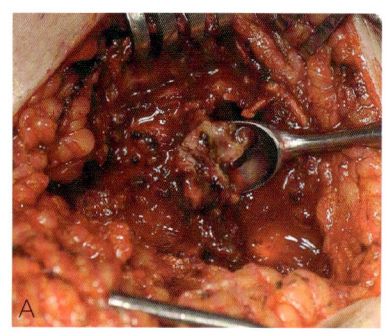
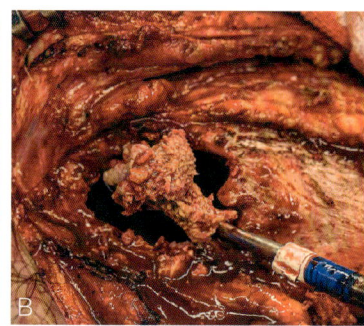

图8-9 A. 典型的巨细胞肿瘤组织通过刮匙从肿瘤腔中取出。B. 地舒单抗治疗后肿瘤组织骨化，打磨肿瘤组织与周围反应性骨之间的平面。

- 骨水泥可即刻为肿瘤腔提供机械稳定性，并可早期负重，但不被视为刮除术的局部佐剂。
- 不鼓励在刮除术前使用地舒单抗进行新辅助治疗，因为局部肿瘤复发率相对较高。
- 目前，推荐在计划广泛切除的高危病例中使用地舒单抗，在这种情况下，地舒单抗在肿瘤的软组织成分周围形成硬化边缘，有利于肿瘤组织和周围正常组织之间的安全切除，使用地舒单抗的第二个适应证是用于稳定无法进行手术切除的肿瘤病灶。

第2篇　肩胛带和上肢
Shoulder Girdles and Upper Extremity

第 9 章　肩胛带周围肿瘤切除概述 / 88
Overview of Resections around the Shoulder Girdle

第 10 章　腋窝探查及肿瘤切除术 / 97
Axillary Space Exploration and Resections

第 11 章　肩胛骨全切除术假体重建 / 105
Total Scapular Resections with Endoprosthetic Reconstruction

第 12 章　肱骨近端切除假体置换术：关节内和关节外切除术 / 114
Proximal Humerus Resection with Endoprosthetic Replacement: Intra-articular and Extra-articular Resections

第 13 章　肱骨远端切除假体置换 / 127
Distal Humeral Resection with Prosthetic Reconstruction

第 14 章　骨转移癌的外科治疗：肱骨病变 / 137
Surgical Management of Metastatic Bone Disease: Humeral Lesions

第 15 章　肩胛带离断术 / 146
Forequarter Amputation

第 16 章　肘上和肘下截肢术 / 153
Above-Elbow and Below-Elbow Amputations

第9章 肩胛带周围肿瘤切除概述
Overview of Resections around the Shoulder Girdle

James C. Wittig, Martin M. Malawer, and Kristen Kellar-Graney

背景

- 上肢骨和软组织肿瘤发病率约为下肢的1/3[3]。肩胛骨和肱骨近端是原发性肉瘤的常见部位,包括好发于小儿的骨肉瘤及尤文肉瘤和好发于成人的软骨肉瘤。转移性肿瘤,尤其是肾癌常转移至肱骨近端。上肢软组织肿瘤常转移至肩胛带并累及肩胛骨、肱骨近端或锁骨。腋窝是肩胛带区另一个原发性软组织肿瘤好发部位,也是肿瘤转移或淋巴结扩散时易累及部位。腋窝是相对"隐蔽"的地方,肿瘤可生长很大后才出现症状或被发现。

- 肩胛带由肱骨近端、肩胛骨、锁骨远端1/3及周围软组织组成。其中每块骨骼都可发生原发性恶性骨肿瘤或出现肿瘤转移性病灶,伴或不伴软组织侵犯。肩胛带也可被软组织肉瘤侵犯,处理时应与原发性骨肿瘤切除重建一样(图9-1)。

- 20世纪中期之前,肩胛带恶性肿瘤治疗常用肩胛带离断术。现今,95%以上肩胛带肉瘤患者可选择肿瘤切除的保肢手术,比如Tikhoff-Linberg切除术或其改良术式[6]。神经血管束与肿瘤及肩胛带其他结构的解剖关系是决定肿瘤可否切除及切除后重建方法的重要因素。

- 肩胛带肿瘤的切除与重建包括三部分。
  - 遵循肿瘤学原则行手术切除肿瘤。
  - 骨骼缺损的重建(如假体置换)。
  - 用各种肌瓣转移的方法重建软组织缺损以覆盖重建的骨骼并确保肢体功能。

- 所有肩胛带重建的目的是提供一个稳定的肩关节,并保证肘关节及手的正常功能。肿瘤切除的范围与残留可供重建的肌群数量决定了术后肩关节能恢复的活动度及功能。

历史背景

- 最早关于保肢手术的讨论集中在肩胛骨肿瘤切除的手术技术,而肩胛带切除的报道局限于单骨或部分肩胛骨的切除。1819年,Liston最早报道了治疗成骨性动脉瘤时的部分肩胛骨切除术期间,其他学者也讨论了肩胛带的保肢切除手术[4, 10-15, 18, 19]。1965年,Papaioannou和Francis报道了26例肩胛骨切除术,并讨论了该手术的指征和局限性[16]。

- 1914年,Baumann在俄语文献中描述了Tikhoff-Linberg肩胸间切除术或三骨切除术[1]。他提到了报道的切除肩胛骨、肱骨头、锁骨外1/3及其周围软组织治疗1例肩胛骨肉瘤,术中肩关节用金属缝线悬吊在残留的锁骨上。Tikhoff和Baumann在1908年至1913年开展了3例类似的手术,因此Tikhoff被认为是该类手术的创始人。直到1926年,由Linberg发表了英文报道后,该手术才在西方外科学界得到认可[6]。

- 经典的肩胛带切除术用于肩胛骨的低级别肿瘤及肩胛骨周围软组织肉瘤。1970年以前,大多数累及肩胛带的高级别梭形细胞肉瘤(如骨肉瘤、软骨肉瘤)患者的治疗采用肩胛带离断术。1977年,Marcove等首次报道了肱骨近端高级别肉瘤的保肢手术[12],即关节外大块切除,包括肱骨近端、肩胛盂、肩袖、锁骨外侧

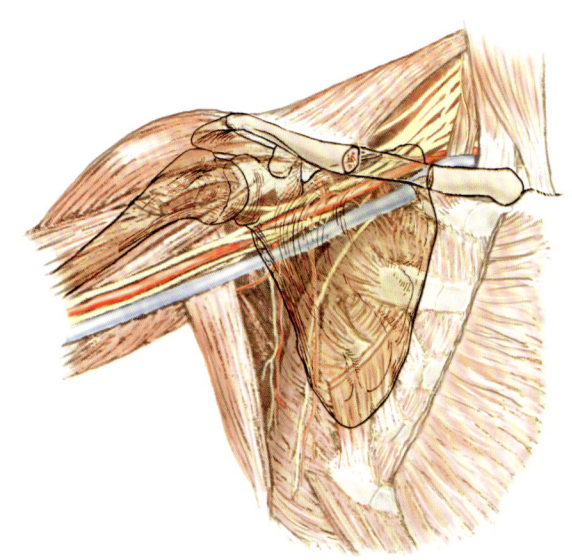

图9-1 肩胛带及腋窝结构的三维示意图。臂丛、腋动静脉如图所示在腋窝内穿行。肱骨近端、锁骨及肩胛骨如图所示,腋窝周围的肌肉围成其边界,包括胸大肌、背阔肌、肱二头肌短头腱及锁骨(版权:Martin M. Malawer)。

2/3、三角肌、喙肱肌和肱二头肌近端。肿瘤局部复发情况和生产率与肩胛带离断术相似,但手术切除了肿瘤的同时,保留了一个有功能的肘关节和手。这些早期的手术疗效得到了其他外科医生的证实[5, 17]。20世纪80年代后,肱骨近端骨肉瘤、软骨肉瘤和尤因肉瘤最常采用Tikhoff-Linberg切除术治疗。随后,肩胛带切除术又出现了多种新技术和改进,它们大多被称作Tikhoff-Linberg切除术或改良Tikhoff-Linberg切除术。然而,这些名称并不能准确描述,因为Tikhoff-Linberg切除术不用于治疗肱骨近端肉瘤。

- 随着肩胛带肉瘤保肢手术的推广,各种肿瘤的切除范围,尤其是关节外切除的适应证至今仍然存在争议,其中最佳的重建方法也是在不断地讨论中探索。重建的最佳方法也经过了相当多的讨论。为此,Malawer等根据肿瘤的位置、范围、肿瘤分级和病理类型建立了一套手术分类系统(图9-2),该系统旨在为原发性骨肉瘤和继发累及肩胛带骨性结构的软组织肉瘤需要切除的范围提供指导。

手术分类系统

- 由Malawer等于1991年报道(图9-2)[2, 7-9]。该分类系统参照目前的理念包括手术边界、肿瘤与解剖腔室的关系(如间室内和间室外)、盂肱关节累及情况、具体手术创伤的大小,以及对功能保留具有重要作用的软组织结构处理的准确判断。具体分为以下6种手术分型。
  - Ⅰ型:关节内肱骨近端切除术。
  - Ⅱ型:肩胛骨部分切除术。
  - Ⅲ型:关节内全肩胛骨切除术。
  - Ⅳ型:关节外肩胛骨和肱骨头切除术(经典Tikhoff-Linberg切除术)。
  - Ⅴ型:关节外肱骨和关节盂切除术。
  - Ⅵ型:关节外肱骨切除和全肩胛骨切除术。
- 每种类型根据外展机制(三角肌和肩袖)进行细分。
  - 外展肌完整。
  - 外展肌部分或全部切除。
- A型切除术,其中外展肌被保留,通常被推荐用于完全局限在单个间室内的高级梭形细胞骨肉瘤(仅累及肱骨近端或肩胛骨内)。然而,这种情况很少见。这种类型的切除也被推荐用于低级别肉瘤、选择性地用于转移性癌,以及常常用于圆形细胞肉瘤。
- B型切除术,其中外展肌被切除是高级别梭形细胞肉瘤最常见的切除方法。
- 所有这六种类型的肩胛带切除术及其适应证,以及每个切除和重建的手术技术将在第10~14章中描述。

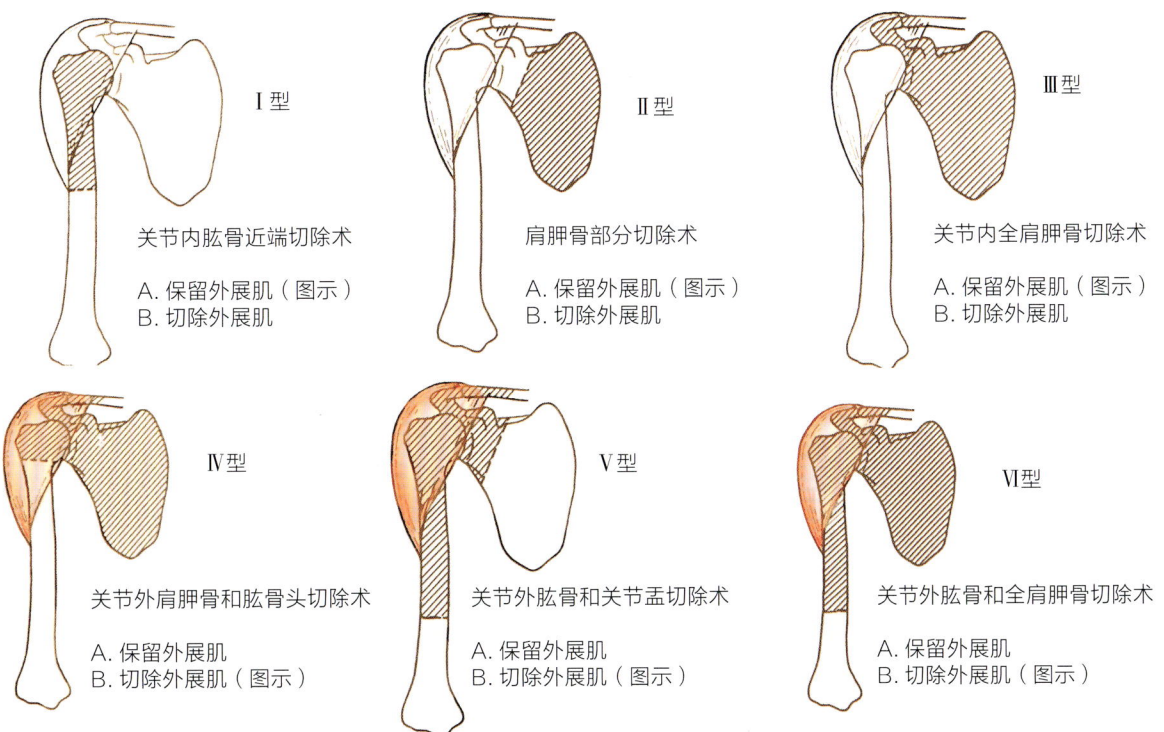

图9-2 Malawer等于1991年报道的肩胛带切除术的手术分型 [经允许引自 Malawer MM, Meller I, Dunham WK. A new surgical classification system for shoulder-girdle resections. Analysis of 38 patients. Clin Orthop Relat Res 1991;(267): 33-44]。

肩胛带切除指南

肩胛带肿瘤的局部生长和跨关节受累

- 肩关节比其他关节更容易出现高级别骨肉瘤的关节内或关节周围（韧带）累及。
- 肿瘤跨肩关节侵犯与4种机制有关：经关节囊直接侵犯、经肱二头肌长头肌腱扩散、病理性骨折后血肿浸润及不恰当的活检（图9-3）。
- 这些机制使接受关节内切除术的高级别肉瘤患者比接受关节外切除术的患者有更高的局部复发率。因此，对于肱骨近端或肩胛骨的高级别骨肉瘤，通常需要进行关节外切除术。
- 大多数肿瘤起源于肱骨近端干骺端，突破骨皮质侵犯到三角肌、肩胛下肌及其余肩袖肌之下。随着肿瘤的生长，骨外肿瘤组织可通过肱二头肌长头肌腱，沿盂肱韧带，接着顺肩袖深面向肩胛盂扩散或直接跨过盂肱关节生长。三角肌、肩胛下肌和其余肩袖肌肉被压缩成假包膜。这些肌肉在肿瘤周围形成间室的边界，腋神经和旋肱血管进入这个间室。主要神经血管束被肿瘤推挤移位，不过肩胛下肌表面的筋膜及包绕血管神经束的鞘膜，可保护血管神经束不被肿瘤侵犯。
- 同样，大多数肩胛骨肉瘤起源于肩胛骨的近骺板部分或肩胛骨颈部，逐步向心性生长侵犯软组织。它们多形成向外生长的软组织肿块，并通常被肩胛下肌和其他肩袖肌肉所包绕。这些肿瘤顺着间隙向盂肱关节和肱骨近端生长，最终侵犯这些结构。肩胛下肌及筋膜可以起到屏障作用，保护腋血管和臂丛不受肿瘤侵犯。这些神经血管结构通常被肩胛下肌深层肿瘤推挤移位。

肩胛带的功能解剖间室

- 肉瘤局部呈向心性生长，压迫周围组织（肌肉）形成假包膜。假包膜包含微小的肿瘤指状突起，称为卫星灶。
- 肉瘤局部沿着阻碍最小的方向扩散。周围的筋膜层可阻滞肿瘤浸润，因而成为肿瘤局部生长的边界，这些边界在肿瘤周围形成一个间室（图9-4）。
- 肉瘤会在其起源的间室中生长，只有极少数超大的肉瘤会超出其间室边界。在讨论从皮质延伸到周围软组织的骨源性肉瘤时，"功能性解剖间室"指被周围的肌肉挤压形成的假包膜（图9-4）。
- 这些肌肉的筋膜形成了间室的边界，这在手术中有非常重要的意义。骨肉瘤的广泛切除包括切除整块肿瘤

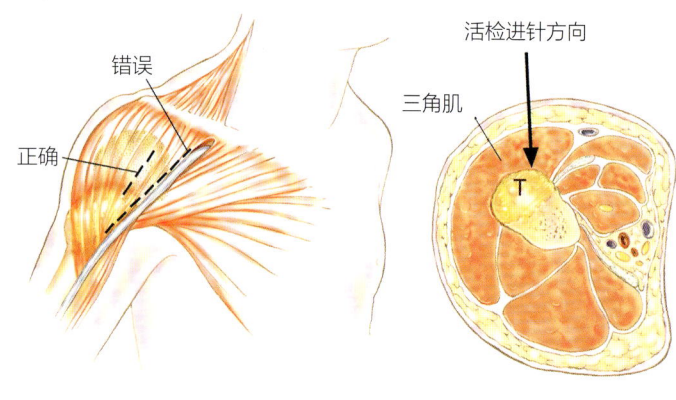

图9-3 活检部位示意图。解剖图显示肱骨近端肿瘤采用粗针穿刺活检。活检样本应从三角肌前1/3处取出。要非常小心地避开胸大肌、胸大肌间沟和腋血管。三角肌由后面的腋神经支配，必要时可切除三角肌前右部分肌肉而不影响该神经功能 [经允许引自 Bickels J, Jelinek S, Shmookler BM, et al. Biopsy of musculoskeletal tumors. Current concepts. Clin Orthop Relat Res 1999;(368): 212-219]。

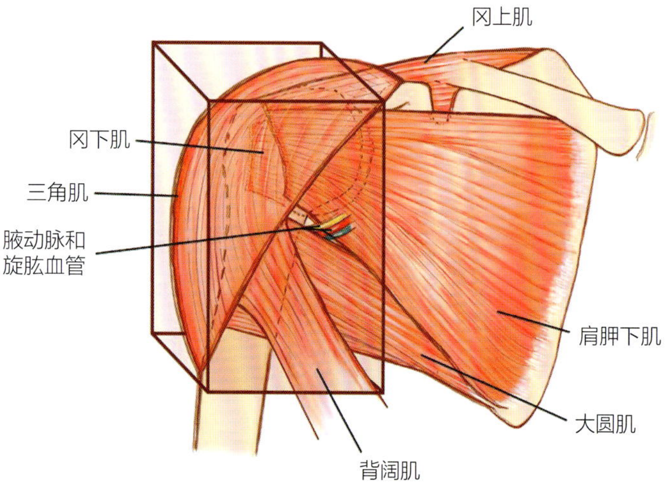

图9-4 肱骨近端间室示意图。真正的间室包括肌肉的起止点与主要的滋养血管及神经。图示间室为针对肱骨近端肿瘤的理论构成，并非传统意义上的解剖间室。从手术操作来说，该区域为肩胛带间室，包括三角肌、肩袖肌群、胸大肌的部分、背阔肌及大圆肌。主要血管神经束包括腋神经及旋肩胛动静脉 [版权：Martin M. Malawer。经允许引自 Wittig JC, Bickels J, Kellar-Graney KL, et al. Osteosarcoma of the proximal humerus: long-term results with limb-sparing surgery. Clin Orthop Relat Res 2002;(397):156-176]。

及肿瘤的假包膜，因此必须包括肌肉层（间室切除）。
- 肱骨近端周围的功能解剖间室包括三角肌、肩胛下肌，以及其余的肩袖、背阔肌、肱肌和部分肱三头肌。肩胛盂和肩胛颈也包含在肱骨近端的间室内，因其被肩袖、关节囊及肩胛下肌包绕。起自肱骨近端并穿破皮质的肉瘤将这些肌肉挤压形成假包膜。
- 这些肌肉周围的筋膜层可以阻止肿瘤浸润生长。唯一进入这个间室的血管神经结构是腋神经和旋肱动静脉。
- 支配上肢的主要血管神经束（如臂丛和腋血管）在肩胛下肌与背阔肌的前方走行。因此，这些肌肉及其周围筋膜对于保护血管神经束不受肿瘤侵犯至关重要，同时也保护了胸大肌，而后者是肿瘤切除后软组织覆盖修复的必要结构。
- 肱骨近端的高级别肉瘤突破骨皮质后膨胀性生长，挤压周围肌肉形成间室边界及假包膜。
- 肉瘤会沿着阻力最小的方向生长，该部位肉瘤会通过肩袖和盂肱关节囊直接向肩胛盂和肩胛颈部生长。
- 肿瘤前方为肩胛下肌，肿瘤生长可向前突起并使神经血管束移位。偶尔才有非常巨大的肱骨近端骨肉瘤突破间室向外生长。
- 上述肿瘤常通过肩袖肌群间隙突破生长。因此，高级别肉瘤的广泛切除（间室切除）必须包括形成假包膜的周围肌肉（如三角肌、肩袖的外侧部分）、腋神经、旋肱动静脉及肩胛盂（肱骨近端关节外切除）。
- 大多数高级别的肩胛骨肉瘤起源于肩胛颈。肩胛颈的间室边界由肩袖肌肉、部分大圆肌和背阔肌组成。其间室由所有起源于肩胛骨前后表面的肌肉组成，包括肩胛下肌、冈下肌、大圆肌和小圆肌。虽然三角肌通常不被看作是间室的边界，由于三角肌与肩胛冈及肩峰有狭窄连接，在有较大的软组织侵犯时也可被浸润累及。由于大多数肉瘤起源于肩胛骨颈部及体部，三角肌在多数情况下可被肩袖肌群保护而免受侵犯。与肱骨近端肉瘤类似，肩胛骨肉瘤也可挤压肩袖肌群形成假包膜。肩胛下肌也保护神经血管束不受肿瘤侵袭。肱骨头是在被肩袖包绕的肩胛骨间室内，因此广泛切除肩胛骨高级别肉瘤时应切除肩袖，多数情况下也包括切除肱骨头。
- 腋神经不包含在间室内，因此可在术中保留。此外，由于三角肌没有被压缩成假包膜，它通常可以被保留。

适应证和禁忌证

适应证

- 基于肿瘤的解剖位置及对肉瘤和其他恶性肿瘤的自然史的全面了解。

  - 高级别和部分低级别骨肉瘤。
  - 起源于肩胛带的软组织肉瘤。
- 转移癌：单一转移灶或转移灶引起明显的骨破坏。
- 有时，良性（侵袭性）肿瘤在部分情况下也需要采用这种治疗技术。

禁忌证

- 绝对禁忌证：包括肿瘤累及神经血管束、患者不能或不愿意进行保肢手术。
- 相对禁忌证：包括胸壁累及、病理性骨折、既往有感染史、淋巴结受累，或因复杂、放置不当的活检导致广泛的血肿，从而导致了组织污染。

活检位置
- 肩胛带离断术最常见的原因之一是选取不恰当穿刺活检位置造成肿瘤组织对胸肌、血管神经束及胸壁的污染。活检时应尤其注意活检的定位及技术操作（图9-3）。

血管累及
- 幸运的是，大多数肱骨近端肿瘤通过肩胛下肌、背阔肌及喙肱肌与前方血管间隔。尽管较大的软组织肿瘤可推移并压迫血管，但腋动脉或肱动脉却很少被肿瘤累及。
- 如果肿瘤累及血管，则相邻臂丛也会被累及，这种情况下保肢手术可能是不适当的。

神经受累
- 臂丛三大束与动静脉伴行，很少被肿瘤累及。腋神经由于经盂肱关节囊下方自前向后走形而可能被肿瘤侵犯。在肱骨近端ⅡB期肿瘤切除时多需要同时切除腋神经。
- 肿瘤很少累及肌皮神经和桡神经。桡神经切除造成的功能缺失大于肌皮神经，但这不应作为截肢的指征。
- 如保肢切除将造成重要的功能缺失及会有一个封闭的腔隙（会增加局部复发率），应考虑截肢。如果肿瘤直接浸润或包绕臂丛，则需要行肩胛带离断术。

淋巴结
- 骨肉瘤极少累及邻近淋巴结，不过腋窝淋巴结需要检查且必要时活检以明确。证实的淋巴结受累的发生率极少，这时肩胛带离断术可能是去除所有病灶的最佳方法。
- 另外，可以考虑单个淋巴结切除和保肢手术。Malawer利用该手术方法对2例患者进行了治疗，发现同样可以获得局部肿瘤控制以及较长的生存期（该数据未发表，2009）。

胸壁累及
- 伴有较大骨组织外肿块的肩胛带肿瘤偶尔可累及胸壁、

肋骨和肋间肌。
- 术前应通过体格检查和影像学检查评估胸壁受累情况，然而这种受累往往要到手术时才能确定。胸壁累及并非肩胛带离断术的绝对适应证，可根据邻近软组织及血管神经累及情况，进行保肢切除联合部分胸壁切除手术。

手术切除史
- 以下情况可能使广泛切除术后的局部复发率增加：①肩胛带肿瘤前次手术不彻底；②肿瘤已经局部复发。尤其是肩胛骨、锁骨肿瘤及软组织肿瘤侵犯肱骨近端时需要仔细考虑。

感染
- 在高级别肉瘤患者中，由于术后需辅助化学治疗，因此在感染部位开展保肢手术是有非常大危险的。如果在首次切除时不能彻底治愈感染，则建议行截肢术。

手术治疗

术前计划

体格检查
- 体格检查极为重要，可以在术前评估肿瘤能否被切除，并估计可能需要被切除的范围，同时也能确定肿瘤是否累及盂肱关节，以及肿瘤对血管神经累及和胸部的侵犯。如果肿瘤侵犯关节，肩关节活动范围通常减少，患者常诉疼痛不适。
- 血管神经检查异常，或少脉、无脉、肢端肿胀，往往提示血管神经受到肿瘤组织的侵犯或推移挤压。
- 可在胸壁上自由移动的肿瘤通常与胸壁至少隔有一层薄的组织，故肿瘤尚能安全地切除。

肿瘤能否切除的决定
- 起源于肩胛带区域的高级别肉瘤常常巨大，并侵犯神经血管束。肿瘤包绕或侵犯臂丛则认为不能被切除。
- 在许多情况下，肿瘤病例无论从临床上和影像学上都难以判断哪些肿瘤是直接包绕侵犯血管神经束而非单纯挤压推移。虽然大多数肿瘤出现挤压推移血管神经束仍是可切除的，但也有部分情况下是不能切除的，临床上很难判断这两种情况。
- 笔者发现顽固性疼痛、运动障碍和静脉造影显示腋静脉闭塞的三联征能可靠地判断肿瘤侵犯臂丛。单一的影像学检查尚不能精确地显示臂丛，CT 和 MRI 检查通常显示巨大肿瘤邻近的血管神经束（图 9-5）。
- 静脉造影可准确预测臂丛侵犯情况。腋动静脉及臂丛紧紧相邻地在同一个筋膜鞘（腋鞘）内走行。
- 神经束沿筋膜鞘周围走行，因此只有当静脉造影显示肱静脉或腋静脉完全闭塞（并非仅受压），才提示肿瘤侵犯神经及其周围组织，同时也表明肿瘤继发累及静脉壁。这也提示临床疼痛、活动受限及血管阻断的三联征。
- 肿瘤侵犯或包绕臂丛时，由于静脉管壁薄且官腔内压力较低，故能完全阻断腋静脉。但在这些病例中，动脉造影显示腋动脉移位，是因为动脉由于管壁较厚且腔内压力较大仍能显影。
- 术中探查臂丛后方能最终决定是否需要行肩胛带离断术。

假体重建
- 20 世纪 40 年代，假体重建发展起来，最初主要集中在下肢骨骼缺损的重建，而后逐渐扩展到包括上肢和肩胛带的重建。
- 从那时起，组配式人工肩关节假体（MRS）经历了多次设计改良。目前肱骨近端和肩胛骨假体在第 11 章和第 12 章分别描述。MRS 假体可用于关节外或关节内

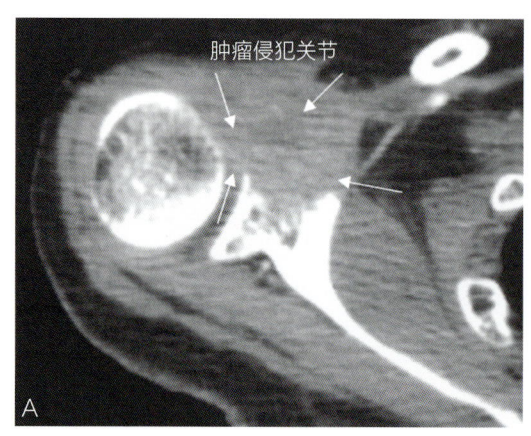
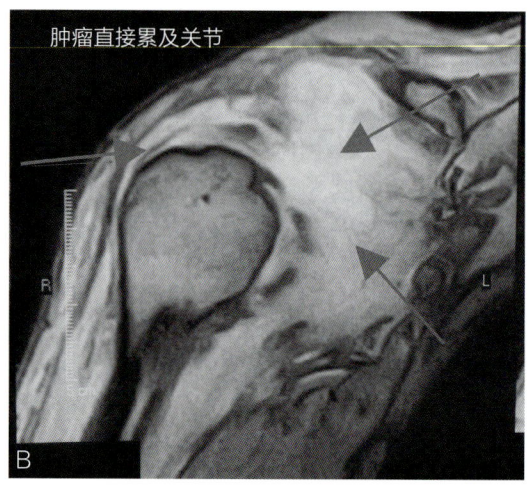

图 9-5　影像学检查显示肩胛带和腋窝的骨与软组织结构。A. CT 显示肩胛盂肿瘤累及盂肱关节。CT 为检查骨骼细节的最佳检查。B. 冠状位 MRI 显示肿瘤直接侵犯（箭头）。

切除术后，且均有较好的结果。
- 肢体的人工假体重建相对同种异体骨、复合物重建及关节融合术，其术后骨折、感染、骨不连、二次手术及肿瘤复发率更低，且术后患肢固定时间更短。
- 据报道，MRS 肱骨近端假体 10 年生存率为 95%～100%。

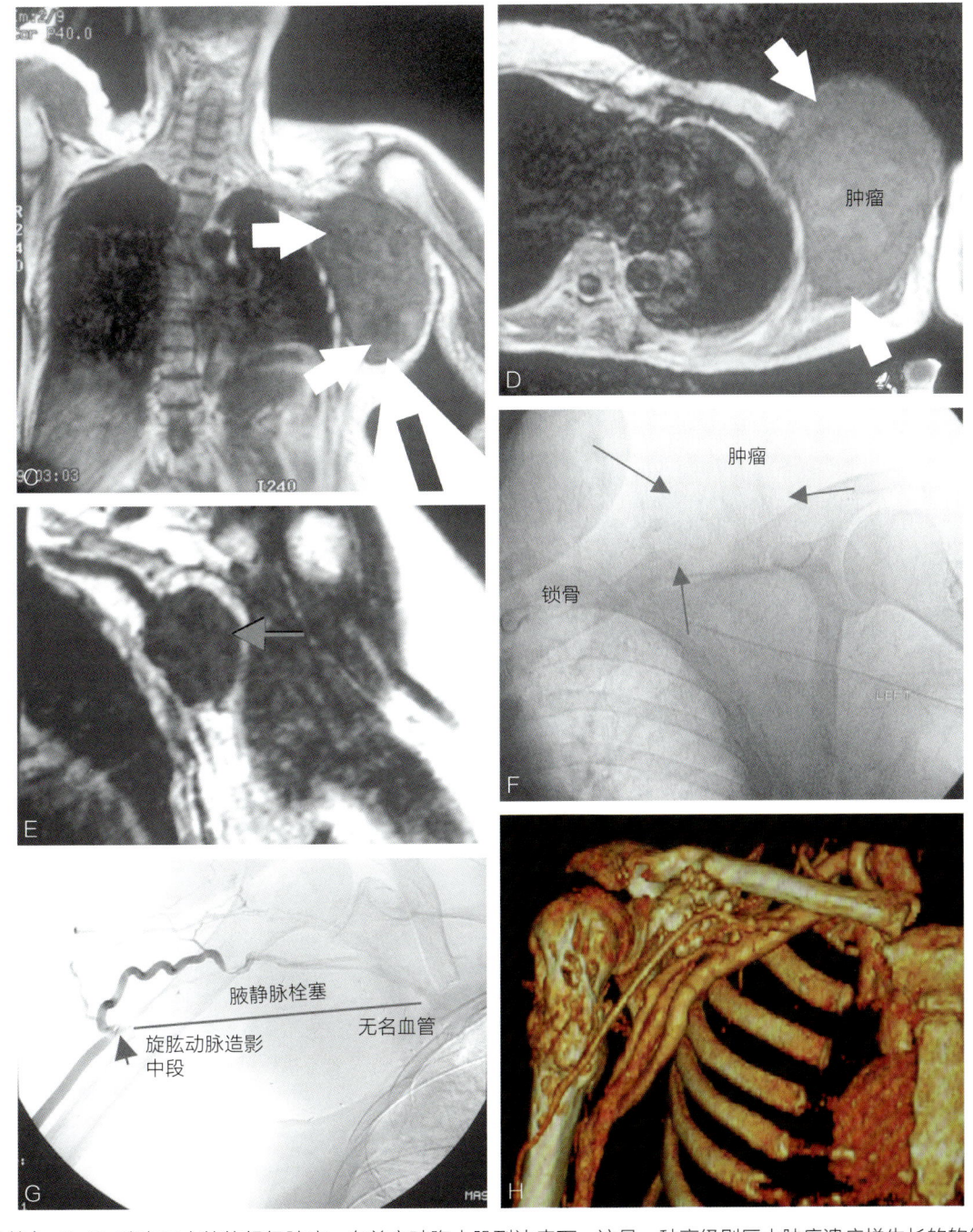

图 9-5（续） C-D. 腋窝巨大的软组织肿瘤，向前突破胸大肌到达皮下，这是一种高级别巨大肿瘤溃疡样生长的软组织肉瘤。MRI 为评价软组织肿瘤与其他软组织结构关系的最佳检查。E. 腋窝 MRI 扫描（冠状面）显示，来自腋窝下方高分化软组织肉瘤沿腋静脉的继发跳跃灶。腋窝及其淋巴结的转移灶是腋窝部巨大肿块的常见来源，MRI 检查是最好的评估方法。F. 锁骨转移性肾细胞癌的动脉造影及栓塞（箭头）。栓塞后无肿瘤出血征象。巨大的软组织高级别肉瘤切除术前多进行动脉栓塞。G. 如腋静脉造影所示，腋静脉被血栓栓塞，无名静脉发出一小侧支。这是臂丛受累及的主要病理特征，多在术中得到证实。与其相关的临床症状还包括神经功能障碍、肢体麻木及患肢肌力减退。H. 肩关节周围动脉的三维血管造影。血管造影在确定血管的通畅度、局部解剖或手术视野内解剖异常，以及特别是血管源性肿瘤的血管生成方面特别有用。

肱骨和肩胛骨切除后骨骼重建

- 肱骨近端及全肩胛骨切除术后建议采用特殊的人工假体进行骨骼重建，而通用切口可用于所有重建手术（技术图 9-1）。
- 软组织重建采用双悬吊技术（通过动态和静态调整）固定假体，同时行软组织和肌肉重建。
- 静态固定方法是根据肿瘤切除的部位及不同的假体，选用粗的不可吸收线、涤纶带或 Gore-Tex 移植物进行固定。在软组织修复并形成瘢痕连接前，该方法可实现安全的固定和假体的稳定。
- 动态固定方法包括多个肌瓣的旋转以及转位，最终互相愈合形成疤痕组织以稳定假体，同时提供了肢体功能康复的运动基础。
- 在骨重建及静态固定之后进行软组织重建。肱二头肌短头腱重新附着在喙突（关节内切除后的肱骨近端重建）、锁骨（关节外切除后的肱骨近端重建）或胸大肌（全肩胛骨切除重建）。若有可能，胸小肌也修复至其

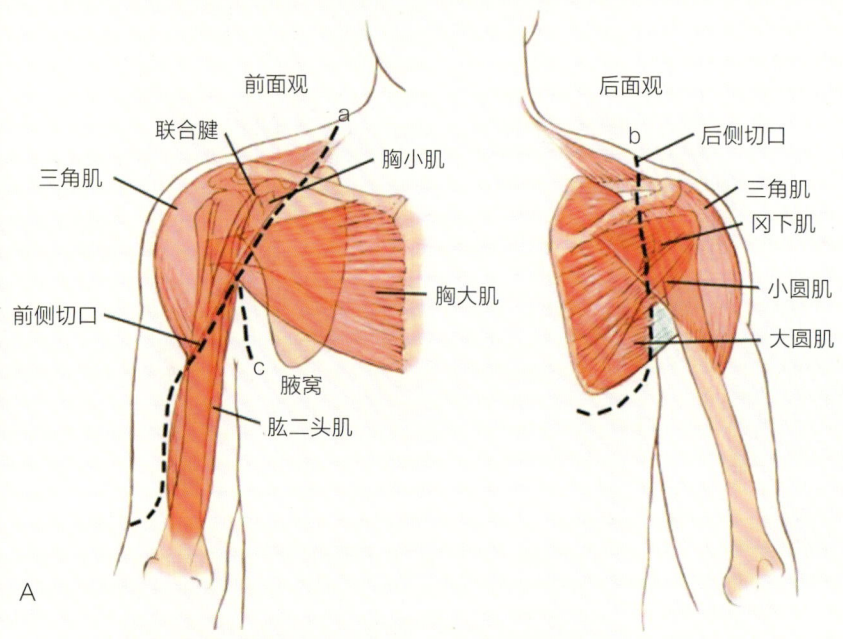

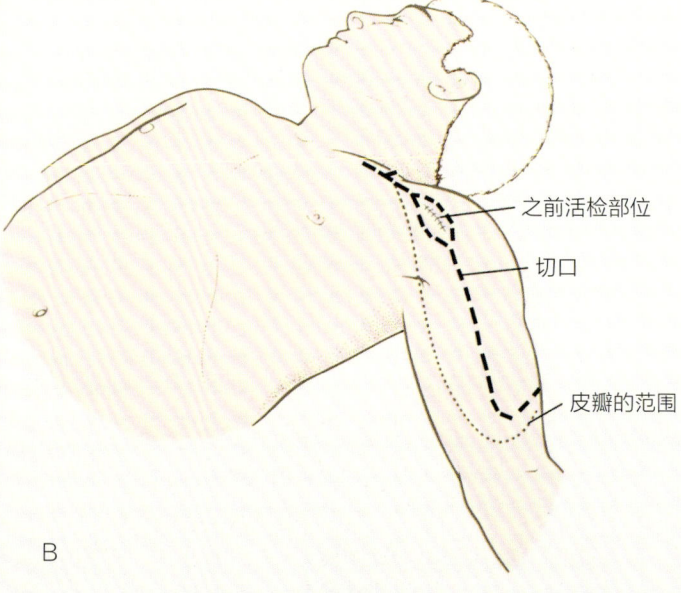

技术图 9-1 A.肩胛带切除的常用切口。该切口是基于手术医生对肩胛带周围肿瘤切除经验的不断积累。它包括三个部分。虚线 a 为前方入路，扩大的胸三角肌切口：自锁骨中线经胸三角肌肌间沟，远端至上臂内侧，然后转向后方。虚线 b 为弧形的后方切口，可以形成巨大的后方筋膜皮瓣，掀起后可完整显露肩胛骨和菱形肌区域。虚线 c 为经腋窝连接 a、b 两个切口的切口，可行腋窝部巨大肿瘤的切除或进行肩胛带离断术。B.通用肩胛带切口前方入路的开始步骤。该入路的关键是在肱骨近端胸大肌止点处 (1~2 cm) 将胸大肌离断。胸大肌向胸壁翻转后，整个腋窝可完全显露，因此胸大肌被称为腋窝的第 1 层肌肉。掀开后可以看到腋窝的第 2 层肌肉。胸大肌被牵开后，腋窝完全被类似腹膜的筋膜所覆盖。下方有两块肌肉（即肱二头肌短头腱及胸小肌），均止于喙突，因而必须被离断。当这两个肌肉被离断后，腋窝和臂丛的锁骨下部分及腋动静脉全长可被完全显露。必要时可切除部分锁骨以显露锁骨下动静脉。

起点处，或是修复至肩胛骨以保护血管神经束。胸大肌缝合至肱骨止点处，若是关节外切除肱骨近端并重建，可将其转移修复于其他软组织以覆盖假体，同时可将背阔肌转移至外侧以发挥肩关节外旋肌功能。
- 在全肩胛骨切除重建时，肩胛骨周围肌肉覆盖于假体表面，并可用粗的不可吸收缝线或涤纶带缝合在假体上。若是单纯腋窝肿瘤切除后，可将背阔肌的远端转至空腔内作填充，并与肩胛下肌的表面相缝合。在闭合创面前，会常规留置粗管径引流管。

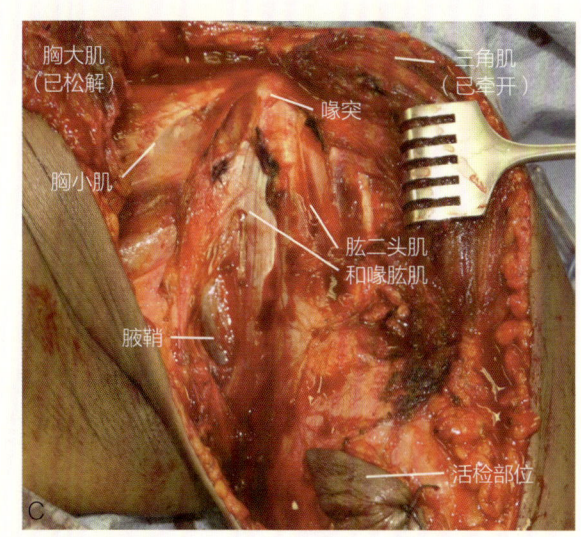

技术图 9-1（续） C. 术中照片显示安全显露腋窝。一旦胸大肌和三角肌被牵开，就可显露腋窝血管的锁骨下部分。术中需要将活检通道原位切除，以防止间室污染（版权：Martin M. Malawer）。

要点与失误防范

术前评估	• 体格检查与影像学检查对评估肿瘤能否切除有很大作用。肩胛骨及肱骨近端应该能在胸壁上自由移动，肢体远端慢性水肿、顽固性疼痛、活动受限及静脉造影显示腋静脉闭塞，强烈提示肿瘤无法切除。经前路显露并探查臂丛及血管束后，方能在术中作出最终判断：是否需要进行肩胛带离断术
神经血管探查	• 安全且充分地切除所有肩胛带周围肿瘤的关键在于，需要直视下充分显露、分离、游离和保护所有重要的血管神经束。在肱骨的止点和喙突上的联合腱处离断胸大肌，有利于血管神经束的完全显露
切除类型	• 来源于肱骨近端或肩胛骨的高级别肉瘤有可能直接侵犯盂肱关节或跨越关节侵犯，可表现为外观的明显变化或仅显微镜下可见。大多数的肱骨近端或肩胛骨的高级别肉瘤采用关节外切除，锁骨肿瘤虽然不多见，但需要一个略有差异的手术入路（图 9-6） **图 9-6** 图示安全地显露锁骨肿瘤。该肿瘤起自锁骨远端，是孤立的转移病灶。斜方肌被牵开，胸大肌自锁骨起点处离断，三角肌从肩峰处离断。
软组织重建	• 在保肢手术中，如果术后要获得一个有功能的肢体，则软组织重建与骨骼重建一样重要。可以联合应用软组织重建和假体稳定的静态和动态固定的方法。静态固定方法依赖于粗的不可吸收线、涤纶带及 Gore-Tex 移植物。动态固定方法依赖于多肌肉转位和肌瓣旋转

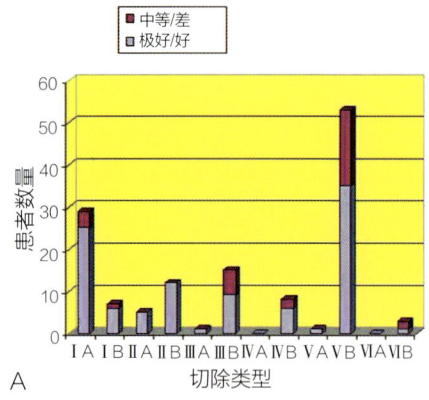
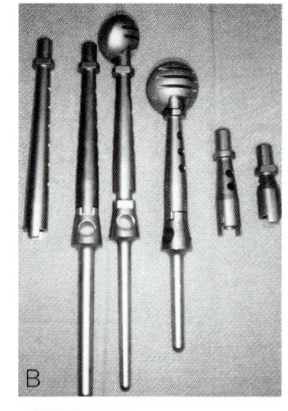
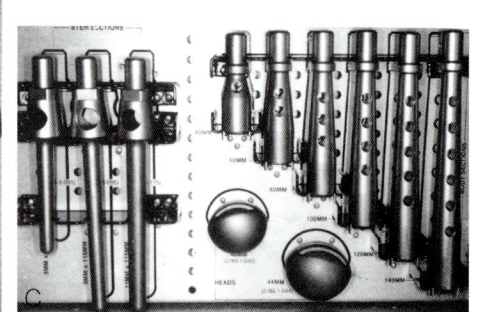
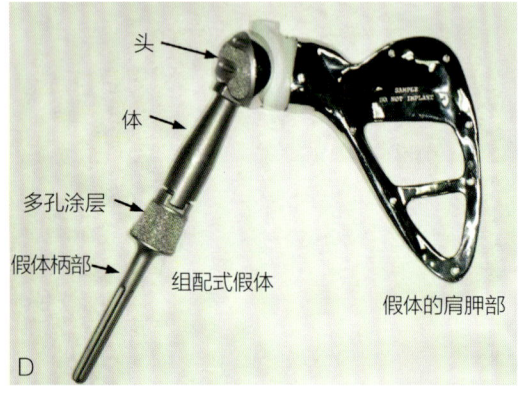
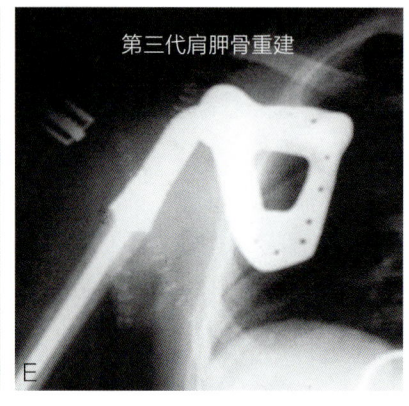

图9-7 A. 134例肩胛带切除术后结果，该表显示的是肿瘤患者切除类型与术后MSTS功能评分的关系。B. 假体肱骨部分的头、体及柄组建图。C. 肱骨近端假体及模板。D. 肱骨近端及肩胛骨假体。E. 限制性全肩胛骨假体置换术后X线片。

预后

- 图9-7A显示了1980—1998年在笔者所在机构治疗的134例患者的肿瘤类型、解剖位置和肩胛带切除类型。这些患者的结果显示，肩胛骨和肱骨近端切除后假体重建技术可靠且实用（图9-7B-E）。
- 该研究结果显示，101例患者（75.4%）术后功能优良，23例患者（17.1%）术后功能中等，10例患者（7.5%）术后功能较差。
- 总的来说，与接受关节外切除术和重建的患者相比，关节内切除和重建患者的功能预后较好。
- 根据Kaplan-Meier分析显示，肱骨近端假体置换术的9年生存率为98%~99%。
- 假体重建术后未出现力学上的失效或肩关节脱位。还有学者报道，肩胛带假体重建后肩关节脱位发生率较高，但这不是术中的经验，可能是软组织良好重建的原因。
- 图9-7A所示的患者均在书中采用了"双悬吊"（静态和动态固定）和关节囊重建技术，并十分关注软组织重建。
- 肩胛带肿瘤保肢术后，以期可恢复正常的手部精细运动功能及完整的肘关节活动范围。
- 通过使用定制的肩部矫形器（图9-8），可以获得良好的外观。

并发症

- 实用肩部入路确保主要神经血管结构的安全活动。优化手术边缘，减少不必要的并发症和局部复发。
- 肩胛带切除术后神经并发症很少发生，但均为短暂性。
- 通常，神经损伤大多数是由于手术期间的神经牵拉或术后软组织肿胀引起的。正常情况下，手术后6个月，所有神经麻木症状均得到缓解。
- 约2.5%接受保肢手术的患者出现了伤口感染。

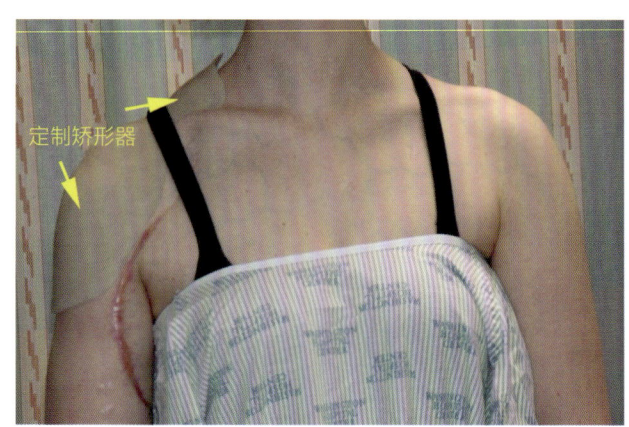

图9-8 患者术后2年外观照片，显示前切口瘢痕及定制的右肩矫形器。患者在使用矫形器的情况下可以穿普通内衣，肩部轮廓近似解剖轮廓。

第10章 腋窝探查及肿瘤切除术
Axillary Space Exploration and Resections

James C. Wittig, Martin M. Malawer, and Kristen Kellar-Graney

背景

- 腋窝是原发性软组织肉瘤及某些转移性疾病（如晚期乳腺癌或黑色素瘤累及腋窝淋巴结）常见的病变部位。
- 肉瘤通常起源于界定腋窝空间的肌肉（图10-1）。但在某些情况下，也可直接起源于臂丛或肱血管，如恶性外周神经鞘瘤、神经肉瘤、平滑肌肉瘤等。多种恶性肿瘤可能累及腋区并需要行手术切除。原发性肉瘤多发生于构成腋区边缘的肌肉（如胸大肌、背阔肌、大圆肌和肩胛下肌），很少直接起源于腋区的脂肪组织。更为普遍的是，较大的转移瘤组织累及淋巴结形成结构混杂的巨大团块，可能需要手术切除。最常见的是转移性黑色素瘤和复发性乳腺癌。另外，还有一些原发肿瘤起源于臂丛、神经组织或鞘管组织。腋区肿瘤还包括腋静脉的平滑肌肉瘤和毗邻神经的神经纤维肉瘤。
- 早期肿瘤体积较小时可无明显症状，但体积较大的肿瘤往往会侵犯臂丛，导致明显疼痛或功能障碍。
- 静脉血栓可以出现在那些被忽视的巨大肿瘤组织，这通常预示患肢将无法保留，甚至可能因为坏疽而危及生命。
- 过去，这个部位肿瘤的手术方式是肩胛带离断术；放射影像学的发展和辅助治疗及手术技术的发展，极大地提高了在该部位进行保肢手术的可能 [4]。
  - 手术彻底并安全地切除腋区肿瘤的关键在于，完整地找出并分离锁骨下区的臂丛和腋动静脉及其周围的神经血管束 [1, 2]。
  - 通常，并不能依赖腋区的影像学检查来判断血管神经鞘有无肿瘤累及。多种影像学检查是必要的，但最终确定是否能行保肢手术还是要靠术中探查。
- 沿胸壁扩展的腋区肿瘤通常可以在不切除肋骨的情况下自胸壁表面剥离；但若病灶深入肋间隙，则需进行胸廓切开并联合肋骨切除，以保证足够的手术边界 [1, 2, 4, 5]。

解剖

- 腋窝是一个呈金字塔形的解剖区域，位于胸壁与上臂之间，其空间由周围肌肉界定。从冠状位或轴位影像观察时呈三角形外观。

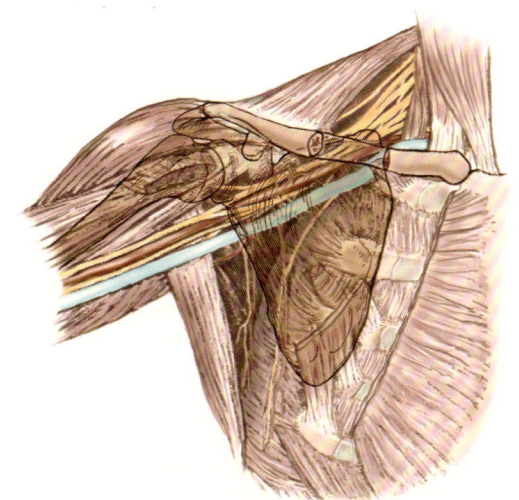

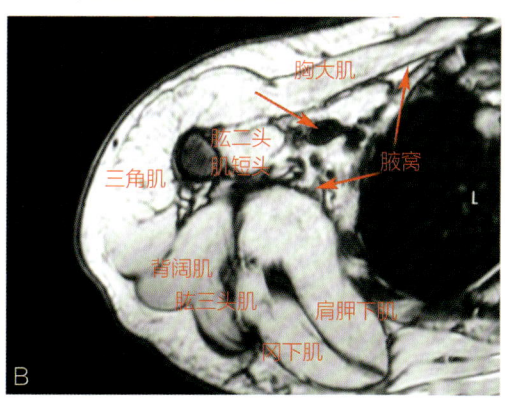

图10-1 腋区的解剖结构。A. 肩胛带与腋窝的示意图，显示骨软组织结构。腋动脉自锁骨下进入腋窝，经其下在胸大肌与背阔肌平面穿出。浅层的胸大肌构成腋窝前壁，背阔肌构成腋窝的后壁。B. 正常腋窝的MRI图像，显示了腋窝前壁、后壁的肌肉，以及三角肌的完整解剖。

- 腋窝顶部的尖部由锁骨与第一肋骨的交界处构成，位于喙突内侧1~2 cm。
- 腋窝的肌肉边界包括：前方为胸大肌，后方由肩胛下肌、大圆肌和背阔肌组成，外侧则由喙肱肌、肱二头肌短头和肱三头肌形成。
- 腋窝的重要结构包括臂丛锁骨下部分的主要分支和腋窝血管。该区域的任何手术都需要对这些结构有详细的了解和熟悉。
- 锁骨下臂丛。
  - 锁骨下臂丛的外侧、后侧及内侧神经束位于胸小肌水平，并在此处分出五大终末神经：正中神经、尺神经、桡神经、肌皮神经和腋神经。这些神经沿腋血管鞘走行穿过腋窝。神经束命名依据其与腋动脉的空间关系来确定。
  - 外侧束发出肌皮神经，该神经沿肱二头肌短头与喙肱肌形成的联合肌腱内侧走行，支配上述两块肌肉。它通常是手术中最先识别的神经，因其位于喙突下方浅层脂肪组织中。外侧束的其余部分与内侧束合并，形成正中神经。
  - 后侧束发出腋神经，该神经深入腋窝后部，穿过肩关节下方及肩胛下肌，支配三角肌。后束的主要部分继续向后形成桡神经，并与腋鞘一同穿出腋窝。
  - 内侧束形成尺神经，它沿着鞘的最内侧行进，并沿鞘向远端发出。由于尺神经位于神经鞘的内侧，是臂丛下方肿瘤最常见的受累神经，可表现为麻木或神经性疼痛的症状。正中神经由外侧束和内侧束组成，位于鞘的外侧，沿鞘出腋鞘的下侧。
- 腋下血管。
  - 腋动脉与腋静脉是锁骨下动静脉的延续，当血管穿过锁骨与第一肋构成的腋尖后，改称为腋血管。它们与臂丛共同包裹在一层血管鞘中，穿行于腋窝，自喙突内侧延伸至肱骨内侧。当血管通过大圆肌远端后，再次更名为肱动脉与肱静脉。在腋区，主要的血管分支包括：胸肩峰动脉（其分支包括胸支、三角支、锁骨支及肩峰支）、胸外侧动脉、肩胛下动脉、旋肱骨前、后动脉。
- 淋巴管。
  - 腋窝血管鞘周围被大量脂肪组织包绕，同时也包含丰富的淋巴管及淋巴结。主要淋巴结群分布在以下区域：沿腋动静脉分布（臂丛淋巴结）、沿胸外侧动脉走行（前组淋巴结）、沿肩胛下动脉走行（后组淋巴结）。腋窝肿瘤可来源于上述任何一个区域的淋巴结转移灶，其中最常见的累及部位为腋血管远段附近的淋巴结。

适应证

- 鉴于腋区肿瘤具有较高的恶性倾向，并且肿瘤持续生长易引发神经性疼痛，凡腋窝出现包块均应考虑行穿刺活检或手术切除。
- 应检查桡动脉和尺动脉搏动情况，并观察有无静脉淤血或肿胀。如怀疑肿瘤侵犯臂丛导致静脉引流受阻，可考虑行静脉造影评估。
- 动脉血流减弱是晚期表现，提示存在潜在的肢体缺血风险，需考虑肩胛带截肢。
- 检查腋神经、桡神经、正中神经和尺神经的感觉和运动功能。神经功能障碍通常为晚期表现，提示臂丛广泛受累，亦应考虑肩胛带截肢。
- 在计划手术切除前，必须进行锁骨下臂丛及腋部血管的探索。如肿瘤已侵及这些关键结构，往往需采取肩胛带截肢治疗[4]。

影像学和其他诊断性检查

- 三维影像学检查对于精确定位腋窝肿瘤及手术规划至关重要。常规影像学检查方式包括：CT、MRI、血管造影及三相骨扫描。此外，在需评估是否保肢手术的病例中，腋静脉和肱静脉的静脉造影对判断腋窝及臂丛肿瘤有无血管受侵尤为关键[12]。
- X线。
  - 仔细检查胸部前后、肩前和腋窝的X线片，可以发现腋窝肿块对应的软组织密度增加。
  - 需注意是否存在骨质破坏及软组织钙化等提示肿瘤性质的影像特征。
- CT和MRI。
  - 多平面MRI对可视化腋窝的解剖内容物和确定肿瘤的解剖范围非常有帮助（图10-2A-C）。
  - 增强轴向CT可显示主要血管结构，勾勒肌肉平面，并发现肿瘤内部微小基质形成。CT在评估腋窝骨性边界（如肱骨、肩关节和肩胛骨）方面尤为重要（图10-2D）。
  - 某些肿瘤（如脂肪瘤或血管瘤）在T1和T2加权MRI序列上具有特征性影像表现，有助于术前推测病理类型。
  - 虽然臂丛可能难以可视化，特别是当肿瘤扭曲或压迫周围的脂肪平面时，但神经鞘与血管的解剖关系有助于准确定位。
  - 虽然肺部的CT检查有助于分期，但应始终仔细检查胸壁，以排除肿瘤累及肋骨和胸膜腔。
- 核素显像。
  - 通过PET检查，特别是当与MRI或CT成像数据融合时，可以显著提高检测腋窝内和周围肿瘤淋巴扩散的能力。标准化摄取值与肿瘤新陈代谢相关，有助于区分良恶性病变。
- 血管造影和其他检查。
  - 血管造影仍然是评估腋窝的重要影像手段，尤其在术前规划中具有重要价值。腋窝肿瘤可能因肿块效

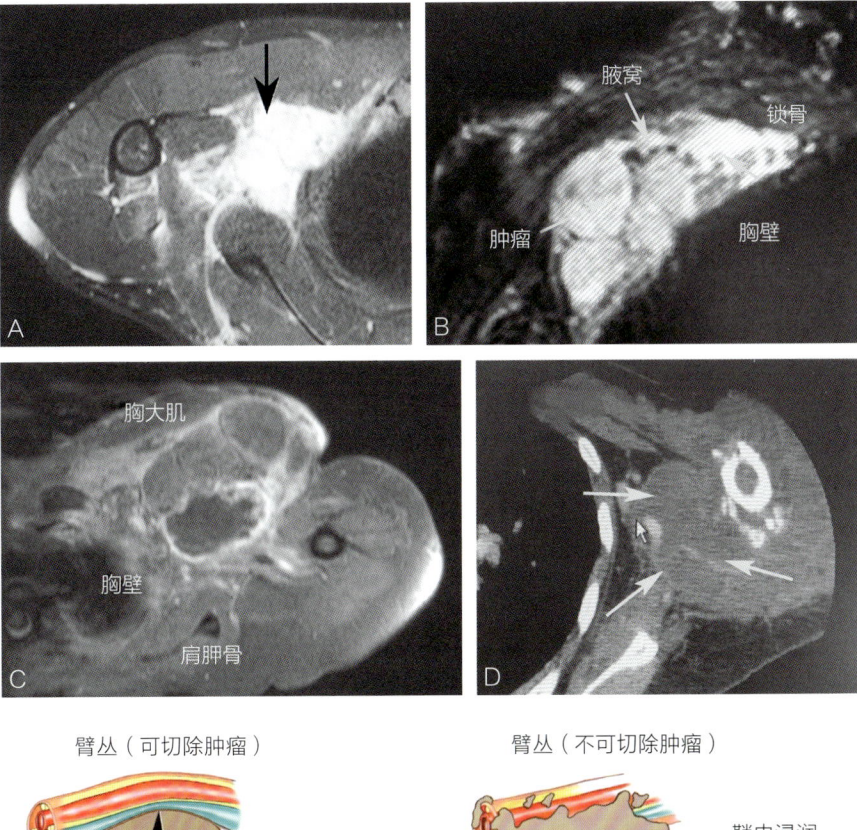

图 10-2 腋区的影像学检查。A. T2 加权 MRI 显示（箭头）腋窝巨大占位性肿块。B. 冠状位 T2 加权 MRI 显示胸大肌下方一巨大肿瘤，几乎占据整个腋窝，从锁骨延伸到锥行腋窝的基底部最下缘。C. 轴位 MRI 显示一巨大溃破型肿瘤自腋窝区突出，周围无明显肌肉或皮肤结构包绕，向前方膨出。D. CT 显示一原发性骨肉瘤，其较大的骨外成分向腋区延伸。该影像特征是采用肩部前入路来切除肱骨近端巨大肿瘤的最佳适应证。这个病例也说明了腋区的手术必须要完全在直视下进行，同时血管必须被游离。

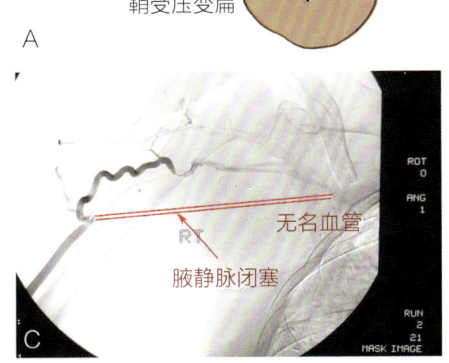
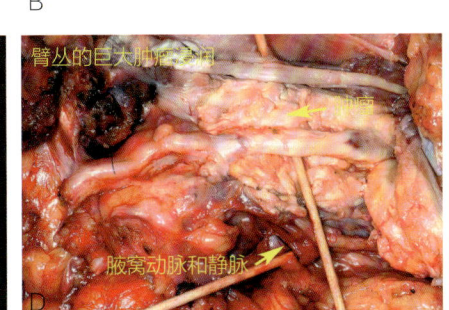

图 10-3 腋区肿瘤与腋鞘关系的示意图。A. 肿瘤未直接侵犯腋鞘，但是动脉、静脉及伴行神经受到压迫和移位。B. 肿瘤侵入腋鞘，并导致腋静脉闭塞。这些在静脉造影上的显著征象常提示血管受到肿瘤侵犯。C. 腋静脉造影结果显示腋静脉完全闭塞（红线所示），并可见肿瘤周围存在明显侧支循环。静脉的闭塞几乎总是提示锁骨下臂丛受侵。D. 肩胛带离断术后大体标本显示肿瘤累及周围的臂丛和腋动静脉。

应或肿瘤血管新生，即肿瘤供血的异常血管形成（图 10-3），显著改变局部血管解剖结构。
  ○ 静脉造影（单独或联合血管造影使用）：可显示肿瘤对邻近静脉的压迫情况。相较于结构坚厚、极少被完全阻塞的腋动脉，腋静脉壁薄、易受压或被肿瘤侵犯，其闭塞几乎可视为血管鞘和臂丛已受累的代名词。静脉闭塞通常表现为腋静脉无造影剂充盈，提示肿瘤广泛累及臂丛，需慎重评估是否仍可行保肢手术。"腋静脉闭塞 + 远端肌力减弱 + 神经性疼痛"三联征是肿瘤侵犯臂丛鞘的高度特异性预测指标。

• 组织活检。
  ○ 粗针穿刺活检是首选的诊断方法，因为它可最大限度地减少损伤和腋窝内容物污染的风险。如果怀疑是转移性病变，细针抽吸是鉴别癌细胞的最合适方法。
  ○ 可触及的大肿块或浅表肿块可以进行穿刺活检，而深部病变最好在 CT 或超声引导下进行。
  ○ 活检路径应在术前与手术医师沟通后设计，确保与计划切除范围一致。建议从腋窝底部穿刺，避免穿过胸大肌或靠近血管鞘。该操作在 CT 引导下可安全完成。靠近胸壁的深部病灶亦可采用此方式取样。

对于前位病灶，可偶尔考虑通过胸大肌下部入路。活检部位在手术切除时必须完整切除，以防瘤体播散或活检道污染。
- 仅适用于粗针活检无效或需获取额外样本用于研究的患者。活检时须避免污染关键结构及正常组织间隙。建议采用腋部外侧小切口，避开胸大肌和血管鞘。
- 小体积肿瘤可考虑直接切除活检，但若术后确诊为肉瘤，需确保完整切除肿瘤假包膜，以避免局部复发。

手术治疗

- 尽管有许多腋区肿瘤的患者可以进行安全可靠的保肢手术，但对于体积极大或长期未处理的肿瘤，若累及腋区血管和臂丛，手术难度显著增加。
- 影像学若提示血管受侵，应高度警惕神经鞘受累，此时需重新评估患者是否适合保肢治疗；必要时应考虑行上肢截肢术。
- 活检通道的适当定位对减少腋区的潜在创伤或污染非常重要；大范围的考虑欠周的切开活检通道可能导致最终的肩胛带离断。
- 腋窝的辅助放疗使显著淋巴水肿的风险增加，这会导致部分功能丢失并埋下影响切口愈合的隐患。

术前计划

- 术前影像应全面评估，明确肿瘤范围，为手术提供依据。
- 切除范围是依据肿瘤大小、分期及治疗目标（姑息或根治）综合考虑确定的。
- 若CT或MRI提示血管累及，应考虑术前行动脉或静脉造影。
- 一旦术前影像学检查提示有明显的肋骨侵犯时，建议使用双腔气管内导管。通过排出肺内积气使肺缩小以保护肺在切除肋骨时不受损伤。

患者体位

- 患者手术体位取决于被切除肿瘤的大小和解剖范围。
- 大多数腋窝肿瘤的理想入路是患者取仰卧位、扩大的前方切口。牵拉患者尽可能靠近手术台边缘，在肩胛内侧下方放置一厚的垫子以利于手术显露。上臂、腋窝和肩胛带前方消毒铺巾完毕，将上臂放置在铺有垫子的手术桌上，手术医师站在腋窝内侧进行手术。手术助手最好是站在患肢上方便于拉钩。
- 腋窝后侧和下方被肿瘤累及较少见，需要经腋窝和肩胛带后方显露。在这种情况下，患者取健侧卧位，以便于显露整个肩胛带。助手扶持上臂并抬高，协助显露腋窝。手术医生站在患者前方，靠近臂丛的部位。

手术入路

- 前方或内侧入路。腋窝肿瘤切除术最常用的入路是沿胸三角肌间沟的肩胛带和上臂扩大切口。由于胸大肌构成腋窝的前方边界，因此离断胸大肌在肱骨的宽大止点，方能较好地显露腋窝内容物（图10-4）。
- 沿腋窝下缘的传统切口显露腋窝内容物非常有限，使得对臂丛的分离辨认较困难。这种切口最好只用于胸

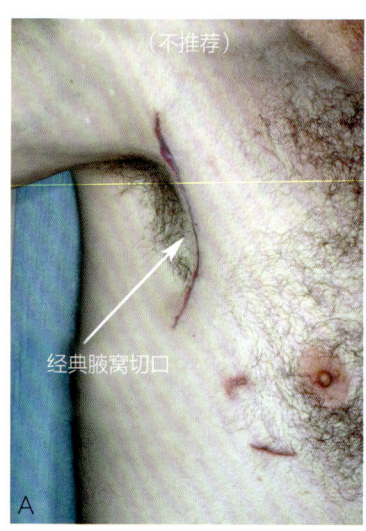
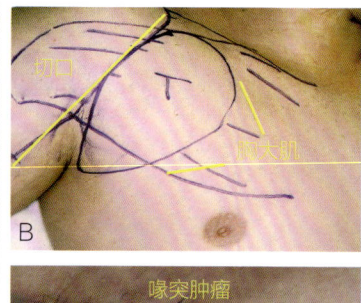
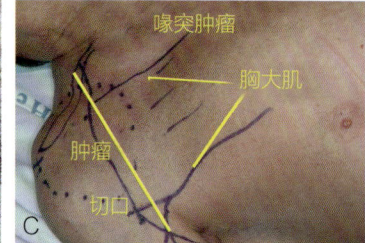
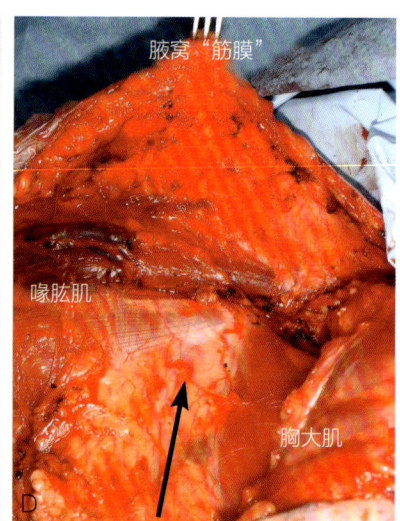

图10-4 手术切口。A.典型的腋窝切口，起初是普外科手术医生做淋巴结切除术时应用。该切口不能充分显露需要切除的肉瘤或体积巨大的肿瘤团块。B.肩胛带前方切口，用于腋窝巨大肿瘤的切除。图示可触及巨大肿块（T），通过离断胸大肌止点，可充分显露整个腋区。C.1例源自喙突的巨大转移病灶。采用肩胛带前方入路，分离腋区血管、然后切除肿瘤。D.术中图片显示离断胸大肌并将其拉向内侧，可以看到整个腋区内容物的表面覆盖着一层筋膜（箭头所示）。

壁肿瘤（腋窝下区切除术）或腋窝后壁（背阔肌）肿瘤患者。
- 传统腋窝切口与前方扩大切口可通过前者向近端延伸，穿过胸大肌，在喙突附近与后者相连（图10-5）。该入路用于试行瘤体切除的姑息性治疗，或经腋窝下方切开活检手术。

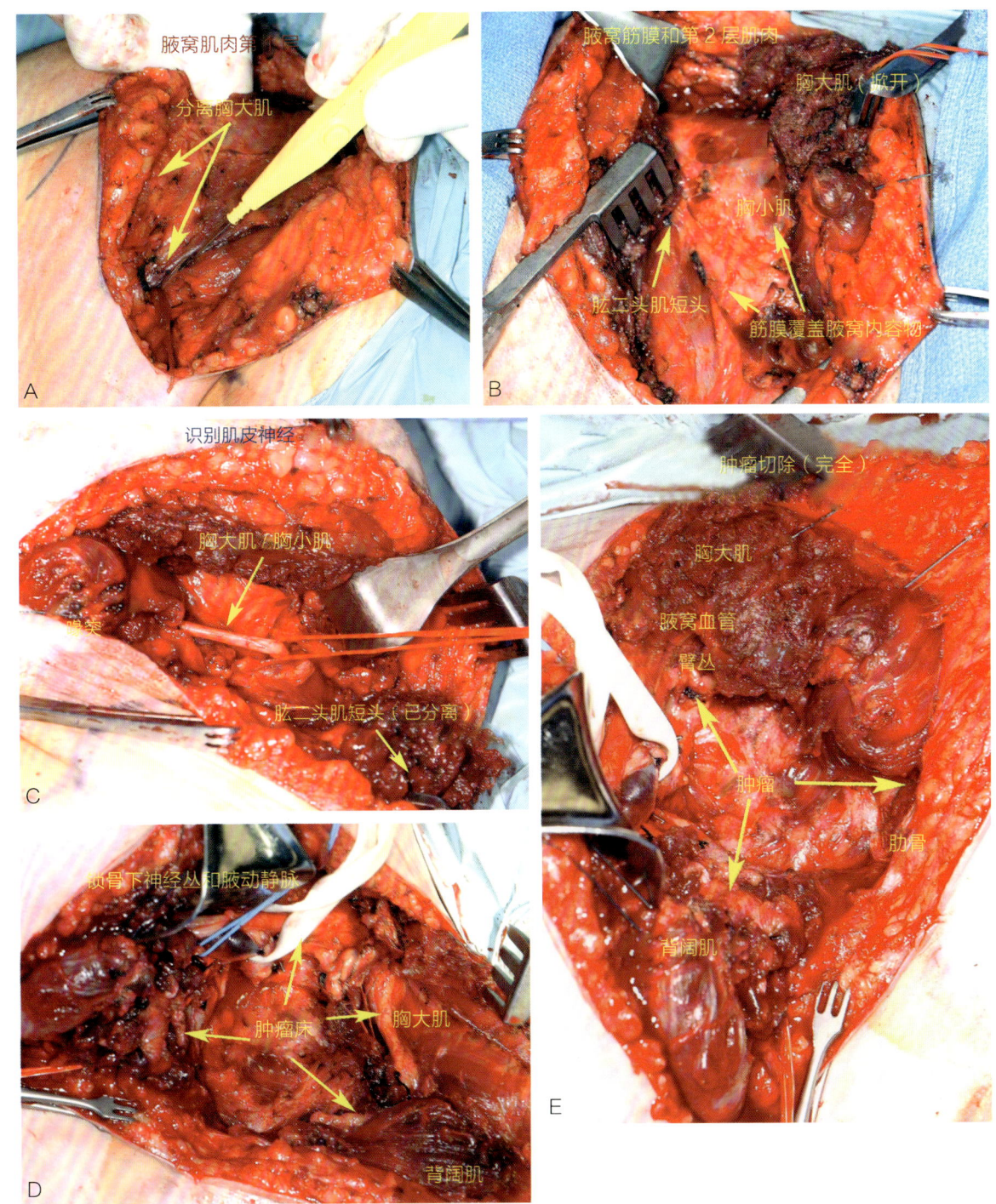

图10-5　腋窝肿瘤显露与切除的手术技术。A. 采用肩胛带前方切口，这是延展的胸三角肌切口，可向后折向腋区；然后在胸大肌距其肱骨止点1cm处离断。这是腋区的第一层肌肉组织。B. 术中图片显示第二层肌肉结构，肱二头肌短头和胸小肌附着于喙突。由于腋区脂肪和筋膜包绕，此时还要看到腋窝的血管神经结构。C. 肌皮神经位于喙突远端1~2 cm，位于胸小肌止点下方，紧邻肱二头肌短头。在游离第二层肌肉前，必须明确识别该神经的位置，以避免术中损伤。D-E. 腋区肿瘤切除术后的基底部。必须在锁骨端开始并向肿瘤远端依次结扎所有的分支血供。大多数肿瘤起源于神经血管下方。

经前侧入路的腋窝探查

显露

- 触诊并标记骨性标志：喙突、肩峰、肩锁关节。
- 触诊三角肌与胸肌之间的肌间沟。
- 皮肤切开应沿胸三角沟延伸至喙突，并可根据需要绕至腋窝。打开胸大肌和三角肌间隙，根据需要保留或结扎头静脉。
- 确认胸大肌在肱骨干上的止点并在其近端 1 cm 处用电刀切断，残留部分供术后缝合修复（技术图 10-1）。
- 胸大肌完全离断后，向内侧牵拉至前胸壁表面，保留其血管蒂，显露前锯肌。
- 沿锁胸筋膜显露该解剖层次。胸锁筋膜较厚，且易辨认，其深部即是腋区相关结构。
- 触摸联合腱在喙突上的附着点并予离断。注意限制断端向远端的过度牵拉以保护肌皮神经。该神经从联合腱下方的臂丛神经发出，经肌腱远端穿入肌腹。这些肌肉的离断是显露血管鞘及臂丛的关键。
  - 充分松解上述肌肉层是显露腋血管和臂丛的关键。

神经和血管探查

- 游离联合腱后，在其下方可见臂丛束及腋血管所处的神经血管鞘（技术图 10-2）。
  - 肌皮神经自喙突下方穿出，位于胸小肌深面。
  - 腋神经从臂丛后束分出，向肩关节方向走行。
  - 此阶段必须识别上述两条重要神经。
- 通过打开神经血管鞘来彻底显露并保护腋血管和臂丛，用血管标识带环绕这些重要结构作标识，仔细地向上臂远端游离这些重要结构。在切除肿瘤之前，常需要游离血管神经并牵开，这有助于肿瘤组织的充分显露。
  - 为了便于肿瘤切除前充分显露，充分松解很有必要。

肿瘤切除

- 所有进入肿瘤的供血分支需逐一结扎并切断[1,2]。
- 肿瘤团块周围粘连的腋窝脂肪可被视作是肿瘤真正的边界。
- 肿瘤完整切除后应进行方向标记，然后送病理科评估切缘及组织学类型。

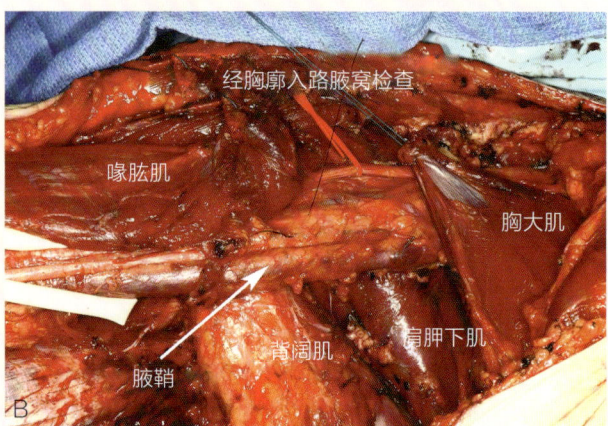

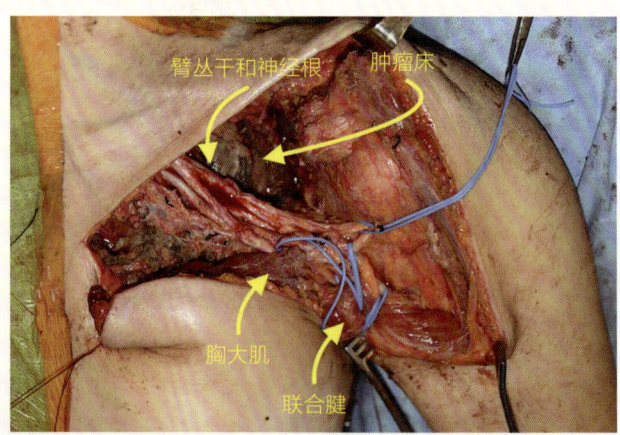

技术图 10-1 A. 图解示意腋区前方的肌肉被分离以显露其下巨大的腋窝肿瘤。手术涉及两层肌肉：上层的胸大肌，以及下层的胸小肌和肱二头肌短头，这些肌肉都与喙突连接。在离断第二层肌肉之前必须找出并游离肌皮神经。B. 经胸肌入路腋部肿瘤切除。术中照片显示完整切除腋窝巨大肿瘤后腋区内所有的肌肉、腋鞘和相应的臂丛。

技术图 10-2 肿瘤切除照片显示分离的联合腱和胸大肌，显露臂丛。

腋窝前方和胸壁肿块的切除

- 辨认并分离部分关键的神经血管结构后,即可安全地切除累及胸肌和前锯肌的肿瘤。这些肌肉可以从胸壁上直接掀起。
- 高度恶性肿瘤的切除需要牺牲一条或更多的臂丛分支以确保足够的肿瘤切缘。
  - 其中失去正中神经支配将导致手部功能最大限度地丧失。
- 若肿瘤侵犯胸壁,则需要行胸廓切开术并切除邻近的肋骨。在开胸前要进行肺部排气以保护肺功能。
- 胸廓切开术后通过胸膜表面的触摸来确定肿瘤侵犯胸廓内的范围。在直视下用肋骨骨刀截断肋骨,最终完整地切除被累及的胸壁。
  - 应提前考虑心胸外科会诊。
- 淋巴系统累及,多见于乳房癌患者肿瘤扩散至腋窝,需要从近端仔细地解剖腋窝及锁骨下的血管。淋巴结取样对癌症和黑色素瘤患者至关重要。

腋窝后方肿瘤切除术

- 对于位于腋窝后部或远端的肿瘤,可通过向远端延长扩大神经血管探查范围,并探查腋窝更深层次,直到显露腋窝后方或远端肿瘤(技术图10-3)。
- 明确背阔肌在肱骨的止点,该肌在胸大肌止点远端和后方构成腋窝的后壁。
- 在切断背阔肌肌腱前,应识别并保护其近侧的腋神经和远侧的桡神经;两者均与臂丛相连,限制臂丛牵拉幅度。
- 若肿瘤累及背阔肌,可能需牺牲上述1条或2条神经。
- 根据需要,可将背阔肌从胸壁掀起以利肿瘤切除。
- 若肿瘤侵及胸壁,则可能需要行胸廓切开术并切除邻近的肋骨,在开胸前要进行肺部排气以保护肺脏。
- 胸廓切开术后可通过胸膜表面的触摸来确定肿瘤侵犯胸廓内的范围,必要时可在直视下使用肋骨骨刀剪断肋骨,最终地切除被累及的胸壁。

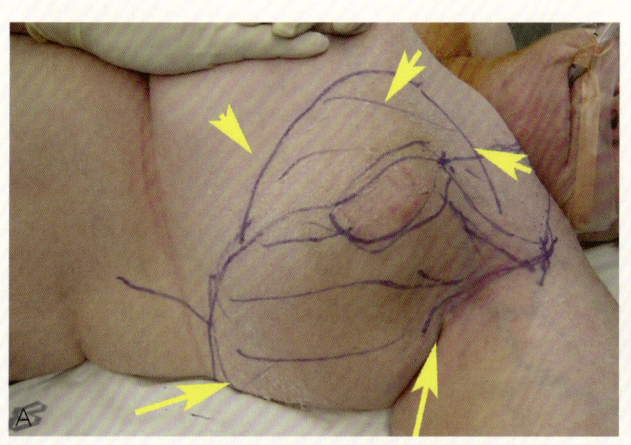 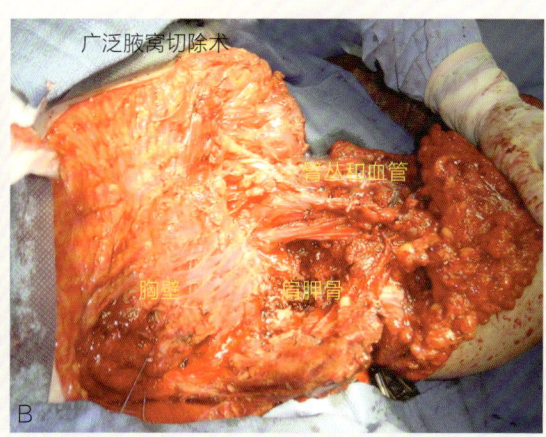

技术图10-3 A.巨大的低级别腋窝纤维肉瘤,范围从胸廓出口延伸至腋后线,并达乳房水平(箭头所示)。通过联合使用肩胛带前方切口和后方切口,完整切除全部病变组织。B.重建及背部肌肉与胸大肌前部重建附着前所拍摄的术中照片。该图展示了前路经胸大肌入路与后路联合应用在手术中所带来的显著优势。

肿瘤切除术后重建

- 肿瘤切除后,腋窝的修复和重建是必要的。
- 向臂丛鞘内放置硬膜外导管,术后注入布比卡因(Marcaine)等局麻药以缓解疼痛。
- 用不可吸收线褥式缝,将联合腱和胸小肌重新缝合到喙突上,以覆盖臂丛和腋窝血管。
- 胸壁缺损可采用背阔肌或胸大肌局部旋转皮瓣修复来覆盖,必要时可与肩胛下肌肌腱作腱性固定连接[3]。
- 缝合术区时应放置闭合的负压吸引流管,在腋窝下放置可吸收敷料以降低局部深夜浸泡和伤口感染风险。使用颈腕吊带或肩部固定支具以允许患者术后早期活动。
- 若因肿瘤切除导致臂丛部分功能缺失,可在辅助治疗完成后择期进行二期神经重建。

要点与失误防范

术前血管造影和静脉造影	• 除标出血管走行路径外,若发现肱静脉或腋静脉血流减少(图10-6),则提示肿瘤可能已侵及臂丛鞘。这通常是肿瘤无法单纯切除时最先出现的征象,必须考虑到行肩胛带离断术可能

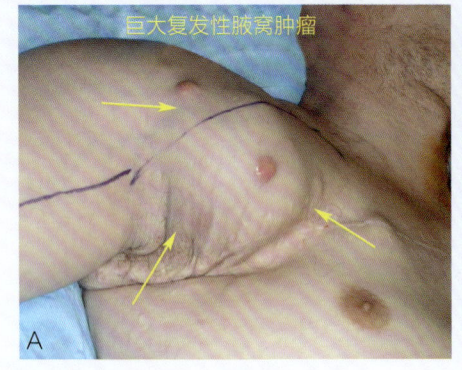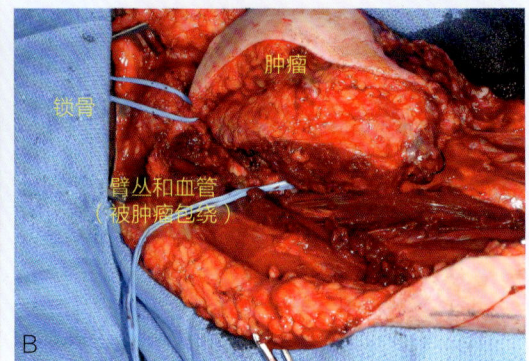

图 10-6 腋区无法单纯切除的肉瘤。A. 多次复发形成的巨大软组织肿块。B. 术中照片显示,经前方切口显露包绕腋鞘的巨大肿瘤。

腋窝切开	• 腋窝切口不容易延伸,严重影响了神经血管束的解剖和游离。这种切口几乎不适用
胸大肌	• 离断胸大肌在肱骨上的止点是显露整个腋窝,进而探查所有重要结构的关键步骤。术中并非一定要将胸大肌重新缝合到解剖学止点上,胸大肌转位可以重建肩部的缺损
肌皮神经	• 过度牵拉联合腱可能会损伤肌皮神经,导致肘关节屈曲功能丧失和相应功能障碍。但对于累及联合腱的患者,此类损伤可能难以避免

术后处理

- 术后佩戴颈腕吊带或肩部固定器支具悬吊上臂,引流量减少时拔出引流管。
- 患者在术后第1天可以下床活动。在可承受范围内活动以增加肺功能。
- 使用颈腕吊带直到伤口完全愈合。
- 不影响伤口愈合的情况下,早期开始肩关节辅助活动。
- 若出现淋巴水肿征象,可加压包扎上臂,并使用自我调节的加压手套。

预后

- 腋区软组织肿瘤切除的肿瘤学效果与其他部位相当,术前应重点评估胸壁或神经血管结构是否受累。
  - 大多数情况下,不可能进行保肢手术[9]。
- 肢体功能预后与肌肉切除量、神经损害及是否行放射治疗密切相关[7]。
- 失去肩部活动会导致轻度残疾,可通过使用另一只手臂进行头顶活动来弥补。
- 腋窝周围肿瘤切除后,大多数患者的活动范围(ROM)和功能恢复较为满意。
  - 能否及时康复,直接关系到最终的ROM和功能[2,6]。
- 虽然四肢软组织肉瘤的功能重建较少报道,但即使联合多种治疗方式,大多数患者仍可恢复良好功能[5]。
- 软组织肉瘤患者接受保肢手术后的功能,可在术后第2年获得改善[8]。
- 皮瓣修复不会增加术后并发症[11]。
- 高质量研究表明,接受放射治疗的软组织肉瘤患者生存率显著提高[10]。

并发症

- 最常见的术后并发症为腋窝积液及继发伤口问题,尤其术前接受放射治疗者更易发生。负压吸引及加压包扎可有效减少该并发症。
- 神经麻痹较少见,多为术中牵拉或术后水肿所致,绝大多数病例于6个月内恢复。
- 若行神经切除,特别是放射治疗后,术后可能出现慢性神经痛;可应用神经鞘导管持续注射局麻药以减轻疼痛并促进康复。
- 淋巴水肿可能引起显著功能障碍和慢性疼痛,早期积极干预可降低其严重程度。
- 因肩胛带周围的血供丰富,组织愈合能力良好,术后感染及皮瓣坏死较少发生。

第11章 肩胛骨全切除术假体重建
Total Scapular Resections with Endoprosthetic Reconstruction

Martin M. Malawer, Kristen Kellar-Graney, and James C. Wittig

背景

- 肩胛骨来源的肿瘤在确诊前可能已发展为较大体积的肿块。早期肿块常被肌肉组织包裹，使得肿瘤范围被局限，肩带区域其他结构较少受影响。患者临床主要表现为疼痛、肿块或两者兼有。
- 软骨肉瘤是成人肩胛部最常见的原发性恶性肿瘤；儿童群体中则以尤因肉瘤最为常见。
- 软组织肿瘤可累及肩胛周围肌群并继发侵犯肩胛骨。
- 肩带保肢手术适应证包括多数高级别骨肉瘤及部分软组织肉瘤，具体需结合肿瘤浸润范围综合评估。
- 肩胛肿瘤（类似肱骨近端肿瘤）的诊疗需进行严谨的术前分期评估、精准的影像学检查及详尽的局部解剖分析。手术患者需满足肿瘤未累及神经血管束、胸廓出口及邻近胸壁的条件。
- 前1/4截肢术临床指征少见，其主要适用于：巨大蕈状肿瘤或感染性肿瘤；保肢手术失败病例；肿瘤侵犯主要神经血管或胸壁结构的患者。
- 1970年前，肩胛部高级别肉瘤多采用前1/4截肢术治疗[3,5,6,10]。Marcove等[8]于1977年首次报道肩带高级别肉瘤保肢术式，证实Tikhoff-Linberg切除术（图11-1A）在局部控制率及生存率方面与前1/4截肢术相当，且能保留手肘功能。该术式迅速成为该部位高级别肉瘤的标准治疗方案。目前，肩胛骨原发或累及肩胛的恶性肿瘤多数可通过保肢手术安全治疗，无需行截肢术。
- 部分肩胛切除（Ⅱ型）术后肩关节活动度及肌力接近正常。全肩胛切除（Ⅲ型）联合肩关节外切除及肱骨近端切除（Ⅳ/Ⅵ型）后，肩关节活动度（尤其外展功能）显著受限[7]。手术成功关键在于肱骨近端悬吊固定及精细的软组织重建，以维持肩部稳定性与肢体功能。若肿瘤切除后保留足够肩胛周肌肉（特别是斜方肌与三角肌），全肩胛假体可能是最佳重建方案（图11-1B-F）。
- 对比全肩胛切除联合肱骨悬吊导致的关节活动度近乎丧失，保留关节盂与肩峰的部分肩胛切除术可显著改善前屈、外展、内外旋等多轴向活动功能[4]。
- 相较于单纯肱骨悬吊，肩胛假体重建能有效改善外展功能。该术式不仅获得更高的肌肉骨骼肿瘤学会评分，同时提升外观满意度与患者主观评价。除改善肩关节活动范围外，肩胛假体还可完整保留肘腕功能[9]。
- 异体肩胛骨移植在部分切除后的重建中亦取得良好疗效[1]。功能预后与自体骨保留量呈正相关，最小化骨切除与保留关节盂可显著改善术后功能。尽管当前临床应用较少，但该术式使用率正逐步上升。研究证实，保留关节盂的异体移植可优化外展与前屈功能[13]。

解剖

- 肩胛骨肿瘤的局部解剖特征决定了切除术式选择与后续重建方案。由于此类肿瘤在确诊时往往已进展至较大体积，术者须对胸壁、腋血管、肱骨近端及肩袖结构、肩周组织进行全面评估，以确保制订合理的手术计划。
- 累及肩盂、肩胛颈或冈上肌群的肉瘤通常已侵犯盂肱关节及邻近关节囊。对此类部位的肿瘤，建议采用前后联合入路实施关节外整块切除术。
- 伴有软组织浸润的巨大肩胛骨肉瘤可能累及腋血管及臂丛。此外，需对周围区域淋巴结进行系统评估，以明确肿瘤的可切除性。
- 冈上窝肿瘤在体格检查中触诊难度较高，即使采用先进影像学检查亦可能低估其侵袭范围。该部位肿瘤可向颈前、后三角区蔓延，除姑息性治疗外，多数情况下无法实施根治性切除。

肩胛区的主要解剖结构

神经血管束

- 锁骨下动静脉与臂丛束在锁骨下方汇合并形成神经血管束，其全程由纤维鞘包裹，可视为单一功能性结构。
- 肩胛上血管、肩胛背血管及旋肩胛血管在肩胛骨后方形成广泛血管网。切除肩胛骨时需逐一结扎并离断上述各血管。

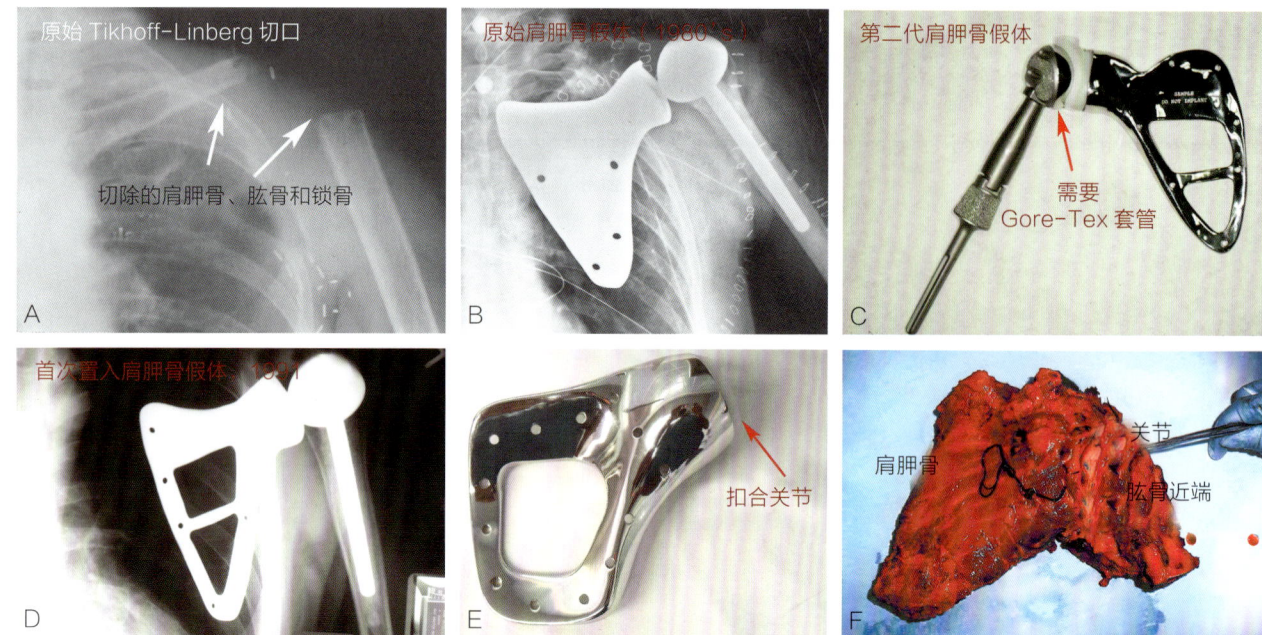

图 11-1　A. X 线平片显示 Tikhoff-Linberg 切除术后肩胛带的经典切除范围。Tikhoff-Linberg 切除术通过关节外整块切除方式，完整移除肩胛骨及肱骨近端。B. 由 Howmedica 设计的初代肩胛骨假体，该假体结构坚固、体积较大，表面设有镂空孔洞以实现软组织再附着。肱骨头与聚乙烯材质的肩盂形成关节，其稳定性依赖于肌肉转位术和（或）Gore-Tex 套管（膨体聚四氟乙烯材料）固定。C. 20 世纪 90 年代末期应用的第二代肩胛假体，该型号在假体主体部位增设多孔结构，便于周围肌肉通过肌腱固定术实现稳定附着，从而提升重建肩关节的生物力学稳定性。此时，肱骨近端组件可与模块化置换系统（Modular replacement system）匹配，显著增强了术者对肱骨近端及肩胛带的重建能力。D. 1 例肩胛骨血管肉瘤患者术后 13 年的假体随访 X 线平片。E. Howmedica 研发的第三代肩胛假体，为全球首款可动式肩胛假体，其双极式肱骨头与带聚乙烯衬垫的肩盂形成功能性关节界面。F. 扩大型 Tikhoff-Linberg 切除（Ⅳ型）术后大体标本，显示完整切除的肩胛骨、盂肱关节外切除部分及肌肉附着的肱骨近端。

腋下血管

- 腋血管为锁骨下血管向外的延续，跨越锁骨中 1/3 后改称肱血管。其经喙突内下方走行至肱骨近端，全程被臂丛包绕。
- 腋动脉沿途发出多支分支：跨越第一肋时发出胸上动脉；经胸小肌深面依次发出胸肩峰动脉、胸外侧动脉及肩胛下动脉。胸肩峰动脉的四个分支之一负责肩峰区域血供。
- 肩胛下动脉分为胸背动脉和旋肩胛动脉，后者绕行肩胛骨外侧缘并将腋血管固定于肩胛骨。
- 旋肱前后动脉为腋动脉终末分支，起自肩胛下肌下缘水平并环绕肱骨颈。腋神经与旋肱后血管伴行。旋肱血管将神经血管结构固定于肱骨近端，故该部位肿瘤易累及神经血管。早期结扎旋肱血管是肩胛骨肉瘤切除术的关键步骤，有利于腋血管、肱血管及臂丛与肿瘤的分离。
- 结扎肩胛下动脉或旋肩胛动脉亦可松解神经血管束与肩胛骨的连接。腋动脉分支的解剖变异可能增加术中辨识难度，术前血管造影有助于评估肿瘤血管移位及变异情况。

肩胛上神经

- 肩胛上神经起自臂丛上干，经第一肋上方穿过肩胛切迹（位于肩胛横韧带深面），支配冈上肌及冈下肌。

肌皮神经和腋神经

- 该神经常毗邻或接触肩胛区肿瘤。肌皮神经为臂丛外侧束首支分支，自喙突远端发出后穿喙肱肌，行于肱肌与肱二头肌之间。术中应尽可能保留以维持屈肘功能。
- 该神经走行变异较大，通常位于喙突下方 2~7 cm。肩胛区肿瘤常将其前推至筋膜下 1~2 mm 处，故在喙肱肌与胸小肌间分离筋膜时需谨慎。松解喙突肌群前需明确辨识并保护该神经。
- 腋神经起自臂丛后束，与旋肱后血管伴行至肩胛下肌下缘，后经大圆肌与小圆肌间隙进入三角肌后方。肩胛区肿瘤常牵拉腋神经，但肩胛下肌通常可将其与肿瘤隔离。

桡神经
- 桡神经起自臂丛后束，经背阔肌-大圆肌肱骨止点前方走行，沿肱三头肌长头外侧进入螺旋沟。切除术前需充分游离并予以保护。

肩胛下神经上下支与胸背神经
- 肩胛下神经上下支及胸背神经起自臂丛后束近端，邻近肩胛下动脉及旋肱血管起始部。肩胛下神经上下支下行，直接进入肩胛下肌，肩胛骨切除术中常规离断该神经。胸背神经与胸背动脉伴行，经肩胛下肌前方支配背阔肌，多数情况下可保留。

适应证

- 保肢手术是大多数肩胛骨肉瘤的首选治疗方式（图11-2）。
- 侵犯肩胛骨的软组织肉瘤通常可通过保肢手术完整切除。
- 对于放射治疗或化学治疗无效的转移癌、骨髓瘤或淋巴瘤，若已导致肩胛骨完全破坏，亦可考虑保肢手术。
- 若拟采用全肩胛假体重建肩胛带，必须保留以下关键肌群及腋神经：斜方肌、三角肌、菱形肌、前锯肌及背阔肌。这些肌肉为假体提供软组织覆盖，保证其悬吊及功能运动。若无法保留上述肌群，则需将肱骨悬吊于锁骨。此时需通过静态与动态软组织重建技术稳定肱骨，包括：使用3 mm涤纶带（Dacron tapes）及高强度不可吸收缝线进行机械性固定；实施多组肌群转位术（如胸大肌、胸小肌转位）以重建动力性稳定结构。

肩胛骨肿瘤保肢手术的禁忌证

- 肿瘤侵犯腋窝血管或臂丛，或广泛累及胸壁者（此类病例无法安全实施保肢切除）。臂丛或腋血管被肿瘤包裹者需行截肢术；单一神经受累非绝对禁忌证。
- 广泛的胸壁受累。
- 相对禁忌证：
  - 活检操作不当导致周围软组织广泛污染。
  - 活动性或既往感染史。
  - 需行肩胛带离断术方能彻底切除的复发性肉瘤。
  - 术前化学治疗后仍未愈合的肉瘤继发病理性移位骨折。

影像学和其他诊断性检查

X线

- X线平片常作为肩胛骨肿瘤诊断的首选影像学手段，可显示大部分骨质破坏（如溶骨性或成骨性改变）及部分软组织受累情况。由于肩胛骨常与肋骨重叠，其显影可能受限。若平片显示肿瘤内基质矿化（如云絮状钙化或环形钙化），可辅助鉴别骨肉瘤与软骨肉瘤。

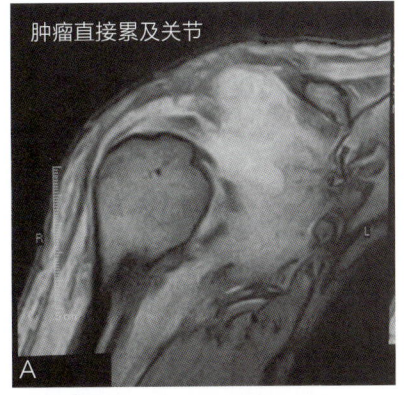
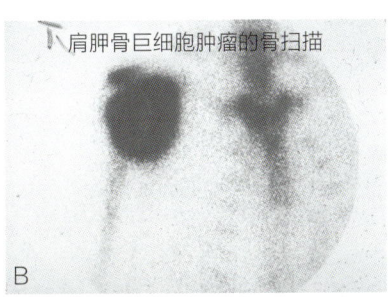
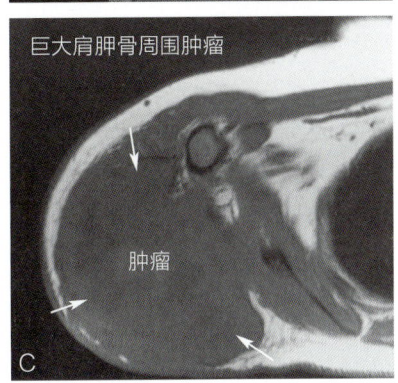
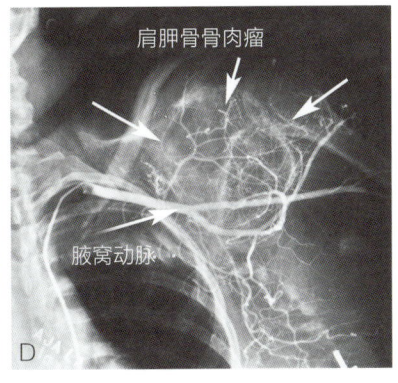

图11-2 肩胛骨切除术适应证影像学示例。A. MRI（T2加权像）显示源自喙突的广泛性肿瘤，累及肩胛骨及盂肱关节。B. 肩胛骨完全受累的骨巨细胞瘤（GCT）骨扫描图像，显示肩胛骨质几乎完全破坏，残余骨量极少。C. 紧邻肩胛骨及其肌群生长的巨大肩周软组织肉瘤，并累及肱骨近端肌群。Tikhoff与Linberg于1992年首次报道的术式，即针对此类肩周软组织肉瘤（原发或转移性骨肉瘤非其初始适应证）。D. 肩胛骨骨肉瘤新辅助化疗前血管造影，可见肿瘤血供丰富，腋动脉及旋肱血管明显移位。

CT 和 MRI

- CT 和 MRI 是确定骨外疾病大小和范围，以及其与腋窝血管、肩关节和胸壁关系的有效手段（图 11-2D）。
- CT 是评估肋骨受累情况的首选方法，可清晰显示肩胛骨肿瘤对肋骨的细微侵蚀，亦能敏感识别肿瘤内钙化灶及软组织肉瘤累及肩胛骨的隐匿区域。增强 CT 对明确肿瘤与腋血管、肱血管及臂丛神经的毗邻关系至关重要。
- MRI 可精准评估肿瘤骨内-外侵犯范围及跳跃性转移灶。T1 加权像可明确髓内病变范围，指导肱骨近端截骨平面（通常需在肿瘤髓内边界远端 2~3 cm 截骨）。MRI 对判断骨外肿瘤成分与神经血管束的空间关系具有显著优势。

骨扫描

- 用于评估肱骨近端或肋骨区域性骨侵犯及全身骨转移。但因肩胛骨体部骨质菲薄，其对肿瘤范围的判断准确性低于长骨评估。
- 骨扫描常需与 MRI 结果联合解读。

血管造影和其他研究

- 血管造影可明确血管受累情况及解剖变异，腋血管移位提示肿瘤前缘侵入腋窝。
- 若临床疑诊臂丛侵犯（如神经痛或远端水肿），需行腋静脉造影。静脉闭塞征象高度提示臂丛浸润。

活检

- 建议在 CT 或透视引导下进行细针穿刺或空心针活检，以尽量避免损伤神经血管束。
- 从一个穿刺点进针，随后通过该点以不同角度重新进针，从肿瘤多个不同区域获取组织样本。
- 活检部位应位于预定切除手术的切口线上（图 11-3）。
- 对于肩胛骨体部来源的肿瘤，推荐采用后侧穿刺活检；应避免前侧入路，以最大限度减少肿瘤对周围软组织的污染风险。

肩胛骨活检

- 肩胛骨体部的活检操作难度高于肱骨近端活检。穿刺应沿肩胛骨外侧或腋缘进行，而非沿椎体（内侧）缘或直接经后侧穿过任何潜在皮瓣区域。
- 活检部位应位于预定切除手术的切口线上。对于肩胛骨体部来源的肿瘤，推荐后侧穿刺活检；应避免前侧入路。
- 肩胛骨外侧或关节盂区域的肿瘤活检，应通过后侧肩胛骨的外侧或腋缘直接穿过冈下肌或小圆肌进行。

手术治疗

术前计划

- 术前需系统评估所有影像学资料（尤其是 CT、MRI 及

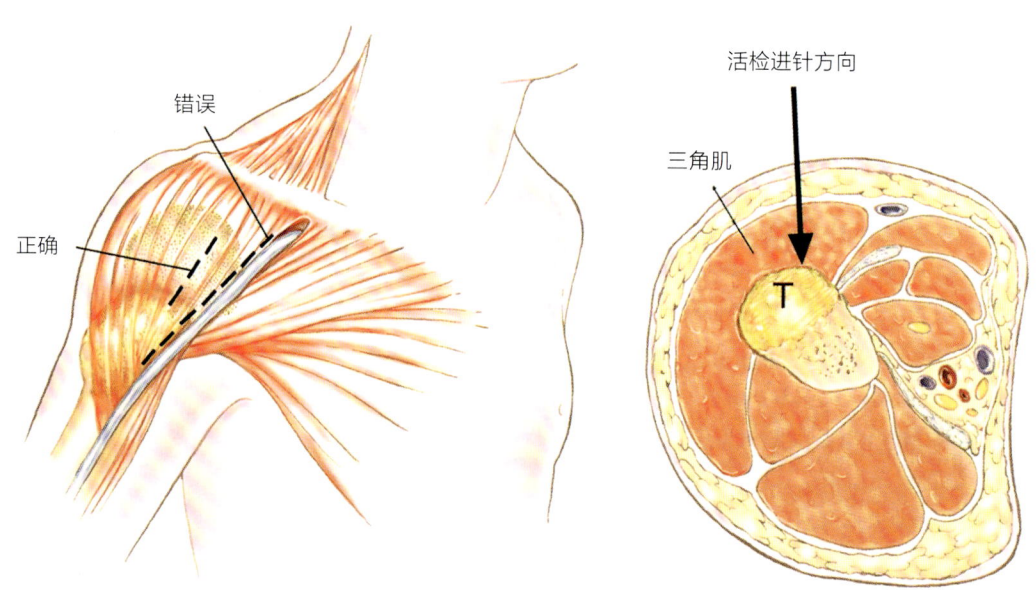

图 11-3 肩关节腔内肿瘤的正确活检技术 [经允许引自 Bickels J, Jelinek JS, Shmookler BM. Biopsy of musculoskeletal tumors. Current concepts. Clin Orthop Relat Res 1999;(368):212-219]。

血管造影/静脉造影），以确定手术切除方式及可行性。
- 检查患者是否存在远端水肿及运动功能丧失（提示臂丛浸润，为不可切除情况）。评估肩胛骨与胸壁的活动度，若活动自如则提示胸壁广泛侵犯的可能性较低。
- 术前检查远端动脉搏动，搏动减弱提示动脉受累。
- 结合 MRI 与 CT 明确肿瘤与臂丛、腋血管及胸壁的毗邻关系，评估软组织侵犯范围，判断是否保留肩周关键肌群（如三角肌、斜方肌、菱形肌及背阔肌），这对假体重建至关重要。血管造影及静脉造影需同步评估。最终切除可行性及全肩胛假体使用需术中进行评估。

患者体位

- 患者取侧卧位或半侧卧位，充分暴露肩胛带后侧至脊柱棘突区域。患肢消毒铺巾后自由悬置（图 11-4A）。

手术入路

- 需行全肩胛切除的肩胛骨或肩周软组织肿瘤，通常采用前后联合入路。此类肿瘤多伴前侧巨大软组织肿块，毗邻或挤压腋血管及臂丛。
- 前侧入路用于探查并游离上述结构，确保安全切除。具体操作包括：前侧延展性三角肌胸大肌切口（图 11-4B 切口 a）及后侧肩胛带通用切口（图 11-4B 切口 b）。
- 若肿瘤无前侧软组织成分，可单纯经后侧入路全肩胛切除。术者需熟知腋血管、臂丛及其分支走行。若存在解剖不确定性，推荐联合入路以确保安全。
- 前侧入路需离断胸大肌并牵开，充分暴露腋血管及臂丛。
- 后侧切口用于离断所有肩胛骨附着肌群。
- 盂肱关节行关节外切除，截骨平面位于关节囊远端。
- 若残留足够肌群（特别是三角肌、斜方肌、菱形肌及背阔肌），则使用肩胛假体。
- 若切除后肌群不足，残留的肱骨通过涤纶带（Dacron tape）从锁骨悬吊（静态悬吊），并实施联合腱固定（动态悬吊）及胸大肌旋转皮瓣术。

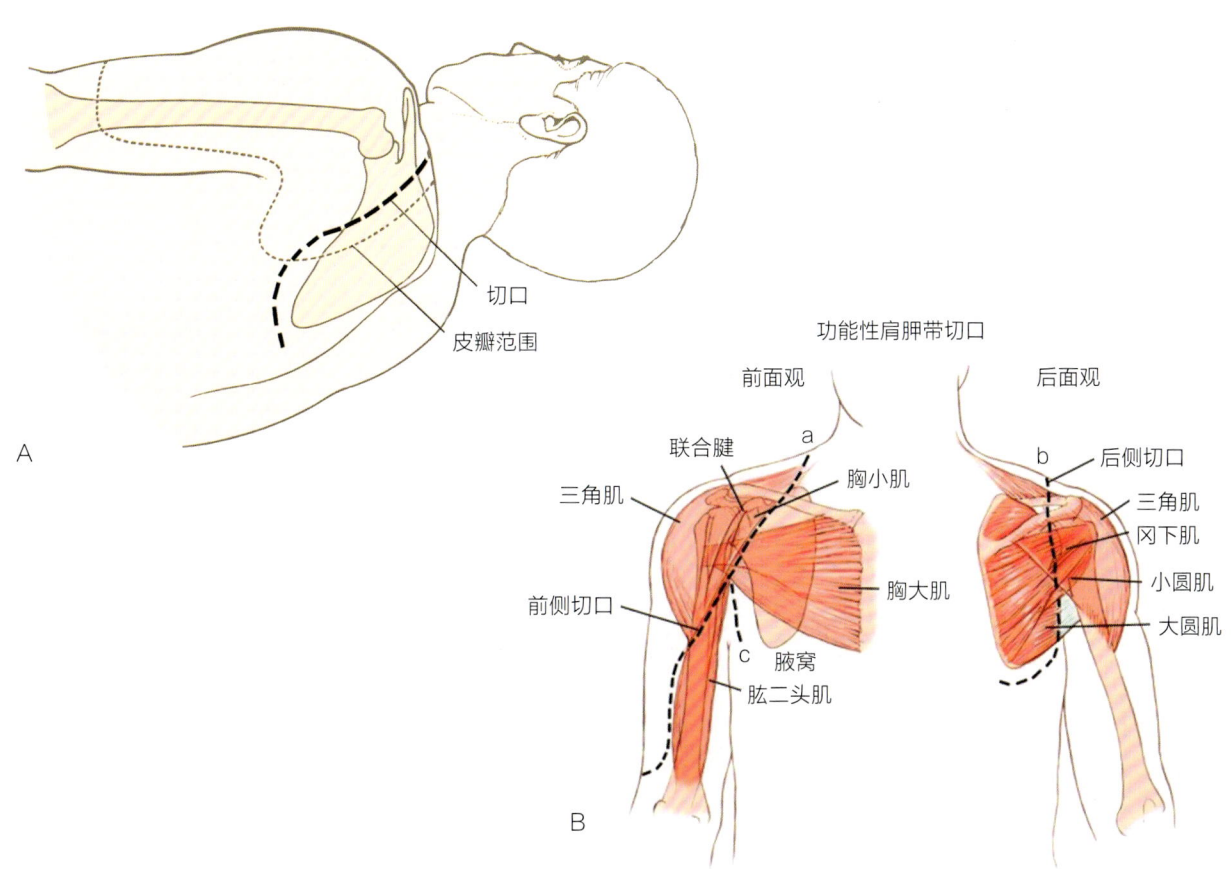

图 11-4 A. 患者体位。B. 肩胛带通用切口。少数情况下，肩胛骨切除术可完全通过后侧切口完成；然而，若存在大范围前侧肿瘤扩散伴腋血管移位或骨外软组织成分，则采用类似肱骨近端切除术的前侧入路更为安全。

关节外全肩胛骨和肱骨头切除术（Ⅳ型）：Tikhoff-Linberg 术

- 该术式为肩胛骨、盂肱关节、肱骨头及远端锁骨的关节外整块切除术。
- 采用通用前后联合入路。
- 制备大型后侧筋膜皮瓣。
- 将菱形肌与斜方肌从肩胛骨脊柱缘离断，背阔肌予以游离但未切断。
- 若肿瘤未累及三角肌或斜方肌，则保留这些肌肉并将其从肩胛冈和肩峰处翻起。经典 Tikhoff-Linberg 切除术不保留三角肌与斜方肌。
- 于肱骨头下方行截骨术（即肩胛骨切除联合盂肱关节关节外切除）。
- 若Ⅳ型肩胛带切除术后保留显著肌群，则使用肩胛假体（技术图 11-1A）[12]。
- 肩胛假体设计多孔结构以实现肌肉肌腱固定：沿腋缘及脊柱缘预置孔洞，用于涤纶带固定。
- 假体首先用涤纶带与菱形肌缝合，随后将背阔肌旋转覆盖假体主体并沿脊柱缘固定。
- 将肱骨组件插入截骨后的肱骨近端，使用 Gore-Tex 移植物重建关节囊机制（技术图 11-1B）。
- Gore-Tex 移植物通过 3 mm 涤纶带分别与肱骨近端假体及肩胛假体的盂颈部位缝合（技术图 11-1C-D）。
- 将三角肌与斜方肌肌腱固定，背阔肌覆盖菱形肌并与前锯肌缝合。肩胛假体置于前锯肌、背阔肌及菱形肌之间。
- 保留的三角肌与斜方肌行肌腱固定术，背阔肌上旋至三角肌下缘并与菱形肌缝合。
- 用涤纶带将背阔肌固定于肩胛假体腋缘孔洞，用 Ethibond 缝线将其与周围肌群缝合。

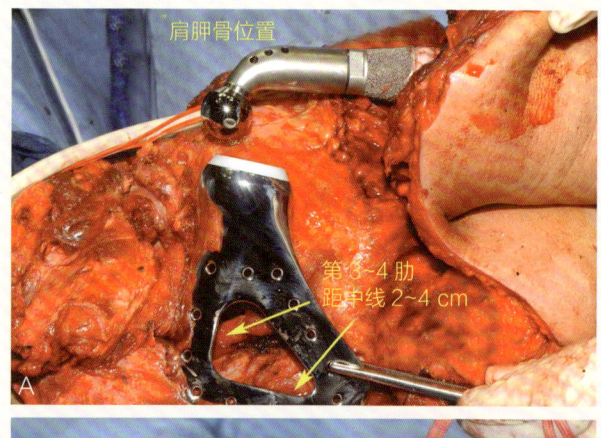
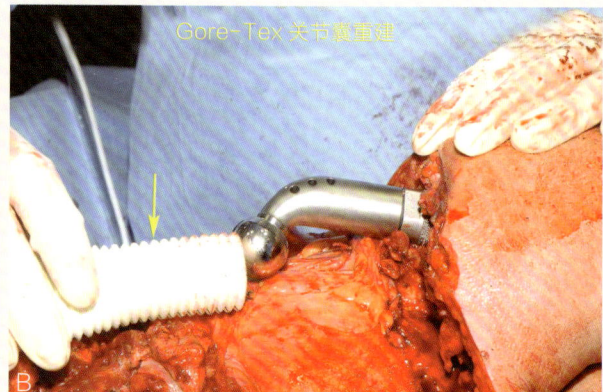
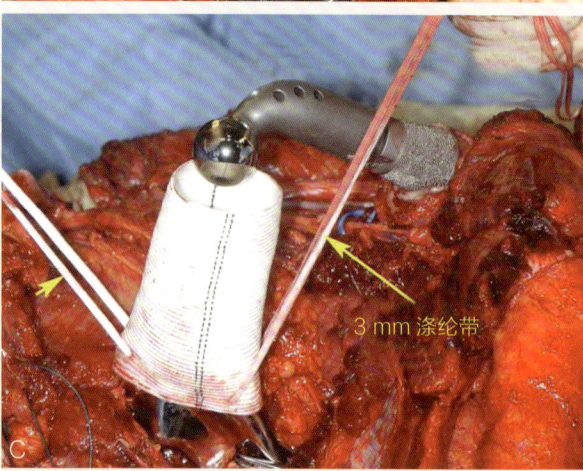
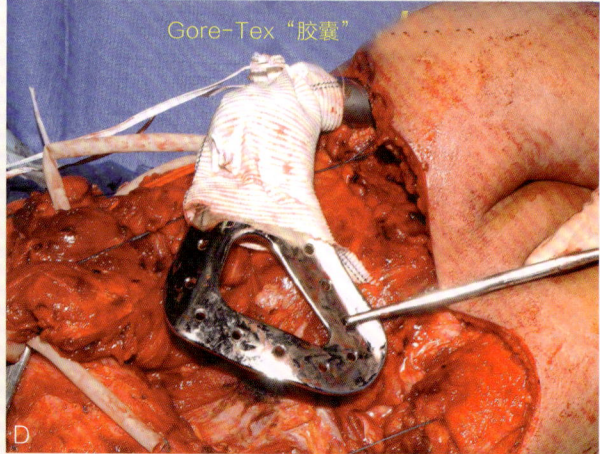

技术图 11-1　A. 肩胛假体就位，肱骨近端假体已置入。肱骨近端假体通过骨水泥固定后，将肩胛假体与胸壁缝合。B-D. Gore-Tex 关节囊重建技术。人工关节重建对功能稳定性至关重要。尽管第三代肩胛假体提供"卡扣式契合（snap fit）"，但因上肢重力产生的持续牵拉力仍可能导致脱位。通过将背阔肌旋转覆盖菱形肌、斜方肌与三角肌行肌腱固定术完成肌群重建，所有肌群均通过自体肌腱固定实现稳定。

肩胛骨关节内切除术（Ⅲ型）

- 该术式为关节内全肩胛骨切除术，最常用于继发侵犯肩胛骨的软组织肉瘤。
- 分别采用后侧与前侧切口。
- 后侧三角肌从肩峰和肩胛冈离断，斜方肌离断并牵开。
- 自肩胛骨下角起始离断菱形肌群。
- 随后提起肩胛骨尖端并向胸壁外侧牵拉，继续向内、外及上方离断肌群以显露腋窝与胸壁。
- 旋转肩胛骨下极并外展上肢施加牵引，轻柔牵开腋窝内容物。
- 除非肿瘤存在前侧骨外成分，否则神经血管结构应从后侧入路进行显露。
- 肩胛骨自胸壁牵开，神经血管束得以直视显露。
- 离断冈下肌与冈上肌后进入关节腔。
- 切断前侧关节囊及肩胛下肌肌腱。
- 识别肱二头肌长头并缝线标记后离断。
- 进入并松解肩锁关节，或切除远端锁骨与肿瘤标本整块移除。
- 轻柔上提肩胛骨时，自喙突离断肱二头肌短头、喙肱肌及胸小肌。
- 需注意保护行经喙突附近的肌皮神经。
- 可应用涤纶带将肱骨近端悬吊于锁骨的双重悬吊技术。
- 使用3 mm涤纶带将残留肱骨悬吊于锁骨远端，通过锁骨远端钻孔重新固定肱二头肌、喙肱肌及肱三头肌。
- 若三角肌得以保留，则将其与胸大肌及斜方肌前侧行肌腱固定术以重建肩胛带前部。
- 若残留足够肌群，可采用全肩胛假体（参见Tikhoff-Linberg技术）进行缺损重建（技术图11-2）。
- 需重点重建两对关键肌群：斜方肌与残留三角肌（于假体上1/3及盂肱关节处行肌腱固定术）、菱形肌与假体（通过背阔肌起点转位覆盖）。由此在背阔肌与菱形肌之间形成假体容纳腔，紧贴前锯肌及胸壁。

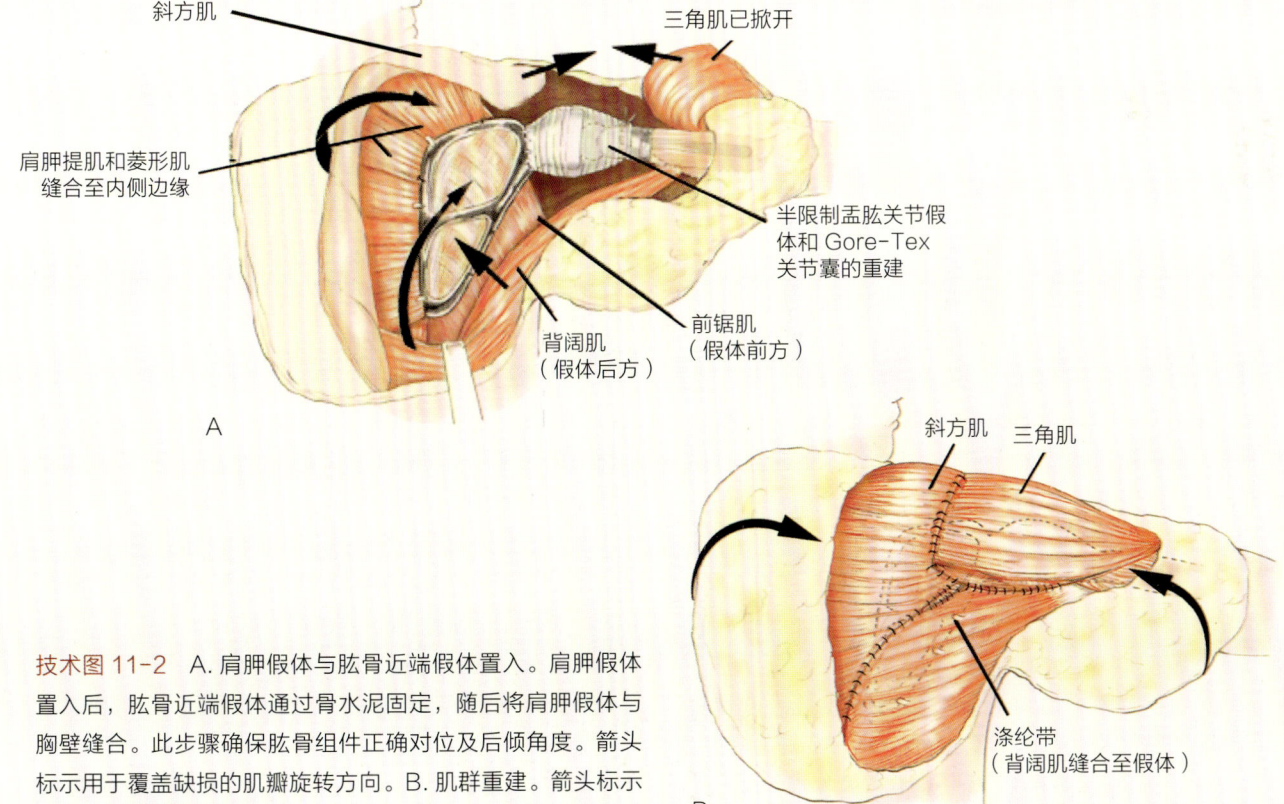

技术图11-2 A.肩胛假体与肱骨近端假体置入。肩胛假体置入后，肱骨近端假体通过骨水泥固定，随后将肩胛假体与胸壁缝合。此步骤确保肱骨组件正确对位及后倾角度。箭头标示用于覆盖缺损的肌瓣旋转方向。B.肌群重建。箭头标示缺损区表面皮瓣闭合方向。

要点与失误防范

术前评估	• MRI 与 CT 对于评估肿瘤与神经血管结构的毗邻关系、胸壁侵犯，以及肩胛周围其他关键肌群累及情况具有重要意义
手术切除	• 大多数全肩胛骨切除术（关节外与关节内）可通过前后联合入路完成。当前侧存在较大软组织肿块时，此入路为最安全术式
神经血管结构的显露	• 腋血管及臂丛的最佳显露需采用前侧入路（扩大三角肌胸大肌切口），该入路需完成以下操作：自肱骨止点处离断胸大肌；自喙突附着点离断喙肱肌、肱二头肌短头及胸小肌
后方显露和探查	• 在后侧切除阶段，应尽可能保留肩周肌群（因其对假体重建至关重要），包括菱形肌、斜方肌、三角肌、前锯肌及背阔肌，同时必须保留腋神经
假体重建	• 若有助于改善软组织覆盖，可使用较小的肩胛骨假体，肱骨假体的选择需考虑允许肢体缩短不超过 2 cm，这同样有助于软组织闭合。手术中优先选用限制性全肩胛骨假体，并采用 Gore-Tex 主动脉移植物重建盂肱关节囊，肩胛骨假体需尽可能向内侧放置，保持距离脊柱 1~2 cm，置于菱形肌与前锯肌之间的筋膜囊内。在将三角肌和斜方肌缝合至假体及相互缝合时，需重新调整其张力，利用背阔肌最终覆盖假体，手术结束时必须确保假体完全被肌肉组织覆盖，以降低术后相关风险
术后处理	• 臂丛鞘内放置临时神经外膜导管控制疼痛 • 患者需佩戴支具 6 周，其间手臂外展 45°~60°，肘部屈曲 45°

术后处理

- 常规使用神经外膜导管持续输注布比卡因（0.25%，4~8 mL，持续 3~5 天）。
- 建议术后 6 周佩戴特殊支具，使手臂保持外展 45°~60°、肘部屈曲 45°。
- 术后需佩戴悬吊带 4~6 周。
- 指导患者进行手腕和手部的活动锻炼，并鼓励在悬带限制范围内进行肘部屈曲。
- 术后 1~2 天内开始颈部活动和肩部抬高锻炼。
- 切口愈合且拆线后（术后 2~4 周），在家属或物理治疗师协助下进行钟摆式锻炼和轻柔的肩部活动（前屈、后伸、内旋和外旋）。
- 同时进行肘部的屈伸、旋后和旋前锻炼。
- 一旦关节活动度恢复，开始进行轻柔的力量训练，采用主动运动、等长锻炼及轻负重（1~4.5 kg）。术后 12 周，开始使用 Thera-Bands 弹力带及其他器械进行抗阻训练，负重限制 4.5 kg 以内（最终，不超过 7~9 kg）。
- 建议手术恢复后日常举重物也不要超过 9 kg。

预后

- 肩胛骨的假体重建是肩胛骨关节内或关节外切除后的可靠重建方法。
- 术后患者的肩可达到无痛、稳定状态，且手部和肘部功能正常。肩关节以下旋转功能得以保留，外旋可达 -10°，内旋至 T6 水平[2, 11]。内旋、内收及后伸力量基本恢复正常。
- 主动前屈和外展（包含盂肱关节与肩胛胸壁联合运动）范围为 25°~45°，肌力为 3~4 级。
- 肩胛骨前伸、后缩及上提功能完全恢复。这些肌肉在提物时可参与维持上肢稳定性。患者可提举并携带重物约 9 kg，多数患者能完成俯卧撑动作。上肢力量优于肩关节悬吊状态或剩余肱骨悬挂于锁骨的情况。肌肉骨骼肿瘤学会上肢功能评分达 24~27 分（总分 30 分，占 80%~90%）（图 11-5）。
- 所有患者肘、腕及握力均恢复正常。
- 患肢术后活动可触及头顶、对侧肩部、对侧腋窝区域及会阴部。日常生活活动（进食、穿衣、个人卫生）无受限。手臂贴身时提拉能力正常，外观效果可接受。
- 主要活动受限体现在娱乐活动及其他需上肢举过肩部的动作。

并发症

- 活检操作不当导致广泛组织污染可能使患者丧失保肢性肩胛骨切除术的指征，因此需严格规范活检操作并精准选择穿刺部位。
- 若三角肌必须切除，则无法实施肩胛骨假体置入术。
- 肩带水平以上功能的不可逆丧失较常见，此类手术的核心目标在于保障手部与肘部的功能。
- 皮肤坏死罕见，肩胛骨重建后脱位发生率极低；盂肱关节分离发生率低于 5%，若发生，通常可通过保守治疗缓解。
- 神经牵拉性麻痹发生率极低，且多数病例为一过性表现。

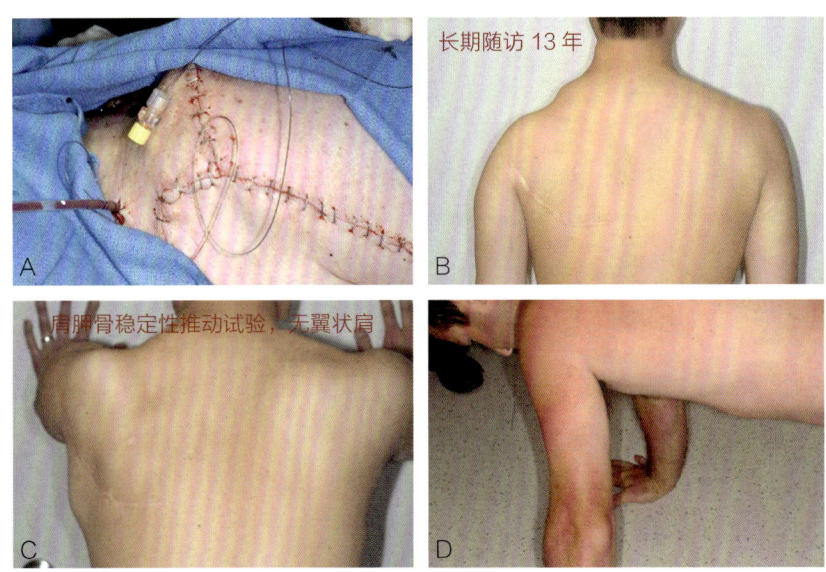

图 11-5　A. 切口闭合良好且无张力。关闭切口前，将神经周围导管置入臂丛鞘内。使用 0.25% 布比卡因具有优良的术后麻醉效果，且仅遗留轻微感觉缺失。B. 肩胛骨假体术后 13 年后路视图。对比术侧与健侧，可见两侧对称性良好。C. 推力测试（用于评估菱形肌、前锯肌及背阔肌功能）。肩胛骨仅有轻微翼状翘起。此外，保留斜方肌与三角肌对改善外观效果显著。D. 患者进行俯卧撑动作。肩带展现出强大的力量与稳定性，使手部在三维空间内实现正常功能。肘、腕功能完全正常。需切除臂丛干的情况极为罕见，此类手术极少导致上臂远端功能丧失。

第12章 肱骨近端切除假体置换术：关节内和关节外切除术

Proximal Humerus Resection with Endoprosthetic Replacement: Intra-articular and Extra-articular Resections

Martin M. Malawer, James C. Wittig, and Kristen Kellar-Graney

背景

- 肱骨近端是原发性骨肉瘤和软骨肉瘤的好发部位，也是长骨转移性病变的第二好发部位。转移性肿瘤偶尔会累及肩带，通常采用相同的切除和重建技术进行治疗（图12-1A）。
- 肱骨近端肿瘤保肢切除术具有挑战性。尽管手术复杂，但约95%高分级或低分级肉瘤患者可行该切除术，很少有患者需要截肢。
- 假体置换重建是肱骨近端大缺损最常用的重建技术。该技术适用于关节内（Ⅰ型）和关节外（Ⅴ型）切除术后。假体重建需结合局部肌肉转位以实现肩关节稳定性和假体软组织覆盖，并保证肘、腕和手部正常功能（图12-1B）。
- 本章将介绍肱骨近端保肢手术的外科和解剖学要点，以及Ⅰ型和Ⅴ型切除重建的具体手术技术，并简要介绍全肱骨置换术。
- 肱骨近端是成人高级别恶性骨肿瘤最常见的部位之一，也是骨肉瘤的第三大好发部位[2]。该部位肿瘤往往有明显的骨外成分。肱骨近端也可能受到转移性癌（尤其是肾细胞癌）的侵犯，其次是软组织肉瘤，此类肿瘤需要进行与伴有骨外扩展的原发性骨肉瘤类似的切除手术。
- 约95%肩带肿瘤患者可接受保肢切除术治疗。
- Tikhoff-Linberg切除术及其改良术式是肱骨近端及肩带周围骨和软组织肿瘤的保肢手术选择。手术需切除部分肩胛骨、锁骨和近端肱骨，同时切除附着于受累骨骼的所有肌肉。术前需进行肿瘤分期，选择肿瘤未包绕神经血管束或未侵犯胸壁的患者进行该手术。
- 图12-1B描述了该部位肿瘤切除的分类系统，并介绍了肱骨近端高分级肉瘤最常见术式（ⅤB式）。
- Ⅰ型切除术不推荐用于高级别肿瘤，术后局部复发风险高。
- 通过肌肉转移术及骨骼重建可实现最佳功能恢复。切除术后使用假体可维持肢体长度，并稳定肩关节及肱骨远端。采用本文所述技术完成肩胛带切除及重建术后，多数患者可恢复肩关节稳定性，同时保留肘关节、腕关节及手部的正常功能。

适应证

- 肱骨近端和肩带保肢手术的适应证包括高级别和部分低级别骨肉瘤，以及部分继发性侵犯骨骼的软组织肉瘤。
- 肱骨近端单发转移性癌及无法进行稳定和固定的肱骨近端多发转移性癌，宜采用广泛切除（即Ⅰ型切除）。
- 是否进行保肢手术取决于肿瘤的位置和肿瘤的进展情况。对于合并病理性骨折的患者，若接受诱导化学治疗及患肢制动后出现良好的临床反应及骨折愈合迹象，则可进一步实施保肢手术。

禁忌证

- 绝对禁忌证：肿瘤侵犯神经血管束或广泛侵犯邻近胸壁（图12-2）。
- 广泛侵犯肩带周围肌肉。
- 相对禁忌证：肿瘤向胸壁扩散、因活检操作不当或病理性骨折导致血肿污染手术部位、既往感染或淋巴结受累病史。

解剖学注意事项

- 肱骨近端和肩带的切除和重建是一项技术要求很高的手术。
- 肿瘤的局部解剖特征通常决定了所需手术的范围。手术医生应对肩胛带解剖学和可能出现的不良事项有充足的经验。

肱骨近端

- 恶性肿瘤通常表现为位于三角肌下的软组织肿块（ⅡB期），向内侧延伸并挤压肩胛下肌和喙肱肌[3]。早期易发生关节囊周围和肩袖肌群的受累，须进行评估。

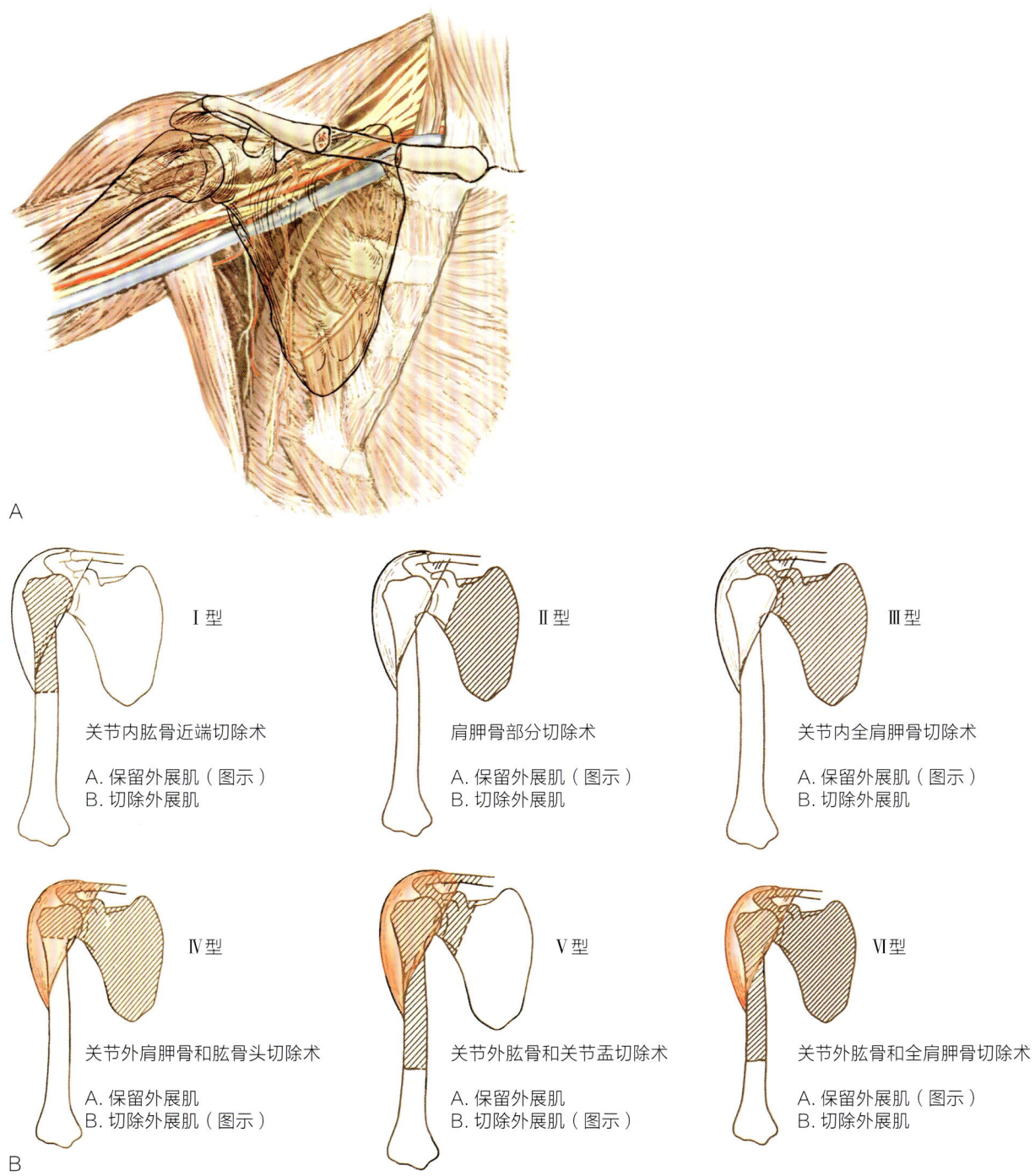

图 12-1　A. 肩胛带的解剖。B. 肩胛带切除术的手术分型。该分类系统最初由 Malawer 于 1991 年提出。Ⅰ～Ⅲ型为关节内切除，Ⅳ～Ⅵ型为关节外切除 [A 版权：Martin M. Malawer。B 经允许引自 Malawer MM, Meller I, Dunham WK. A new surgical classification system for shoulder-girdle resections. Analysis of 38 patients. Clin Orthop Relat Res 1991;(267):33-44]。

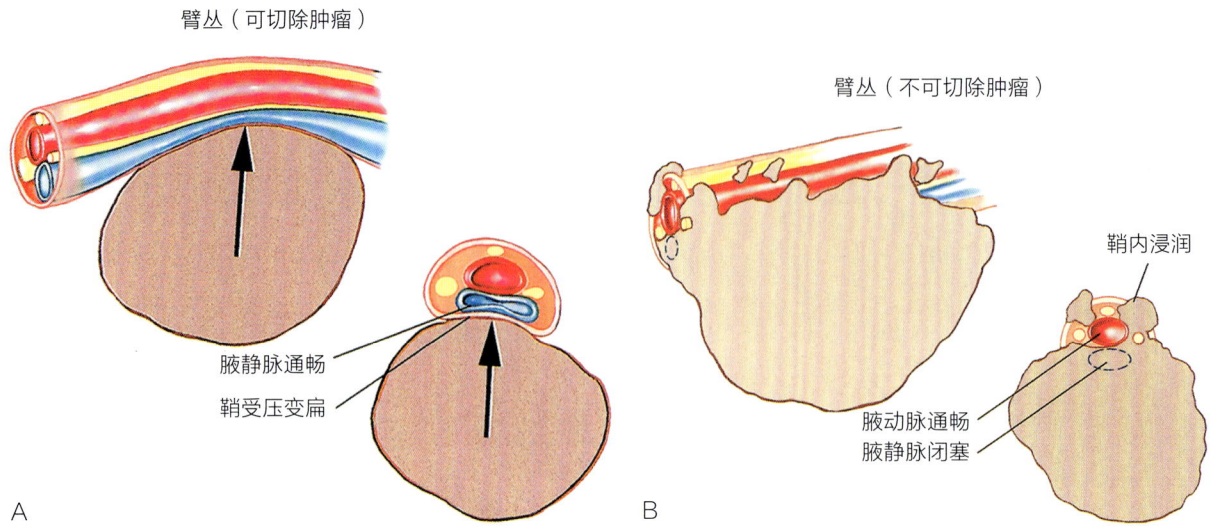

图 12-2　A. 图示为可切除肿瘤。肿瘤压迫并导致神经血管束移位（箭头所示），但没有侵犯包膜。这种情况通常出现在肉瘤的治疗过程中。静脉造影显示腋血管通畅。B. 图示为不可切除肿瘤。肿瘤浸润神经血管结构并阻塞腋静脉。静脉造影显示腋静脉不通畅，而动脉造影显示动脉移位但通畅（版权：Martin M. Malawer）。

盂肱关节

- 相较于其他关节，高级别骨肉瘤更易侵犯盂肱关节内或关节囊周围。
- 肿瘤扩散存在 4 种可能机制：直接包膜扩散；沿肱二头肌长头腱扩散；病理性骨折导致的骨折血肿，以及活检操作不当导致的扩散。
- 这些机制使接受关节内切除的高级别肉瘤患者比接受关节外切除的患者面临更大的局部复发风险。因此，对于肱骨近端或肩胛骨的高级别骨肉瘤，往往需要进行关节外切除。

神经血管束

- 锁骨下动脉和静脉在穿过锁骨下方时与臂丛束汇合。
- 在此区域远端，神经与血管在此处共同组成神经血管束。大型肿瘤累及肩胛骨上端、锁骨和肱骨近端，可使臂丛的锁骨下部和腋血管移位。

肌皮神经和腋神经

- 肌皮神经和腋神经常与肱骨近端周围的肿瘤紧贴。
- 肌皮神经是第一条从大圆肌和小圆肌之间穿出的神经并向后支配三角肌。
- 肱骨近端肿瘤很可能累及腋神经，因为它就在关节远端靠近肱骨颈的下方经过。因此，腋神经和三角肌在肱骨近端切除术中几乎总是需要被切除。

桡神经

- 桡神经来自臂丛的后束，并延伸到背阔肌和大圆肌的前方。在大圆肌的远端，桡神经进入上臂后方并走行于肱三头肌的内侧头和长头之间。
- 尽管大多数肱骨近端肉瘤不累及桡神经，但在切除术前必须对其进行分离和保护。

腋动脉和肱动脉

- 腋动脉是锁骨下动脉的延续，在它穿过腋窝的下边界后被称为肱动脉。腋血管被臂丛的 3 条神经束包围。腋动脉通常在喙突远端离开外侧束，穿过喙肱肌，走行于肱肌和肱二头肌之间。保留肌皮神经和肱二头肌短头对保证正常的肘关节功能非常重要。
- 肌皮神经的走行路径变异较大（在喙突处变化范围为 2~8 cm）。该神经很容易受到损伤，在进行任何切除操作之前都应先确定其位置。
- 腋神经起源于后束，与血管回旋支一起，走行于肩胛下肌远侧缘的下方。然后伴随旋前和旋后血管绕行于肱骨近端。
- 在切除肱骨近端肉瘤时，早期结扎旋支血管十分关键，因其有利于腋动脉和腋静脉从肿瘤组织中完全分离。
- 若神经分支位置的解剖变异未被提前发现，将会导致识别和探查困难。术前血管造影有助于确定血管移位和解剖变异。
- 需在术中判断肿瘤是否可完整切除。在切断胸大肌后进行早期神经血管结构的探查。该操作不会影响上肢截肢术患者前部皮瓣的成形。

影像学和其他诊断性检查

- 影像学检查评估是成功实施肱骨近端和肩胛带肿瘤切除的关键（图12-3A-E）。
- 常规影像学检查包括X线平片、CT、MRI、动脉造影和骨扫描。偶尔需要进行静脉造影。

CT

- CT是评估骨皮质病变的首选方法，同时可辅助MRI判断胸壁及腋窝肿瘤扩散情况（图12-3D）。

MRI

- MRI有助于明确骨内肿瘤的范围，对确定骨切除长度是必要的。MRI是评估软组织肿瘤侵犯，尤其是盂肱关节周围、肩胛上区和胸壁周围软组织受累的最佳影像学检查方法。

骨扫描

- 骨扫描用于检测骨内肿瘤侵犯范围，并监测是否存在转移（图12-3B）。

血管造影

- 血管造影可用于评价肿瘤血管及肿瘤对新辅助化疗的

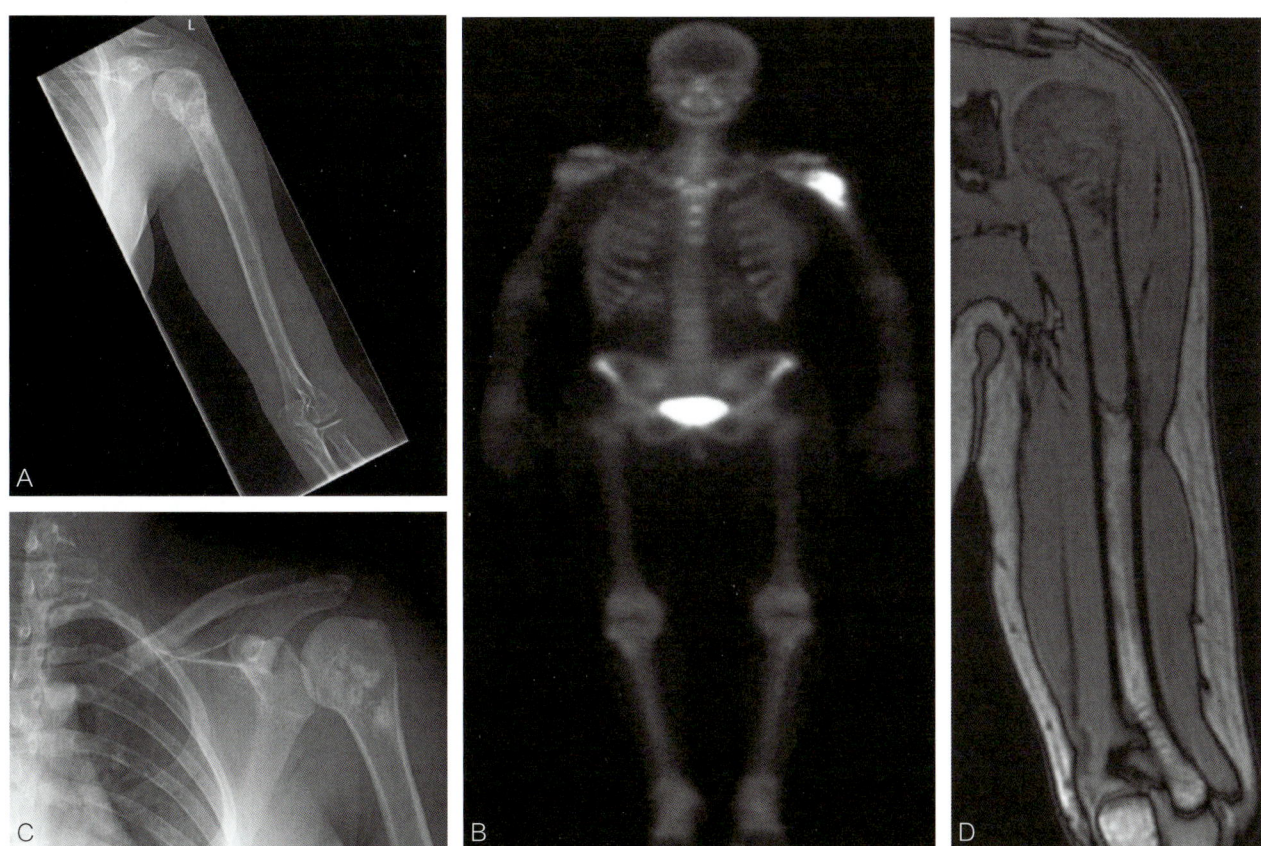

图12-3　A.肱骨近端骨肉瘤表现为典型的髓内骨化和骨外软组织骨化。一般来说，肱骨近端肉瘤累及骨长度的1/3~1/2。除邻近关节外，这段受累的骨需整体切除。B.骨扫描显示的放射性浓聚区与A中所示的X线片相对应。通常，在放射性浓聚区远端3~4 cm切除，且与MRI结果相关，MRI扫描是显示肿瘤髓内扩散范围最准确的影像学检查方法。C.X线平片显示肱骨近端肿瘤透亮影。经穿刺活检确诊为骨巨细胞瘤（GCT）。CT显示皮质有微小骨折，肿瘤被确定为Ⅲ期GCT。该患者采用一期肱骨近端切除术治疗。手术类型为IA型切除，采用内置组配式假体重建肱骨。由于大多数肿瘤是高级别的，并伴有软组织成分，因此肱骨近端关节内切除术较为罕见。D-E.术后影像学检查有助于评估肿瘤对诱导化学治疗的反应。D.CT扫描显示肱骨近端病变完全再骨化，没有任何主要的软组织成分。X线平片显示先前病理性骨折处愈合，无任何骨外形成的证据。一般来说，CT扫描和X线平片在提示良好的临床疗效上是可靠的。

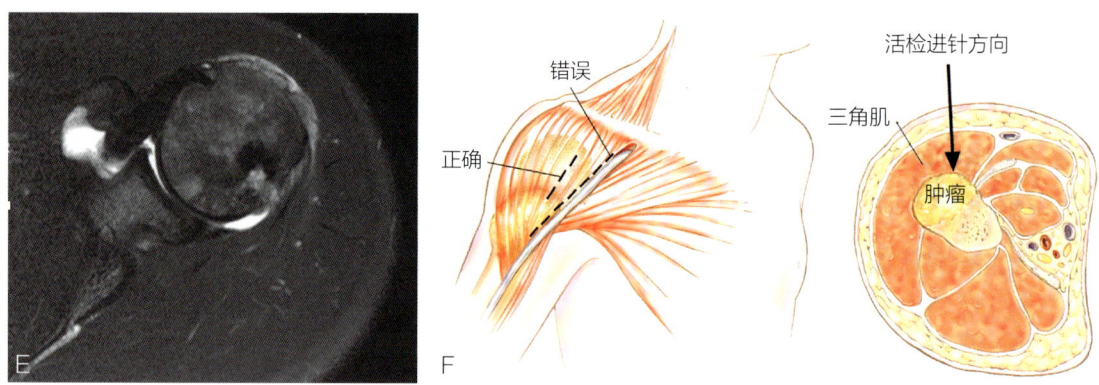

图 12-3（续） E. 肱骨近端骨肉瘤，未显示任何骨外成分或任何关节受累的证据。F. 肱骨近端肿瘤活检技术示意图。活检应通过三角肌前 1/3 进行，必须避免三角肌胸大肌间沟。建议进行针吸活检 [F 版权：Martin M. Malawer。经允许引自 Bickels J, Jellnek S, Shmookler BM, et al. Biopsy of musculoskeletal tumors. Current concepts. Clin Orthop Relat Res 1999;(368):212-219]。

反应，其对确定肿瘤与肱血管的关系或血管是否存在解剖学异常也十分重要。如果有远端静脉阻塞则提示有癌栓，此时也应行肱静脉造影进一步评估。该检查也是用于判断是否需截肢的辅助评估手段。
- 手术切除后应多次复查，以评估患者对辅助化疗的反应。

活检
- 肱骨近端肿瘤穿刺或切开活检应该在三角肌前 1/3 部位进行，不应通过三角肌胸大肌间沟（图 12-3F）。
- 在三角肌前 1/3 部位进行活检，可能导致三角肌的局限性血肿。
- 这部分肌肉和任何活检血肿在最终切除时很容易清除。若通过三角肌胸肌间隙进行活检取材，可能累及重建所需的胸大肌，并增加血肿沿腋血管向胸壁扩散的风险，导致局部切除难度显著增加。
- 如果需要切开活检，应在三角肌胸大肌间沟外侧做一个短的纵向切口。直接切开进入三角肌和肱骨近端。
- 在肱二头肌长头外侧显露肱骨。活检过程中不要游离皮瓣，也不应进入盂肱关节。

切除技术
- 行肩胛带解剖前，需熟悉腋窝和血管结构。
- 采取通用接口（技术图 12-1A-D）。前部行延伸的三角肌胸大肌切口，暴露胸大肌，游离胸大肌并向胸壁牵拉。次切开可以暴露腋窝内容物，便于探查和安全解剖血管结构和臂丛锁骨下部（技术图 12-1E）。
- 进行关节外切除。识别并切断腋神经。识别并保留肌皮神经（技术图 12-1F）。经三角肌止点转向肱骨后方的桡神经应同样予以保护。
- 1/2~2/3 的肱骨被切除（技术图 12-1G）。
- 通过暴露盂肱关节前后部进行关节外切除。肩胛骨和锁骨的远端被截骨到喙突的内侧。切除的标本包括 1/2 肱骨近端、盂肱关节和整块锁骨远端。
- 采用肱骨近端假体模块化置换术重建骨骼缺损（技术图 12-2）。
- 需注意肌肉的重建，以软组织完全覆盖假体。采用涤纶带进行静态悬吊，并将胸大肌与剩余肩胛骨缝合进行肌肉重建。然后将剩下的肌肉与胸大肌缝合。这种技术能够使上肢即刻稳定并恢复运动能力（技术图 12-3A-B）。
- 神经外膜腋鞘导管用于控制术后疼痛。用 28 号胸管进行胸腔引流（技术图 12-3C）。
- 术后使用吊带 2 周。

肱骨近端假体置换术
- 图中显示了用于肩胛带重建的模块化置换系统（MRS）。MRS 的效果稳定且成功率高，该装置可用于关节内和

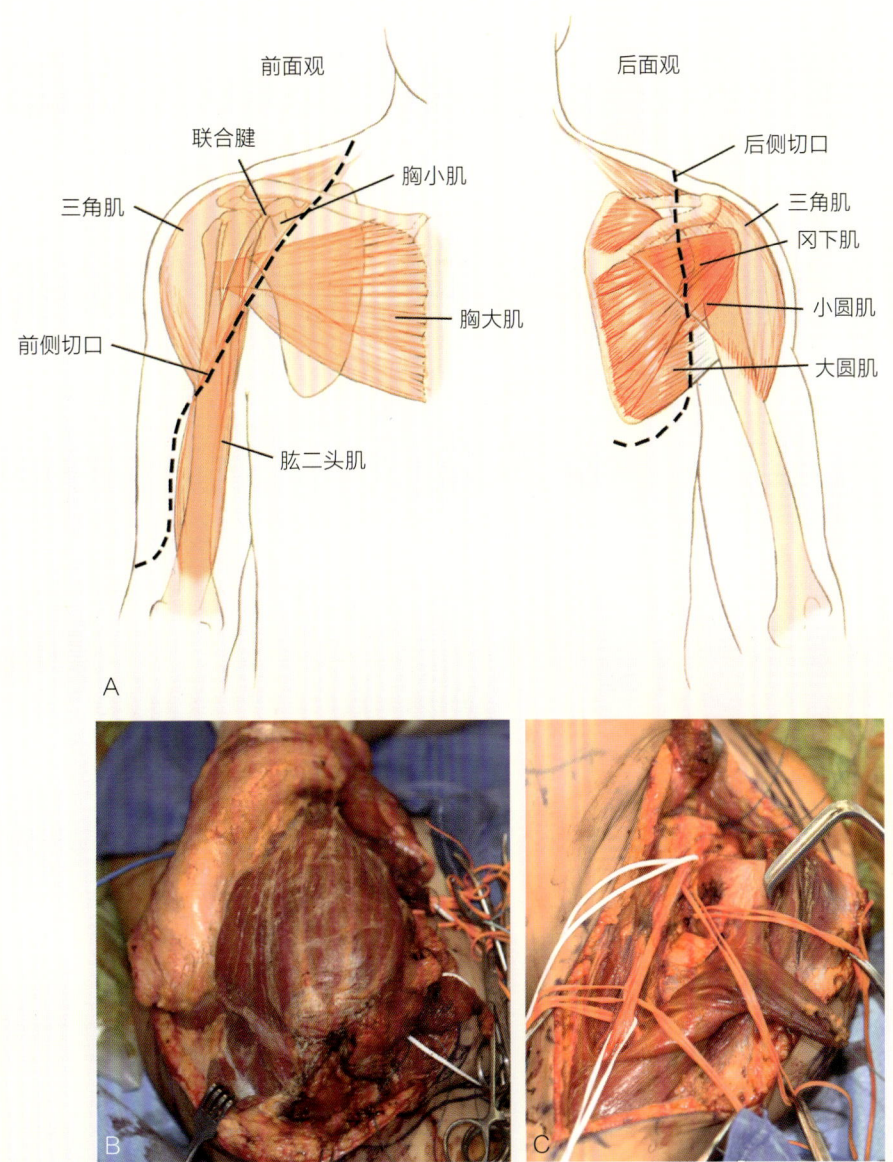

技术图 12-1　A. 笔者采用实用性切口显露肱骨近端、肩胛骨或肩胛带。B. 采用该方法进行肩胛带的关节外切除。通过拉开两层肌肉来显露前方及腋窝间隙。胸大肌从肱骨近端附着处游离并牵拉回胸壁。这一步骤可显露整个腋窝，包括臂丛的锁骨下部分、腋动静脉、喙突、肩胛骨及相应的肌肉。C. 胸大肌回缩后，必须分离、松解和牵拉第二层肌肉，包括胸小肌和肱二头肌短头，每一块肌肉都附着在喙突上。由于肌皮神经会进入肱二头肌短头，为了避免神经损伤，从喙突周围分离肌皮神经非常重要。将这些肌肉分离使其分别向内和向远端牵拉，以显露整个腋筋膜，然后将腋筋膜打开以完成后续解剖。探查喙突周围的肌皮神经至关重要，因其走行进入了肱二头肌短头。

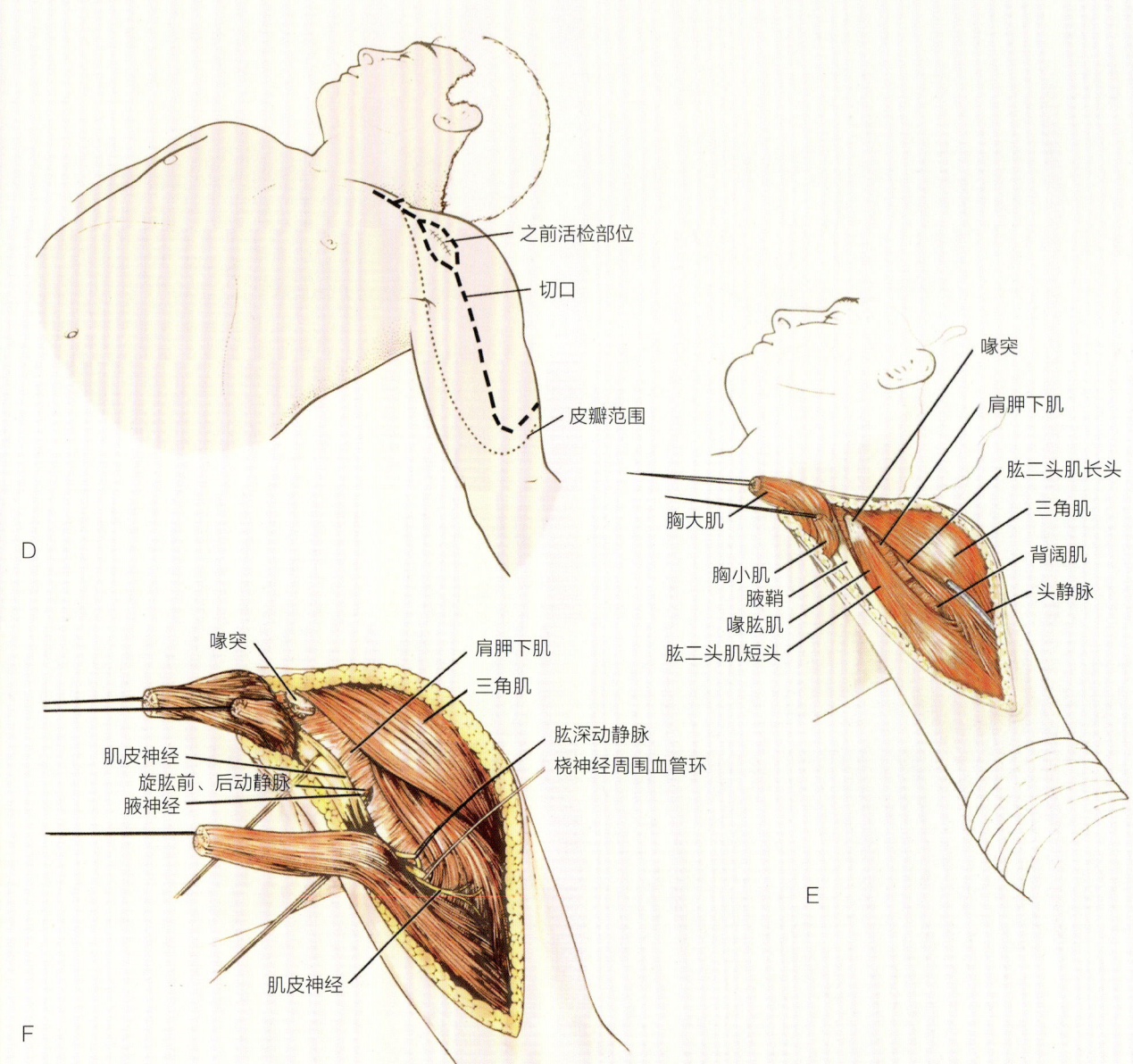

技术图 12-1（续） D. 体位和切口。术前开始使用抗生素，直至拔除引流管。将患者置于前外侧位，使上部躯干有一定的活动能力。在膀胱内放置 Foley 导尿管，并将静脉输液管固定于对侧肢体。皮肤做好手术的充分准备，低至床缘、下至脐部、上至发际线。切口起自锁骨的中内 1/3 交界处，沿三角肌与胸大肌间沟向下延伸，后穿过肱二头肌内侧缘。切除活检部位，保留 3 cm 的正常皮肤边缘。在前壁解剖完成后才打开后侧切口。E. 探查腋窝以确定可切除性。经浅筋膜打开皮肤，但要注意保留肌肉的深筋膜。将皮瓣自胸大肌表面向前剥离，依次显露胸大肌远端 1/3 及肱二头肌短头。解剖腋窝部位覆盖的胸大肌以将其与腋窝脂肪分离，以便可以看到其在肱骨上的附着点；在肱骨上的肌腱附着点近侧位置切断该肌肉，患者身上残留的部分肌肉用缝线标记。接着，识别腋鞘并显示喙突。在该肌肉于肱骨的肌腱附着点近侧将其切断，并用缝线标记肌肉残端。所有近端肌肉都用缝线标记，以便后续识别和在重建中发挥作用。F. 神经血管束的解剖。血管襻在靠近解剖部位的近端和远端围绕神经血管束穿行。将神经血管束向内侧牵引，可以观察到腋神经、旋后动脉和旋前动脉，结扎这些结构然后将其分离。若发现神经血管束无肿瘤侵犯，则进行保肢手术。分离并仔细保留肌皮神经，尽管有时必须舍弃该神经以保证无瘤边缘。肌皮神经的丢失导致术后肘关节屈曲功能丧失。肱二头肌短头和长头之间的深筋膜在肿瘤下方被分割，以最大限度地分离肱二头肌短头和长头，使得肌皮神经易于观察。桡神经在背阔肌的下缘被识别，穿行于肱骨周围和后方进入肱三头肌群。与这条神经伴行的肱深动脉可以被结扎。桡神经穿行于肱骨中部后方（桡神经沟），为了将它从肱骨上分离出来，可用手指绕肱骨进行钝性分离，以游离桡神经。

第 12 章 肱骨近端切除假体置换术：关节内和关节外切除术　121

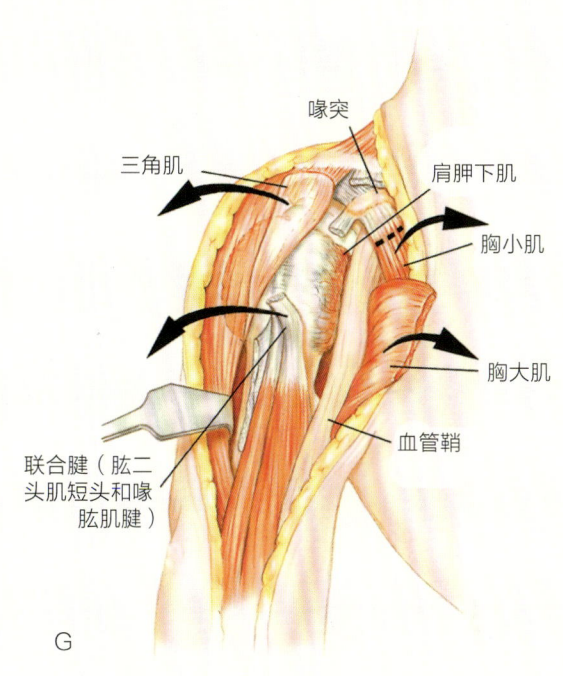

技术图 12-1（续） G. 分离前侧肌肉群，显露肩胛颈。将肱二头肌的长头和短头充分分离以显露肱骨。确定肱骨的截骨水平后，于该平面横断肱二头肌长头和肱肌。辨认背阔肌的下缘，然后做一个筋膜切口，使手指能伸到距背阔肌和大圆肌在肱骨或肩胛骨附着点几厘米处的后面。用电刀切断背阔肌和大圆肌。肱骨外旋显露肩胛下肌，并将其于喙突水平切断。注意不要进入关节间隙。在切除术中标记被保留的肌肉，以备将来重建。通过离断这些肌肉，肩胛颈的前部就显露出来了（C、D、F、G 版权：Martin M. Malawer。E 经允许引自 Malawer MM. Tumors of the shoulder girdle. Technique of resection and description of a surgical classification. Orthop Clin North Am 1991;22:7-35. Copyright © 1991 Elsevier）。

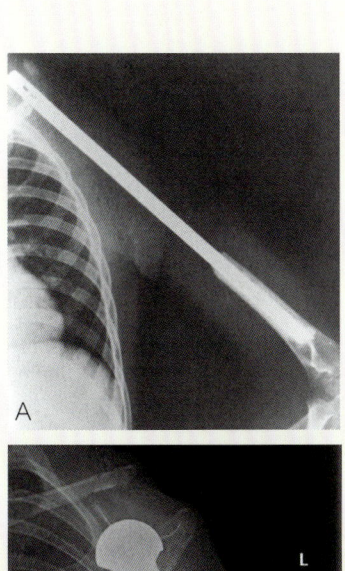

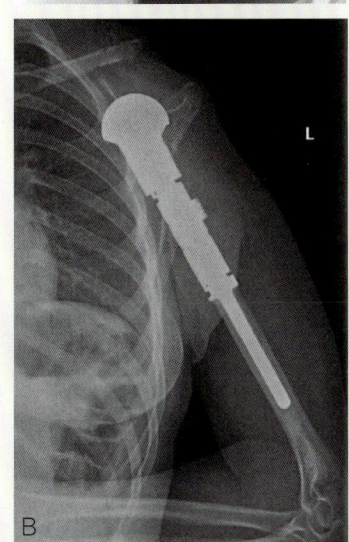

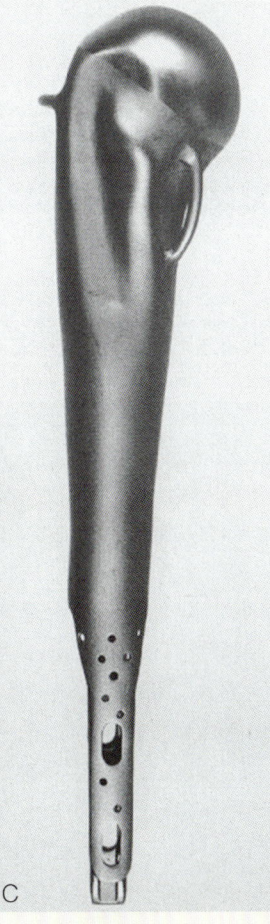

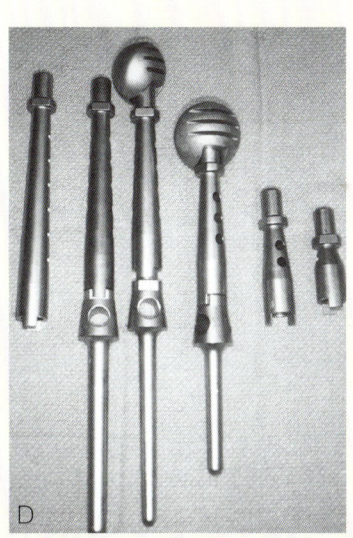

技术图 12-2　1960—1990 年高级别肉瘤切除术后的各种肱骨近端重建方法。A. 最初试图恢复长度的方法是将克氏针固定于肱骨远端，并用金属线或粗缝线将其缝合到锁骨若尝试失败常导致近端部分穿破皮肤。B. 长柄 Neer 假体的开发是为了重建肱骨长度和避免出现近端移位。C. 第一款解剖学形态的定制假体在 20 世纪 70 年代中期被开发出来用于重建肱骨近端，该假体包括肱骨结节和短茎柄。D. 术中使用的为 MRS 型假体。MRS 有不同直径和长度的头、体和柄，因此可以在术中根据每个患者的解剖需要进行修改。患者不需要像以前那样等待定制的假体。首个 MRS 型肱骨近端假体于 1988 年在美国华盛顿被置入患者体内（A-D 版权：Martin M. Malawer）。

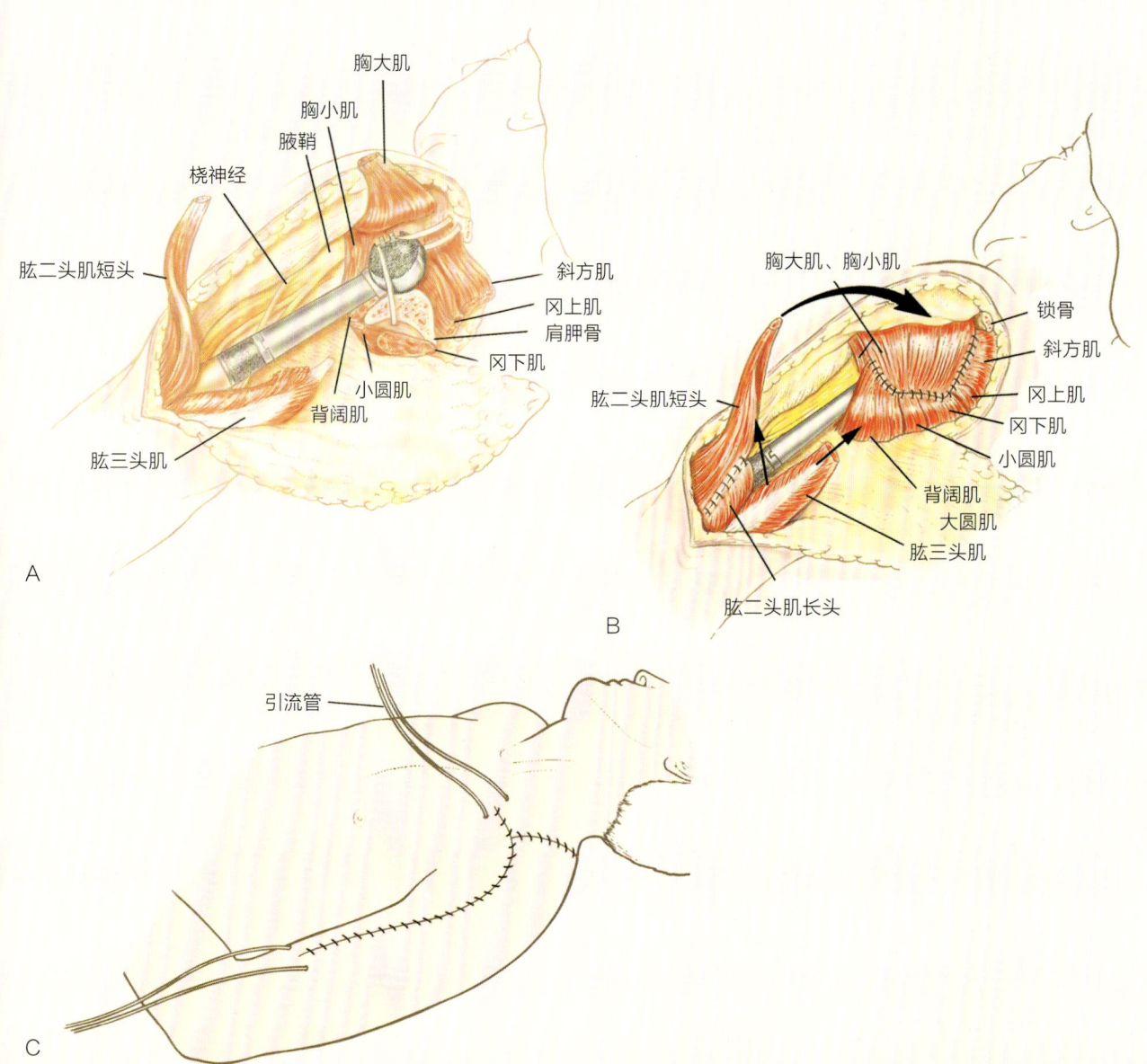

技术图 12-3　A. 固定假体。如果要使用假体，必须保留 5~7 cm 肱骨远端。使用强力铰刀加宽残留肱骨的髓腔；它被扩张直到比假体柄宽 1 mm。测量骨标本以便使用长度合适的假体。将骨水泥注入髓腔内并置入假体。当手臂处于中立位时，假体头部应该朝向肩胛骨截断部位的前方。桡神经应该位于假体的前方，以免在重建过程中被肌肉和假体压迫。在肩胛骨的脊椎水平和截断锁骨的远端部位钻孔。假体头部通过 3 mm 涤纶带固定于肩胛骨的剩余部分，使假体被悬挂在内侧和外侧，提供水平稳定性。从锁骨末端用另一条 3 mm 涤纶带悬挂其头尾方向，以保持纵向稳定性。B. 重建。胸小肌缝合到肩胛下肌，以覆盖神经血管束并保护其免受假体的影响。胸大肌覆盖假体，直到肩胛骨的切口边缘，并通过钻孔用不可吸收缝线固定。然后，斜方肌、冈上肌、冈下肌和小圆肌被固定在胸大肌的上方和外侧。大圆肌和背阔肌固定在胸大肌的下缘。肱二头肌短头的肌腱部分在适当的张力下被固定在残留的锁骨前方。肱二头肌长头和肱肌在适当的张力下与肱二头肌短头缝合，使这两块肌肉可以通过肱二头肌短头肌腱发挥作用。残留的肱三头肌沿肱二头肌外侧缘前方固定，以覆盖假体轴的下部和外侧部。理想情况下，当近端和远端肌肉重建完成后，假体完全被肌肉覆盖。C. 闭合。安置于固定大口径负压引流导管以引流术后渗液。浅筋膜用可吸收缝线缝合浅筋膜层，皮肤层用皮肤夹闭合。手术切口涂抹聚维酮碘软膏，并覆盖干燥的无菌敷料。术中使用肩带和绷带加压包扎（A-B 经允许引自 Rubert CK, Malawer MM, Kellar KL. Modular endoprosthetic replacement of the proximal humerus: indications, surgical technique, and results. Semin Arthroplasty 1999;10:142-153. Copyright © 1999 Elsevier。C 版权：Martin M. Malawer）。

- 关节外切除。
- 肿瘤切除后的假体重建包括以下步骤。
  - 将内固定假体固定在残留的肱骨远端。
  - 将假体肱骨头固定到肩胛骨上，以重建肩关节稳定性。
  - 软组织重建完全覆盖假体，优化术后功能。

双悬吊技术

- 使用双重悬吊（即静态和动态）技术以重建肩部稳定性（技术图 12-4）。在静态重建中，在截断锁骨的远端部位和残留肩胛骨的脊柱缘水平钻孔。
- 用 3 mm 涤纶带将假体头部固定于肩胛骨的剩余部分，使假体被侧向悬挂，以提供水平稳定性。从锁骨末端用另一条涤纶带悬挂其头尾方向，以保持垂直稳定性。
- 通过将肱二头肌短头转移到锁骨残端（详见后述）实现动态悬吊，恢复屈肘功能。

软组织重建

- 剩余肌群通过涤纶带行肌腱固定术，将其固定于胸大肌及肩胛骨边缘。该固定机制能够提供动态支撑，辅助假体悬吊，并形成软组织覆盖层。软组织覆盖对包裹假体、预防皮肤并发症及继发感染至关重要。

Ⅰ型切除

- 肱骨近端关节内切除适用于低级别肉瘤，或局限于骨内且无骨外侵犯的高级别肉瘤（Ⅱa 期；技术图 12-5A-B）。
- 通常保留外展肌群和腋神经。对于伴有软组织侵犯的高级别肉瘤，不建议采用此方法。
- 假体通过 Gore-Tex 移植物悬挂于关节盂，移植物由剩余的关节囊加固（技术图 12-5C-E）。
- 不需要肩部前方功能性切口。不使用后置组件。
- 早期探查并保留腋神经。如果肿瘤扩散至腋神经，则手术转为 V 型切除。
- 采用 32 mm Gore-Tex 将肱骨假体悬吊在盂唇上。剩余的关节囊与新的 Gore-Tex 关节囊缝合。这一步避免了盂肱关节半脱位和脱位。

全肱骨切除和假体重建

- 全肱骨置换术不常见，但当肿瘤广泛累及肱骨干（如尤因肉瘤），或当肿瘤被充分切除后肱骨远端极短时，应行全肱骨置换术。
- 该技术是肱骨近端和远端切除的结合，重建提供了肩关节和肘关节的稳定性。

V型手术的暴露范围和延伸

- 手术入路类似于 V 型切除（即前路功能性入路），但需要扩大远端显露范围，游离并确认肱动静脉及桡神经、尺神经、正中神经（技术图 12-6）。
- 切口沿上臂前内侧向远端延伸，跨过肘前窝，必要时

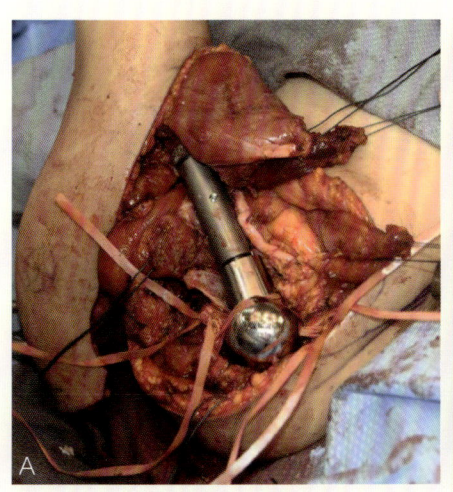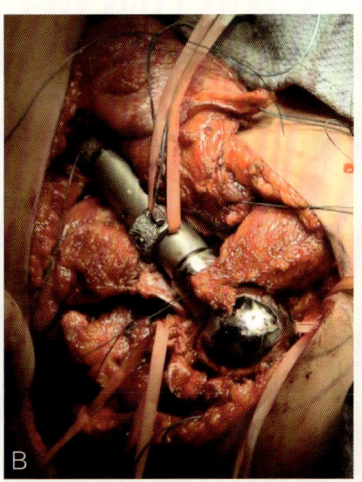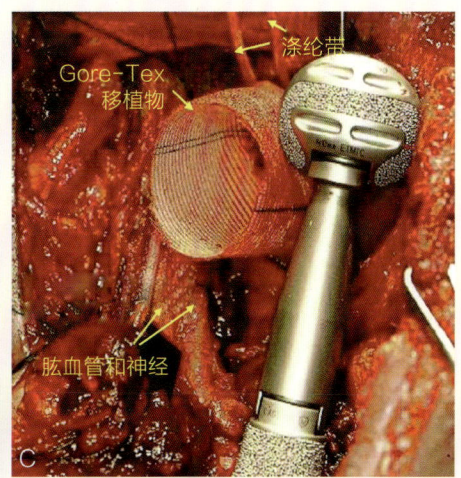

技术图 12-4 肱骨近端重建。A. 初次重建是通过横向和水平带将肱骨假体悬吊于肩胛下窝。悬吊带穿过假体、肩胛骨和锁骨上的孔洞，提供了即时的稳定性。B. 假体被放置在肩胛骨的前部（而不是外侧），并进入肩胛下窝。用穿过肩胛骨腋缘钻孔的 3 mm 涤纶带缝合胸大肌和肩胛下肌，提供即时和良好的稳定性。C. 如果进行关节内切除，则使用 Gore-Tex 移植物重建关节囊。

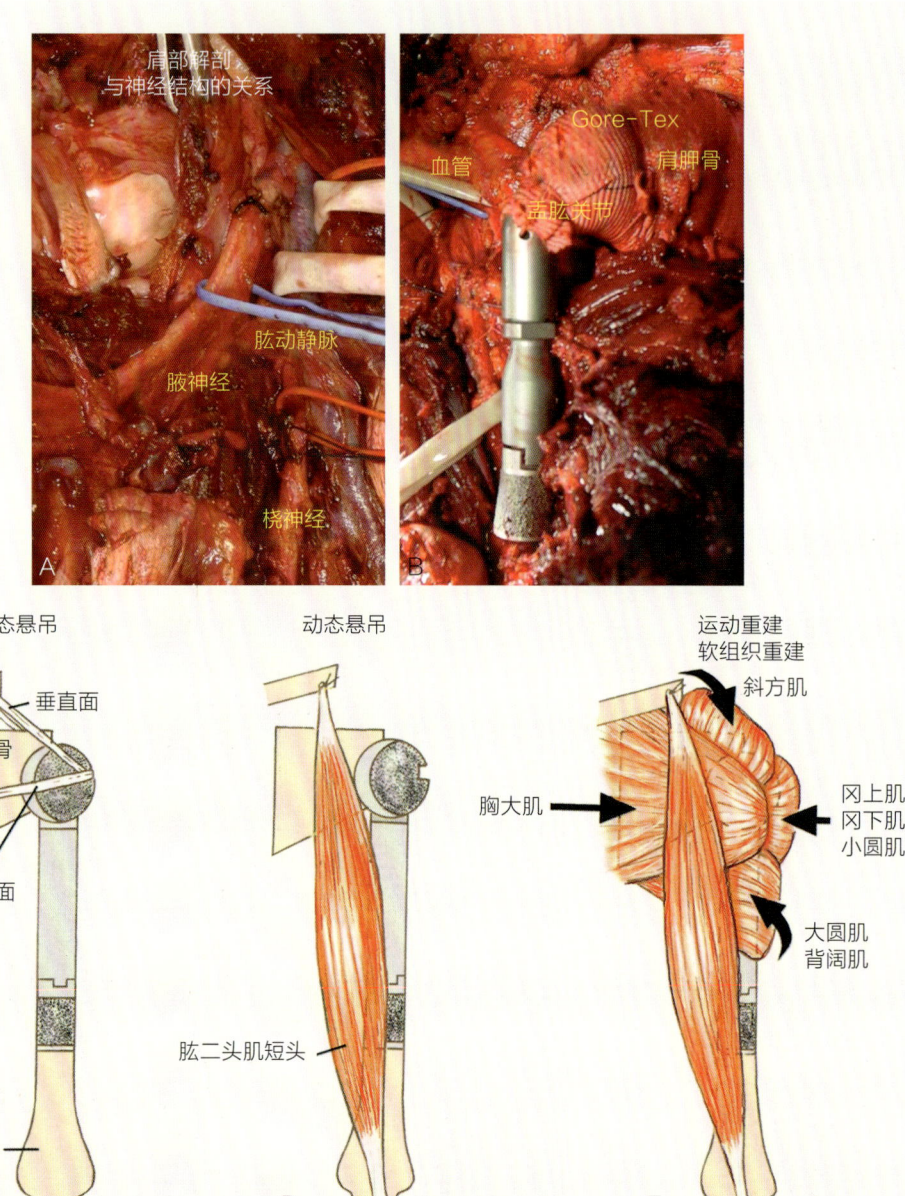

技术图 12-5 关节内切除的术中照片。A. 肿瘤已经被切除，可见腋神经与关节囊和关节盂的解剖关系。肱血管已经被牵拉保护，并于血管襻中可见。肱骨近端周围的结构与肩胛下肌和关节囊紧密相连。在切除之前，这些血管先被识别并牵拉。B. 采用 MRS 进行肱骨近端重建。由于单纯的软组织重建无法维持肱骨头或浅关节盂任何一个的稳定性，因此重建关节囊是必要的。因此，使用 Gore-Tex 移植物并将其缝合到关节盂边缘。然后将肱骨头缩回到这个套管内，并使用穿过肱骨头上孔洞的涤纶带将其缝合。这是常规用于肱骨近端关节内切除的技术。C-E. 静态和动态移位的肱骨近端重建，以及肱骨近端假体的示意图。Malawer 于 1988 年开始使用这项技术，可提供良好的假体覆盖和新的盂肱关节的主动运动时的稳定性。用 2 条涤纶带将假体悬挂在剩余肩胛骨的腋缘，并用另外的涤纶带将假体悬挂在锁骨上。因此，纵向和横向的稳定力都已经到位。软组织重建包括将肱二头肌长头附着于锁骨或转位的胸大肌上。假体由 4 块肌肉覆盖。通过钻孔用涤纶带将胸大肌和肩胛下肌缝合到剩余肩胛骨的边缘，覆盖在假体上方，这提供了即时的稳定性和良好的假体覆盖。假体头被放置在肩胛骨前方，而不是外侧缘，末端延伸至肩胛下窝。剩余的肌肉包括大小圆肌和肩胛下肌前移并被缝合，斜方肌从颈底部移动到肌肉重建区域（C-E 经允许引自 Rubert CK, Malawer MM, Kellar KL. Modular endoprosthetic replacement of the proximal humerus: indications, surgical technique, and results. Semin Arthroplasty 1999;10:142-153. Copyright © 1999 Elsevier）。

可继续沿前臂前侧延伸。于上臂内侧确认肱血管、正中神经及尺神经位置。
- 切断内侧肌间隔，以便进一步分离并游离尺神经，使其可与肱血管及正中神经一并向内侧牵开。
- 将肱二头肌与神经血管束共同牵向内侧。确认桡神经走行路径：其绕过肱骨后进入肱肌与肱桡肌间隙，并延伸至前臂。
- 切断内侧的旋前圆肌及屈肌总起点，松解外侧的肱桡肌、桡侧腕长伸肌及伸肌总起点，以显露肱骨远端。于肿瘤周围酌情保留少量肌袖组织。通常需切除与肿瘤相连的三头肌内侧头，但保留外侧头及长头。保持三头肌腱与鹰嘴的连接，无需截骨。前侧切开肘关节囊并环形松解，最终实现肱尺关节和肱桡关节脱位。

假体重建、肌肉重建和术后管理

- 全肱骨的重建与肱骨近端的重建相似。
- 远端采用带髓内柄的尺骨假体组件，以骨水泥固定并保留鹰嘴完整性，目前有多种可活动的肘关节假体可供选择。
- 肱桡肌、旋前圆肌和桡侧腕屈肌与剩余的肱二头肌和肱三头肌缝合，以固定肱骨假体远端扩张部分周围的软组织。
- 剩余的肌肉分层闭合以完全覆盖假体。
- 肱术后使用后夹板固定7～10天，保护重建的肘关节。术后4～5天检查手术切口和伤口的恢复情况。

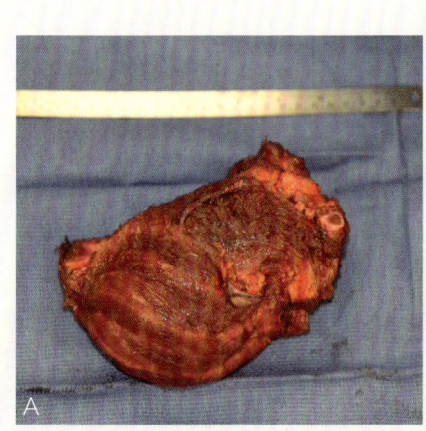
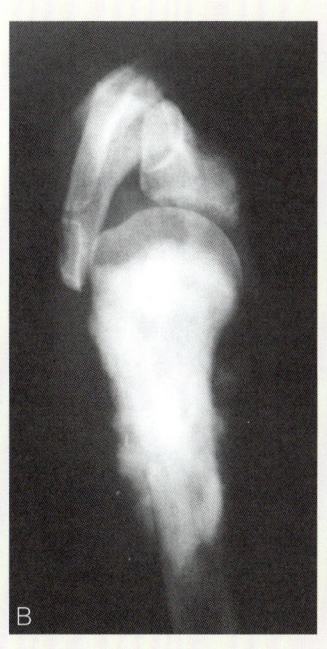
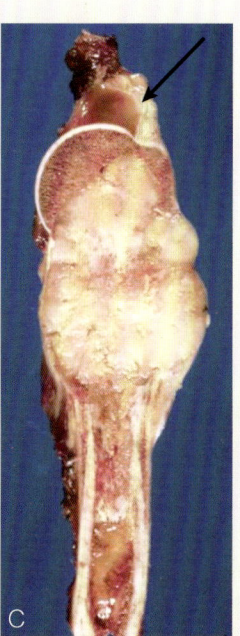

技术图12-6 A. 肱骨近端骨肉瘤切除的手术标本。这被归类为ⅤB期切除，也就是肱骨近端和盂肱关节的关节外切除。肱骨近端大型肉瘤多累及三角肌和周围组织及腋神经，其中累及骨松质的倾向较高，因此我们常规推荐关节外切除。B. 同一标本的X线片显示肩胛骨在喙突内侧被截骨。整个关节连同肱骨近端1/3被整块切除。C. 图示为累及软组织并扩散至关节囊的骨肉瘤大体标本（箭头所示）。

要点与失误防范

非消融性根除术罕见	• 本章包含了对肱骨近端肉瘤患者进行改良 Tikhoff-Linberg 手术的完整描述。该手术的改良版也已经被用于其他解剖部位的肿瘤。肱骨近端病变需要切除大约 2/3 的肱骨 • 切除和重建技术需要对局部解剖和肌肉骨骼系统的重建技术有充分的了解，并强调制订治疗计划的重要性
活检	• 对于肱骨近端病变，初次活检应通过三角肌前部进行。不应在三角肌与胸大肌间沟进行活检，因为在此处活检会污染胸三角筋膜、肩胛下肌和胸大肌，并且会降低通过未累及组织层面进行充分切除的可能性
切口	• 在进行最终切除时，初始切口沿肱二头肌内侧延伸，分离胸大肌，并显露神经血管结构，从而使术者能够在剥离早期评估切除可能 • 该切口不会影响需要进行肩胛带全切术患者前部皮瓣的成形
切除	• 术前根据骨扫描和 MRI 确定骨切除长度。为避免在肱骨截断处出现肿瘤阳性切缘，远端骨在距扫描异常区域 3~5 cm 处切断 • 另外，其他外科医生使用自体移植物（通常是腓骨）或同种异体移植物作为间隔以进行关节融合。我们不建议对高级别骨肉瘤进行同种异体骨关节移植或关节内切除；这些技术是在 20 世纪 60 年代和 70 年代设计的，与当前的标准相比较为优秀。通过模块化假体置换结合软组织重建，通常可获得更好的结果（图 12-4）
	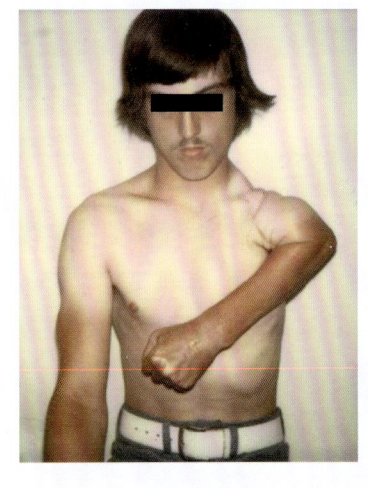 图 12-4 20 世纪 60 年代末，因骨肉瘤而行肱骨近端和肩胛骨大段关节外切除后拍摄的原始照片。这是美国最早的肩胛带切除手术之一，肢体有明显的缩短，但手和肘关节的功能较正常。之后，采用多种技术以维持肩胛带的长度和功能（版权：Ralph C. Marcove，MD）。
重建	• 为了保持肩关节的稳定性，需要对术后的肱骨缺损进行节段性重建，以恢复患者肢体运动功能，维持手臂的长度并重建肘关节屈曲的支点。建议采用定制或模块化假体进行重建 • 重建成功的关键在于实现重建关节的稳定性和保证假体的软组织覆盖

预后

- 近端肱骨切除术联合假体重建及肌肉成形术是一种可靠的手术方式，在肿瘤控制及功能恢复方面效果良好[4]。
- 大多数患者的疼痛得到了很好的控制。手部运动的灵活性及肘关节和腕关节的活动范围（ROM）大部分得到了保留。
- 术后患者的美国肌肉骨骼肿瘤学会上肢功能评分为 24~27 分（80%~90%），绝大多数患者肩关节稳定。正常情况下，所有患者的患肢可进行日常生活活动。大多数患者能够参加一些娱乐活动，仅部分活动会有一些限制。高水平运动员受活动限制影响较大[1,4]。
- 假体远期存活率理想，松动率及翻修率极低。
- 若严格遵循静态与动态联合重建技术，假体脱位风险极小。

并发症

- 神经系统并发症少见且短暂。正常情况下，术后 6~12 个月，所有的神经麻痹症状都会消失。由于上肢重量的迟发性牵引引起的神经失用很少发生。
- 功能的丧失程度取决于肌肉切除的程度。肩胛带区域肿瘤广泛侵犯者术后肩关节 ROM 常明显受限。
- 皮肤坏死和浅表感染不常见。肩关节脱位的发生率低于 5%，不需要手术治疗。

第13章 肱骨远端切除假体置换
Distal Humeral Resection with Prosthetic Reconstruction

James C. Wittig and Martin M. Malawer

背景

- 肱骨远端是原发骨肿瘤的相对少见发病部位，约占全部骨肿瘤的1%，较为常见的是转移癌。肱骨远端和肘关节也可以被邻近肌肉或肌间的软组织肉瘤累及。屈曲旋前肌群或前臂伸肌的近端肉瘤，可通过直接侵犯或在肱骨远端周围生长而累及肱骨远端。肱肌或肱三头肌远端的肉瘤也可能继发性地累及肱骨远端。
- 该部位软组织肿瘤通常与紧邻肱骨远端和肘前窝的神经血管束并列，并推挤后者移位，所以肿瘤切除较具挑战性。
- 安全和成功切除肿瘤的关键，在于识别并将所有重要的神经血管结构（如肱动脉和静脉、正中神经、尺神经和桡神经）从肿瘤和远端肱骨分离开。为了在重建后恢复屈肘功能，必须保留肱二头肌。
- 在上臂远端1/3处的正常组织中，也就是肿瘤的近端部位识别出每条神经血管束。由近端至远端方向解剖出这些神经血管束，与肿瘤分离，并通过肘关节。一旦这些结构被分离和保护，就可以安全地整块切除肱骨远端和肿瘤。
- 在大多数情况下，甚至在最极端的情况下，神经血管结构只是被推挤移位，而并未被肿瘤包裹，使得保肢手术成为替代截肢术的一种选择（图13-1）。单个神经被肿瘤累及并不是肘上截肢的绝对指征。在以治愈为目的治疗肉瘤时，一个以上的主要神经或血管受肿瘤累及是肘上截肢的指征。在转移癌的病例中，如果治疗是姑息性的，在采取截肢手术前应考虑新辅助治疗（如放射治疗或化学治疗）。
- 包括半限制铰链式肘关节在内的模块化节段肿瘤假体，是肱骨远端和肘关节切除后骨重建的可靠方法。多个肌肉旋转瓣、重建二头肌张力和前臂肌肉的屈肌成形是恢复屈肘力量的关键步骤。

解剖

- 为了安全和充分地切除累及肱骨远端的肿瘤，应暴露并识别肱骨远端周围的主要神经血管结构。
- 在上臂中部1/3处，大多数重要的神经血管结构位于纤维鞘内，在肱二头肌和三头肌之间的间隙中，沿着上臂内侧走行，刚好位于肱肌内侧。主要包括以下结构。
  - 肱动脉，由两条较小的肱静脉包绕。
  - 正中神经，位于肱动脉前方。
  - 头静脉和前臂内侧前皮神经，位于肱动脉浅层。
  - 尺神经，由位于肱动脉内侧和后侧的尺上返动脉和两条静脉包绕。
  - 臂内侧皮神经，位于该水平的浅层皮下组织中。
- 在该水平，桡神经位于上臂后外侧的肱骨螺旋沟内。
- 肱动脉和静脉是腋动脉和静脉在肩胛下肌下缘水平的延续。肱动脉和静脉沿着上臂内侧下行，深入筋膜，在肱二头肌和肱三头肌之间的间隙内，位于肱肌内侧。
- 肱深动脉起源于背阔肌下缘水平的肱动脉近端。它与桡神经在后外侧穿行进入肱骨螺旋沟。
- 肱动脉沿其走行，向肱二头肌、肱肌和肱三头肌发出若干分支。在肘前窝，肱动脉位于肱肌的前方，紧邻正中神经的外侧。肱动脉在此处深入到肱二头肌肌腱膜，进入前臂。尺侧下副动脉在二头肌肌腱膜近端自肱动脉发出，从肱骨内侧髁的近端沿着其内侧穿行。

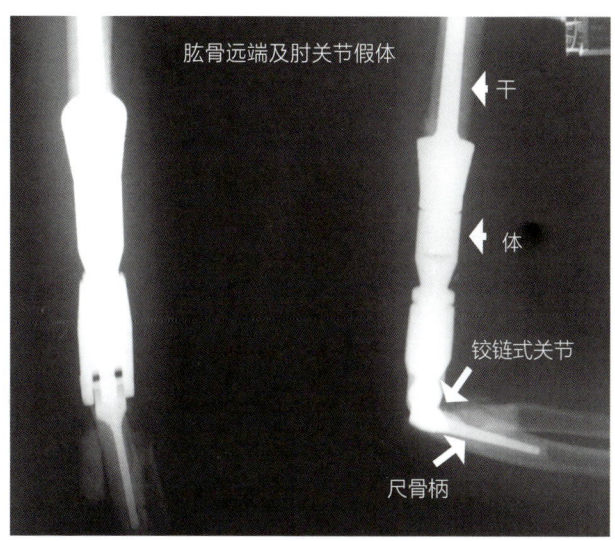

图 13-1 术后X线片显示肱骨远端假体和肘关节，假体置入避免了截肢。

肱动脉在通过肱二头肌肌腱膜下方后，分支成尺动脉、桡侧返动脉和桡动脉。
- 正中神经在上臂向远侧走行，紧贴肱动脉前方。正中神经接近肘前窝时，向内侧穿行，在肘前窝中位于肱动脉内侧和旋前圆肌外侧。
- 尺神经在上臂中部位于肱动脉的稍内侧和后侧。在上臂的远端 1/3 处，尺神经向后穿过内侧肌间隔。它沿着肱三头肌的内侧走行，并在肱骨内上髁的后侧进入凹槽（肘管）。尺神经被韧带组织固定于该凹槽内，然后它下行通过肱骨和旋前圆肌进入前臂。在前臂，尺神经位于尺侧腕屈肌的深面。
- 前臂内侧皮神经是位于筋膜深层的细小神经，在前臂中部位于正中神经和尺神经之间。在臂的远端 1/3 处，该神经位于更浅层的皮下组织中。
- 桡神经起源于臂丛后束。在背阔肌下缘，桡神经与肱深动脉伴行向后穿过肱三头肌的长头和肱骨之间的间隙。桡神经进入肱骨的螺旋槽并沿着肱骨后侧下行，位于肱三头肌的内侧头和外侧头之间的间隔内。在前臂的远端 1/3 处，桡神经穿外侧肌间隔进入前间室，位于肱桡肌和肱肌之间的间隙内。桡神经继续下行进入前臂。在肱肌的外下缘和旋后肌近端，桡神经分为骨间后神经和桡神经浅支。骨间后神经穿行于旋后肌。桡浅神经沿着肱桡肌的深处下行。

适应证和禁忌证

适应证
- 高级别和某些低级别的骨原发肉瘤。
- 包绕或侵犯肱骨远端或肘关节的软组织肉瘤。
- 肱骨远端的孤立性转移癌。
- 严重破坏肱骨远端的转移癌，无法行其他方案的切除

和重建。
- 针对肱骨远端肿瘤的其他治疗引起的局部并发症（如放射治疗后病理性骨折的不愈合、术前无法治愈的骨感染）。

禁忌证
- 绝对禁忌证为肿瘤累及神经血管束。
- 单根主要神经受累并非绝对禁忌证，可将神经与肿瘤一并切除。
- 肱动脉和静脉或两个及以上主要神经受累，通常无法行保肢手术。
- 需要术中探查神经血管结构后，才能最终确定是否选择截肢。截肢前应考虑放射治疗和化学治疗等辅助治疗来姑息性地治疗转移癌。
- 相对禁忌证包括不适当的活检后血肿导致手术部位的肿瘤污染、病理性骨折、既往或活动性感染。近来，我们成功地通过诱导化学治疗、制动和保肢手术治疗病理性骨折患者，获得良好的临床疗效和骨折愈合；生存率没有受到影响，局部复发率低于 10%。

影像学和其他诊断性检查
- 最重要的影像学检查是 X 线、CT、MRI、动脉造影和骨扫描。这些检查有助于骨肿瘤诊断、评估肿瘤的局部浸润范围和全身转移情况、评估肉瘤接受术前化学治疗后的敏感性。为准确地制定手术计划，术前影像对于明确肿瘤的具体解剖边界是很有必要的。

X 线
- 肱骨和肘关节的 X 线检查用于定位肿瘤的解剖起源、鉴别诊断和评估肿瘤浸润范围。(图 13-2A)。

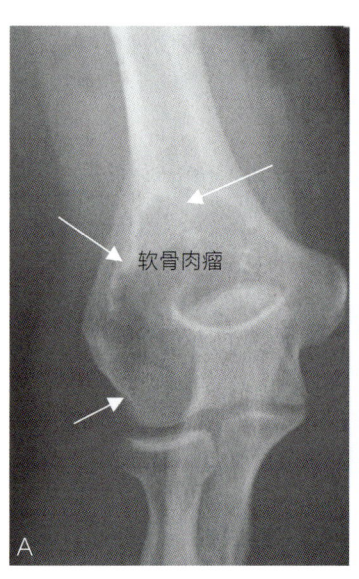
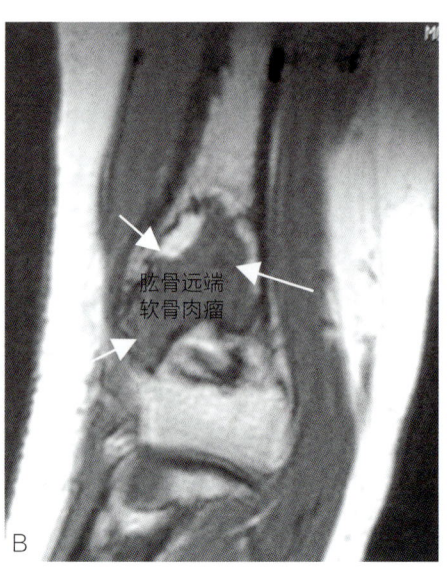

图 13-2　A.肱骨远端间叶性软骨肉瘤（箭头）的平片，原发于这个部位的骨源性肉瘤很少见。B. MRI 显示肿瘤的范围（箭头），肱骨远端瘤段切除和节段型假体重建。

- 骨肉瘤术前化学治疗后，可用 X 线来评估肿瘤对化学治疗的敏感性。广泛的肿瘤钙化、骨膜内新骨形成和病理性骨折愈合提示化学治疗反应良好（肿瘤坏死率＞90%）。

CT
- CT 有助于评估骨皮质的变化和肿瘤对骨皮质的破坏程度。对于骨转移癌，CT 有助于决定采用哪种手术方式，包括肿瘤切除后采用假体重建或肿瘤刮除后内固定。贯穿周径的广泛骨皮质破坏提示需要进行肱骨远端切除和假体重建。
- CT 还有助于显示肿瘤内微小的矿化、钙化或骨化，从而有助于诊断。
- CT，尤其是增强 CT，可作为 MRI 的补充，用于评估肿瘤的软组织成分及其与神经血管束的毗邻程度。
- CT 也有助于显示软组织肉瘤对骨皮质的细微侵蚀和对肱骨远端的直接侵犯，而 MRI 或 X 线可能无法清楚显示。
- 骨肉瘤的术前化学治疗后，CT 显示边缘钙化可提示化学治疗反应较好。
- 胸部 CT 是发现肺转移的最有效检查。

MRI
- MRI 对于确定髓内和髓外肿瘤范围及发现跳跃转移灶最为准确，其中骨内范围的评估对于确定截骨长度是必需的，因此化学治疗后行 MRI 检查是术前计划的基础。
- 肱骨截骨通常在 MRI 的 T1 加权像显示的肿瘤髓内范围近端的 2~3 cm 处。
- MRI 还可评估肿瘤髓外部分与肱动静脉、正中神经、尺神经和桡神经的毗邻程度，以及软组织肉瘤对肱骨远端和肘关节的侵犯情况。
- 推荐使用标准 T1 加权、T2 加权、脂肪抑制和钆增强像（图 13-2B）。

骨扫描
- 骨扫描用于显示骨内肿瘤范围，并与 MRI 对照来提高准确性，还可发现骨转移灶和跳跃灶。

PET/CT
- PET/CT 是一种可以测量不同器官的代谢活动和灌注水平的成像技术。最常使用的放射物是氟脱氧葡萄糖。PET/CT 用于检测原发性或转移性肿瘤，以及肿瘤治疗后的复发情况。

铊闪烁扫描
- 铊 -201 是一种钾类似物，由钠钾腺苷三磷酸酶泵主动转运。定量铊扫描已用于检测骨肿瘤的存活程度，特别是骨肉瘤。
- 将患侧与健侧进行对比；比例低于 4∶1 提示肿瘤坏死率大于 90%（化学治疗敏感性好）。

血管造影
- 血管造影对评估肿瘤血管情况非常有效，被认为是评估肿瘤对新辅助化学治疗反应的金标准，但很少使用。高级别肉瘤如骨肉瘤存活时，在动脉图上显示肿瘤为红色（肿瘤内大量新生血管被造影剂填充）。当肿瘤对术前化学治疗有良好反应时，新生血管和肿瘤红色消失。
- 血管造影可确定肱血管与肿瘤的关系或解剖变异的存在。肱骨远端肿瘤的软组织包块和位于肱骨远端的软组织肉瘤常会推挤肱血管移位，双平面动脉图可确定这些结构移位的方向。

活检
- 肱骨远端肿瘤的穿刺或切开活检应选择在最终手术拟定的切口并通过肱肌进行，以便在最终手术时切除活检道。
- 不能通过肱二头肌进行活检，而应该沿着肌肉的两侧进行。为了能够重建肱骨远端并保留屈肘功能，必须保留肱二头肌。
- 活检最好从前方直接进入，在肱二头肌肌腱或肱二头肌远端的外侧，靠近肘前皱褶，这样可以通过穿过肘前皱褶的横向切口切除活检道。
- 有时向前内侧突出的巨大软组织包块会使神经血管结构向内侧移位。在这种情况下，可以在 CT 引导下进行活检，以便观察到位于肱二头肌远端或肱二头肌肌腱内侧缘的神经血管结构。肿瘤一般位于该部位的皮下组织，容易进行活检。无论采用哪种入路，都必须通过肱肌进行活检，避免污染肱二头肌。肱肌和活检后血肿在最终手术时容易去除。
- 肱桡肌或伸肌总腱起源的肿瘤的活检，应从前方直接通过肿块，沿着肘前皱褶的最外侧 1~2 cm 进行。应特别注意避免污染桡神经和骨间后神经。
- 屈肌旋前肌群起源的肿瘤的活检，应在肘前皱褶的最内侧，直接通过肿块，与正中神经和肱动脉保持一定的距离。

手术治疗
术前计划
- 术前需要仔细评估肿瘤分期。

- 回顾全肱骨冠状位 MRI 的 T1 加权像，并基于此决定骨瘤段切除的长度。截骨水平应当位于髓内肿瘤范围近端的 2~3 cm。对于软组织肉瘤，在肱骨被软组织累及范围近端的 2~3 cm 处截骨。应根据髓内和关节内的跳跃转移灶情况修正原手术切除计划。在术前确定计划切除长度，以确保重建所需假体的所有部件都已备好。目前，模块化节段型假体已用于术中组装，可在术中根据具体切除长度调整假体。
- 通过 MRI 和 CT 准确评估软组织累及范围及其与神经血管结构的毗邻程度，确定肱骨远端或肘关节被相邻的软组织肉瘤直接侵犯的区域。
- 动脉造影提供显示神经血管结构移位方向的"路线图"，并提醒术者在手术过程中可能遇到的异常情况。
- 术前准备好柔性铰刀、矢状锯、钻头或高速磨钻、骨刀、骨水泥、水泥枪、球头导丝、5 号不可吸收缝线、血管环和 1/4 英寸 Penrose 引流管。

患者体位

- 患者取仰卧位，手臂外展放置在有衬垫和覆盖的 Mayo 支架上。在同侧肩胛骨下方放置小垫，将肩部稍微抬高离开手术床。从锁骨中部和肩部到指尖的整个上肢，都以无菌的方式消毒和铺手术单。

手术入路

- 切除肱骨远端肿瘤的保肢手术包括以下三方面。
  - 肿瘤切除。
  - 骨重建。
  - 软组织重建和（或）覆盖。
- 手术目标是整块切除肿瘤，换言之，将肿瘤与肱骨远端一并切除。切除的关键在于仔细解剖、分离和松解重要的神经血管结构，使其远离肿瘤。
- 骨骼重建采用模块化节段假体，可在手术中组装并调整大小。如有必要，假体长度可以缩短几厘米，以便于假体的软组织覆盖。
- 软组织重建包括旋转和重新连接肌肉，以及恢复前臂肌肉的长度–张力关系，肱二头肌是获得良好的功能结果和保护假体免受感染的最重要结构。

肱骨远端切除

- S 形切口起始于上臂中部，沿着肱二头肌内侧（技术图 13-1A-B）下行，向远侧延伸至肘前皱褶；手术切口梭形包绕原活检通道。在肘前皱褶处，切口沿着肘部掌侧弧向肱桡肌的掌侧边缘，然后沿着前臂继续向远端延伸一小段切口。
- 向内侧和外侧掀开皮瓣（技术图 13-1C-D），尽可能掀开筋膜瓣。保留前臂内侧和外侧皮神经。
- 在上臂近端（肿瘤近端的正常软组织内）肱二头肌和三头肌之间的间隔内，识别鞘膜内的神经血管结构。纵向切开鞘膜表层的深筋膜。在保护深层结构的同时，从近端至远端切开深筋膜，直到肿瘤或肘前窝。很容易看到神经血管结构，打开鞘膜后可以触诊肱动脉。

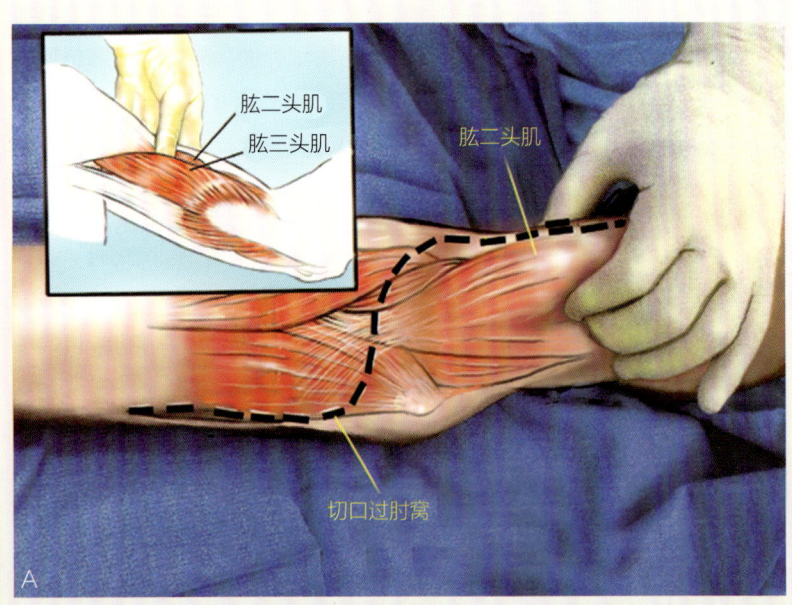

技术图 13-1　A. 常规使用前侧手术切口进行肿瘤切除，以及肘关节和肱骨远端假体置换。术者可触诊正常的解剖结构。沿着肱二头肌–肱三头肌间隔进行纵向切开。通过近端切口向下的 S 形延伸显露关节。

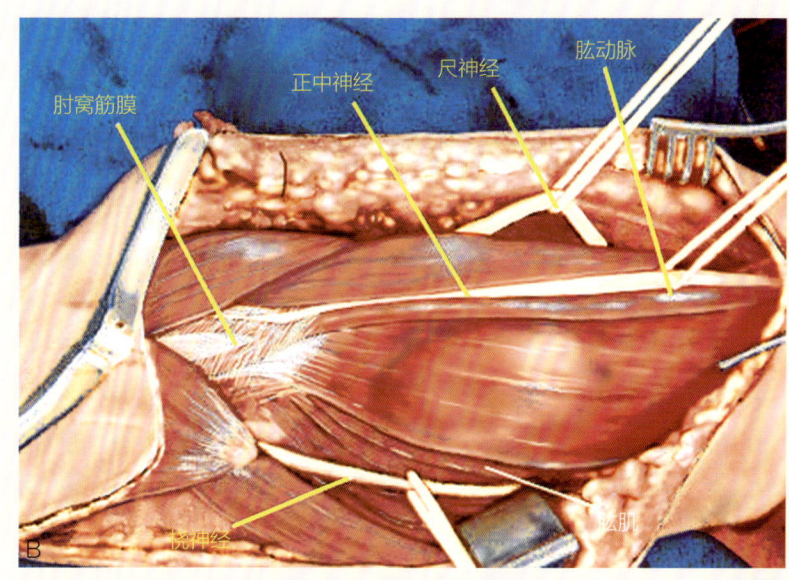

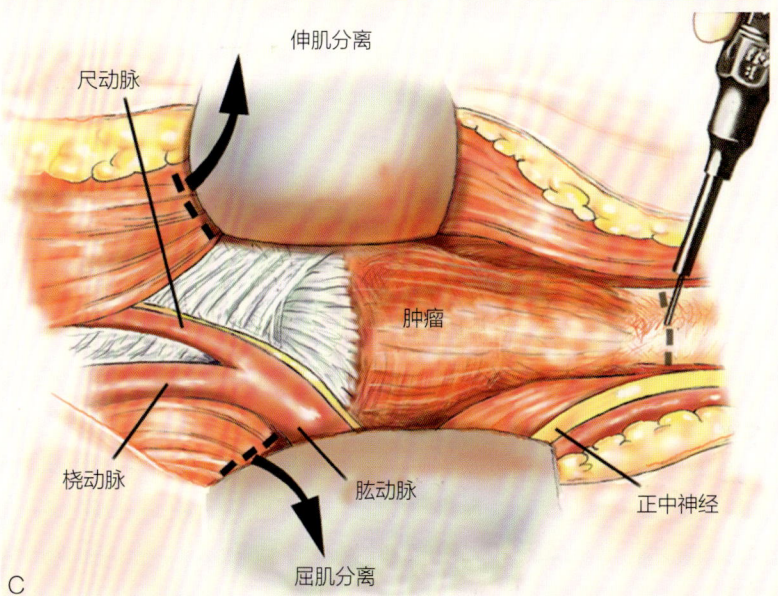

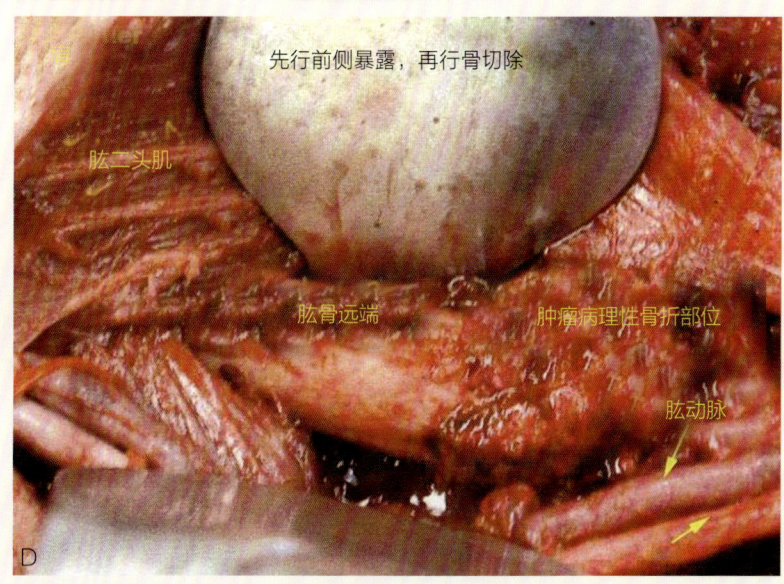

技术图 13-1（续） B. 前侧显露示意图。识别神经血管结构（肱动脉、正中神经、桡神经、尺神经）并牵开。这是安全手术的关键。C. 需要较宽的内侧和外侧皮瓣以充分暴露。D. 牵开肱二头肌和神经血管结构。

- 在近端分离被血管环包绕的肱动脉和伴行静脉。同样，识别和分离被血管环包绕的正中神经、尺神经和前臂内侧皮神经。
- 将肱动脉、肱静脉从周围组织和肿瘤的假包膜中游离，向下穿过肘前窝。切开肱二头肌肌腱膜，可见肱动脉发出尺动脉和桡动脉的位置，识别分别被血管环包绕的桡动脉和尺动脉。为了将肱血管从肿瘤游离，可能需要结扎尺侧下副血管，以及肱二头肌、肱肌或肱三头肌的肌支，这取决于肿瘤的具体位置。一旦将动脉从肿瘤游离出来，就应当把注意力转移到分离主要神经上。
- 将正中神经从近端到远端分离，在肘前窝处位于肱动脉内侧。将其远端分离至骨间前神经的起点，然后沿正中神经继续深入至指浅屈肌。
- 尺神经也需要从近端到远端分离。打开内侧肌间隔，以便于沿着肱骨内侧髁将尺神经游离至肘管。纵向切开覆盖在肘管上的筋膜或韧带，将尺神经轻柔地从肘管中移出，此处的尺神经在旋前圆肌的肱骨头和尺骨头之间穿行。这使得尺神经能够与肱血管和正中神经一起向内侧牵开。
- 桡神经位于肱桡肌和肱肌之间的间隙内。它向远端穿过肘关节，到达骨间后神经自桡神经的发出位置，向近端在肱骨后侧螺旋沟槽中穿过外侧肌间隔。切开外侧肌间隔膜，可将桡神经从肱骨后侧移动到背阔肌止点处。
- 将肱二头肌从肿瘤和深部的肱肌分离出来。肱二头肌通常不会被肿瘤累及。如果被累及，可以切除一部分（请注意，肘关节屈曲需要肱二头肌或肱肌，完全切除肱二头肌和肱肌会导致术后肘关节不能屈曲）。游离出肱二头肌，以便在必要时可将其向内侧和外侧牵开。
- 将旋前圆肌和屈肌总群从肱骨远端起点处向内侧分离。肱桡肌、桡侧腕长伸肌和伸肌总群从肱骨远端向外侧分离。根据需要在肿瘤周围保留薄层肌肉。有时，肱骨远端切除术是为了治疗源于这些肌肉之一的软组织肉瘤。在这种情况下，需要在肿瘤远端切断肿瘤所涉及的一块或多块肌肉，以保持足够的外科边界。在切除屈曲旋前肌群时，如果可能的话，应当识别并保护支配指浅屈肌的正中神经分支。如果需要在肘关节外侧切除肱桡肌和伸肌总群，应当识别并保护骨间后神经，以保留伸腕和伸指功能。
- 根据肿瘤的范围，可能需要切除肱肌的一部分甚至整个肱肌。如果没有起源于肱骨远端肿瘤的软组织包块，或者肱肌没有被相邻的软组织肉瘤所累及，则可以沿着肱骨远端的前部纵向切开肱肌。然后将肱肌从肱骨远端掀起并保留。如果存在起源于肱骨远端肿瘤引起的软组织包块，或者肱肌被相邻的软组织肉瘤所累及，则需要将肱肌从其尺骨止点处的骨膜下切除，或者肘关节以远横行切断。
- 将肱三头肌从肱骨远端掀起，可能需要部分或完全切除其内侧头，具体取决于肿瘤的范围。通常可以保留外侧头和长头。保留肱三头肌肌腱与鹰嘴的连续性。不需要做鹰嘴截骨。
- 从前侧打开肘关节，从尺骨鹰嘴和桡骨头周围环形切开关节囊。然后，离断肱尺关节和肱桡关节。
- 在肿瘤髓内范围近端 2~3 cm 水平进行肱骨截骨（技术图 13-2A）。在肱骨截骨的位置清理表面覆盖的肱肌和肱三头肌。在截骨之前，应当识别并保护桡神经。通常使用摆锯截骨（技术图 13-2B-C）。

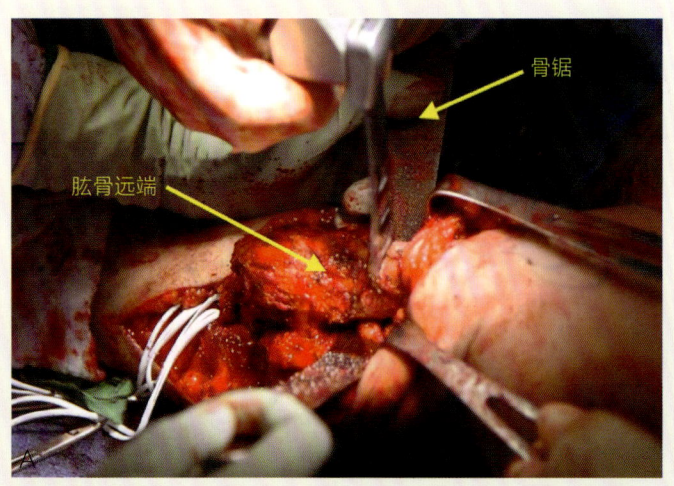 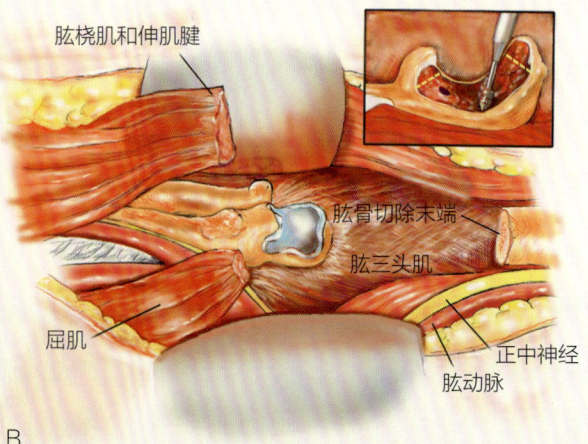

技术图 13-2　A. 通过术前 MRI 确定适当的切除长度。一般需要去除肿瘤边缘 2~3 cm 的正常骨。使用骨锯切除肱骨远端。B. 切除后骨缺损的示意图。

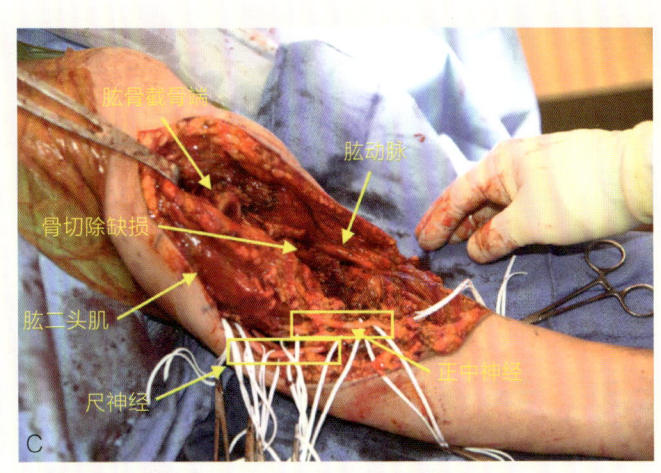

技术图 13-2（续） C. 切除后骨缺损的术中照片。注意需广泛地显露，以便于准确定位假体，以及尺骨和肱骨扩髓。应准确识别所有的神经血管结构，并使用血管环将其从骨缺损处移开。

假体重建

- 使用模块化节段肱骨远端肿瘤型假体重建肱骨远端和肘关节。肱骨远端组件由半限制铰链组件组成，该组件与尺骨组件连接来重建肘关节。
- 在近端，肱骨远端组件通过莫氏锥度与体部组件嵌合。体部组件有不同的长度，因此可以在手术中调整假体大小。体部通过莫氏锥度与假体柄嵌合，然后通过骨水泥将假体柄固定到肱骨髓腔内。
- 尺骨部分由假体柄组成，通过骨水泥固定到尺骨鹰嘴和尺骨近端。尺骨组件包含两种长度。
- 确定假体的长度。可以短缩 2~3 cm，以便于软组织覆盖。组装假体。

- 在肱骨截骨端扩髓，尽量使用更粗的假体柄。为容纳骨水泥覆盖层，应当多扩髓 1~2 mm。用小头的高速磨钻在鹰嘴窝开口（技术图 13-3），进入尺骨近端髓腔。稍微削去尺骨鹰嘴的尖部以适应尺骨干，这样可将假体柄顺着尺骨干方向直接插入，避免成角。尺骨髓腔使用手动铰刀扩髓。使用试模验证，以确保尺骨组件可以准确置入尺骨近端髓腔内。
- 两个组件分别用骨水泥固定到位。肱骨远端用骨水泥固定，将铰链面向前方。在插入肱骨远端组件之前，确认肱骨前侧非常重要。尺骨组件的位置应尽可能深入鹰嘴窝内，从而避免损伤后侧骨皮质。骨水泥凝固后，通过铰链连接两部分组件。

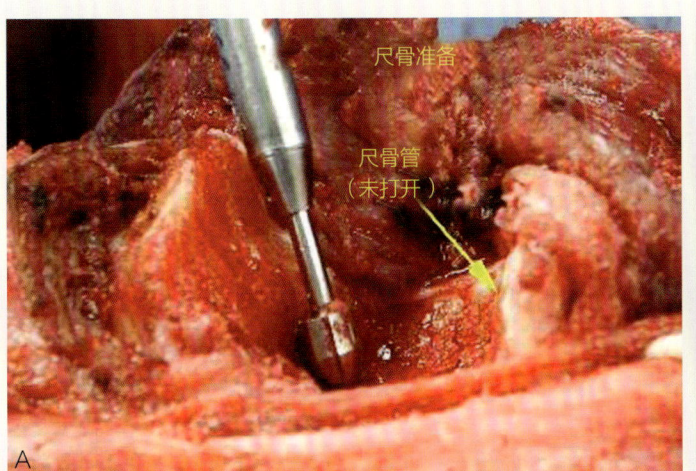
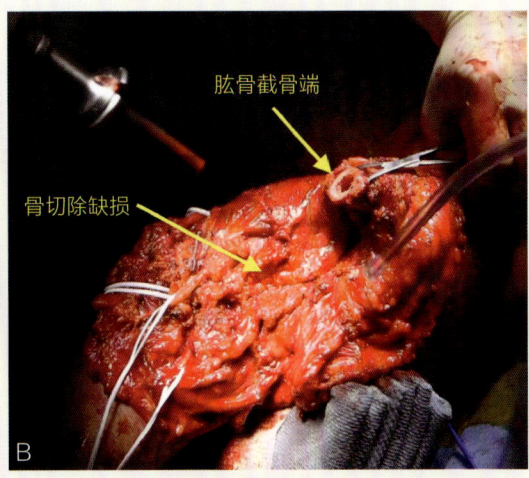

技术图 13-3 A. 准备尺骨切迹的技术。建议使用高速磨钻。B. 髓腔内扩髓以适应肱骨假体。

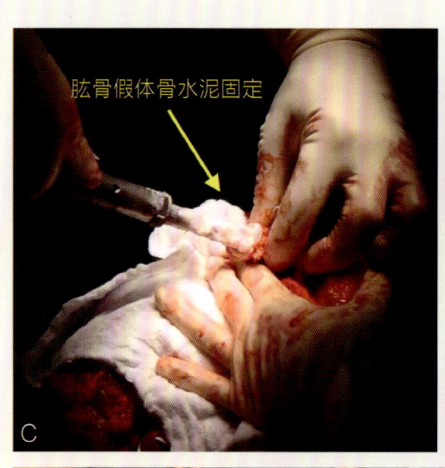
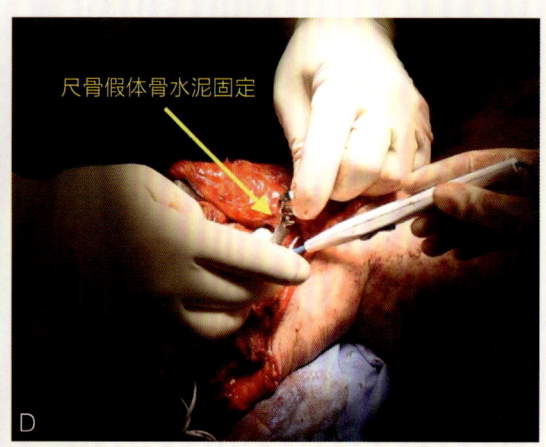
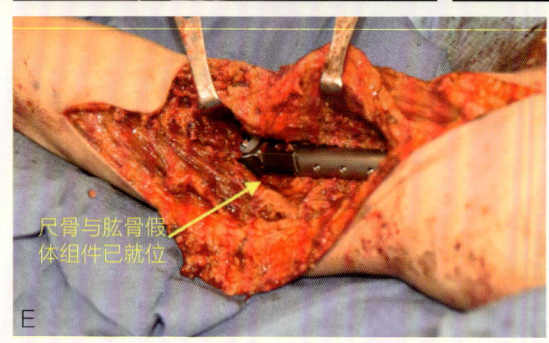

技术图 13-3（续） C. 使用骨水泥固定合适长度的肱骨假体。D. 用骨水泥将尺骨假体直接固定在尺骨髓腔内。E. 骨水泥凝固后，通过铰链连接假体。

软组织和肌肉重建

- 将肱桡肌和桡侧腕伸肌缝合到剩余的肱二头肌和肱三头肌上，用以固定肱骨假体远端扩张部分周围的软组织。进行屈肌成形术，保持肘关节屈曲 60°且前臂完全旋后，将这些屈肌尽可能拉向近端，并用 5 号不可吸收线缝合到肱二头肌上。将肱二头肌向远侧牵拉，保持张力，将这些肌肉缝合到肱二头肌上。如果假体已经短缩，这一步骤将尤其重要，因为这样可恢复肱二头肌的长度-张力关系。在后续手术操作中，保持肘关节屈曲 60°且完全旋后。
- 将前臂屈曲-旋前肌肉也尽可能拉向近端，并缝合到肱二头肌和肱三头肌的内侧缘。
- 此时，为了术后镇痛，可将硬膜外导管沿正中神经向近端置入血管鞘，达到可以用丁哌卡因浸润整个臂丛的水平。引流管也应在此时留置。
- 将剩余的肌肉（通常是肱二头肌-肱肌和肱三头肌），彼此缝合以覆盖整个假体和神经血管结构（技术图 13-4）。
- 有时，根据因肿瘤切除的软组织数量，需要将假体再缩短 2~3 cm，以方便软组织覆盖。这种情况下，应当用缝合线重新拉紧肱二头肌。同样，将肱桡肌和前臂屈肌起点向近端拉伸（即屈肌成形术）有利于恢复屈曲肘关节的力量。

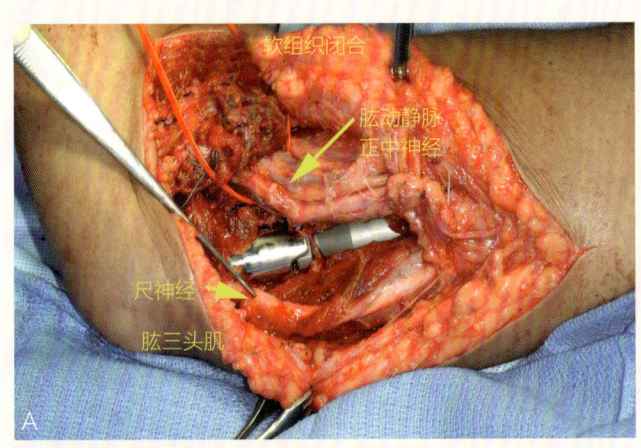
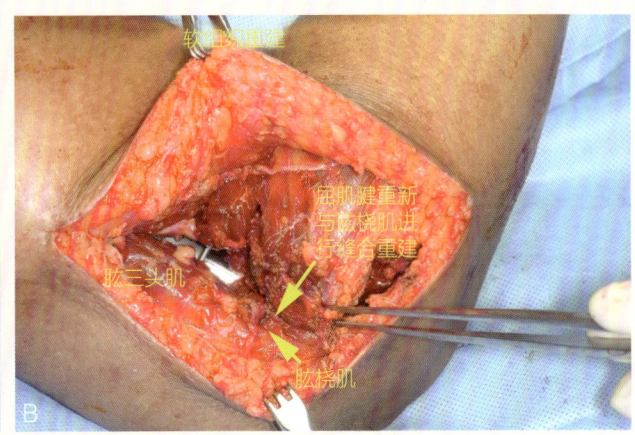
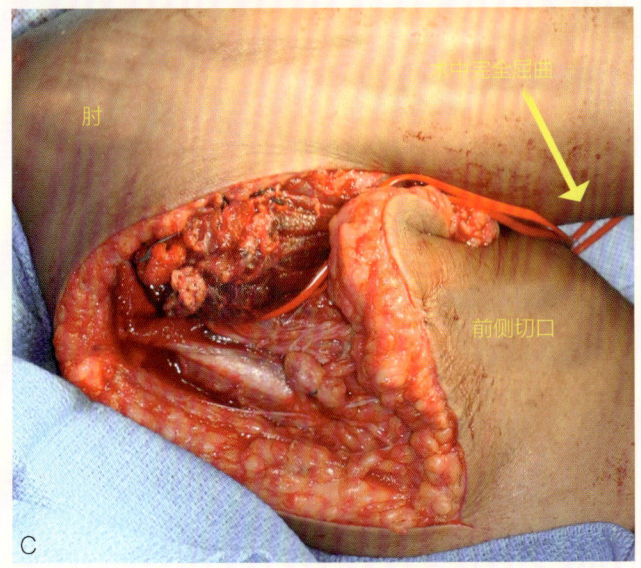

技术图 13-4 软组织闭合。A. 用肌肉完全覆盖假体是很重要的。屈肌（来自内侧髁）和来自外侧髁的肱桡肌重新附着到相邻的软组织上，无需尝试重新连接到假体上。B. 肘部屈肌的重新附着。可行尺神经移位，尽管不是常规操作。C. 在闭合前测试肘部的被动运动范围。如果有任何限制，应检查或去除桡骨头。

要点与失误防范

评估骨内肿瘤范围	• MRI 的 T1 加权像是确定骨内肿瘤浸润范围的最准确方法。T2 加权像常显示瘤周的显著水肿，可能高估肿瘤的范围
活检	• 应通过肱肌进行活检，并与最终手术切除的拟定皮肤切口一致。不可穿透或污染肱二头肌。保存肱二头肌对于重建后恢复肘功能至关重要
神经血管结构	• 沿着上臂中段内侧、在肿瘤近端的正常组织中识别主要的神经血管结构。解剖方向应从近端到远端。所有重要的结构（即肱血管、正中神经、尺神经和桡神经），都应当被识别、分离并从肿瘤和肱骨远端游离出来。当所有重要结构都被分离和保护以后，即可开始切除肿瘤。在切除屈曲旋前肌群的肿瘤时，应注意保留支配指浅屈肌的神经。同样，在切除肱桡肌和伸肌总群的肿瘤时，应注意保留骨间后神经的分支
骨 / 假体重建	• 如有必要，可将假体短缩 2~3 cm，以便于软组织的覆盖。重新拉伸肘部屈肌以适应短缩。用骨水泥固定假体，使铰链面向前方。尺骨组件应尽可能深地置入鹰嘴内
软组织重建	• 在进行软组织重建时，保持肘关节屈曲 60° 和完全旋后非常重要。保持张力下，将伸肌总腱起点和屈肌-旋前肌起点向近端移位到肱二头肌的两侧，完成肘部屈肌成形，有助于恢复屈肘力量。通过保持张力下将肱二头肌向远端拉伸，并缝合到前臂肌肉组织，可恢复肱二头肌的长度-张力关系

术后处理

- 术后早期对水肿的控制很重要。用较厚的敷料包扎和夹板固定从手到肩部,保持肘关节屈曲60°。可用弹力绷带轻度加压。抬高患肢,卧床休息3~4天。然后,拔除引流管和神经周围置管。术后约4天更换伤口敷料,重新使用夹板使肘关节保持屈曲60°。
- 用夹板固定患肢6周,以确保充分的肌肉愈合和瘢痕形成。6周内禁止活动肘关节。
- 手术后即刻开始腕、手和手指的主动及被动活动,同时强化手部力量,在夹板的保护下持续6周。在整个康复过程中,应当持续加强手和腕部力量。
- 术后6周,将患肢放置在铰链式支具中,允许肘关节主动活动、主动辅助活动和被动活动,屈曲30°~130°。在接下来的6周内不允许伸肘超过30°。术后12周,调整支具以允许肘关节全范围活动。此时开始肘部力量锻炼,重量限制为约小于1 kg。通常再佩戴支具6周,直到术后约18周。为了舒适性需要,患者可在18周后佩戴吊带。术后第18周,如果患者已能够承受约1 kg的重量,可将阻力增加到约2 kg。术后6个月,抗阻力的重量限制可增加到约5 kg。建议患肢举起的重量不超过约5 kg。

预后

- 肿瘤学结果:局部复发率低于5%。笔者研究发现,16例患者中有1例术前接受过肘关节镜检的患者出现局部复发。
- 假体生存率:在16名患者中,有1例出现感染性假体松动(图13-3)。
- 功能:所有患者均无疼痛,肘关节稳定。患者无须佩戴支具。肘部、腕部和手的功能几乎正常。所有患者的肘关节可屈曲110°~130°,这取决于肱二头肌的连续性。总的来说,患者肘关节伸直欠缺最终的10°~30°。所有患者都能进行日常生活活动。肌肉骨骼肿瘤协会(Musculoskeletal Tumor Society)评分为24~27分(满分30分,80%~90%)。患者主要受限制的是娱乐活动。大多数患者可以屈肘对抗约5 kg的阻力。

并发症

- 笔者推荐使用肘前侧入路作为减少软组织和骨相关并发症的方法,可通过前侧入路完成软组织瓣,所有病例均接受无张力关闭伤口。
- 暂时性神经麻痹在6个月内恢复(16例患者中有1例)。
- 皮肤坏死和伤口感染通过清创缝合治愈(16例患者中有1例)。
- 肘关节置换术后最常见的并发症是无菌性松动,但本系列病例中没有出现(16例患者中有0例)。
- 感染性松动行假体翻修(16例患者中有1例)。
- 局部复发(16例患者中有1例)。
- 1例假体轴断裂被更换。

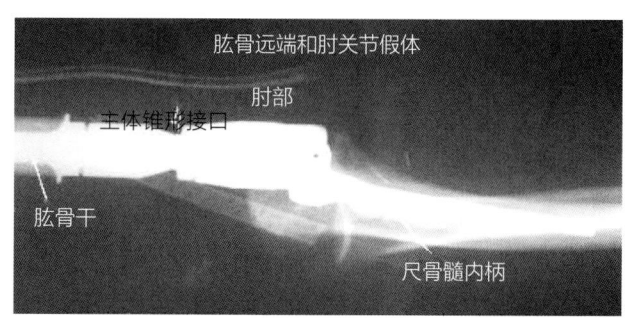

图13-3 术后X线显示假体及其组件。

第14章 骨转移癌的外科治疗：肱骨病变

Surgical Management of Metastatic Bone Disease: Humeral Lesions

Jacob Bickels and Martin M. Malawer

背景

- 肱骨是需要手术治疗的转移癌好发部位之一。此部位的转移癌，尤其是当病变发生于优势手时，会对患者的日常生活产生较大影响。因此，手术的质量，对患者的功能恢复至关重要。
- 术前需要进行详细的临床和影像学评估，以便于确定病变的范围进而明确手术指征及选择不同的手术方案。例如，病变是需要行刮除骨水泥填充术，还是需要瘤段切除人工假体置换[2, 3, 5, 6]。
- 与原发于肱骨的肉瘤不同，即使骨质破坏已经非常明显，转移性肿瘤的软组织肿块通常较小。这个特点使得只切除骨质破坏的部分而同时保留骨外重要结构成为可能，包括关节囊、肌肉、韧带等，这些结构还可以用于切除后的重建，进而保留更多的功能（图14-1）。
  - 因此，显露肱骨近端采用的入路往往是劈开三角肌，而不是像骨肉瘤手术那样经由三角肌和胸大肌的肌间隙，因为不需要将三角肌与肿瘤一并切除。而且，截骨后造成的数厘米的上肢短缩，对于功能影响很小，姿势的轻微调整就可以掩盖这种程度的肢体不等长。
- 相反，由于正常的步态需要双下肢长度几乎完全相等，如果下肢出现不等长，就会造成跛行，而跛行的程度与手术造成肢体短缩的程度成正比[2]。
- 由于解剖结构及手术方式不同，将对肱骨近端（Ⅰ型）、肱骨干（Ⅱ型）和肱骨远端（Ⅲ型）分别进行讨论（图14-2）[1]。

解剖

- 肱骨近端：Ⅰ型转移。
  - 前侧及外侧被三角肌覆盖。
  - 关节囊包绕肱骨头，并附着于解剖颈基底。
  - 肩袖肌肉的附着点，肱二头肌长头位于二头肌沟内，自前侧跨过肱骨头。
- 肱骨干：Ⅱ型转移。
  - 上半部分为肌肉止点占据。
    - 内侧面：大圆肌、背阔肌、喙肱肌。
    - 外侧面：胸大肌、三角肌。

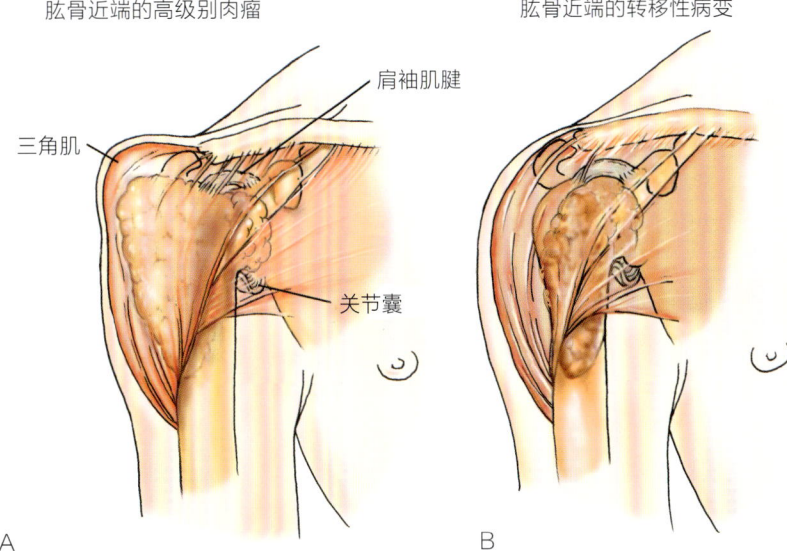

图14-1 A.原发骨肉瘤通常具有明显的软组织肿块。此类肿瘤的切除应将关节囊、三角肌及肩袖肌腱与肿瘤一并整块切除。B.骨转移癌的软组织肿块较小，其切除也只需要包括骨的部分。

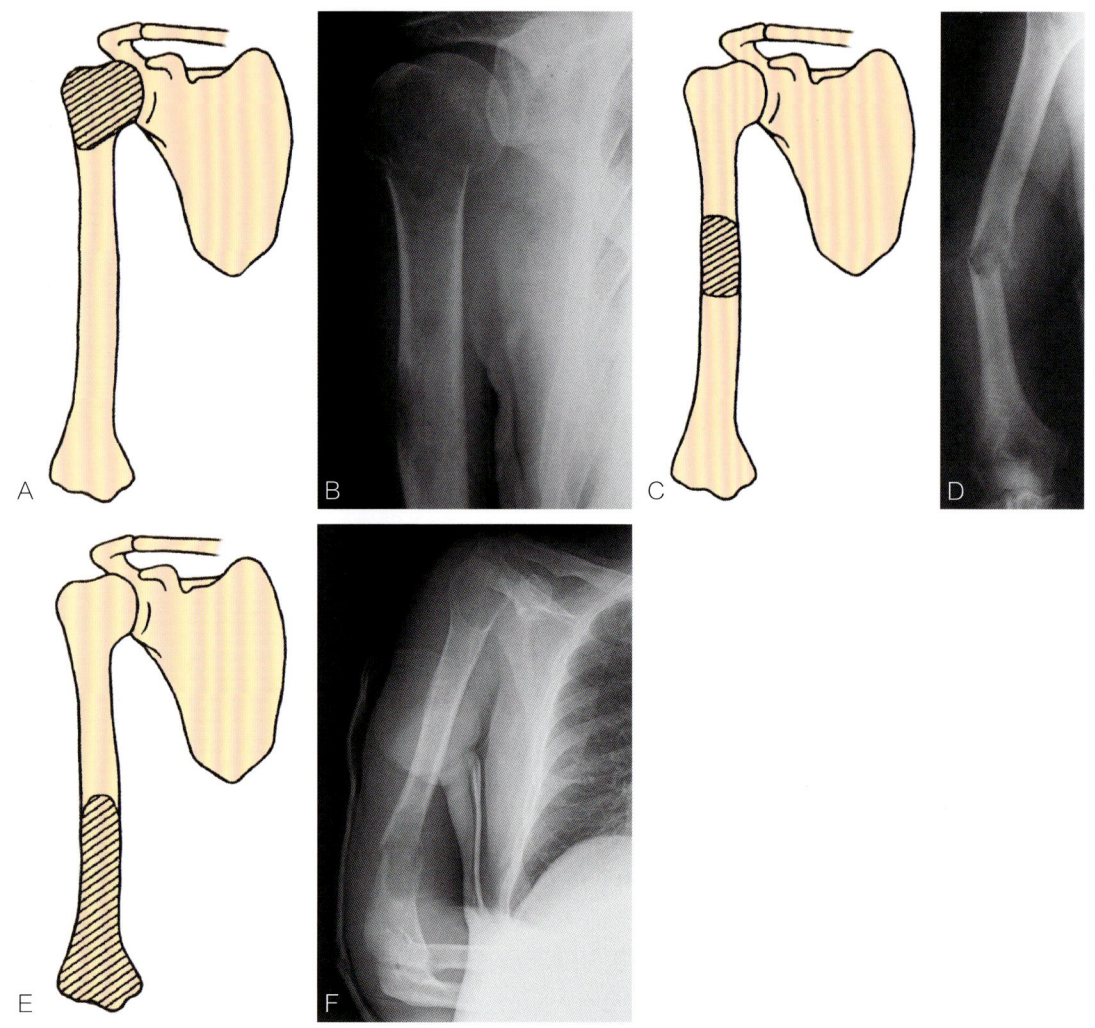

图 14-2　A-B. Ⅰ型肱骨骨转移癌发生病理性骨折，骨折线自肱骨解剖颈延伸至肱骨头。此外，在肱骨干近端 1/3 处，也将发生病理性骨折。C-D. Ⅱ型肱骨骨转移癌位于肱骨干，即肱骨解剖颈与肱骨髁上嵴之间的部分。E-F. Ⅲ型肱骨骨转移癌位于肱骨髁上嵴以远，累及肱骨髁。

- 在肱骨中段后侧，桡神经沟自外侧向内侧延伸。
- 下半部分为肌肉起点占据。
  - 内侧面：肱肌。
  - 外侧面：肱桡肌。
- 神经血管束沿肱骨内侧面走行。
- 肱骨远端：Ⅲ型转移。
  - 神经血管束沿肱骨内侧面走行，位于二头肌与肱肌之间。
  - 桡神经沿肱骨外侧面走行，位于肱肌与肱桡肌之间。

适应证

- 已发生病理性骨折。
- 即将发生病理性骨折。
- 局部肿瘤进展引起的顽固性疼痛，保守治疗无效。
- 某些肿瘤的孤立骨转移灶。

影像学和其他诊断性检查

- 肱骨全长的 X 线检查对于排除肱骨多发转移很重要，多发转移会影响手术切除的范围和手术方式的选择。病变部位的 CT 检查可清晰地显示骨质破坏的范围及周围的软组织肿块情况。全身骨扫描用于检查其他部位是否同时存在骨转移灶。完成影像学检查后，手术医师应该能够回答以下问题。
  - 肱骨是否存在其他转移灶？如果有，是否可以保守治疗？还是也需要手术治疗？
  - 其他部位是否存在骨转移灶？如果有，是否可以保守治疗？还是也需要手术治疗？
  - 最佳手术方式是什么？一般来说，对于残余皮质可以保证内固定的稳定性，则采取刮除骨水泥填充内固定的方式；否则，应行瘤段截除人工假体重建。

Ⅰ型和Ⅱ型转移

体位和切口
- 患者取半侧卧位，采用前侧肩胛带常用切口切开皮肤。
- 此切口起自锁骨中内 1/3 交界处，跨过喙突表面，沿三角肌胸大肌间沟走行，向下延伸至上臂，沿肱二头肌内侧缘走行（技术图 14-1）。

显露
- 三角肌沿纵向劈开，以显露肱骨头及肱骨干上 1/3。
- 以类似方法劈开肱肌以显露剩余的肱骨干。
- 使用电刀或锉刀分离，并自皮质表面掀起骨膜及肌肉附着点（技术图 14-2）。

切除肿瘤

Ⅰ型转移
- 使用电刀将肩袖肌腱自肱骨上剥离，将肱二头肌长头腱自肩盂起点处切断，打开肩关节囊。
- 自肱骨外科颈以下，超过肿瘤远端 1~2 cm 处截骨，完成肱骨近端切除（技术图 14-3）。

Ⅱ型转移
- 在病变处皮质纵行开窗，边缘呈圆角（技术图 14-4A）。
- 以刮匙刮除肿瘤主体（技术图 14-4B-C）。在瘤腔内应仔细刮除，完全去除肉眼可见的病变。
- 然后使用高速磨钻磨削肿瘤腔壁（技术图 14-4D-F）。

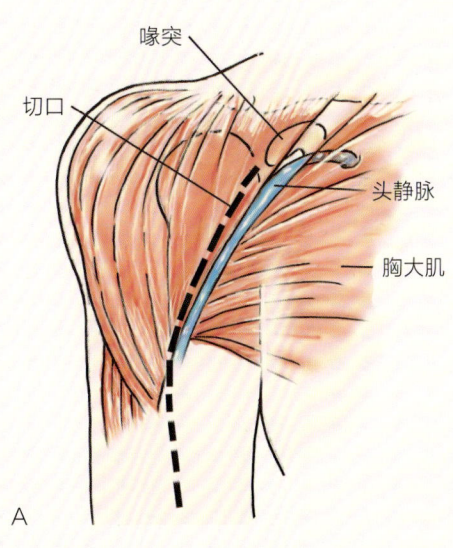
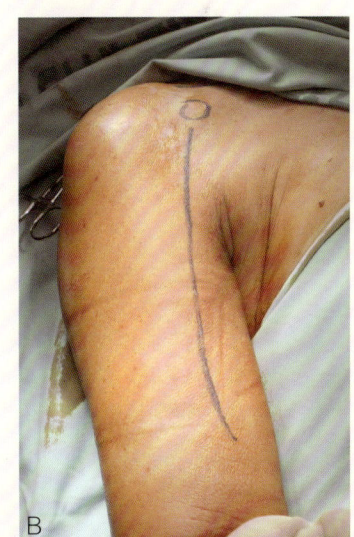

技术图 14-1　A-B. 显露Ⅰ型或Ⅱ型肱骨骨转移癌，可采用肩关节切口。此切口起自锁骨中内 1/3 交界处，跨过喙突表面，沿三角肌胸大肌间沟走行，必要时可向下延伸至上臂，沿肱二头肌内侧缘走行。

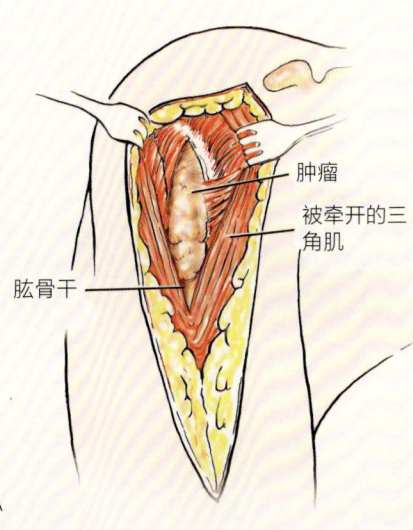
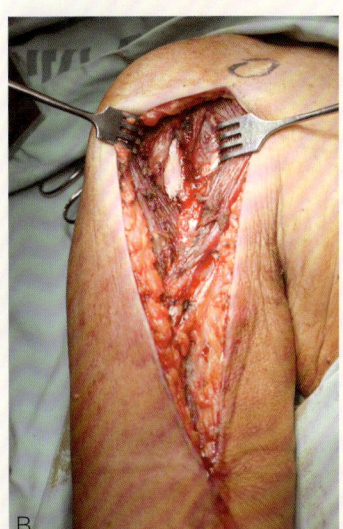

技术图 14-2　A-B. 纵行分离三角肌与肱肌，以显露肱骨头及肱骨干。同法切开骨膜，并与肌肉一同掀开以显露骨皮质。

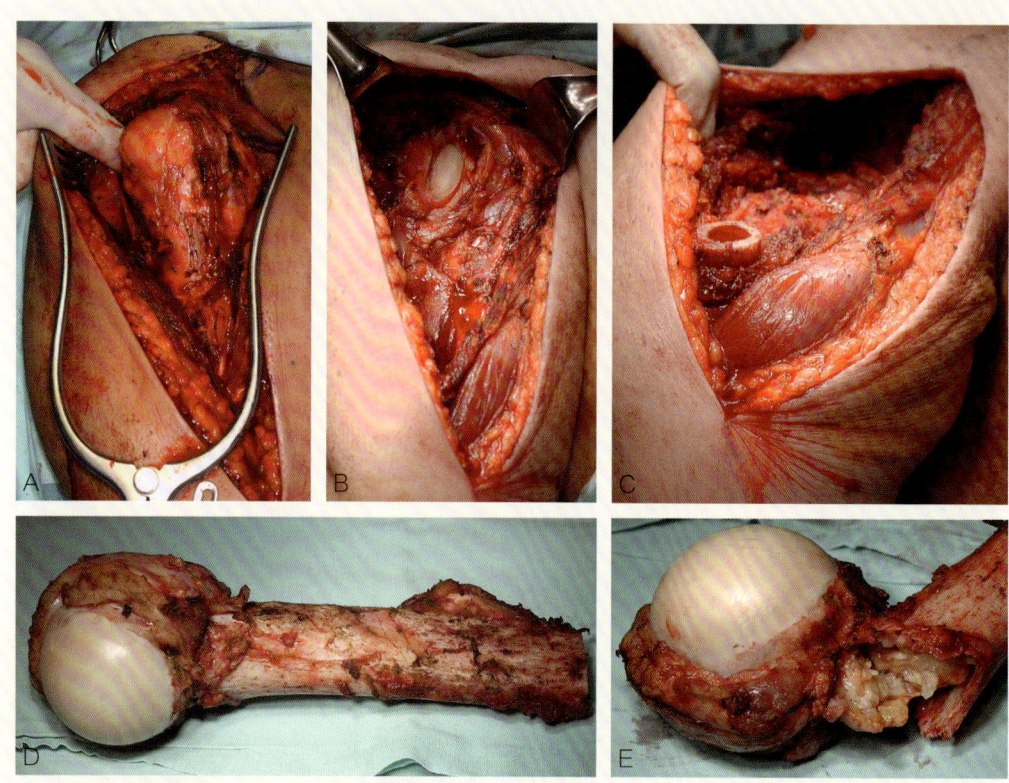

技术图 14-3　A~C. 切断肩袖肌腱以及肱二头肌长头腱，打开关节囊，切除Ⅰ型肾癌骨转移。实施截骨，去除肱骨近端瘤段。D. 手术标本。E. 自病理性骨折部位可以看到髓内的肿瘤组织。

- 偶尔会出现受累皮质完全被破坏的情况，仅能采取整段重建的方式。这时应在病变节段近端和远端各1~2 cm处截骨（技术图14-4G-I）。

功能重建

Ⅰ型转移

- 重建采用骨水泥型肿瘤假体（技术图14-5）。假体设计上应考虑肩袖肌腱止点的重建。

Ⅱ型转移

- 采用髓内针重建。
- 确定了髓内针的恰当位置和长度之后，髓针后退但不完全拔出，以骨水泥填充整个瘤腔（技术图14-6A-B）。然后再把髓针复位，以螺钉锁定。
- 可以采用钢板进一步加固（技术图14-6C-D）。
- 如果为骨干整节段切除，使用骨水泥填充骨缺损（技术图14-6E-G）。

软组织重建与伤口缝合

Ⅰ型转移

- 用3 mm Dacron带或5号Ethibond缝线将肩袖肌腱固定于假体肱骨头处（技术图14-7）。
- 同法重建胸大肌、大圆肌、背阔肌及喙肱肌止点。
- 在肩关节周围的骨性结构（包括肩峰、锁骨及肩盂）上钻孔，以类似方法将假体肱骨头部分与之固定。
- 然后缝合外层的肌肉，包括三角肌与肱肌，以覆盖假体。

Ⅱ型转移

- 缝合三角肌与肱肌，以覆盖肱骨干。

Ⅲ型转移

- 此类肿瘤跨越了髁上嵴，累及肱骨髁。大多数情况下，可采用肿瘤刮除骨水泥填充的方式进行治疗（相关技术下文中将提到）。极少数情况下，肱骨远端被广泛破坏，就不得不采取整块切除假体重建的手术方式。
- 患者仰卧于手术台，患肢置于胸前，于外侧做直弧形切口，延伸至超过外侧髁上嵴（技术图14-8A）。
- 自肱桡肌与肱三头肌间隙显露至肱骨远端。将肱桡肌牵向前侧，三头肌牵向后侧。在深层，向后掀起肘肌，切断并向前掀起伸肌总腱起点，以显露桡骨头（技术图14-8B-C）。
- 在病变处皮质纵行开窗，边缘呈圆角。以刮匙刮除肿

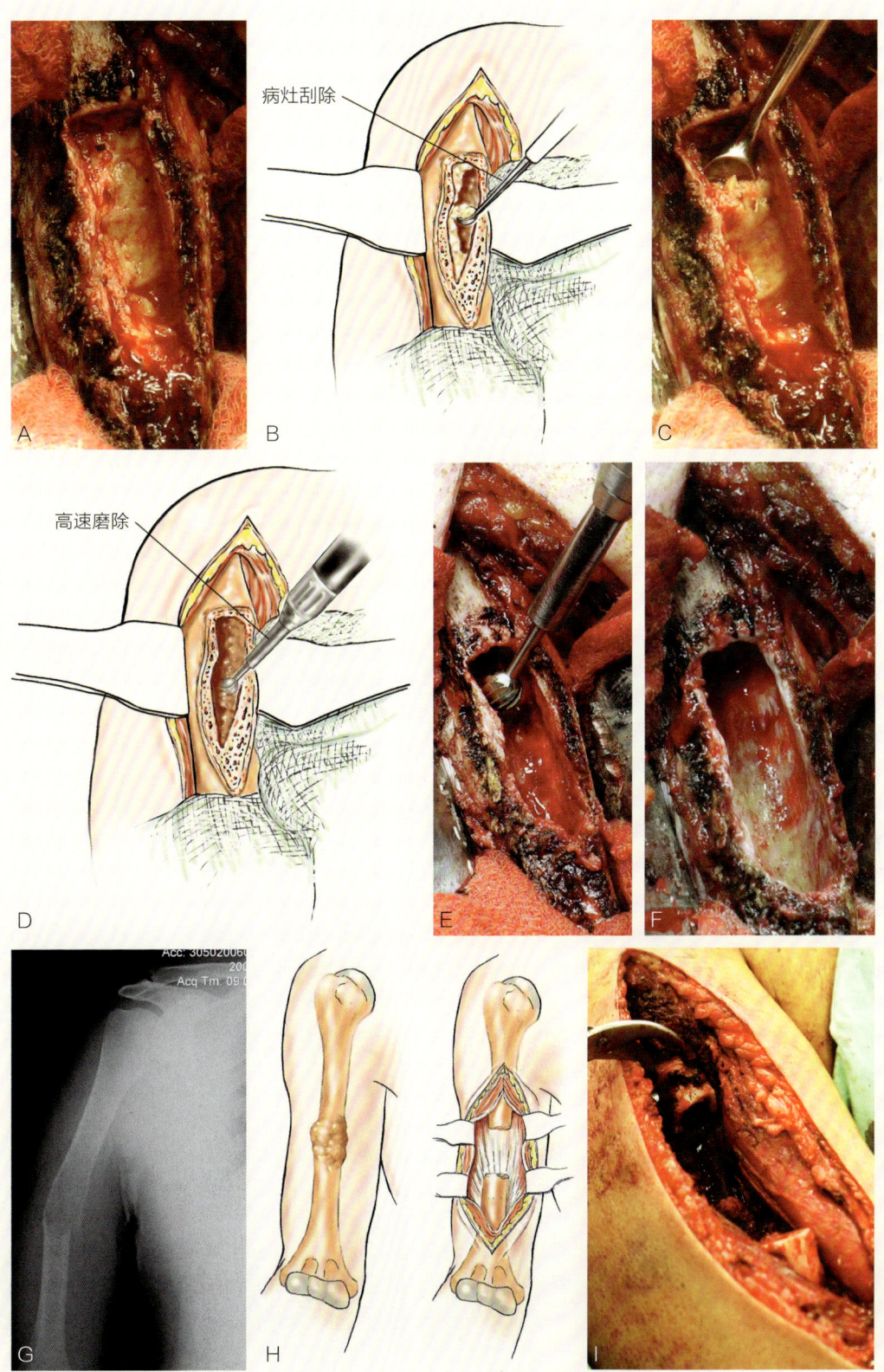

技术图 14-4　A. 在病变处皮质纵行开窗，边缘呈圆角。B-C. 以刮匙刮除肿瘤主体。在瘤腔内应仔细刮除，完全去除肉眼可见的病变。D-E. 之后使用高速磨钻磨削肿瘤腔壁。F. 显示刮除及磨钻磨削后的瘤腔。G. 甲状腺癌Ⅱ型转移的X线片。若受累皮质被破坏，则无法采取刮除的手术方式，只能整节段切除瘤段。H-I. 在肿瘤边缘近端和远端各1~2 cm处截骨，以达到节段切除的目的。

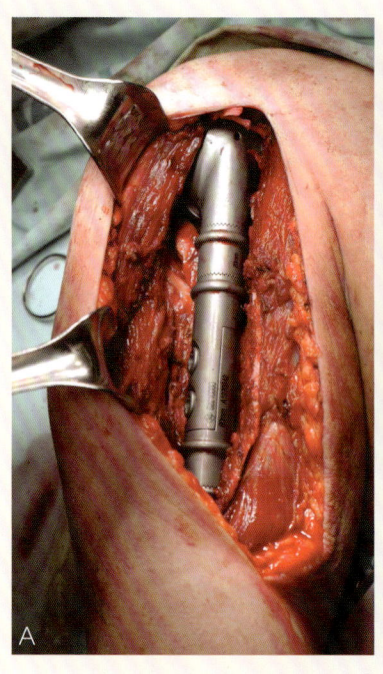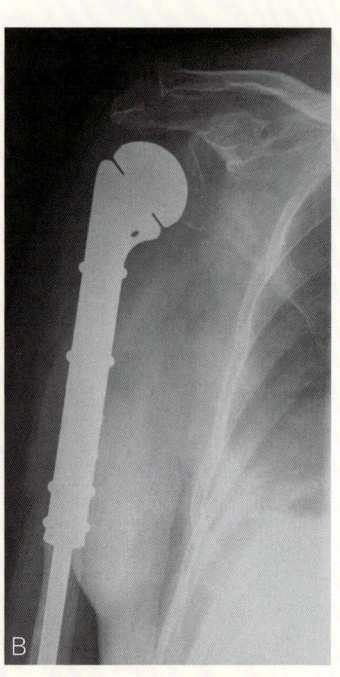

技术图14-5 术中照片（A）和X线片（B）显示切除Ⅰ型骨转移癌后，采用肱骨近端肿瘤型假体重建。

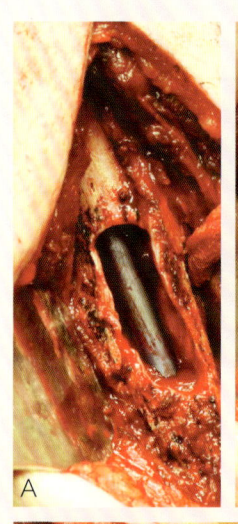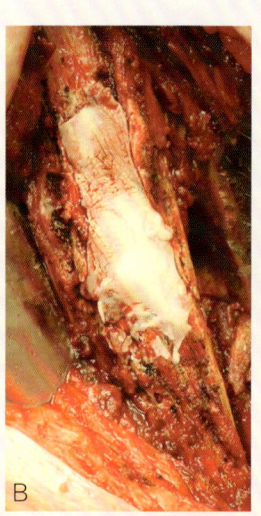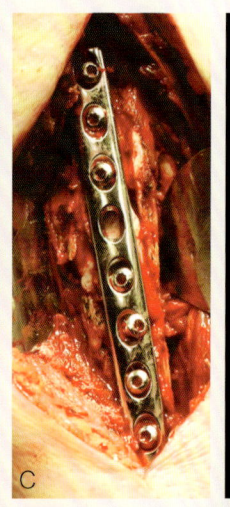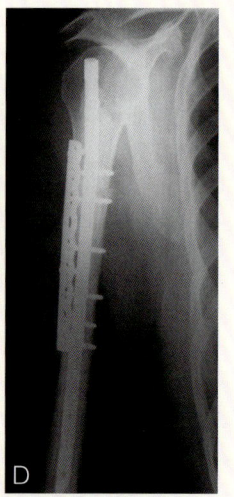

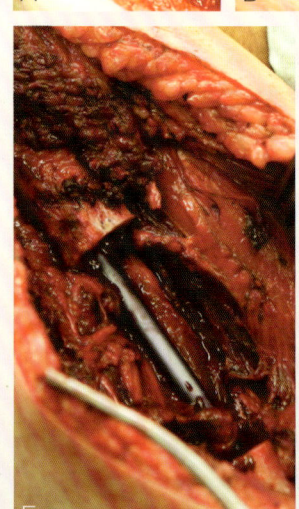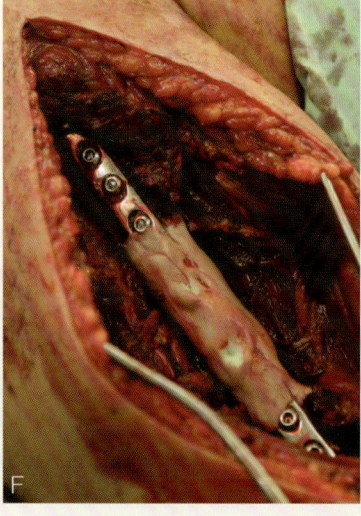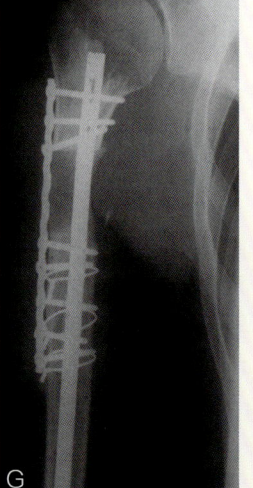

技术图14-6 A.采用髓内针重建。B.确定髓内针的恰当位置和长度之后，髓针后退但不完全拔出，以骨水泥填充整个瘤腔。然后再把髓针复位，以螺钉锁定。术中照片（C）和X线片（D）显示以侧方钢板加固骨水泥肱骨髓内针重建。术中照片（E-F）和X线片（G）显示以侧方钢板加固骨水泥肱骨髓内针重建节段切除后的Ⅱ型转移。剩余的骨缺损以骨水泥填充。

瘤主体（技术图 14-8D-E）。然后使用高速磨钻磨削肿瘤腔壁（技术图 14-8F-G）。
- 以髓内针穿过瘤腔，然后以骨水泥填充，沿外侧髁上嵴置入重建板以加固（技术图 14-8H）。
- 置入引流管，缝合伤口。
- 引流管需保留 3~5 天，围手术期静脉注射抗生素需应用至引流管拔除时。

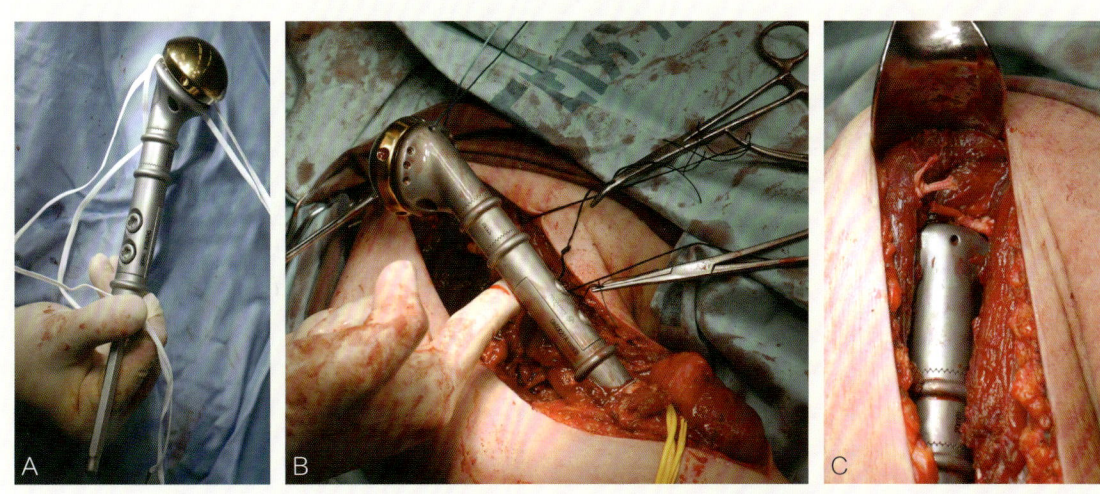

技术图 14-7　用 3 mm Dacron 带（A）或 5 号 Ethibond 缝线（B）将假体肱骨头与相邻的肩峰、锁骨及肩盂进行固定，以及重建肩袖肌腱止点。C. 将肩袖肌腱缝合于假体肱骨头上。

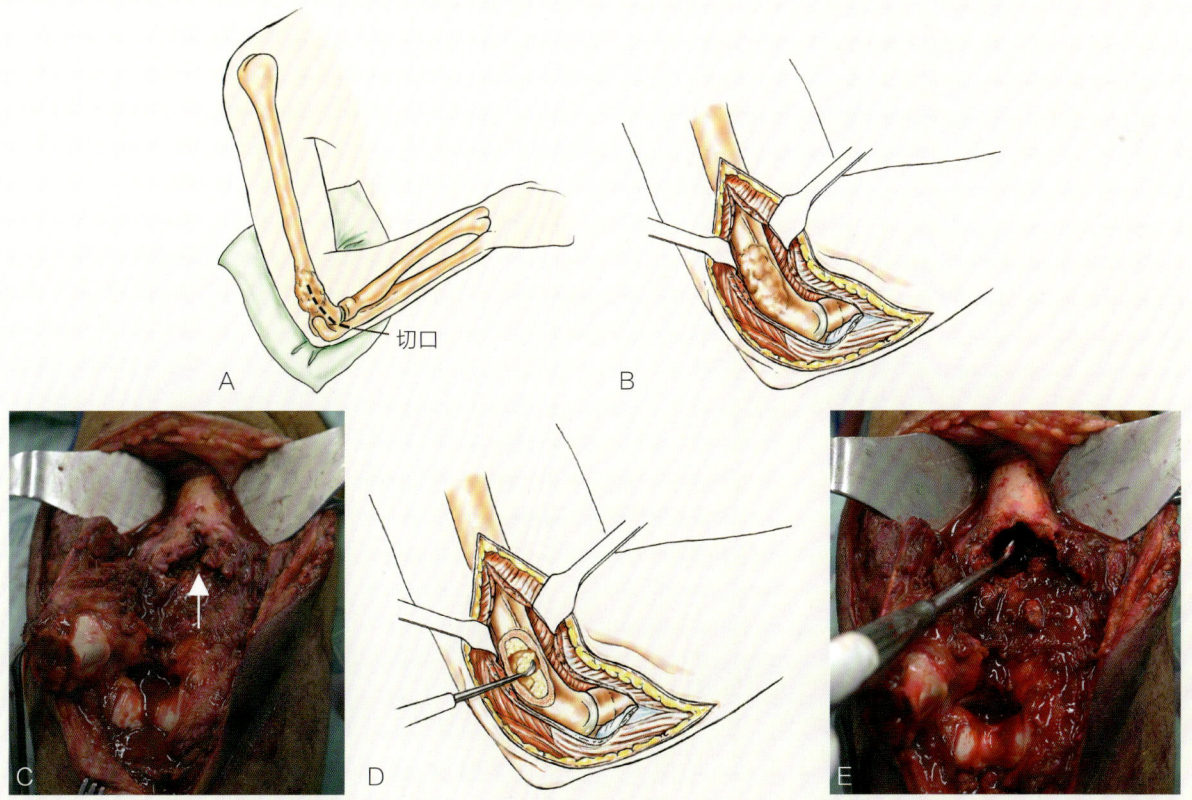

技术图 14-8　患者取仰卧位，患肢置于胸前，以显露肱骨远端病变。A. 于外做直弧形切口，延伸至肘关节，超过外侧髁上嵴。B. 自肱桡肌与肱三头肌间隙显露至肱骨远端及桡骨头。C. 术中照片显示肱骨远端干骺端病理性骨折及肿瘤组织（箭头）。D-E. 以刮匙刮除肿瘤主体。

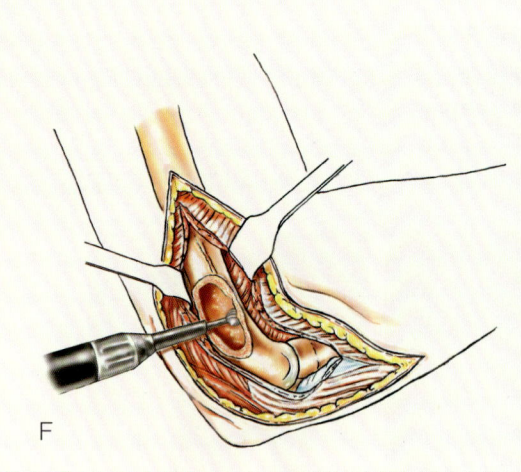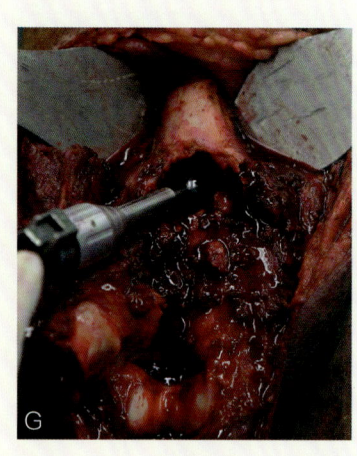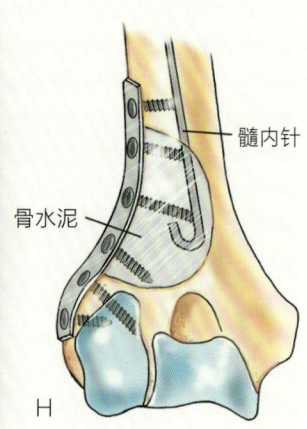

技术图 14-8（续） F-G. 然后使用高速磨钻磨削肿瘤腔壁。H. 以髓内针及骨水泥重建，沿外侧髁上嵴置入重建板以加固。

要点与失误防范

Ⅰ型及Ⅱ型转移	• 全肱骨充分的影像学评估：决定手术方式，包括刮除、节段切除或切除后假体重建 • 采用方便的肩关节切口 • 皮质开窗需要充分且位置恰当，以充分显露瘤腔 • 仔细刮除和磨削 • 使用骨水泥重建 • 如果使用假体重建 　○ 将肱骨头假体与周围骨结构稳定连接，以保证肩关节的稳定性 　○ 在肱骨头假体上缝合重建肩袖肌腱，以恢复肩关节功能 　○ 肩关节制动3周，之后再开始肩关节活动度训练
Ⅲ型转移	• 充分暴露肱骨远端 • 仔细刮除和磨削 • 使用骨水泥重建 • 术后早期活动肘关节

术后处理及康复

Ⅰ型及Ⅱ型转移

- 引流管需保留3~5天，围手术期静脉抗生素需应用至引流管拔除时。
- 如果采用了假体重建，肩关节应以颈腕吊带制动3周。
  - 在此期间，康复训练应着重于肘关节、腕关节及手指活动度，可使用重力辅助。然后逐渐开始肩关节的被动和主动活动，着重于前屈、外展和耸肩动作训练。
- 如果是肿瘤刮除术，应即刻开始肩关节功能锻炼。
- 伤口愈合后，通常在术后3~4周，患者应开始辅助放射治疗。
  - 行肱骨近端瘤段截除人工假体置换的患者，通常不需要辅助放射治疗。

Ⅲ型转移

- 拔除引流管后应开始肘关节的被动及主动活动。
- 伤口愈合后，通常在术后3~4周，患者应开始辅助放射治疗。行肱骨远端瘤段截除人工假体置换的患者，通常不需要辅助放射治疗。

预后

- 大多数行肱骨转移瘤切除的患者，转移相关的疼痛术后会立即缓解。Ⅱ型转移患者，无论是行刮除术或整节段切除术，相比于肱骨近端或远端切除假体重建的患者，都有更好的活动度及功能结果。
- Bickels 等 [2] 报道了 56 位肱骨转移癌切除术后患者总体的功能情况，可以恢复到正常上肢功能的 95%，优于所有上肢重建术后（68%）[4]。

并发症

- 血栓相关并发症、伤口深层感染及假体松动（罕见）。
- 肱骨近端假体脱位（与邻近骨的连接不牢靠，软组织覆盖不充分）。
- 肩关节活动度下降（肩袖肌腱与假体连接不牢靠）。
- 肱骨远端病变术后肘关节活动度下降。
- 如果肿瘤切除彻底且予以辅助放射治疗，肿瘤的局部复发率可以低至 5% 以下。

第15章 肩胛带离断术
Forequarter Amputation

Israel Dudkiewicz and Jacob Bickels

背景

- 肩胛带离断术（FQA；自肩胛骨与胸廓之间的截肢）包括将整个上肢连同肩胛骨及锁骨的外侧部分一并切除。这种涉及多骨的上肢截肢术最初用于治疗上臂近端及肩部的高级别骨与软组织肉瘤（图15-1）。
- 随着化学治疗和放射治疗的发展，以及肿瘤对于这些治疗的良好反应，同时增加了假体重建术，使得截肢手术越来越少。在绝大多数的病例中，保肢手术成为安全的选择。

解剖

- 上肢和肩胛骨与躯干和胸壁是通过软组织（如菱形肌、肩胛提肌、斜方肌、胸大肌、胸小肌、背阔肌、大圆肌和前锯肌），以及唯一的骨——锁骨相连。
  - 施行FQA时，这些结构都必须被切断。
- 腋血管及臂丛的锁骨下部分都紧邻喙突下方，可较易触及，位于三角胸筋膜的深方。
  - 这些结构应在术前进行评估，以确定可以安全结扎切断的位置，尤其是当肿瘤较为巨大时，可能会很接近胸廓的出口。

适应证

- 上臂近端或腋窝巨大的软组织肿瘤，累及神经血管，无法分离，并跨越了肩关节（图15-2）。
- 肱骨近端或肩胛骨巨大的骨肿瘤（原发或转移瘤），有较大的软组织包块，侵犯肩关节及周围的肌肉（图15-3）。
- 罕见的情况下，标准治疗流程失败之后，需要采用肩胛带离断的方式缓解由于肿瘤侵及神经血管束而产生的难以忍受的疼痛，或者肿瘤快速生长，或真菌瘤。
- FQA的禁忌证是肿瘤已累及胸壁或颈后三角及椎旁肌

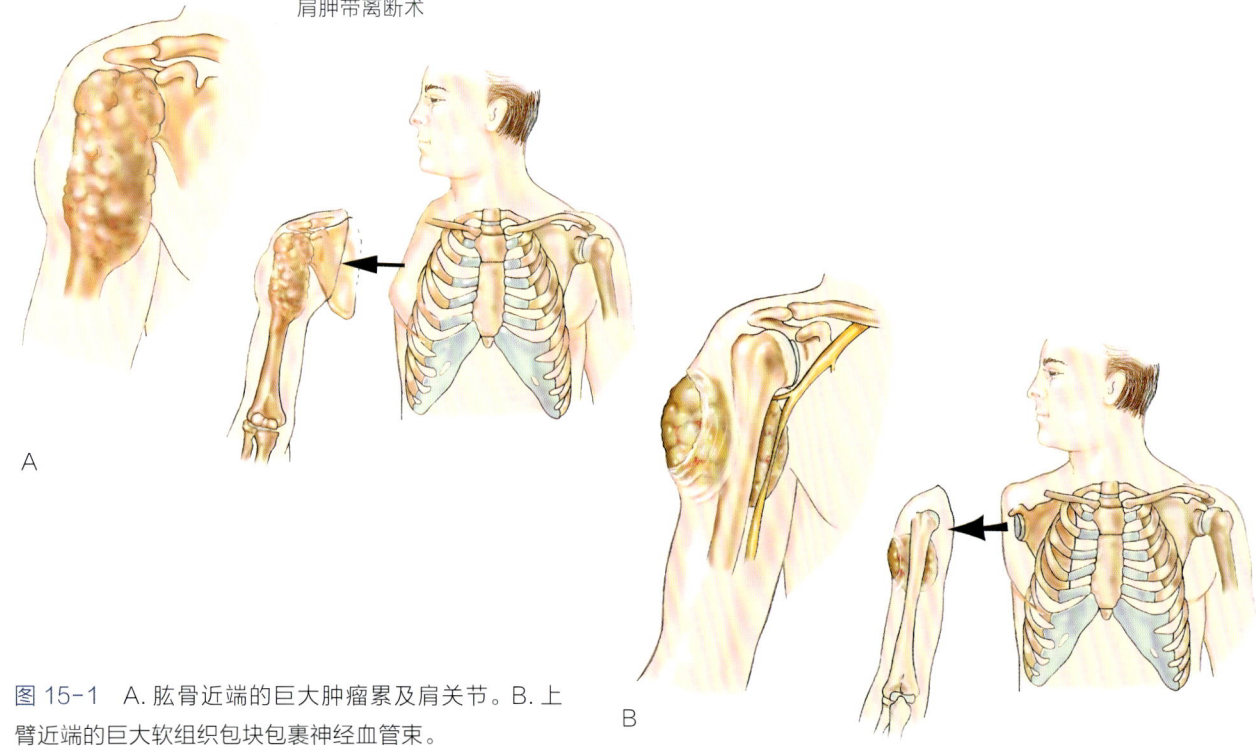

图15-1 A.肱骨近端的巨大肿瘤累及肩关节。B.上臂近端的巨大软组织包块包裹神经血管束。

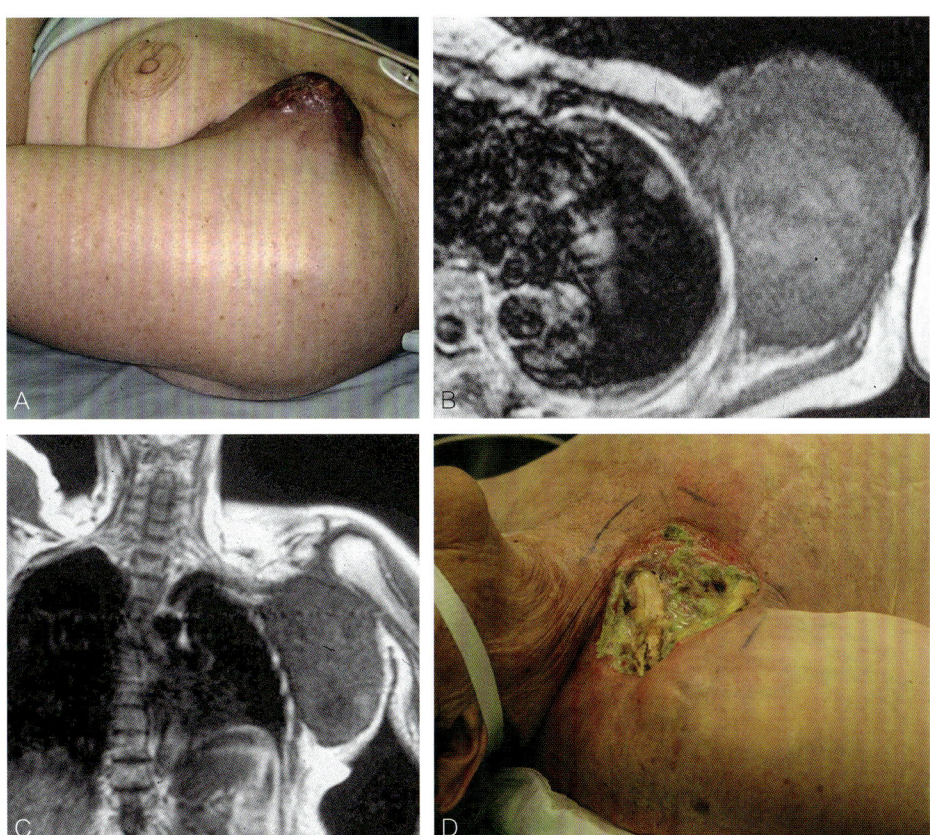

图15-2 体位像（A）、MRI的轴位和冠状位（B-C）显示左腋窝朝向胸壁方向的高级别软组织肉瘤及皮肤破溃。D. 体位像显示放射治疗导致的广泛软组织坏死，以及腋窝部位高级别软组织肉瘤的快速复发。

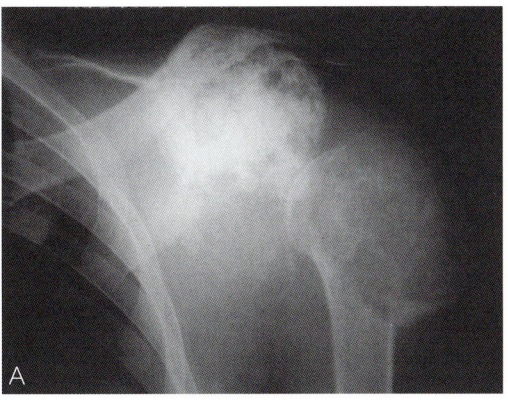
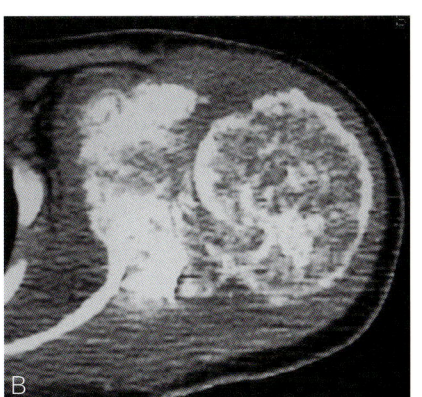

图15-3 X线片（A）和CT（B）显示盂肱关节处的高级别软骨肉瘤，源于肩盂的骨软骨瘤。

肉。扩大的FQA包括胸壁的切除或颈部廓清术，可以在一些患者当中有选择地采用，这些患者应没有转移的证据，并且手术可以达到阴性的外科边界，同时患者也能够承受这几个大手术所产生的生理影响。

影像学和其他诊断性检查

- CT与MRI的结合可以相对准确地判定骨与软组织肿瘤的范围。MRI通常可以提供臂丛及血管的准确影像，以供手术计划参考。然而在某些肿瘤侵入颈三角区的病例中，MRA可能是必要的。

手术治疗

患者体位

- 患者取全侧卧位，在髋关节水平与手术台牢固固定。
  - 也可以选用真空组件（VAC pack）来固定躯干。
- 将腋卷置于对侧腋窝，使得胸部离开手术台，在对侧髋部应放置海绵垫，以避免此部位的皮肤发生缺血性损伤。
- 常规皮肤准备，肿瘤累及肢体应予无菌敷料包裹而可以在术中自由活动（图15-4）。

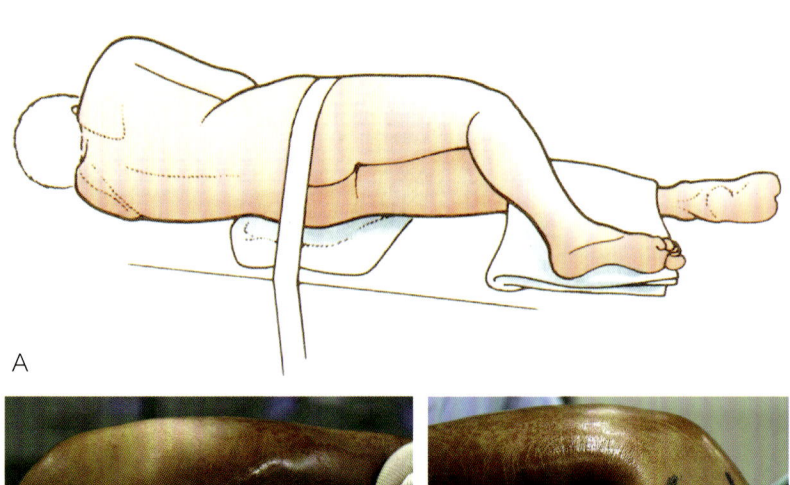
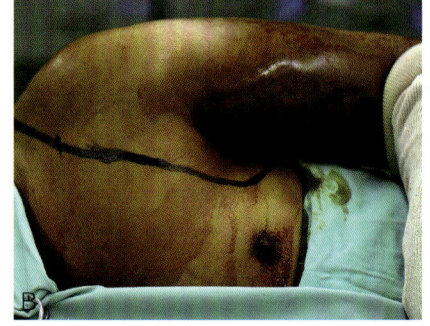
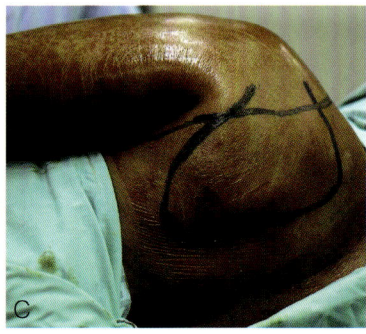

图 15-4　A.患者取全侧卧位，在髋部予以固定。B-C.术野消毒铺巾。

切口

- 前侧切口起自胸锁关节外侧约 2 cm 处锁骨表面。切口尾端位于或接近于三角肌胸大肌间沟处；头端跨越肩峰顶端。
  - 这两道切口在腋下会合，将有腋毛生长处皮肤一并切除（技术图 15-1）。
- 如果术者站在患者前侧，通常会先掀起前侧皮瓣，必

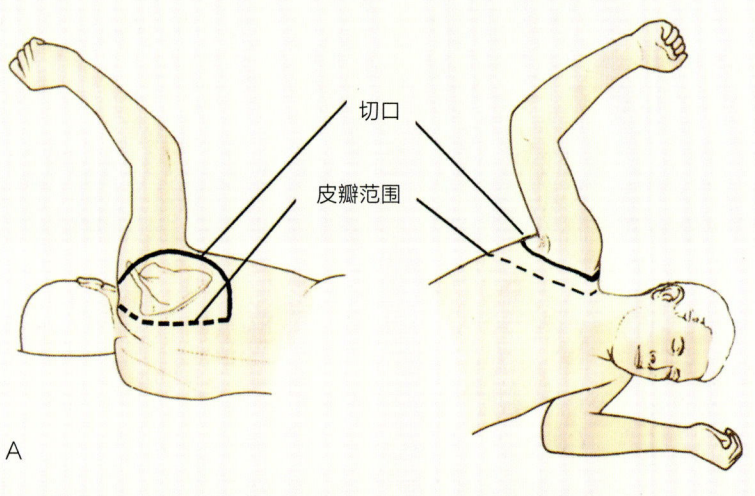
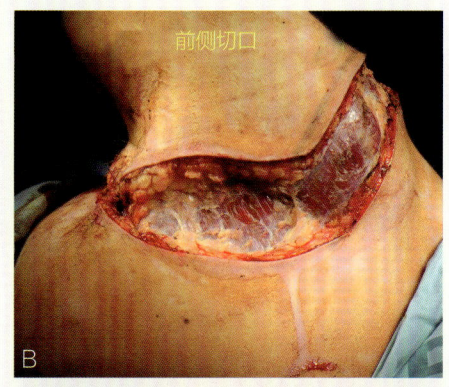
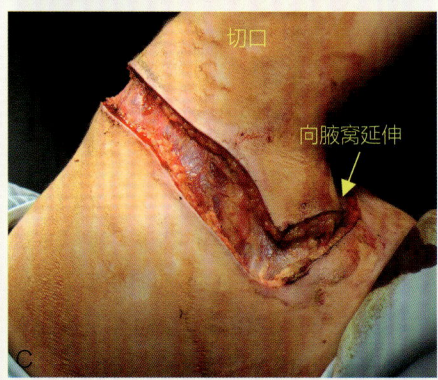

技术图 15-1　A.计划的手术切口。术中照片显示前侧（B）与后侧（C）的切口。

要时可以延伸至胸骨中段。之后术者移至患者后侧，掀起后侧皮瓣，直达肩胛骨脊柱缘。
- 根据患者肿瘤范围的不同，最终皮瓣的形状及切口的位置会有所不同。
  - 由于此区域皮肤血供良好，无论是前侧还是后侧的长皮瓣的存活率都很高，即使缝合时有一定张力也没有问题。
- 偶尔，由于肿瘤过大并累及皮肤，达到广泛边界时会切除较多的皮肤。这会导致伤口皮肤缺损，无法原位缝合，这时就需要植皮或二期闭合伤口。

去除病变肢体及肩胛骨

- 将胸大肌自锁骨上切断以显露前侧血管。自中内 1/3 处截断锁骨，分离深层的臂丛及锁骨下血管，将血管钳置于近端（技术图 15-2A）。
- 经后侧切口将肩胛骨周围肌肉切断，包括菱形肌、斜方肌、肩胛提肌及背阔肌。
- 自肩胛骨前侧切断前锯肌，自肩胛下角切断背阔肌，从而将肩胛骨与胸壁分离并抬起（技术图 15-2B-C）。
  - 显露后胸壁可以使得术者将手伸入腋窝以确认胸壁或肋间肌肉是否受累，从而确认可以按计划实施手术（技术图 15-2D-E）。
- 如果胸壁已经受累，可以行联合胸壁切除的 FQA。
  - 腋窝切口将前侧与后侧切口相连。
  - 结扎并切断臂丛及锁骨下血管后，肢体及肩胛骨的切除就完成了（技术图 15-2F-G）。

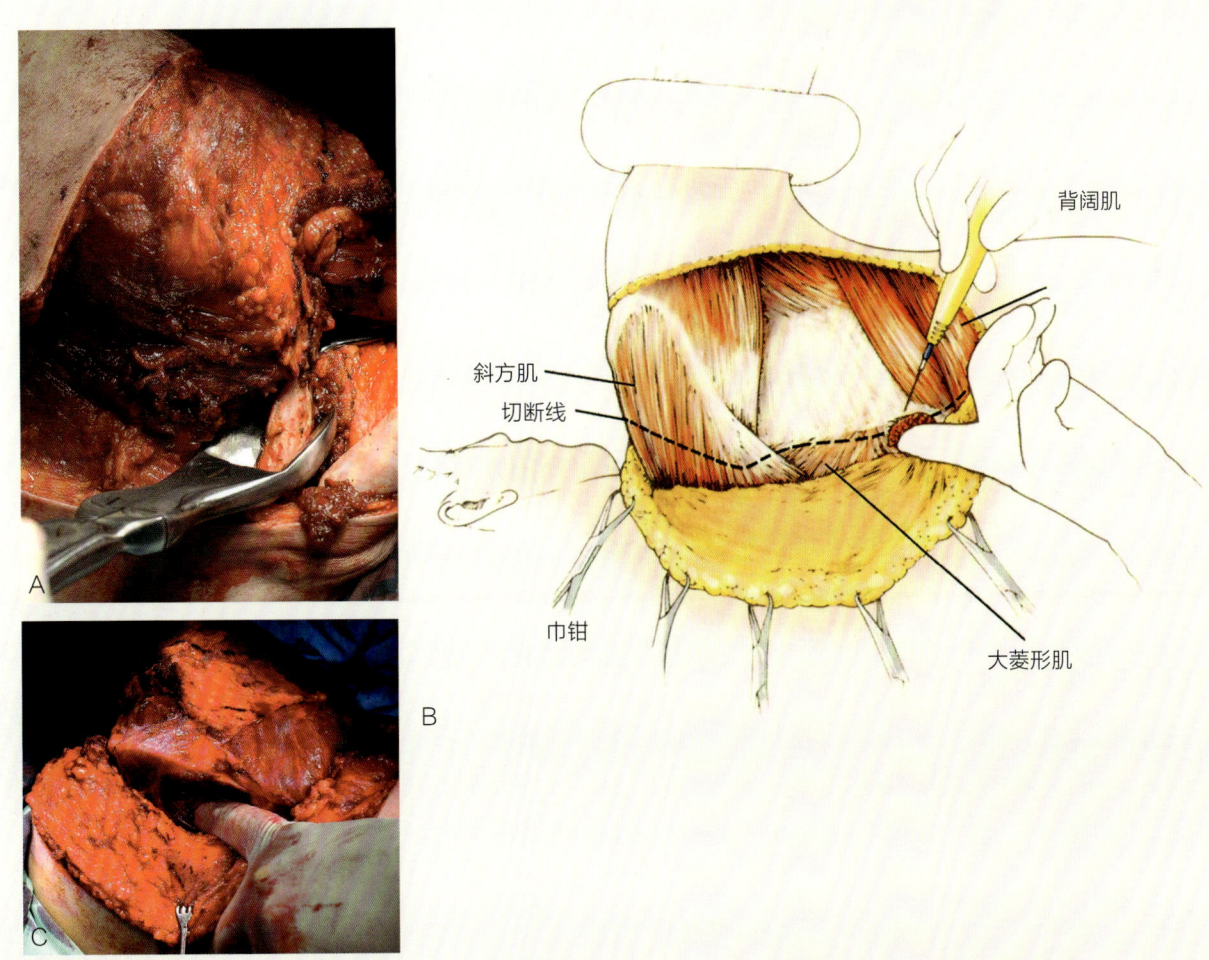

技术图 15-2　A. 自中内 1/3 处截断锁骨。B-C. 切断肩胛骨周围肌肉，包括菱形肌、斜方肌、肩胛提肌及背阔肌。

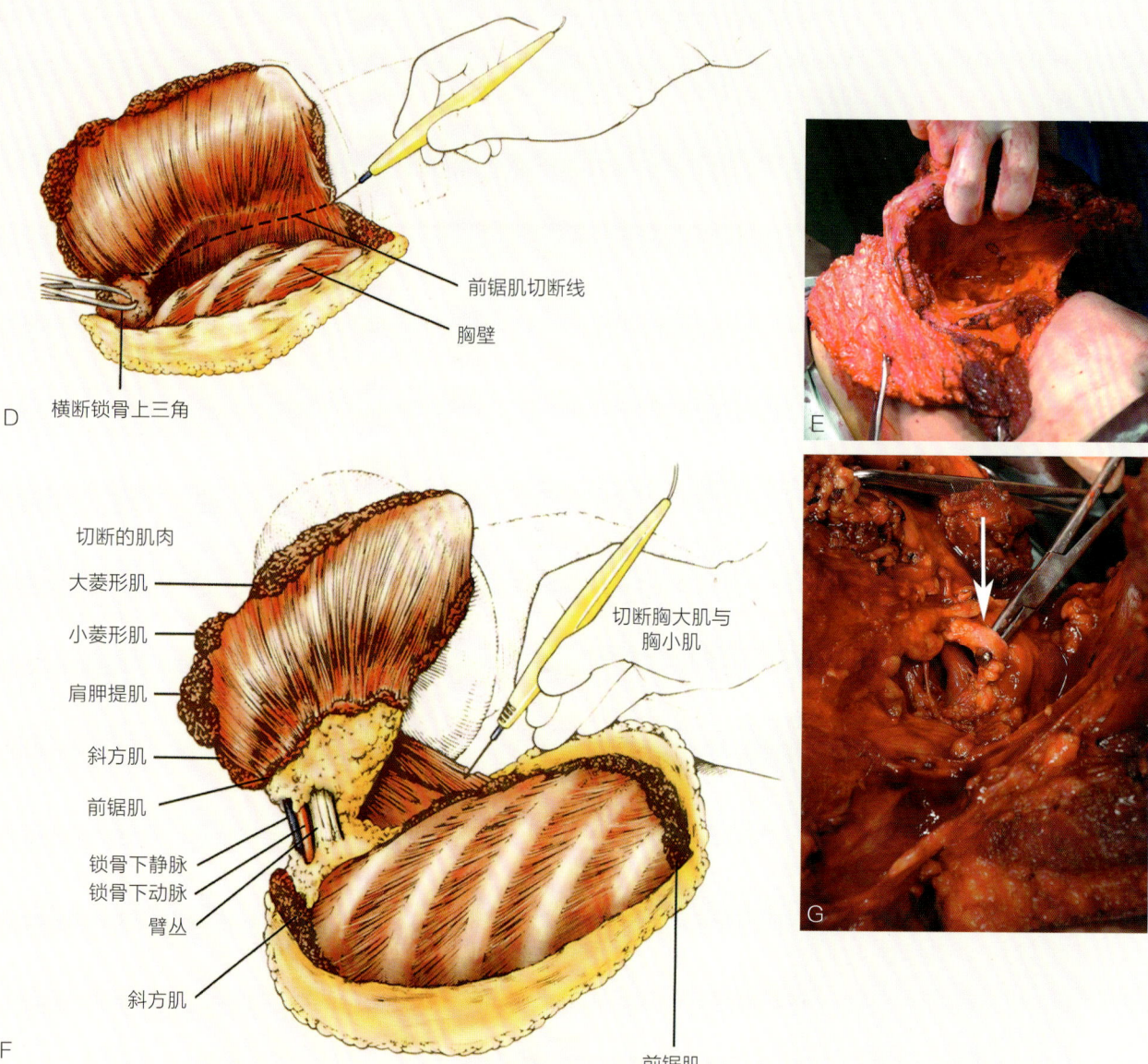

技术图 15-2（续） D-E. 自肩胛骨前侧切断前锯肌，自肩胛下角切断背阔肌，从而将肩胛骨与胸壁分离并抬起。F. 显露后侧胸壁。使得术者可以触摸胸壁表面及腋窝以确认肿瘤范围，进而确认可以按计划实施截肢或需要增加胸壁切除。G. 之前夹闭的锁骨下血管（箭头所指）及臂丛予以结扎和切断，完成截肢。

软组织重建与伤口缝合

- 充分冲洗术野。
- 以宽大的后侧皮瓣覆盖胸壁缺损。
  - 将前后皮瓣的中间部分互相对合。
  - 如此闭合伤口可以充分利用更长的后侧皮瓣而避免发生看不到的皮肤褶皱。
- 将浅筋膜与皮肤分层缝合。
- 通常将负压引流管置于前侧与后侧皮瓣之间，并缝合固定。
- 当引流量明显减少时拔除引流管（技术图 15-3）。
- 冗余的皮肤会对伤口外观造成无法接受的影响，所以应尽可能确保皮瓣的长度是适宜的。
- 局部加压包扎可以消除术后的肿胀。

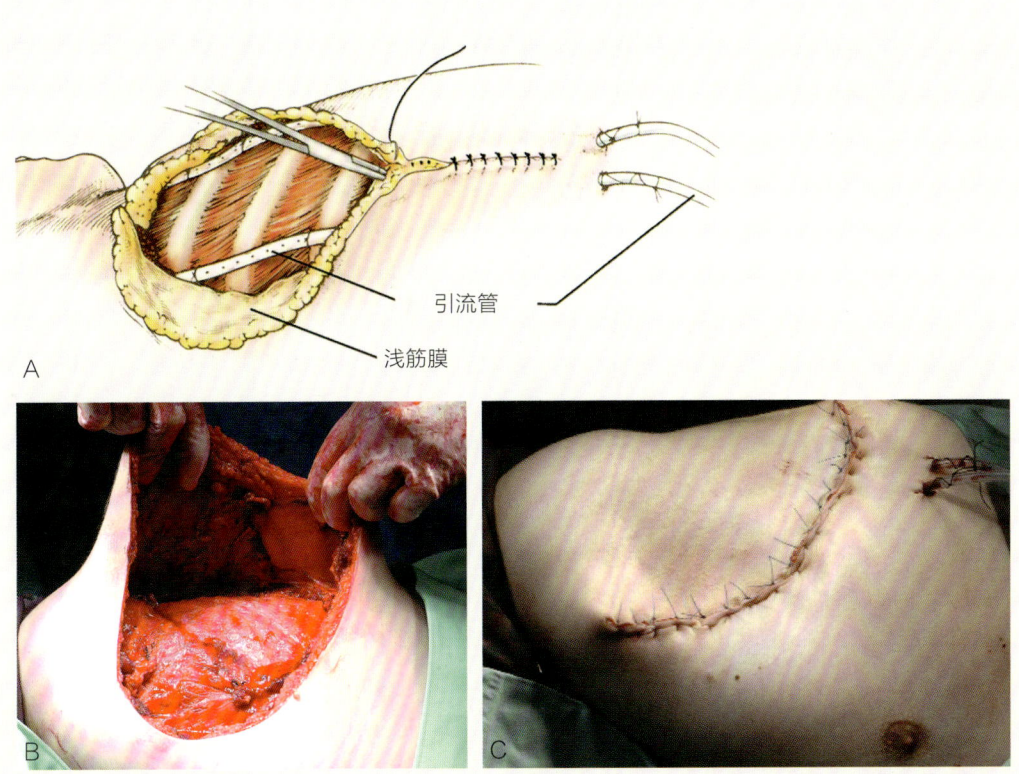

技术图 15-3　A. 示意图显示肩胛带离断后暴露的胸壁及筋膜皮瓣。B-C. 术中照片显示将后侧肌瓣向前固定以覆盖胸壁。

要点与失误防范

术前	• 术前需对肿瘤软组织累及范围、与血管的关系及是否有颈部或胸壁的受累进行详细的评估。如果后者确实存在，则需对进行胸壁或颈部受累部位一并切除做必要的准备工作
术中	• 患者置于侧卧位，首先进行锁骨的截骨及锁骨下血管的结扎切断 • 术中触诊胸壁以确认肿瘤范围 • 修整后侧皮瓣以避免冗余和皮肤褶皱的形成
术后	• 术后下床活动时应予以协助，以避免患者失去平衡 • 早期进行康复治疗

术后处理及康复

- 通常需要 5~7 天的连续引流。止痛治疗应强调镇痛药物的充分应用，并注意控制神经病理性疼痛，这是高位截肢后的主要问题之一。
- 由于术后造成了躯干上半部分重量的不均衡，患者术后早期会难以保持平衡，容易向健侧跌倒。在辅助行走几天后，这种情况就可以自行缓解。
  - 自术前开始到术后早期，理疗师的参与都是非常必要的，需要教会患者如何使用单侧上肢完成日常生活必需的动作。当患肢是主力手时则更有必要。
- 在术后 4~6 周安装假肢将有助于伤口愈合及减轻伤口肿胀（图 15-5）。

预后

- FQA 是一项毁损性手术，对患者会造成外观、心理及功能上严重的损伤，被应用于巨大、侵袭性较强且有很高转移风险的肿瘤。大多数行 FQA 的患者局部肿瘤可以得到控制，但仍然会面临远隔转移的风险。
- 止痛及提高生活质量对于那些为了控制顽固性疼痛而行姑息性截肢的患者尤为重要，他们的肿瘤通常增长迅速，而且对放射治疗和化学治疗都不敏感。

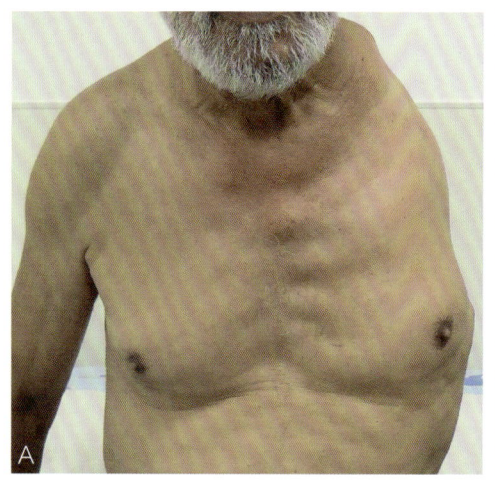
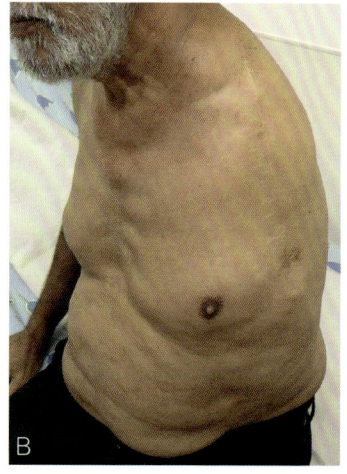
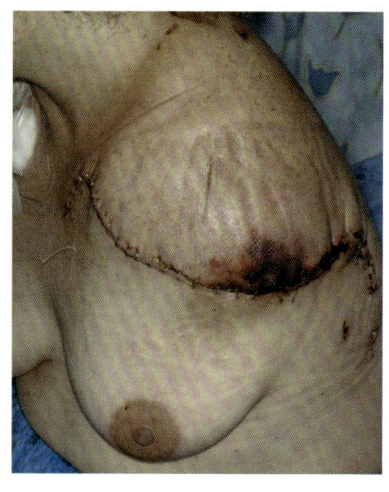

图 15-5 FQA 术后形成的典型残缺。

图 15-6 FQA 术后 3 天浅层皮瓣缺血，此患者是因为局部进展的恶性黑色素瘤而截肢。

- 大多数行 FQA 的患者可以通过康复训练重新获得一定的功能，并完成大多数的日常活动。
- 由于一些仍不明确的原因，相较于下肢，FQA 术后的幻肢痛更为少见，而且对患者的影响更小。

并发症

- 皮瓣缺血通常比较表浅，而且位于边缘处，因为肩胛带区域血供较为丰富，通常可以自行恢复（图 15-6）。
- 偶尔，后侧皮瓣会发生全层的坏死。术后 4~7 天会形成清晰的界限，之后可以行清创术，切除坏死组织，重新缝合伤口。
- 幻肢痛。
- 肿瘤局部复发。

第16章 肘上和肘下截肢术
Above-Elbow and Below-Elbow Amputations

Martin M. Malawer and Jacob Bickels

背景

- 上肢肿瘤可导致广泛的软组织和骨破坏，并累及主要神经血管束。在这些极端情况下，保肢手术是不可行的，需要通过截肢手术获得广泛的切除边界和肿瘤的局部控制。
- 对前臂近端和肘部周围、累及广泛的软组织和骨的肉瘤，可行肘上截肢术，分为干骺端（高位）、骨干或髁上截肢（图16-1）。
- 对前臂远端和手部的这些肿瘤，可行肘下截肢术（图16-2）。
- 很少进行肘上和肘下截肢术，因为上臂、肘部和前臂是肌肉骨骼肿瘤的罕见部位，而且上述部位的肿瘤容易在相对早期被发现，大多数情况下是可切除的。此外，术前化学治疗的实施和孤立肢体灌注治疗的应用，使大多数患有巨大肿瘤的患者得到局部控制。
- 尽管如此，肘上和肘下截肢术在上肢软组织和骨肿瘤的治疗中仍起重要作用。

解剖

- 肘上高位截肢是指高于三角肌结节水平的截肢。在三角肌和胸大肌止点近端截肢的患者与在其远端截肢的患者相比，更难适应佩戴假肢。
- 肘下截肢应尽可能保留桡骨和尺骨的长度。
  - 尽管手部肿瘤可通过前臂远端1/3水平的肘下截肢术治疗，但前臂远端肿瘤需要更高位置的截肢术，

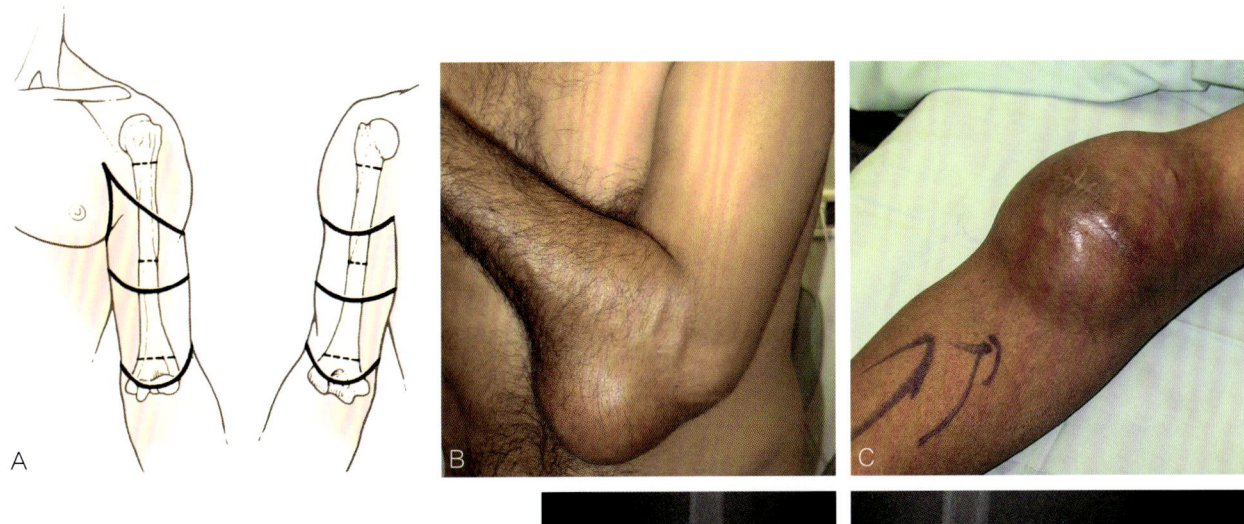

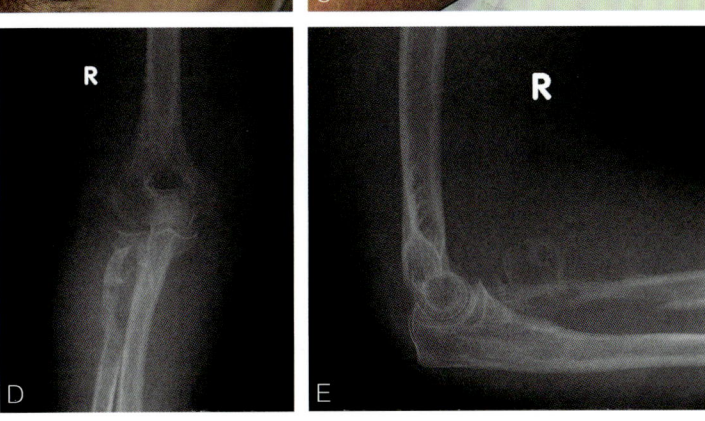

图16-1 A.肘上截肢术用于前臂近端和肘部累及广泛的肿瘤。X线片显示肘关节（B）和肘窝（C）的高级别软组织肉瘤。D-E. X线片显示桡骨近端高级别肉瘤伴广泛软组织受累，需行肘上截肢术以获得广泛的切除边界。

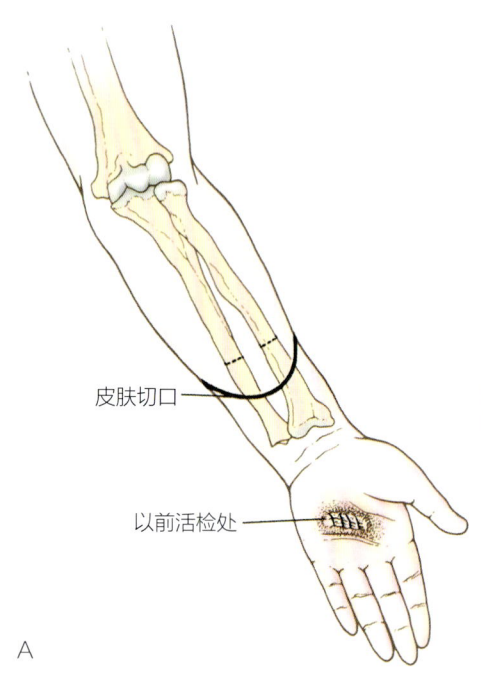
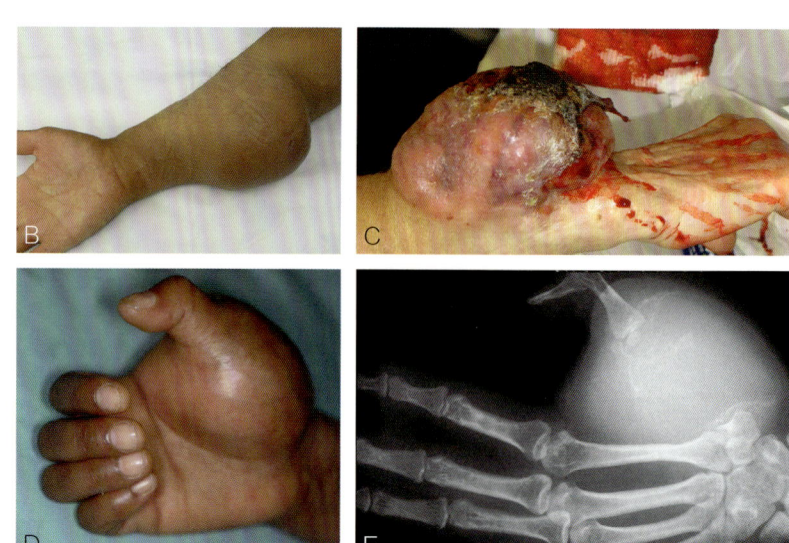

图 16-2　A. 肘下截肢术用于前臂远端和手部累及广泛的肿瘤。前臂中段（B）和远端（C）的高级别软组织肉瘤。D-E. 第一掌骨高级别肉瘤，需行肘下截肢术以获得广泛的切除边界。

并需要特殊考虑。从桡骨结节开始测量，至少需保留 2.5~3 cm 的骨残端以保留功能。
- 通过松解肱二头肌肌腱，可以为非常短的残端获得额外长度；肱肌可提供残端的屈曲力量。

适应证

- 累及广泛的软组织和骨肿瘤，切除后无法重建和恢复功能。
- 局部复发曾经被认为是截肢的适应证，但现在单纯的复发性肉瘤已不再是截肢的绝对适应证。
  - 能否切除复发肿瘤而不损害肢体功能，才是决定是否截肢的根本因素。
- 主要血管受累且无法重建。
- 主要神经受累。一般来说，手臂周围的 1 根神经可以被牺牲，缺失 2 根神经的也可以接受，但是牺牲 3 根主要神经会使患者的手臂失去功能，最好行截肢术。

影像学和其他诊断性检查

- 在截肢之前，患者必须接受肿瘤分期检查，外科医生根据检查结果确定截肢水平和软组织切除范围。
- 为了确定肿瘤的骨内和软组织成分的近端范围，必须结合使用 X 线、CT 和 MRI 检查。一般来说，以两个平面（即骨骼或软组织）中更靠近端的平面决定截肢的水平。

手术治疗

患者体位

- 患者取仰卧位，患侧肩部略微抬高。

肘部截肢

- 采用标准的前后"鱼嘴样"皮瓣。
  - 因为上肢不承重，手术时不需要采用下肢截肢时的长后侧皮瓣。
  - 由于局部肿瘤的解剖情况，有时可能需要采用内外侧皮瓣。
  - 由于上肢的血供良好，无论采用何种皮瓣，伤口愈合极少有问题。
- 垂直于皮肤表面切开皮肤和浅筋膜（技术图 16-1A）。
- 连续结扎大血管，然后缝扎。
- 神经需要精细处理。将神经从肌肉床拉出约 2 cm，用不可吸收线双重结扎，然后用刀切断。
- 根据皮瓣设计横断肌肉，根据术前影像学检查在适当位置截断肱骨或桡骨和尺骨（技术图 16-1B-C）。
  - 桡骨和尺骨以相同的长度横断。
- 为了使残端的功能和移动性达到最佳，将肌肉群紧密且牢固地覆盖于截骨端很重要（技术图 16-1D-E）。
- 放置引流管，闭合浅筋膜和皮肤（技术图 16-1F-G）。

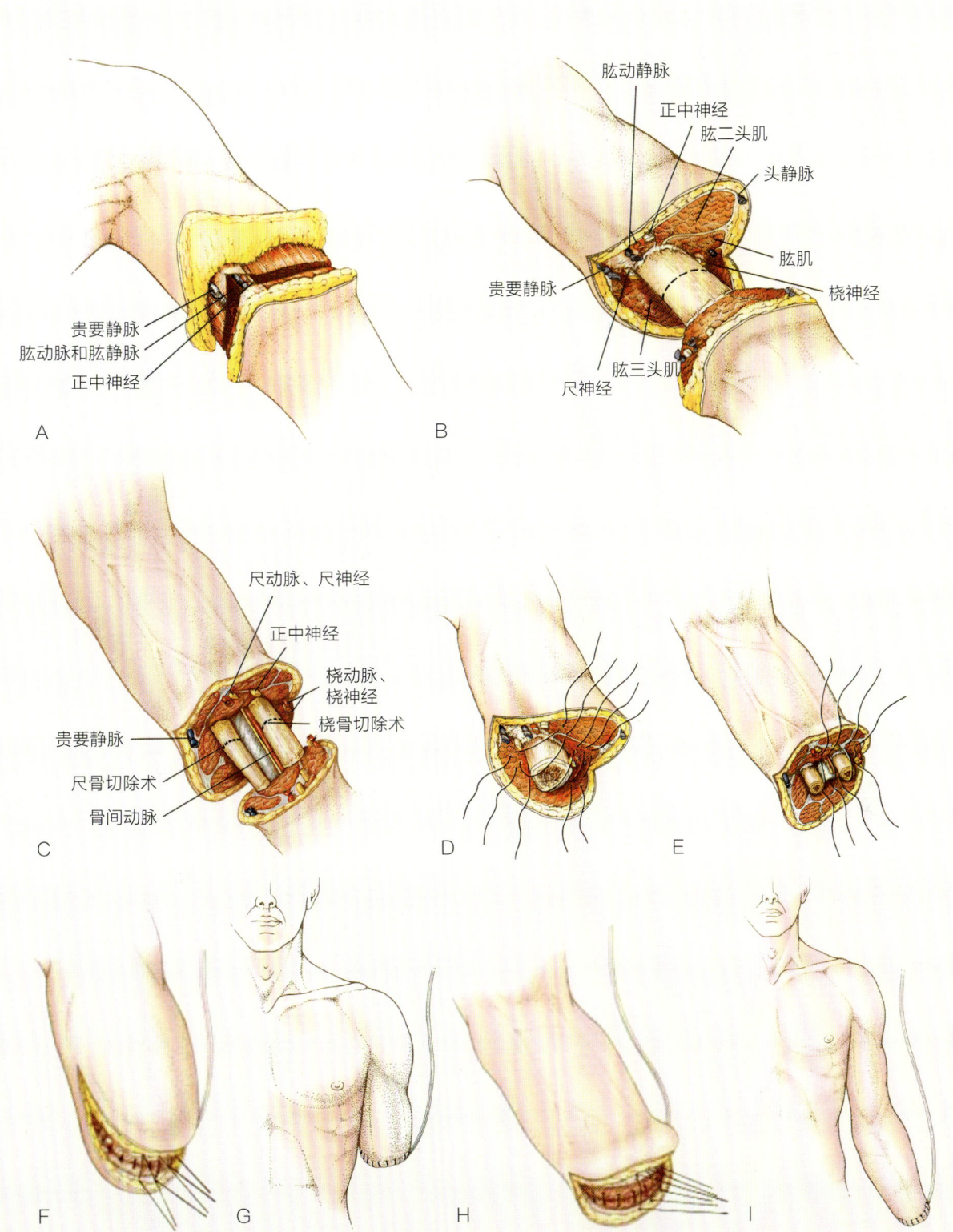

技术图 16-1　A. 制作前后"鱼嘴样"皮瓣。根据术前影像学检查确定适当的截骨位置：肘上截肢（B）和肘下截肢（C）。对于肘下截肢，在适当的水平以相等的长度截断桡骨和尺骨。将肌肉群紧密且牢固地覆盖于截骨端：肘上截肢（D）和肘下截肢（E）。放置引流管，闭合浅筋膜和皮肤：肘上截肢（F-G）和肘下截肢（H-I）。

要点与失误防范

影像学评估	• 仔细评估术前肿瘤范围
手术操作	• 将肌肉群紧实且牢固地覆盖于截骨端
术后管理和康复	• 加压包扎和早期活动度锻炼

术后处理

- 术后即刻加压包扎,以减轻疼痛和水肿,并促进残端的愈合(图 16-3)。必须注意充分保护直接覆盖骨骼的皮肤。
- 上肢极少出现严重的残端水肿,术后应尽快开始假肢训练。
- 持续负压吸引 3~5 天。
- 根据耐受程度进行肩关节和肘关节(如果存在)的主动和被动活动度锻炼。

并发症

- 伤口裂开。
- 深部感染。
- 肘关节运动丧失和屈曲挛缩(肘上截肢)。
- 幻肢痛。

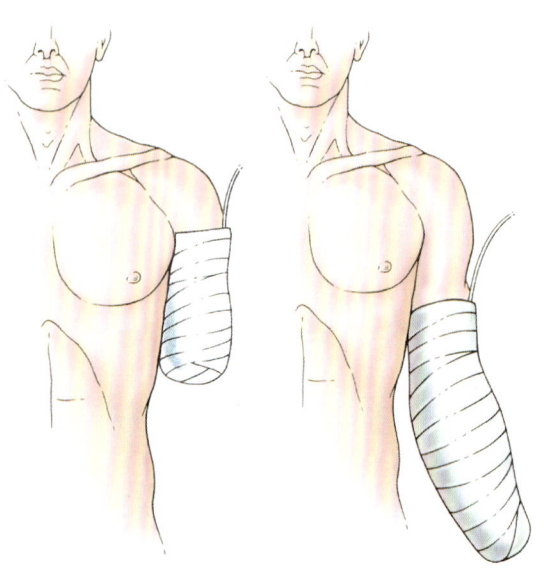

图 16-3 采用加压包扎,以减轻术后疼痛和水肿。

第3篇 脊柱和骨盆
Spine and Pelvis

第 17 章　脊柱原发性和转移性肿瘤的整块切除术 / 158
　　　　　En Bloc Resection of Primary and Metastatic Tumors of the Spine

第 18 章　骶骨肿瘤的外科治疗 / 167
　　　　　Surgical Management of Sacral Tumors

第 19 章　骨盆带肿瘤切除的手术解剖及分类概述 / 186
　　　　　Overview of Surgical Anatomy and Classification of Pelvic Girdle Tumor Resections

第 20 章　骨盆带肿瘤切除术 / 194
　　　　　Resections around the Pelvic Girdle

第 21 章　后侧皮瓣半骨盆切除术 / 209
　　　　　Posterior Flap Hemipelvectomy

第 22 章　前侧皮瓣半骨盆切除术 / 220
　　　　　Anterior Flap Hemipelvectomy

第 23 章　髋关节离断术 / 228
　　　　　Hip Disarticulation

第17章 脊柱原发性和转移性肿瘤的整块切除术
En Bloc Resection of Primary and Metastatic Tumors of the Spine

Alessandro Gasbarrini, Valerio Pipola, Riccardo Ghermandi, Stefano Bandiera, Marco Girolami, and Eyal Behrbalk

背景

- 原发性脊柱肿瘤是一种罕见的肿瘤，占脊柱肿瘤的 10%，发病率为每年（2.5~8.5）/10 万[5]。骨骼是第三常见的肿瘤转移部位（仅次于肺和肝），其中脊柱是最常见的骨转移部位。
  - 发生脊柱转移的癌症患者中 10% 有明显症状，在死亡时发现脊椎转移者占 70%[6]。
- 1968 年，首次报道了原发性脊柱肿瘤的椎体切除术的案例。Lièvre 等[14]通过双节段椎体切除术治疗腰椎骨巨细胞瘤。
- Bertil Stener[16]首次提出了脊柱肿瘤切除的原则，他也是第一个尝试标准化椎体切除手术的学者，该手术由 Roy-Camille[15] 和 Tomita[17] 改进。
- 本章旨在根据脊柱肿瘤诊疗中心的经验，描述胸椎整块切除的手术技巧。

手术治疗

- 1980 年，Enneking[7] 设计并提出了一种原发性骨和软组织肿瘤分期系统，该系统基于组织学和肿瘤侵袭情况，可用于选择合适的肿瘤治疗方法，目前仍被广泛使用（图 17-1）。
- 根据这一分期系统，提出了边缘切除（margin）和整块切除（en-bloc）的概念。
  - 边缘指围绕肿瘤的正常组织层：其范围和边界需符合肿瘤学手术切缘要求，并影响局部复发及预后[13]。

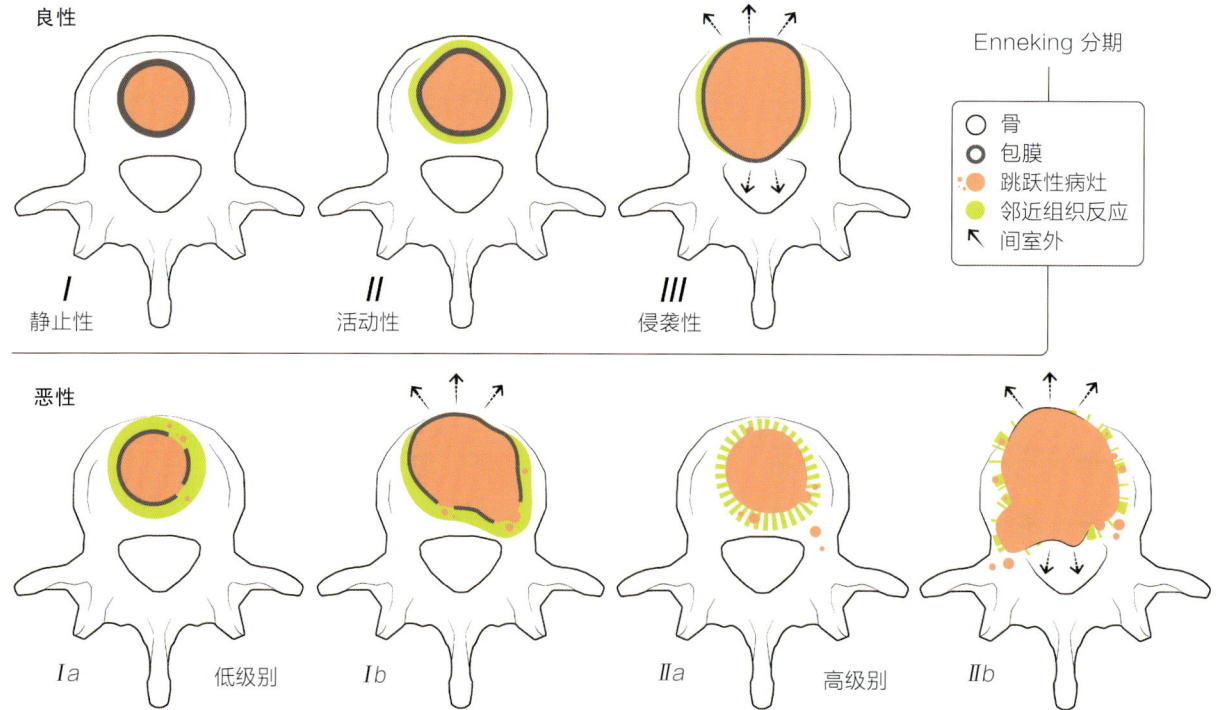

图 17-1 Enneking 分期系统。良性肿瘤：Ⅰ期潜伏性，观察；Ⅱ期活动性，病灶内囊外切除；Ⅲ期侵袭性，病灶内囊外切除伴或不伴辅助治疗与整块切除。恶性肿瘤：Ⅰ期（如果是间室内或间室外，则为 A/B），低级别，整块切除；Ⅱ期（如果是间室内或间室外，则为 A/B），高级别，整块切除，伴或不伴新辅助治疗；Ⅲ期，任何Ⅰ或Ⅱ期，伴有区域或远处转移。

- 整块切除术指切除肿瘤及包绕肿瘤的一层正常组织。
- 通过肿瘤切除原则可区分整块切除术与椎体切除术。整块切除术是指切除肿瘤及一层正常组织；而椎体切除术指切除整个椎体。两者的细微差别在于：切除包含正常组织边缘的肿瘤并不需要切除整个椎体。
- 整块切除术联合放化疗是治疗侵袭性良性肿瘤（Ⅲ期）、低度恶性肿瘤（Ⅰ期）和高度恶性肿瘤（Ⅱ期）的金标准，放化疗的选择依据肿瘤敏感性。
- 基于 Enneking 分期系统选择的治疗类型，称为 Enneking 相符（EA）。相反，如果治疗类型违反这些分期原则，则称为 Enneking 不相符（EI）。
- 由于脊柱的解剖特点，在脊柱中实现根治性的外科切缘通常不可能，除非肿瘤完全包含在椎体内，或者肿瘤没有向室外延伸浸润，并且切除范围应包括椎体、硬膜外间隙和脊髓。因此，脊柱肿瘤学中不建议使用"根治性"切除。
- Weinstein-Boriani-Biagini（WBB）分期系统通过肿瘤局部侵袭情况指导整块切除术的手术计划[4]。
  - 在 WBB 分期系统中，选择一种或多种入路联合，有 7 种手术方法，这些方法具有不同的亚型，总共有 10 种手术策略（图 17-2）[2]。
- 在规划整块切除术时，为了获得合适的肿瘤外科切缘，可能会牺牲部分功能。当肿瘤无法做到整块切除，以及患者拒绝接受功能丧失的结果时，可能会选择病灶内切除。
- 病灶内切除或"EI 手术"会增加局部复发的风险，并可能影响预后。在这种情况下，必须根据肿瘤的敏感性进行辅助治疗。
- 脊柱转移瘤的外科治疗目的是保留或尽可能恢复神经功能、缓解疼痛，并保证脊柱的稳定性和局部肿瘤的控制。
- 为了实现这些目的，笔者（Alessandro Gasbarrini）根据患者的依从性、原发肿瘤对放化疗的敏感性及患者的神经功能，创建了一种治疗椎体转移的流程（图 17-3）[8, 9]。
  - 对放化疗耐药的孤立转移瘤，建议行脊柱转移瘤的整块切除术。
  - 将较保守的手术方式与药物治疗相结合，用于控制局部肿瘤，降低手术的风险。

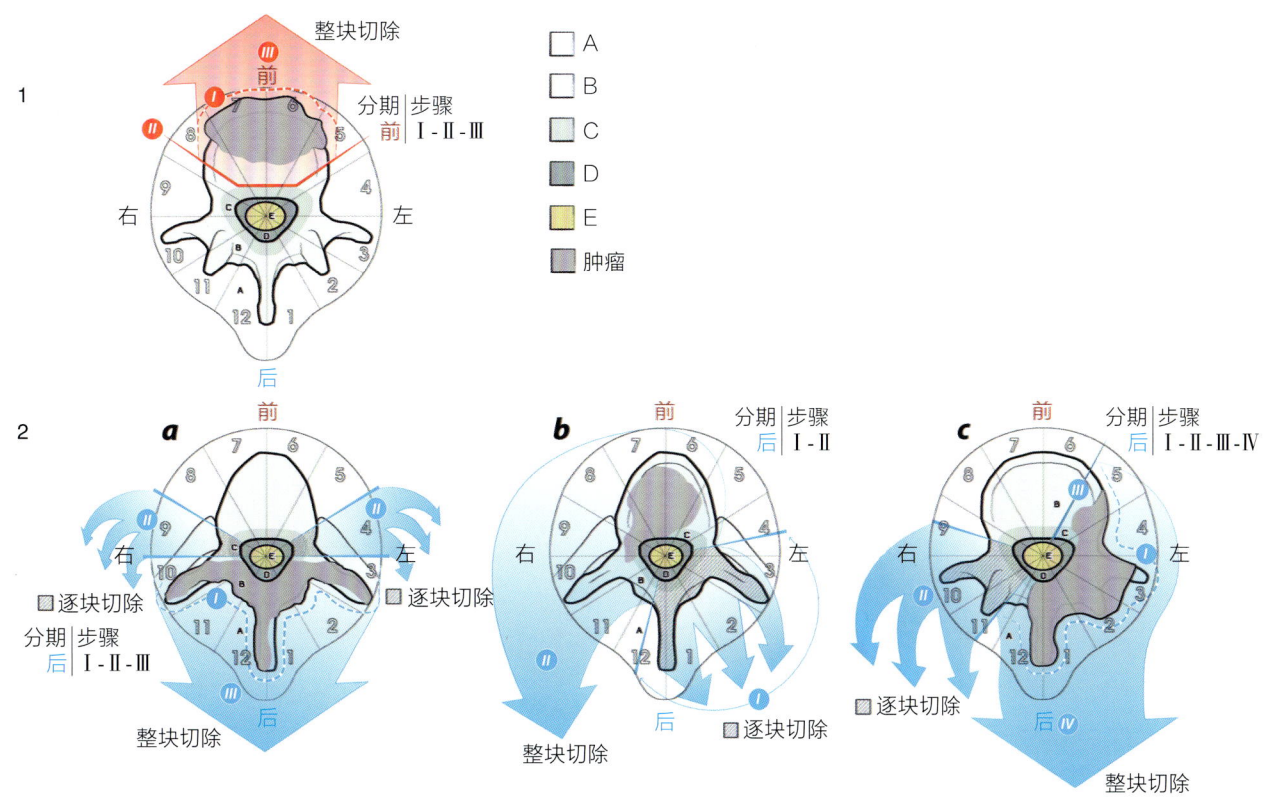

图 17-2 WBB 分期系统：10 种手术策略示意图。

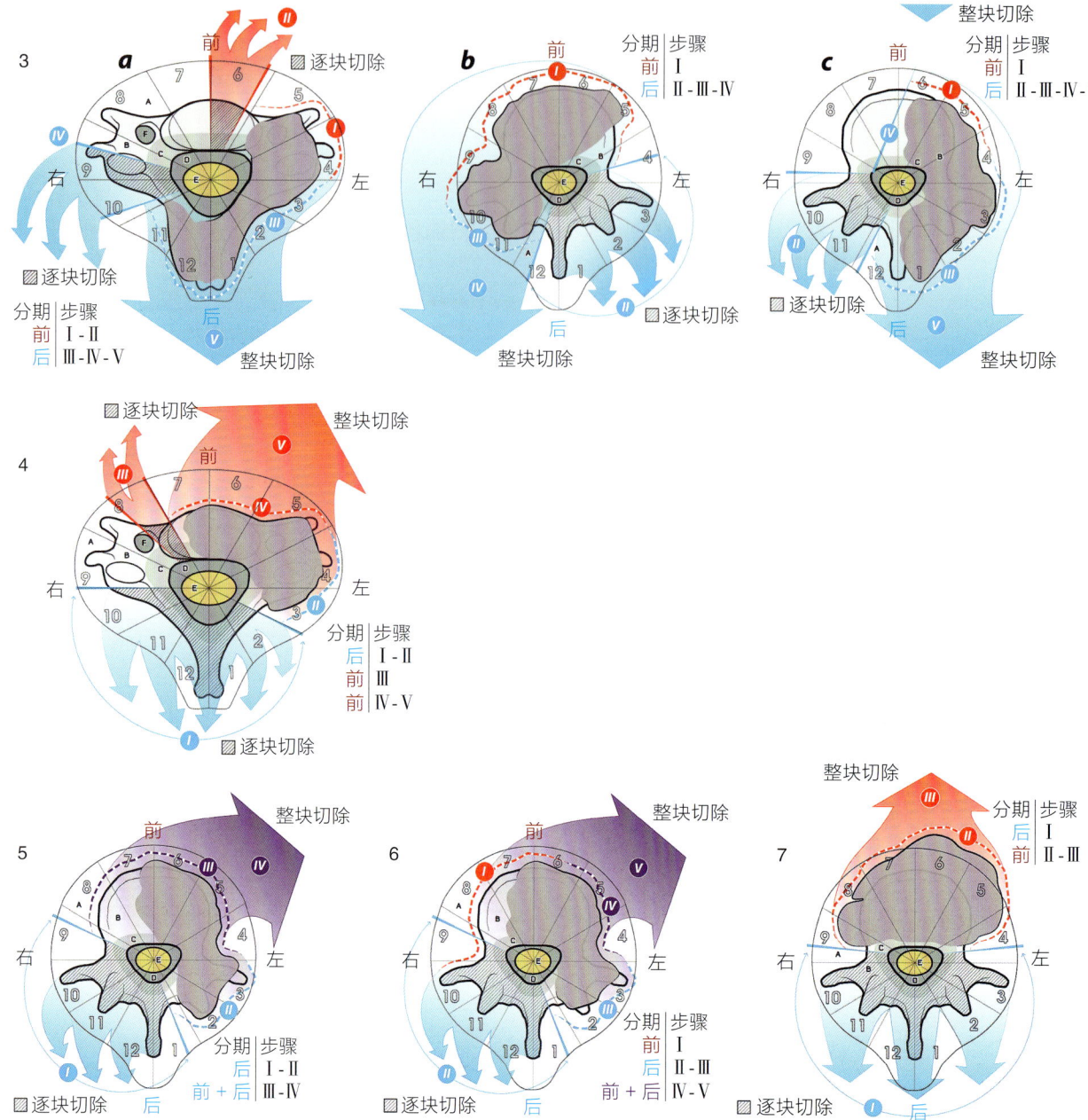

图 17-2（续） WBB 分期系统：10 种手术策略示意图。

术前计划

- 整块切除术前，必须对肿瘤椎体自身供血动脉及其上下段动脉进行选择性动脉栓塞（SAE），以降低术中难以控制的节段性动脉出血风险（图 17-4）。因此，在计划进行病灶内切除时，必须考虑对肿瘤滋养血管进行 SAE。
- 必须分析术前影像（图 17-5）。

患者体位

- 患者取俯卧位，应避免腹部受压，否则腔静脉回流受阻，将导致硬膜外静脉丛和椎旁肌肉的血液停滞，增加术中出血的风险。

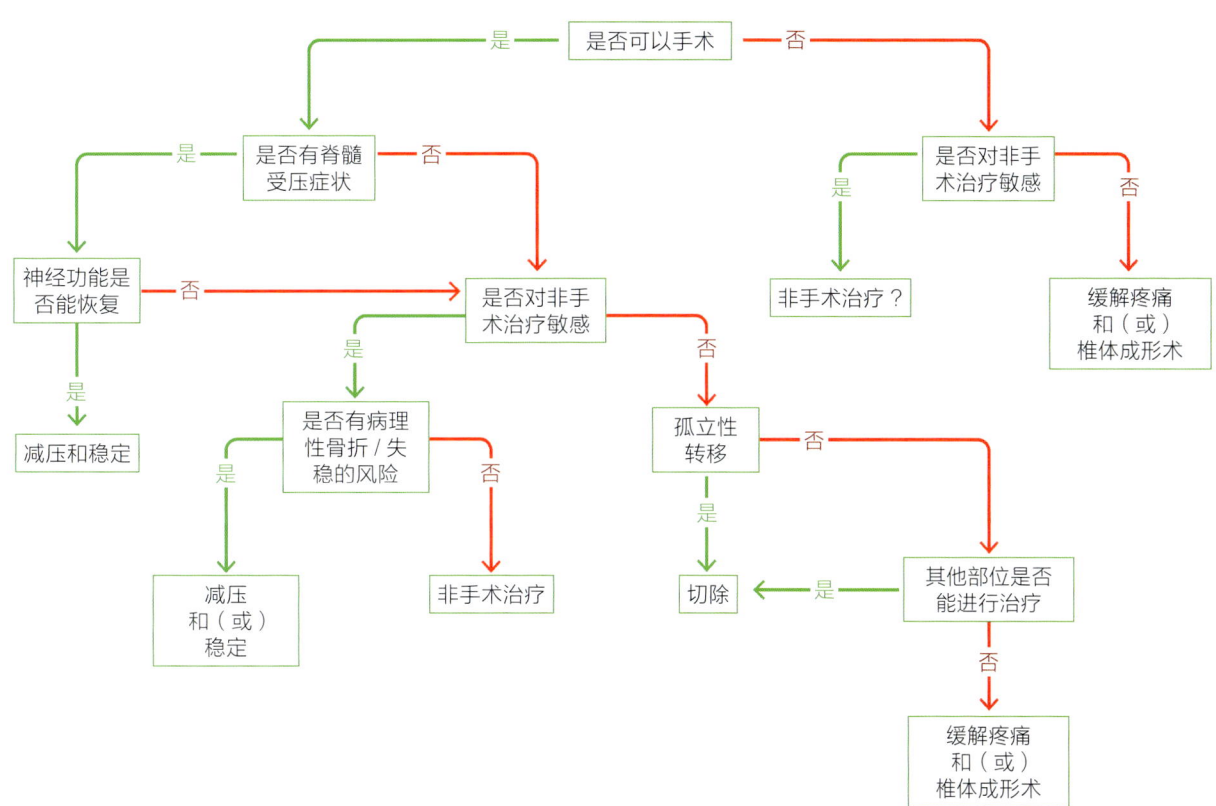

图 17-3 脊柱转移的治疗流程。非手术治疗包含放射治疗、化学治疗、激素治疗和（或）免疫治疗。

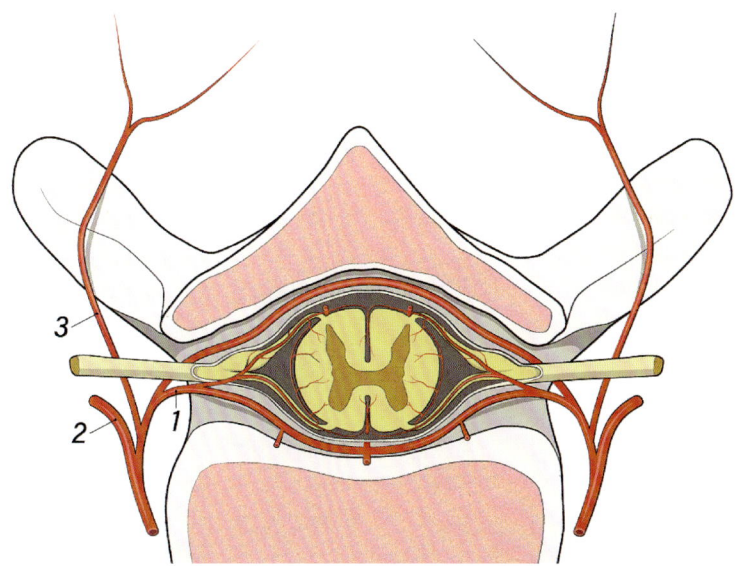

图 17-4 胸椎横截面上脊髓动脉环的示意图。从每个节段动脉发出一条通向脊髓的分支血管（1）、一条肋间动脉分支（2）和一条通向椎旁肌的分支（3）。

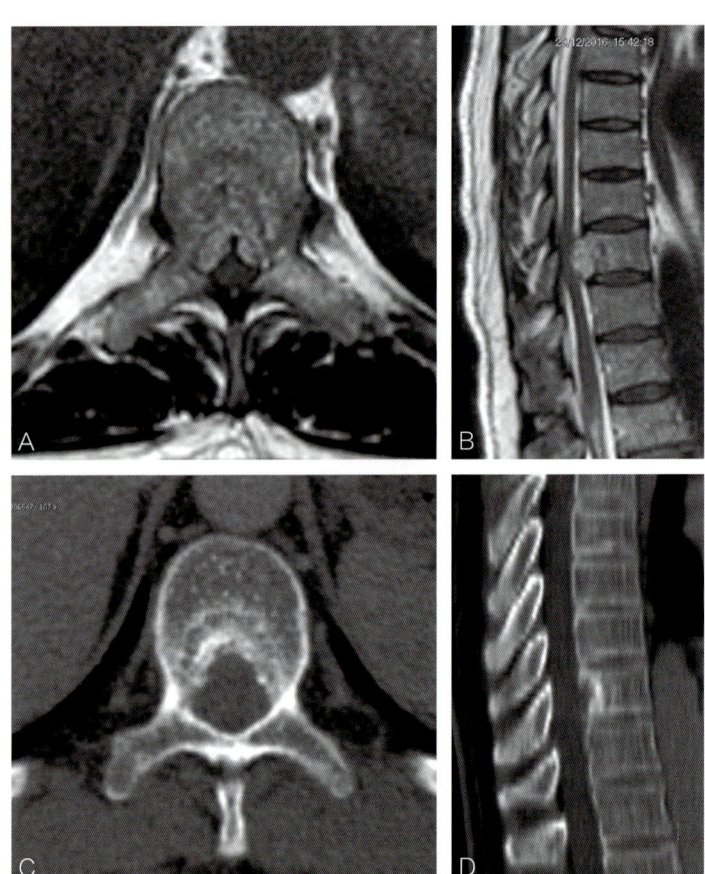

图 17-5　男性，41 岁，T10 脊索瘤，术前 MRI（A-B）和 CT（C-D）。

脊柱肿瘤整块切除术

显露

- 以棘突为中心做一正中直的切口。
- 进行骨膜下剥离，显露肿瘤累及的椎体上方和下方至少 3 个节段的后部骨性结构。
  - 活检通道应切除。
- 采用徒手置钉技术，将椎弓根螺钉置入上下至少两个未被肿瘤累及的相邻节段。
- 在肿瘤椎体及上下一个节段两侧，距肋横关节 4~6 cm 处行骨膜下肋骨剥离和肋骨截骨术。骨膜解剖需仔细，以避免胸膜损伤。
- 行双侧肋横关节切除伴肋横关节脱位（技术图 17-1A）。
- 结扎并切断肋间神经血管束（技术图 17-1B）。
- 放置关节式脊柱撑开器，使其撑开已切除肋骨外的肌肉，保证手术视野的广泛显露。

解剖

- 对椎体后部进行钝性剥离。
- 探查并结扎节段动脉（技术图 17-2A）。
- 通过胸膜和椎体之间的间隙在两侧完成椎体后前剥离。
- 从椎体的前部向后剥离主动脉（技术图 17-2B）。
- 当外科医生的指尖在椎体的腹侧面上彼此接触时，从最小尺寸开始依次插入一系列的 S 拉钩，以保护主动脉和周围组织，并扩大手术视野，从而使外科医生能操作前柱（技术图 17-2C）。
- 所有操作都在不打开椎管的情况下进行，避免脊髓损伤（技术图 17-2D）。

肿瘤切除

- 进行椎板切除术。
- 切除肿瘤椎体未受累的椎弓根和肿瘤椎体上下节段的椎弓根。
- 结扎并切断双侧神经根。
- 湿棉片用直角钳穿过脊髓下方并端-端缝合（技术图 17-3A-C）。
  - 该技术可使 Hoffman 韧带从硬膜囊中适当放松，保护脊髓免受直接创伤，并在术中给予硬脊膜充足的

第 17 章 脊柱原发性和转移性肿瘤的整块切除术

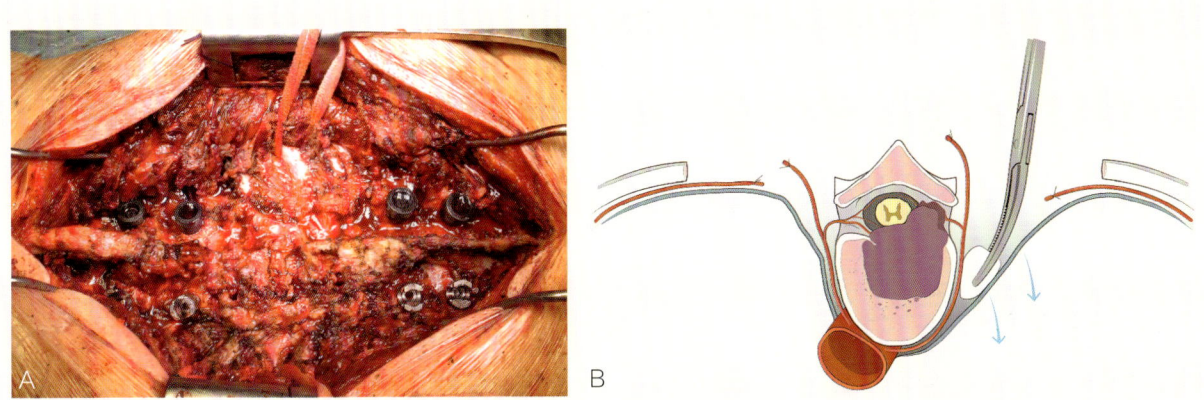

技术图 17-1 A. 右侧置入钛椎弓根螺钉，左侧置入碳纤维增强聚醚醚酮椎弓根螺钉，行双侧肋横关节切除及肋横关节脱位。B. 显示肋间神经血管束结扎、侧壁仔细剥离和节段动脉探查。

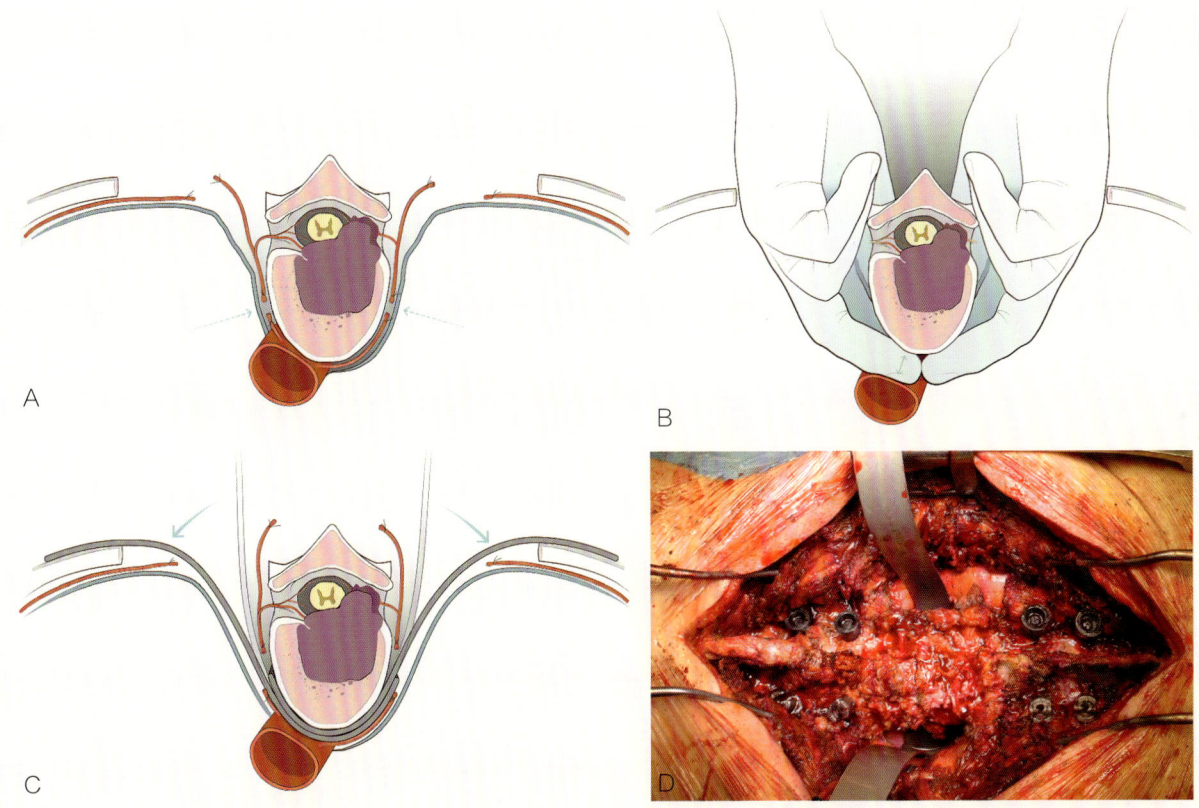

技术图 17-2 A. 节段动脉的双侧结扎。B. 钝性剥离。C-D. 解剖完成后，S 拉钩穿过椎体、主动脉和周围组织之间。

水分。
- 由于该技术简单和快速，教授将其命名为 Chiripa[11]。
- 脊髓保护器由两个薄的可延展的钛铲及一个切割导轨组成，将其放置于脊髓和后纵韧带之间[10]。
  - 在计划截骨的水平放置钛铲，并将其一侧固定在预先安装的钛棒上。
  - 钛棒必须位于骨块取出位置的对侧。

- 线锯绕过椎体并置于切割导轨中。
- 一旦线锯平顺通过切割导轨，截骨术中便可实现预期截骨平面。
- 截骨术完成后，线锯置于钛铲下，可避免直接损伤脊髓。
- 切开从前纵韧带到后纵韧带的所有韧带和骨性结构（技术图 17-3D-E）。

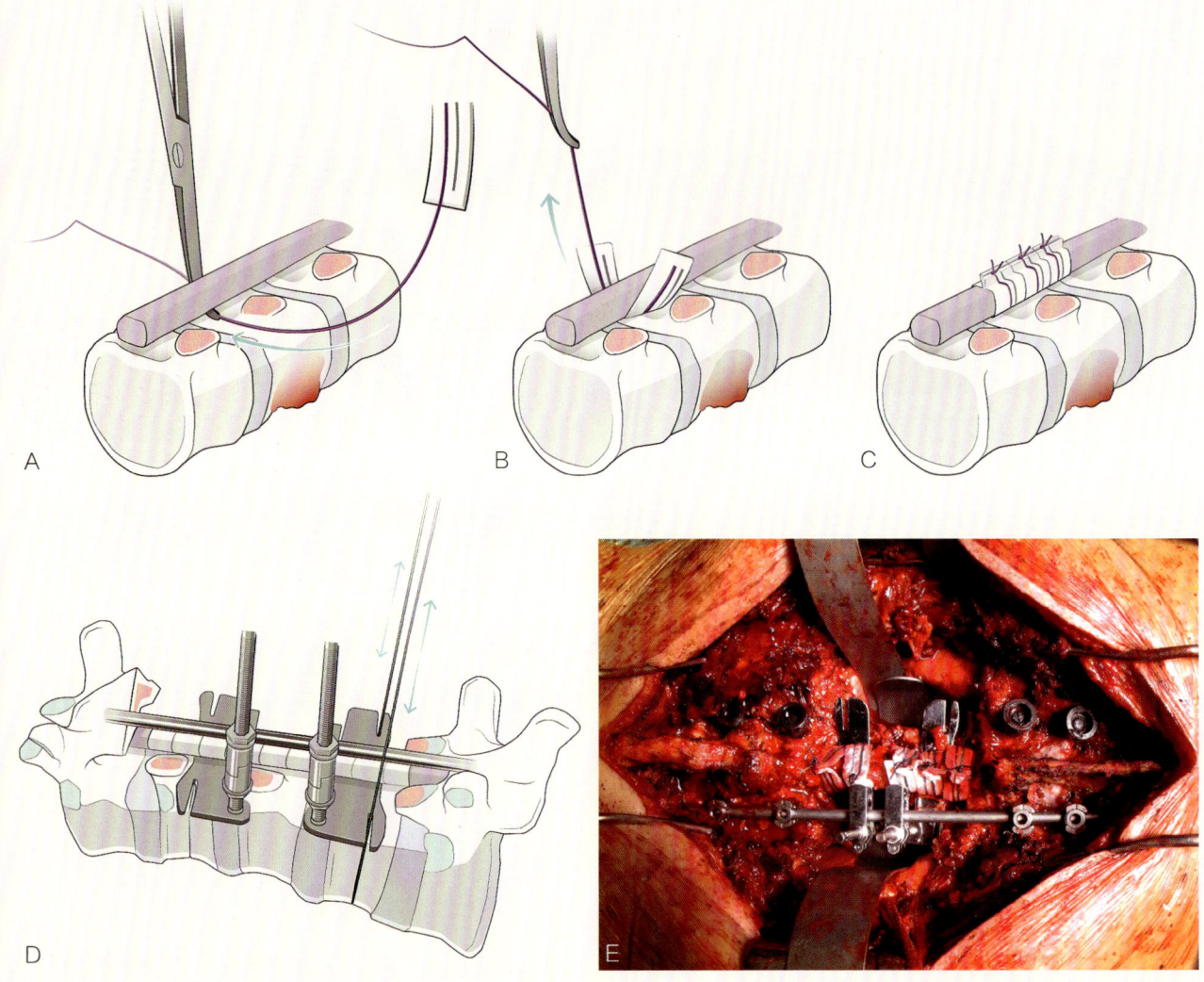

技术图 17-3 A-C. Chiripa 技术包括将湿棉片穿过脊髓下方，并将其端-端缝合。D. 脊髓保护器装置的放置。E. 脊髓保护器固定在右侧的钛棒上。

- 在进行整块移除时，在截骨椎体的上下节段加压和截骨椎体水平撑开有助于分离骨块（技术图 17-4）。
  - 应锁定近端和远端椎弓根螺钉以避免脊髓牵拉损伤。
- 分离的骨块围绕脊髓小心地旋转，然后取出（技术图 17-5A-B）。

脊柱重建

- 前柱重建有以下几种内植物可选。
  - 带血管或无血管自体移植物。
  - 同种异体移植物。
  - 钛质网笼。
  - 碳纤维可堆叠笼（技术图 17-5C-E）。
  - 钛可膨胀笼。
  - 3D 打印钛假体。
- 无论使用哪种内植物，脊柱重建必须保证内植物的即时环形稳定性，并实现前柱长期融合。

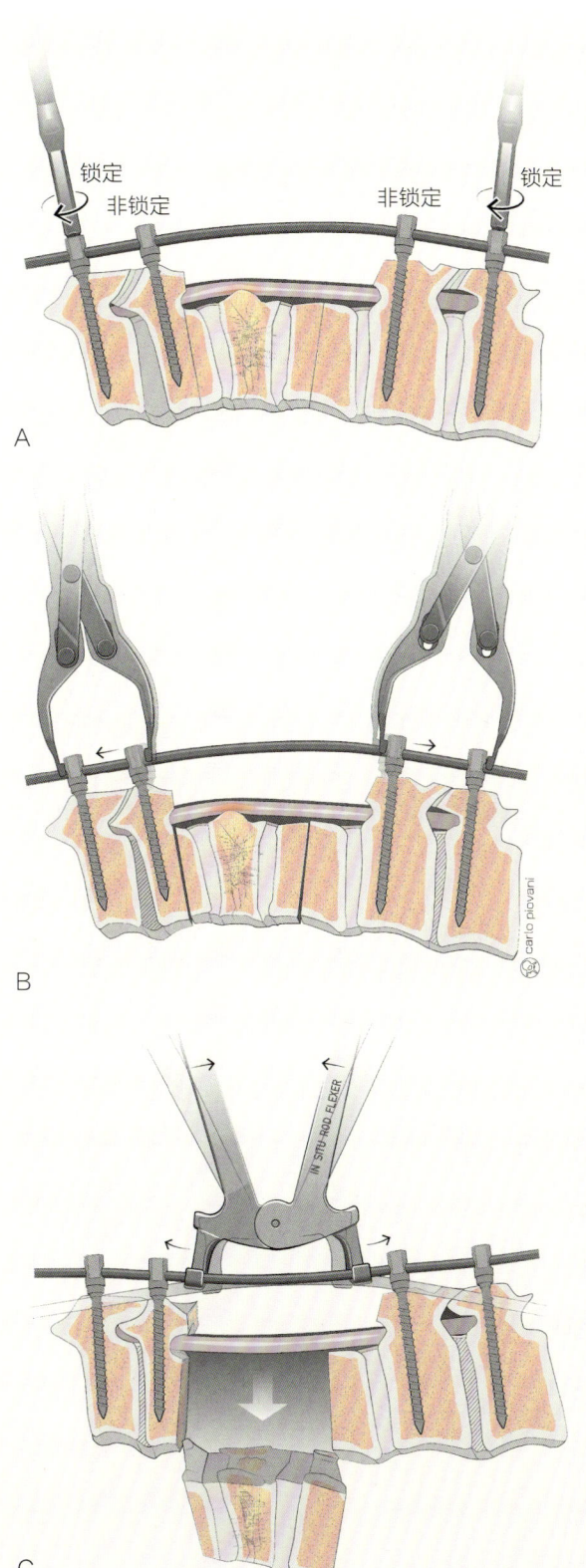
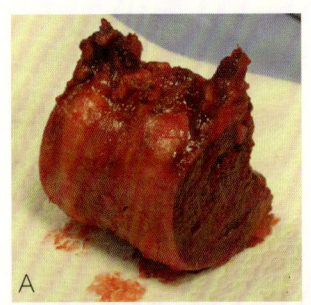
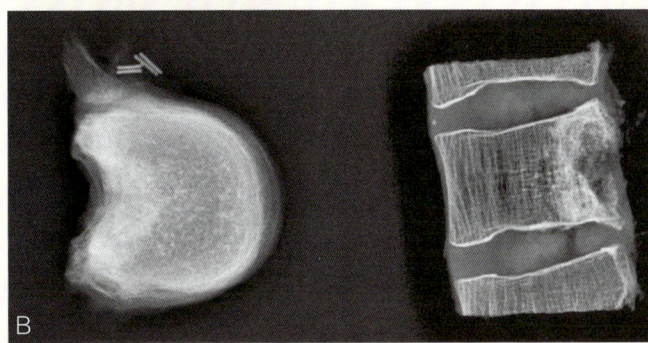
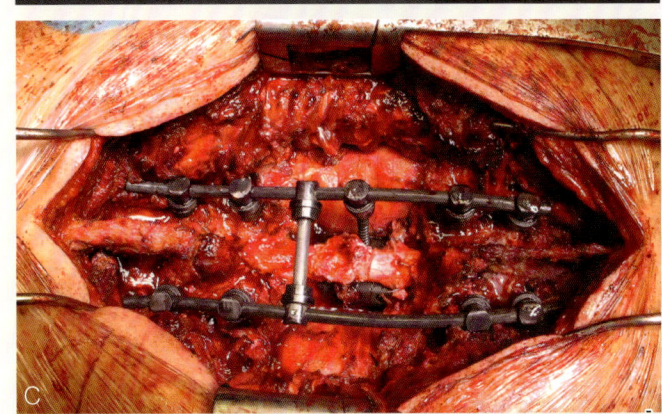
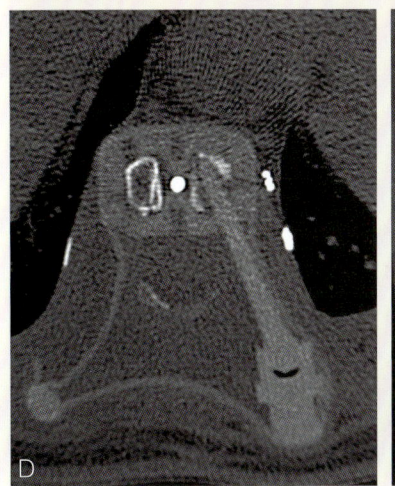
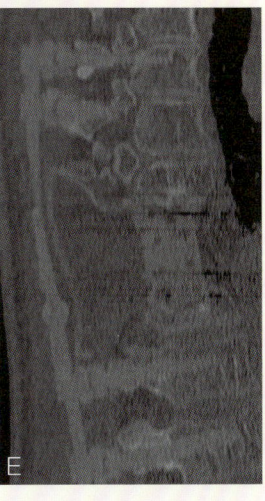

技术图 17-4　A. 锁定近端和远端椎弓根螺钉，该手法用于预防随后加压和撑开中的脊髓牵拉损伤。B-C. 在上下节段加压和截骨水平撑开使骨块分离，可围绕脊髓旋转，然后将其移除。

技术图 17-5　A-B. 移除骨块后，右侧的钛椎弓根螺钉更换为碳纤维增强聚醚醚酮椎弓根螺钉。C. 用碳纤维可堆叠笼连接后路固定，并在左侧插入螺钉，实现前柱重建。D-E. 术后 CT 片，假体与后路内固定连接的细节见 D。

要点与失误防范

脊髓损伤	• 脊髓灌注压等于平均动脉压减去脑脊液压力。移除椎体可导致术中大量出血，血压迅速降低，血压下降会导致急性脊髓缺血。在此阶段，平均动脉压应保持大于 65 mmHg • 为了避免在解剖时对脊髓造成损伤，在打开椎管前必须进行钝性剥离 • 硬膜囊下的湿棉片可使 Hoffman 韧带放松，以减少椎体取出时的脊髓损伤风险
节段动脉结扎术	• 结扎节段动脉至 3 个椎体水平，甚至包括 Adamkiewicz 动脉的一个分支，不会影响脊髓灌注和脊髓诱发电位[18]
膈肌插入物解剖	• 在 L1~L2 水平，应从椎体上剥离膈肌插入物，对于起源于 L1~L2 的肿瘤，即使没有外段侵袭，也可考虑采用前侧入路，以分离膈肌及主动脉膈肌插入物
脊髓缩短	• 一旦实现了前路重建，后路器械加压使椎体假体压缩，以确保脊柱的稳定 • 脊髓仅缩短椎段 1/3，不会造成硬膜囊或脊髓畸形和脊髓损伤[12]，若脊髓缩短会增加脊髓血流量[18]

术后处理

- 术后伤口引流，持续 3~5 天。
- 鼓励患者在术后 1 周内开始行走。
- 建议患者在第一个月使用胸腰椎矫形器，通常在术后 3 周开始理疗康复训练。

预后

- 2000—2020 年，团队共进行了 249 例整块切除术。
  - 249 例患者中，135 例为原发恶性脊柱肿瘤，47 例为原发良性侵袭性脊柱肿瘤。
  - 182 例原发性脊柱肿瘤整块切除患者中，颈椎 12 例、胸椎 78 例、腰椎 92 例。
  - 边缘和病灶内整块切除的局部复发率高于广泛切除。"不符合"患者（即先前接受"EI 手术"的患者）局部复发率高于"符合"患者[1]。
  - 根据肿瘤组织学，切缘是肿瘤相关病死率的独立预测因子[1]。
  - 在平均随访 66 个月（0~228 个月）中，136 名患者无疾病证据，26 名患者带病生存，20 名患者死亡。
  - 15 名患者死亡原因与肿瘤有关，所有患者均受到原发性恶性脊柱肿瘤的影响。6 例患者在病灶内边缘进行整块切除；7 例为边缘切除；2 例有较宽的边缘。
  - 249 例患者中，67 例为孤立性脊柱转移，病变位于颈椎 1 例、胸椎 39 例、腰椎 27 例。
  - 在平均随访 66 个月（1~159 个月）中，26 名患者没有疾病证据，18 名患者带病生存，23 名患者死亡。

并发症

- 整块切除术是一种并发症发病率较高的外科手术（可达 35.1%）[3]。并发症增加并延长住院时间的主要风险因素如下。
  - 联合手术入路。
  - 多节段切除术。
  - 既往放射治疗史。
  - 开放式活检。
  - 既往手术后局部复发。

总结

- 整块切除术具有挑战性，其学习曲线较长，并发症发病率高。与肿瘤组织学（EA）相关的适当切缘可显著降低局部复发的风险，因此，当计划进行整块切除术时必须考虑可能牺牲的功能。此外，局部复发是对生存和生活质量产生负面影响的主要因素。

致谢

- 感谢 Carlo Piovani 为本章创作的插图。

第18章 骶骨肿瘤的外科治疗
Surgical Management of Sacral Tumors

Xiaohui Niu and Hairong Xu

背景

- 骶骨的肿瘤主要包括原发性和转移性肿瘤。
  - 转移性肿瘤比原发性肿瘤更常见。
  - 最常见的原发良性骶骨肿瘤是骨巨细胞瘤；最常见的原发恶性骶骨肿瘤是脊索瘤，其次是软骨肉瘤。
  - 神经鞘瘤起源于神经组织而不是骶骨，由于临床表现和治疗方法与其他骶骨肿瘤相似，因此被归为骶骨肿瘤。
- 骶骨肿瘤的症状通常是非特异性的或与腰椎间盘突出症相似，由于潜在的骶前间隙较大，肿瘤会在数月至数年内潜伏进展。在诊断之前，肿瘤可能会变得非常大。
- 常累及骶骨的原发性肿瘤是脊索瘤[1]，该解剖部位的肿瘤恶性程度级别较低，不太可能导致转移性疾病。局部控制可能会因为未能完全切除导致肿瘤细胞残留，活检时肿瘤细胞局部种植，或由缺乏经验的外科医生进行部分切除，可能导致患者失去治愈的机会。
- 由于丰富的血液供应和复杂的解剖结构（如神经、血管），骶骨肿瘤的外科治疗具有挑战性，局部复发和发生并发症的风险高。
  - 骶骨切除术并不常见。
- 通过对该区域的解剖知识和解剖原理的全面了解，可以安全、有意识地进行手术。神经根和骶髂关节下缘均为肿瘤阳性边缘的危险部位。在少见的情况下，可能需要整块切除直肠或切除肛管加直肠。
- 围手术期并发症包括：术中和术后大出血；直肠、膀胱等部位损伤；伤口并发症；术后神经功能障碍等。
- 近年来，计算机辅助导航技术在帮助优化术前规划和提供更精确的肿瘤切除方面显示出良好的前景。通过应用该技术，有可能减少局部复发，并尽可能保留神经功能。
- 放射治疗可能有助于杀灭残余肿瘤。

解剖
骶丛和尾丛

- 骶髂上方的腰骶干（L4、L5）。
  - L4和L5的腹侧分支的下端结合形成腰骶干（图18-1）。腰骶干与前3条骶神经的腹侧分支和第4骶神经腹侧分支的上部共同形成骶丛。
- S1~S3神经根从前3个骶前孔发出，腰骶干与S1在骶髂关节水平面汇合，S1~S5从骶骨骨盆孔穿出。
- 骶丛的末端朝向坐骨大孔，位于骶骨和梨状肌的前方。
- 尾丛起源于第4和第5骶神经腹侧分支的下部及尾神经。
- 骶丛为骨盆、臀部、会阴区、大腿后部、小腿大部分、整个足部和部分髋关节提供运动和感觉神经。除了支配梨状肌、闭孔内肌和股方肌的许多短肌分支外，骶丛和尾丛包括以下分支。
  - 臀上神经（L4~L5，S1）：臀上神经与臀上动静脉一起通过梨状肌上孔离开骨盆，支配阔筋膜张肌、臀小肌和臀中肌。
  - 臀下神经（L5，S1~S2）：臀下神经与臀下动静脉一起通过梨状肌下孔离开骨盆，支配臀大肌。
  - 阴部神经丛：阴部神经丛由S3~S4和S1~S2的前部组成。在臀大肌起源于骶骨边缘的深处，阴部神经必须被保护，因为它在坐骨棘的后方，然后在坐骨直肠窝的闭孔内肌表面行进。它位于骶丛的前下方，但与骶丛没有明显的分界。它发出以下分支：肌支起源于第4骶神经，支配肛提肌、尾骨肌和肛外括约肌。内脏分支起源于第3和第4骶神经，有时来自第2骶神经，分布于膀胱、直肠和女性的阴道；它们与交感神经系统的骨盆丛相连。会阴神经是阴部神经两个末端分支中较下、较大的一个，位于阴部内动脉下方；部分神经纤维分布于阴囊皮肤，并与股后皮神经的会阴分支相连；这些神经供应女性的大阴唇；会阴神经丛神经发出到球海绵体，穿过该肌肉，供应尿道海绵体并终止于尿道黏膜。阴茎背神经是阴部神经的最深分支，它向阴茎海绵体提供一条分支，与阴茎背动脉一起向前延伸，在悬韧带层之间，到达阴茎背部，最后到达龟头；女性的这条神经非常小，支配阴蒂。第5骶神经与第4骶

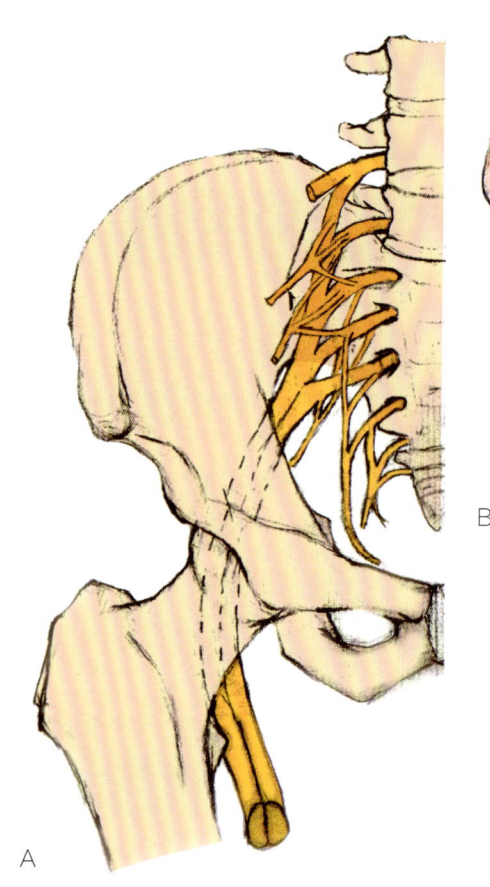

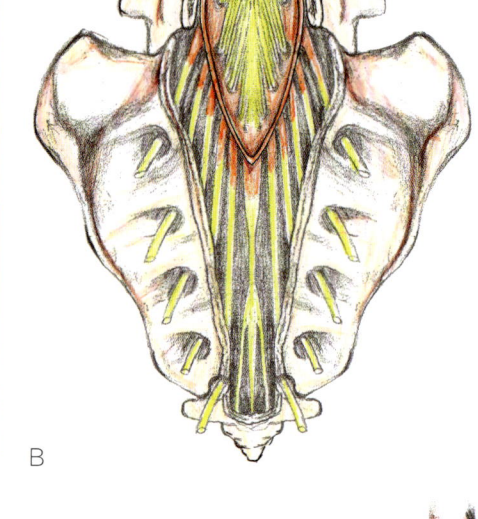

图 18-1　骶丛（A）和尾丛（B）分布。

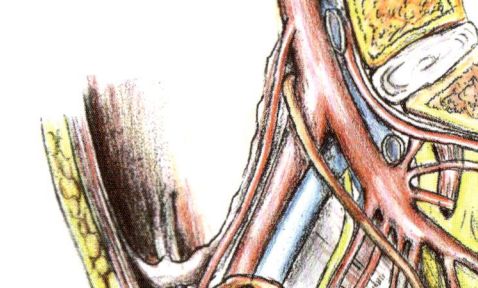

图 18-2　骶骨区域的主要血液供应。

神经部分分支相连并与尾神经形成尾神经丛。肛门尾神经从这个神经丛开始，它们由一些神经纤维组成，穿过骶结节韧带，供应尾骨区域的皮肤。
- 股后皮神经（S1~S3）：它通过梨状上孔离开骨盆，伴随臀下动脉到达臀大肌并支配大腿后部和腘窝的皮肤。
- 坐骨神经（L4~L5，S1~S3）：它是人体内最长、最粗的单一神经。梨状肌和坐骨神经之间的关系密切，并且可能会发生变化；在大多数情况下，坐骨神经通过梨状肌上孔离开骨盆，位于短外旋肌（上孖肌、下孖肌和闭孔内肌）的后方（表面）；然后，它沿着臀部和大腿后侧向下，分出下肢肌肉的运动分支；当坐骨神经到达腘窝顶点时，最终分为胫神经和腓总神经。
- 硬膜囊终止于 S2~S3 交界处，当硬膜囊损伤时，会发生脑脊液漏。
- 整个骶骨的根治性切除，除了括约肌失禁外，还会导致坐骨神经分布中的双下肢严重失神经支配。S3 椎体以下的切除不会危及肛门和膀胱功能。

血管解剖

- 骶骨肿瘤的血液供应主要包括髂内动脉、阴部内动脉、臀上动脉、臀下动脉、膀胱动脉、直肠动脉、髂腰动脉和骶外侧动脉（图 18-2）。
- 骶骨肿瘤术中可能需要处理的相关血供主要包括臀上动脉、骶外侧动脉和骶正中动脉。臀上动脉、肋下动脉和腹主动脉的肋间动脉之间有交通支；上、下动脉也与来自髂外动脉的股深动脉吻合；骶外侧动脉和骶正中动脉之间也有吻合。
- 静脉解剖结构通常与动脉解剖结构相似，但具有高度的变异性，并可能由于肿瘤而发生增多和增粗。

骶髂关节的解剖和生物力学

- 骶髂关节是在骶骨和髂骨的关节表面之间形成的滑膜结构。与髂骨相连的骶骨关节表面呈耳形，关节面之间呈互补的不规则状，为关节提供了机械稳定性。骶髂骨间韧带、前韧带和后韧带在该区域最强，其功能是加强关节稳定性。
- 当在 S1 神经孔的头侧行横向骶骨部分切除术，骶髂关节的平均切除率为 25% 时，关节的承载能力降低到正常的 35%；当在 S1 神经孔的尾侧进行横向部分骶骨切除术，且关节的平均切除率为 16% 时，关节的承载力降低至正常值的 72%[3]。
- 在 S1 神经孔尾部进行横向部分骶骨切除术时，不需要重建；在 S1 神经根上方进行横向部分骶骨切除术时，应考虑重建。

肌肉和韧带

- 臀大肌起自髂骨背侧后方、髂后上棘、骶骨和尾骨的后下段及骶结节韧带；臀大肌从骶骨延伸至股骨时，覆盖了骶髂关节、骶棘韧带和骶结节韧带及坐骨直肠窝的一部分，它主要止于髂胫束的阔筋膜，也止于股骨后表面的臀肌粗隆。动脉供应是臀下动脉和臀上动脉及股深动脉的第 1 穿支。
- 梨状肌也是骶骨肿瘤切除术的重要肌肉，起自骶骨前部、臀部的脊柱部分和坐骨大切迹的上缘，通过坐骨大孔穿出骨盆，止于股骨大转子。
- 竖脊肌起源于一根宽而厚的肌腱的前表面，该肌腱附着于骶骨内侧嵴、腰椎棘突和棘上韧带、髂嵴内唇后部和骶骨外侧嵴，并与骶结节和骶髂后韧带融合；它的一些纤维与臀大肌的起源纤维是连续的。
- 骶结节韧带位于骨盆的下部和后部（图 18-3），从骶骨（骶骨横结节下部、骶骨下缘和尾骨上部）延伸到坐骨结节。骶棘韧带是连接坐骨棘、骶骨和尾骨外侧的狭窄韧带，与骶结节韧带一起，将坐骨大切迹转变为坐骨大孔，将坐骨小切迹转变为坐骨小孔。

适应证

- 原发性良性 / 中间性肿瘤（骨巨细胞瘤、神经鞘瘤等）：建议进行肿瘤切除、刮除或综合治疗，可行病灶内或边缘切除。
- 原发性恶性肿瘤（脊索瘤、软骨肉瘤和尤因肉瘤等）：需进行广泛切除或边缘切除。
- 转移性肿瘤：手术治疗应根据具体情况进行评估，可选择切除、刮除和消融。
- 涉及骶骨的邻近软组织肉瘤：建议整块切除肿瘤及受累骶骨。

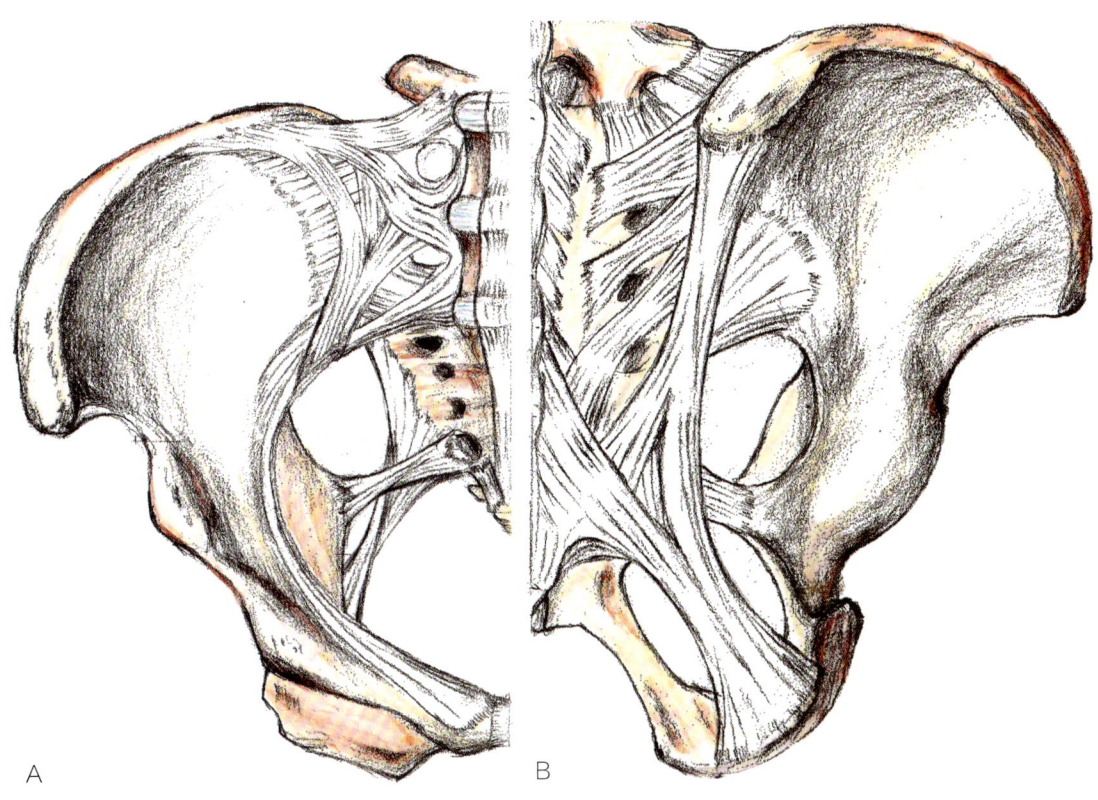

图 18-3　骶骨韧带的前面观（A）和后面观（B）。

病史和体格检查

- 神经压迫引起的慢性、钝性、骶尾部疼痛是最常见的症状之一，易误诊为腰椎间盘突出症；部分患者可能没有症状，偶尔发现良性肿瘤。
- 由于肿瘤压迫，骶骨肿瘤的典型症状是慢性骶尾部疼痛及排便排尿习惯的改变，很少发生行走困难和大小便失禁。
- 低位骶骨的巨大肿瘤，直肠指检可以触及其前部。
- 一些巨大骶骨肿瘤，如脊索瘤和软骨肉瘤，臀部可触及较大的肿块。
- 高度恶性肿瘤患者可能表现为数周至数月的剧烈疼痛，并伴有行走困难；通常需保持在一个固定姿势以减轻疼痛；直肠指检可触及的肿块通常很小。

影像学及其他诊断性检查

X 线

- 在大多数情况下，X 线片往往表现不明显，尤其是疾病早期，图像常常模糊且混乱，很难做出明确诊断。
- 脊索瘤好发于骶骨下部；巨细胞瘤、单纯性骨囊肿和动脉瘤样骨囊肿的病变通常较大且呈溶骨性的表现，好发于骶骨上部，可通过 X 线片进行鉴别诊断。
- 骶骨神经鞘瘤几乎完全起源于骶神经的前部，通过 X 线片易于识别扩大的骶前孔。
- 需注意的是，如果只进行 X 线片检查，可能会漏诊或延误诊断。
- 然而，对于肿瘤的概况、与其他影像的相关性及术后随访的价值，X 线片检查是必要的（图 18-4）。

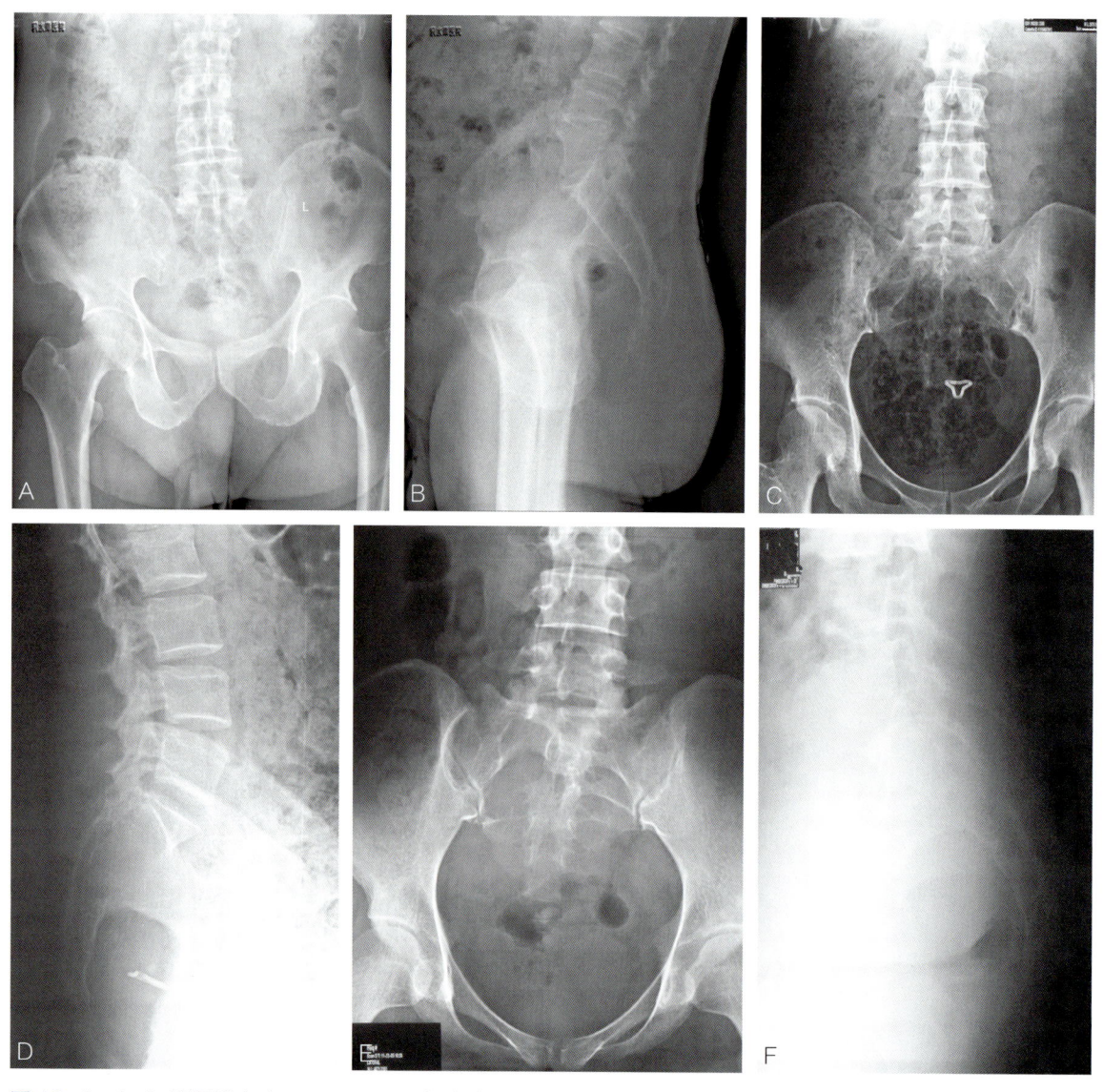

图 18-4　A-B.骶骨脊索瘤；C-D.骶骨巨细胞瘤；E-F.骶骨神经鞘瘤。

CT 和 MRI

- 增强 CT 是评估骨受累和破坏程度、基质骨化或钙化、解剖位置、血供,以及肿瘤与内脏器官关系的最佳影像技术(图 18-5),有助于良恶性肿瘤的鉴别诊断。
- 胸部 CT 对于评估恶性肿瘤肺转移的分期至关重要。
- 增强 MRI 对于软组织肿块及肿瘤与周围组织(如血管、神经、肌肉、内脏器官)之间的关系至关重要。MRI 具有比 CT 更强的分辨能力,是软组织成像的最佳方式。
- 增强 MRI 可能有助于新辅助治疗的系列评估。

骨扫描

- 骨扫描有时可以检测到其他放射影像技术无法清楚识别的小骶骨病变。
- 骨扫描通常用于排查全身转移病灶(如转移)。

血管造影

- 血管造影对恶性骶骨肿瘤是必要的。
- 必须通过血管造影明确肿瘤的血液供应和相关的血管解剖结构,以评估手术治疗的风险。
- 术前选择性栓塞肿瘤血供对于减少术中失血具有重要意义(图 18-6),作者所在医院已将其取代结扎和暂时阻断动脉。然而,过度和大面积的栓塞可能会增加皮肤软组织并发症的风险。

正电子发射计算机体层成像

- 正电子发射计算机体层成像(PET/CT)可用于评估恶性骶骨肿瘤,尤其是转移性疾病。
- 有助于检查多灶性病变和监测局部复发。
- 在术前计划过程中的价值有限。

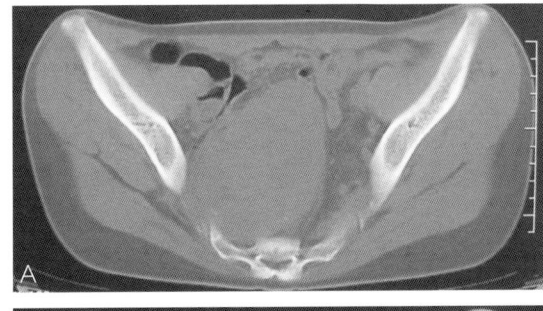
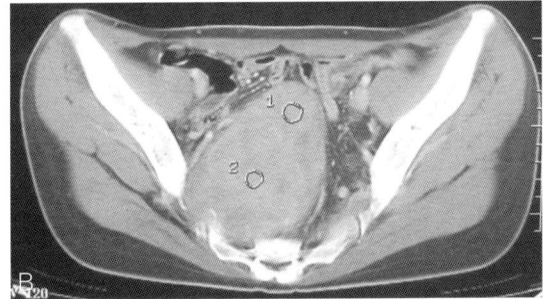
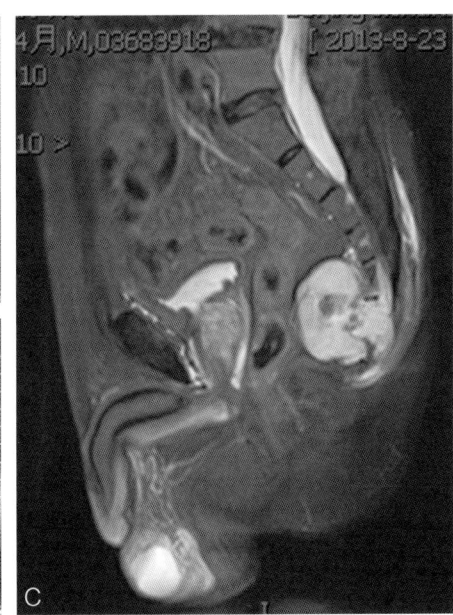

图 18-5　A-B. 脊索瘤的 CT 对比扫描;C. 脊索瘤的 MRI 表现。

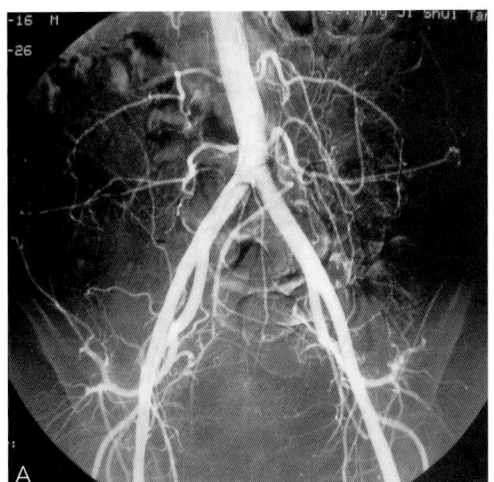
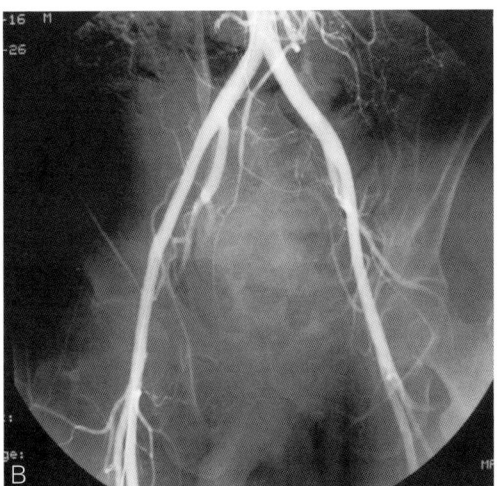

图 18-6　脊索瘤患者的血管造影显示肿瘤栓塞之前(A)和之后(B)的血液供应。

活检

- 活检对明确手术干预策略具有重要价值，目的是获得有效的肿瘤诊断（良性与恶性）、肿瘤分级（高与低）和特定的肿瘤类型。
- 最常用的技术是针刺活检。大多数情况下不需要开放式活检。
- 最常见的活检方法是在适当的水平采取后正中入路。
- 活检应精心规划，并遵循既定的指导原则。例如，穿刺点在最终切除范围内，从而最大限度地减少对正常组织的污染。

手术治疗

术前计划

- 仔细回顾分析每项术前影像学检查结果，包括 X 线、CT、MRI 和血管造影，对于制订手术计划，以及评估适应证和风险至关重要。
- 切除范围应明确，以实现精准切除。手术目标是尽可能多地保存骶神经，并保留安全的肿瘤切除边缘。由于尾骨尖在手术过程中容易显露，且显露不会影响手术边缘，因此建议采用的精确切除方法是根据矢状位 CT 或 MRI 测量尾骨尖与骶骨截骨水平之间的距离。
- 建议在术前 12~24 小时进行动脉栓塞，选择性栓塞的血管主要包括髂内动脉、骶外侧动脉、髂腰动脉和骶正中动脉，常通过血管造影术识别这些血管，采用明胶海绵进行栓塞。
- 麻醉技术，包括控制性降压和控制性低温，可用于体积大、位置高的骶骨肿瘤的术中失血。
- 准备足够的血液，包括红细胞、血浆和血小板；另外，多准备一种输血和补液的方法对手术至关重要。重要的是要持续监测术中估计的出血量，并与麻醉师保持充分的沟通。
- 建议术前 24 小时口服抗生素，术前 12 小时进行清洁灌肠。此外，在手术时，所有患者应放置 1 根折叠式导管和 1 根直肠管，以在手术期间保护输尿管、膀胱和直肠。
- 应考虑预备重症监护室（ICU）。如果结肠或膀胱受累，与泌尿外科和普外科医生进行适当沟通非常重要。
- 应准备好手术中可能需要的一切物品，包括内固定材料、一次性止血器和其他内植物。
- 如果计划进行计算机辅助导航手术，则应尽可能在术前进行 CT 与 MRI 的图像融合和后续的手术详细设计。

患者体位

- 后侧入路手术，患者取俯卧位。
- 前后入路（腹骶联合入路）手术，患者取侧卧位。

手术入路

- 后侧入路：从 L5 到尾骨的中线进行纵向切口。如果肿瘤非常大，可以增加 1 个或 2 个横向切口，整个切口模拟 Y 形（图 18-7A）或横置的 H 形（图 18-7B）。
- 前后入路（腹骶联合入路）：由后侧入路切口和 McBurney 扩大切口组合而成，该切口起于外侧最低肋骨，止于耻骨结节顶部（图 18-7C）。

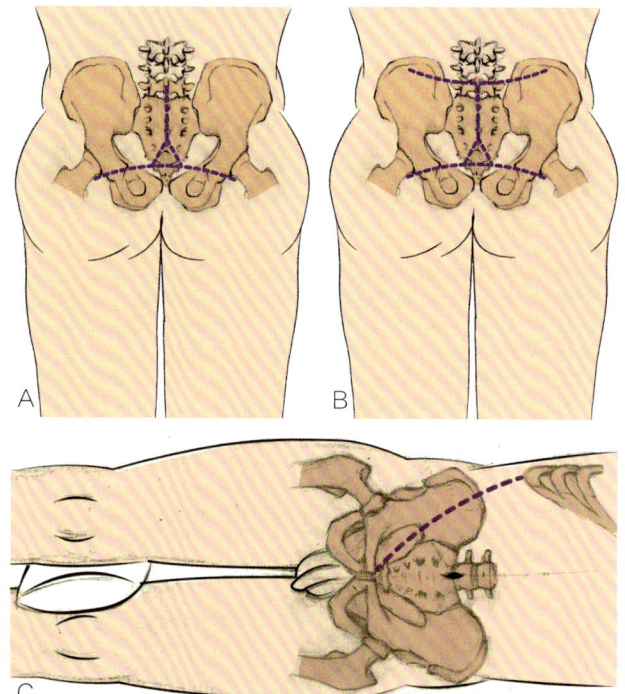

图 18-7　A. 后部 Y 形入路；B. 后位，横置 H 形入路；C. 侧位，McBurney 扩大切口。

前后入路切除骶骨肿瘤

- 患者取侧卧位（腹侧骶联合位）。通常，左侧向上，但可能会根据骶骨外侧肿瘤的软组织成分进行改变。

前侧入路

- 首先，进行 McBurney 扩大切口，通过这个切口，劈开腹壁肌肉组织，显露腹膜后间隙，腹部内容物牵拉到腹部对侧，在此过程中，应注意保护输尿管。然后，显露腹主动脉、髂血管和骶正中血管。
  - 在大多数情况下，神经鞘瘤单用这个切口即可完成切除。
- 可以通过结扎同侧髂内动脉并暂时阻断主动脉来降低出血风险。
- 结扎骶正中血管：骶正中静脉与骶神经伴行，在骶骨前方相互吻合形成骶前静脉丛；建议在骶骨切除水平的正上方缝扎骶前静脉丛。然后，切除水平以下的静脉丛与骶骨一起切除，可以避免过度失血。
- 当巨大肿瘤向前延伸达骨盆中线时，必须通过该切口小心地从重要血管中钝性分离肿瘤，以避免不必要的血管损伤和过度失血。
- 对于复杂的哑铃状神经鞘瘤，如果骨的出口不够大，无法通过一个切口将肿瘤整块切除时，建议先通过后切口切除骶骨肿瘤，而骶骨外的肿瘤应该用纱布保护好。
- 对于全骶骨切除术，因为完全切除相当困难，为了游离骶骨的前方，应从腹侧切断 S1~S3 神经根，并结扎伴随的动脉和静脉。骶髂关节表面有动脉和静脉自下向上的分支，在进行骶骨后截骨术时，需结扎这些血管，以避免不受控制的出血。骶髂关节不易分离，建议在距关节外 1.5 cm 处进行骶骨腹侧截骨术。骶骨腹侧有一条深沟，骶骨背侧皮质断裂后，骶骨最终完整分离，实现全骶骨整体切除；在坐骨大切迹中操作时，保护臀血管和坐骨神经至关重要。
- 如果直肠和骶骨前表面之间有致密连接，直肠应与骶骨一并切除。

后侧入路

- 后切口从腰椎棘突开始，延伸至尾骨上方 3 cm；切口改为横向放置的 H 形或 Y 形。若之前做了开放活检，应做椭圆形切口以切除整个活检通道。
- 切口向下延伸至深筋膜，然后将皮瓣牵拉至髂后上棘外上方。
- 臀大肌的纤维沿着 S3 下方的骶骨边缘和 S3 上方的腰骶筋膜劈开。
- 纵向切开腰骶筋膜，在 S3 水平做横向切口，以显露并侧向分离牵开竖脊肌；从尾骨表面切除软组织后，露出尾骨。

骶骨截骨术

- 通过测量尾骨和术前计划的骶骨截骨水平之间的距离，用电刀标记骶骨（技术图 18-1A-B）。在距骶骨 1 cm 处切断臀大肌（技术图 18-1C-D），应小心结扎臀大肌中的血管。
- 如果没有累及竖脊肌，则将其从骶骨的止点处分离并向近端牵开；如果累及，则在骶骨切除水平面切除，而不是骶骨的止点处。
- 从尾骨的腹侧和双侧切除韧带后（技术图 18-1E-F），骶骨前方存在一些黄色脂肪组织。
  - 通过向前推开脂肪组织，切断骶骨中的盆底肌。
  - 在骶骨的前外侧触及骶结节韧带，随后将其切断；稍上方可触及骶棘韧带，并伴有来自前方的一些血管，在切断骶棘韧带前需结扎血管。
- 暴露梨状肌：一些肌肉隐藏在骶髂关节后面（技术图 18-1G-H），只有部分梨状肌可以切除；将骶髂韧带切断至骶髂关节的下缘。
  - 在骶前间隙放置湿纱布，以钝性分离的方式将肿瘤的伪包膜从直肠中解离出来。
- 肛门尾骨间隙分离后，在直肠表面行短距离轻柔的手指钝性分离，分离至经腹入路的平面。
  - 解剖完成后，垫湿纱布以保护内脏。
- 建议使用电刀显露骶骨背面，在确认骶骨截骨水平后，将截骨水平以下的骶神经分离，结扎伴随神经的血管。
  - 重要的是保留截骨水平以上的神经。
- 通过使用不同大小的打孔器切除后孔周围的部分上下骨，扩大后孔。清楚显露神经根和硬脊膜；上神经根在当前神经根的前外侧，下神经根位于当前神经的内侧、硬脑膜外侧。
  - 在此水平，切断和结扎硬膜囊和下神经根（技术图 18-1I-L）。
- 通过后孔的开放窗口，可见腹侧前孔。在前孔和骶神经之间放置一个神经解剖器，就可以安全地切除骶骨外侧，直到髂骨。
  - 从骶髂关节的髂骨一侧自下而上进行截骨，以与先前的截骨相会合。

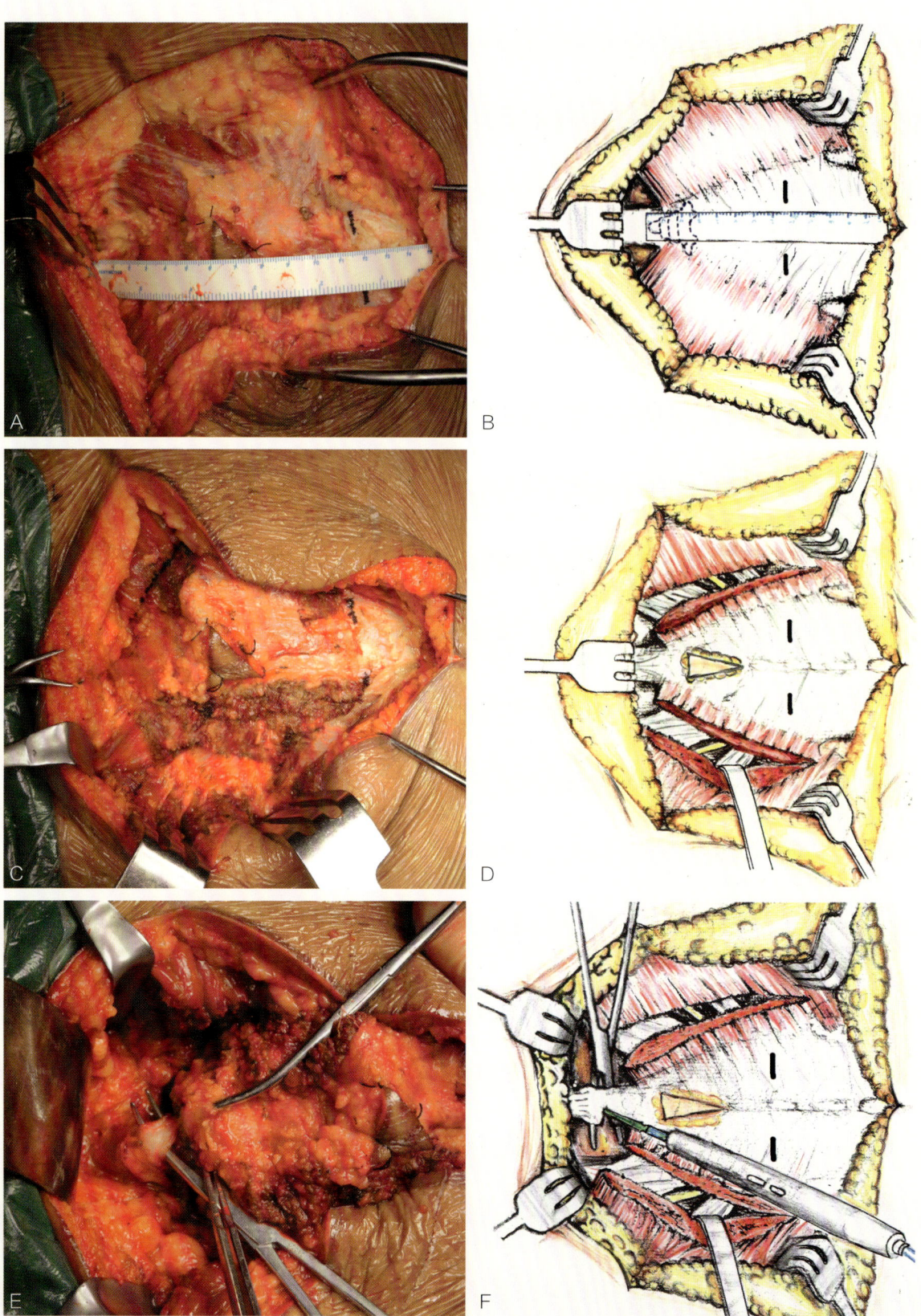

技术图 18-1 A-B. 如果没有可用的导航系统，建议在进行进一步手术之前用电刀标记骶骨截骨水平；C-D. 在距骶骨 1 cm 处切断臀大肌，活检通道应与肿瘤一起切除；E-F. 在腹侧和双侧切断连接尾骨和其他关节的韧带。

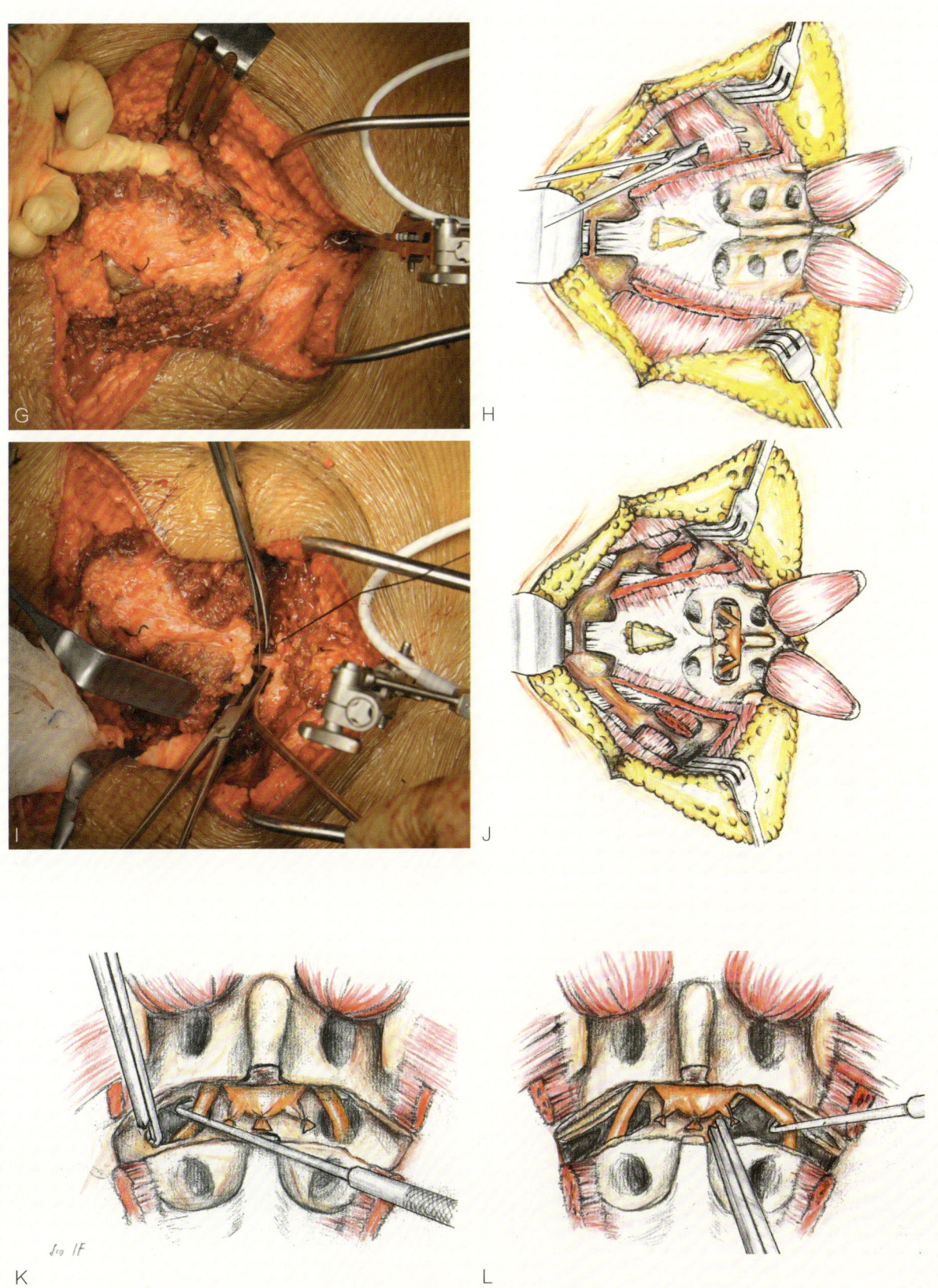

技术图 18-1（续） G-H. 部分梨状肌显露并切断；I-J. 小心切断和结扎硬膜囊，以避免不必要的脑脊液漏；K-L. 结扎硬膜囊和切开骶骨时，应充分保护神经根。

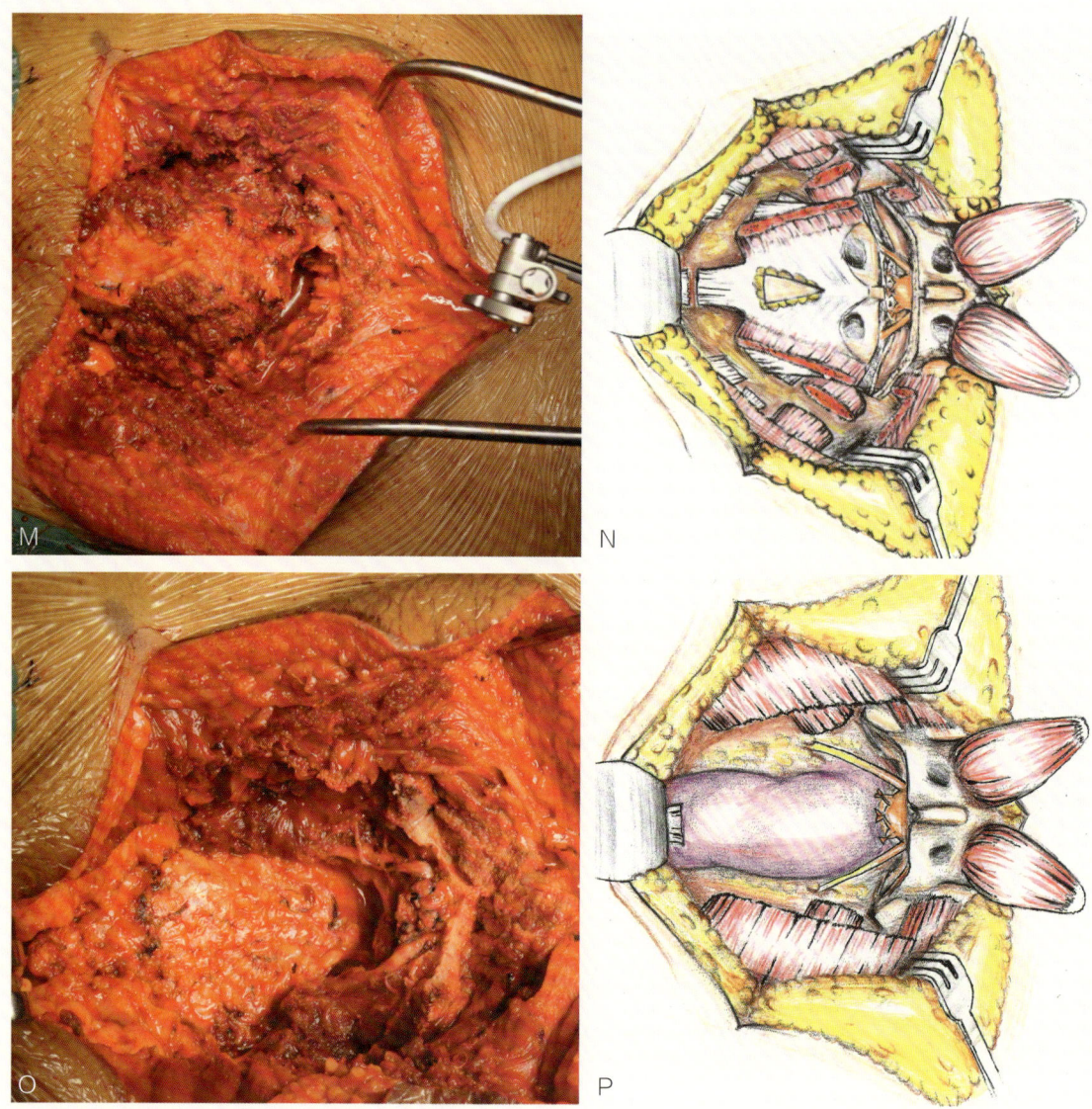

技术图 18-1（续） M-N. 骨刀非常小心地折断骶骨的前皮质；骶骨前表面软组织中的血管有潜在的过度出血的风险；O-P. 切除肿瘤骶骨后，可以清楚地看到骶神经和部分骶前黄色脂肪组织。

- 此时，只有骶骨体是相连的。在前孔和骶神经之间放置2个神经解剖器。
- 用小刮匙去除骨松质，显露骶骨前皮质。然后，用骨刀小心地将其断开（技术图18-1M-N）。
  - 重要的是不要切开骶骨皮质，以避免前方软组织不必要的出血。
- 在将已切除但仍连接在一起的骶骨向下拉扯时，将前方的软组织分离并用止血钳结扎。骶骨翻转后，切断插入的骶骨腹侧直肠韧带。

- 在前孔前方切除截骨水平以下的骶神经。
  - 建议在截骨水平上将S3以上的骶神经从前孔吻合到神经末端；神经功能有希望在一定程度上恢复。
- 整块切除有肿瘤的骶骨（技术图18-1O-P）。

切口闭合

- 仔细止血后，冲洗伤口，建议使用2个负压引流管。
- 竖脊肌和臀大肌缝合在一起。
- 最后，以常规方式闭合切口。

计算机辅助导航骶骨肿瘤切除术

- 做后部切口,从 L5 开始并延伸到尾骨(技术图 18-2A);充分显露竖脊肌和臀大肌,并牵开至骶髂关节外侧。
- 患者跟踪器放置在离肿瘤相对较远的位置(即髂骨、近侧棘突)。它发射红外光,导航系统从中确定肿瘤和周围骨骼解剖结构的位置(技术图 18-2B-D)。
- 术前影像学评估竖脊肌和臀大肌的受累情况。
  - 如果未累及,图像到患者的定位可基于点(有时基于表面);在抬起竖脊肌和臀大肌的皮瓣后,显露棘突和椎体,作为定位的解剖学标志。外科医生需要指定配对点的位置,并将该信息输入系统,用来矩阵转换的计算;定位后,通过在显露的解剖标志上放置导航工具,并验证定位的准确性。
  - 如果累及,图像到患者的定位将基于 isocentric-C,在距离软组织包块 1~2 cm 处切断竖脊肌和臀大肌,因此用于点配准的解剖标志不会显露。采用轨道自动旋转 190°的 isocentric-C 三维 C 臂机采集图像,图像在 isocentric-C 处理器单元中重建,并自动传送到计算机工作站。将术前 CT/MRI 数字成像和信息以医学格式导入导航系统,使用"表面匹配图像相关"执行 CT/MRI 与 isocentric-C 的融合,并自动将骨骼与 MRI/CT 匹配(技术图 18-2E);然后,用融合的图像进行三维导航。
- 骶骨截骨术由计算机辅助导航系统引导。整体切除术后,导航系统可通过将导航工具放置在剩余骶骨上来验证手术边缘是否足够(技术图 18-2F)。
- 最后,在仔细止血后,冲洗伤口并使用 2 个负压引流管,常规方式闭合切口。

全骶骨切除和螺钉-棒系统重建

- 基于 CT 和 MRI 精心规划手术方案,并在术前体外练习截骨的基础上实施手术(技术图 18-3A-D)。
- 建议使用导航系统,以确保准确的切除和重建(技术图 18-3E-F)。
- 患者取俯卧位,选择后侧入路;后切口从 L3 延伸至尾骨。双侧显露髂后上棘、坐骨大孔和坐骨神经,以及 L3~L5 棘突、小关节突和横突;L5 椎板切除术后,切

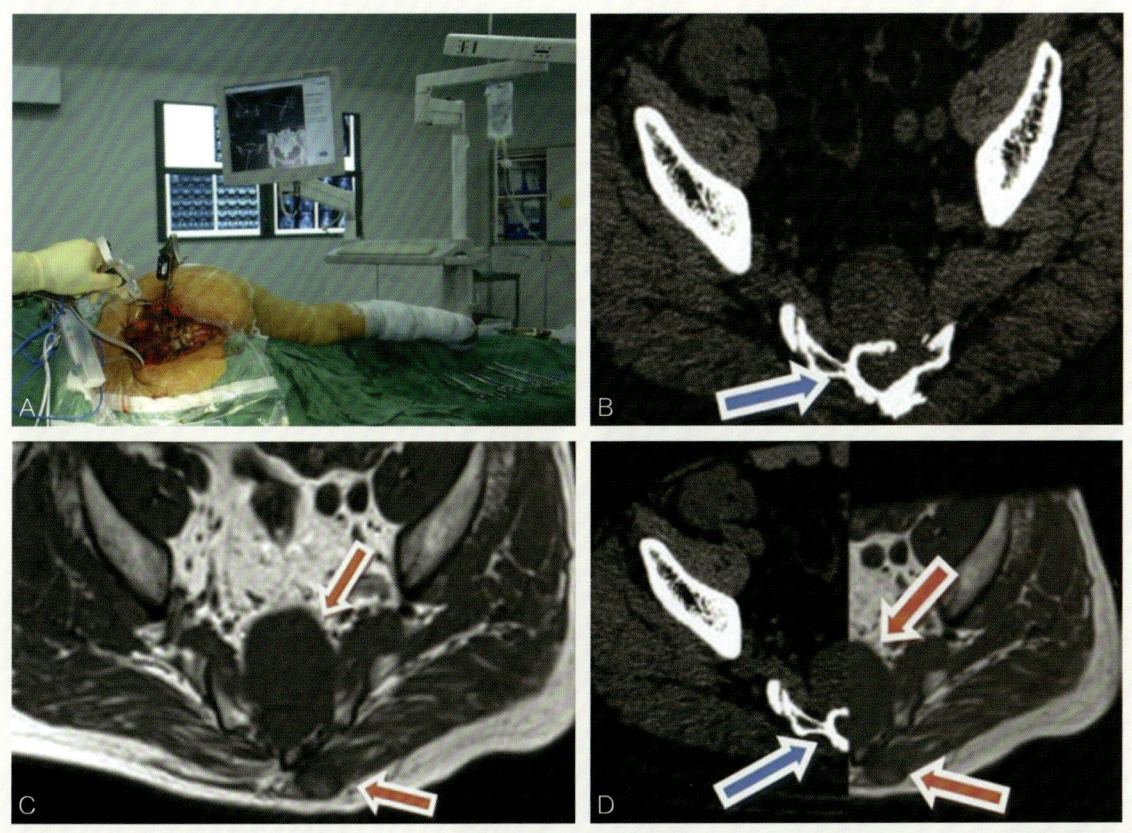

技术图 18-2 A. Stryker 计算机导航系统。患者取侧卧位以便于导航过程,医生通过系统准确了解肿瘤和周围结构的位置。B-C. 术前 CT 很好地显示了骨破坏,MRI 显示了受累的软组织。D. 应用图像融合技术将 CT 和 MRI 的优点结合在一起。

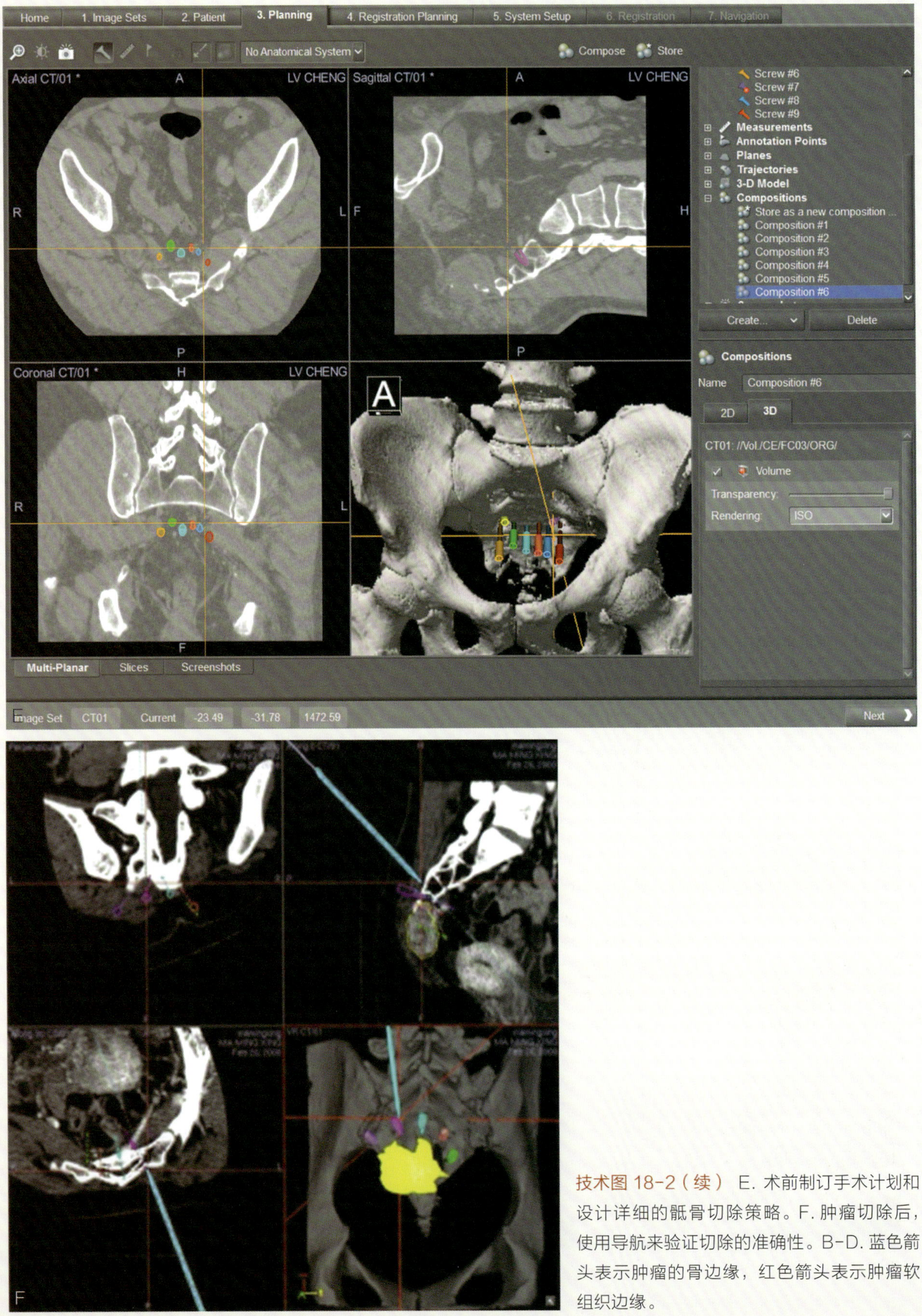

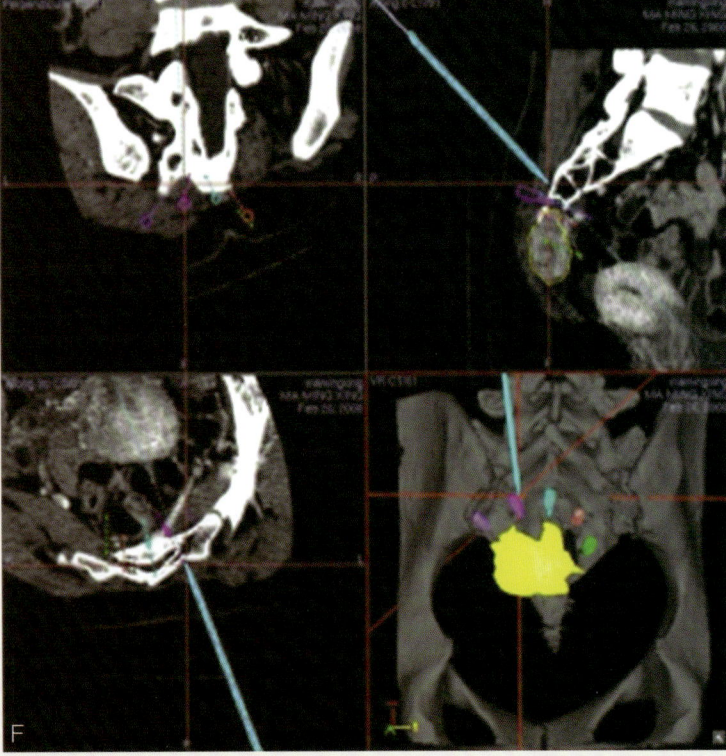

技术图 18-2（续） E. 术前制订手术计划和设计详细的骶骨切除策略。F. 肿瘤切除后，使用导航来验证切除的准确性。B-D. 蓝色箭头表示肿瘤的骨边缘，红色箭头表示肿瘤软组织边缘。

断骶神经根，并在尾部结扎硬膜囊。
- 在距骶髂关节外 1.5 cm 进行骶髂截骨，然后，如前所述，整体切除带有肿瘤的全骶骨（技术图 18-3G）。
- 以双边方式放置 2 个垂直的 L 形杆，固定到每侧的 L4~L5 椎弓根（技术图 18-3H）；用一横向连杆将垂直杆彼此固定。
- 每侧放置 2 枚螺钉，以将髂骨彼此固定，从而防止腰骶联合的轴向旋转（技术图 18-3I-L）[2]。

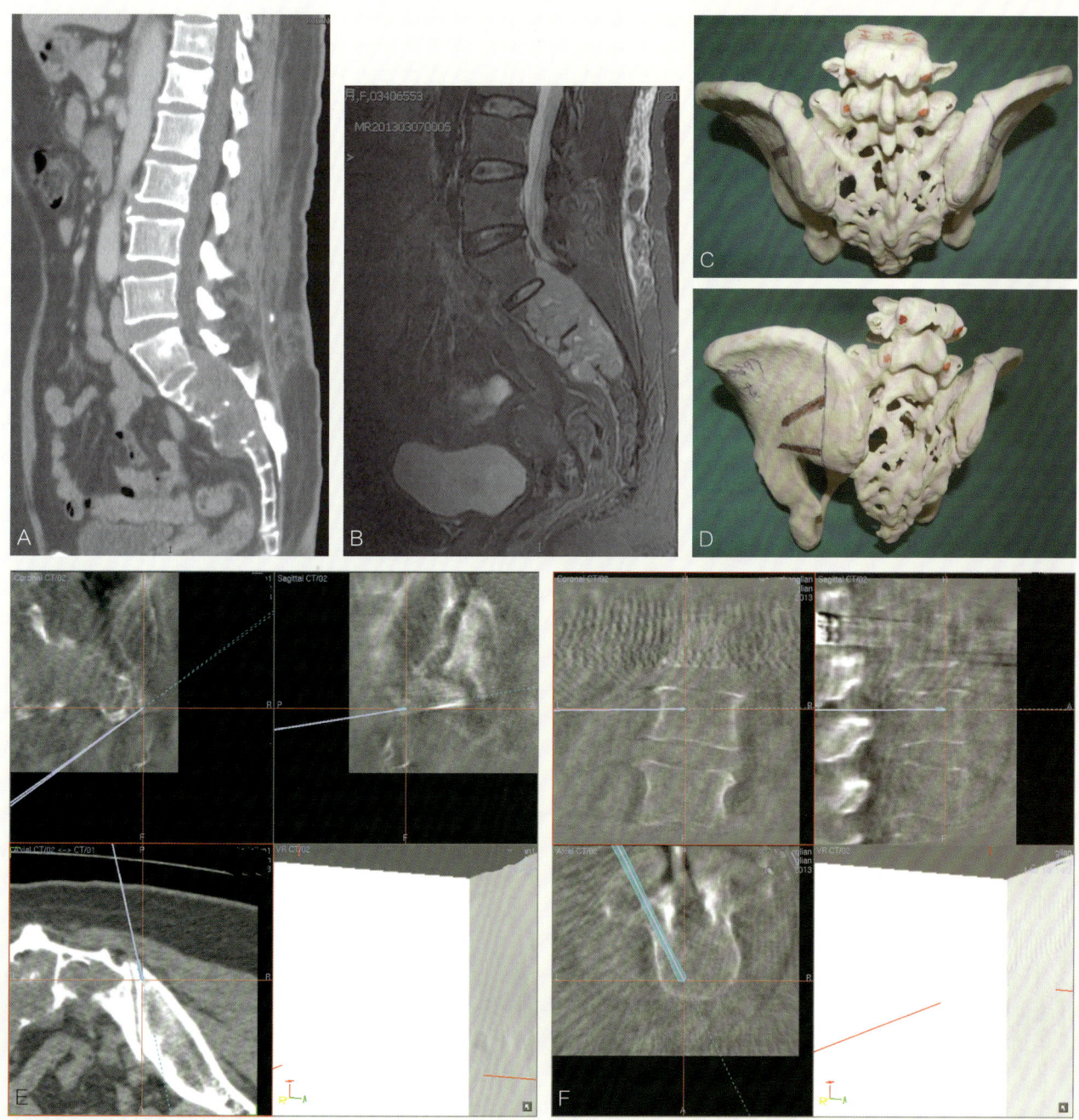

技术图 18-3　A. 术前 CT 显示恶性肿瘤累及 S5。B. MRI 更清楚地显示恶性肿瘤的累及范围，计划进行全骶骨切除术。C. 骶骨的后视图显示了骶骨中的骨破坏和计划置入 S4~S5 中的螺钉。D. 术前计划用 2 枚螺钉固定髂骨，以增强骶髂关节的稳定性。E. 导航用于设计肿瘤切除术。F. 导航也用于椎体的螺钉置入。

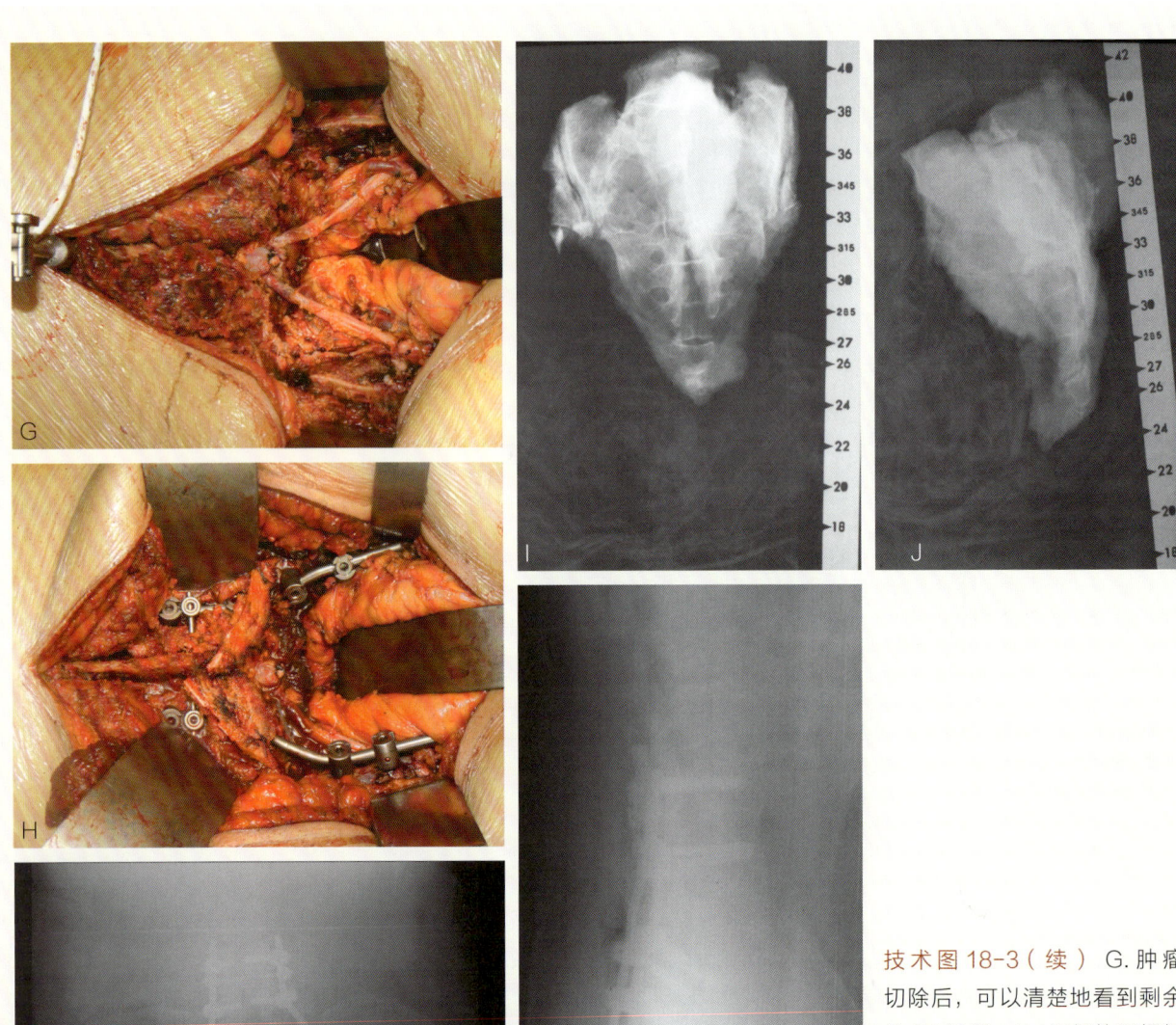

技术图 18-3（续） G. 肿瘤切除后，可以清楚地看到剩余的 S1 神经。H. 如何使用螺钉和杆构建骶髂关节稳定性。I-J. 切除的整个骶骨肿瘤的前位和侧位图。K-L. 术后正位和侧位 X 线片。

计算机辅助导航骶骨肿瘤刮除术

- 根据 CT 和 MRI 影像制订术前手术方案。术前，在计算机导航系统中标记两种影像中的肿瘤；术中，计算机导航系统帮助外科医生识别肿瘤的位置及肿瘤与周围结构之间的关系（技术图 18-4A-C）。
- 做后侧入路，从 L4 开始至尾骨。如前在骶骨肿瘤切除术中所述，竖脊肌显露于骶髂关节外侧（技术图 18-4D）。
- 患者追踪器放置在 L4 棘突中。
- 使用高速磨钻去除相应骶骨节段的椎板，到达硬脊膜并将其从肿瘤肿块中分离出来，用橡皮筋保护骶神经根，使其远离肿瘤。
- 进行完整的病灶内刮除术；使用刮匙和高速磨钻，至少刮除超越正常骨 5 mm；整个刮除过程由计算机辅助导航系统（技术图 18-4E-F）引导。
- 整个刮除术区都用冲洗枪进行冲洗；然后，使用计算机导航系统来验证是否所有肿瘤都已完全切除；手术旨在通过病灶内入路实现完整边缘（技术图 18-4G-I）。
- 最后，仔细止血后，冲洗伤口，并使用负压引流管，切口以常规方式闭合。

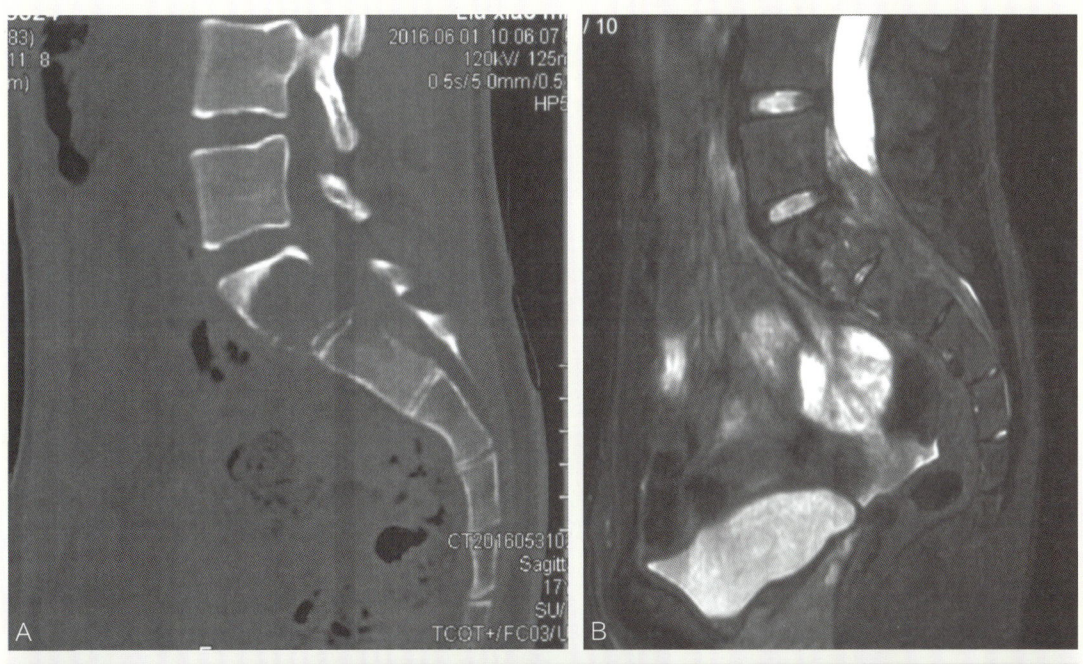
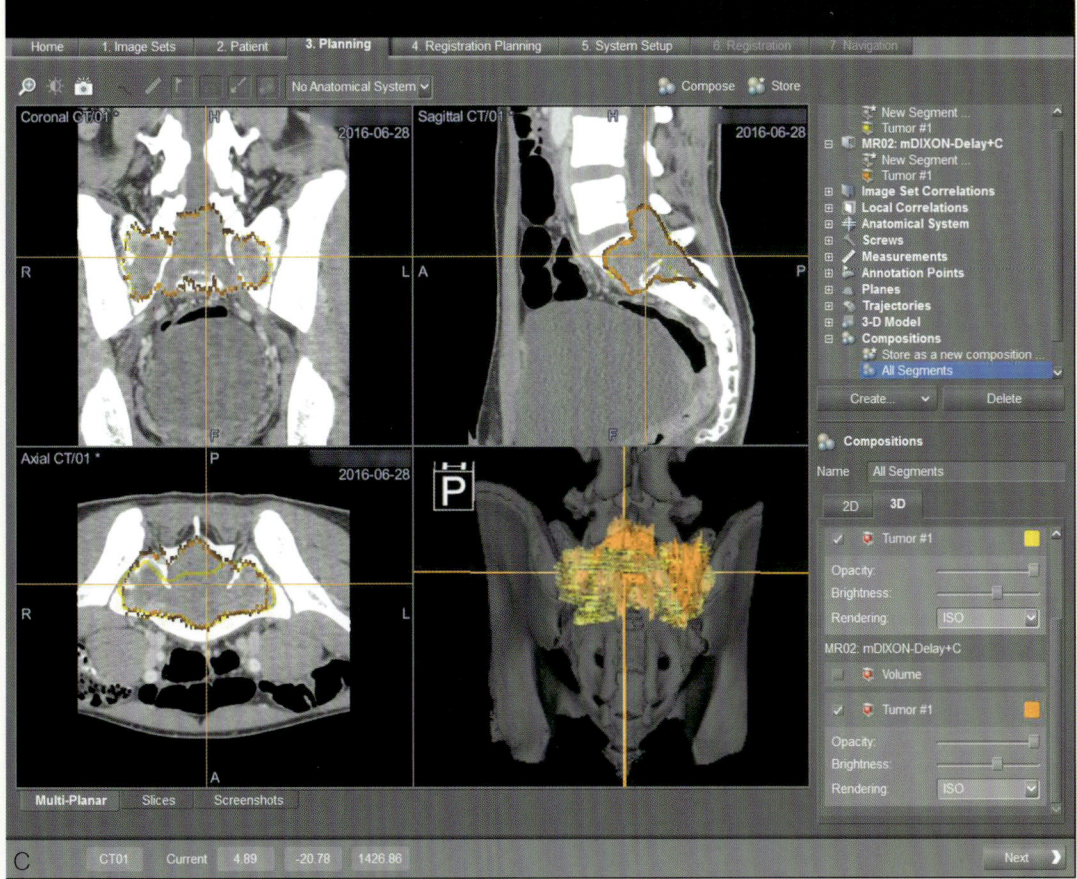

技术图 18-4　A. 术前 CT 扫描显示骨巨细胞瘤侵犯 S4~S5。B. MRI 显示肿瘤累及椎管。C. 术前制定手术计划时显示肿瘤所在位置。

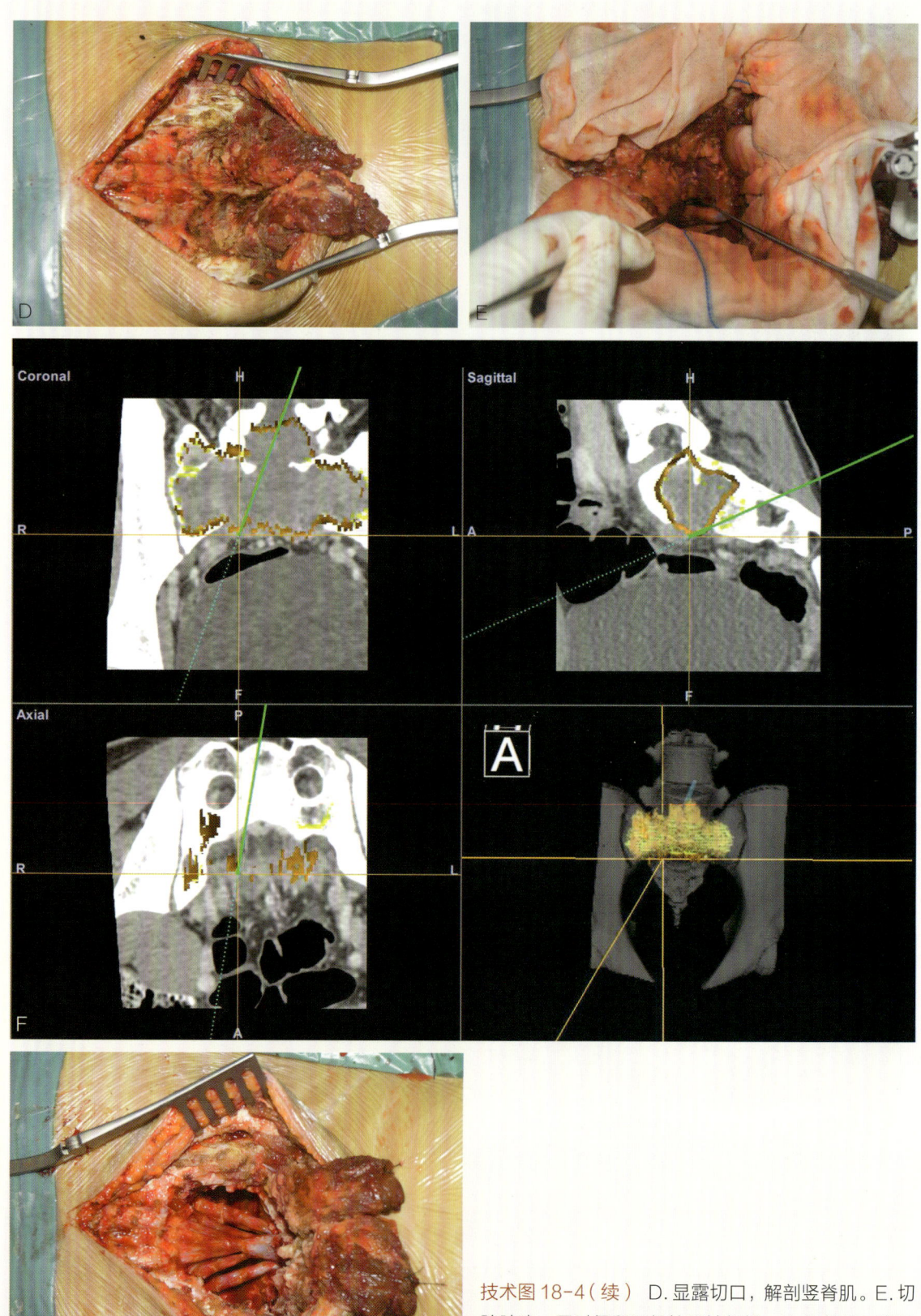

技术图 18-4（续） D. 显露切口，解剖竖脊肌。E. 切除肿瘤，同时保留和保护骶神经根。F. 导航用于指导刮除过程。G. 肿瘤切除后，可以清楚地看到骶神经。

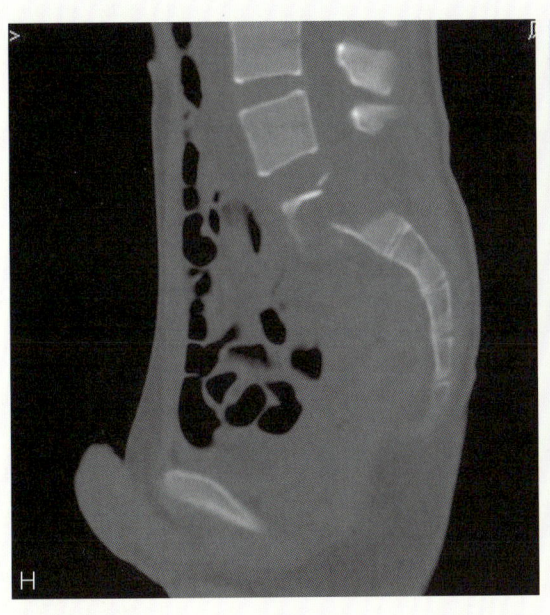
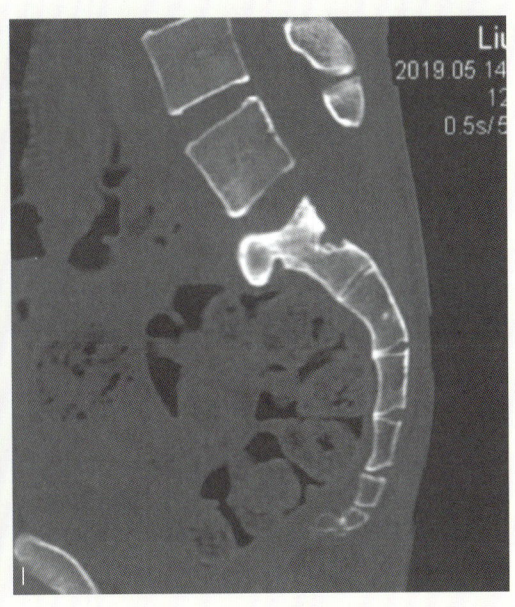

技术图 18-4（续） H. 术后 2 周的 CT 图像显示其切除情况。I. 术后 3 年的 CT 图像显示无局部复发。

要点与失误防范

术前	• 术前仔细阅读影像资料、精心的手术设计、充分的术前准备是手术成功的关键 • 术前 24 小时内的血管栓塞对于减少手术期间的失血非常重要。选择性栓塞和避免栓塞臀上动脉有助于防止皮瓣坏死
术中	• 后正中线入路是骶骨肿瘤切除术最常见的入路；如果肿瘤非常大，可以增加 2 个横向切口，形成横向放置的 H 形切口；皮瓣应切至深筋膜，以减少皮瓣坏死风险 • 如果肿瘤限制于骶骨，且竖脊肌没有受累，那么肿瘤切除后的空腔可以用这些肌肉填充 • 臀大肌、梨状肌、骶结节韧带和骶棘韧带易被肿瘤累及；建议在距离骶骨至少 1 cm 处切断这些结构，以确保有足够的手术切缘，从而降低局部复发的风险 • 骶前区域有一层松散的组织，直肠可以轻易地从该组织中直接分离，避免不必要的损伤
术后	• 有效的引流管应牢固地保持在适当的位置，24 小时引流量少于 20 mL 时再考虑拔除引流管，防止腔内形成大血肿，导致严重感染。应避免长时间躺卧，防止皮瓣坏死 • 术后应密切监测生命体征和切口引流情况 • 当出现以下一种或多种情况时，应考虑严重失血：短时间内引流迅速增加、腹部膨胀伴浊音、休克症状和血红蛋白快速下降 • 液体治疗、输血、临时夹闭引流管、紧急血管造影和栓塞是治疗失血的方法；不建议进行手术探查，因为它有导致进一步出血和感染的高风险 • 伤口容易感染；应密切监测皮肤坏死和伤口感染情况，早期清创和伤口闭合通常预后更好

术后处理

- 如果患者术后仰卧，则需要定期改变体位以防止皮瓣坏死；一旦患者生命体征平稳，应采用侧卧位。
- 患者应留在 ICU，密切监测生命体征和引流情况，应特别注意观察术后可能出现大出血等严重并发症。
- 围手术期应静脉注射抗生素，直到引流液少于 20 mL 并拔管。
- 如果未进行重建手术，患者可在术后 10~14 天开始下床行走。然而，如果进行了重建手术，在术后 4~6 周内不鼓励下床行走。
- 所有术后患者均应进行骶骨 X 线片和 CT 扫描，作为随访参照（图 18-8）。
- 标本的术后评估用于验证手术切除是否与术前设计相符（图 18-9）。

预后

- Todd 等[4] 回顾性分析了 53 例进行骶骨大部分切除术患者的肠道和膀胱功能。
  - 在双侧 S2~S5 神经根切除的患者中，均发生了肠道、膀胱功能的异常。
  - 在双侧 S3~S5 切除的患者中，正常的肠道和膀胱功能分别保持了 40% 和 25%。
  - 在双侧 S4~S5 切除、双侧 S3 神经保留的患者中，保持正常的肠道和膀胱功能分别为 100% 和 69%。
  - 在不对称骶骨切除、至少保留一个 S3 神经根的患者中，保留正常的肠道和膀胱功能分别为 67% 和 60%。
  - 在保留对侧骶神经的单侧骶骨切除术患者中，保留正常的肠道和膀胱功能分别为 87% 和 89%。

并发症

- 最常见的并发症是术中失血过多。造影及栓塞术可以显著降低术中出血量，特别是对于病死率较高（即高病死率或相当大病死率）的骶骨肿瘤。
- 感染是另一个常见的并发症。当发生感染时，对于任何内植物都是毁灭性的。围手术期需要联合使用抗生素，术前需要做好肠道准备。
- 伤口问题，包括感染、皮肤或肌肉坏死、伤口不愈合和伤口裂开，都是极具挑战性的并发症。切除术后的大空腔、覆盖伤口的肌肉不足及伤口可能出现的血肿是已知的感染危险因素。
- 骶骨肿瘤切除术中的直肠损伤已有文献报道，原因可能是直肠直接损伤或直肠的血供受损，直肠坏死通常

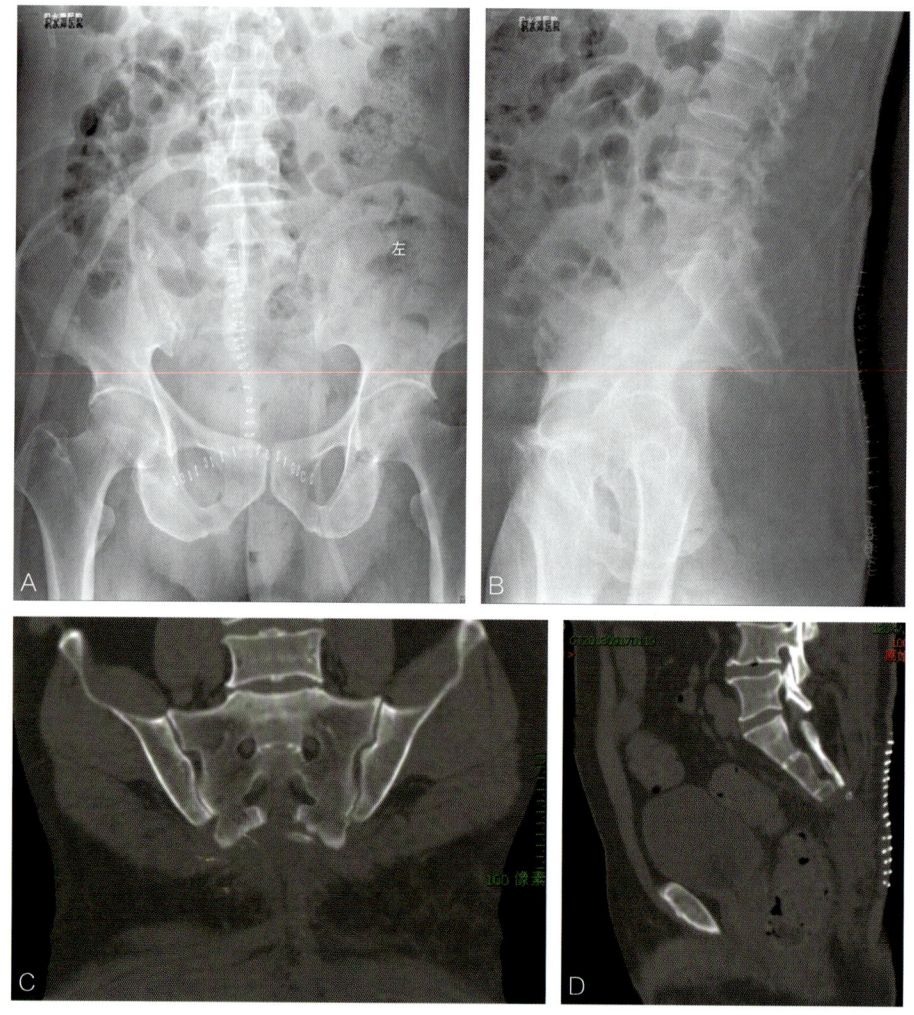

图 18-8 术后正位（A）和侧位（B）X 线片，以及冠状位（C）和矢状位（D）CT 扫描片。

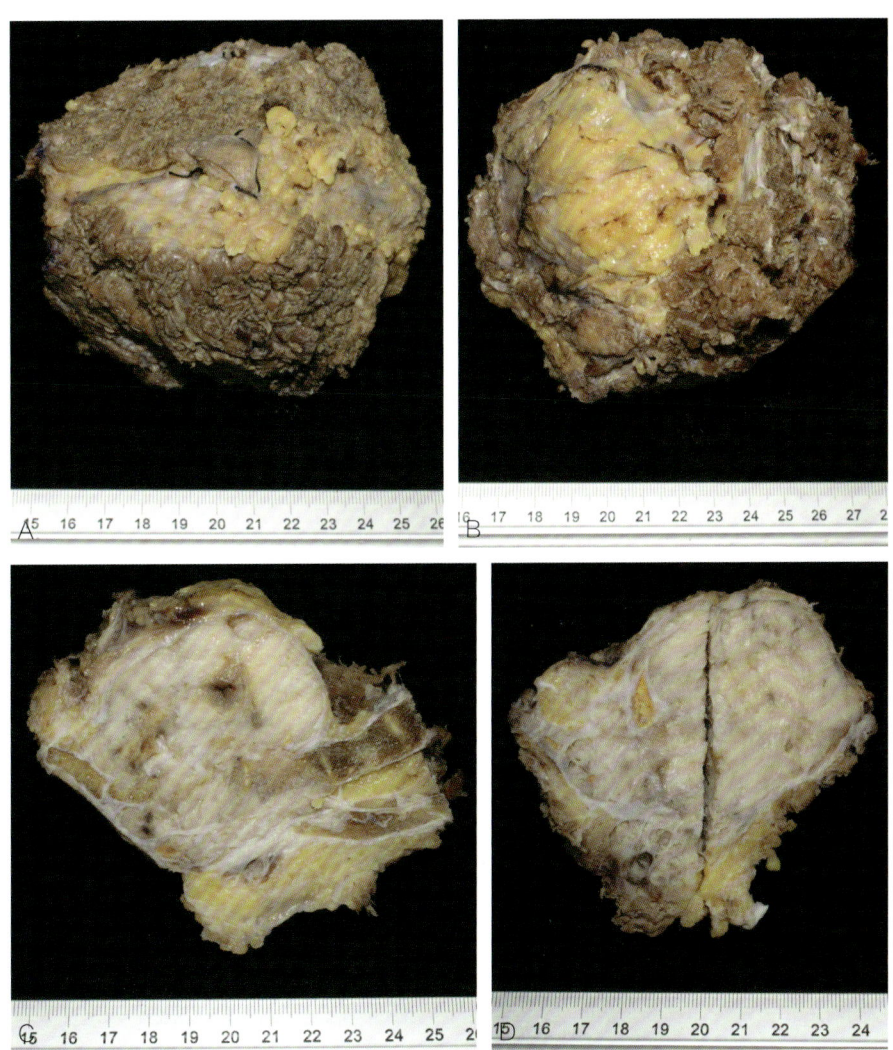

图 18-9　福尔马林固定标本。A. 骶骨后视图显示后方未见肿瘤。B. 骶骨前位片显示前方未见肿瘤。C. 剖开标本的矢状面显示骶骨切除术进行得很好。D. 标本轴位片显示切除边缘宏观呈阴性。

会加重感染。
- 神经损伤是一种常见的并发症，尤其是当神经受累或肿瘤局部复发时。当肿瘤很大且伴有广泛软组织受累时，应特别注意对坐骨神经的保护。
- 脑脊液漏是较为罕见的并发症。切断硬脊膜后不结扎和复发的高位骶骨肿瘤难以结扎是两个可能的主要原因，临床上应予以重视。

第19章 骨盆带肿瘤切除的手术解剖及分类概述
Overview of Surgical Anatomy and Classification of Pelvic Girdle Tumor Resections

Guido Scoccianti, Maurizio Scorianz, Giuliana Roselli, Davide Guido, and Domenico Andrea Campanacci

背景

- 骨盆的解剖结构复杂，盆腔空间小，其内器官组织多（图19-1）。对于外科医生而言，骨盆肿瘤切除术挑战性极大，常常需要多学科协作，了解每个学科的手术操作和方法。
- 广义的骨盆解剖应包括泌尿系统、胃肠系统、生殖器官、神经血管和骨骼结构，本章将致力于强化骨性骨盆外科解剖的基础知识，目的是指导骨肿瘤外科医生合理治疗骨盆及周围软组织肿瘤，包括手术方式的选择和手术操作的步骤。

解剖

- 骨盆可以分为3个区域，每个区域对应于单个或组合区域的几种手术类型，各有特点。
  - Ⅰ区：髂上翼，从骶髂关节到髋臼区。
  - Ⅱ区：包括所有髋臼周围区域。
  - Ⅲ区：包括骨盆剩余的前部、耻骨根部和坐骨支到耻骨联合。
- 在儿童中，骨盆的骨解剖结构包括3个不同的骨段，即髂骨、坐骨和耻骨，通过髋臼的Y形软骨连接在一起。
- 骨盆可以通过骨盆边缘分为较大（或"假"）骨盆和较低（或"真"）骨盆，"假"骨盆对应腹腔的下部，"真"骨盆对应骨盆边缘下方由骨盆骨严格包围的空间，盆腔包含肠道和泌尿系统器官的末端与生殖器官。这些重要的内脏结构可能发生脱位，或被盆腔骨或软组织肉瘤或骨转移性肿瘤直接侵犯（较少发生），因此必须彻底检查这些结构与肿瘤之间的关系。
- 神经、血管和肌肉结构围绕骨性骨盆，并以不同形式穿过上述3个区域。
- 这些结构与肿瘤之间的关系对于评估手术选择、切除类型、重建类型、可预测的功能丧失和恢复至关重要。

骨盆切除术的分类

- Enneking 和 Dunham [5] 在1978年提出了骨盆切除术的分类 [5]，至今仍是骨盆肿瘤手术中使用最多且被普遍引用的分类方法。
- 这种分类有几个优点：必要且容易使用，可重复，最重要的是以手术为导向。
- 根据这一分类，骨盆切除术分为以下3种类型。
  - Ⅰ型：切除髂上翼，保留髋臼和髋关节。骨盆的连续性根据肿瘤的侵袭情况而保留或牺牲，若选择牺牲，需要进行重建手术以恢复骨盆环的完整性。
  - Ⅱ型：切除受累髋臼周围区域（髋关节），因此必须评估髋关节重建或移位手术以恢复髋关节功能。
  - Ⅲ型：切除受累的骨盆环前部。与Ⅰ型一样，保留髋关节。
- 每种类型根据切除的范围和位置进一步分为以下亚型（图19-2）。
  - 亚型 A 和 B：切除范围仅在一个单独的区域（Ⅰ、Ⅱ或Ⅲ）中。
  - 亚型 C 和 D：切除范围包括跨越单一区域边界，也涉及相邻区域的一部分、骶髂关节或骶骨本身、对

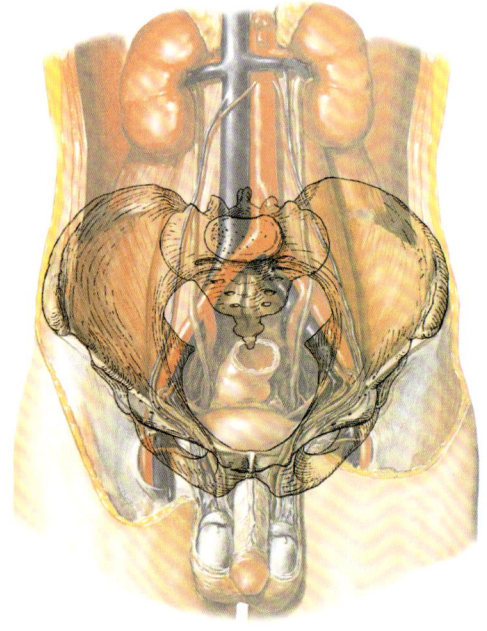

图19-1 骨性骨盆及其与主要血管、神经和内脏器官的关系（版权：Martin M. Malawer）。

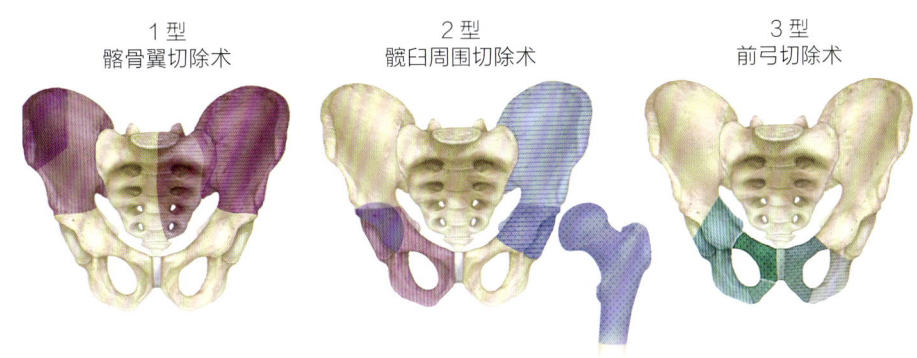

图 19-2 骨盆肿瘤切除术的分类。

侧前弓。
- 切除范围还可以涉及 2 个完整的区域（Ⅰ-Ⅱ和Ⅱ-Ⅲ）或全部 3 个区域（Ⅰ-Ⅱ-Ⅲ，即完全半骨盆切除）。
- 当骶骨也被肿瘤累及时，即为Ⅳ型切除。
- 根据股骨受累的范围，将包括股骨近端的切除术分为 H1 型（股骨头）、H2 型（转子上区域）、H3 型（转子下区域）[2, 4]。

骨盆周围结构

- 骨盆肿瘤的手术通常无法确定边界。骨盆肿瘤可向近端延伸至骶骨和脊柱、躯干和上腹部，向内侧延伸至内脏器官，向远端延伸至下肢。
- 在前侧，肿瘤可穿过耻骨联合而累及对侧半骨盆。
- 如前所述，Enneking 和 Dunham 分类已经解决了肿瘤延伸至骶骨或对侧骨盆前弓的问题，为此引入了特定的切除亚型，但是未对累及骶骨的Ⅳ型肿瘤详细描述。
- 对累及骶骨的Ⅳ型肿瘤选择治疗方式时，应首先评估骶部受累情况。为此，最近提出了一种附加分类（图 19-3）[6]，根据骶骨受累情况来区分Ⅰ区肿瘤。
  - Ps1，肿瘤侵犯骶髂关节，但同侧骶孔未受累。
  - Ps2，肿瘤累及同侧骶孔。
  - Ps3，肿瘤穿过中线，到达对侧骶孔。
- Ps1 类切除，骶髂关节处失去连续性，骨盆不稳定；Ps2 和 Ps3 类切除，由于骶骨失去对脊柱本身的支撑，导致整个脊柱骨盆复合体不稳定；Ps1 类切除需要个性化制订重建方案，包括单侧重建或脊柱骨盆固定；Ps2 和 Ps3 类切除需要双侧脊柱骨盆固定重建。
- 当保留骶骨时，骨盆和骶骨之间连结结构特别是骶髂关节的切除，可能会导致骨盆脊柱复合体的不稳定。
- 骶髂关节是位于髂骨和骶骨之间的 S 形关节，通过关节囊联合，由骶髂前韧带和骶髂后韧带组成的骶髂韧带复合体加固。
- 其他稳定骨盆脊柱复合体的韧带。
  - 骶棘韧带：为三角形韧带；基底附着于骶骨和尾骨

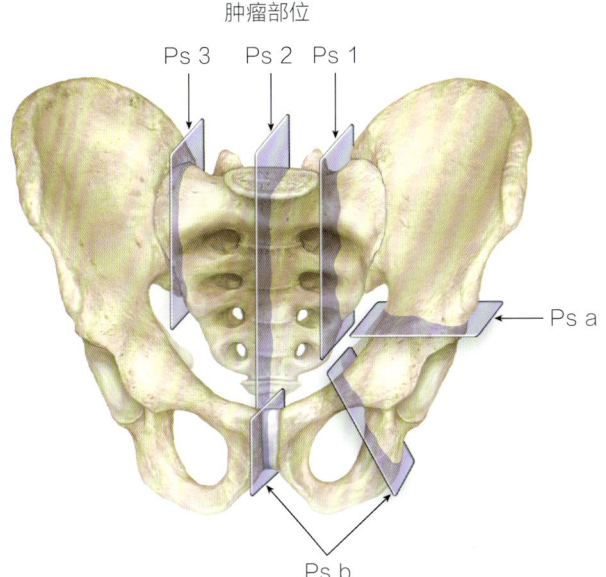

图 19-3 根据骶骨受累情况对Ⅰ区肿瘤的分类 [经允许引自 Zhang Y, Guo W, Tang X, et al. En bloc resection of pelvic sarcomas with sacral invasion: a classification of surgical approaches and outcomes. Bone Joint J 2018; 100-B(6):798-805]。

  的外侧缘及骶结节韧带；顶点附着在坐骨棘上；在Ⅱ型骨盆切除术中必须将其切开。
  - 骶结节韧带：也是三角形韧带；基底起源于骶骨、尾骨和骶髂关节囊；顶点止于坐骨结节和坐骨支（镰状韧带）；在Ⅲ型骨盆切除术中必须将其切开。
  - 髂腰韧带复合体：韧带起源于第 4/ 第 5 腰椎的横突，止于髂嵴的后部。在Ⅰ型切除术中必须将其切开。

主要血管

- 评估肿瘤和主要血管之间的关系是手术计划的第一步，这对于确定合适的手术步骤和方法（包括手术团队的组成及血管外科医生的最终需求）至关重要。
- 对于骨肿瘤外科医生来说，在骨盆肿瘤手术中，当计划或认为可能会血管重建时，最好有血管外科医生协助。
- 由于肿瘤影响，骨盆的解剖结构发生了改变，可能会很难识别和处理血管。
- 术前影像诊断至关重要，必须包括对比增强 CT 和 MRI 及特定的血管造影检查。
- 主动脉。
  - 腹主动脉通常在第 4 腰椎的水平、左右髂总静脉上方，分为左右髂总动脉。
  - 在少数情况下，分叉发生在第 4 腰椎间盘或第 5 腰椎椎骨水平。
- 髂总动脉。
  - 髂总动脉向骨盆边缘下行 5 cm，横跨髂总静脉，沿其外侧走行。
  - 该动脉在骶髂关节前方的骨盆边缘分为髂外动脉和髂内动脉，分叉点通常位于 L5~S1 椎骨、输尿管穿过腹膜的位置（图 19-4）。在从主动脉分叉到髂总动脉分叉的过程中，不会再产生动脉分支。
  - 识别髂总动脉分支和主动脉分支对正确识别骨盆血管及其外科处理至关重要。肿瘤引起的血管扭曲、解剖异常或手术可视化不足可能导致血管识别和结扎错误，并可能导致重要的功能损害。
- 髂外动脉。
  - 髂外动脉是髂总动脉在 L5~S1 椎体水平分叉后的较大分支。
  - 它沿着腰大肌的内侧缘下降，穿过腹股沟韧带，移行为股总动脉。
  - 髂外动脉的侧支包括腹壁下动脉、旋髂深动脉和腰肌的小分支。
- 髂内动脉。
  - 髂内动脉，也称为腹下动脉，是髂总动脉较小的末端分支，它是盆腔器官和臀肌的主要血供。
  - 它起源于髂总动脉的分叉处，向内侧下降至髂外静脉和闭孔神经，并在坐骨大切迹处穿出骨盆，在该处分为前干和后干。
  - 后干向骶骨（骶外侧上动脉和骶外侧下动脉）提供侧支血供，并通过髂腰动脉向腰肌和腰方肌、椎管及髂和腹部肌肉组织（髂腰动脉的髂支）提供侧支血供，之后它作为臀上动脉在骨盆外继续前行。尽可能保留这条动脉对于维持臀肌血供和避免这些肌肉的缺血性坏死非常重要，重要性不仅体现在维持肌肉的机械功能，而且体现在有活力的重要软组织对深层结构的覆盖作用上。
  - 前干的侧支是脐动脉和闭孔动脉。
  - 闭孔动脉沿着盆腔壁前行，与闭孔静脉和神经一起

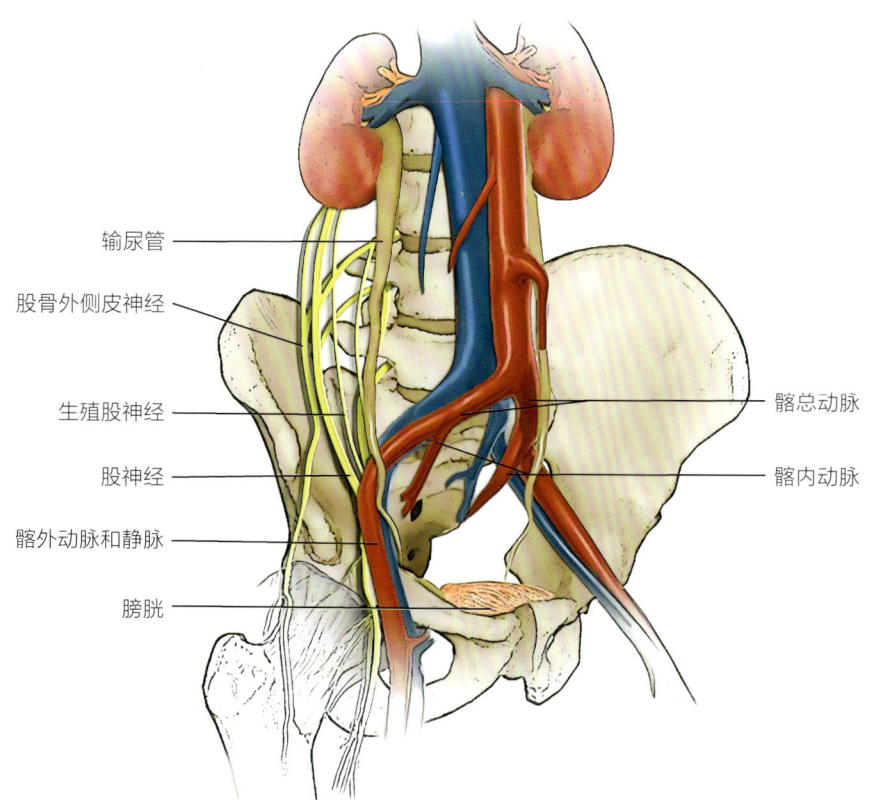

图 19-4　骨盆及其与主要血管的关系（版权：Martin M. Malawer）。

通过闭孔管穿出盆腔；可以在没有显著功能损失的情况下牺牲这些结构，并且这在Ⅲ型切除中是必要的。
- 髂内动脉的前干在其末端分叉为阴部内动脉（其分支滋养泌尿生殖系统和直肠周围组织结构）和臀下动脉，产生指向臀大肌和外旋肌的分支，以及坐骨神经的伴随动脉。
- 由于解剖变异较为常见，在解剖这些血管时应非常小心。
- 在盆腔肿瘤手术中有必要结扎髂内动脉和静脉（或一个/多个分支），髂腰动脉髂支结扎术通常在手术中进行，该动脉为腰大肌和腰方肌供血，可在腰大肌内侧边界的髂腰动脉分叉处识别。
- 死亡冠。
  - "死亡冠"是一种解剖变体，10%~30%会出现该变体[3]，由闭孔动脉和髂外动脉或腹壁深下动脉之间的血管吻合构成（图19-5），识别和处理死亡冠至关重要，若意外损伤可能会发生大出血。
  - 吻合血管通常位于耻骨联合外侧3 cm。

神经
- 坐骨神经。
  - 坐骨神经是人体最大的神经。神经从骶丛L4、L5、S1、S2和S3发出；神经纤维会聚成一条神经，通过坐骨大切迹穿出骨盆；然后穿过梨状肌下方，向下延伸到大腿的后室，与坐骨动脉、臀下动脉分支伴行。
  - 已知与梨状肌相关的坐骨神经解剖变体有6种[1]。在最常见的变体（90%）中，坐骨神经在通过梨状肌下时不分开（图19-6）；在其他变体中，神经穿过梨状肌或分支从梨状肌上方离开，在手术过程中需要特别注意。
  - 在骨盆手术过程中，识别坐骨神经及其伴随结构以正确保护该结构极其重要。在骨盆手术中，神经最容易在坐骨大切迹或腰肌下方识别。
  - 在骨盆手术中，导致暂时性或永久性功能丧失的坐骨神经张力性损伤并不罕见；因此，不仅要注意避免直接损伤，还要注意避免过度牵拉神经。髋关节伸展和膝关节屈曲可降低手术过程中的神经张力，降低损伤风险。
- 股神经。
  - 股神经是腰丛的最大分支。该感觉运动神经起源于L2、L3和L4的腹侧支的背侧分支；神经通过腰大肌下行，从腰大肌外侧边界的下部出来，然后在腰大肌和髂肌之间穿行，在髂腰肌表面向远侧延伸；神经从骨盆穿出后通过腹股沟韧带，与髂腰肌一起穿过肌腔隙，进入大腿上部的Scarpa三角（或股三角）；股三角在腹股沟韧带下方，位于股动脉和股静脉的外侧。
  - 为了在Ⅱ区和Ⅲ区骨盆手术期间保护神经，应该扩大显露其在骨盆内的部分（髂筋膜下、腰大肌和髂肌之间）及腹股沟部分（必须通过打开腹股沟管来将其释放和移动）；增厚的腹部筋膜（髂耻弓）将包含髂腰肌、股神经和股骨外侧皮神经的肌腔隙与包含股血管和淋巴管的血管腔隙分开。
  - 尽管在盆腔切除术中通常保留神经，但将其切除时也可保留部分功能。患者通常需要刚性护膝辅助站立，

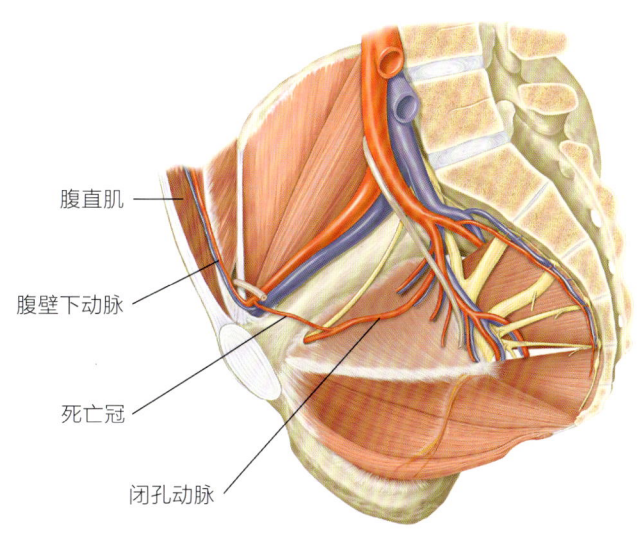

图19-5 死亡冠。

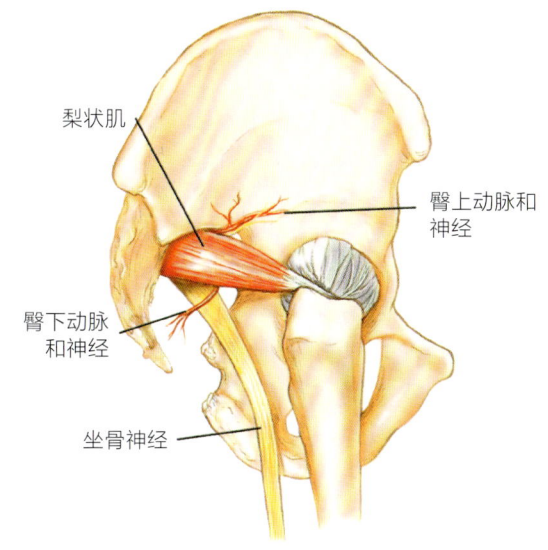

图19-6 坐骨神经和梨状肌之间的关系（版权：Martin M. Malawer）。

以避免由于股四头肌功能丧失而导致的膝关节不稳。
- 如果必须同时切除坐骨神经和股神经，则应考虑截肢。
- 闭孔神经。
  - 闭孔神经支配股内侧间室的肌肉，控制髋关节的旋转和内收。
  - 该神经起源于 L2~L4 的腹侧分支，穿行于腰大肌下降，在骨盆边缘自腰大肌内侧缘潜出。闭孔神经沿着真骨盆的内侧壁，从闭孔血管的前上方和闭孔内肌内侧穿过，并通过闭孔的孔上部穿出骨盆，分成前支和后支。
  - 闭孔神经在其起源（可能包括 L1 和 L5）及其分支上具有高度的解剖变异性；最常见的分支部位是闭孔管内，其次是大腿。
  - 闭孔神经通常可以在Ⅰ型和Ⅱ型切除术中保留，术中应谨慎分离髂肌和腰大肌之间的平面。在Ⅲ型切除术中，常切除闭孔神经。
- 腰丛感觉神经。
  - 骨盆切除术可能累及腰丛的数条感觉神经。
  - 髂腹下神经（L1）、髂腹股沟神经（L1）、生殖股神经（L1、L2）和股外侧皮神经（L2、L3）最可能被累及。
  - 股外侧皮神经（L2、L3）先从腰大肌外侧缘穿出，通过髂肌表面，于髂前上棘的内侧离开骨盆，在大多数骨盆肿瘤手术中通常会被牺牲，从而在股前外侧留下一个感觉减退的区域。

输尿管

- 输尿管的解剖在盆腔肿瘤手术中特别重要，因其位于腹膜后，是最容易受到肿瘤侵袭和手术损伤的尿道结构。
- 输尿管起于肾盂，然后沿着腰大肌的内侧和前表面下降；在骶髂关节水平，输尿管从骨盆边缘进入骨盆，跨过髂总动脉分支。
- 在盆腔内，输尿管向前下行至髂内动脉，沿着骨盆外侧壁，在坐骨棘水平向内侧转向到达膀胱。
- 输尿管壁上存在的一层肌肉有助于在术中识别输尿管，当其与手术器械的尖端接触时，会产生主动反射运动。
- 在对女性进行输尿管手术时，必须特别注意输尿管附近的卵巢（当其穿过骨盆边缘时）和跨过输尿管的子宫动脉（在坐骨棘上方和内侧 2~3 cm 处）。

腹股沟管

- 腹股沟管斜于腹股沟浅环和深环之间，被以下结构包围。
  - 前壁：腹外斜肌和腹内斜肌肌腱膜。
  - 后壁：联合腱和腹横筋膜。
  - 上壁：腹内斜肌和腹横肌。
  - 下壁：腹股沟韧带。
- 男性腹股沟管包含精索（包含输精管、睾丸动脉和提睾肌动脉、自主神经和淋巴管、髂腹股沟神经和生殖股神经的生殖支、提睾肌），女性包含子宫圆韧带和髂腹股沟神经。
- 腹股沟管被皮下脂肪覆盖，管下可见髂腰肌和外侧的股神经（肌腔隙），以及内侧的髂外血管（包含血管腔隙中），称为股血管（详见下文）。

血管腔隙和肌腔隙

- 血管腔隙和肌腔隙位于腹股沟韧带和髂骨耻骨之间（图 19-7）。
- 这两个区域由髂耻弓划分，髂耻弓是腹部筋膜在腹股沟韧带和髂耻隆起耻骨处的增厚。
- 肌腔隙包含髂腰肌、股神经和外侧皮神经。
- 血管腔隙包含股动脉、股静脉和生殖股神经的股支。

耻骨后隙

- 耻骨后隙是膀胱和耻骨之间的腹膜外间隙，位于腹横筋膜后面，以腹膜为界，包含结缔组织、脂肪和静脉丛。
- 当在前弓进行手术时，识别和分离这个空间以避免损伤膀胱。在切除耻骨联合或从内侧切除耻骨和坐骨支时，为了保持尿道的完整性必须特别注意该结构。

影像学和其他诊断性检查

X 线

- 传统放射学检查是评估骨受累的重要影像学技术，但

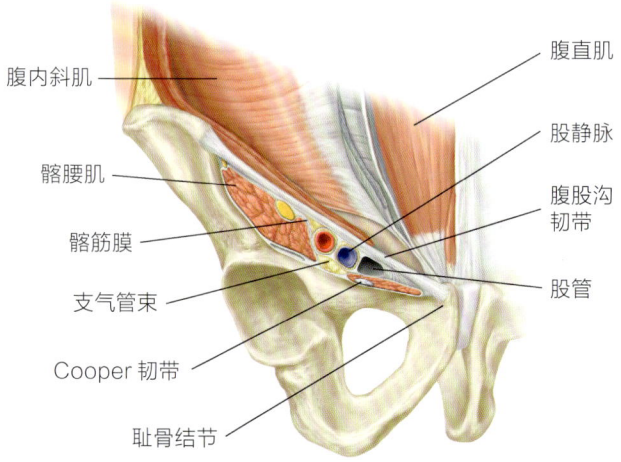

图 19-7　血管腔隙、肌腔隙以及位于该区域的结构。

在评估骨盆骨肿瘤方面价值有限且敏感性低。骨盆的复杂解剖结构，存在许多重叠的结构和肠内容物，使得常规 X 线片很难辨识（图 19-8）。
- 此外，由于剧烈疼痛导致患者定位不准确，骨盆 X 线检查时无法做到最佳体位，因此骨盆和骶骨病变在 X 线片上经常被忽略。
- 诊断的延误不仅是因为该区域常规成像的敏感性低，而且因为肿瘤症状出现较晚，只有在疾病晚期，疼痛、可触摸肿块和（或）神经功能受损时症状才会明显。
- 由于 X 线片通常无法显示，因此建议采用进一步的影像学方法（如 CT 和 MRI），对骨和软组织肿瘤进行初步评估和随访。

CT

- CT 是检测盆腔病变的敏感技术，可以提供重要的诊断信息，包括：肿瘤的尺寸、形状和边距；肿瘤基质的存在和性质；骨皮质外观；骨膜反应类型；软组织肿块（图 19-9）。
- CT 还可量化骶管、骶髂和（或）髋关节的受累情况。
- 结合对比增强和三维重建，CT 是术前计划中评估骨受累程度和研究肿瘤与骨盆血管束之间关系的最佳技术。CT 血管造影（CTA）能够提供高分辨率的血管图像；三维重建能够对骨骼、软组织、血管结构和肿瘤之间的解剖关系进行极好的评估。
- CT 的主要限制是与 MRI 相比软组织分辨率较差。
- 然而，CT 是局部和全身检查的基本工具，它仍然是骨肿瘤患者全身分期的首选技术。
- 在术前规划中，CT 已成为设计和生产定制假体的基本工具（与 MRI 相结合，以更好地定位肿瘤边缘）。

MRI

- 标准 MRI 是临床诊断和手术规划的首选技术，也是盆腔肿瘤评估的基本手段。
- MRI 可以对病变进行详细分析并准确检测肿瘤扩散到骨或软组织的情况（图 19-10）。与 CT 一样，标准 MRI 可以确定骶髂关节、髋关节及骶管的受累程度。
- 此外，由于其固有的高对比度分辨率，MRI 是评估骨髓受累的最有效工具，因此对肿瘤局部分期很重要。
- 对比剂（钆）的使用提高了瘤周软组织浸润和血管受累的诊断准确性。MRI 血管造影（MRA）已成为评估

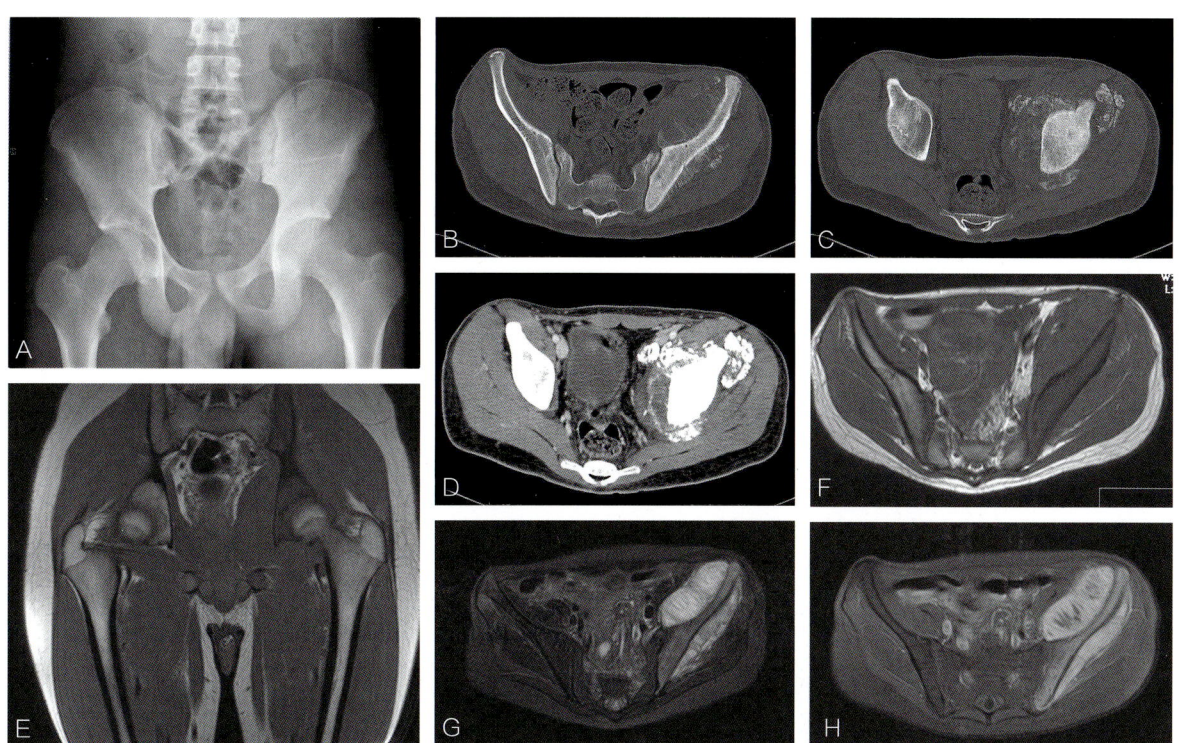

图 19-8　骨肉瘤。A. 常规 X 线片显示髂骨、坐骨和耻骨弥漫性、界限不清的硬化。B-D. CT 扫描显示髂骨翼和髋臼矿化，伴有弥漫性侵袭性针状和不规则混合型骨膜反应（"日光征"）；骨骼外部分矿化的软组织成分向骨盆内侧延伸，毗邻髂血管束，侧向浸润臀肌。E-F. T1 加权 MRI 显示肿瘤组织均质低信号。G. 由于存在非矿化骨样基质，T2 加权像显示骨内和骨外肿瘤组织的高信号。H. 抑脂像显示肿瘤肿块弥漫性增强，由于其低信号矿化成分，骨外组织呈现不均匀性。MRI 能对肿瘤肿块、神经血管结构和骨盆器官之间的空间关系进行最佳评估。

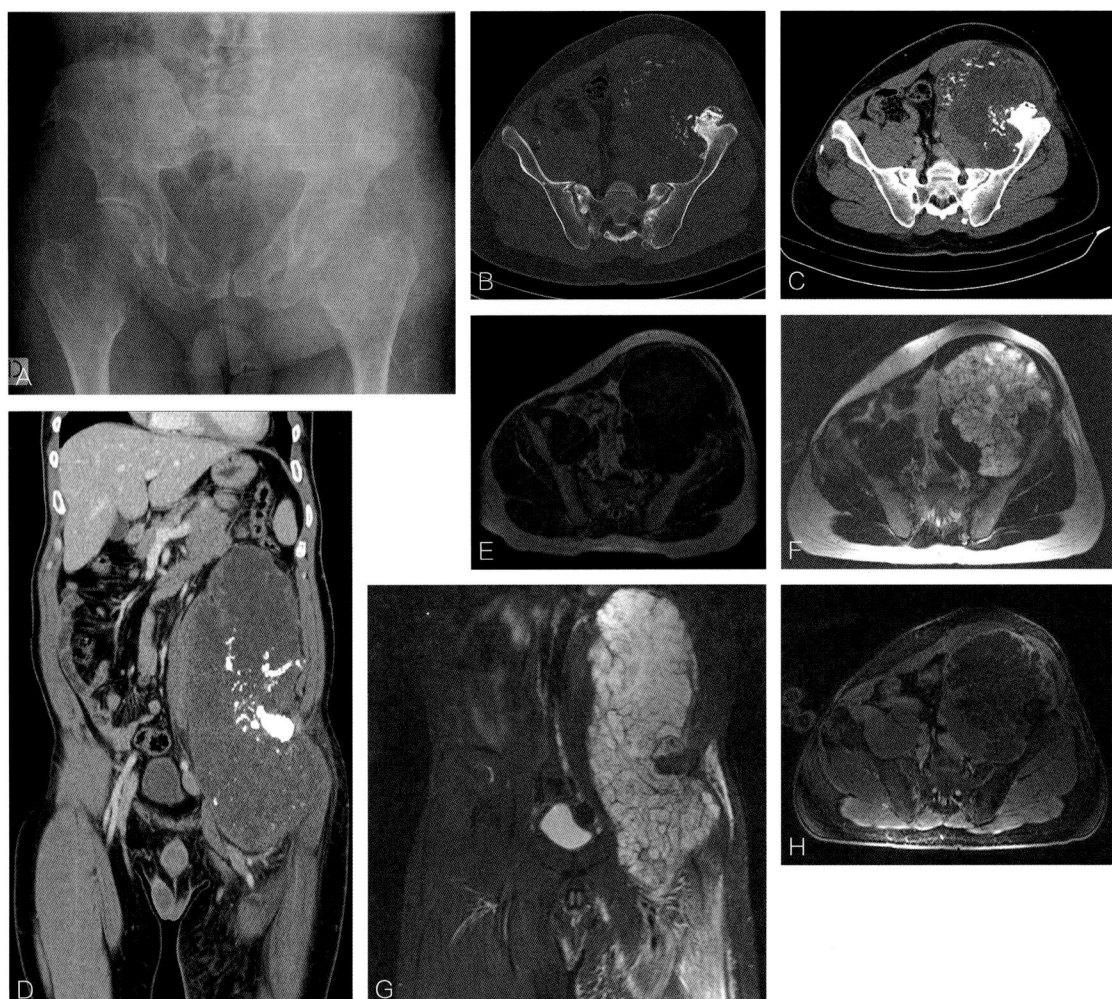

图 19-9 多发性遗传性外生骨疣中的软骨肉瘤。A. 常规 X 线片显示左髂翼上方高密度突出，其特征为存在与软组织成分和软骨样钙化相关的硬化区。B-C. 轴向 CT 显示盆腔大肿块，伴软组织成分和病灶内多发钙化，软骨样基质特征，如环状、弧形或爆米花状钙化。骨盆左侧见源于髂骨的骨软骨瘤大肿块。D. CT 冠状面显示纵向肿瘤和明显的肿块侵及骨盆和腹部结构，腰肌、血管结构、输尿管和膀胱向右移位。E-G. MRI 显示广泛肿块，T1 加权像呈现大量低信号强度，在 T2 加权序列和 STIR 图像上信号强度很高。H. 轴向抑脂像对比显示不均匀增强，多为外周，有部分内隔，对应透明软骨小叶间纤维血管分隔，肿块与膀胱、输尿管和血管结构之间的脂肪平面完整。

肿瘤血管侵犯的基本技术，因为它能准确描绘解剖结构和肿瘤动脉受累情况。
- MRI 在监测新辅助治疗的治疗反应和监测肿瘤复发方面也发挥着重要作用。

数字减影血管造影
- 数字减影血管造影（DSA）是真正的血管评估临床金标准，但考虑到它的风险及 CTA 和 MRA 技术进步，目前它不适合常规使用。
- 事实上，DSA 用于解决 CTA 或 MRA 无法解决的血管特殊问题，并用于治疗，尤其是用于在手术前栓塞肿瘤的主要血管，以减少术中出血。

- 在一些无法手术的肿瘤或其晚期全身性转移的病例中，选择性动脉栓塞也可以作为独特的姑息治疗。

核医学
- ^{99m}Tc 骨扫描在检测全身转移（主要是成骨细胞）方面很敏感，可用于评估骨受累和肿瘤血管情况。长期以来，它一直是核医学研究肿瘤骨受累的首选方法（某些特定组织类型除外）。
- 在过去的几十年中，氟脱氧葡萄糖正电子发射断层扫描（FDG-PET）在诊断、分期和评估许多不同肿瘤（包括骨肉瘤）的新辅助治疗中起着重要作用。
- 在分期方面，FDG-PET 检测骨转移比骨扫描更敏感和

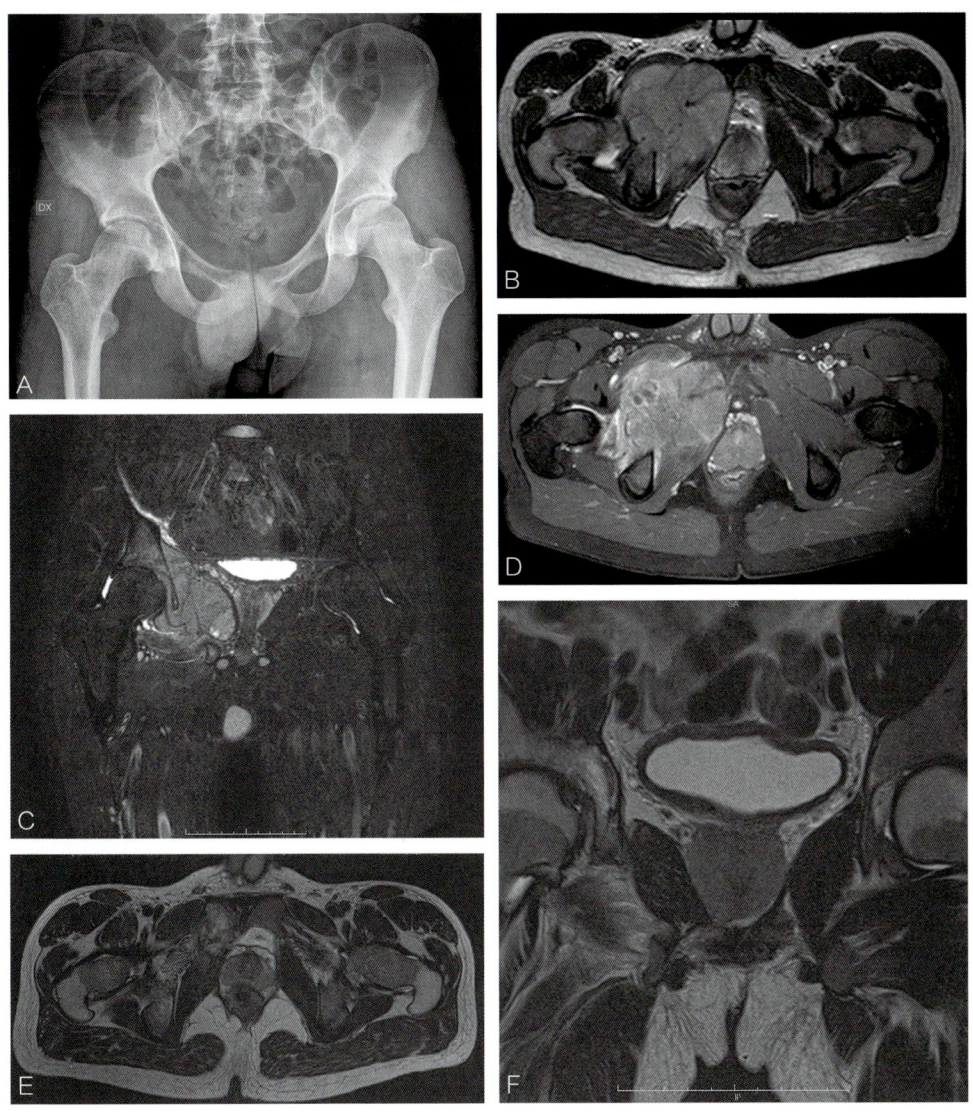

图 19-10 尤因肉瘤。A. 骨盆正位片显示右侧耻骨上支和髋臼边缘模糊，耻骨附近皮质轮廓不清晰，骨膜反应薄而不规则。B-D. MRI 显示右侧耻骨上下支、耻骨体和延伸至髋臼的坐骨破坏。一个大软组织肿块侵袭骨盆，移位并压迫前列腺，累及闭孔内肌、闭孔外肌、大收肌、短收肌和耻骨肌；肿瘤在 T1 加权像显示低信号，在 T2 加权序列（B）和 STIR 图像（C）中显示出中等信号强度，造影后图像上显示出弥漫性增强（D）。E-F. 化学治疗后，MRI 显示骨骼受累且无骨骼外软组织成分，这与新辅助化学治疗反应良好有关。闭孔内肌显示出正常的形态和强度信号，前列腺可以保存。

特异；PET、CT 和 MRI 技术的进步及这些技术的联合应用扩大了 FDG-PET 的作用，包括治疗反应评估和术后小复发的早期检测。
- 骨扫描和 FDG-PET 都是验证连续软组织肉瘤累及骨的宝贵工具。

术中成像
- 成像工具和技术不仅对于诊断很重要，而且对于外科医生术中辅助也很重要。
- 在骨肿瘤的活检中，图像引导是必需的，CT 通常是应用最广泛和最有价值的技术。对于特殊的临床情况，最近还引入了 MRI 引导甚至 PET 引导活检程序。
- 术中诊断技术在过去几十年中不断进步。
- 术中 C 臂机透视是所有骨科医生的老伙伴，目前它仍是一种有价值的工具，但在像骨盆这样的困难部位，传统 X 线成像通常很难分析。
- 这导致了术中 CT 设备的引入，现在已成为术中图像引导的金标准，但是这些设备的高成本使得其很难广泛应用。

第20章 骨盆带肿瘤切除术
Resections around the Pelvic Girdle

Domenico Andrea Campanacci, Maurizio Scorianz, Francesco Muratori, Giovanni Beltrami, and Guido Scoccianti

背景

- 由于骨盆区的解剖结构复杂,骨盆肿瘤的切除与重建极具挑战性。骨盆重建在过去的几十年间,是骨肿瘤新技术和新术式发展最快的领域。因为该领域尚无完美的解决方案,它仍然是学界关注及研究的热点。
- 目前尚无统一的指南或决策指导。每一个手术方案都需要根据患者的个性化特征定制,包括患者的年龄、发病部位、肿瘤的侵犯范围、全身状况、预期寿命、身体功能、术前肿瘤治疗情况(化学治疗或抗肿瘤药物治疗、放射治疗、手术)、正在进行和将要进行的抗肿瘤治疗、神经血管受累情况、局部皮肤条件等。最终的手术方案需要全面协作、综合考虑才能做出决定,并需要与患者充分沟通。
- 制订治疗计划需要多学科合作,同时骨科医生常需与胃肠外科和(或)泌尿外科医生合作。
- 作为骨盆肿瘤的主刀医生,在有经验的专业诊疗中心进行培训必不可少,需要全面掌握各种可获得的不同技术,并且要能够认知并正视自己及医疗团队经验的局限性。

适应证

- 对于肿瘤手术来说,确定手术时机和手术方案是第一步,有时也是最难的一步。
- 骨盆切除术的适应证。
  - 原发恶性骨肿瘤(骨肉瘤、尤因肉瘤、软骨肉瘤是最常见的病理组织类型)。
  - 侵犯骨盆环的软组织恶性肿瘤。
  - 侵袭性良性骨肿瘤(虽然骨巨细胞瘤是一种良性肿瘤,但当其侵袭范围广泛时常需进行手术切除)。
  - 累及骨盆的转移性肿瘤,患者有足够的预期寿命,全身转移病灶相对局限。
  - 髋关节置换术后"灾难性"髋臼周围大量骨缺损(假瘤形成;广泛的内壁缺损合并髋臼杯内陷和骨盆环不连续)。
- 绝对禁忌证。
  - 肿瘤广泛全身转移,预期寿命短。
  - 主要的血管(髂血管/股血管)受肿瘤侵犯(除非可以进行血管重建)。
  - 坐骨神经及股神经同时被肿瘤侵犯。
  - 放射治疗所致的广泛而弥漫的纤维化和皮肤改变。
- 相对禁忌证。
  - 肿瘤侵犯坐骨神经或股神经之一。
  - 伴发疾病导致手术高风险。
  - 中等程度的皮肤问题,或肿瘤切除需要切除大面积的皮肤(需要局部或游离组织瓣重建)。
- 当因为禁忌证不能进行保肢手术(内半骨盆切除术),无论重建或旷置时,可以选择以下两种方案。
  - 当禁忌证为局部条件受限时(血管神经受累或皮肤问题),可选择半骨盆截肢术。
  - 当肿瘤全身广泛转移,或因为严重合并症不能耐受手术时,可选择保守治疗(放射治疗、化学治疗、姑息治疗)。
- 进行半骨盆截肢术,关闭伤口时,需要特别注意皮肤条件和皮缘/皮瓣的血运情况。因为缺血和(或)感染是骨盆肿瘤术后发生率非常高的伤口并发症。而且,伤口并发症会增加深部感染风险。

手术治疗

- 根据肿瘤侵犯及手术切除的部位,骨盆肿瘤切除可分为 I ~ IV 型。
  - I 型切除:切除整个或部分髂骨翼,但不包括髋臼区。
  - II 型切除:髋臼周围切除,切除后需要进行髋关节重建,除非选择旷置术。
  - III 型切除:骨盆前弓部[髂耻区和(或)坐耻区]切除。
  - IV 型切除:骶骨切除。

术前计划

- 精确的术前计划是任何外科手术的关键。由于骨盆复杂的解剖结构，以及肿瘤可能累及血管、神经和内脏等重要组织器官，手术计划对于骨盆肿瘤手术来说更是至关重要。
- 影像学诊断已在第 19 章进行了讲解。收集和分析所有可能有用的术前影像资料（MRI、CT、骨扫描、PET/CT），用以确定手术切除的范围、受累的结构、截骨的位置及可用的重建方法。
- 近年来，随着多种影像学综合诊断和术中导航技术的发展，使得术前制订高质量和准确性的计划、术中精确实施术前计划的能力也明显提高。通过 MRI 和 CT 影像数据的融合，以 MRI 影像更精确地勾画出肿瘤的侵犯范围，以 CT 或 X 线影像数据设定导航标记点，从而实施精确手术切除。
- 目前主要有两种方法可以用来帮助外科医生术中准确定位术前计划截的骨平面，包括术中导航技术 [应用计算机辅助手术系统（CAS）、术中透视或术中 CT] 和 3D 打印个性化截骨导板。前者需要手术室有特殊的设备，而后者在任何手术室均可操作，两种方法哪种更具优势目前仍有争议。
- 骨科医生和生物医学工程师之间的合作非常重要。骨科医生需要学习必要的计算机科学技能，以便可以和工程师协同工作。骨科医生根据肿瘤的侵犯程度、受累的结构、手术切口等准确设计最佳的手术方案。
- 骨盆手术是最需要外科多学科合作的，术前规划时就需要确定和骨科医生一起参与手术的其他外科专家，包括普通外科、血管外科及泌尿外科等。
- 肿瘤侵犯或可疑侵犯肠道管腔时，术前计划应包括肠造瘘术，同时应告知患者这一手术操作及其可能带来后果。同样的，对于可能进行泌尿系 [膀胱和（或）输尿管] 修补与重建也需要充分考虑，并告知患者。

术前评估和患者准备

- 术前由包括临床医学（medical specialists）和麻醉科专家组成的团队对患者进行准确的评估至关重要，需要对患者术前的实验室检查和其他辅助检查结果进行深入的综合分析，以便对患者心血管系统和呼吸系统功能等做出准确评估。
- 患者进入手术室前，需要确定有 ICU 床位备用，以便患者术后可以进入 ICU。骨盆肿瘤手术不能在没有 ICU 的医院进行。
- 骨盆手术可能出现大量失血的情况，术前应做好在手术室大量输血的准备。
- 患者术前应常规进行肠道准备，特别是对于术中可能需要切除肠道的患者。当手术涉及直肠区域时，术前应插入直肠探子，使术者在术中可以扪及，以便帮助确定直肠的位置。
- 常规应用球囊导尿管。

患者体位

- 患者体位根据肿瘤切除部位而定。大多数情况下（Ⅰ、Ⅱ、Ⅳ型切除）采用患侧在上的侧卧体位，允许患者向前和向后倾斜，以便显露后方结构（至骶髂关节，如果骶骨受累，需要向后内侧超过骶髂关节），以及前方和腹内结构（图 20-1）。向后倾斜程度，应该可以使患者达到半仰卧位程度。
- Ⅲ型切除术时，多采用仰卧位或患侧在上的半仰卧位。
- 手术野（消毒范围）应充分显露，除患侧腹壁外，对侧腹壁也应部分显露，向后到达脊柱（棘突），如果需要前方应达到对侧耻骨区。
- 建议使用手术贴膜（adhesive plastic draping）覆盖显露的皮肤组织。一方面可以增加无菌效果，同时避免因术中患者不断改变体位（前后倾斜，髋关节运动）而造成手术野污染。

手术入路

- 实用骨盆手术入路（由 Enneking 和 Dunham[1] 提出并推广流行的骨盆肿瘤手术入路）是目前在骨盆肿瘤手术中应用最广泛的多用途手术入路。该入路适用于各种类型的手术切除，可以实现从骶骨到耻骨联合及股骨近端的部分或完整显露。
- 近年来，对于一些特殊情况提出了不同的手术入路。

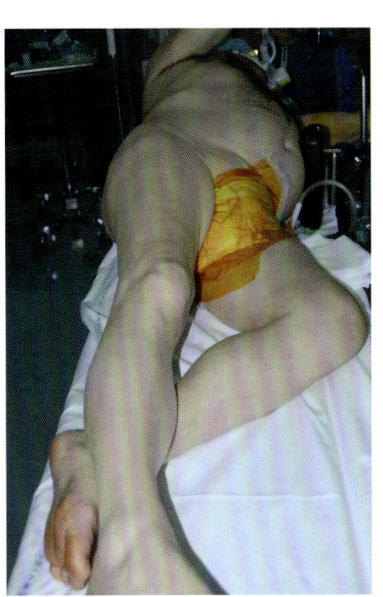

图 20-1 手术台上患者的体位。允许患者在侧卧位和半仰卧位之间转换。

例如改良 Ollier 入路，应用于髋臼周围肿瘤切除，可以减少在传统入路比较常见的伤口并发症的发生率。
- Ollier 入路最早由 Ollier 于 1891 年提出。
- 大多数骨盆肿瘤手术仍采用实用骨盆手术入路，所以本章将对该入路进行详细讲解。另外，对于改良 Ollier 入路的主要特点和可能适应证也会进行讨论。

功能优先入路

切口与显露

- 切口起自髂后上棘，向前沿髂脊至髂前上棘，经髂前上棘向股前外侧延长，弧形向远端至股骨大转子以远 10 cm 处。如果手术需要，可继续向大腿远端延长（技术图 20-1A-B）。
- 如果需要向内侧延长切口，可以从髂前上棘沿腹股沟韧带向内侧加做切口，使整个切口呈三叉形。
- 为显露髂骨翼，从髂骨外侧分离臀肌，内侧分离腹肌，首先沿髂脊切开腹肌与臀肌止点之间的"白线"，即无血管的筋膜-骨膜层，然后向两侧掀开肌肉。外侧就形成了由皮肤、臀肌筋膜和臀大肌组成的筋膜肌皮瓣（技术图 20-1C-D）。
- 根据肿瘤侵犯范围，为获得足够的肿瘤切除边界，臀中肌和臀小肌的深层需要留在髂骨上。在腹部侧，整个髂肌常需要连同肿瘤和受累骨骼一起完整切除。
- 从髂骨翼分离臀肌时常会引起出血，所以应逐步进行并仔细止血。如果骨表面没有被肿瘤侵犯，不需要为了控制边界而切除骨膜的情况下，可以采用骨膜下剥离方式分离臀肌。
- 在可能的情况下，尽量于坐骨大切迹游离臀上血管穿出盆腔，并加以保护，这样可以减少臀肌瓣缺血和坏死的发生率。
- 前方将止于髂前上棘和腹股沟韧带的肌肉从起点部分离，显露髂骨翼前方。如果肿瘤切除时可以保留髂前上棘（如果保留髂前上棘可以提供足够的手术边界），也可以选择保留肌肉起点的髂前上棘截骨，这样有利

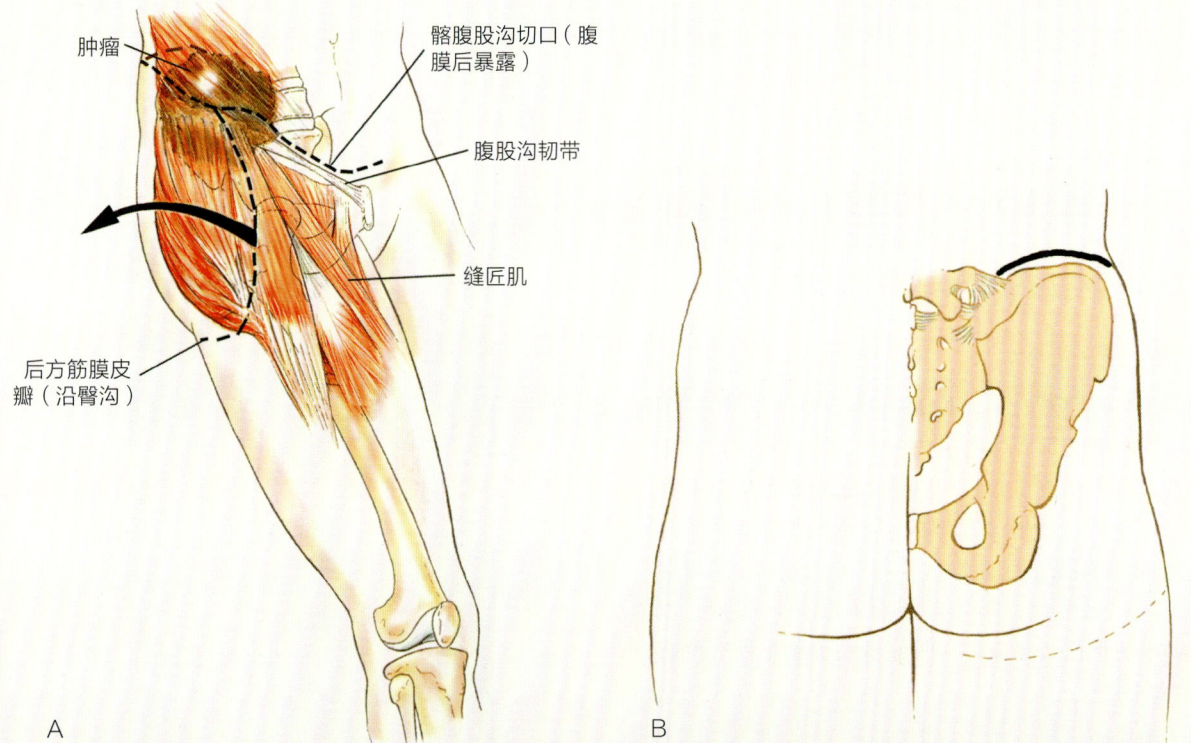

技术图 20-1　A. 切口和入路。完整的实用骨盆入路用于 I 型切除。后侧的筋膜皮瓣可以显露整个臀部区域，包括坐骨大切记、坐骨神经、外展肌群和髋关节。这一入路可以很好地显露臀后区及腹膜后间隙，从而使髂骨可以很安全地切除。B. 切口的髂腹股沟部分向内可以至耻骨联合，向后可以至骶骨。

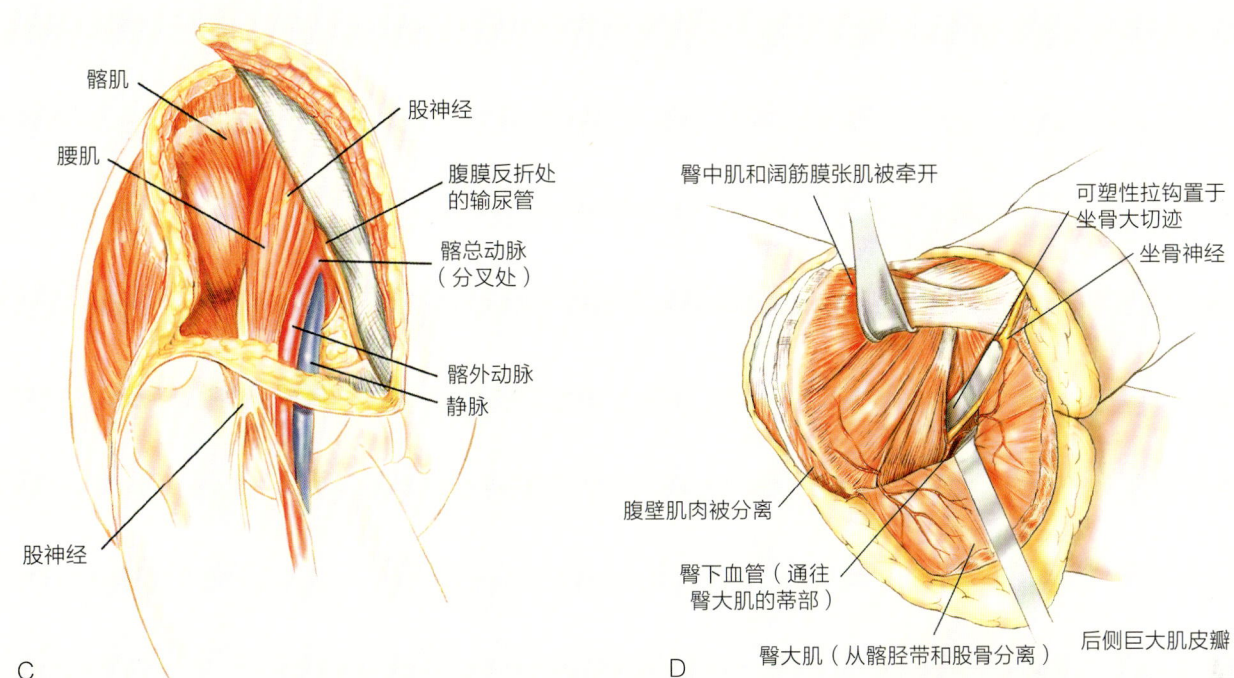

技术图 20-1（续） C. 前方（腹膜后）显露。通过切口的髂腹股沟部分可以轻松地显露和探查腹膜后间隙。仔细分离髂肌和腰肌之间的间隙，注意保护行走于该间隙内的股神经。D. 后方显露和游离臀肌，显露臀后间隙，将臀大肌自髂胫束和股骨止点分离，并向后方掀开。游离显露坐骨神经并加以保护，分离所有与髂骨翼相连的残余腹肌并牵开。在距离肿瘤下极 2~3 cm 处横行切断臀中肌，尽可能多地保留肌肉很重要（版权：Martin M. Malawer）。

于术中修复重建。
- 行 II 型切除术时，需切除股直肌肌腱。
- 为获得更广泛的显露，可以沿远端皮肤切口切断扩筋膜张肌肌腹部，使其与阔筋膜分开，增加其活动度，可以获得比单纯切断近端起点获得更好的显露。

截骨和关节脱位

- 通过上述步骤，获得了包括臀肌和部分扩筋膜张肌的后外侧肌瓣。将该肌瓣向后侧牵开，可显露髋关节、髂骨翼后部、骶髂关节和坐骨大切迹（技术图 20-2A）。
- 切除骨盆肿瘤时常需要更广泛地显露骨盆后柱，臀中肌和臀小肌自股骨大转子部切断，使得臀中肌和臀小肌近端起点和远端止点均切断，但是保留自坐骨大切迹出盆进入肌肉的血管和神经。也可选择行股骨大转子截骨游离臀肌，最后再用螺钉进行重建。
- 在进行标记后，切断梨状肌肌腱、闭孔内肌和闭孔外肌、上孖肌、下孖肌和股方肌。触及并确定坐骨棘，切断骶棘韧带。
- 行 II 型切除术时（技术图 20-2B），需切开并脱位髋关节。根据重建的计划，切除或保留股骨头。当肿瘤侵犯关节腔内时，需要行关节外切除、关节囊外转子间截骨，或者为获得更安全的边界，可以在切断髂腰肌肌腱后于小转子下方截骨切除股骨近端。
- 在内侧显露计划截骨部髂骨内侧骨皮质表面，为获得更好的肿瘤切除边界，可于截骨面以远切断髂肌，并使其覆盖髂骨内侧骨质。
- 切开盆底肌群，显露盆内的髂耻线。
- 如果需要显露耻骨上支或耻骨联合（甚至超过耻骨联合），则需要加做髂腹股沟入路。自切口髂前上棘部平行于腹股沟韧带向内侧做切口，使切口呈 λ 形（技术图 20-1A）。
- 三岔形的切口会增加伤口愈合不良的风险，包括皮缘坏死和伤口裂开，常需要后续处理。为减少这种情况的发生，可选择其他手术入路（详见后述）。
- 于腹股沟韧带上方数厘米切断腹外斜肌肌腱膜，游离并显露腹股沟管内的结构（男性的精索、女性的圆韧带、髂腹股沟神经和生殖股神经的生殖支）。接下来，利用众所周知的这一经典入路前方的 3 个"窗"。
  - 外侧窗口是髂腰肌外侧的外科入口（通道），股神经和股外侧皮神经向内侧牵开，以便进入盆腔。中间窗口位于向外侧牵开的髂腰肌和股神经，与向内侧牵开

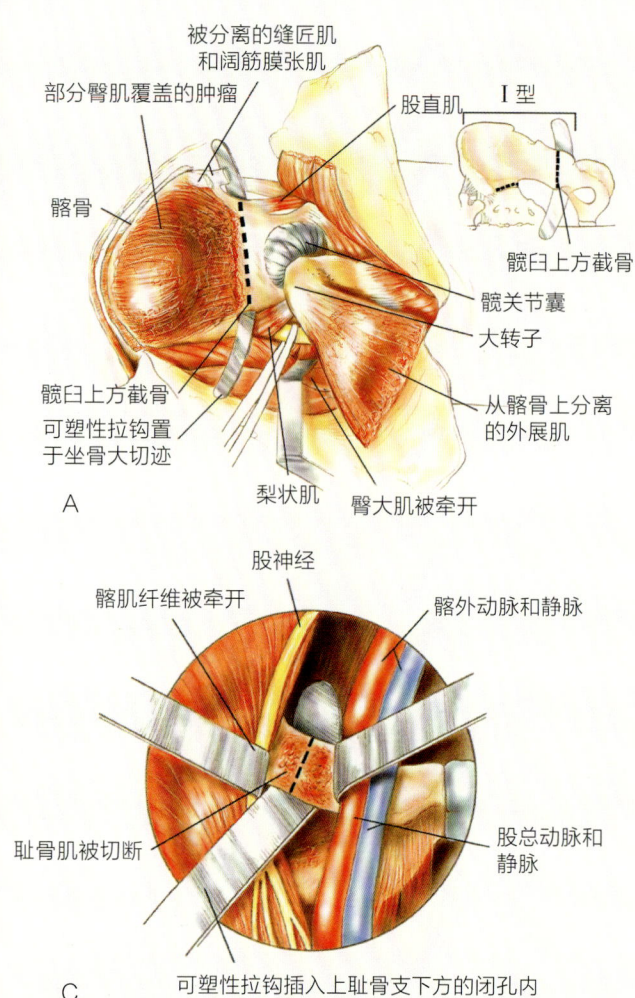
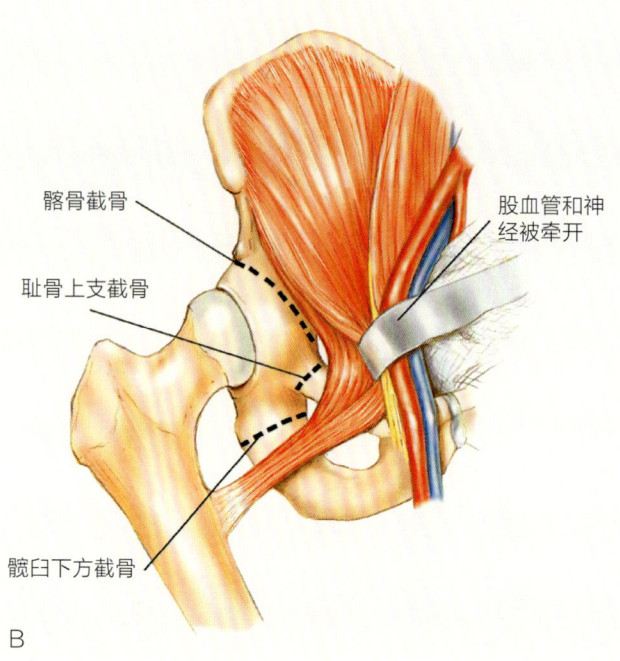

技术图 20-2　A. 髋臼上方截骨与骶髂关节离断（离断）。将一个可塑性拉钩经坐骨大切迹插入，沿内板的下缘从髂前上棘下方穿出，保护盆腔脏器。于髋关节囊上方横行截断髂骨，保留股直肌的起点和髋臼顶。要注意截骨时避免进入髋关节腔。小图：骶髂关节从盆内打开，打开骶髂关节前，需要游离并牵开保护髂血管。B. 牵开髋臼前方结构和切除髋臼所需的 3 个截骨位置。C. 耻骨上支截骨特写镜头示意图（版权：Martin M. Malawer）。

的股血管之间。内侧窗口位于股血管内侧，将股血管向外侧牵开，可以显露耻骨支的中段和耻骨联合。
- 髂耻束是一个重要的手术解剖标志，是腹横筋膜的增厚部分，连接腹股沟韧带和耻骨支，将腹股沟韧带后方与耻骨支之间的间隙分为两部分，肌肉间隙内包括髂腰肌、股神经和股外侧皮神经，血管间隙内有股血管淋巴管。髂耻束和联合腱（腹内斜肌下部的腱膜与腹横肌的腱膜组成）一起从耻骨支分离。
- 然后，腹股沟韧带远端止点和腹直肌肌腱从耻骨结节分离。
- 小心牵开股血管，显露盆腔的前内侧和膀胱前间隙（Retzius 间隙）（技术图 20-2C）。
- 从耻骨联合部，切口可纵向向内收肌延长，以便自耻骨支和坐骨支切断耻骨肌、大收肌、长收肌、短收肌。从这个切口或从外侧切口，可以自坐骨结节切断腘绳肌的起点。

- 从上述入路还可以分离显露骶结节韧带。但有时因为显露困难，切断骶结节韧带需要在完成截骨后，旋转牵开要切除的骨盆组织才能完成。

结束
- 为防止股静脉、髂外静脉甚至动脉发生血栓，尽量避免对于主要血管的长时间和过度牵拉。
- 通过这个可延长的手术入路，可以完成从骶髂关节到耻骨联合各部位的骨盆切除。通过这一入路也可实现，在不打开关节囊的情况下切除包括股骨近端和整个髋关节的关节外髋关节切除。
  - 对于一些切除范围相对局限的情况，根据病灶的范围和部位，仅采用实用骨盆入路的一部分就可完成。
  - 对于 I 型和 II 型切除，实用骨盆入路的髂腹股沟部分是不需要的。切口沿髂脊，然后弧形向远端转向大腿近端，完成实用骨盆入路的外侧切口。这样可以避免三岔形切口所致的切口并发症。
- 如果肿瘤的位置和切除计划允许，这种方案的另一优势是可以让患者采用固定侧卧位，有利于术中导航操作。
- 最后，必须精确地将臀部肌肉和腹壁肌肉缝合以重建软组织（技术图 20-3）。

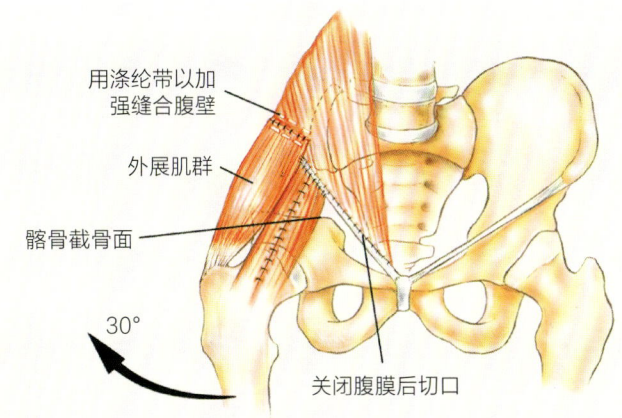

技术图 20-3　软组织重建。患侧下肢外展位下，将臀中肌与腹壁肌肉缝合，可用涤纶带以加强缝合，将阔筋膜张肌和缝匠肌也加强缝合至该处（版权：Martin M. Malawer）。

改良实用骨盆入路

- 为避免使用骨盆入路在髂前上棘三岔形切口引起的伤口愈合问题，有学者提出髂内收肌入路。切口起自髂后上棘，沿髂脊至髂前上棘，再沿腹股沟韧带向内至 2/3 腹股沟韧带后，转向下沿内收肌向远端延长（技术图 20-4）。
- 采用此入路患者取仰卧位，可以像实用骨盆入路一样很好地显露耻骨联合、骨盆前弓、髂骨翼和髋关节。
- 然而，这一入路的缺点是不能很好地显露骨盆后柱，需要在切开髋关节关节囊、股骨颈截骨、切断外旋肌群后通过髋关节才能显露骨盆后柱，同时骶棘韧带和骶结节需要从骨盆内侧切断。

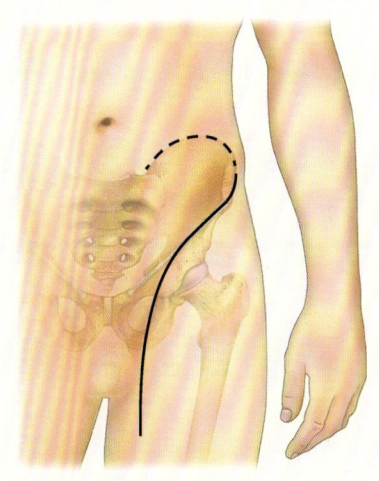

技术图 20-4　髂内收肌入路的皮肤切口。

改良 Ollier 入路

- 切口起自髂前上棘，向远端弧形至股骨大转子尖下方 2~3 cm，然后再弧形向上经过臀部至髂后上棘，整个切口呈 U 形（技术图 20-5）。
- 沿切口切开阔筋膜张肌。臀大肌于后侧切口部沿肌纤维方向劈开，就像髋关节后侧及后外侧入路一样。
- 做股骨大转子截骨，将包括臀中肌、臀小肌和臀大肌前部的肌骨瓣向近端掀开，就可显露整个髋臼周围区域。在向近端掀起肌骨瓣时，要注意避免过度牵拉自坐骨大切迹出盆引入臀肌的血管和神经。
- 如果入路需要向内侧扩大显露骨盆前弓，可自髂前上棘加做髂腹股沟入路，这样就可同时显露髋臼周围及骨盆前方。
- Ⅱ型（关节内或关节外）切除、Ⅲ型切除、Ⅱ+Ⅲ型切除都可以通过此入路完成。但此入路并不适合Ⅰ型切除。

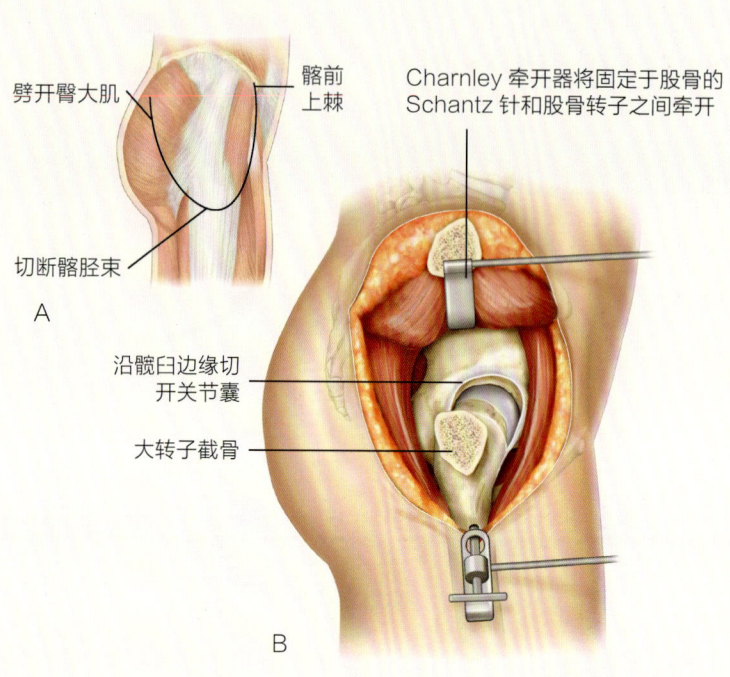

技术图 20-5　改良 Ollier 入路。A. 皮肤切口。B. 显露骨盆骨质。

前侧入路

- 当肿瘤仅累及骨盆前方时，患者取仰卧位，采用髂腹股沟入路。髂腹股沟的细节在前面讲述实用骨盆入路时已经进行了描述。
- 必要时，可以跨耻骨联合同时做双侧髂腹股沟入路（技术图 20-6）。
- 如果需要显露收肌群和大腿近端，可在此入路基础上加做向远端的纵行切口（切口呈 T 字形）。

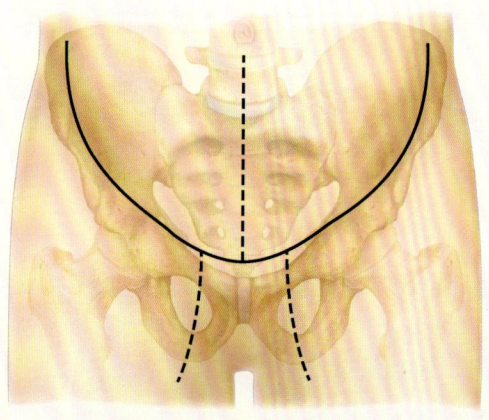

技术图 20-6　双侧前侧入路适用于累及骨盆前弓的肿瘤。

要点与失误防范

计划和准备	• 对于像骨盆切除这样的大手术,术前准备及术后监护和手术操作一样重要 • 任何一台手术,都需要有普外科、血管外科、泌尿外科和骨肿瘤外科医生一起上台,或者可以随叫随到 • 新技术是骨盆肿瘤外科发展的关键,从精准切除(导航系统、术中CT、截骨导板)到新型重建方法,以及两者的联合应用。然而,外科医生处理骨盆复杂解剖和骨盆内外重要解剖结构的能力是最重要的 　○ 参与骨盆肿瘤手术的医生应该具有扎实的解剖学知识基础,同时具有在手术中任何一个步骤都可在头脑中呈现出实时三维解剖结构的能力
术中出血	• 减少术中出血至关重要。如果因为肿瘤的大小或肿瘤的性质(如肾癌或甲状腺癌骨转移、骨髓瘤、血管源性肿瘤等),术前应进行选择性动脉栓塞。手术应在栓塞后48小时内进行 • 当计划进行囊内切除术时(如转移癌、良性侵袭性肿瘤),可采用术中冷冻技术减少出血。切除肿瘤时,用冷冻针头冻结肿瘤 • 有高出血风险的特殊患者,这两种方法可以同时使用
手术野	• 术前很难准确预测术中操作范围的前后边界及深入盆腔的深度。手术野应该尽可能大,以便可以进行任何术前考虑可能出现的手术操作。划定手术野边界时,一般要比理想的术野边界再向外扩几厘米
预防感染	• 感染是最常见的并发症,而它造成的后果常是毁灭性的。所有能够降低感染风险的细节都应做到 • 抗生素的使用(包括药物和剂量的选择)及使用时长,都应按照治疗性应用的原则,而非预防性应用 • 两药联合应用不仅要覆盖革兰阳性菌,还需要覆盖革兰阴性菌,因为骨盆肿瘤手术后革兰阴性菌感染的概率远高于其他骨科手术
预防血栓	• 术中需要特别注意预防皮肤和肌瓣发生血栓。 • 关闭切口时尽量减小皮肤的张力,可选择切除部分残留的髂骨翼。在使用大块骨移植重建时,也可适当切除部分移植骨,以减少其体积。在使用定制假体时,假体设计的目的不是准确地重建髂骨翼的原始解剖结构,而应是减少髂骨翼的体积 • 可选择使用带抗生素的骨水泥 • 术后引流至少放置2天或更长时间,以防止慢性血肿或积液形成。抗生素使用应在拔除引流管后再停止

切除术后重建

- 不是所有的骨盆肿瘤切除后都需要进行重建。对于需要进行重建的患者,常有多种重建方面可以选择,然而各种重建方式之间的优劣比较尚缺乏循证医学证据。对于患者的最终个性化重建方法的选择,很大程度上取决于术者的个人经验。
- 患者需参与到重建方式的选择中,应充分告知患者各种可选择的重建方式及其利弊,并签署知情同意书。
- 选择重建方式时,应充分考虑患者的年龄、诊断、辅助治疗及功能预期。
- 因为骨盆肿瘤术后重建并发症较常见,对于需要化学治疗的原发骨盆肿瘤,可考虑在完成整个化学治疗方案后再行手术切除。
- 同时,当需要进行术前或术后放射治疗时,需谨慎决定是否进行骨盆重建,因为术后感染导致重建失败的概率较高。
  ○ 所以,对于每一个个体化的患者而言,首先应该考虑的问题是:重建是否是必需的?
  ○ 如果重建被认为是对患者最好的选择,才需要考虑第二个问题:应该采用何种重建方法?

I 型切除

- 楔形髂骨翼切除术后,由于骨盆环的连续性得以保留,通常不需要进行重建(图 20-2)。当由于肿瘤侵犯需要切除大范围肌肉时,可以用合成补片加强重建腹壁,以防发生疝气。
- 当髂骨翼被完全切除时,可用于重建骨盆环连续性的重建技术包括:大块异体骨移植(图 20-3)、(单段或双段)游离带血运或不带血运自体腓骨移植、定制假体、脊柱骨盆固定器加带抗生素骨水泥占位。这些方法在一系列报道中都获得很好的效果。
- 由于采用有活性的骨组织移植,带血运自体腓骨移植是一种有明显的优势的重建方法,但其手术操作时间长,取供体部位增加患者额外创伤,术后康复时间较长。跨脊柱和骨盆的桥接内固定可在腓骨瓣愈合和增生肥大的过程中对其起到保护作用。综合考虑上述优缺点,带血运自体腓骨移植重建比较适用于部分特定患者(如年轻,预期寿命长,放疗区域)。

II 型切除

- 由于 II 型切除将切除骨盆的髋臼区,切除后常需重建

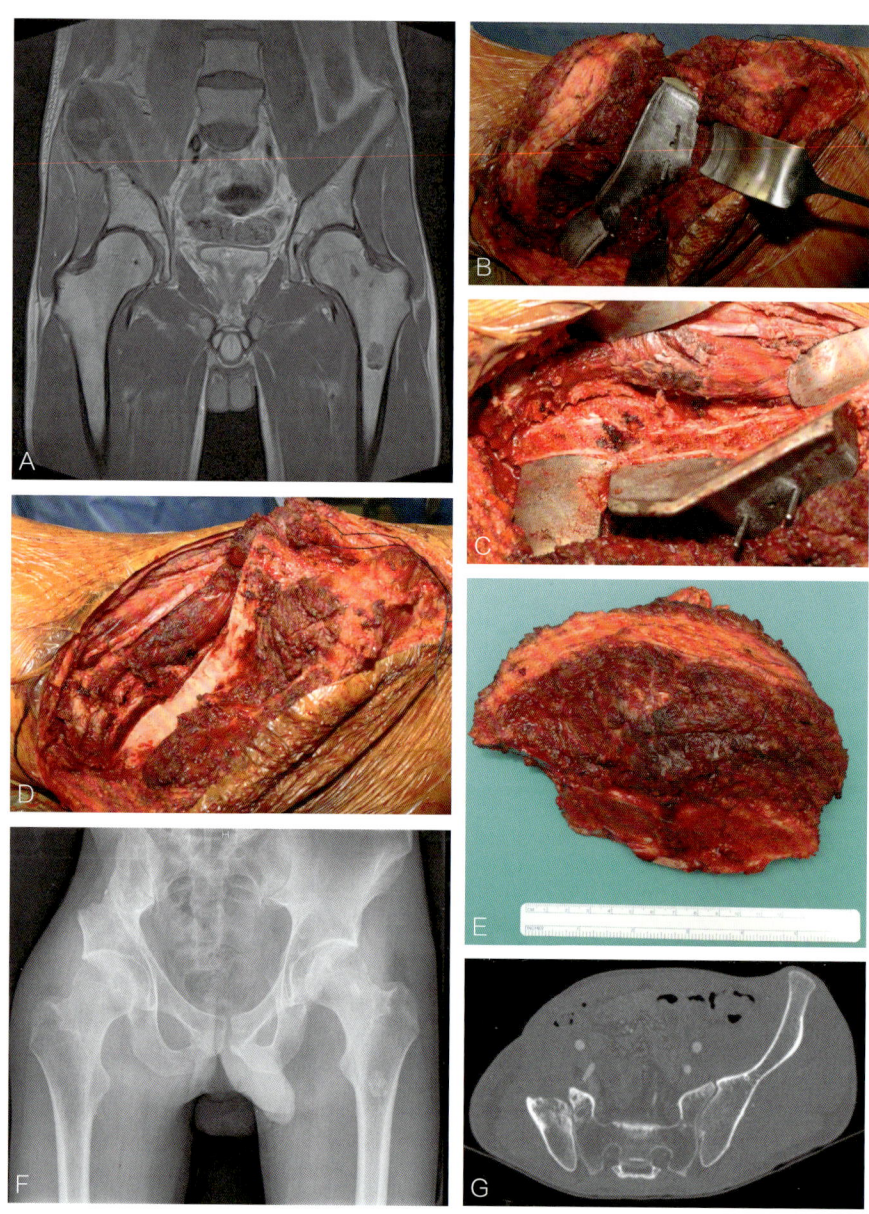

图20-2 A.男性，24岁，尤因肉瘤，术前化学治疗及放射治疗后，MRI显示肿瘤起自髂骨未累计骶髂关节和髋关节。B-D.3D打印截骨导板辅助下切除肿瘤。E.Ⅰ型切除后的大体标本。F.术后X线片。G.术后CT。

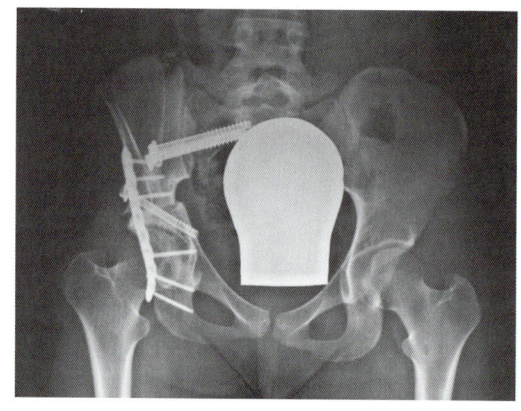

图20-3 女性，15岁，右髂骨尤因肉瘤，Ⅰ型切除，保留髋臼，采用大块异体骨移植重建骨盆环连续性。

髋关节。但是考虑到骨盆复杂重建术后发生严重并发症的概率高，也可选择在Ⅱ型切除后不进行重建。

- 特别是对于存在危险因素的患者，应该将创伤相对较小的非重建手术方案和重建手术方案一起告知患者，并与其充分讨论。
- 另外需要注意的是，重建后的肢体功能不仅与切除的骨骼大小和部位及采用的重建方法有关，而且还与为获得足够安全边界而切除的周围肌肉和软组织的范围有关。

• 对于内半骨盆部分切除或全切，Gebert等[14]提倡的髋关节移位术常可获得较好的肢体功能，包括以下3种类型。

- Ⅰ型髋关节成形术：适用于肿瘤未累及髋臼下部分，

可以将保留的髋臼向近端移至残留的髂骨或骶骨上并予以固定，使得股骨头向近端移位后获得一个能与之较好匹配的臼窝。
- Ⅱa 型髋关节移位术：通过固定在残留骨上的合成补片或生物增强补片（dermal jacket）稳定股骨头。
- Ⅱb 型髋关节移位术：与Ⅱa 型相似，但是由于要切除股骨近端，所以需要用假体重建股骨近端。

- 髋关节移位术后肢体功能与其他更为复杂的重建方法相比，MSTS 评分结果相似[13,14]。
- 髋关节移位术（Ⅰ型和Ⅱa 型）一个明显的缺点是术后数厘米的患肢短缩。肢体短缩可以通过外部矫形器进行代偿，对于一些特殊患者或运动功能要求较高的患者，可以后期进行肢体延长手术。由于可延长髓内钉的应用，相较之前肢体延长过程患者的耐受性更好。
- 近年来，有学者报道关节移位术后采用临时性外固定帮助康复及功能恢复[20]。
- 另一种较关节移位术更简单的术式是髋关节旷置，使之成为假关节，依靠周围形成的瘢痕组织提供稳定性，机体自然重塑股骨近端的位置。但由于这种术式术后自然移位的股骨头位置难以预料，所以术后功能恢复情况也难以预估。正是因为这种缺点，髋关节假关节目前只在一些特殊情况下使用。例如，由于患者局部或全身条件限制而不能耐受复杂手术；或者处理像化脓性感染等并发症导致的重建失败时，再次重建并发症复发风险很高，可以采用关节旷置（图 20-4）。

- 坐骨-股骨或髂骨-股骨关节融合术也是一种选择。但为获得更好的功能，目前更倾向于选择重建可活动的髋关节。
- 虽然组配式假体常被用于长骨重建，但因为骨盆解剖结构复杂，适用于骨盆肿瘤的组配式假体发展较慢。虽然有一些相关经验分享报道[29,30]，但目前总体应用较少。现在有一种带杯柄的组配式假体，后文将详细介绍。为克服这些缺点，已提出不同方案并可以采用。
- 当肿瘤切除后骨缺损较小时，可以用克氏针或螺钉加骨水泥、多翼外杯和骨水泥全髋关节假体重建，特别适用于高龄患者和（或）转移癌患者，这一方法最早由 Harrington 最先提出[16]（图 20-5）。
- 近年来，随着多孔钽材料组件和加强件在关节翻修中经验的不断积累，其在原发性和转移性骨肿瘤切除后

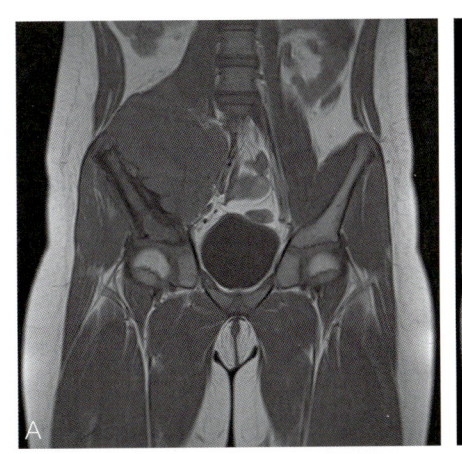
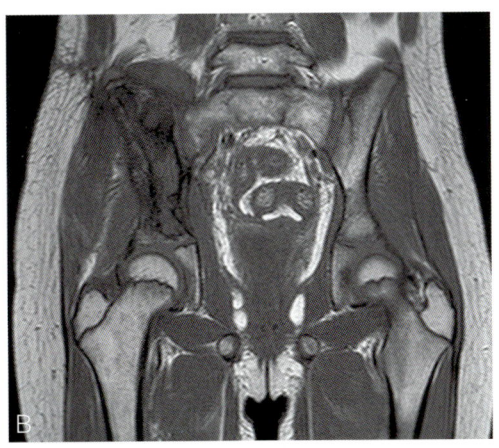
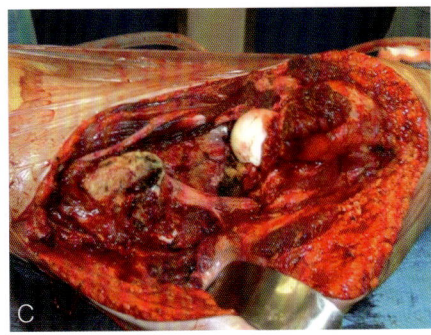
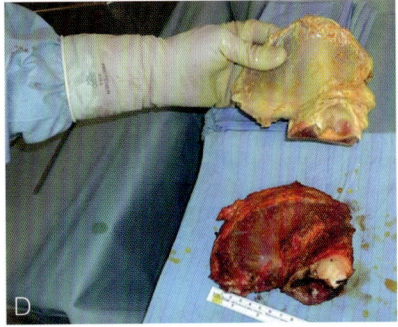
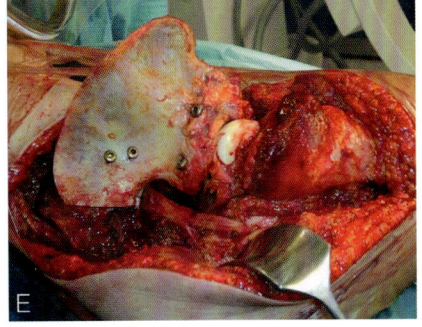

图 20-4　A. 女性，9 岁，右侧骨盆尤因肉瘤。MRI 显示肿瘤累计髂骨的范围从髋臼 Y 形软骨至骶髂关节，且盆腔内有巨大的软组织肿块。B. 术前放射治疗和化学治疗后，冠状位 MRI 显示盆腔内软组织肿块完全消失。C. 术中切除Ⅰ区及部分Ⅱ区（髋臼上部）后照片，可以看到骶髂关节、股骨头、股神经和坐骨神经。D. 大块异体骨盆修整成切除的半骨盆的形状。E. 将包括髋臼上部的异体骨盆植入骨缺损区，并以螺钉固定。

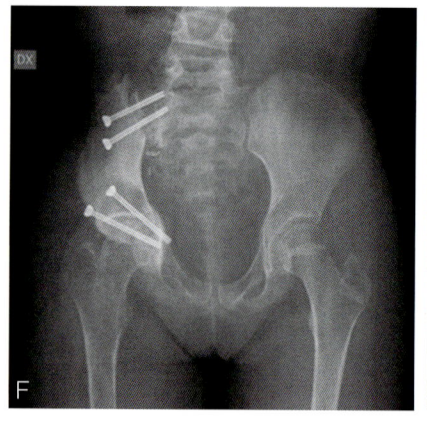
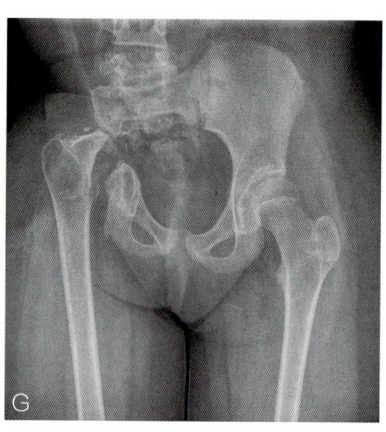

图 20-4（续） F. 重建后 X 线片。G. 术后化脓性感染导致异体骨及自体股骨头破坏。术后 19 个月，手术清创并取出异体骨，未进行重建，形成连枷髋关节。术后 5 年，患者肿瘤及感染未复发，患者穿增高矫形鞋可以行走，不伴疼痛，关节稳定可，患肢功能满意。

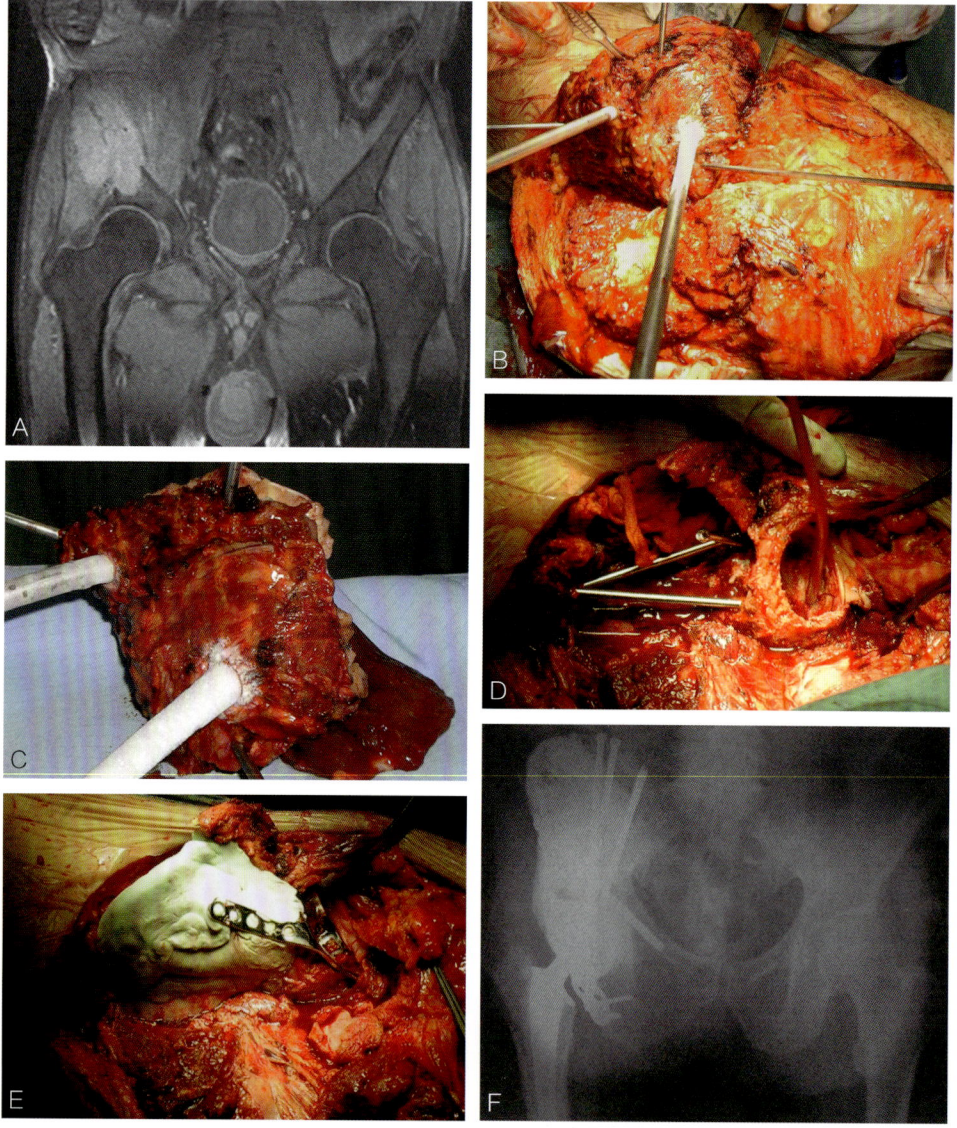

图 20-5　A. 男性，73 岁，肾细胞癌骨转移。术前冠状位 MRI 显示，转移灶侵犯右侧髂骨和髋臼。术前进行了动脉造影和选择性栓塞。B-C. 术中刮除病灶是采用冷冻疗法防止出血。D-E. 刮除病灶后，用骨水泥和三翼加强外杯填充骨缺损区及重建髋臼区，并以 7.3 mm 空心钉加强前后柱。F. 双动髋臼组件以骨水泥固定于三翼加强外杯中，并与骨水泥股骨柄链接。

的重建中也逐渐开始应用。然而，这种技术需要肿瘤切除后保留足够的髂骨翼，以便初期的固定及后期的骨长入。而肿瘤切除后并不是总能保留足够的髂骨翼。虽然有学者报道广泛切除后，采用此技术进行重建可获得良好的初期疗效[1]，但常需要更复杂的重建方法，如异体骨假体复合体、灭活骨（冷冻或放射）假体复合体、定制假体、带柄杯假体，以及多种方法联合应用。

- 马鞍式假体是一种相对简单的重建方式，假体可以像马鞍一样骑跨在残留的髂骨翼上，但是由于中远期效果欠佳，目前已被淘汰[3]。
- 目前带柄杯（冰激凌杯）假体获得越来越多的青睐，因为其可通过插入残留髂骨（部分患者插入骶骨）获得稳定性（图 20-6）。在其基础上发展出的一系列假体已应用于临床，并获得了较好的效果[5, 6, 12, 18]。
  - 这一技术的优势是可以应用组配式假体系统，比定制假体更经济、更省时。
  - 缺点是其仅限于Ⅱ型和Ⅱ+Ⅲ型切除术，否则难以提供足够的髂骨用于固定假体柄。若没有足够的髂骨还可能引起髋关节旋转中心上移和肢体短缩，导致重建髋关节不稳定。
  - 可以通过延长股骨假体和（或）人工补片来增加髋关节稳定性。据报道，应用双动杯可以减少髋关节脱位的发生率[6, 18]。
- 异体骨假体复合体是用大块异体骨重建骨盆缺损，骨水泥臼杯固定于异体骨上，通常会使用加强外杯增加稳定性，股骨柄使用骨水泥型或非骨水泥型。
  - 使用限制型（self-tetaining）髋臼杯或双动杯可以减少关节不稳定的发生率，采用人工补片（Trevira tube）或生物增强补片（dermal jacket）也可减少关节不稳定的发生率。
  - 术前必须进行精确的术前计划和供体骨选择，以达到异体移植物与受体骨盆的良好匹配。由于耻骨联合及骶髂关节存在微动，使得移植骨与受体骨盆之间可以接受轻微的不匹配。
  - 这种术式的优势是可以术中对移植物进行修正。如果术中根据具体情况改变术前计划的截骨平面，可以通过修整移植物来达到移植物与受体骨盆的良好匹配。
  - 移植骨和受体骨盆之间通过接骨板固定骨盆柱，用空心螺钉固定骶髂关节和耻骨联合。
  - 建议切除髂骨翼上方非承重部分，这样可以减少移植物的体积，有利于软组织闭合创面。
  - 据报道这一术式术后肢体功能良好，尽管其并发症发生率较高，其中感染常可导致手术失败[7, 9, 10, 21]。
  - 这一术式的另一个值得关注的严重问题是进行性移植骨吸收和髋臼假体的无菌性松动。
  - 图 20-7 显示Ⅱ+Ⅲ型切除后用异体骨假体复合体进行重建。
- 采用自体灭活瘤骨回植重建的方法与异体骨假体复合体相似。瘤骨可采用巴氏灭活[15, 17]、深冻灭活[25]、放射灭活[2, 26]等方法灭活。
  - 自体瘤骨灭活重建的效果及并发症与采用异体骨相似，其优点是回植骨与受体骨盆之间完美匹配，也不需要异体骨库的支持。
  - 然而该方法无法对化学治疗后肿瘤坏死和手术边界进行病理评估。同时该方法只适用于没有造成大量骨缺损的肿瘤。
- 一种由 Puget 和 Utheza[23] 原创的方法，采用切除的自体股骨近端，将其上下翻转，固定于残留的髂骨和坐骨/耻骨上，重建Ⅱ型（Ⅰ+Ⅱ、Ⅱ+Ⅲ、Ⅰ+Ⅱ+Ⅲ）切除后的骨盆缺损。然后采用组配式假体重建股骨近端，髋臼假体固定于翻转后自体股骨近端的大粗隆部。
- 为克服难以或不能获得异体骨的缺点，同时随着新技术的发展，特别是 3D 打印技术的发展，定制假体的应用逐渐广泛（图 20-8）[4, 8, 13, 22, 24, 27, 28]。

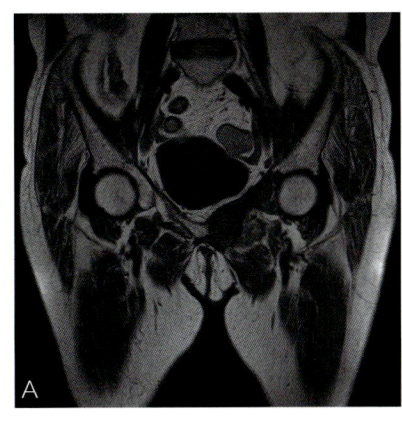
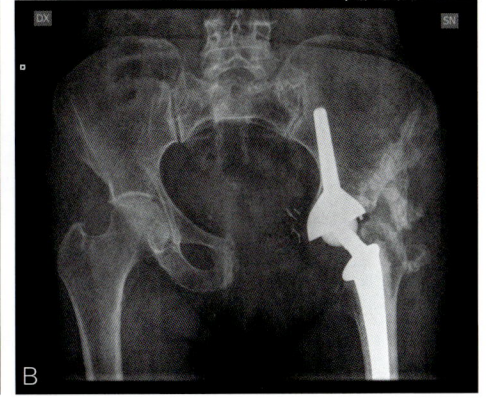

图 20-6　A. 女性，67 岁，骨盆 G2 软骨肉瘤。术前 T1 加权像冠状位显示骨盆前弓肿瘤累及髋臼。Ⅱ+Ⅲ型切除后，用非骨水泥型带柄杯和骨水泥型股骨假体柄进行重建。B. 术后 5 年，X 线片显示异位骨化形成，但并未影响功能。

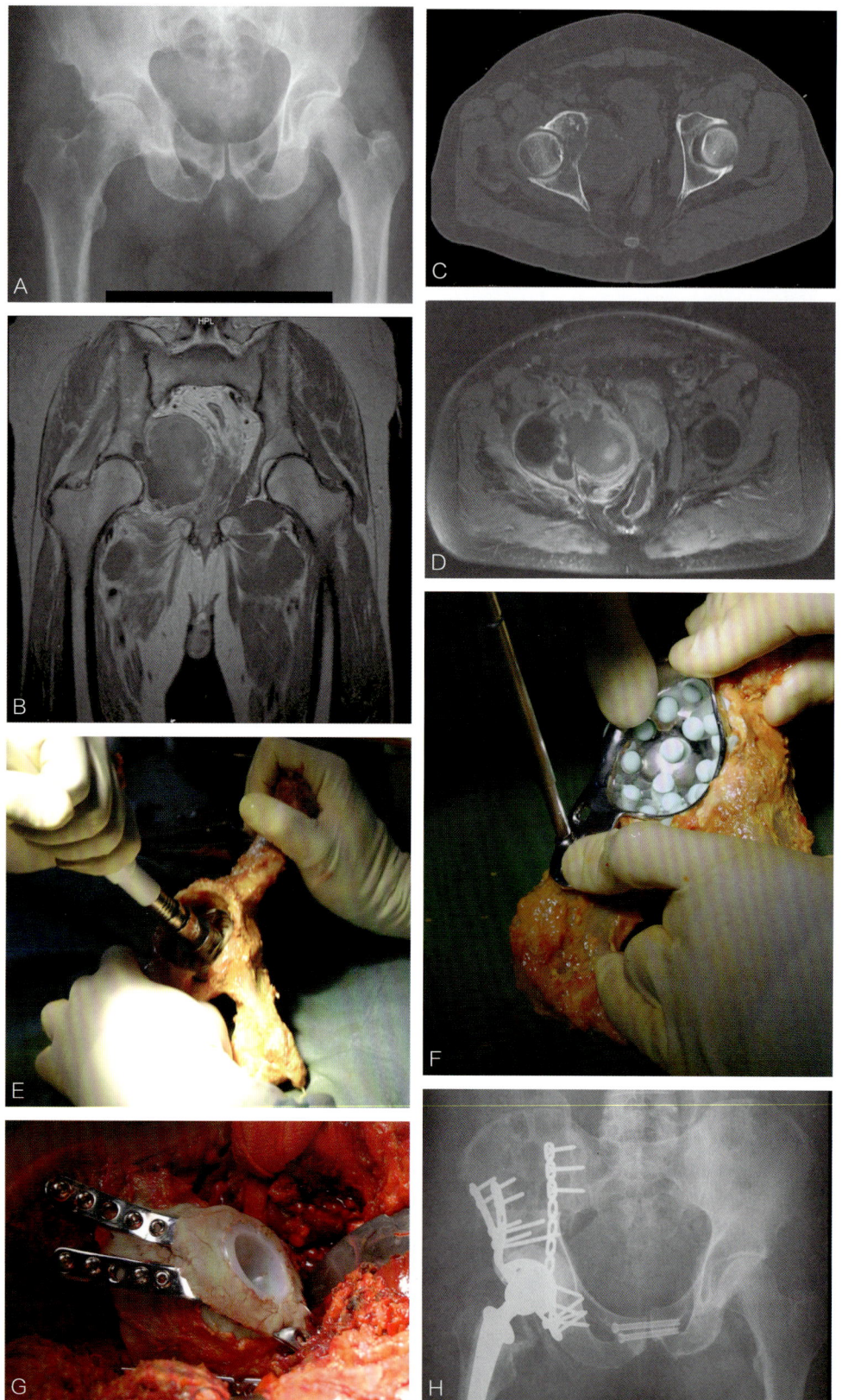

图20-7　男性，61岁，右侧髋臼G3软骨肉瘤。术前X线（A）、CT（B）和MRI（C-D）显示肿瘤起自髋臼并向盆腔内侵犯，膀胱和直肠受压移位。进行了Ⅱ+Ⅲ型切除。E. 大块骨盆同种异体骨在独立的台面上进行磨削髋臼。F. 三翼加强外杯通过骨水泥固定于移植骨，并以螺钉加强固定。G. 移植物和受体骨盆之间以3.5 mm接骨板固定后柱、加强外杯翼部固定前柱、空心螺钉固定耻骨联合。H. 髋关节采用自限性聚乙烯内杯和骨水泥型股骨柄重建。

- 结合 CT 和 MRI 数据及术前计划精确建模，使得定制的假体与受体骨盆之间完美匹配，解决了异体骨移植常不能良好匹配的问题。
- 但是它要求手术中完全遵从术前计划，因为定制假体无法改变形状（然而异体骨可以），无法匹配改变手术计划后的受体骨盆形状。尽管如此，电脑导航系统（CAS）和（或）定制截骨导板（个性化手术器械）等可以帮助术前计划的精准实施。所以，当采用定制假体时，建议采用上述方法辅助手术。
- 定制假体的初步效果较好 [4, 8, 22, 24, 27]。通过外科医生与工程师之间的相互协作，作为个体化定制的产品，定制假体适用于任何骨盆重建，假体与残留骨之间的固定（如螺钉、接骨板等）可以和假体一起设计和制作。
- 假体与骨的接触面可以设计制作成多孔表面结构，促进界面骨整合。同时假体与血管神经束和内脏的接触面则为光滑面。
- 感染仍然是导致失败的主要原因。

Ⅲ型切除

- 通常Ⅲ型切除后不需要进行重建。也有部分学者提倡重建 [19]，因为在这一区域，与解剖重建所能得到的益处相比，硬质内植物可能引起并发症风险的危害更高。
- 人工补片可以用于重建腹股沟韧带，以防止腹腔脏器发生疝气。

术后处理

- 大型骨盆手术后建议在 ICU 观察 24 小时。生命体征、血红蛋白及下肢动脉搏动等都是需要重点监测的指标。
- 术后一般放置 2~3 根引流管，引流管至少保留 48 小时，甚至更长时间。
- 患者的运动和物理治疗（mobilization and physiotherapy）

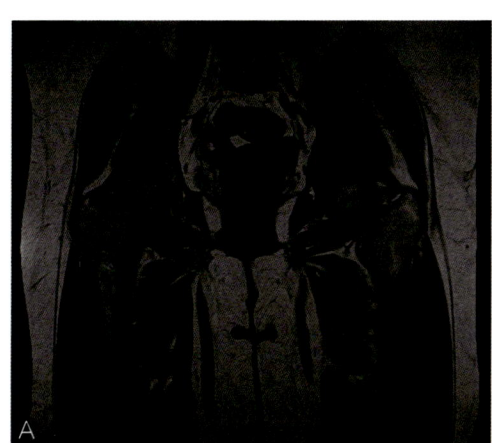
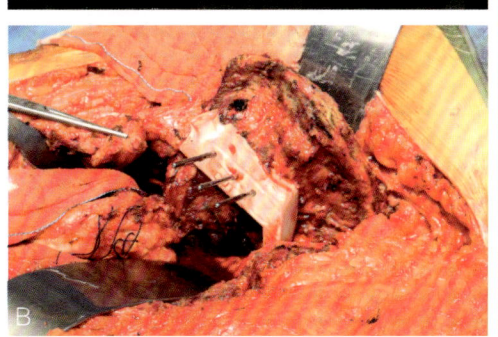
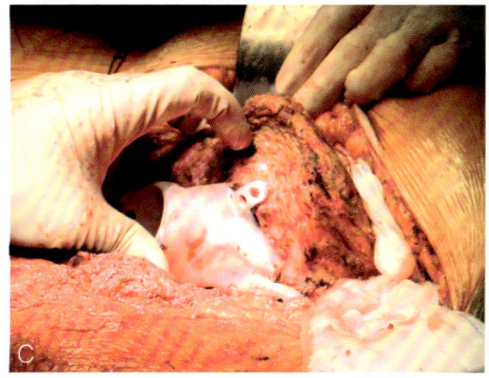
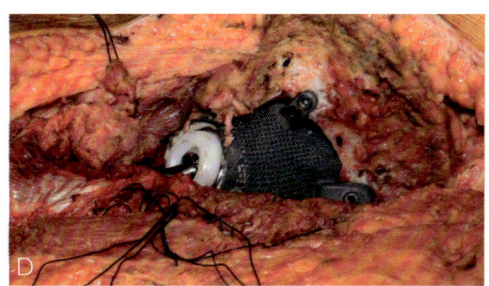
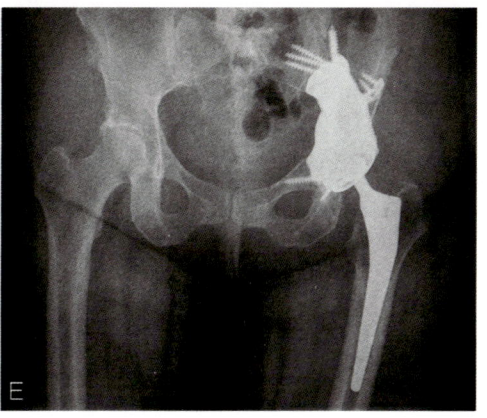
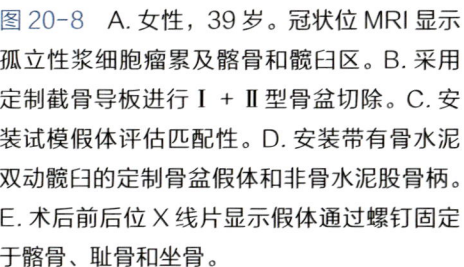

图 20-8　A. 女性，39 岁。冠状位 MRI 显示孤立性浆细胞瘤累及髂骨和髋臼区。B. 采用定制截骨导板进行Ⅰ+Ⅱ型骨盆切除。C. 安装试模假体评估匹配性。D. 安装带有骨水泥双动髋臼的定制骨盆假体和非骨水泥股骨柄。E. 术后前后位 X 线片显示假体通过螺钉固定于髂骨、耻骨和坐骨。

需要根据手术切除类型和重建方式个体化定制。通常手术累及髋臼部并进行了髋关节重建的患者，需要用避免内外旋的髋关节屈曲限动支具保护3个月。患肢非负重站立及负重的时间需要根据患者的一般情况、手术大小和重建类型个体化决定。
- 骨盆术后康复训练方式根据不同的手术方式、髋关节稳定性等有很大不同。在术后早期，患者需要更多的休息和谨慎的髋关节活动，而非激进的康复训练。缺乏经验而过度"热情"的物理治疗师（只有少数物理治疗师是骨盆术后康复方面的专家）和缺乏经验而过度自信的外科医生一样，对于骨盆肿瘤患者都非常危险。限制髋关节活动的骨盆-髋关节支具有助于控制患者初期运动，从机械和心理两方面控制髋关节的活动。

并发症

围术期并发症

- 术中和术后大出血是骨盆手术的常见并发症，静脉出血较动脉出血更见见。术中彻底止血是非常必要的。术后持续监护，及时输血和血浆。凝血功能障碍是大量出血导致的最危险并发症。
- 手术可导致重要神经（股神经、坐骨神经、闭孔神经）损伤。通常神经损伤是一过性的，由术中长时间过度牵拉所致，通过观察就可自行恢复。大部分情况下，Ⅲ型切除需要牺牲闭孔神经，虽然导致闭孔神经功能完全丧失，但是患肢功能损失可接受。
- 术中血尿提示输尿管和膀胱损伤。膀胱壁的损伤应直接缝合修复。球囊导尿管术后放置4~7天。
- 当肠道受损时，应直接修补或切除，伴或不伴结肠造瘘。术后一过性麻痹性肠梗阻可予以观察。

术后并发症

- 深部感染是骨盆肿瘤术后常见并发症，文献报道发生率为20%~30%，在重建和接受放射治疗的患者中最常见。翻修手术需要移除内植物（异体移植物/假体），置入骨水泥占位器或者旷置，有些严重感染病例甚至需要半骨盆截肢。
- 由于广泛的肌肉剥离，骨盆肿瘤切除重建髋关节后，髋关节不稳和脱位是常见并发症（文献报道发生率为10%~20%）。脱位后可尝试闭合复位，但通常需要进行翻修手术，并采用人工补片加强。
- 骨盆重建后易导致结构性失败，包括螺钉、接骨板和假体的断裂，以及异体和自体移植物的骨折、骨不连或进行性吸收（图20-9）。
- 骨盆肿瘤手术的并发症发生率高，感染和肿瘤局部复发等将导致半骨盆截肢；大量出血、凝血功能障碍、心力衰竭和多器官功能衰竭可导致术中和术后死亡。

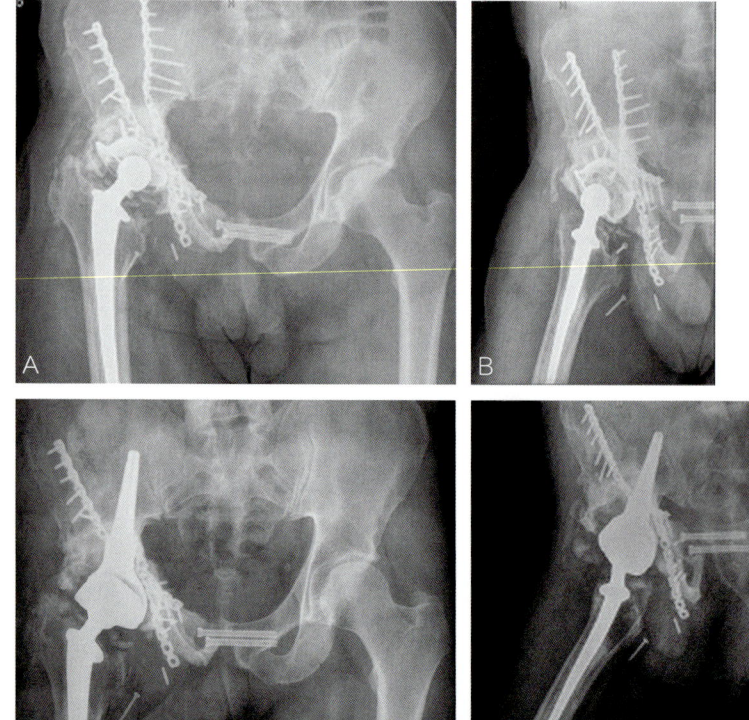

图20-9 由于移植物部分吸收导致的髋臼假体无菌性松动是大块异体骨盆移植物的并发症之一。A-B. Ⅱ+Ⅲ型切除后采用异体骨盆移植重建，正侧位片显示髋臼假体松动。C-D. 采用组配式带柄杯插入健康髂骨进行翻修，且保留了残存的异体骨结构。

第21章 后侧皮瓣半骨盆切除术
Posterior Flap Hemipelvectomy

Martin M. Malawer and James C. Wittig

背景

- 尽管化学治疗效果及骨盆和髋关节周围保肢手术取得了长足的进步，但是半骨盆截肢（半骨盆切除）仍然是大腿近端、髋部和骨盆原发性肿瘤的理想手术方案。
- 半骨盆切除同时也是严重骨盆创伤或下肢不可控制的脓毒血症挽救生命的治疗选择，它能明显缓解肢体不可控制转移肿瘤造成的伤害[9, 10, 12]。为了减少由手术造成的术中及术后并发症，必须对骨盆的解剖（图21-1A-B）及手术切口有深入了解。
- 早期，半骨盆切除的手术技巧强调慎重选择患者及快速纠正失血[2, 4, 5, 7, 8, 13-15, 17-19, 21-24]。后续关于这一术式的其他技术描述也相继发表[1, 3, 6, 16]。
- 目前描述经骨盆的截肢术的术语过于简单，也容易被混淆。"半骨盆截肢（hindquarter amputation）"与"半骨盆切除术（hemipelvectomy）"都可用于指任何经骨盆的截肢手术。以往也曾用"经骨盆腹部截肢术（interpelviabdominal amputation）"[17]及"经髋腹部截肢术（interinnominoabdominal amputation）"[22]来描述这一术式。
- 随着保肢手术的出现，目前有必要根据是否保留同侧肢体来区分是内侧半骨盆切除还是外侧半骨盆切除。通过标准化的骨盆切除术分型可以避免对"内侧半骨盆切除"这一术语造成的混淆。
- Sugarbaker和Ackerman[23]及其他一些学者采用基于股血管的带蒂肌皮瓣和股前间室来修复累及后侧臀部肿瘤切除后的创面。这个皮瓣被称为"前侧皮瓣半骨盆切除"，以区别最常用的"后侧皮瓣半骨盆切除"。前侧皮瓣半骨盆切除术适用于肿瘤累及臀部和需要良好血运组织瓣覆盖的患者。
  - 也有一些其他组织瓣修复的报道。当前侧或后侧组织瓣不可用时，可以采用内收肌肌皮瓣来覆盖创面[11]。
- 后侧皮瓣半骨盆切除有以下几个亚型。
  - 经典半骨盆切除：指经骶髂关节和耻骨联合解脱，切断髂总血管，并使用后侧筋膜瓣关闭创面（图21-1C）。经典半骨盆切除术适合侵犯骨盆的巨大肿瘤。
  - 改良半骨盆切除：指由于保留了提供臀大肌血供的髂内血管和臀下血管，从而获得带血管的后侧肌皮瓣覆盖创面的术式。改良半骨盆切除与经典半骨盆切除的区别还包括经骶骨翼或对侧耻骨支切除。
    - 改良半骨盆切除术最常用于无法行保肢的股骨或髋部肿瘤。扩大半骨盆切除术是指经骶骨翼及骶神经孔处行半骨盆切除，从而对于肿瘤接近或累及骶髂关节的患者也可获得足够的边界（图21-2）。
- 不论覆盖创面的组织瓣类型如何，"联合半骨盆切除术（compound hemipelvectomy）"是指切除半骨盆时，同时切除如膀胱、直肠、前列腺或子宫等邻近内脏器官。当怀疑肿瘤侵犯到盆腔脏器或巨大肿瘤充满盆腔时，可以打开腹膜进行切除手术。

解剖

- 骨盆的骨骼解剖及盆腔脏器非常复杂，如果没有直接的经验很难在头脑中使其形象化。大部分肠道、泌尿道、生殖器官和通向肢体的血管神经束均位于骨性盆腔内。
- 熟悉骨盆的三维解剖，有助于在半骨盆切除术中辨识及保护重要的组织和结构（图21-1）。另外重要的是，正常的解剖结构可能会被肿瘤挤压变形。通过易触及和可看到的解剖标志有助于辨认重要结构。
- 半骨盆切除手术入路就基于这些解剖标志及结构的逐步暴露和辨识。

骨性解剖

- 骨盆的基本解剖可以认为是一个自后方骶骨向前方耻骨联合延伸的环，主要关节包括大而平的骶髂关节、髋关节及耻骨联合。髋关节可以通过活动肢体来辨认及定位，而其他关节则可以很容易地通过触诊来辨识和定位。此外，髂嵴、髂前上棘、坐骨结节、股骨大转子等重要骨性标志也很容易触及。
- 这些骨性标志在定位手术切口时至关重要，同时也有利于辨清邻近结构。

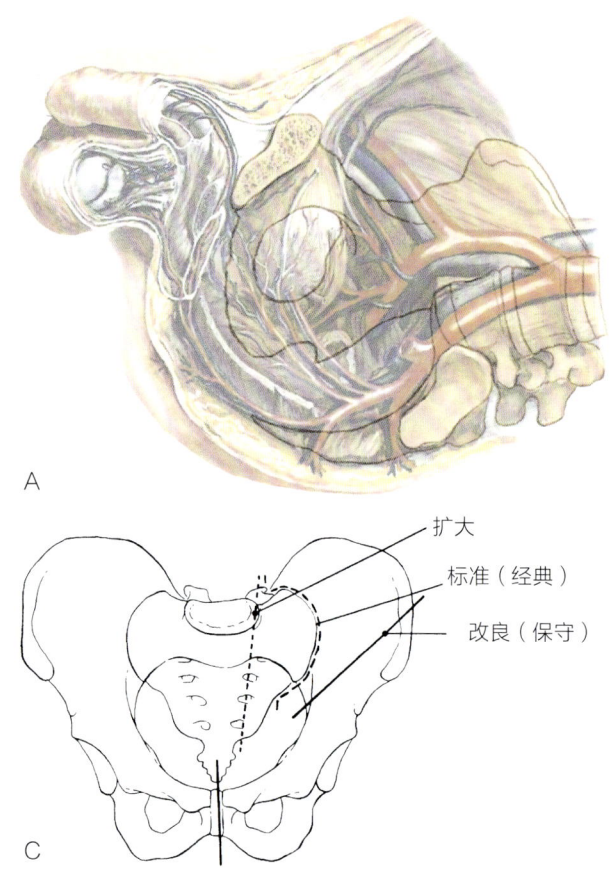

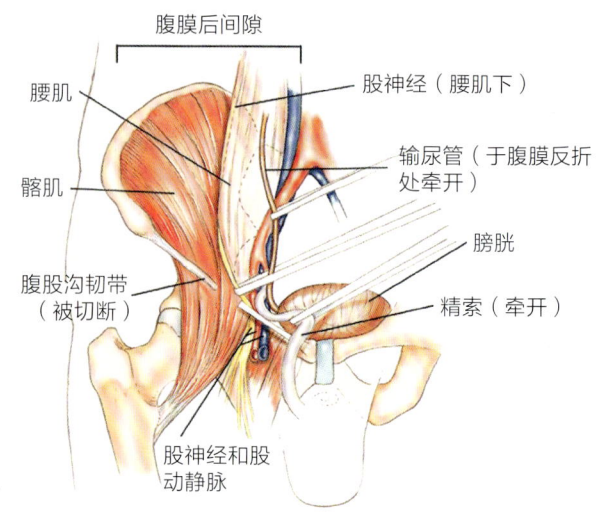

图 21-1 A. 骨盆的解剖。B. 腹膜后间隙及重要的解剖结构。C. 半骨盆切除术分型示意图（版权：Martin M. Malawer）。

- 腰骶丛可以通过触及骶髂关节来定位，坐骨神经及臀上和臀下血管可以通过触及坐骨切迹定位，而尿道位于耻骨联合弓下方。

血管解剖

- 结扎正确的盆腔血管是截肢手术成功的关键。因为不同截肢分型的手术，其结扎血管的平面不同。腹主动脉及腔静脉下行至骨盆处分叉，形成髂总动脉及静脉。这个分叉一般在 L4 平面，最低可能位于 S1 水平。在盆腔内，偏左的主动脉、髂总动脉及髂外动脉位于相应静脉的前方。髂内动脉于髂总动脉后面发出分支，向下走向坐骨切迹。
- 盆腔内肿瘤可以改变这些血管的正常解剖结构，医生在结扎任何一根血管前都应仔细分离并仔细辨别（图 21-1A）。
- 髂内血管供应盆底、直肠、膀胱、前列腺及臀肌的血供。结扎此血管不会对内脏结构造成伤害，因为对侧血管及大量吻合血管也能提供血流。然而结扎髂内血管后会使臀大肌的血供明显下降。经典的半骨盆切除术中，由于结扎髂总血管，髂内血管被阻断，所以直接导致较高的伤口并发症。

盆腔内脏器

- 除了重要的血管结构，胃肠道的大部分器官及泌尿生殖道在半骨盆切除术中也将被涉及和暴露。术前也需要对上述结构进行彻底评估。
- 膀胱、尿道及男性的前列腺位于耻骨联合上下。术前插入导尿管并使气囊膨大，可以在手术中更好地触及和辨认上述结构。在分离耻骨联合时必须注意避免损伤尿道。此外，前列腺周围的静脉丛也特别容易出血，即便在直视下看到静脉丛也很难止血。输尿管从外向内穿过髂血管也有被损伤的可能，输尿管的蠕动有助于辨别结构。
- 在女性患者中，卵巢、输卵管、子宫、宫颈及阴道需要辨认及保护。对于曾经做过子宫切除术的患者更要仔细询问病史；而没有做过子宫切除术的女性患者，上述器官一般位于膀胱后方及邻近部位，可以比较容易且安全地将其牵至视野外。
- 大部分胃肠道被腹膜保护，可以轻柔地将其牵至手术野外。但在实行左半骨盆切除时，要注意保护乙状结肠。在肢体完全离断前切断悬吊肌肉过程中，必须仔细辨认且保护结肠及直肠。手术前插入肛管不但有助

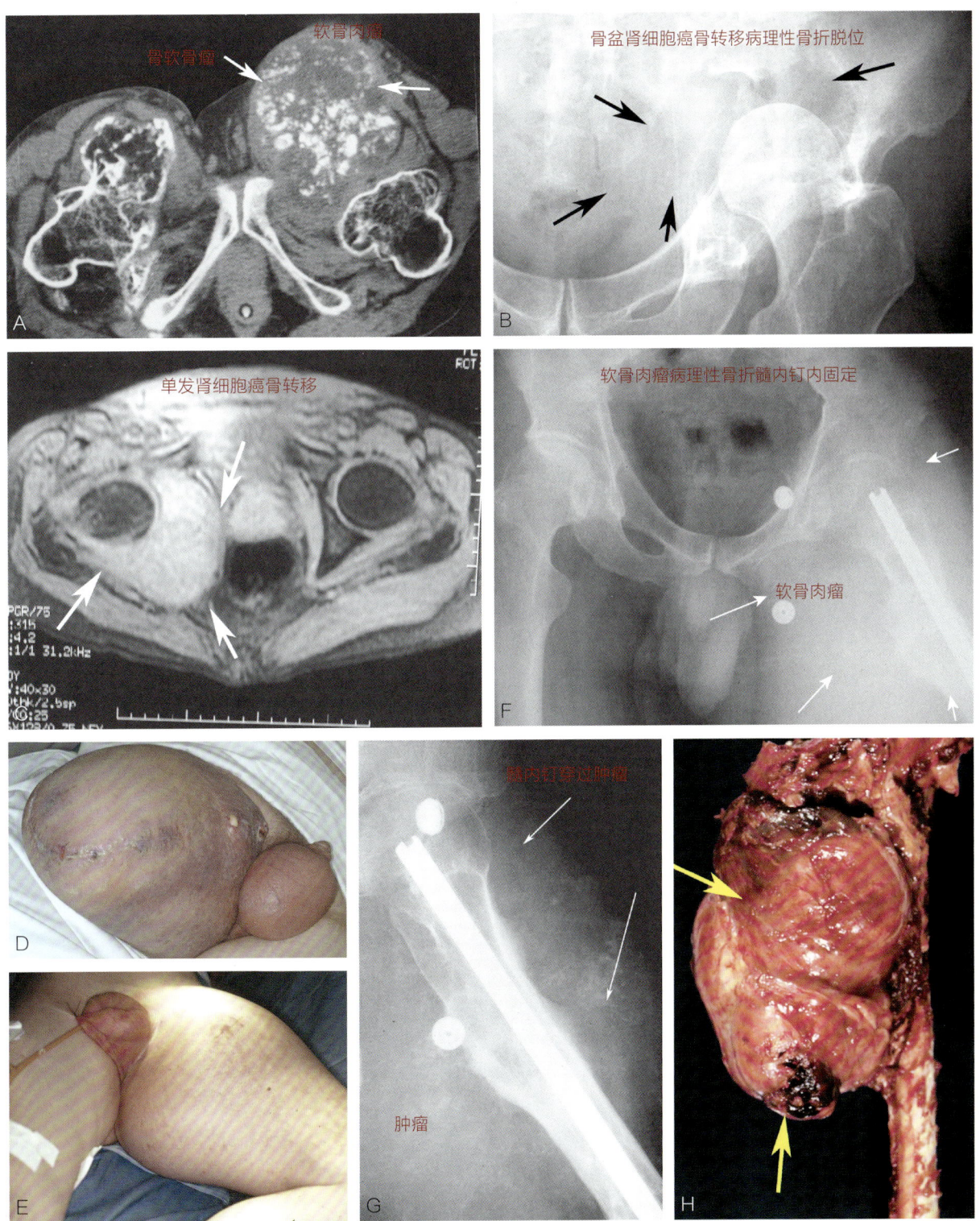

图 21-2　A. CT 扫描显示来自起源于左股骨近端的巨大软骨肉瘤，同侧股骨也有良性骨软骨瘤。该患者患有多发性遗传性骨软骨瘤病，这是进行半骨盆切除的最常见指征。软骨肉瘤是骨盆部位最常见的恶性肿瘤。B. 左侧骨盆巨大肾细胞癌发生病理性骨折，巨大软组织肿块几乎到达中线。C. 右侧股骨近端孤立的转移性肾细胞癌累及骨盆（箭头）。MRI 显示髋臼周围区域完全骨质破坏伴巨大骨外肿块，占据坐骨直肠间隙。孤立性肾细胞癌转移被认为是转移癌为数不多的根治性截肢手术指征之一。D. 膝上截肢术后右侧股骨巨大肉瘤复发。E. 髓内钉固定术后右侧大腿严重肿胀。F. X 线平片显示软骨肉瘤（箭头）导致严重的软组织肿胀，软组织内有少量钙化。G. 股骨近端 X 线平片显示髓内钉从髋关节向远端延伸，污染整个大腿。H. 半骨盆切除术后大体标本显示起源于股骨近端的巨大的软骨肉瘤（箭头）。

于术中辨认上述结构，还可以起到减压作用。由于来自胃肠道的细菌可能导致污染，术前肠道准备及适当使用抗生素必不可少。

适应证

累及多个间室的放射治疗和化学治疗无效的肉瘤

- 半骨盆切除术最常见的适应证是对于术前放射治疗、化学治疗无效的未发生转移的肉瘤。除此之外，累及大腿多个间室的巨大肉瘤，为了避免肿瘤发生蕈状伤口、出血及继发感染，有时可能需要立刻行截肢手术。在每一个病例中，采用何种类型的半骨盆切除术取决于肿瘤的局部解剖位置及预计切除后局部软组织缺损的情况。
- 例如，后方肿瘤累及臀大肌和坐骨神经，无法采用臀大肌切除术，则可以通过半骨盆切除，并使用前侧带血管组织瓣覆盖创面。

周围结构污染

- 如患者由于不正确的活检，或对骨盆、髋部和大腿近端肉瘤实施非计划囊内切除，导致多个间室广泛污染，是半骨盆切除的适应证。此外，股骨近端病理性骨折也会造成无法预计的大范围组织污染（图 21-2）。
- 尽管对于这类骨折，一般常规采用半骨盆切除进行治疗。然而也有一些医疗部门尝试在大剂量新辅助治疗和髋人字石膏固定制动后，进行保肢手术。

无功能的肢体无需保肢

- 伴有严重周围血管疾病的老年患者，或者伴有蕈状伤口、肉瘤继发感染的患者不适合行保肢手术，也是半骨盆切除术的适应证。
- 相反，非常年轻的或者骨骼尚未发育成熟的儿童，由于不可避免的肢体不等长导致不适合保肢手术，也可考虑进行半骨盆切除手术。
- 通常，患者年龄越小，越能适应失去肢体带来的不便，尽快适应正常生活。这种情况下对于家长和家庭的心理咨询非常必要。

先前手术切除失败

- 半骨盆切除术是大腿部或臀部肿瘤广泛切除及综合治疗后仍发生局部复发的最终补救措施。
- 对于这种情况，需要仔细评估患者的病情，排除肿瘤转移的可能。
- 半骨盆切除的同时也用于控制髋关节周及骨盆保肢术后的感染。

姑息治疗

- 对于已经发生转移的患者，很少采用根治性截肢手术作为姑息治疗。采用半骨盆切除作为姑息性治疗的适应证包括，肿瘤侵犯腰骶丛、坐骨神经及股神经引起的无法控制的疼痛。
- 对于放射治疗、化学治疗等非手术治疗无法控制的局部转移性癌，半骨盆切除术也许能使患者获益。
- 这种情况下，使患者和家庭充分了解手术的预期效果，以及心理支持治疗非常必要。

非肿瘤适应证

- 改良或前侧皮瓣半骨盆切除术可能用于治疗因长期瘫痪而无法控制的髋部及骨盆的褥疮和骨髓炎。当慢性脓毒症的病因被手术清除后，患者的功能和心理状态都会得到迅速改善。
- 对于行部分骨盆离断或伴大出血的开放骨盆骨折，为挽救患者生命，可采用半骨盆切除。以上两种情况不存在肿瘤边界，使得术者能够更简单地进行手术。

影像学和其他诊断性检查

- 完整的影像学资料及分期有利于选择适合手术的患者及制订术前计划。术前常规分期检查包括胸部 CT 扫描及全身骨扫描，以发现是否存在转移病灶。
- 对于像黏液样脂肪肉瘤这类在非常见部位出现转移病灶的肿瘤，可能需要进行肝脏和腹部影像学检查。

标准 X 线片

- X 线片依旧是发现及诊断骨恶性肿瘤的首要检查。凡是怀疑骨盆、髋关节或大腿肿瘤的患者均需要拍摄标准前后位骨盆平片，范围上至髂骨翼顶部，下至耻骨联合下方。
- 骨盆特殊位摄片也可能有所帮助，包括 Judet 描述的髂骨翼斜位、闭孔斜位、骨盆入口位及骨盆出口位。由于骨盆解剖的复杂性，横断面影像学检查必不可少。

CT 与 MRI

- CT 与 MRI 均可以提供骨盆横断面的影像资料。MRI 还能更好地提供冠状面及矢状面的影像。通过口服、静脉或直肠使用造影剂可以使 CT 更好地反映盆腔脏器。
- CT 扫描对于评估骶髂关节、坐骨切迹及耻骨联合极其有用。MRI 能更好地显示软组织及肿瘤在髓腔内侵犯的情况。这两种方法均可评估腹膜后淋巴结。
- 由于 CT 和 MRI 影像特点之间相互补充，常需要联合使用 CT 及 MRI 以便更全面地评估肿瘤。

血管造影

- 手术前血管造影可以明确髂血管分支与肿瘤之间的关系。老年人行前侧皮瓣半骨盆切除术时，如股血管存在隐秘性动脉粥样硬化，可能对组织瓣造成灾难性后果。
- 采用改良半骨盆切除术时，血管造影可以显示髂总动脉分叉的水平。在姑息性截肢手术前进行血管栓塞，可以减少术中出血。

静脉造影及其他检查

- 为了全面评估盆腔脏器结构，可能还需要进行其他检查。如果怀疑结肠、直肠、膀胱、尿道或输尿管被肿瘤累及时，需要采用专门的造影剂对上述器官进行显像。必要时可使用乙状结肠镜及膀胱镜进行直观检查。如果怀疑存在静脉受阻情况（如下肢水肿）时，需要进行盆腔静脉造影检查。静脉瘤栓好发于软骨肉瘤，术中需要将瘤栓一并去除。

活检

- 骨盆和股骨近端周围肿瘤的活检必须做好计划，以避免后方组织瓣被污染，因为后侧皮瓣半骨盆切除术是最常采用的半骨盆截肢术式。进行活检手术时最终为该患者行截肢术的骨肿瘤医生应该在场，以确保正确的活检方式和活检通道（图 21-3）。

手术治疗

患者体位

- 患者取改良的半仰卧位。首先完成腹壁切口和腹膜后

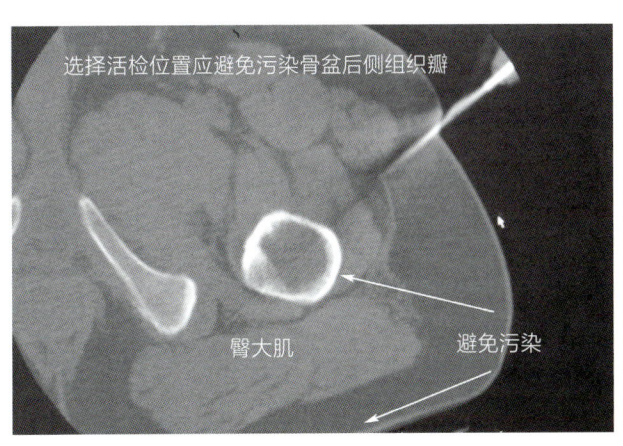

图 21-3 骨盆和股骨近端周围肿瘤的活检必须做好计划，以避免后方组织瓣被污染，因为后侧皮瓣半骨盆切除术是最常采用的半骨盆截肢术式。后侧皮瓣半骨盆切除术的组织瓣为臀大肌浅层的筋膜皮瓣，改良后侧皮瓣半骨盆切除术的组织瓣为带有臀大肌的肌皮瓣。

分离髂血管。根据采用的半骨盆切除类型，选择性结扎髂总血管、髂外血管或髂内血管。

手术入路

- 暴露耻骨支、膀胱颈、尿道，以便切开耻骨联合。暴露髂骨翼、骶髂关节或骶骨并离断，同时在骶骨或骨盆水平切断腰骶丛，然后完成筋膜皮瓣或肌皮瓣（后侧瓣包括臀大肌或前侧板包括股前间室）。屈曲、内收和外展髋关节，便于术者切断位于骨盆底的肌肉、韧带，最终完成截肢。
- 经典的后侧皮瓣半骨盆切除可以被视为由五大手术要素组成。

通过髂腹股沟切口的前方腹膜后入路

- 通过此切口（技术图 21-1A），分离腹股沟韧带和髂嵴上的腹壁肌肉暴露腹膜后间隙（技术图 21-1B）。
  - 巨大的髂骨肿瘤会从侧方进入有较多脂肪的后腹膜间隙。
- 从肿瘤上翻开腹膜，就能暴露后腹膜间隙，输尿管会附着于腹膜与其一起被翻开。
- 结扎并切断髂总动脉及髂内血管，切断腰大肌及股神经，将腹壁肌肉自耻骨联合至髂后上棘范围内完全从髂嵴上离断。
- 只有当所有前方结构被切断后，才能进行下一步手术步骤。
- 认清所有血管结构非常重要，以防止结扎时出现任何错误。髂血管及其两个主要分支（髂内、髂外血管）结扎并切断的平面见技术图 21-1B。
  - 经典的半骨盆切除术需要结扎髂总动脉和静脉。
  - 改良的半骨盆切除术需要保留髂内血管，尤其是其第一分支（臀上动脉）（技术图 21-1C）。
- 髂外动脉和静脉需要结扎。前方皮瓣半骨盆切除术要求保留髂外动脉，因为它是股四头肌的主要营养血管。因此髂内动脉在从髂总动脉分出部进行结扎。
- 髂外动脉不结扎。

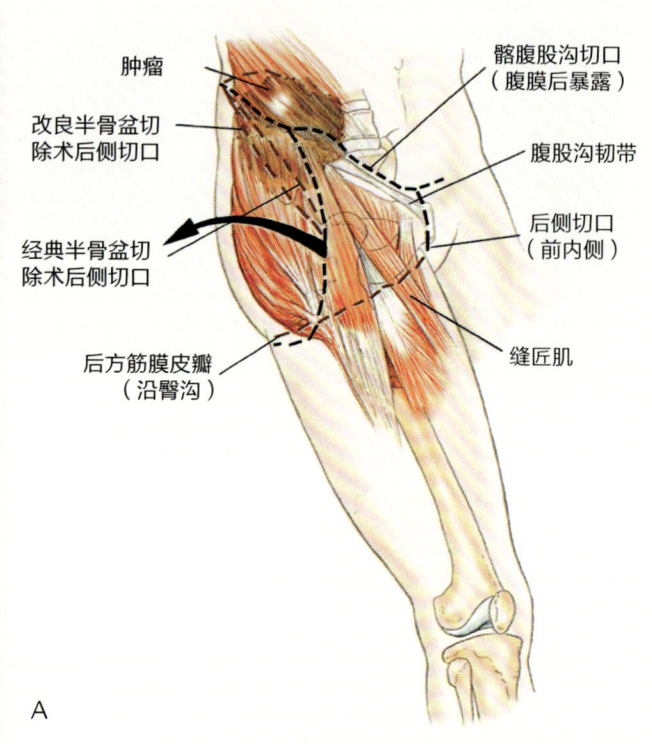
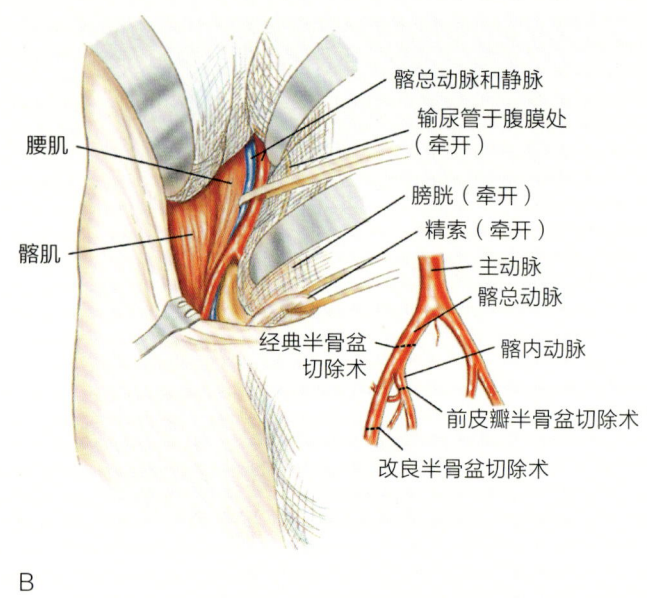
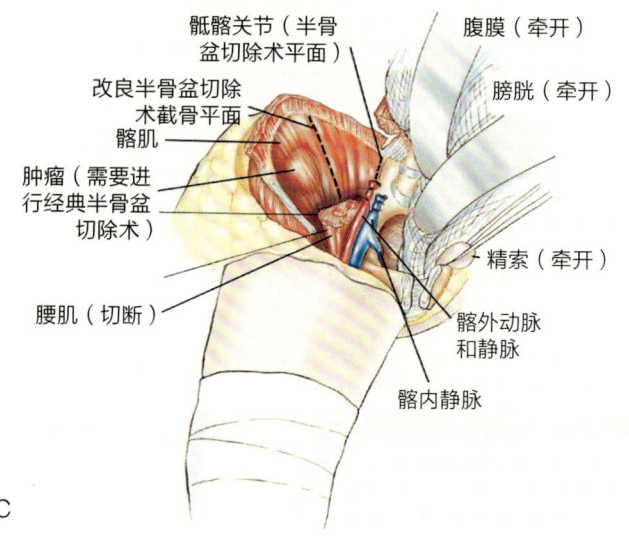

技术图21-1 A.髂腹股沟腹膜后切口和入路。患者半仰卧位于手术台上，此体位允许通过前侧入路行前方腹膜后手术。外展及屈曲髋关节以便做会阴切口。做后侧臀部切口时与平时常用的经典侧卧位不同，而是采用半侧卧位。B.自髂腹股沟韧带上方和髂嵴剥离腹壁肌肉后，就能轻松进入后腹膜间隙。从肿瘤上翻开腹膜，就能暴露后腹膜间隙。结扎血管前辨认所有血管结构至关重要，以防止出现任何结扎错误。C.改良半骨盆切除术是保留部分髂骨翼、臀大肌及其营养血管臀下血管的截肢。

会阴切口

- 第二个重要步骤是做会阴切口，此切口自耻骨联合向下沿耻骨下支至坐骨。
- 沿耻骨下支到耻骨联合暴露坐骨直肠间隙，分开耻骨联合。
- 膀胱用可塑性拉钩牵开，并在耻骨联合下方放置一个小的可塑性拉钩，以保护尿道。放置了导尿管的尿道很容易触及辨认，并用可塑性拉钩保护和牵开（技术图21-2）。
- 对于盆底的巨大肿瘤，尿道可能紧贴肿瘤的假包膜，所以分离时必须非常谨慎，不要进入肿瘤或前列腺包膜周围组织。

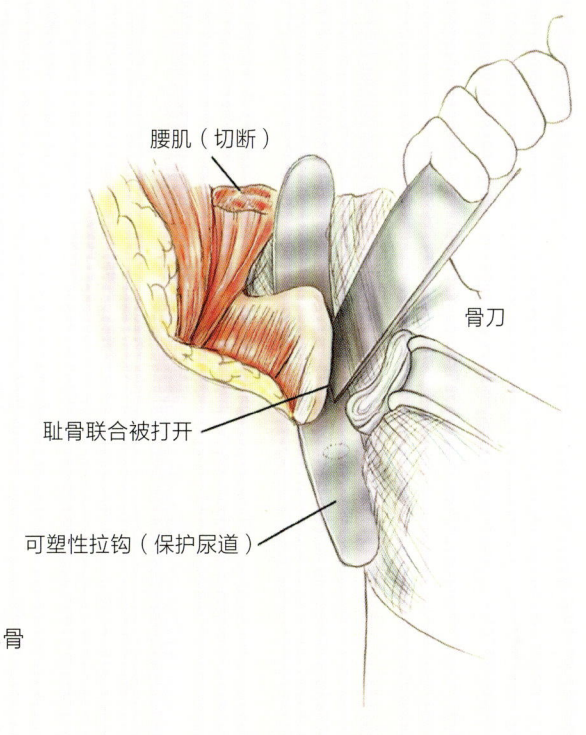

技术图 21-2　外展或屈曲患肢后，做会阴切口。采用小骨刀或电刀打开耻骨联合。

暴露臀肌后方皮瓣

- 第三步便是后侧筋膜皮瓣或皮下皮瓣，此皮瓣沿着髂胫束及大转子至骶髂关节。
- 经典半骨盆切除术要求切除所有臀肌结构，皮瓣仅保留皮下组织（技术图 21-3）。
- 经典半骨盆切除术要求离断骶髂关节，故所有腹壁肌都需要从骨盆上离断，直至后方的骶棘肌。
- 髂腰韧带在术中是很好的解剖标志，它在髂骨后方的止点正好位于骶髂关节的上方。特别是对于不易触及骶髂关节的肥胖患者，其可起到很好的定位作用。

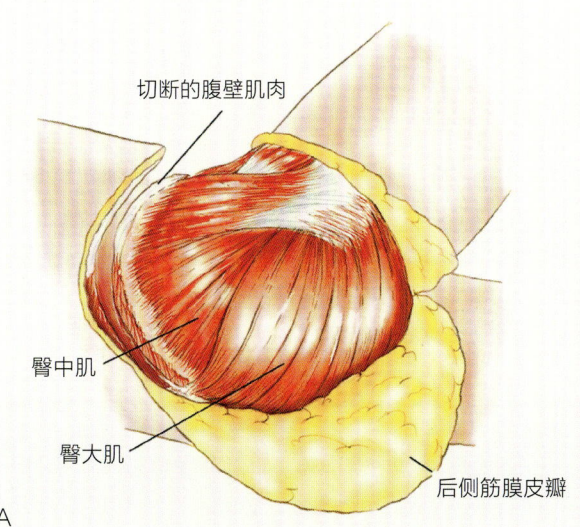

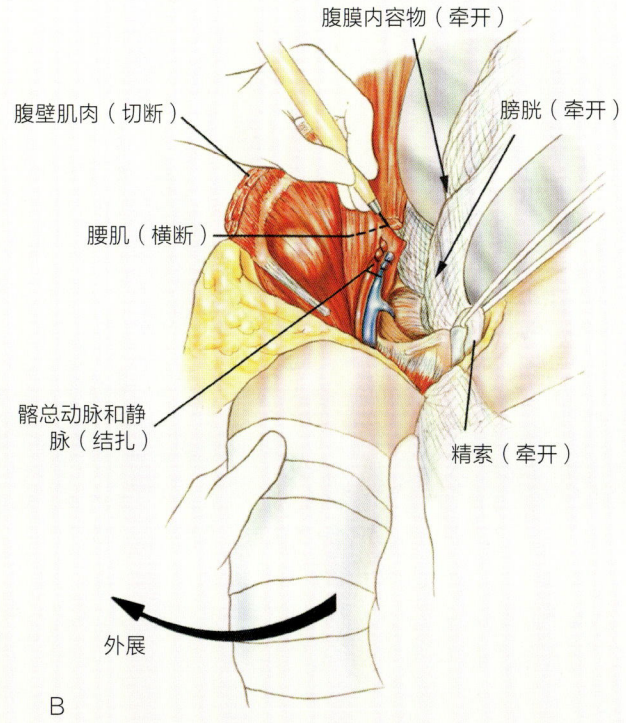

技术图 21-3　A. 从髂嵴上离断腹壁肌肉，需在髂嵴上保留 1~2 cm 肌肉。B. 切断的腰肌有术后出血的可能，故应进行缝扎。不同的半骨盆切除术类型（经典型或改良型），腹壁肌肉离断及后方截骨平面也不同。

离断盆底肌肉

- 进行此手术步骤时,要求髋关节屈曲外展,术者面向骨盆,站在两下肢之间。
- 当助手外展髋关节时,盆底肌肉紧张,术者用 Kelly 钳自耻骨支至骶髂关节,有序结扎并离断盆底肌肉(技术图 21-4)。

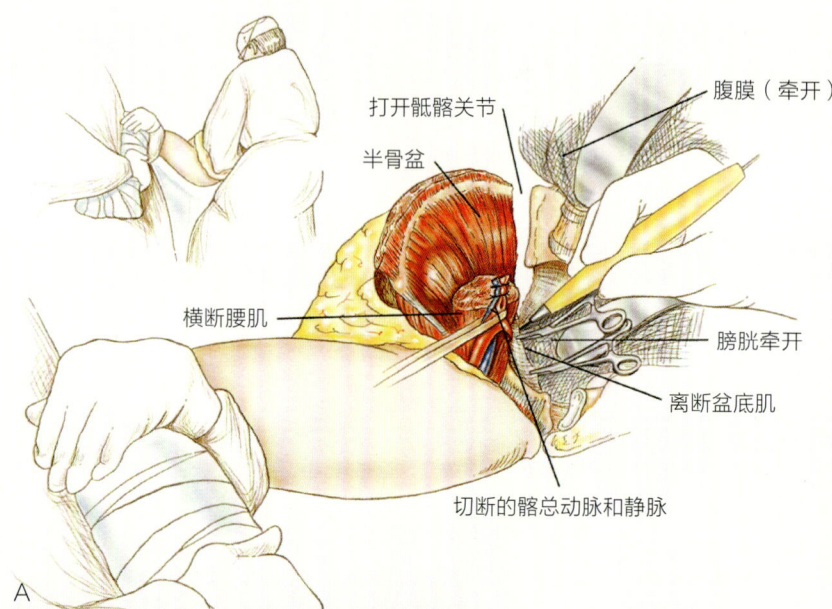

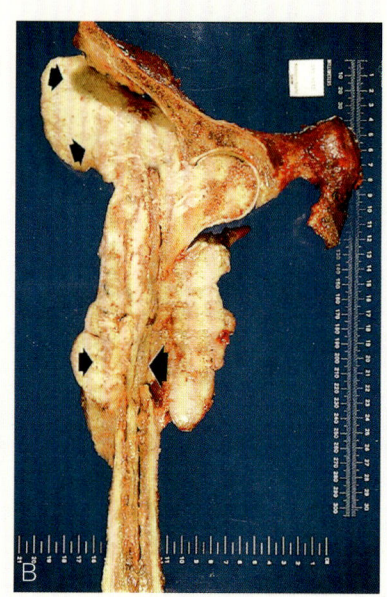

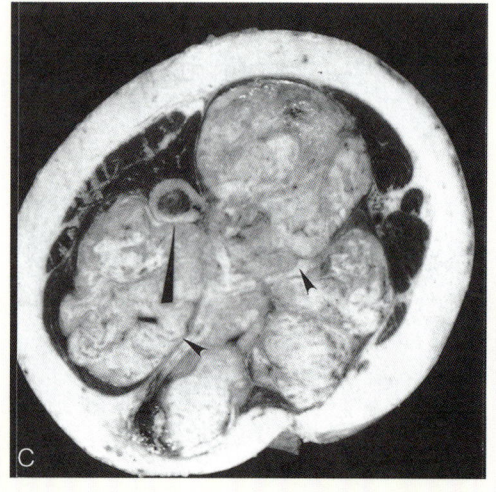

技术图 21-4 A. 离断盆底肌肉和完成截肢。手术的最后一步包括离断骶髂关节和残留的附着于髂骨和盆底的肌肉。B. 肾脏恶性肿瘤多发转移行半骨盆切除术后的大体标本。小箭头指复发肿瘤,大箭头指髓腔。C. 肿瘤已穿透多个解剖屏障,累及大腿前侧、后侧和内侧间室。大箭头指股骨,小箭头指血管间隔膜(版权:Martin M.Malawer)。

解脱骶髂关节完成截肢

- 使用大骨刀离断骶髂关节完成截肢,同时注意牵开保护腹腔脏器,避免损伤已结扎的髂血管。
  - 助手同术者站在手术床同一侧,助手屈曲外展下肢,为术者暴露盆底肌。
- 在创面的下部用海绵棒将直肠从骨盆悬吊肌中推开。施行左半骨盆切除术时,必须小心推开直肠,以免损伤。
- 用 Kelly 钳逐步离断和结扎悬吊肌。
- 仅剩骶髂关节前方关节囊及腰骶干需要打开和离断。需要注意的是,在先前的手术操作中,为了避免骶前静脉丛损伤出血，不要过早打开骶髂关节。
- 如果采用后侧改良半骨盆切除术，则自坐骨大切迹向髂骨中部截骨。保护髂内动脉，结扎髂外动脉。
  - 应在术前决定是采用经典半骨盆切除术还是改良后侧皮瓣半骨盆切除术。通常，改良半骨盆切除术适用于大腿及腹股沟病变，而经典半骨盆切除术适用于真正起源于骨盆的肌肉或骨的肿瘤（技术图21-5A）。
- 改良半骨盆切除术保留部分髂骨翼、臀大肌，以及其主要滋养血管臀下血管。因此，切除髂骨翼的部位应该从坐骨大切迹开始。
  - 从内部切断髂肌，纵向切断外展肌（从后方）。所有的骨盆前方肌群都将在这个步骤中切断。
  - 从前方辨认骶髂关节，将骶髂关节前方的血管牵开，为最终离断骶髂关节做准备。
- 关闭切口，并放置 28 号胸腔引流管进行负压引流（技术图 21-5B）。术后使用 2 根 Marcaine 硬膜外导管持续镇痛（技术图 21-5C），一根置于腰骶丛，另一根置于股神经。
- 将后侧肌皮瓣旋转并缝合至腹壁和侧腹壁以关闭切口。

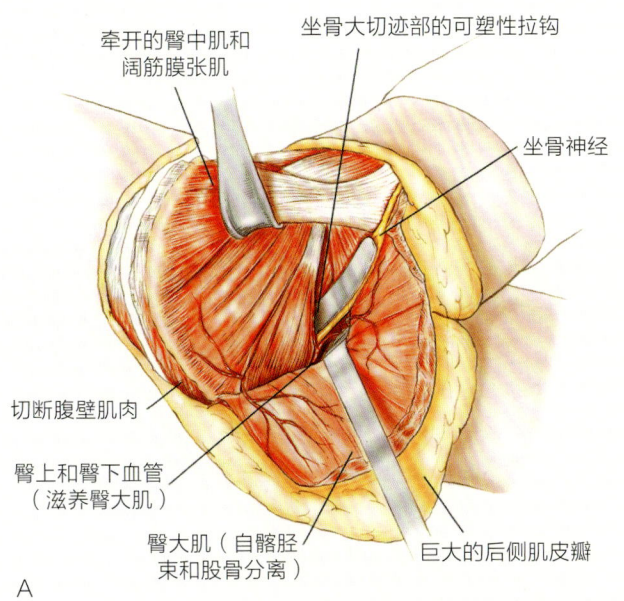

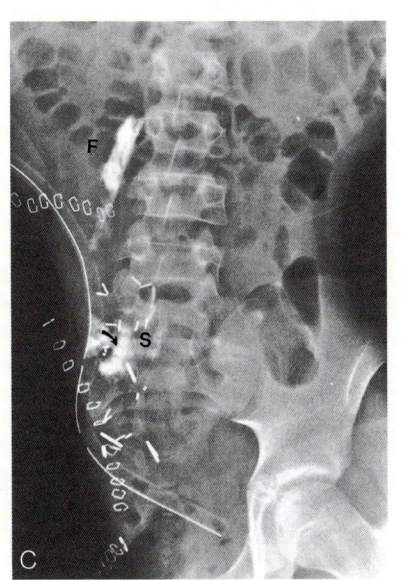

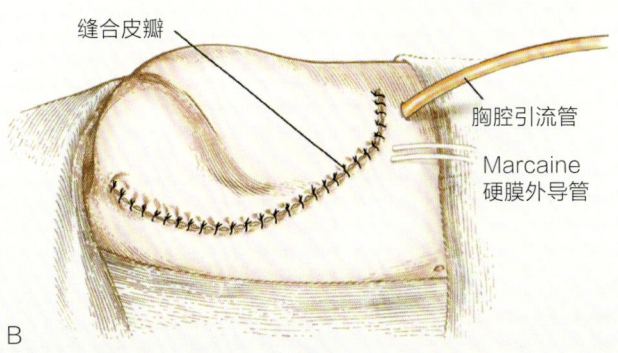

技术图 21-5 A. 改良后侧皮半骨盆切除术后侧皮瓣的变化。改良后侧皮瓣半骨盆切除术是通过髂骨翼平面的截肢，保留臀大肌及其主要滋养血管臀下血管。B. 关闭切口，放置 28 号胸腔引流管进行引流。C. 广泛半骨盆切除术后 X 线片（注意骶骨翼已切除），向放置在股神经鞘及腰骶丛周围的 Marcaine 管内注入造影剂。F：股神经。S：坐骨神经。箭头所指为在坐骨神经鞘处的 Renografin（造影剂）（版权：Martin M.Malawer）。

要点与失误防范

术前	• 减少与半骨盆切除术相关的并发症发生率和病死率，患者需要细致的生理和心理准备。接受过术前化学治疗或放射治疗的患者需要时间恢复中性粒细胞减少和贫血。应用支持性生长因子如促红细胞生成素及粒细胞集落刺激因子可能有帮助。通过输血提高红细胞质量和纠正出血异常对减少术中死亡至关重要 • 疾病继发营养不良和化学治疗引起恶心、呕吐的患者可能需要在术前和术后营养支持，以减少切口愈合问题
术中	• 为减少术后感染风险，所有患者应当行肠道准备 • 围手术期需要应用覆盖皮肤有氧菌群和肠道厌氧菌群的抗生素 • 如果肿瘤包绕或累及主要血管，应做好大出血的准备。大量的血液丢失和输血超过 1~2 倍的患者，循环血量可能会造成危及生命的凝血功能障碍和肺部并发症 • 术中牵拉腹膜和术后镇痛麻醉剂的使用会导致持续 1 周以上的肠梗阻
术后	• 术后预防血肿和血清肿的方法包括使用大口径负压引流管和使用弹力绷带加压包扎。导尿管和鼻胃管用于预防腹胀；从而减少皮肤伤口的张力。皮肤缝线或缝皮钉应保留 3~4 周，以尽量减少伤口裂开的风险 • 需要常规放置鼻胃管并避免口服喂养，以防止恶心、呕吐、误吸、腹胀和伤口并发症。早期应考虑静脉营养 • 接受半骨盆切除术的患者面临与肢体丧失和疾病可能造成的潜在生命危险相关的心理压力。对患者和家属的心理支持至关重要 • 切断骶丛会导致同侧膀胱和阴茎失神经支配，导致膀胱收缩无力和阳痿。这些问题通常是一过性的，随着对侧神经支配占主导地位，可于 1~3 个月恢复。留置导尿管应保留到患者可以活动为止，移除导尿管后应测量排尿后残余尿量 • 应向所有患者提供假体，尽管并非所有患者都会使用假体。如果患者保留了部分髂骨，可考虑使用悬挂带

术后处理

- 患者术后会出现幻肢感，可用止痛药来治疗。随着时间的推移，不适感会逐渐减轻。
- 尽管康复成功很大程度上取决于患者自身态度，但理疗师的帮助也起到很大的作用。术后早期下床行走将极大地鼓舞患者对功能恢复的积极态度，从而促进患者更快达到其个人目标。与其他一样面临康复挑战的患者接触，可以加强其积极的态度。肿瘤医生、康复治疗师及其他参与术后处理人员必须通力协作。

预后

- 大多数患者经过适当康复和使用半骨盆假肢后能够行走。
- 大多数存活患者可获得较高质量的生活和参加多种娱乐活动（图 21-4）。
- 最近的报道认为，如果手术患者选择合适，半骨盆切除术并发症率低，且生存率也可接受。
- 生活质量调查表明，半骨盆切除术这种根治性截肢术后长期并发症发生率并不比其他肿瘤治疗方式高。

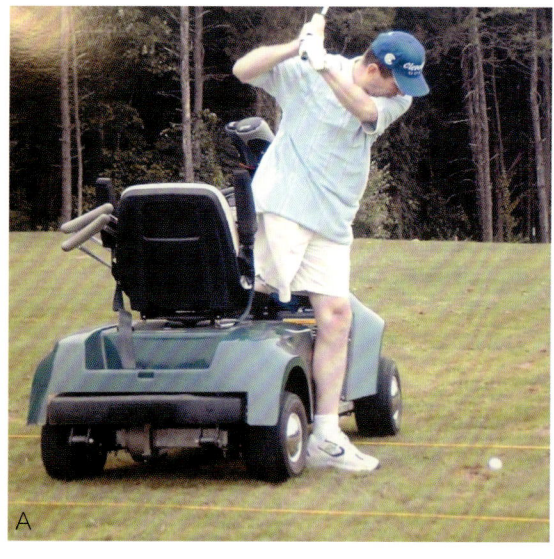
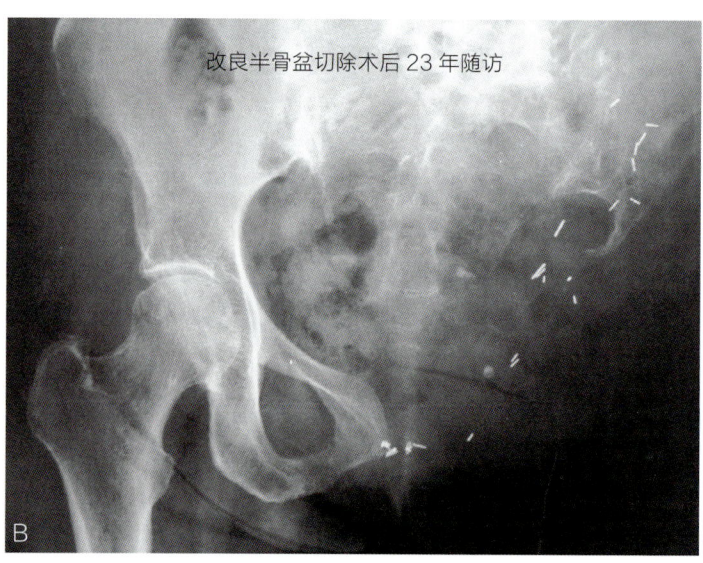

图 21-4　A. 一位半骨盆切除术后 5 年的患者在打高尔夫球，使用高尔夫车作为支撑。B. 平片显示一个行改良后侧皮瓣半骨盆切除术后 23 年长期随访的患者。该患者佩戴半骨盆假肢仍然良好行走。左侧残留的部分髂骨翼为半骨盆假肢提供支撑。

- 老年患者和肥胖患者半骨盆截肢术后可能需要借助轮椅，因为行走对他们来讲强度过大。一些儿童和成人病例使用假肢会导致扶拐行走速度减慢，但是使用假肢可以在不借助外力的情况下长时间站立，且可以解放双手进行其余的活动。

并发症

- 所有接受半骨盆切除的患者都可能产生幻肢感。长期的幻肢感对患者而言可能比失去肢体本身更具破坏性。患者教育、积极的药物治疗，以及严格的物理康复治疗对减轻幻肢感有一定帮助。对腰骶丛、股神经及坐骨神经残端注射和输注局麻药，可以明显缓解术后早期的急性疼痛和幻肢感。
- 另一个严重术后并发症是伤口坏死。经典后侧皮瓣半骨盆切除术因为结扎髂总动脉，破坏了皮瓣的主要血供；10%~50% 可能出现明显的皮瓣缺血。长时间卧位和坐位受压也会导致皮瓣缺血性坏死。由于皮瓣长时间受压后增加的压力会导致皮瓣缺血性坏死。早期发现明确坏死并手术补救对于减少进一步并发症相当重要。术中仔细保留筋膜血管及部分臀大肌可以减少缺血性坏死的发生率[20]。
- 所有接受半骨盆切除的患者均有感染可能，如与肿瘤相关的分解代谢、慢性营养不良、放射治疗和化学治疗引起的贫血和中性粒细胞减少，感染率可达约 15%。其他导致感染率增加的因素包括手术应激导致的免疫抑制、输血及心理抑郁。随着手术时长的延长，软组织损伤会增加。降低感染率的措施包括术前肠道准备、术中采用荷包缝合法封闭肛门、围手术期使用广谱抗生素、留置大口径引流管闭式负压引流防止后腹膜血肿。感染会使伤口延迟愈合，彻底手术清创及长时间换药常必不可少。

第22章 前侧皮瓣半骨盆切除术
Anterior Flap Hemipelvectomy

Martin M. Malawer and James C. Wittig

背景

- 前侧皮瓣半骨盆切除是对经典后侧皮瓣半骨盆切除术的一种改良术式。与采用传统的臀部后侧皮瓣覆盖不同，在经骶髂关节和耻骨联合处截肢后其采用股前侧肌皮瓣覆盖腹膜。这种改良术式为因前侧皮瓣被累及或污染而导致治疗困难的臀部及骨盆肿瘤提供了一种治疗方法。
- 对于臀部巨大软组织肉瘤或向后方侵袭的来源于骨盆的骨恶性肿瘤，如无法采用标准后侧皮瓣半骨盆切除治疗，常可以通过前侧皮瓣半骨盆切除术进行治疗。
- 该术式最初采用的是由部分股浅血管营养的前侧皮瓣[1]，后改良为股前侧全层肌皮瓣[2, 7]。
- 采用前侧皮瓣半骨盆切除术的主要优势是能得到较大的带血管的肌皮瓣，能够理想地覆盖大面积后侧缺损（图22-1）。根据需要覆盖缺损的大小来确定前侧肌皮瓣需要保留多少。当然，挑选合适的患者进行该手术才能确保获得良好的效果。例如，老年患者及糖尿病患者伴有隐秘性股血管粥样硬化时，术前需通过血管造影仔细评估。

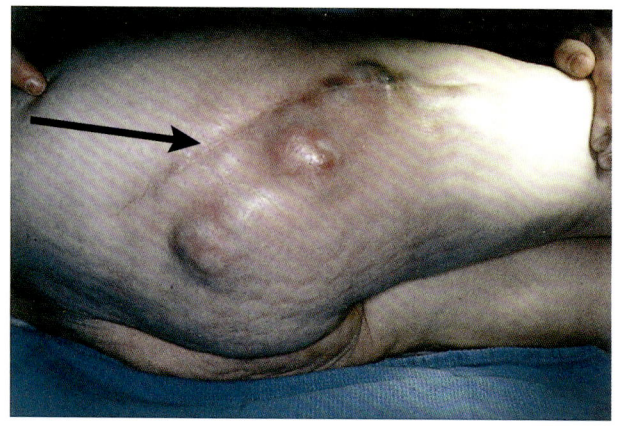

图22-1 照片显示手术和放射治疗后大腿后侧肉瘤复发伴局部肿瘤蕈样增生；前次手术后侧切口的瘢痕（箭头）。这是前侧皮瓣半骨盆切除术的经典适应证，而不适宜用经典的后侧皮瓣半骨盆切除术（版权：Martin M. Malawer）。

- 第21章描述的半骨盆切除术需要臀部皮瓣来覆盖手术缺损。前侧皮瓣半骨盆切除术允许切除整个臀部，甚至可以切除到达中线的皮肤及软组织。即便肿瘤侵犯臀部到达中线部位，采用前侧皮瓣半骨盆切除术都有潜在治愈可能[11, 12]。
- 如果可能，此区域的肿瘤，尤其是低分化的肿瘤，应该切除臀大肌（臀大肌切除术）。然而，如果肿瘤已透过臀大肌而累及臀中肌或臀小肌，或肿瘤包裹坐骨神经或直接侵犯骨盆骨骼，则应采用根治性截肢并以前侧肌皮瓣覆盖。

解剖

- 手术医生需熟悉骨盆、股肌肉及股血管的解剖。该术式的解剖关键是骨盆和肢体的主要营养血管。对于肿瘤累及骨盆的骨或软组织的注意事项，参见第21章。
- 髂外血管通过股三角穿出骨盆，形成股总血管。沿髂外血管的内侧，在腹股沟韧带下方可能会见到一个营养髂嵴的独立分支。股浅血管在缝匠肌深层沿其向下走行几乎股骨全长；穿过内收肌裂孔，在膝后侧形成腘血管。在股三角区的主要分支是股深血管，它从股浅血管后侧分出，向深层行走于股骨后方。掀起前侧肌皮瓣前需要结扎血管，保留股总血管和股浅血管。
- 股四头肌、内收肌、缝匠肌都由股浅动脉发出的分支提供血运。股深动脉发出一系列穿支进入股外侧肌，这些穿支可以在其穿过肌间隔的部位被看到。
- 在髌骨近端切断股四头肌肌腱后，整个前侧和内侧间室可从股骨骨膜上剥离，形成一个全厚肌皮瓣[3, 4, 6]。为了防止出血过多，需要仔细结扎所有的穿支血管，在内收肌裂孔平面仔细结扎股浅血管。
- 在腹股沟管处游离皮肤，充分游离髂外血管，使整个肌皮瓣可以根据需要旋转覆盖截肢后缺损区域。
- 用此种皮瓣可以提高外观和假肢适应性，从而获得良好功能[9-11]。同时这种肌皮瓣允许残留骨盆接受放射治疗，而不增加伤口并发症。与传统后侧皮瓣半骨盆切除术相比，前侧皮瓣半骨盆切除术允许更大范围的后方组织切除。
- 整个臀部区域（如臀肌、坐骨神经、骶棘韧带、骶骨翼）可以安全地切除。
- 前侧肌皮瓣包括部分或整个带血管蒂（股浅动脉）的股四头肌群[4]。此肌皮瓣可以覆盖整个腹膜表面，愈合良好，并发症少。

影像学和其他诊断性检查

- 除了常规影像学（X线、CT、MRI和骨扫描）评估，患者行前侧皮瓣半骨盆切除术前必须完善股血管造影。
- 股深血管变异、老年患者股浅动脉隐匿性粥样硬化或患者有吸烟史，都对手术效果有很大影响。另外，骨盆血管的显像可以帮助确认血管是否受肿瘤累及。
- CT和MRI可以明确肿瘤是否累及骶骨或脊柱。脊柱受累是这种手术的禁忌证（图22-2）。

适应证

- 前侧皮瓣半骨盆切除术适用于肿瘤累及臀部，且不能采用非根治性切除的患者。伴或不伴放射治疗的保肢手术失败的患者，或肿瘤累及大腿后侧及坐骨神经的患者也适用于该术式。
- 该手术也适用于保肢治疗失败的患者[5]，以及部分需要截肢的非肿瘤患者[8]（如无法控制的骶骨败血症或股骨转子部骨髓炎）。
- 非肿瘤性的手术适应证还包括截瘫伴有无法控制的骨盆或髋关节骨髓炎患者。

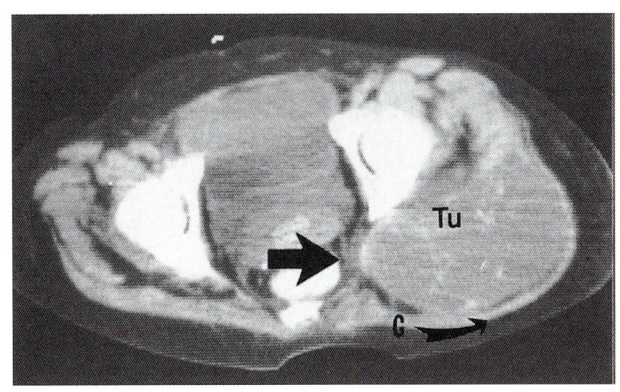

图22-2　CT显示臀部巨大骨外软骨肉瘤（Tu），只剩下薄层臀大肌（G）。肿瘤早期通过坐骨大切迹，侵入骨盆（版权：Martin M. Malawer）。

手术治疗

术前计划

- 为了获得最佳结果，谨慎的术前计划非常关键。切皮前先画出计划的手术切口，直视观察设计前侧皮瓣半骨盆切除术各部分切口（图22-3）。
- 术前计划包括纠正贫血和肠道准备。女性患者还要进行生殖道准备、确保动脉和静脉通路通畅，并留置导尿。

患者体位

- 患者先仰卧于手术台上，然后侧向一方，使髂嵴在手术台的弯曲点上（图22-4）。患者体位放置好后，在髂嵴和大转子下放置软垫防止皮肤受压造成坏死。在

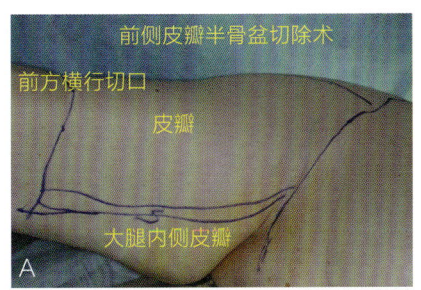 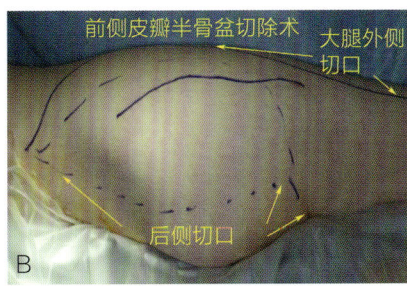 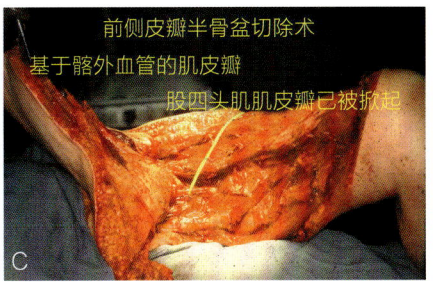

图22-3　A. 术前前侧皮瓣设计。前侧肌皮瓣包括巨大的大腿前侧皮肤、皮下组织和股四头肌，该肌皮瓣依靠股总和股浅动脉供血，在掀起皮瓣时结扎股深动脉。切口在大腿内侧沿缝匠肌后方向远端延伸，这样便于确认股浅动脉并在远端结扎，保护股四头肌的血供。在膝关节近端几厘米处做横行切口。B. 后方切口从前方皮瓣切口向近端延伸，至骶髂关节，再向远端至臀褶皱。然后切口横行转向后内侧与前方皮瓣相接，这个切口可避免后方切口被肿瘤污染。这一切口是由Paul H. Sugarbaker医生于1980年代在国家肿瘤研究中心提出。C. 术中照片显示巨大的股四头肌肌皮瓣从股骨上游离，这是前方皮瓣半骨盆切除术的第一步。结扎股深动脉后使得肌皮瓣能够掀起至腹股沟韧带上方，使半骨盆切除的腹膜后入路可以进行（版权：Martin M. Malawer）。

- 腋窝处塞入软垫保证胸壁能充分扩张，同时防止臂丛损伤。
- 手臂放置于 Krasky 支架。用弹力绷带或弹力袜防止对侧下肢血流淤积。
- 手术台弯曲使髂嵴和腰椎向患侧张开成角。
- 肛门临时缝闭。
- 患侧下肢备皮消毒并自由落在手术床上，保证从膝到髂嵴皮肤的完整显露。

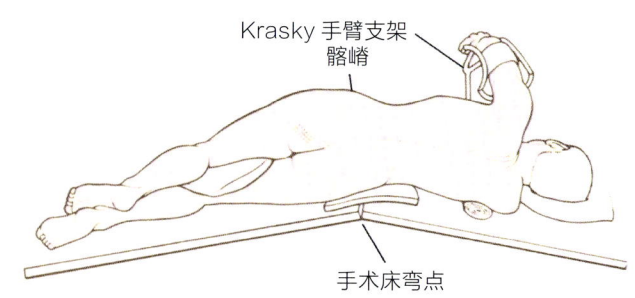

图 22-4　患者体位（版权：Martin M. Malawer）。

前侧和后侧切口

- 手术前应确定基于股四头肌的肌皮瓣足以覆盖因手术造成的臀部缺损。用记号笔画出合适的切口标记，并将皮瓣的宽度和长度与预计的臀部缺损相比较。确认皮瓣能充分覆盖缺损后，再完成切口剩余部分的标记（技术图 22-1）。
- 首先，在肿瘤内侧或上正中线的肛门上方标记切口。切口的上方及外侧应平行于髂骨翼到髂前上棘的连线。切口向远端延长，沿着大腿外侧中点一直到大腿中下 1/3 处。
- 内侧切口起自肛门外侧 2~3 cm，向前沿着臀纹至耻骨结节。后沿着大腿内侧中点一直到大腿中下 1/3。
- 2 个纵向切口分别在大腿内、外侧下行，并由大腿前方横行切口相连。此横行切口的位置决定了肌皮瓣的长度。当横行切口的位置确定后，皮瓣的顶端可以延伸到髂骨翼水平。

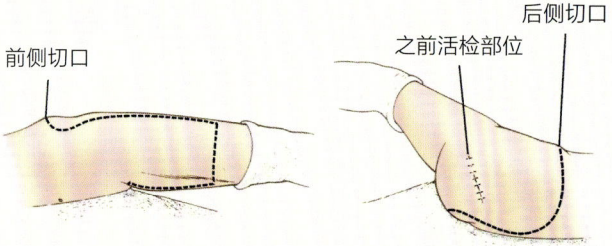

技术图 22-1　切口（版权：Martin M. Malawer）。

后侧切口确定手术切除可能性

- 切除臀部肿瘤时，肿瘤内侧缘通常最接近切缘。因此分离肿瘤时先从内侧开始，便于术者在截断肢体前评估切除肿瘤的可行性（技术图 22-2）。
- 最初的切口应在骶骨表面的后正中线上，切开筋膜至骶正中嵴。为保护肛门切口应距其 2~3 cm。
- 附着于骶骨的臀大肌和竖脊肌从骶正中嵴和骶孔背侧进行剥离。自内侧切缘获取组织做活检，切缘的内侧进行活检比较安全。如果有必要可以切除骶骨外侧部分骨质，获取骶神经组织进行活检。如果活检组织冰冻切片组织学检查阴性，可以继续进行截肢。

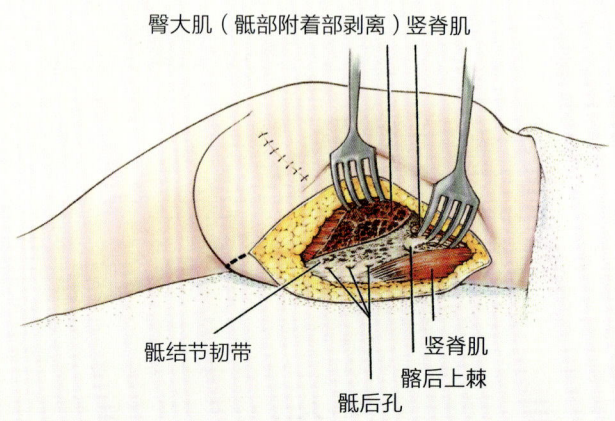

技术图 22-2　后侧切口确定手术切除可能性（版权：Martin M. Malawer）。

从髂嵴上剥离背部肌肉

- 在骶骨、髂嵴上切断腹部和背部肌肉,尽量于肌肉在骨的附着部剥离以减少出血。切断的肌肉包括腹外斜肌、竖脊肌、背阔肌、腰方肌(技术图 22-3)。

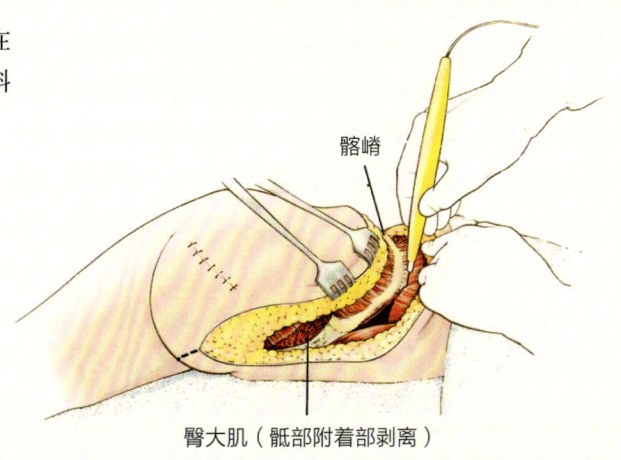

技术图 22-3　从髂嵴上剥离背部肌肉(版权:Martin M. Malawer)。

后侧分离坐骨直肠间隙

- 屈曲髋关节,使臀纹部的软组织有一定的张力。肛周切口沿着臀纹向耻骨结节部延伸。深部分离自直肠外侧向坐骨直肠窝进行,切断残留的附着于尾骨和骶结节韧带的臀大肌(技术图 22-4)。

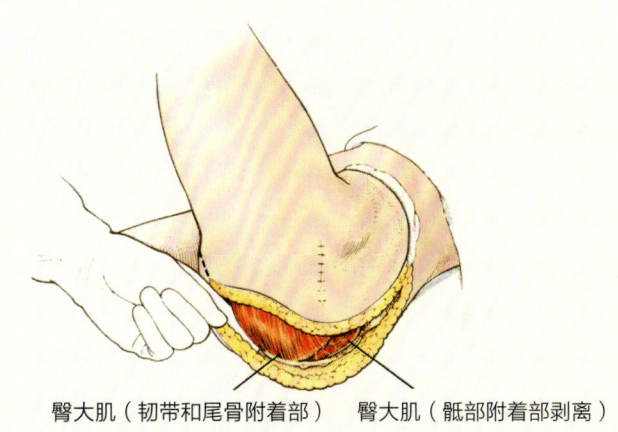

技术图 22-4　在坐骨直肠间隙进行后侧分离(版权:Martin M. Malawer)。

肌皮瓣外侧切口

- 术者从患者后侧移到患者前侧。在大腿中下 1/3 交界处做前侧切口,向深层直达股骨,横断整个股四头肌(技术图 22-5)。
- 在外侧,切口向近端延至大转子再到髂前上棘,阔筋膜张肌应从其筋膜部分离,使其保留在需要截除的肢体上。

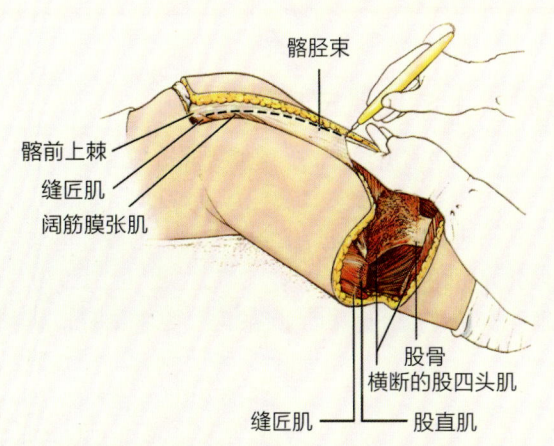

技术图 22-5　肌皮瓣的外侧切口(版权:Martin M. Malavwer)。

自股骨剥离股外侧肌

- 解剖股外侧肌表面的筋膜使之与屈肌分离,并向深层分离至其在股骨的附着部。用电刀将股外侧肌从股骨上剥离,在此处游离时需小心,避免肌皮瓣的肌肉与上方的皮肤和皮下组织分离(技术图 22-6)。

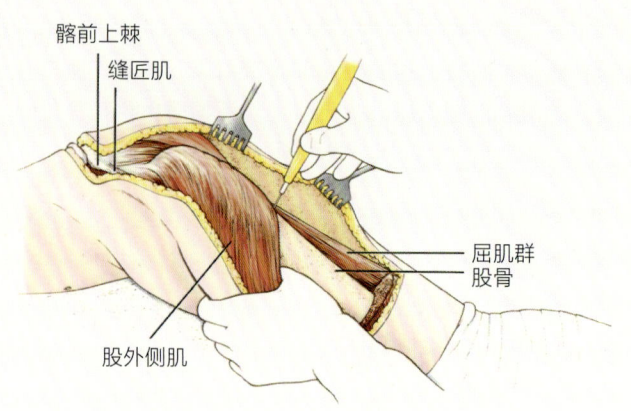

技术图 22-6 自股骨剥离股外侧肌(版权:Martin M. Malawer)。

切断股浅动脉

- 内侧皮肤切口从收肌管(Hunter 管)到耻骨结节。在股浅血管进入内收肌裂孔的平面进行结扎和分离。股浅血管行走于肌皮瓣深层,沿股浅血管深面向近端游离直至腹股沟韧带。分离、结扎股浅血管进入内收肌的多个小分支(技术图 22-7)。

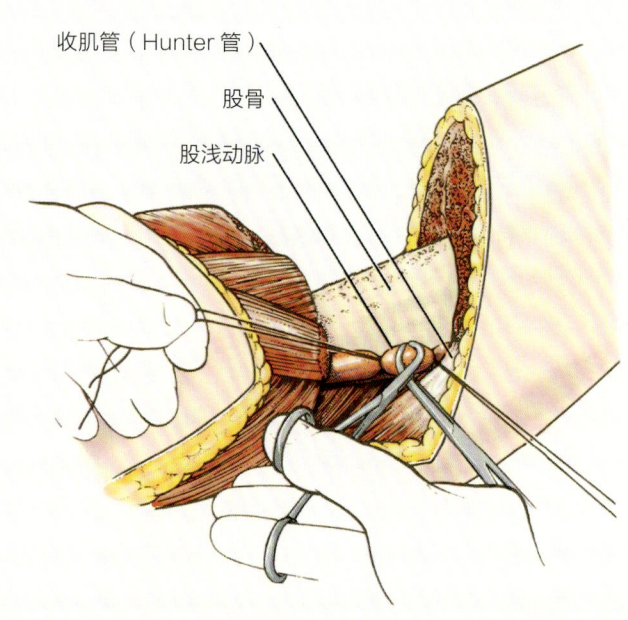

技术图 22-7 切断股浅动脉(版权:Martin M. Malawer)。

自股骨上游离肌皮瓣

- 用力向上牵引肌皮瓣,自股骨起点部剥离股中间肌和股内侧肌。在肌皮皮瓣向近端游离至接近骨盆部,辨认出股深血管,于股深血管在股总动脉发出部将其结扎并切断(技术图 22-8)。
- 肌皮瓣从骨盆处游离的步骤如下。从髂嵴处切断腹肌和筋膜;于髂前上棘处切断缝匠肌的起点;于髂前下棘处切断股直肌起点;打开髋关节前方的股鞘,从耻骨上剥离剩余的腹直肌。
- 向内侧牵引肌皮皮瓣,即可获得进入骨盆的通道。沿着股神经钝性分离,可以快速向盆腔内分离,以便显露接下来需要切断的血管和神经。

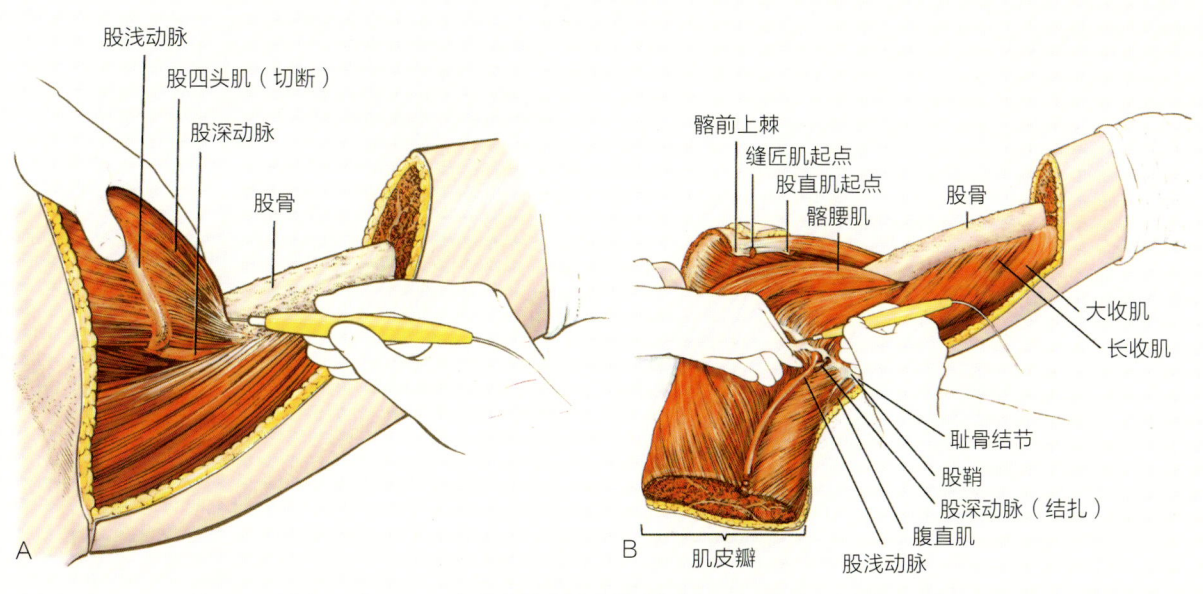

技术图 22-8　A. 自股骨剥离股四头肌。B. 自骨盆游离肌皮瓣（版权：Martin M. Malawer）。

分离耻骨联合

- 分离耻骨联合时需要注意保护膀胱和尿道，用手术刀定位并切断耻骨联合之间关节软骨连接（技术图 22-9）。

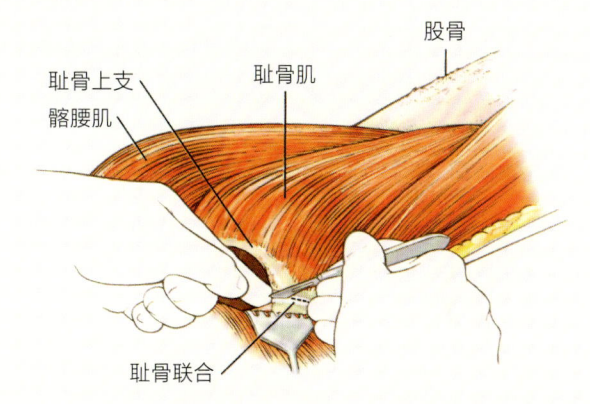

技术图 22-9　分离耻骨联合（版权：Martin M. Malawer）。

横断髂血管

- 在髂总动脉的分叉处分离髂内动脉和静脉，分离位于骶神经根浅层的髂内血管的多个内脏分支，用力向内推开内脏有助于显露这些血管。切断结扎髂内血管及其分支血管后，便可清楚地看到神经根在骨盆内的走行（技术图 22-10）。
- 需要注意在此过程中保留髂总淋巴结。相反，在标准半骨盆切除中，髂总淋巴结需被切除。

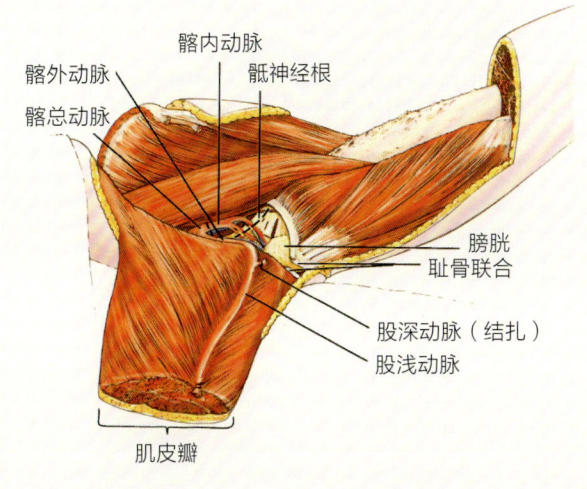

技术图 22-10　横断髂内血管及其分支（版权：Martin M. Malawer）。

切断腰肌和神经根

- 在腰肌和髂肌汇合处将其切断,位于腰肌深层的闭孔神经也一并切断。注意保护进入肌皮瓣的股神经,于骶前孔切断腰骶神经根和骶神经根(技术图22-11)。

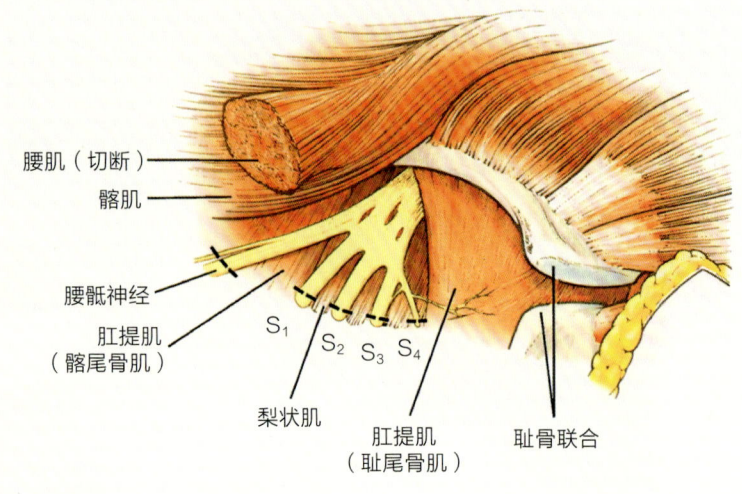

技术图22-11 切断腰肌和神经根(版权：Martin M. Malawer)。

分离盆膈和骶骨

- 抬高下肢使组成盆膈的各个肌肉形成张力,注意保护尿道、膀胱和直肠。分离泌尿生殖膈、肛提肌和梨状肌,在这些肌肉靠近骨盆的附着处切断它们(技术图22-12)。
- 术者需再次改变位置,移到患者的后侧。使用骨刀自尾骨部开始截骨,尾骨和骶骨经骶骨孔平面一分为二。
- 开始时,骨刀应平行于骶棘中线。站于患者后侧的术者可用左手触摸确定尾骨边缘,在骶骨上确定S5神经孔。S5神经孔位于骶骨与尾骨的连接处。用右手拿着骨刀,这样可以精确控制截骨角度。助手用骨锤进行截骨。
- 在骶骨的上部,小心不要发生骶骨骨折。切断腰骶韧带,截除的肢体完全游离。

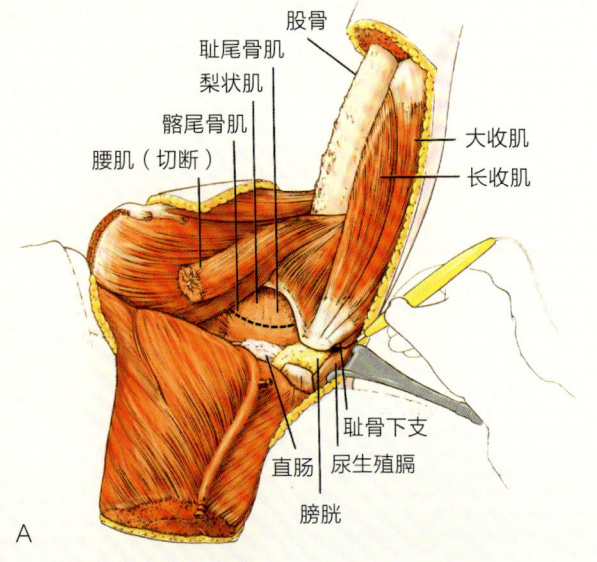
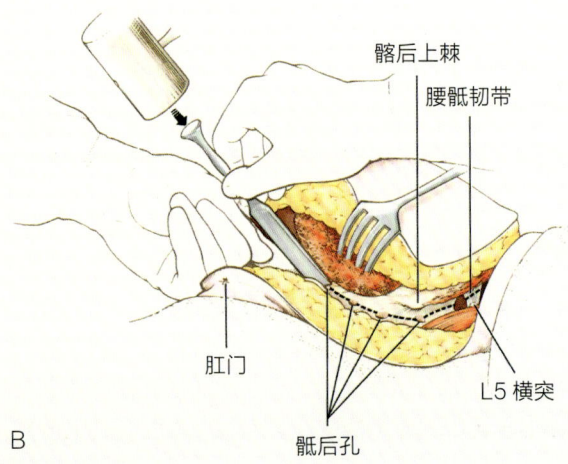

技术图22-12 A. 切断盆膈。B. 骶骨截骨(版权：Martin M. Malawer)。

关闭切口

- 充分冲洗手术区和肌皮皮瓣，彻底止血。肌皮瓣向后侧翻转覆盖术后缺损区，放置2组负压引流。将股四头肌的筋膜与前腹壁肌肉、背部肌肉、骶骨和盆膈的肌肉缝合。采用间断缝合关闭切口（技术图22-13）。

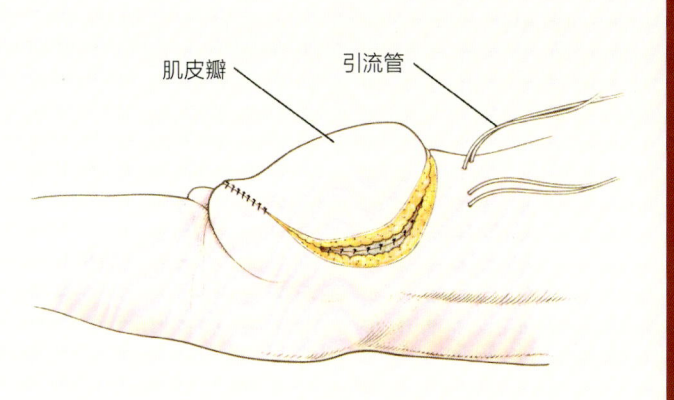

技术图 22-13　关闭切口（版权：Martin M. Malawer）。

要点和失误防范

关闭切口	• Sugarbaker[5, 9]和其他学者[1, 2, 4, 10]建议，对于累及后侧臀部结构的肿瘤患者，采用带股血管的股前侧间室肌皮瓣覆盖创面 • 此手术的主要优势在于股前侧肌皮瓣可用来重建巨大的后侧缺损，且皮瓣坏死风险小。如果患者需要术后大剂量放射治疗，也尽可能采用此术式，因为血运丰富的肌皮瓣可很好地耐受放射治疗 • 必须注意的是，在分离肌皮瓣时不要将股四头肌浅层的皮下组织和皮肤与其分离，因为这样会损害皮肤血运 • 偶尔，当股浅动脉被肿瘤组织或接收过重度放射治疗的皮肤覆盖时，需要牺牲皮肤蒂，而采用岛状肌皮瓣

术后处理

- 患者术后会出现幻肢感，可用止痛药来治疗。随着时间的推移，不适感会逐渐减轻。
- 尽管康复成功很大程度上取决于患者自身，但理疗师的帮助也起到很大的作用。术后早期下床行走将极大地鼓舞患者对功能恢复的积极态度，从而促进患者更快地达到其个人目标。与其他一样面临康复挑战的患者接触，可以加强其积极的态度。肿瘤医生、康复治疗师及其他参与术后处理人员需通力协作。

预后

- 此手术方式康复潜力相当好。没有肿瘤复发和转移的患者通常会使用假肢。患者可在不借助拐杖的情况下，仅依靠假肢行走。
- 由于肌皮瓣血运良好，大部分患者手术伤口可快速愈合。后侧皮瓣半骨盆切除术后10%~30%出现皮瓣缺血性坏死，而前侧皮瓣半骨盆切除术并未出现。偶有研究报道，皮瓣的设计并不是伤口感染和皮瓣坏死有统计学差异的影响因素[8]。
- 康复注意事项和幻肢感的风险与其他类型半骨盆切除术相似。由于采用此皮瓣伤口愈合快，患者可更早地安装适配假肢。

并发症

- 伤口感染和皮瓣坏死的发生与手术时长和手术大小有关。
- 目前尚未发现此手术方式特有的术后早期并发症。采用标准后侧皮瓣半骨盆切除术约25%出现皮瓣缺血，在此术式并未见到。
- 该术式最恼人的长期术后问题是幻肢痛（与标准半骨盆切除术一样）。目前约20%可导致严重幻肢痛，需要每日使用麻醉性镇痛药。然而，其幻肢痛的发生率和标准半骨盆切除术无显著性差异。

第23章 髋关节离断术
Hip Disarticulation

Jacob Bickels and Martin M. Malawer

背景

- 髋关节离断是通过髋关节进行的下肢截肢，通常用于一些保肢手术无法治疗的大腿近端的骨与软组织巨大肿瘤（图23-1）。
- 需要进行详细的术前评估，以确定截肢平面。
- 大多数接受髋关节离断的患者可以使用拐杖或助行器行走和进行日常活动。也可使用与之匹配的假肢，然而假肢需要消耗更多的能量。

解剖

- 髋关节周围的手术需要熟悉其周围的关键解剖结构——股三角（前侧）及其周围的肌肉、坐骨神经（后侧）和坐骨直肠窝（内侧）。
- 股三角的上界是腹股沟韧带，外界是缝匠肌，内界是长收肌。
- 阔筋膜张肌、髂胫束和臀肌组成了髋周的外侧肌群。腘绳肌和坐骨神经位于其后部。坐骨直肠窝内界为肛门外括约肌和盆膈下筋膜，外侧界为坐骨结节和闭孔筋膜，前界为会阴浅筋膜，后界为臀大肌和骶结节韧带。

适应证

- 累及大腿的骨与软组织巨大肿瘤，切除后无法重建或无法获得理想功能（图23-2）是髋关节离断的主要手术适应证。
- 局部复发曾被认为是截肢的主要指征。
  - 仅出现肉瘤复发，不再是立即截肢的直接手术适应证。
  - 能否在不损害肢体功能的情况下切除复发的肿瘤，是决定是否进行截肢的决定性因素。
- 大腿软组织肉瘤，累及股骨或侵犯重要神经血管结构，也是手术适应证。

影像学和其他诊断性检查

- 联合使用CT和MRI可以分别确定骨和软组织受累的程度。
  - CT显示肿瘤侵犯对受累骨结构完整性的影响。
  - MRI可为软组织肿瘤的范围、骨髓的受累程度及其与邻近神经血管束的关系提供准确成像。

手术治疗

- 髋关节离断可用于肿瘤的根治性治疗，也用于一些转

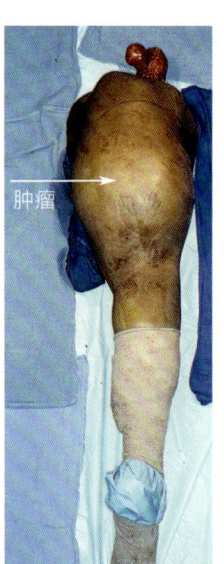
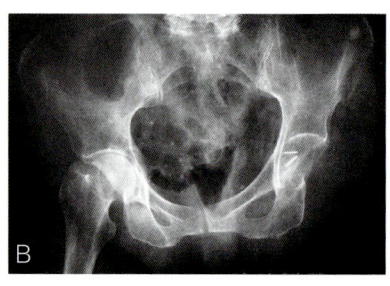

图23-1 A.髋关节离断术后的肢体（注意股骨头）。白色箭头指后方间室的巨大肿瘤。B.左下肢髋关节离断术后的X线。

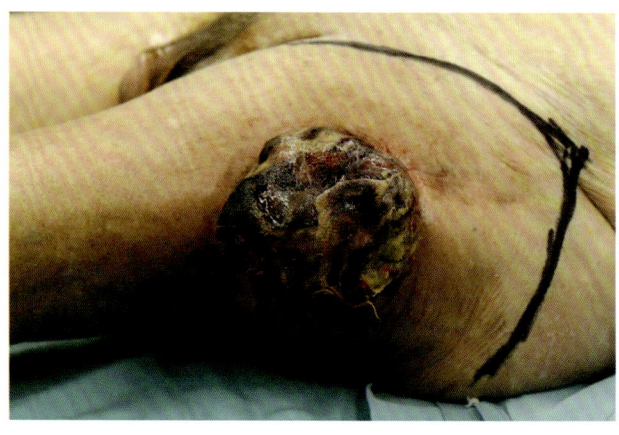

图23-2 大腿近端外侧的蕈状软组织肉瘤，需要进行髋关节离断术以实现广泛的切除边界。

移性肿瘤姑息性治疗，切除蕈状肿瘤或减轻肿瘤相关的剧烈疼痛。
- 应仔细评估盆腔内肿瘤侵犯或淋巴受累情况，这可能是以根治性治疗为目的进行髋关节离断术的禁忌证。

- 肿瘤侵犯周围骨和软组织的范围决定了截肢的平面。

患者体位
- 患者取半侧卧位或侧卧位，以便显露髋关节的前方和后方。

切口和初步显露
- 采用金字塔形切口，顶部位于髂前上棘（ASIS），基部位于坐骨结节下方 2~4 cm（技术图 23-1 A-C）。
  - 由于肿瘤位置、皮肤溃疡、放射治疗部位和活检瘢痕的不同，偶尔可能需要非常规形状和部位的皮瓣。
- 掀起皮瓣。
- 在腹股沟韧带下方切开卵圆窝，显露股静脉、股动脉和股神经（技术图 23-1D-E）。
- 分离和结扎隐静脉分支。
  - 注意保护精索或子宫圆韧带。

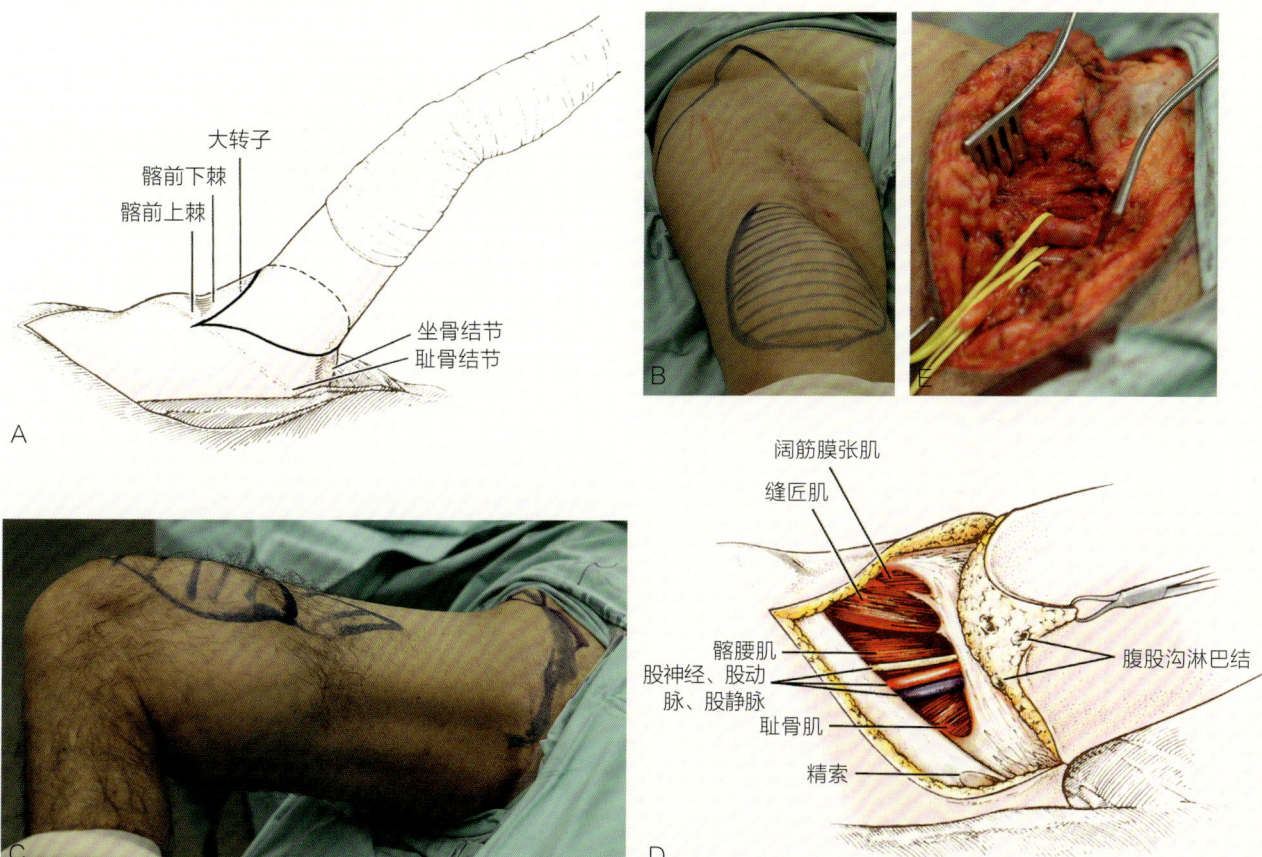

技术图 23-1 A-C. 髋关节离断术的金字塔形切口，顶部位于 ASIS，基部位于坐骨结节下方 2~4 cm。D. 使用腹股沟韧带下方的切口暴露股三角，注意保护精索或子宫圆韧带。E. 显露股三角，黄色带子标记股动脉和股静脉。

解剖分离

- 缝合结扎血管。
  - 把丝线分别绕过股血管并打结，先处理动脉，然后处理静脉。
  - 用两把直角钳在结扎线结之间夹住股血管，在钳子之间切断股血管。
  - 在直角钳和线结之间再次用丝线缝扎血管断端。
- 小心处理股神经，轻轻向远端牵拉，尽可能靠近近端用不可吸收丝线双重结扎，并用刀切断（技术图23-2A）。
- 缝匠肌从ASIS及其周围筋膜处剥离。
- 髋关节轻微弯曲，用手指自内向外伸入髂腰肌深部，分离该肌肉，将其从小转子的止点部剥离（技术图23-2B-C）。
- 离断内收肌群。
  - 这一步骤从外侧向内侧进行。先自耻骨肌位于耻骨的起点部将其切断（技术图23-2D），然后依次切断股薄肌、长内收肌、短内收肌和大内收肌，显露髋关节囊（技术图23-2E）。
- 然后外展下肢，显露坐骨结节，切断腘绳肌（技术图23-2F）。

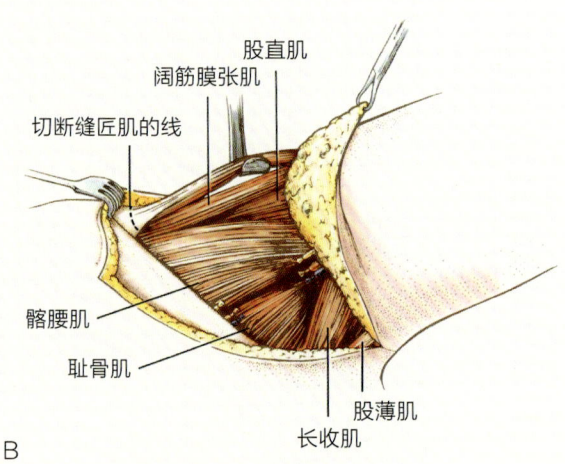

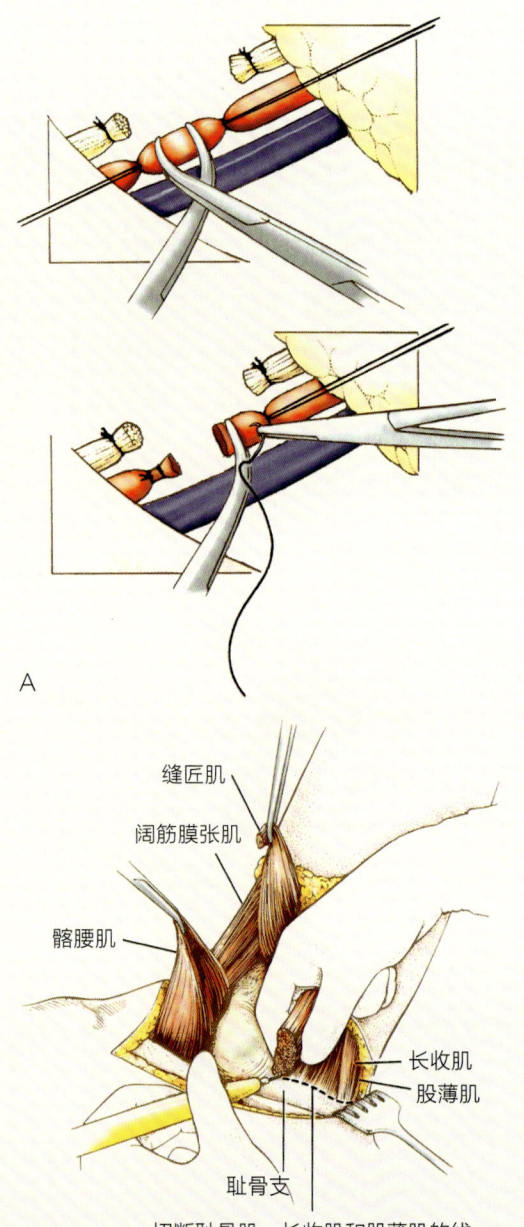

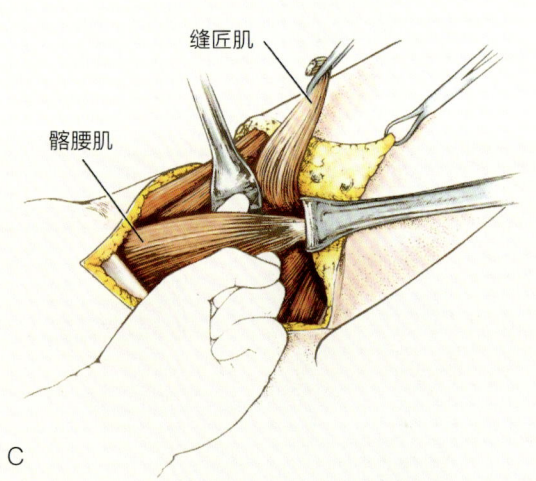

技术图23-2 A. 在股三角水平缝扎神经血管束。从ASIS处剥离缝匠肌（B），然后从小转子处剥离髂腰肌（C）。D. 依次从外向内切断内收肌群。

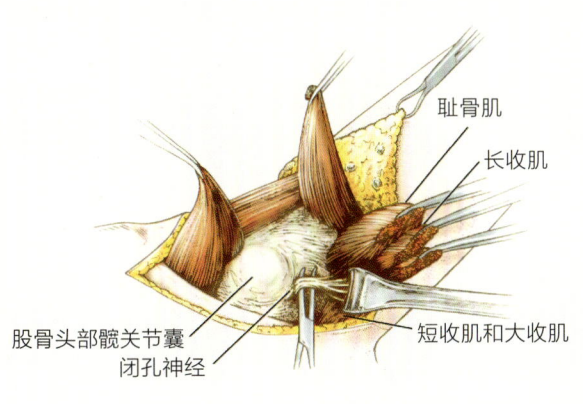
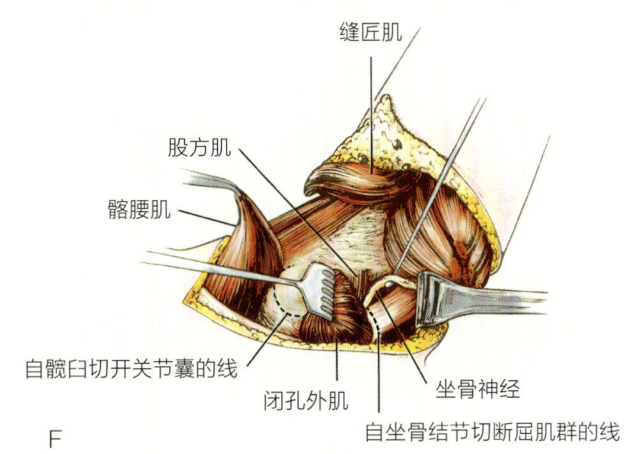

技术图 23-2（续） E-F. 依次从外向内切断内收肌群。

髋关节囊切开及后方肌肉切断

- 打开髋关节囊，切断圆韧带，脱位髋关节（技术图 23-3A-B）。
- 骨盆向前方倾斜，完成后方切口（技术图 23-3C）。
- 横行切断阔筋膜张肌和臀大肌，再从髂前下棘横断股直肌的起点，然后从股骨止点切断臀中肌、臀小肌、梨状肌、上孖肌、闭孔内肌、下孖肌和股方肌（技术图 23-3D-E）。
- 切断后方关节囊和坐骨神经（技术图 23-3F-G）。
  - 小心处理坐骨神经，轻轻向远端牵拉，尽可能靠近近端，用不可吸收丝线双结扎后用刀切断。
- 闭孔外肌和臀中肌的肌肉残端缝合在髋臼和关节囊上，以对髋臼形成良好的软组织覆盖（技术图 23-3H）。
- 放置吸管引流管，缝合肌肉残端覆盖引流管，将臀肌筋膜缝合到腹股沟韧带，关闭切口（技术图 23-3I-J）。

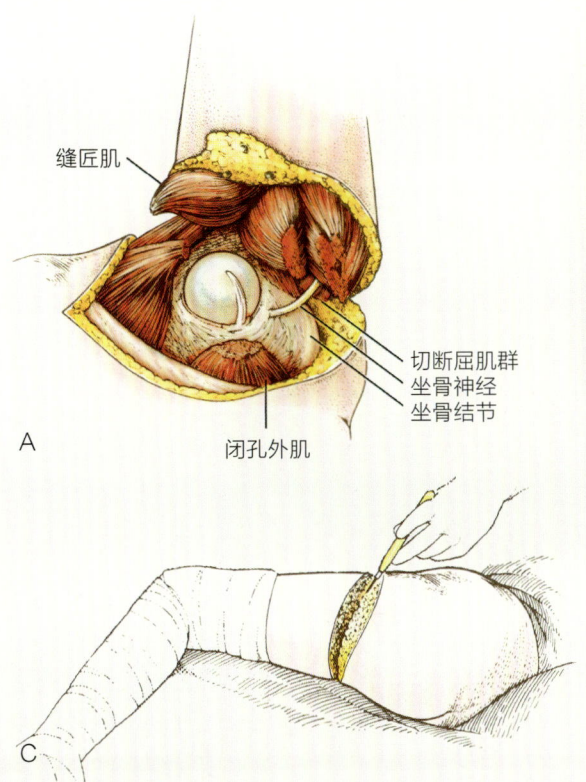
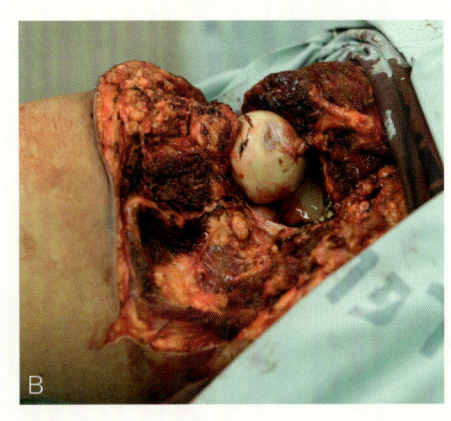

技术图 23-3 A-B. 打开髋关节囊和切断圆韧带后脱位髋关节。C. 骨盆向前倾斜，完成后方切口。

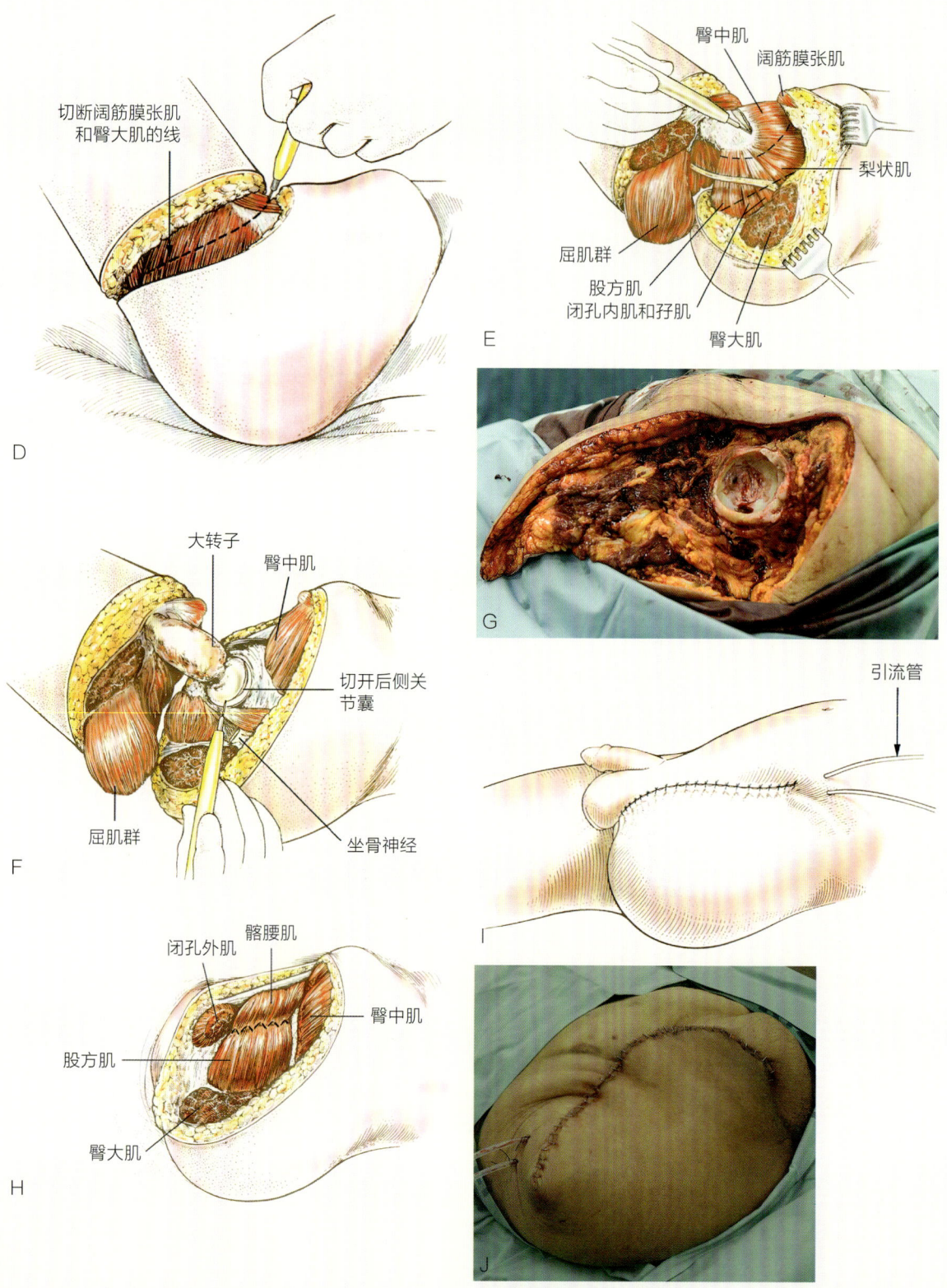

技术图 23-3（续） D. 横向切断阔筋膜张肌和臀大肌。E. 股直肌从其起点分离，然后从股骨止点切断臀中肌、臀小肌、梨状肌、上孖肌、闭孔内肌、下孖肌和股方肌。F. 切开后方关节囊。G. 离断肢体后显露髋臼。H. 闭孔外肌和臀中肌的残端缝合在髋臼上。I-J. 闭合切口。

要点与失误防范

影像学检查	• 术前需对肿瘤侵犯范围进行仔细地评估
手术操作	• 需对股神经和坐骨神经断端近端进行结扎 • 用紧密且厚实的肌瓣覆盖髋臼残端
术后处理和康复	• 硬性敷料包扎和早期下床活动

术后处理

- 伤口加压包扎应保持3~5天,以减少肿胀。在此之后,检查伤口并重新包扎。术后的头几周内使用加压包扎。
- 当伤口肿胀减轻,伤口完全愈合时,即可开始适配假肢,通常在手术后至少4~6周。

并发症

- 皮瓣缺血和坏死(图23-3)。
- 感染。
- 局部肿瘤复发。
- 幻肢痛。

预后

- 假肢在这一人群中的使用率通常低于更远端截肢的人群。使用假肢可能遇到的问题包括假肢的重量及如厕不便。尽管如此,所有的患者都应该被提供假肢。
- 许多髋关节离断术后的患者功能良好(图23-4)。

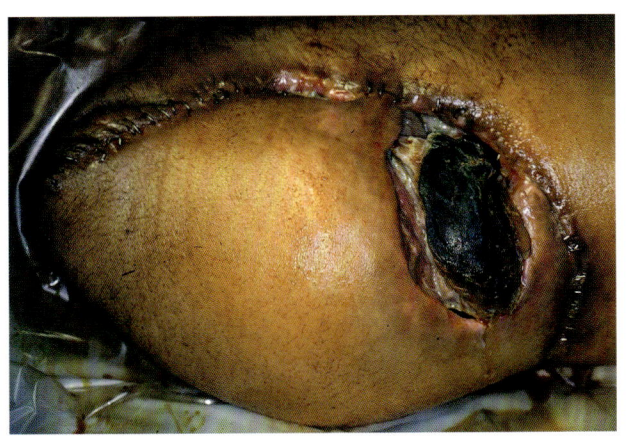

图 23-3 显示后方皮瓣边缘的全层坏死。

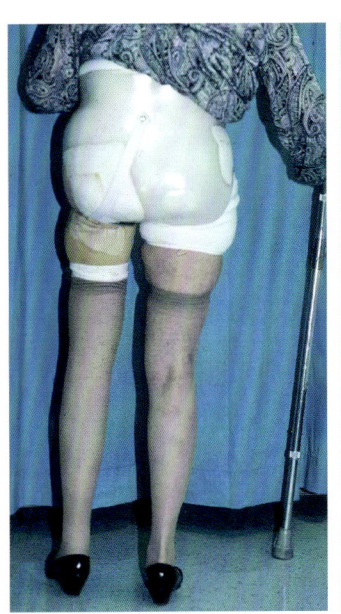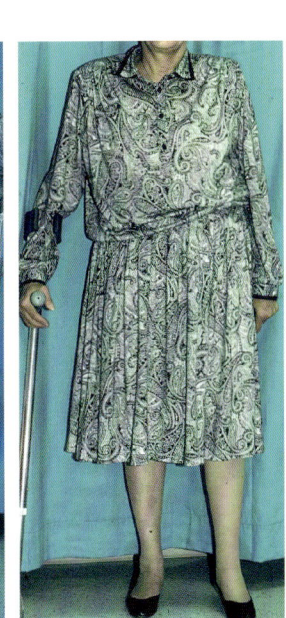

图 23-4 人工假肢。

第4篇 下肢
Lower Extremities

第 24 章　近端和全股骨切除与假体重建 / 236
Proximal and Total Femur Resections with Endoprosthetic Reconstruction

第 25 章　股骨远端切除并人工假体置换 / 247
Distal Femoral Resections with Endoprosthetic Replacement

第 26 章　转移性骨病的外科治疗：股骨病变 / 270
Surgical Management of Metastatic Bone Disease: Femoral Lesions

第 27 章　胫骨近端切除并人工假体重建 / 283
Proximal Tibia Resection with Endoprosthetic Reconstruction

第 28 章　腓骨切除术 / 291
Fibular Resections

第 29 章　大腿前侧（股四头肌）切除 / 302
Anterior Thigh (Quadriceps) Resection

第 30 章　大腿肌肉切除术：内侧（内收肌群）间室切除术 / 309
Thigh Resections: Medial (Adductor) Compartment

第 31 章　腘绳肌群（股后侧）切除术 / 315
Hamstrings Muscle Group (Posterior Thigh) Resection

第 32 章　臀大肌切除术 / 321
Buttockectomy

第 33 章　腘窝部切除术 / 327
Popliteal Resections

第 34 章　小腿后方肿瘤切除术 / 331
Calf Resections

第 35 章　膝上（经股）截肢术 / 334
Above-Knee (Transfemoral) Amputation

第 36 章　膝下截肢术 / 340
Below-Knee Amputation

第 37 章　足部截肢术 / 345
Foot Amputations

第24章 近端和全股骨切除与假体重建

Proximal and Total Femur Resections with Endoprosthetic Reconstruction

Jacob Bickels and Martin M. Malawer

背景

- 股骨近端及骨干是骨原发性恶性肿瘤和转移性肿瘤的常见部位。
- 股骨恶性肿瘤广泛切除行保肢手术的患者一直被认为是高风险人群，这主要是因为骨和软组织切除范围大、相关的术后并发症多及功能预期不佳。
  - 但随着骨与软组织恶性肿瘤患者生存率的提高、生物组织工程的发展及外科技术的改进，大多数患者已能够进行保肢手术，且肿瘤局部控制和肢体功能良好。
  - 股骨近端和全股骨假体重建已成为治疗骨与软组织肿瘤及各种非肿瘤适应证情况下的可靠手术选择，后者包括内固定失败、骨质差的严重急性骨折、全髋关节置换术失败、慢性骨髓炎、代谢性骨病和各种先天性骨骼缺陷等。
- 骨骼重建的方法包括关节切除融合术、大块骨同种异体移植、内置假体重建和假体同种异体骨复合移植。
- 大块骨同种异体移植物在20世纪70~80年代流行，旨在通过将供体与受体骨骼的解剖结构相匹配来恢复受体关节的自然解剖结构，但随之而来的感染、骨不愈合、骨段不稳定、骨折和软骨下骨崩解发生率增加，并最终导致治疗失败。
- 20世纪80年代中期，组配式假体出现，使外科医生能够在手术时测量实际的骨缺损，并选择最合适组件进行重建。
  - 这些可互换系统的组件包括不同长度和直径的假体柄部件、主体部件和铰接段。
  - 设计特点包括用以固定骨骼和软组织的假体皮质外部分的大量多孔涂层，以及帮助肌肉重新附着的金属环（图24-1）。
- 大多数股骨近端和全股骨的假体重建患者功能良好、畸形程度小。保留关节囊和外展肌附着点的重建也大大降低了脱位的发生率，脱位是传统髋关节假体重建最常见的并发症。

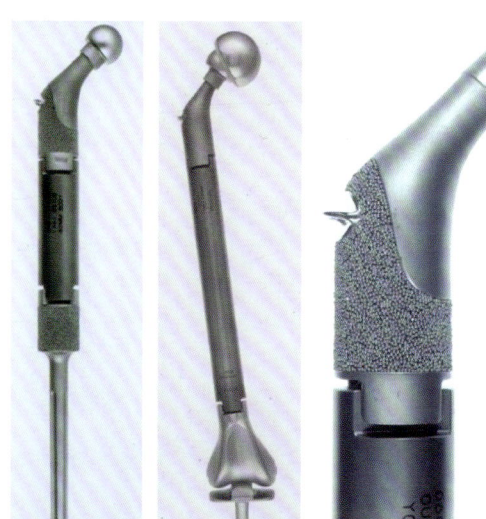
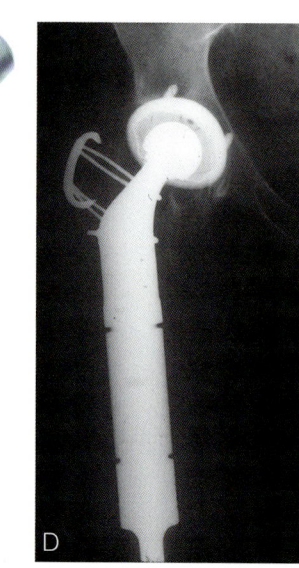
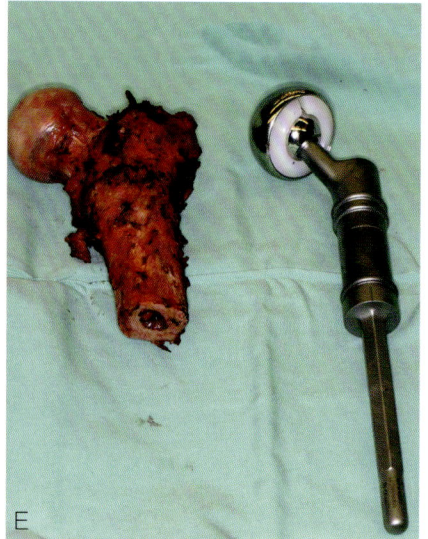

图24-1 A-D.组配式股骨近端假体和全股骨假体。这些可互换系统的组件包括不同长度和直径的假体柄部件、主体部件和铰接段，其设计特点包括用于骨和软组织固定的多孔涂层和用于辅助外展肌结构再附着的金属环。E.组配式假体组件用于重建转移病灶切除后形成的股骨近端缺损。

解剖

- 髋关节和关节囊。股骨颈的囊内位置使得股骨近端的肿瘤在生物学上有可能扩散到髋部,以及邻近的滑膜、关节间隙和圆韧带。圆韧带为跨关节跳跃式转移至髋臼提供了通道。幸运的是,关节内受累很少见,常发生在病理性骨折后。关节囊未受累可以在关节内切除股骨;如果关节囊或髋臼受累或两者均受累,则应考虑关节外切除术。
- 与手术标本一起切除的大转子是髋关节外展肌群的附着点和股外侧肌的起点。应标记并保存其腱性末端,以便重新连接到假体上。
- 与手术标本一起切除的小转子作为腰大肌的附着点,应标记并保存其腱性末端,以便重新连接到假体上。外展肌群和髂腰肌重建于假体的外侧和内侧,保持假体平衡的运动范围(图24-2)。
- 股动脉在收肌管内沿大腿几乎垂直下行至股骨内收肌结节,在大收肌处进入收肌管裂孔成为腘动脉。在腹股沟韧带下方4 cm处分支股深动脉。有时结扎股深动脉与股骨近端的大肿瘤一并切除。结扎下肢血管系统未闭的青少年患者的股深动脉预计不会对下肢血流造成影响;然而对成人强烈建议进行术前血管造影评估,因为在股浅动脉闭塞的情况下结扎股深动脉可能导致下肢缺血,并最终需要截肢。
- 蔓延到远端的股骨肿瘤很少直接侵犯膝关节,往往由

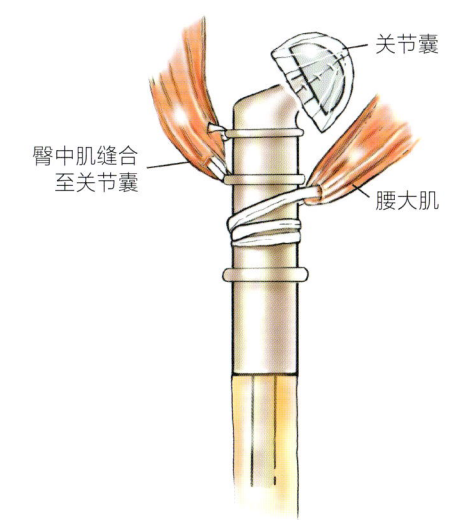

图24-2 将外展肌群和髂腰肌重建于假体的内外侧,保持假体平衡的活动范围。

于病理性骨折、不当活检技术的污染或肿瘤沿十字韧带的浸润而侵犯。关节积血常提示关节内病变,应考虑对膝关节进行关节内切除术(即将股骨连同膝关节囊和胫骨近端关节面一起整体切除)。

适应证

- 原发恶性骨肿瘤(图24-3)。
- 良性侵袭性肿瘤伴大范围骨破坏(图24-4)。
- 伴有广泛骨质破坏的转移性肿瘤(图24-5)。

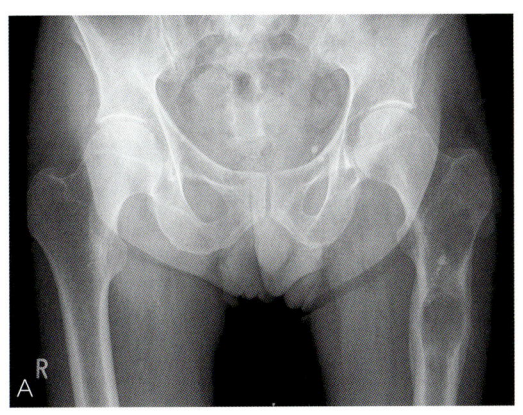
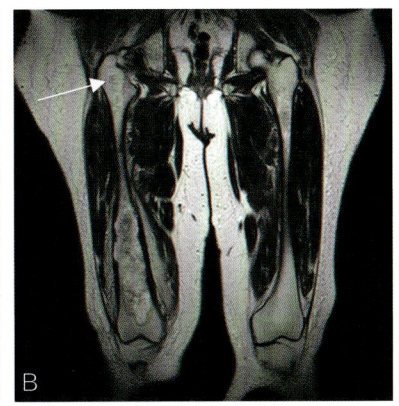
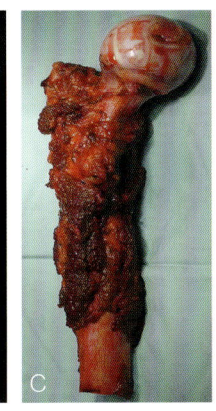
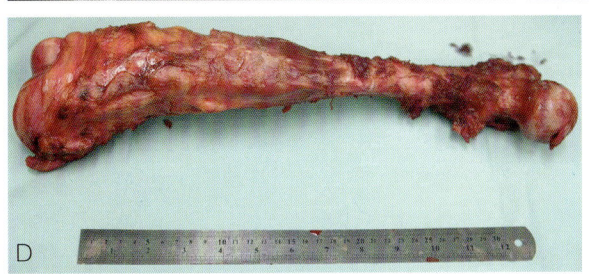

图24-3 A. X线平片显示股骨近端软骨肉瘤。B. 股骨MRI显示股骨骨干软骨肉瘤(箭头指向近端干骺端的跳跃转移),这两种肿瘤的广泛切除需要分别切除股骨近端和整个股骨。近端股骨(C)和整个股骨(D)的手术标本。

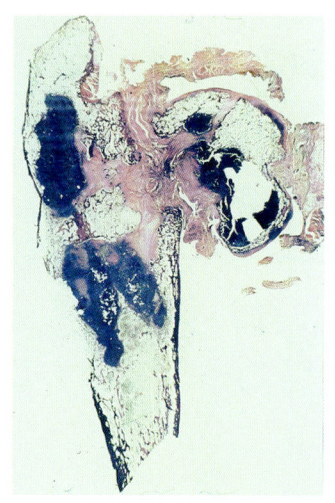

图 24-4 伴有髋部病理性骨折的近端股骨巨细胞瘤。

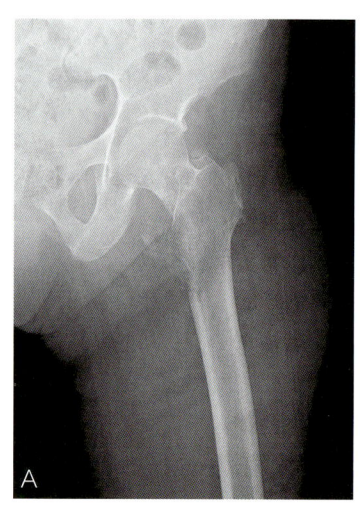

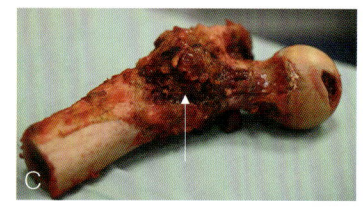

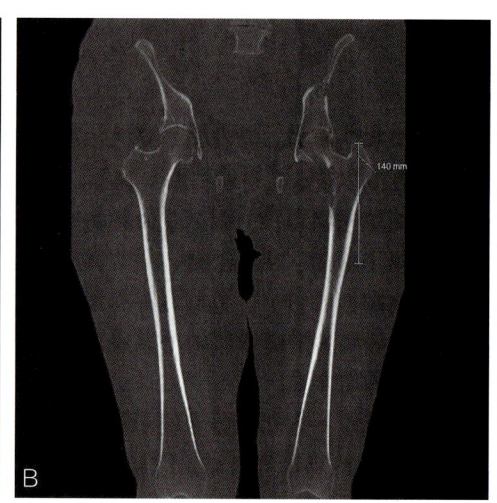

图 24-5 X线平片（A）和CT（B）显示肺癌转移至股骨近端，破坏股骨距和小转子。C. 手术标本（箭头指向肿瘤通过后皮质延伸）。

- 非肿瘤适应证包括：内固定失败、骨质差的严重急性骨折、全髋关节置换术失败伴小转子水平以下节段性骨缺损、慢性骨髓炎、代谢性骨病和各种先天性骨骼发育缺陷（图 24-6）。
- 股骨近端切除术适用于干骺端－骨干部位病变：①延伸至小转子下方；②导致广泛的皮质破坏；③保留至少3 cm 的股骨远端骨干。
- 全股骨切除术适用于骨干病变：①向近端延伸至小转子，向远端延伸至远端骨干－干骺端交界处；②导致广泛的骨质破坏（图 24-7）。

影像学和其他诊断性检查

- 股骨近端和全股骨切除术需要详细术前评估的大型外科手术。体格检查和影像学检查旨在确定以下内容。
  - 确定骨切除范围和所需假体的尺寸。
  - 软组织切除范围和可能的重建情况。
  - 肿瘤与附近股血管、股神经和坐骨神经的毗邻关系。
- 所需的全方位影像学检查包括全股骨、髋关节和膝关

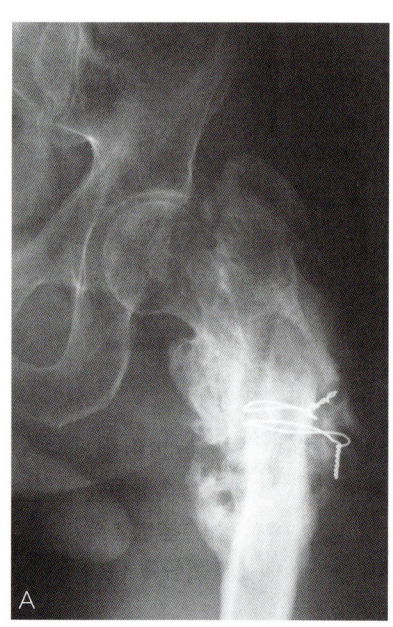

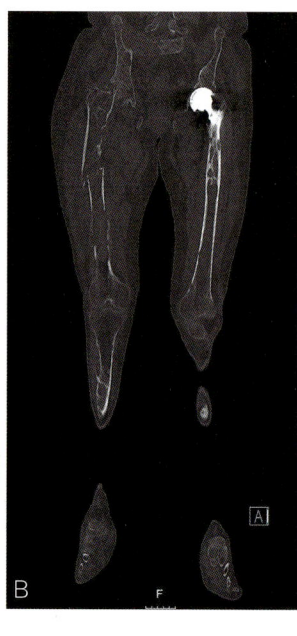

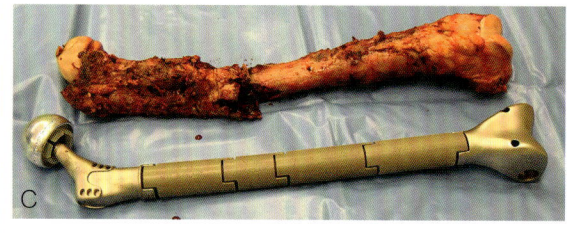

图 24-6 A. 易被忽视的股骨近端慢性骨髓炎，伴有骨折不愈合、疼痛和功能丧失。股骨近端切除与假体重建完全解决了疼痛，功能也得到极大改善。B. 另一位患者的冠状面CT显示，由于药物治疗无效，散发性甲状旁腺功能亢进导致整个股骨骨质广泛破坏。C. 整个股骨被切除，被全股骨内植物替代。

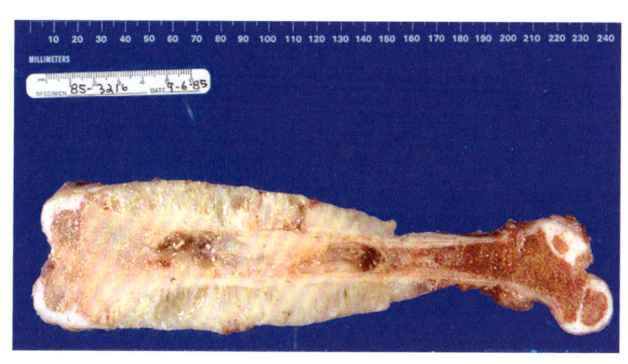

图 24-7 股骨巨大骨肉瘤切除，其内侧骨膜反应延伸到小转子之外，因此需要全股骨切除。

节的 X 线平片、CT 和 MRI。CT 和 X 线用于评估骨破坏的范围和程度，MRI 用于评估肿瘤的髓质和骨外成分、囊内肿瘤延伸，以及股管和髋臼内的跳跃转移。

- 在切除股骨近端肿瘤之前，若血管移位明显，必须对髂股血管进行血管造影评估。股深动脉易扭曲，少数直接进入肿瘤。如果股骨内侧肿瘤较大并且预期会结扎股深动脉时，必须在手术前通过血管造影确保股浅动脉通畅。
  ○ 如果计划进行囊内切除，术前栓塞可能有助于控制转移性血管性肿瘤的出血。转移性肾细胞癌和甲状腺癌是血管性病变的极端例子，若在囊内手术前未进行栓塞，可能导致大量出血和失血。

手术治疗

- 完成涉及近端或全股骨假体重建的保肢手术需要以下 3 个步骤：肿瘤切除、假体重建和软组织重建。
- 一般来说，股骨近端转移性肿瘤的手术与原发恶性骨肿瘤的手术操作方式基本相同。主要区别在于转移性病变的骨外软组织相对较小，通常不需要整块切除覆盖的肌肉。此外，在原发性肉瘤中，股骨截骨术延伸至超出髓质肿瘤 3~4 cm 处切除，而转移性癌则在 1~2 cm 处切除。

肿瘤切除

体位与切口

- 患者取侧卧位，从大转子近端 3~4 cm 至大腿远端 2/3 处做一个长侧向切口（技术图 24-1）。
  ○ 如果肿瘤沿股骨近端有广泛的内侧软组织成分，切口需向近端髂腹股沟延伸。
  ○ 如果进行全股骨切除术，切口应远至髌腱和胫骨结节的前外侧。
  ○ 如果肿瘤累及股骨远端内侧，最好通过内侧弧形切口入路。该入路可以显露近 1/3 的股骨和臀后区域，以及识别股管、股三角、股浅动脉、股深动脉及缝匠肌管。
- 后翻臀大肌显露臀后区、外旋肌、坐骨神经、外展肌和后关节囊。

臀大肌和臀中肌的分离

- 纵向打开髂胫束，从前后方充分显露臀大肌的股骨附着点，并对其进行部分分离。
- 后翻臀大肌，有可能结扎第一穿支动脉，该动脉位于与臀肌腱附着点相同部位。
- 进一步向后剥离臀大肌，显露臀后区、外旋肌群、坐骨神经、外展肌和后关节囊（技术图 24-2）。
  ○ 坐骨神经位于外旋肌群的正后方。通常情况下，随

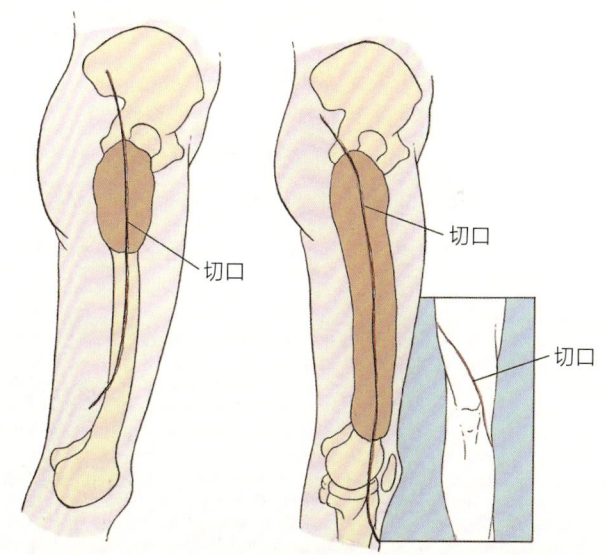

技术图 24-1 股骨切除术用于切除近端或全股骨的长外侧切口切开远端至髌腱和胫骨粗隆的前外侧，露出整个股骨。如果肿瘤在股骨远端有内侧或后部软组织延伸，需要在膝关节和腘窝内侧进行剥离，切口远端弧向内侧。

着肿瘤增大，外旋肌群作为保护坐骨神经的屏障被向外推移。因此，坐骨神经可能不在其正常解剖位置上，必须尽早识别、分离并向后移开，以防止损伤。
- 借助外展肌前后间隔，识别外侧肌群。
  ○ 如果大转子未受肿瘤影响，可以通过大转子截骨；

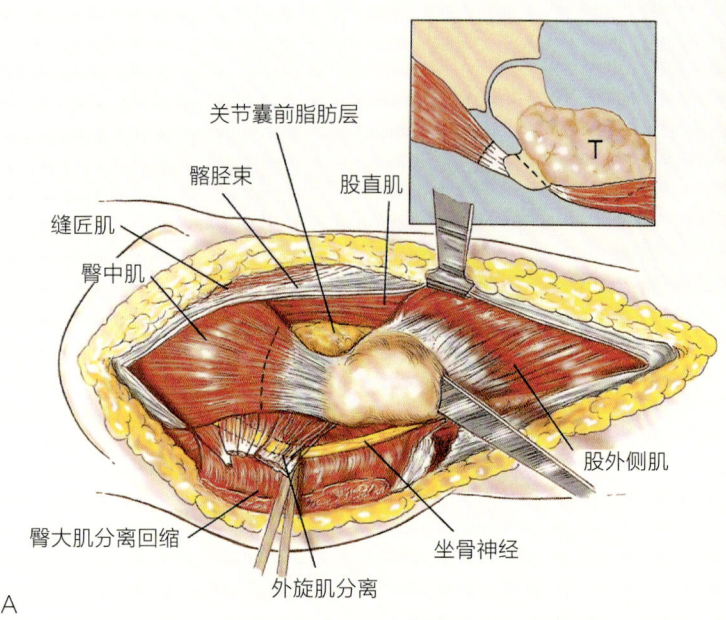

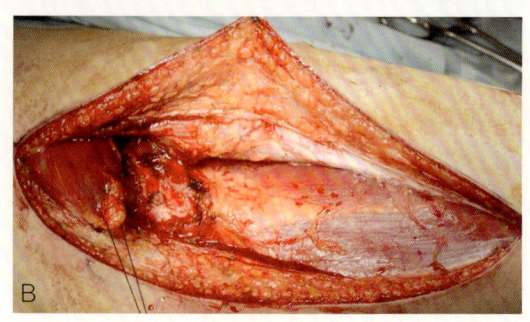

技术图 24-2 A-B. 臀中肌分离后股骨近端，显露臀后区、外旋肌、坐骨神经、外展肌群和后关节囊。由于肿瘤侵犯至大转子，外展肌被切开并离断其肌腱附着点，以显露髋关节和髋臼。若肿瘤未涉及大转子，则进行截骨并保留外展肌腱。

- 如果有肿瘤受累，需通过外展肌的肌腱附着点切断并拉开，以显露髋关节和髋臼。

翻开股外侧肌

- 从股外侧肌嵴的起点处横向切开股外侧肌，并将其向远端掀起，同时结扎后部穿支血管（技术图 24-3）。
  - 股外侧肌需要保留，因为它可以用来覆盖假体的软组织。将股外侧肌移向近端，并将其与外展肌缝合。
  - 注意不要结扎其主蒂，因为主蒂是沿股直肌筋膜前斜穿的。
- 在筋膜下识别股神经，然后在缝匠肌管中识别并牵开股浅动脉、股深动脉和股深静脉。

- 如果肿瘤侵犯了这些结构，可以在股总血管分叉的远端结扎股深动脉和股深静脉。

髋关节后部肌肉组织和关节囊分离，股骨脱位

- 暴露臀后区域，将旋转肌群从距近端股骨附着点 1 cm 处切断。
- 髋关节囊在髋臼内起着固定和稳定假体头部的主要作用，如果没有被肿瘤侵犯，应该保留关节囊完整。沿其前外侧纵行切开关节囊，并从股骨颈上环形剥离。
- 将股骨向前外侧脱位。注意不要造成股骨颈骨折，尤其是在切除原发恶性骨肿瘤时。
- 检查髋臼是否有关节受累（技术图 24-4A-B）。

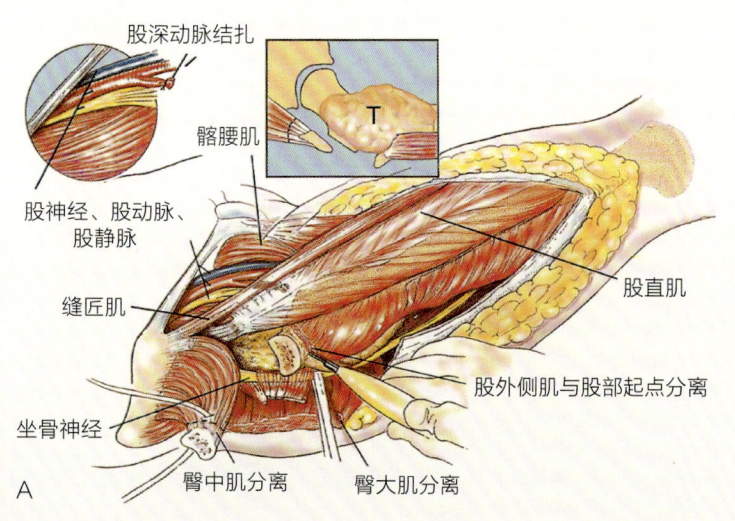

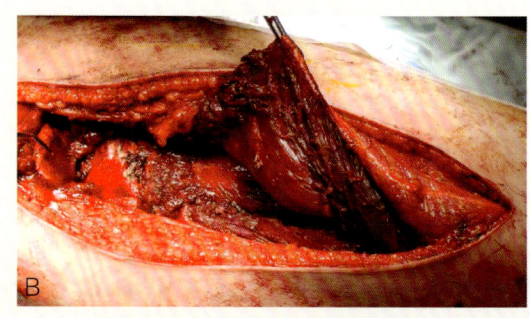

技术图 24-3 A-B. 显示股外侧肌从起点处横断向远端掀开的过程。T，肿瘤。

- 如果通过前外侧膝关节切开实施全股骨切除术，则会切除十字韧带、侧副韧带和半月板，以及关节囊和股骨远端的肌肉附着点（技术图 24-4C-D）。
- 如果预期需要在腘血管周围进行精细剥离，则应进行前内侧关节切开，显露腘窝内侧。
- 整个股骨连同股中间肌一起切除，但保留股外侧肌、股直肌、髌骨和髌韧带。
  - 由于股骨远端恶性肿瘤很少侵犯至股中间肌或髌骨表面，所以多数情况下可以保留髌骨。

股骨远端截骨术和内侧结构松解

- 股骨远端截骨术应在术前影像学检查确定的最合适部位进行。
- 一般情况下，原发性肉瘤截骨处应超过远端 3~4 cm，转移癌应超过远端 1~2 cm 为宜。
  - 摆锯截骨，并在股骨干的内侧放置挡板，以避免不慎损伤邻近软组织和神经血管束。
  - 截骨线应与股骨干成直角（技术图 24-5）。
  - 在切除近端股骨后，注意切口部位不应过度牵拉肢体，以避免对坐骨神经和股血管造成过度牵拉。
- 如果进行全股骨切除术，则采用与标准膝关节置换术相同的方式进行胫骨截骨术。胫骨截骨应移除距关节面约 1 cm 的骨面，截骨面应垂直于胫骨的长轴，同时保留股二头肌止点。
- 在股骨截骨后，股骨可能会横向回缩，或者在胫骨截骨后整段股骨可能被分开。

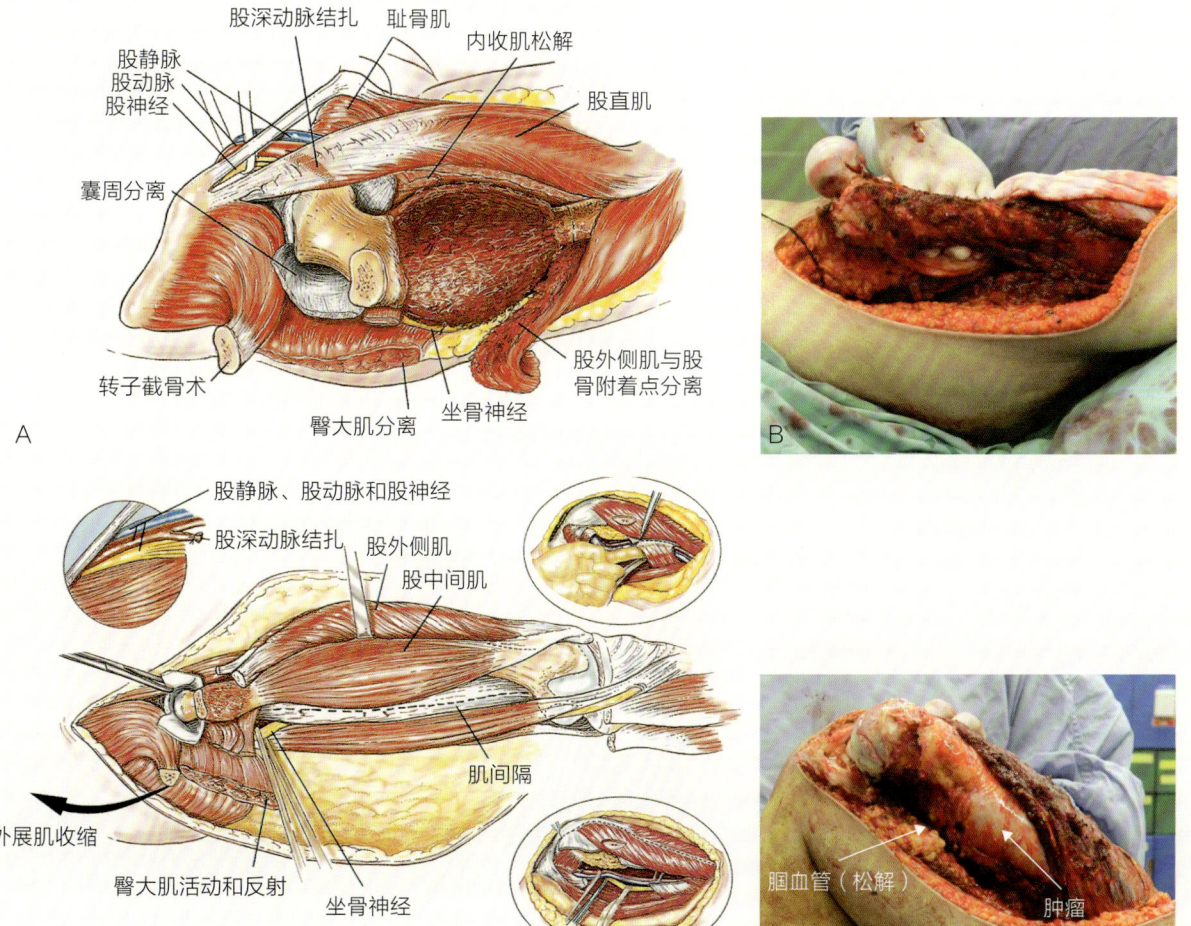

技术图 24-4　A-B. 显示臀后部肌肉组织和后关节囊剥离的情况。C-D. 显示了完成全股骨切除所需的膝关节切开术，通常选择前外侧关节切开术。然而，如果肿瘤向腘窝延伸，并且预期需要精细地剥离腘窝血管，就需要进行膝关节前内侧显露和腘窝内侧显露，以切除股骨远端。股骨将连同上方的股中间肌一起被切除，而股直肌和髌骨则会保留。

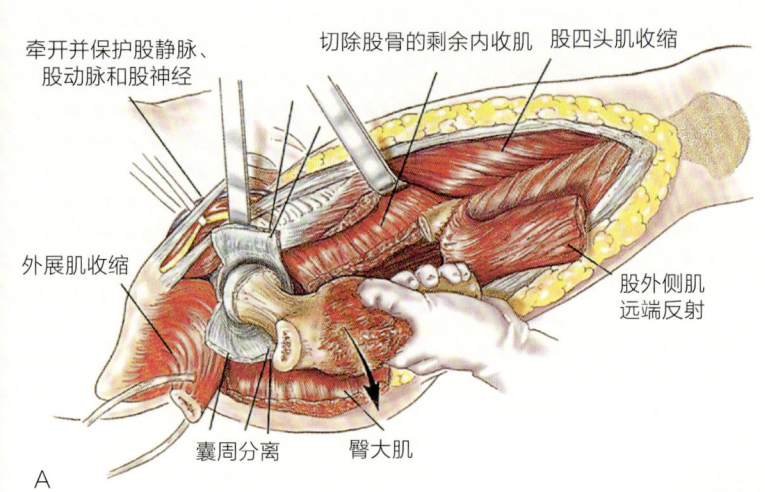
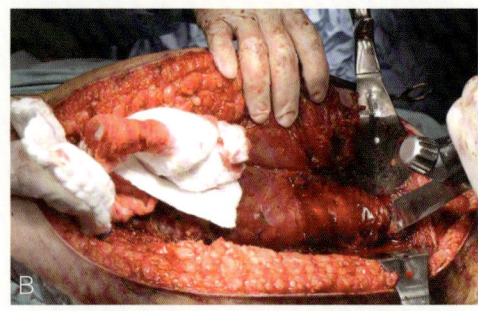
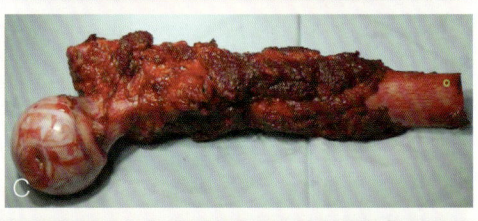
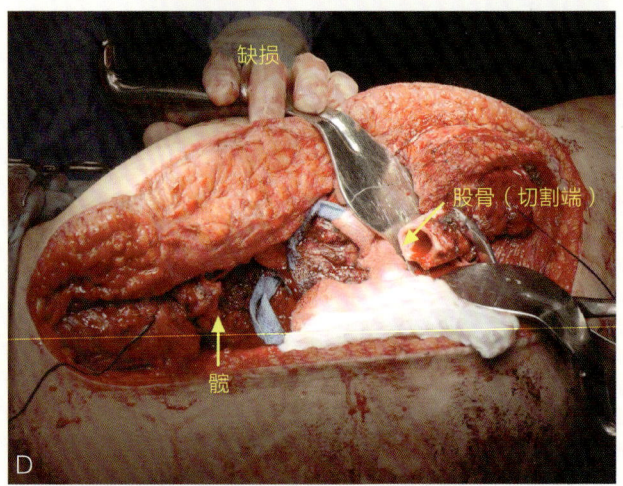

技术图 24-5　A~D. 显示股骨远端截骨和股骨近端切除的过程。对于原发性肉瘤，股骨截骨距肿瘤延伸最远点 3~4 cm；而对于转移性癌，截骨的距离应超过肿瘤延伸最远点 1~2 cm。

- 在这种情况下，剩余的内侧结构会变得清晰可见（这些结构主要由髂腰肌和内收肌组成）。在进行股骨截骨前或此时，应该识别这些结构。
- 在手术过程中，需要逐层解剖肌肉，使用弯钳夹住并标记组织。如果发现肿瘤侵犯这些结构，需要进行解剖并结扎股深动脉。但在进行这一步骤之前，必须确认股浅动脉完好。

肿瘤型膝关节假体重建

- 在进行近端股骨切除后，需要测量切除标本的长度、股骨头的大小和远端髓腔的直径。使用股骨头试模假体进行匹配测试。在进行匹配测试时，股骨近端用纱布包裹，以避免伤及股浅动脉。在扩髓之前，从髓腔中取少许骨髓组织进行冰冻切片，以评估是否残留肿瘤细胞。

扩髓

- 扩髓的直径应适应所选用假体柄的最大直径。如果选择使用骨水泥植入物，假体柄周围需要 1 mm 厚的骨水泥鞘。因此，扩髓的直径应比选择的假体柄直径大 2 mm（技术图 24-6A）。

试验性假体连接

- 组配式假体部件，包括假体柄、颈和假体头部，组装后应与切除标本的长度相匹配（技术图 24-6B-D）。
- 全股骨假体通过旋转铰链结构连接到胫骨部分（技术图 24-6E-F）。

- 将假体试验性置入后,触摸远端动脉搏动。如果动脉搏动减弱,则需要较短的假体。
- 牵开关节囊并超过股骨头组件,测试髋关节活动度。假体在屈曲、内收和内旋时应稳定。

假体组装和置入

- 组配式假体被组装并置入髓腔中。
- 在放置假体时,方向至关重要。
  - 由于股骨粗线是唯一保留的解剖学标志,放置假体时,股骨颈相对于与股骨粗线垂直的假想线前倾5°~10°(技术图24-7)。
- 通常需要使用2袋骨水泥进行固定。固定技术包括脉冲灌洗、应用髓腔骨水泥限流器、离心减少骨水泥产生的气泡、使用骨水泥枪、骨水泥加压和假体强化,通过用骨水泥预涂股骨假体近端或胫骨假体柄来强化假体与骨水泥的界面。
- 当骨水泥硬化时,反复确认假体是否位于正确的位置。

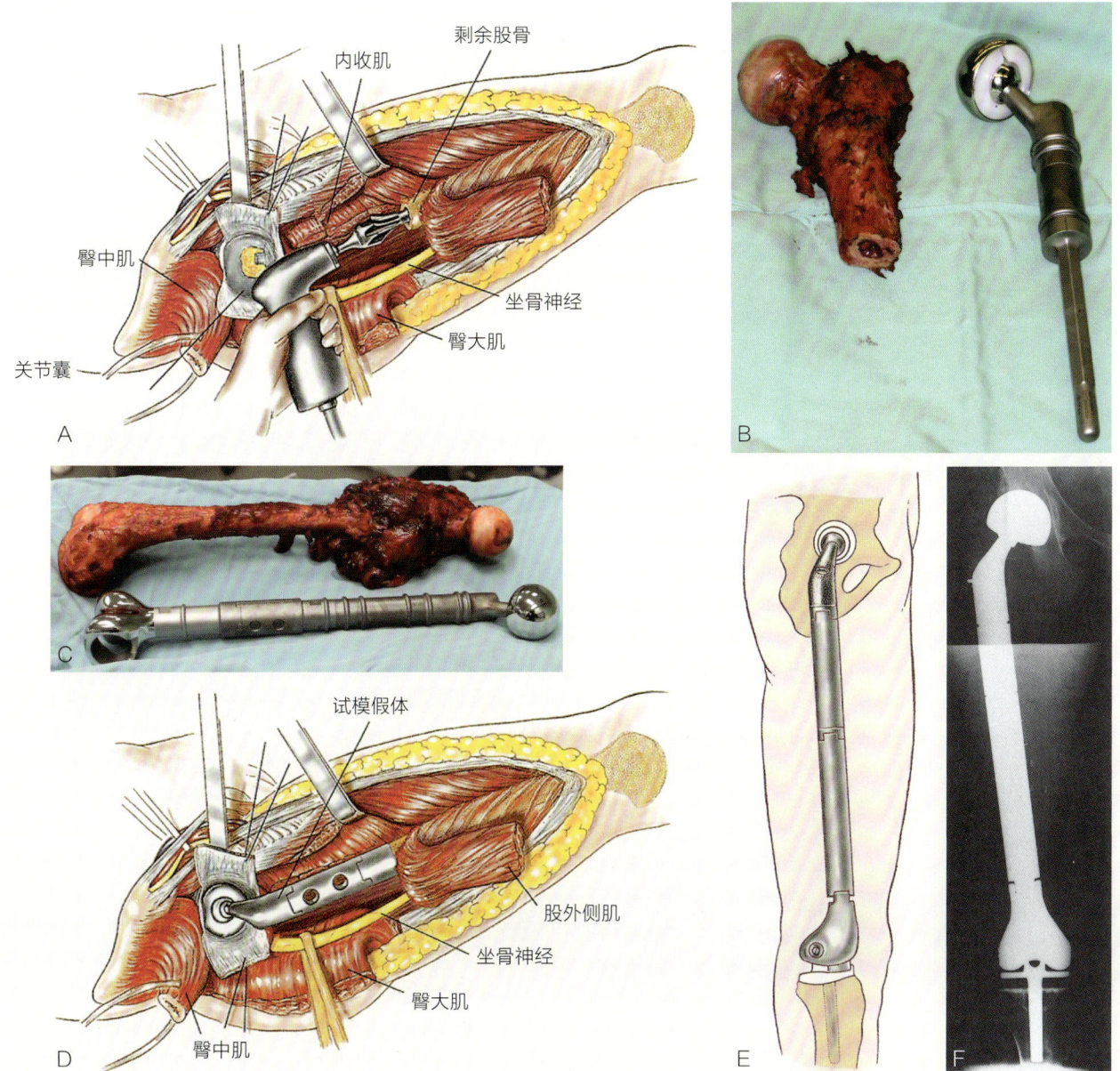

技术图24-6　A.扩髓的步骤。B-C.组装组配式假体,以适应切除标本的长度。D.试验性关节连接,需要测量腿长并评估神经血管束,以避免过度紧张。E.全股骨假体。F.假体通过旋转铰链结构连接到胫骨假体的X线平片。

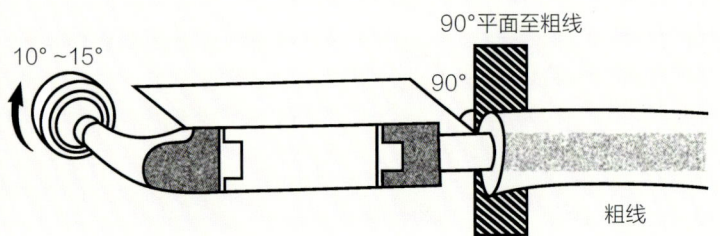

技术图 24-7 假体前倾 5°~10°，其中股骨粗线是股骨近端假体置换唯一保留的解剖标志，胫骨结节是全股骨假体置换唯一保留的解剖标志。

软组织重建

- 应特别注意重建髋关节稳定性，并为假肢提供足够的软组织覆盖。
  - 将剩余的髋关节囊紧紧缝合在假体颈部周围，形成一个提供即时稳定性的套索（技术图 24-8A-D）。
  - 这样可以避免假体从充分闭合的关节囊内脱位。
  - 通过向近端旋转外旋肌并将它们缝合到关节囊的后外侧来加强假体的稳定性。
- 髂腰肌向前旋转并用肌腱固定到前囊，以加强修补效果（技术图 24-8E-F）。
- 如果大转子与手术标本一起被整体切除，则剩余的外展肌腱缝合到假体外侧的金属环上。
- 如果大转子得以保留，则使用钢缆抓持固定系统将其固定到假体上（技术图 24-8G）。
  - 在动态重建方面，可以通过将股外侧肌与外展肌缝合固定来实现。
- 其余肌肉可在前方与股外侧肌缝合，在后方与腘绳肌缝合，以确保充分的支持和稳定性（技术图 24-8H）。

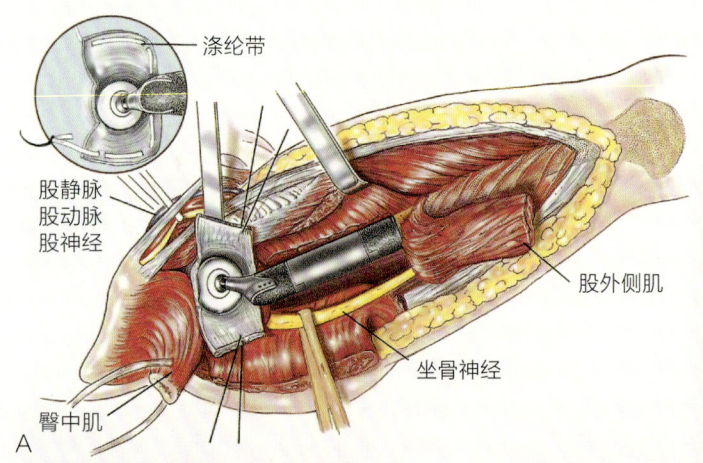

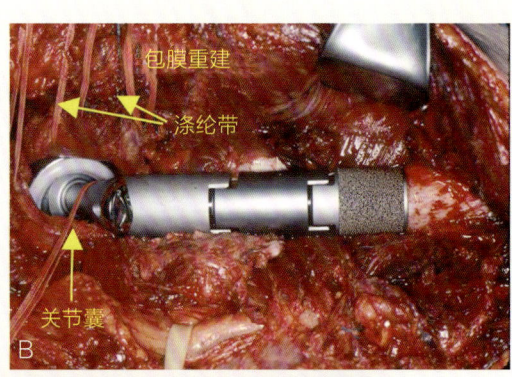

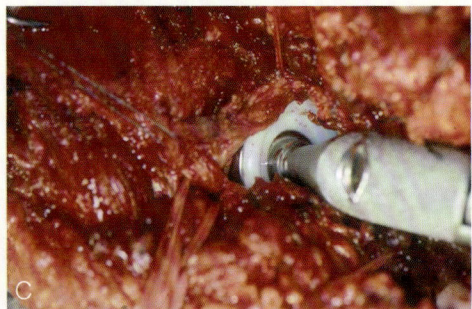

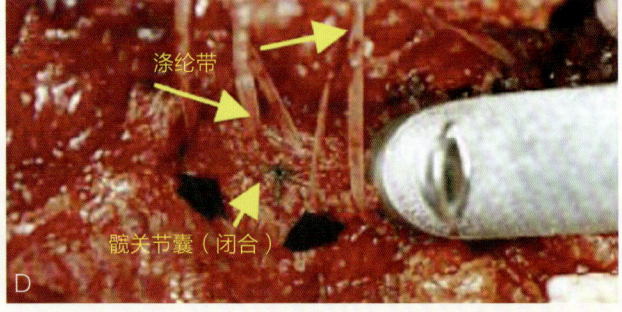

技术图 24-8 A-D. 将剩余的髋关节囊紧紧缝合在假体颈部周围。同时，腰大肌应该被向前旋转，并额外地固定在前关节囊上，以提供额外的支持和稳定性。

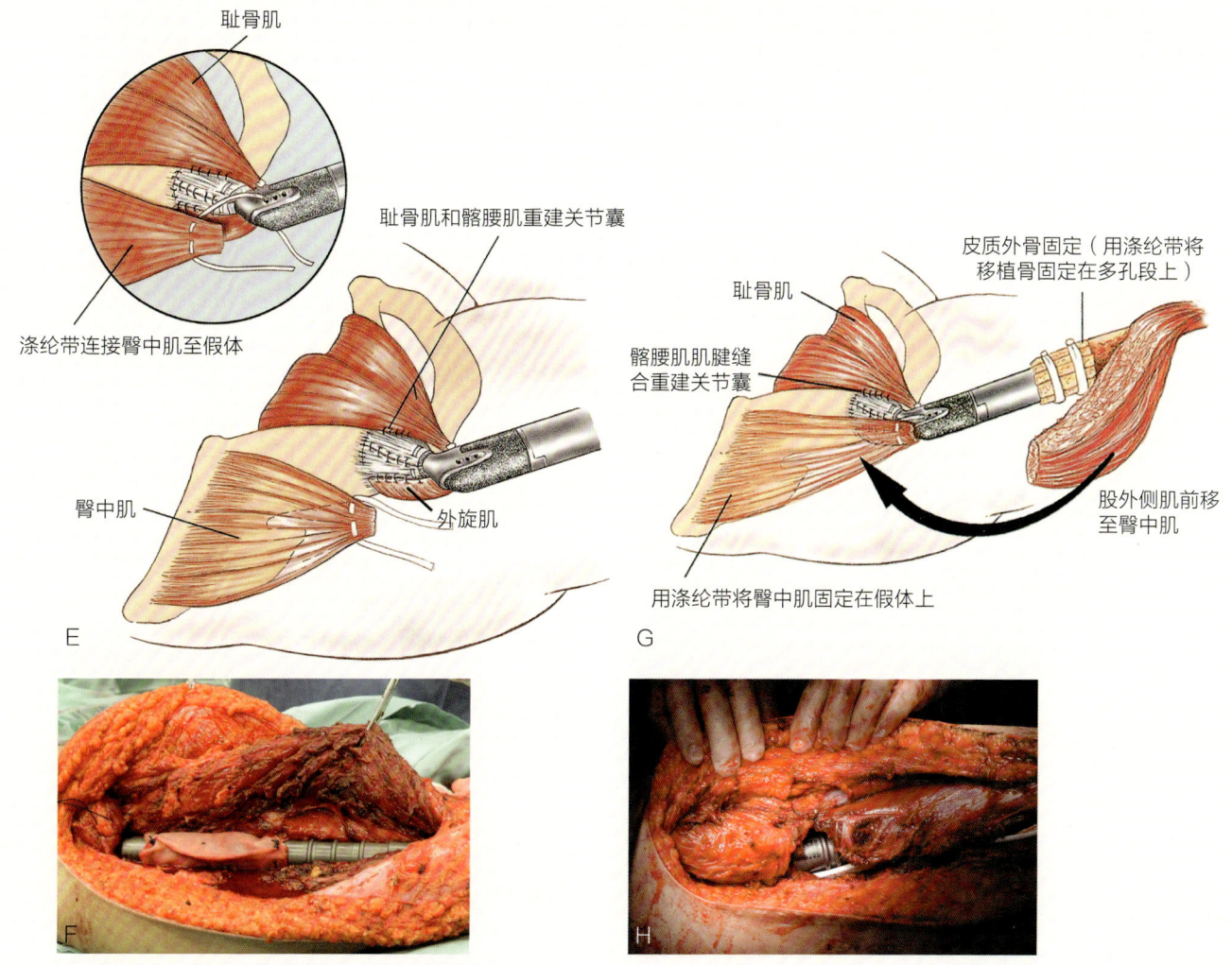

技术图 24-8（续） E. 髂腰肌向前旋转重建关节囊。F. 可以在缝合周围肌肉和肌腱的假体上应用环形聚对苯二甲酸乙二醇酯金属环。G. 使用钢缆抓持固定系统将大转子固定到假体的侧面。H. 其余肌肉在前方缝合至股外侧肌，在后方缝合至腘绳肌。

要点与失误防范

术前评估	• 需注意肿瘤囊内侵犯情况，判断是否需要保留大转子，以及是否累及神经血管束
术中注意事项	• 如果可能，在切除过程中保留关节囊，并在重建过程中缝合假体周围关节囊 • 将外展肌重新连接到假体以提供稳定性 • 肌袖的强制性功能重建，包括假体内侧的髂腰肌肌腱

术后处理

- 肢体保持平衡悬吊至少 5 天。
- 外展支具需要根据患者个体情况定制。
- 伤口引流需连续抽吸 3~5 天。
- 患者在耐受的情况下需要在外展支具的保护下活动，并持续负重 6 周。
- 在脱离支架保护或患者完全负重之前，需要进行主动的髋关节外展运动。

预后

- 据报道，超过 80% 接受近端或全股骨切除术的患者术后功能良好。尽管部分患者会出现一定程度的外展肌功能不全和 Trendelenburg 步态,但大多数不需要助行器(支具、助行器或拐杖)。
- 接受近端股骨置换术和全股骨置换术的患者在功能上没有差异。
- 联合使用关节囊修复和重建外展肌结构已使假体脱位变得罕见。大腿近端和髋关节周围有良好的血液供应,并且可以选择假体周围肌肉组织覆盖,因此皮瓣缺血、深部感染和假体松动很少见。

并发症

- 深部感染。
- 假体脱位。
- 外展肌肌力减弱和 Trendelenburg 步态。
- 局部肿瘤复发。
- 假体松动。

第25章 股骨远端切除并人工假体置换
Distal Femoral Resections with Endoprosthetic Replacement

Jeffrey J. Eckardt, Martin M. Malawer, Jacob Bickels, and Piya Kiatisevi

背景

- Ralph C. Marcove（Memorial Sloan Kettering 癌症中心）和 Kenneth C. Francis（纽约大学医学中心）在 20 世纪 70 年代初期引入了保肢手术治疗恶性骨肿瘤，最初是针对股骨远端的骨肉瘤。有效的化学治疗药物 [多柔比星（阿霉素）和甲氨蝶呤] 推动了保肢手术的发展。外科医生希望通过术前或术后化学治疗（称为辅助化学治疗）结合手术，可以更加安全地施行保肢手术。
- 股骨远端假体重建经历了手术技术和生产工艺的演变，成为当今最令人满意的骨科肿瘤手术之一。锻造的假体部件最大限度减少了假体失败，组配式假体提高了其使用适应证。肌肉的保留和软组织覆盖技术极大地减少了伤口不愈合的问题。
- 保肢手术的 3 个主要步骤包括：广泛切除肿瘤且切缘良好、可靠的骨骼缺损重建、充分肌肉软组织覆盖。这是低级别和高级别骨源性肉瘤进行可靠且安全保肢手术和假体重建的基础。大多数临床经验是在治疗骨肉瘤方面获得的，最常见的部位是股骨远端和胫骨近端。这项技术逐渐被用于其他部位骨肉瘤、复发性良性肿瘤，以及失败的同种异体移植物、复杂和多次失败的全膝关节置换术。
- 目标：进行充分的肿瘤切除，同时保留足够的肌肉以实现无痛的功能运动。本章介绍的技术是基于作者的上级医师（MM，JJE）51 年的手术经验（自 1979 年以来进行了约 440 例股骨远端重建手术）。

解剖

- 外科医生必须非常熟悉血管和骨骼解剖结构、局部肌瓣解剖结构及要使用的特定内置假体，掌握保肢切除术中涉及的许多技术（图 25-1）。

收肌管

- 收肌管是由股内侧肌、缝匠肌和大收肌组成的间隙，股浅动脉穿过大腿内侧（收肌腱裂孔）进入腘窝。
- 若肿瘤直径 > 13 cm，收肌管常发生移位，其内的血管常受到股内侧肌深筋膜和血管周围坚韧筋膜的保护，该筋膜边界很少被肿瘤穿透。

膝关节

- 肉瘤很少直接累及膝关节。膝关节的肿瘤污染主要原因是活检不当、肿瘤沿关节内交叉韧带扩散或者病理性骨折，可以通过 CT 和 MRI 评估膝关节受累程度。
- 如果体格检查显示有积液，应抽吸膝关节积液并进行穿刺活检获取组织学样本。关节积液通常表明肿瘤累及滑膜，这种情况很少发生，并且不是截肢的指征。

腘窝

- 腘窝内有腘动静脉和坐骨神经。腘血管从内侧通过收肌腱裂孔进入腘窝。腘血管可以通过增强 CT、MRI 和血管造影进行评估。
- 肿瘤很少直接累及血管。随着肿瘤向后生长，血管可能会移位，但通常有正常的边界或以腘窝脂肪作为边界。
- 探查腘窝是确定保肢手术可行性的第一步。解剖出腘血管，结扎膝状血管。如果肿瘤不累及血管通常可以安全地进行切除。

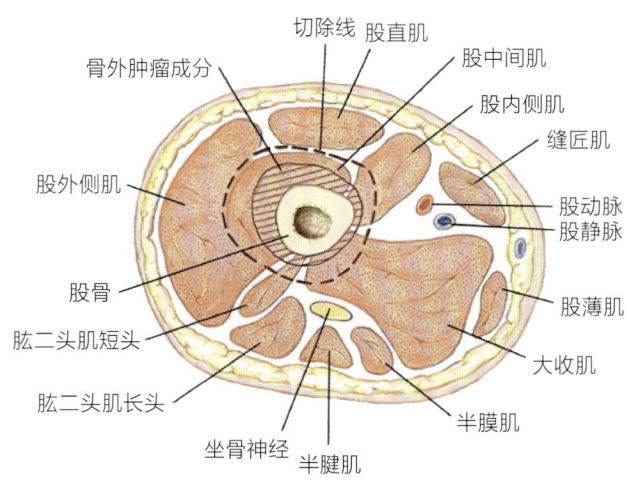

图 25-1 股骨远端横断面解剖图。

- 应在术中获取腘脂肪或腘血管外膜的冰冻切片。如果有明显的血管受累,可以用血管移植物替代血管。
- 因为腘静脉术后很少保持通畅,术中通常不会对其进行修复。

前后交叉韧带
- 偶尔会出现股骨远端肿瘤通过股骨远端髁间切迹的骨-肌腱交界处,直接扩散累及交叉韧带,因为该区域没有限制肿瘤生长的软骨屏障。
- MRI 偶尔有助于判断交叉韧带是否受累。
- 前、后交叉韧带的肿瘤结节偶有关节腔积血。在切除术中,最常见肿瘤结节累及交叉韧带,但这种情况仍可以进行保肢治疗。与胫骨平台近端相连的交叉韧带可同胫骨近端一并切除。这是一个安全的手术,避免了肿瘤的关节外切除术。

适应证
- 内置假体最初仅用于恶性骨肿瘤切除后的重建。定制时间可能长达 3 个月,间隔期间进行诱导化学治疗。假体重建是可靠的治疗方式,其设计也在不断发展(图 25-2)。
- 组配式假体可于切除术后立即使用,扩大了假体重建适应证,包括:① 3 级骨巨细胞瘤的保肢手术;②约 10% 无法完成常规囊内切除手术的转移性疾病;③老年骨质疏松症患者的复杂股骨髁上骨折;④股骨远端骨折内固定失败;⑤失败的同种异体骨移植或全膝关节重建;⑥严重屈曲挛缩患者的初次膝关节表面置换,因韧带切除会导致膝关节不稳定。

病史和体格检查
- 高级别骨肉瘤患者的平均年龄为 5~30 岁(中位数为 16~21 岁)。皮质旁骨肉瘤好发于 30 岁女性。
- 患有高级别骨肉瘤的患者常见发病表现是与活动无关的白天疼痛,主诉隐隐作痛,后期才出现夜间疼痛。
- 30%~40% 的患者有局部外伤史。外伤与肿瘤往往没有因果关系,只是患者通常于外伤后就诊进行 X 线检查,X 线片提示肿瘤。这被称为创伤决定论。
- 典型的高级别骨肉瘤主诉疼痛,但是皮质旁骨肉瘤往往仅有肿块(图 25-3)。
- 皮质旁骨肉瘤最常见于股骨远端的后方,约占骨肉瘤的 4%,腘窝肿胀是常见体征。X 线平片通常可以区分经典骨肉瘤和皮质旁骨肉瘤。
- 患者查体时可能有局部压痛,区域淋巴结无肿大。骨肉瘤随血行播散,很少考虑感染。
- 骨肉瘤的病理性骨折发生率 < 1%。通常发生在溶骨性骨肉瘤(约占骨肉瘤的 25%),这种类型很少有矿化的骨基质。
- 90% 以上的高级别骨肉瘤可见骨外软组织肿块。
- 积液通常表明肿瘤累及关节或形成病理性骨折。
- 双下肢动脉搏动往往正常且对称,脉搏减弱可能代表肿瘤累及血管。
- 下肢水肿可能代表腘静脉闭塞或血栓形成。
- 腹股沟淋巴结肿大可能代表淋巴结转移,但这种情况很少见,应考虑活检确认。
- 腘窝淋巴结肿大极为罕见(尤因肉瘤和淋巴瘤除外)。

影像学和其他诊断性检查
- 影像学检查包括 X 线平片、锝-99 骨扫描、全股骨 MRI、股骨远端 CT 扫描(图 25-4)及血管造影。三维 CT 血管造影已取代常规血管造影。术前的影像学检查侧重于前面讨论的 4 种解剖结构,可以帮助术者确定手术方式、切口位置、关节内或关节外切除,以及活检的部位和方式。
- X 线平片上 Codman 三角与肿瘤的范围密切相关。
- 锝-99 扫描能显示股骨内肿瘤的范围、跳跃转移、多发性病变及其他骨的转移。骨扫描的早期和充盈期能显示肿瘤的血管分布,并且往往与化学治疗效果(即肿瘤坏死)相关。
- 股骨 MRI 能仔细地评估肿瘤的骨外侵犯范围及其在股骨远近端髓腔内的情况,且其在检测跳跃性转移方面最准确。
- CT 扫描是对 MRI 的补充,可以显示预期切除骨平面的骨骼情况。
- 血管造影或三维 CT 血管造影可用于评估股浅动脉和腘动脉。特别适用于直径较大、后方或内侧的骨外肿瘤。血管造影的后动脉期和静脉期可显示肿瘤的血液残留,剩余血管分布的程度与肿瘤坏死密切相关(图 25-5A-B)。无反应肿瘤切除时需要比良好反应者更宽的切缘。近年来,三维 CT 血管造影术逐步取代了传统的血管造影,可清晰显示血管解剖结构(图 25-5C-F)。
- 以上检查有助于确定肿瘤的可切除范围以及股骨截骨平面。
- 术者需要对假体柄的长度和宽度需要有充分了解,以确保有足够的近端骨量来进行肿瘤切除后的假体重建。

手术治疗
- 手术指导原则如下。
  ○ 主要的血管神经束(腘窝血管)必须分离保护好。

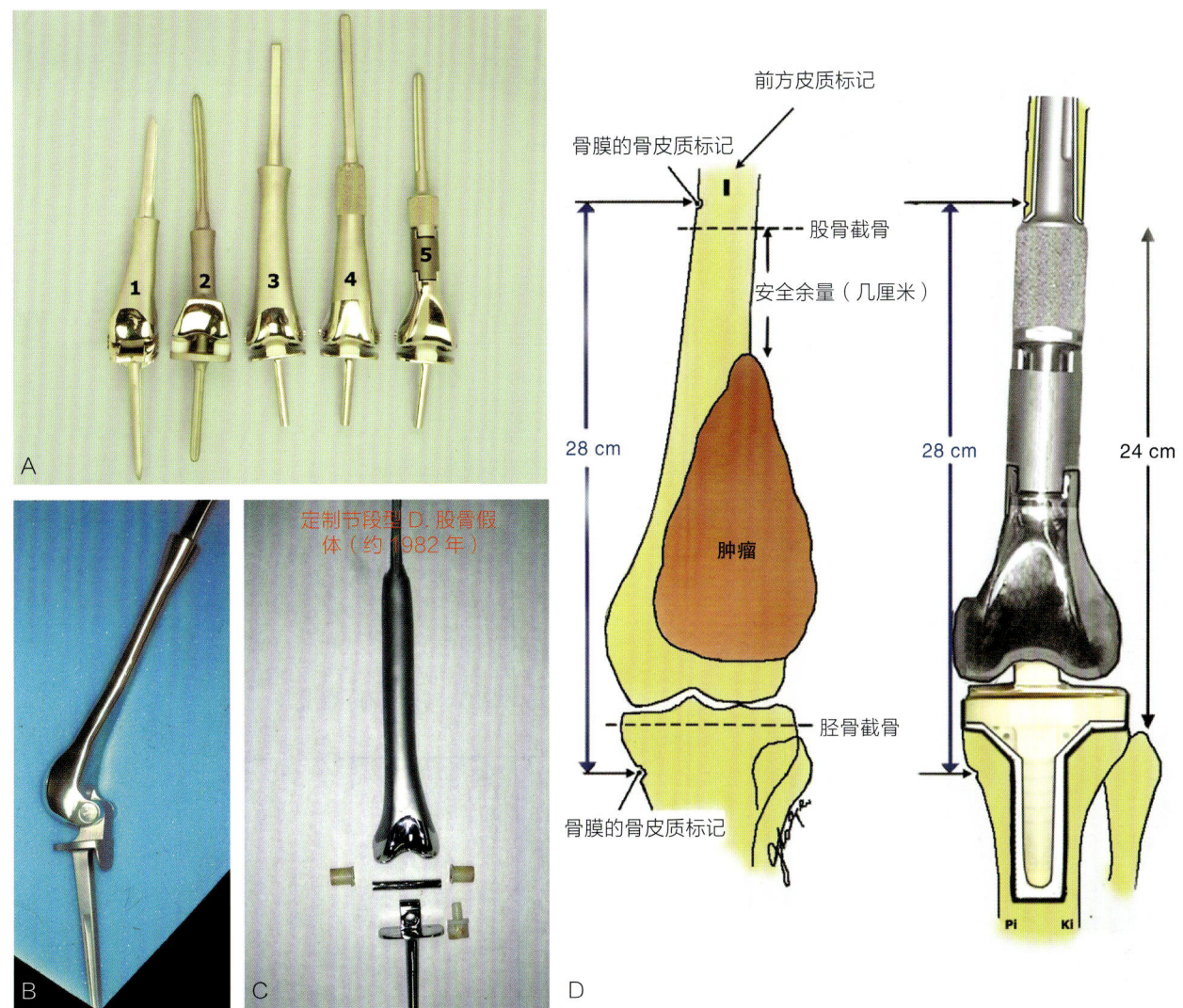

图 25-2　A. 股骨远端内置假体的演变。1 号假体：1951 年出现，有固定的假体铰链。2 号假体：由 Harry Matthews 于 1975 年开发，并于 1977 年首次使用。金属球和聚乙烯衬垫连接胫骨和股骨假体。3 号假体：旋转铰链式假体于 1980 年出现。4 号假体：1985 年开始出现珍珠面，允许骨长入，但实际上很少有骨骼向内生长，但有软组织保护性向内生长。5 号假体：1988 年开始出现组配式假体。髁突结构和股骨柄经过锻造，并通过莫氏锥度锁与钛节段耦合。自 1980 年由 Peter Walker 为 Howmedica 推出以来，运动的旋转铰链膝关节机制大致保持不变，只是轴和聚乙烯套管的直径略有增加。旋转铰链膝关节假体现已被普遍采用，作为股骨远端膝关节内假体重建的首选。B. Guepar 假体（简单铰链）于 20 世纪 70 年代初期使用，当时旋转铰链假体尚未开发。C. 20 世纪 80 年代使用的定制节段型股骨远端假体。膝关节假体是一个旋转铰链，由衬垫、轴和插入胫骨的旋转聚乙烯部件组成。D. 组配式假体系统（MRS）于 1988 年首次使用（美国国家癌症研究所），并于 1991 年获得 FDA 批准。该系统由一个关节部件、多个节段和各种直径的柄组成，可替代股骨近端、股骨远端、全股骨或肱骨近端。该系统现在称为 Global MRS，由 Stryker Orthopedics 制造。

- 受累骨的切除应在各个方向留下较宽的边缘和正常的肌肉袖（1~2 cm）（图 25-6）。
- 所有的活检部位和所有可能被污染的组织都应该整块切除。必须切除所有穿刺活检通道（图 25-7A）。
- 为避免肿瘤扩散，根据术前影像确定肿瘤边缘，术中应切除超过边缘 3~5 cm。
- 切除邻近关节及关节囊。
- 通过局部肌肉转位实现功能重建。
- 需要足够的软组织覆盖以降低皮瓣坏死和继发感染的风险。必要时旋转内侧腓肠肌皮瓣可以很好地覆盖假体。
- 对于癌症患者保肢手术的时机选择，密切关注患者的

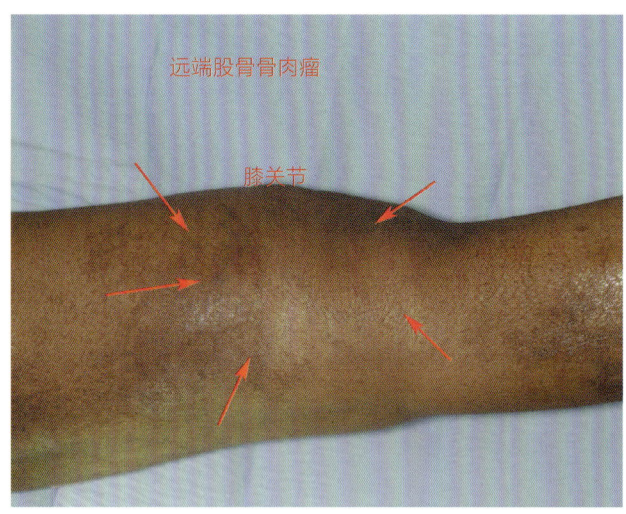

图 25-3 股骨远端骨肉瘤照片。软组织肿块（箭头所指）。95% 骨肉瘤都有骨外成分。

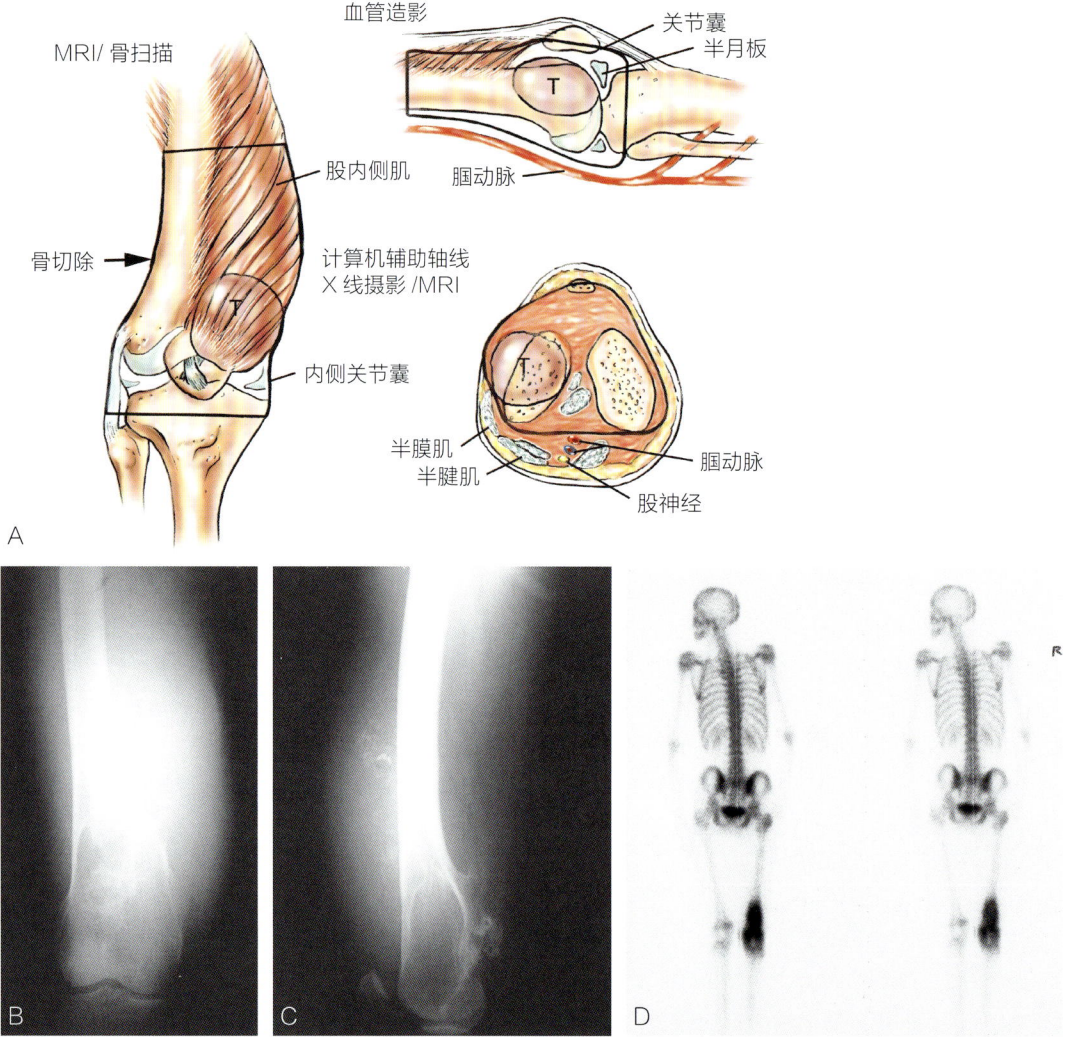

图 25-4 A. 示意图描述了股骨远端肉瘤所需的术前检查：MRI（A）、CT 扫描（C）、骨扫描和血管造影（B）。B-C. 骨软骨瘤引起的继发性软骨肉瘤患者的前后位和侧位 X 线片。D. 股骨远端肉瘤患者的锝 -99 骨扫描未发现跳跃转移，扫描上的摄取与骨内肿瘤的范围密切相关。

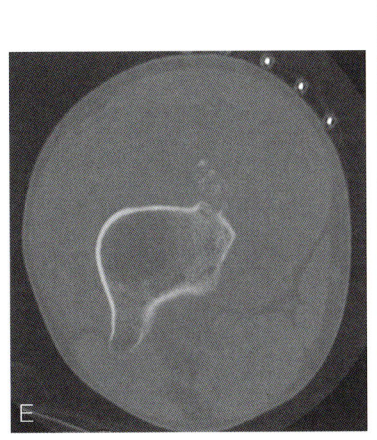 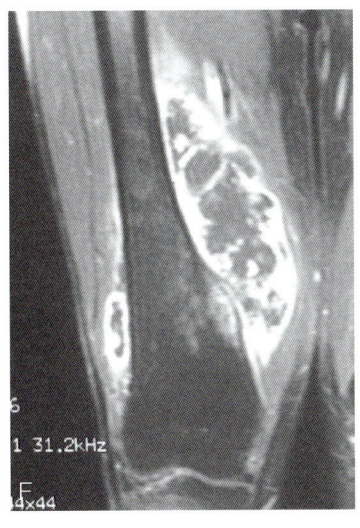 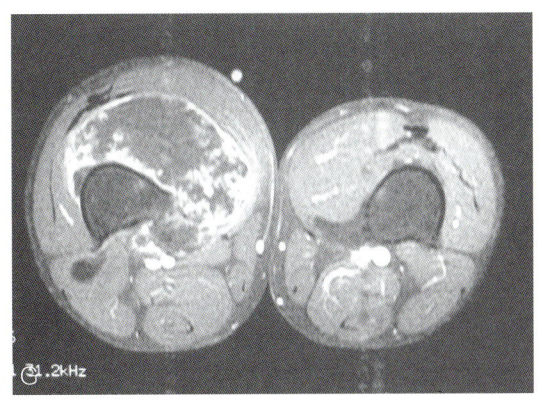

图 25-4（续） E. B 和 C 中患者的 CT 扫描，清晰地显示了内侧的继发于软骨肉瘤，可见后外侧骨软骨瘤。虽然 CT 上肿瘤的软组织浸润很明显，但不如 MRI 清晰。F-G. 患者的冠状位和横断面 MRI。

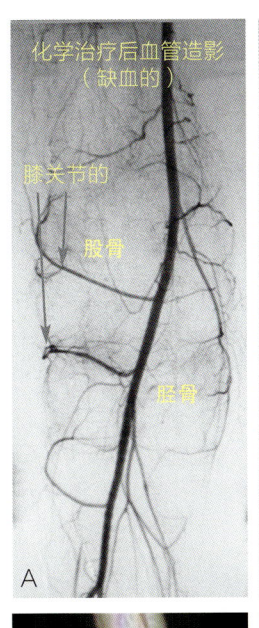 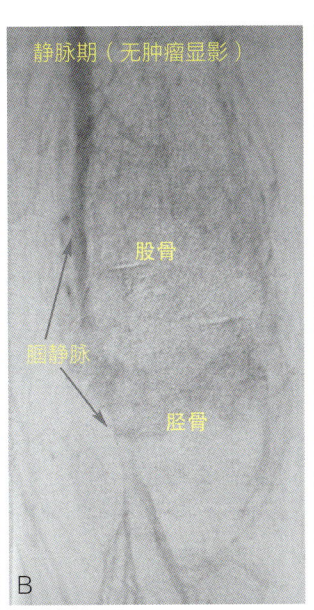 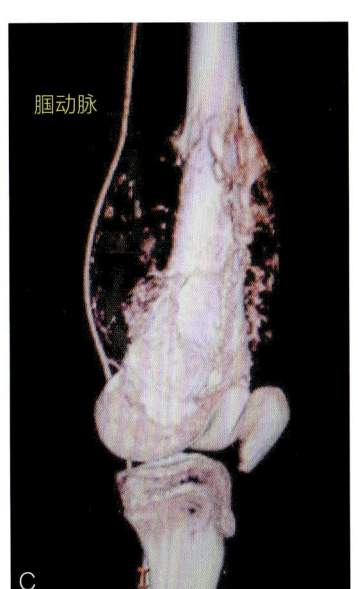 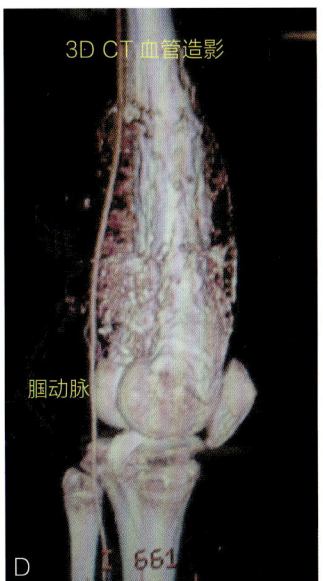

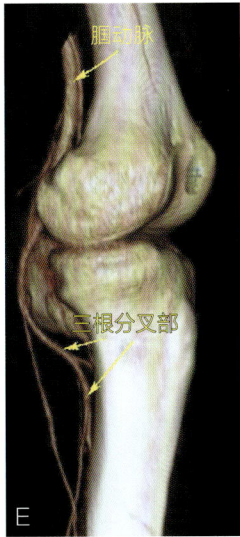 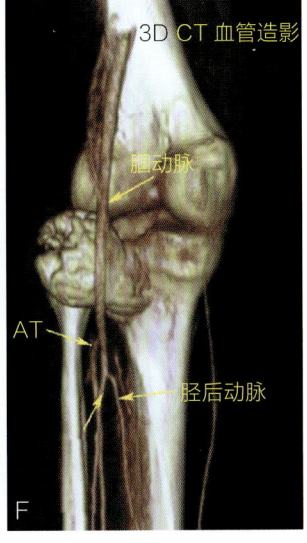

图 25-5 化学治疗后的血管造影。A. 前后位。B. 肿瘤充盈缺失的侧视图，是术前分级和预测肿瘤化学治疗反应的最可靠证据。该患者有 100% 的肿瘤坏死率。C. 三维血管造影用于评估在骨肿瘤的治疗效果。C-D. 股骨远端肉瘤的外侧位和后位，可见腘动脉移位，未见骨外成分。E-F. 胫骨近端继发性软骨肉瘤。外侧位和后位可清晰显示腘动脉及其分支（箭头）。需要 64 或 246 层 CT 扫描，类似于冠状动脉造影。

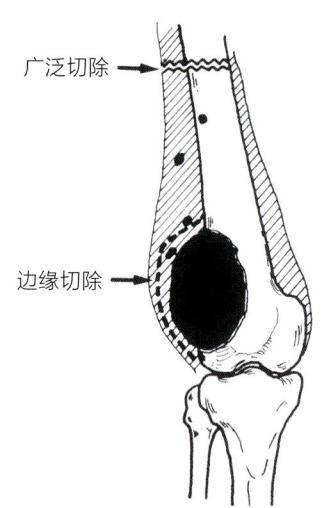

图 25-6 原发性股骨远端骨肉瘤:软组织切除。图中小黑点代表潜在的跳跃转移。图示给出了边缘切除边界和广泛切除平面。

一般情况至关重要。接受术前化学治疗(图 25-7B-C)和放射治疗(尤因肉瘤)的患者,在手术前需要充分的间歇期。一般来说,手术可以在放化疗完成后的 2~3 周内进行。白细胞计数和血小板计数需要在安全范围内并呈上升趋势,皮肤没有红斑。

- 当内固定手术失败、全关节置换术失败或同种异体移植手术后的挽救性重建时,术前需完全根除既往感染史,否则预后不佳。

术前计划

- 应在患者进入手术室之前确定预期的切除范围。仔细确认切除范围,并确认剩余骨有足够的长度和宽度来放置股骨柄。股骨远端切除需确保安全的肿瘤边缘(距离正常骨髓 3~4 cm)。末端长度应精确到毫米。为实现这一点,进行术中标记和测量以确保切除前的长度等于重建长度。

- 在计划初次切除和重建手术时,外科医生还应制定截肢或翻修手术计划。理想情况下,截肢平面应与选择截肢作为实现局部控制的原始手术所达到的平面相同。外科医生应该计划在感染或假体故障的情况下如何修正这种重建。手术的目标是保留患者自己的髋关节,除非必要,否则不要进行全股骨置换,因为这需要连续修复两个关节,这对患者来说是很大的痛苦。

患者体位

- 在手术室或诱导麻醉时,给患者静脉注射抗生素。1 g 万古霉素缓慢输注(超过 1 小时),每 12 小时重复一次,直到引流管拔除。麻醉成功后,给予单次 80 mg 庆大霉素或妥布霉素。硬膜外导管通常用于术后疼痛管理。
- 麻醉成功后,放置导尿管。内侧入路者取仰卧位,对整条腿及腹股沟区域消毒,以利于探查血管。
- 不使用止血带。在骶骨下方放置垫子抬高骨盆,以便更好地铺巾消毒。外侧入路者取侧卧位,放在沙袋上,腋窝垫卷。进行标准的 10 分钟准备,用碘伏消毒。

手术入路

- 首选方法是探查股浅血管和腘血管的内侧纵向入路。所有为肿瘤和股骨远端供血的血管分支都需要结扎(图 25-8)。仅在要置入铰锁钉时或只有小段近端股骨残留时采取外侧入路。

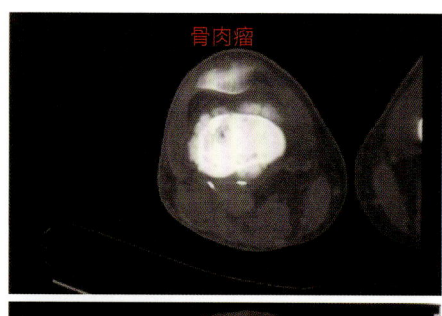
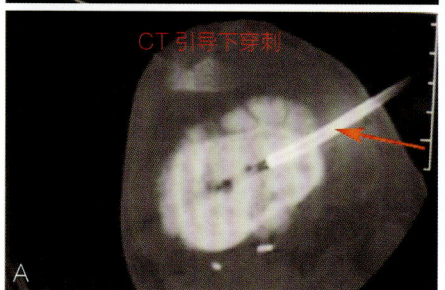
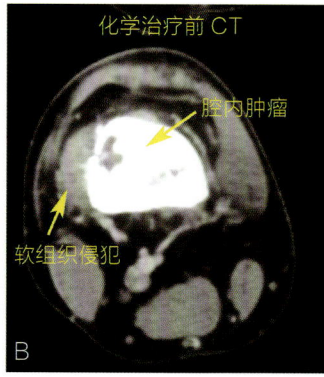
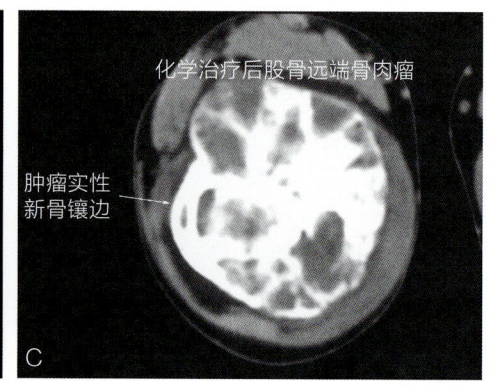

图 25-7 A. CT 显示股骨远端硬化性骨肉瘤。穿刺活检在 CT 引导下进行,常规进行穿刺活检以确定诊断(低于 5%~10% 的患者需要进行切开活检)。B-C. 股骨远端骨肉瘤诱导化学治疗后的放射学反应。B. 术前 CT 扫描显示骨外成分。C. CT 扫描显示整个病变的再骨化。在化学治疗前后的常规进行 CT 扫描,对于确定肿瘤反应(肿瘤坏死率)非常有价值。

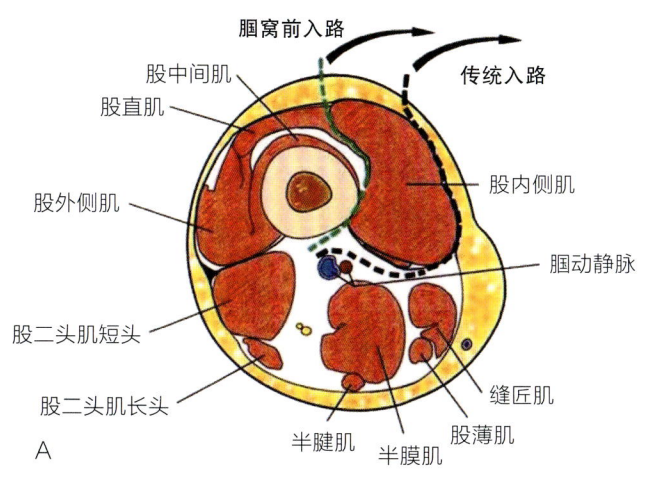
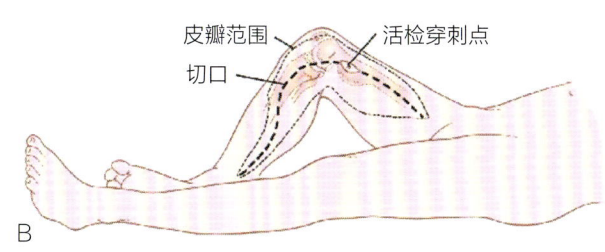

图 25-8 A.传统的股骨远端和腘窝间隙皮下入路与前方经内收肌腘窝入路。B.用于股骨远端切除和内侧腓肠肌肌瓣转移手术切口。

通过纵向内侧入路进行股骨远端切除，采用骨水泥型胫骨、髌骨和股骨组件重建

体位和切口

- 患者取仰卧位，对腿部和腹股沟区域进行消毒（技术图 25-1A）。
- 做纵行切口，沿缝匠肌从大腿近端至胫骨结节处（技术图 25-1B）。
- 原发肿瘤的常规方法是内侧入路，同时可能会有外侧或前方切开活检通道，需要与原发肿瘤相连。
- 识别并保护隐神经（技术图 25-1C）。
- 打开缝匠肌和股内侧肌之间的间隙，暴露股动脉和股静脉（技术图 25-1D-E）。
- 血管和隐神经从近端到远端解剖，并与缝匠肌一起向后内侧牵开。
- 所有血管（膝周血管网）用 2-0 或 3-0 丝线结扎，这些血管从主血管分支走向股骨远端和肿瘤（技术图 25-1F）。不要结扎内侧或外侧腓肠血管，它们是各自腓肠肌的主要血液供应，也是腓肠肌皮瓣的基础。
- 收肌管近端要小心，因为血管就在内收肌肌腱深面。
- 在收肌管的远端，要游离并保护腘血管（技术图 25-1G），可见股二头肌短头从近端到远端走行，并在股外侧与长头相连。
- 暴露并保护坐骨神经。
- 在肿瘤的大腿近端和内侧，可以切开内收肌和股内侧肌交界处，将股四头肌向股骨外侧牵开，以显露股骨（技术图 25-2A）。
- 内侧肌间隔深部为股深动脉和静脉的终末支，需要进行结扎。
- 沿着肿瘤边缘进行游离，直至达到关节线以下，确保游离股浅血管、隐神经和腘血管的完整性（技术图 25-2B-C）。
- 可以切开内侧腓肠肌，但要注意避免结扎内侧腓肠动静脉（技术图 25-2D-E）。
- 随着股动静脉的完全游离，股四头肌的全部或部分与髌骨和髌腱一起反折到肿瘤上方，留下股中间肌，以获得满意的肿瘤切缘。
- 通常进行关节内切除术。
  - 打开关节囊，电刀切断前后交叉韧带、腘肌肌腱、侧副韧带。
  - 切开后关节囊，腘血管保持在直视下或操作者手指下方，以防止损伤。
  - 肿瘤很少向关节内蔓延；如果发生，肿瘤表面必然覆盖滑膜。如果局部复发，通常是沿着神经血管解剖平面发生的，而不是在膝关节的前方或中间。
- 股四头肌在肿瘤上方反折，在肿瘤顶部留下一圈肌肉，作为肿瘤边缘标记。股中间肌作为肿瘤边缘保留在肿瘤上方（技术图 25-2F）。
- 骨皮质标记如下。
  - 膝关节脱位前，在股骨和胫骨近端做好皮质标记，瘤段切除前需测量标记间的距离。
  - 切除的瘤段长度应与假体长度一致。
  - 股骨近端前方骨皮质要做好，有助于假体柄插入过程中进行旋转对位。股骨嵴也可帮助确定假体柄的适当旋转位置（技术图 25-2G）。
- 膝关节脱位，切除股二头肌短头和残留的后外侧关节囊。

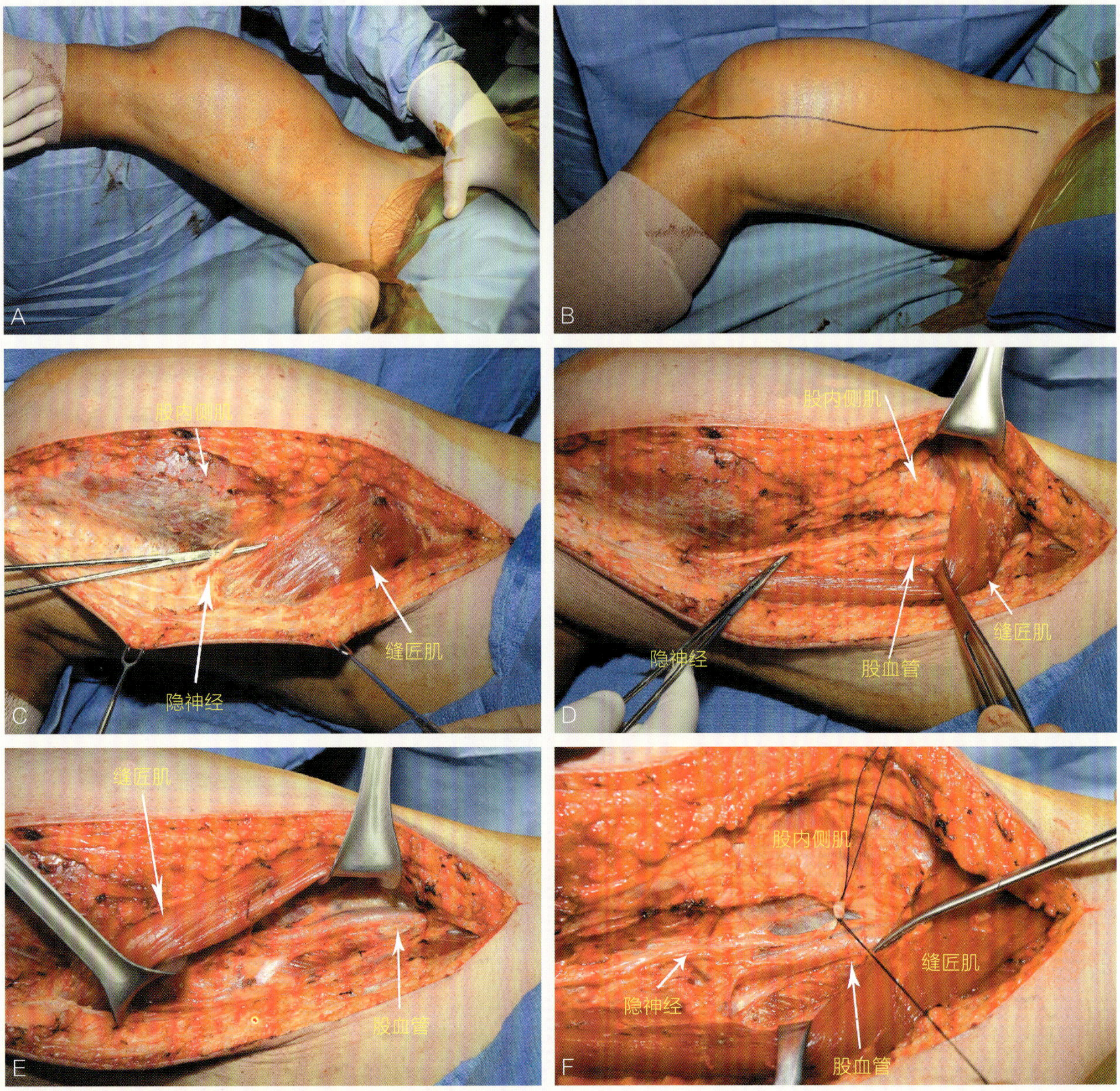

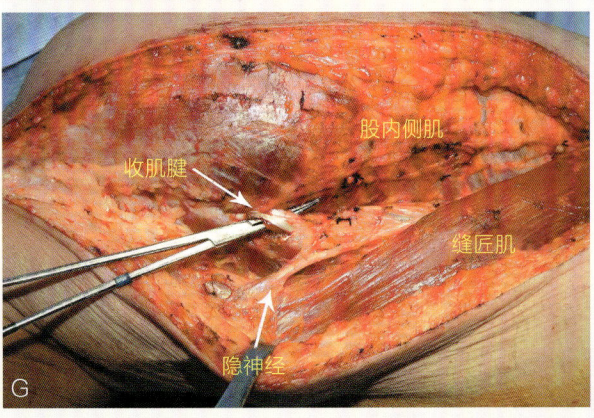

技术图 25-1 A. 右大腿巨大继发性软骨肉瘤。B. 内侧切口沿着缝匠肌在大腿近端至胫骨结节下方，可以直接且充分地暴露股血管和腘血管。C. 切开皮肤和皮下组织后，在筋膜深处形成一个大的后内侧皮瓣。首先需要确认和保护隐神经，它在大腿与股血管伴行，然后沿缝匠肌进入小腿。切断神经会导致小腿内侧麻木，有时还会导致疼痛的神经瘤。D. 在大腿中部和远端，向后内侧牵开缝匠肌，暴露股浅血管。E. 在大腿近端，将缝匠肌向前外侧牵开，可以显露股血管直至腹股沟韧带。F. 所有通往股骨远端和肿瘤的血管在切断前都要用 2-0 或 3-0 丝线结扎，这有助于最大限度地减少术中失血，充分显露，并保证这些结构的完整性。G. 在收肌管处，识别并切断内收肌腱，主要血管就在其下方，要注意保护。几条侧支血管在此处从股骨血管中分出，到达股骨和肿瘤，需要结扎。可见隐神经伴随缝匠肌走行。

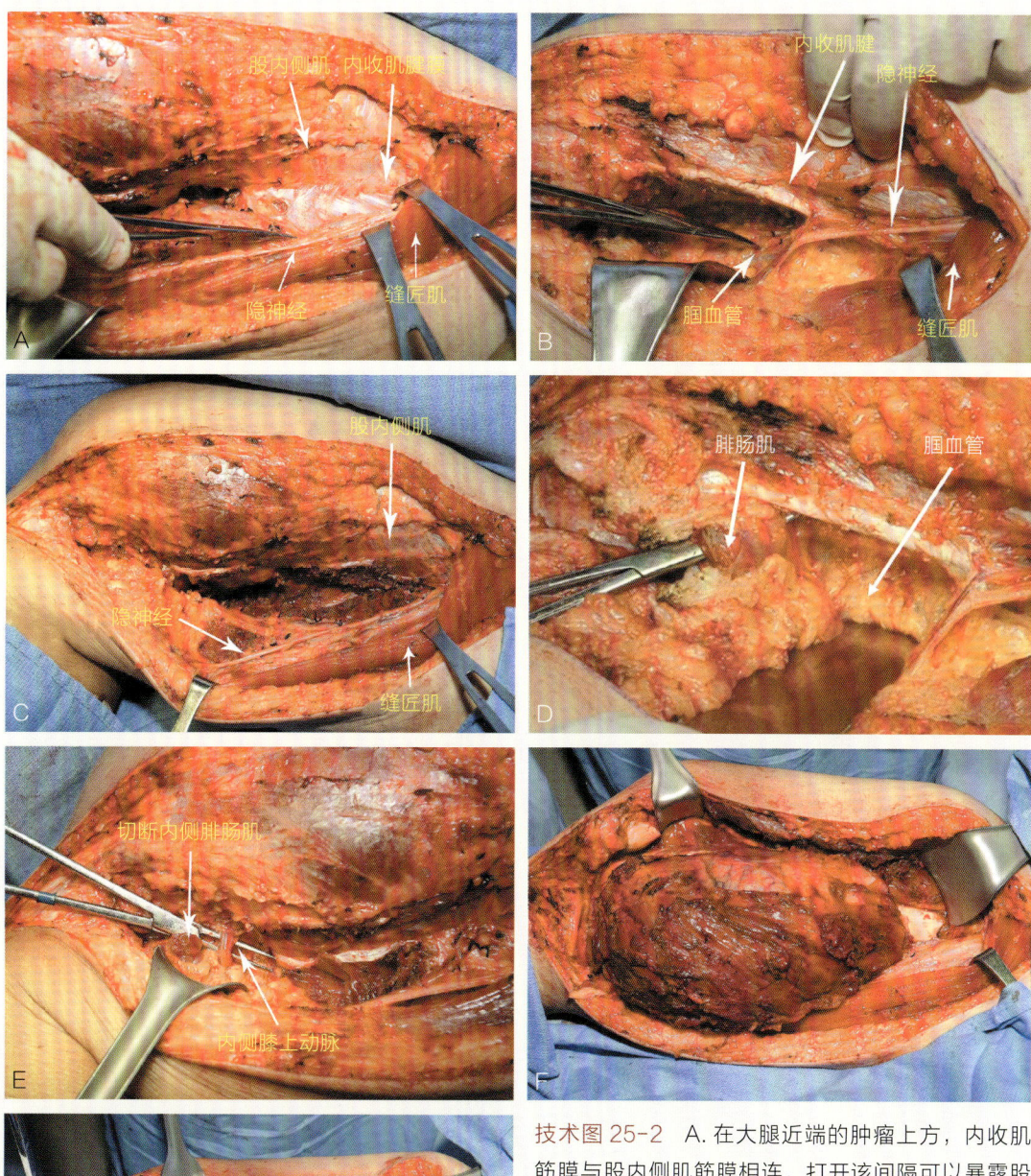

技术图 25-2　A. 在大腿近端的肿瘤上方，内收肌筋膜与股内侧肌筋膜相连，打开该间隔可以暴露股骨。股深动脉在内收肌筋膜下方沿着股骨嵴走行。B. 大腿近端的隐神经伴随股浅血管走行，缝匠肌向后内侧牵拉，内收肌腱尚未切断，但腘血管已暴露并游离到膝关节以下，以保证其完整性。C. 完成内侧切除，隐神经从视野近端伴随缝匠肌向远端走行。D. 在膝关节内侧，解剖并切开内侧腓肠肌。E. 识别并切割内侧膝状体。F. 已进行关节切开术。股四头肌已被解剖并在肿瘤块上移动，留下股中间肌作为肿瘤的肿瘤边缘。G. 已在计划切除水平上方和下方的股骨和胫骨上做了皮质标记，以确定切除前的长度，该长度应与重建长度对应。此时放置前皮质标记以帮助旋转定向。

股骨、胫骨和髌骨截骨术

- 在事先规划的平面，使用电锯切断股骨（技术图25-3），比股骨假体组件长度多截1 cm，胫骨多截7 mm。这17 mm弥补了装配时假体髁部到全聚乙烯材料胫骨部件（8 mm）下表面之间的距离，确保了双下肢等长（技术图25-4A）。此外，17 mm长度可通过由制造商提供的组装的胫骨假体获得，组件的近端水平按假体长度准确截骨，这样髌骨更接近解剖位置，对功能影响小（技术图25-4B）。
- 采集股骨近端骨髓内容物送病理科行冰冻切片。
- 股骨扩髓后使用最大直径的股骨柄。这个理念是"压配式"。弯曲的柄可以增加旋转稳定性。成人应避免使用<13 mm的假体。使截骨端形成倒角以利于假体置入，进行充分冲洗（技术图25-4C-E）。
- 如果要使用骨水泥固定，此时可在近端置入骨水泥塞子。
- 胫骨用摆锯截骨，使其具有轻微的后倾角（技术图25-4F-G），可以徒手或用工具进行。笔者通常只截去7 mm，截骨面刚好在软骨下方，这样可以留下最大的截骨面积来支撑重建的假体。胫骨前斜坡截骨会导致膝关节屈曲挛缩。胫骨近端需做好放置假体和骨水泥塞子的准备。试模插入假体后进行X线检查以确保切口垂直于骨干，不要有内外翻，并且确定假体的位置以避免内外翻（技术图25-4H）。
- 切除50%髌下脂肪垫的下表面以防止撞击。术后初期可能会有疼痛。
- 切除髌骨内表面，置入髌骨假体。笔者（MM）推荐在髌骨表面使用单一的中央钉组件进行置换，但是如果髌骨看起来正常（如大多数青少年），则无需更换（技术图25-4I-L）。
- 试模复位后需测量，确保假体长度与截骨距离相同（技术图25-4M）。
- 活动范围测试：股四头肌和髌骨活动正常，没有横向脱位的趋势。
- 如果出现髌骨半脱位或脱位倾向，需要松解外侧支持带。
- 检查股浅血管的张力。完全伸直位多普勒超声检查足背动脉搏动。假体过长会导致组织张力高，压迫周围组织。
- 应避免肢体过长。肢体过长更难康复。可以通过更换其中一个假体组件来纠正发育期儿童的下肢不等长，而不是在初次重建时过度延长假体。青少年患者可能并不需要延长。过长的肢体还会增加坐骨神经和腓总神经麻痹的风险。

假体组件的选择和放置

- 置入的髌骨假体不要超出切除的髌骨高度。髌骨置换的目的是帮助固定，使患者可以立即进行大运动量康复训练，并避免由于髌骨在金属假体上的摩擦引起的膝关节疼痛。髌骨表面置换适合膝关节屈曲120°~130°、完全伸展且无伸肌滞后的主动运动的患

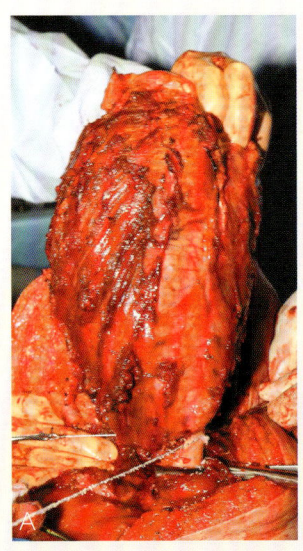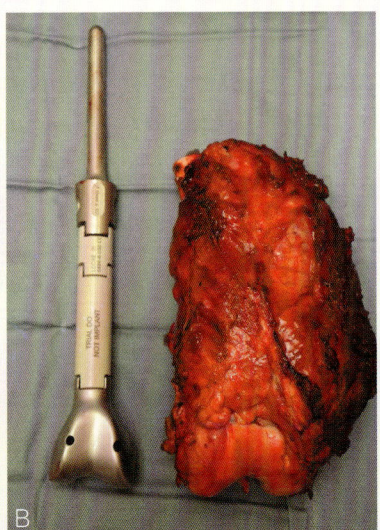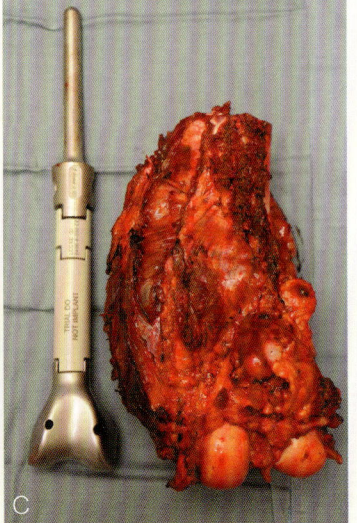

技术图 25-3 A. 在预定切除水平和皮质标记下方用线锯或摆锯切断股骨。B-C. 试验假体与标本的前后视图。

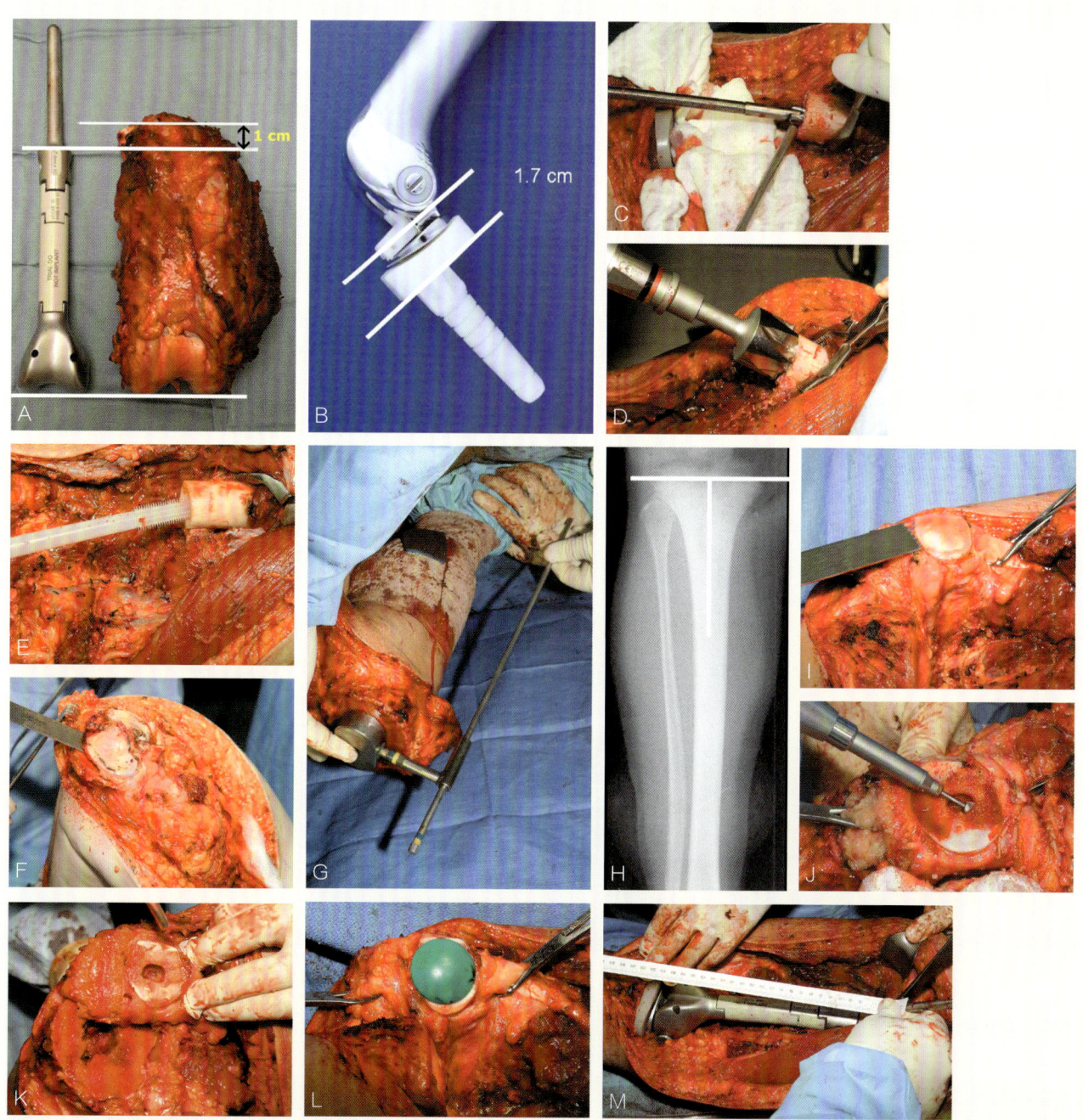

技术图 25-4 A. 笔者（JJE）推荐股骨比计划多截 1 cm。B. 胫骨近端仅截去 7 mm，这为胫骨组件提供了最大的支撑平面。8 mm 全聚乙烯胫骨组件通常用于初次重建。从股骨假体髁部到 8 mm 全聚乙烯材料胫骨组件底部之间的距离为 17 mm，这确保了双下肢等长。C. 髓腔内容物送冰冻切片，报告返回肿瘤阴性后，可以开始扩髓，固定股骨后使用锋利的扩孔器，缓慢而轻柔地进行扩孔，并进行充分冲洗以防止脂肪栓塞。充分扩大髓腔，以容纳置入最大的假体柄。D. 倒角扩髓器用于准备截骨部位。E. 再次充分冲洗髓腔。F. 用摆动锯将胫骨近端截骨。制造商现在提供胫骨截断器械以帮助去除更多的胫骨，将髌骨保持在关节线上。G. 垂直进行胫骨截骨，要有轻微的胫骨后倾角，以确保膝关节假体完全伸直。H. 术中摄片以确认截骨是垂直的。轻微的膝内翻或外翻似乎不会影响功能或导致松动。I. 用摆锯去除髌骨下表面。J. 磨钻钻孔后置入聚乙烯髌骨假体。K. 准备胫骨放置假体，可见髌骨和胫骨已经准备好。L. 试用的髌骨组件过大，需更换为较小的组件。M. 从胫骨到股骨标记测量重建长度，以确保与切除前的长度相等。反复检查踝部血管搏动。

者。如果患者对膝关节主动运动的预期为 90°或更低，那么髌骨置换可能意义不大。
- 初发病例全聚乙烯胫骨假体厚度为 8 mm。金属支撑的胫骨假体在患者初次手术中不常规使用，但在翻修中使用较多。
  - 胫骨假体需对准胫骨结节（轻微外旋）。
- 股骨假体要遵循压配式的原理，放置时要参照股骨嵴和股骨皮质进行解剖学定位。
- 真正的假体组装在后台操作，再进行一次试模，检查长度、血管张力、远端脉搏及髌骨活动轨道。在组配假体之前要保持假体段连接口干燥，以防止松动、脱位。

骨水泥假体组件

- 所有的假体均为骨水泥型。
- 骨水泥固定前，静脉注射氢化可的松 100 mg 以防止脂肪栓塞。脂肪栓塞的不良反应主要是大范围肺部炎症。糖皮质激素是最好的抗炎介质。
- 常规使用含抗生素骨水泥。
- 胫骨假体和髌骨假体首先使用骨水泥。
- 在骨水泥仍呈液态时注入，并对股骨髓腔加压。
- 缓慢插入股骨柄，快速插入可能导致脂肪栓塞。
- 放置假体柄时，需避免旋转位置不良，因为旋转变化会导致固定不良和早期松动。不要在最后时刻调整股骨假体。
- 置入假体后需进行最终测量。
- 最终重建技术详见技术图 25-5。

切口关闭和术后处理

- 关闭切口前，仔细止血。
- 使用抗生素生理盐水充分冲洗创面，最后用生理盐水清洗。
- 将关节囊缝合到胫骨近端部位残留的关节囊。
- 缝合缝匠肌与股内侧肌，深部放置 1 根 10 mm 的扁平引流管，使用 1 号可吸收缝线进行缝合（技术图 25-6）。
- 关闭皮下组织，深部放置 10 mm 扁平引流管。
- 如果引流管在 24 小时内的引流量小于 30~40 mL，可以拔除引流管。
- 皮肤闭合可以用皮肤钉或皮下缝合。
- 只有不到 1% 的病例需要进行腓肠肌皮瓣转移，没有足够的组织覆盖假体时，可用于覆盖内置假体。腓肠肌皮瓣的常规使用反映了个别外科医生的手术切除理念和技术。
  - 使用无菌敷料包扎创面。
  - 用 CPM 机进行功能锻炼，屈曲至 30°，伸展至 -5°，持续 3 天。然后运动范围迅速增加，在出院前达到屈曲 90°。
  - 穿序贯加压鞋。
- 然后从前方（经内收肌）入路，可以作为替代方法。

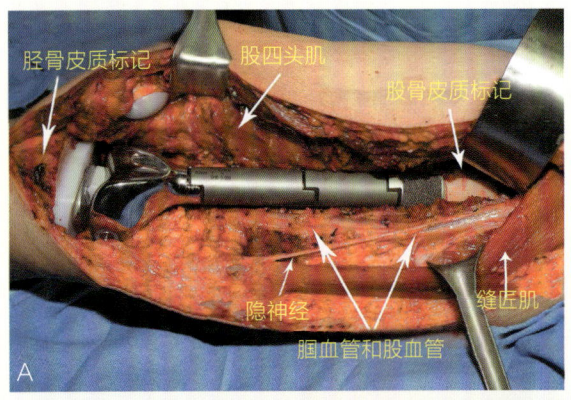

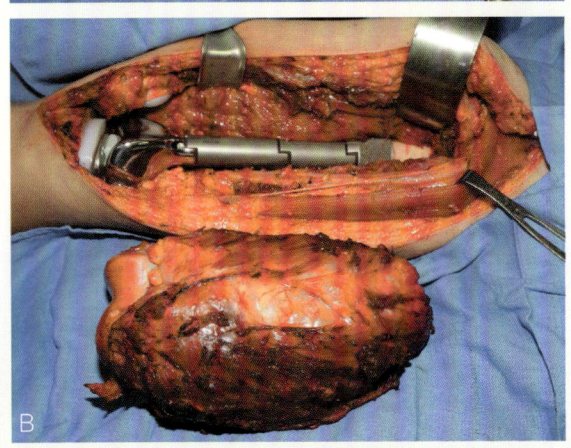

技术图 25-5　A. 最终重建。B. 最终重建和肿瘤切除标本。

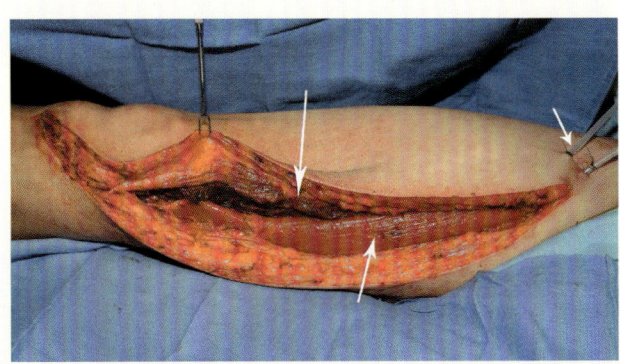

技术图 25-6　关闭切口：两个大而扁的 10 mm 引流管放在近端出口。缝匠肌与残留的股内侧肌部分缝合。闭合远端关节囊。

通过纵向外侧入路切除肿瘤，并用骨水泥型股骨、胫骨、髌骨假体重建股骨远端

- 外侧入路的适应证。
  - 所有翻修患者。
  - 全股骨置换。
  - 原发性股骨远端肿瘤侵犯至股骨近端需要使用铰锁钉股骨柄固定，需要与股骨干成90°，或与股骨颈成135°，才能实现稳定的重建。
- 外侧入路的患者术前准备与内侧入路相同。
- 麻醉后留置导尿管，给予万古霉素和庆大霉素，患者取侧卧位，注意保护所有体表受力点。
- 消毒铺巾范围包括整个下肢，从髂翼以上到足部。
- 不需要使用止血带。
- 从胫骨结节向近端延伸做外侧纵行切口。如果计划进行全股骨置换，可以延伸到大转子的尖端和髂前上棘。
- 用电刀切开皮肤和皮下组织。沿纤维方向切开阔筋膜。
- 从股外侧肌间隔入路，经股骨后外侧结扎所有穿支血管，并将股外侧肌整体游离，显露股骨全长。注意不要破坏肿瘤表面肌袖。
- 因为胫骨结节是中部偏外侧的结构，要注意保护髌韧带，以防止撕脱。
- 其余步骤与内侧入路相同。

前方经内收肌入路到达股骨远端和腘窝切除股骨远端肿瘤及假体重建

- 在股骨远端一般选择内侧和前内侧入路，该技术有助于进入股骨的前方，并可以通过分离大的筋膜皮瓣或筋膜瓣探查腘窝和游离神经血管结构（技术图25-7）。
- 由于皮肤和皮下筋膜组织的部分血液供应不可避免地受到损伤，并且所有膝状血管在股骨远端切除术中常规结扎，皮瓣缺血性坏死的风险增加。此外，将股内侧肌与其筋膜和皮下组织分开会损害肌肉外层的血管分布，切

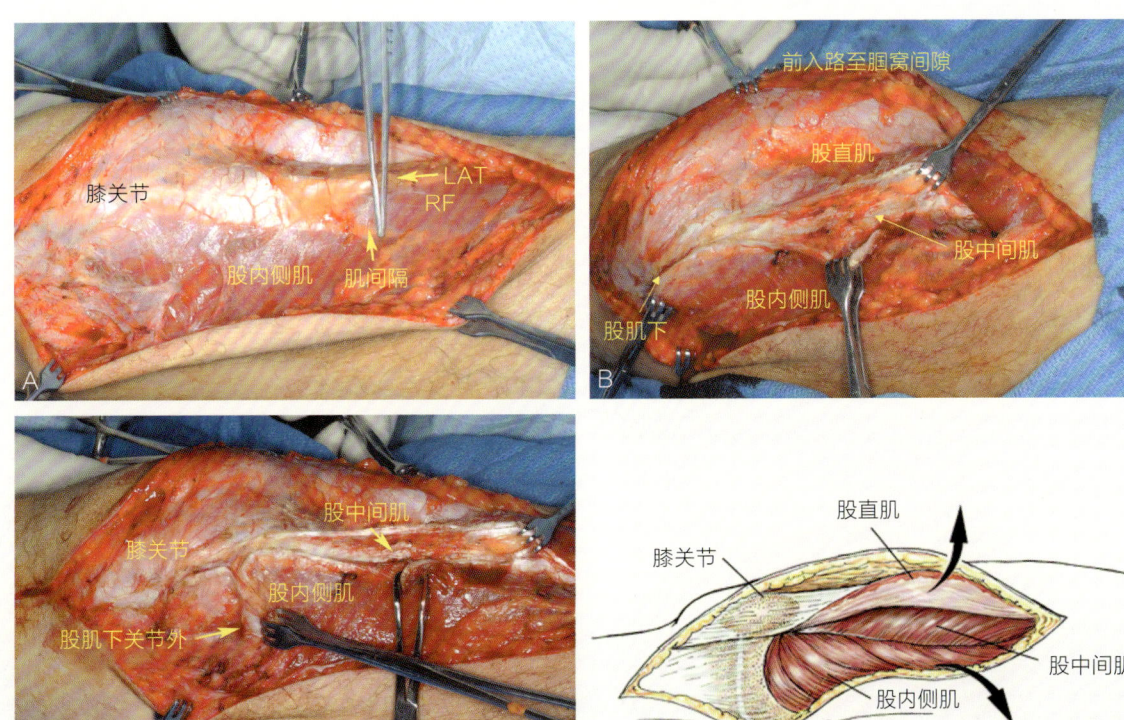

技术图25-7　A-C. 采用新的经内收肌入路到达股骨远端的手术入路，这种入路有助于避免术后皮瓣坏死的风险。股内侧肌仍然附着在皮肤上，形成肌皮瓣。A. 小心地打开股直肌（RF）和股内侧肌（VM）之间的肌间隙。B. RF和VM间隔打开，显露股中间肌腱的纤维。C. 游离股内侧肌远端。D. 手术入路。

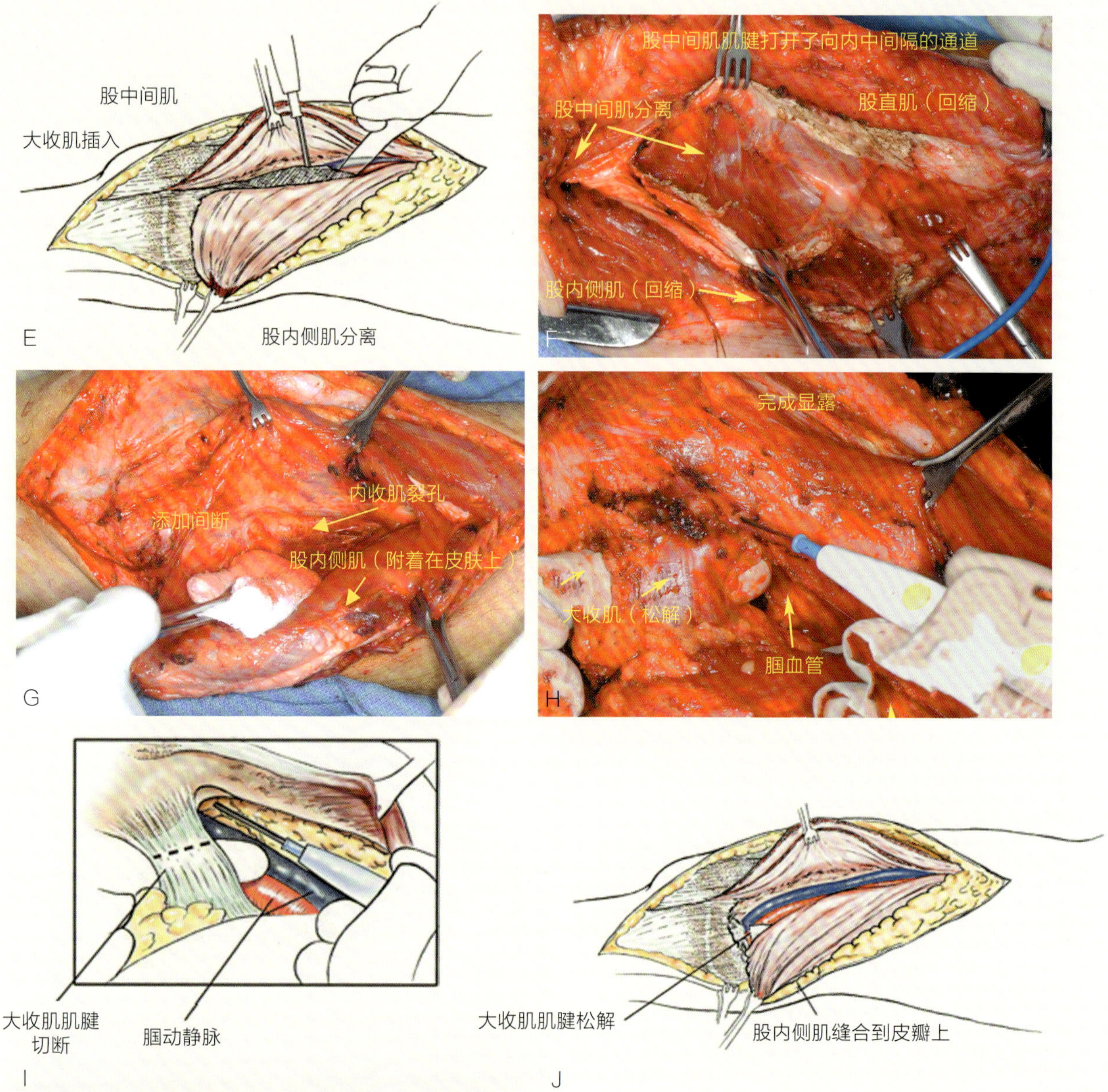

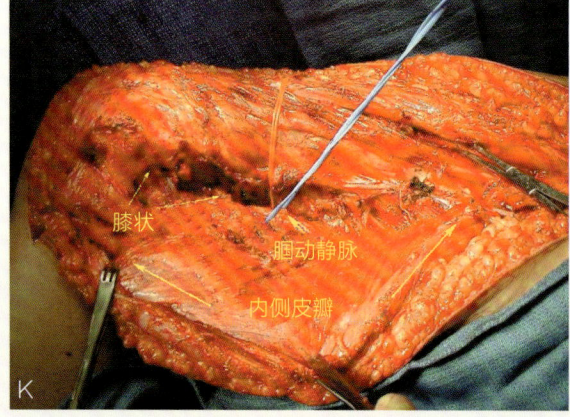

技术图 25-7（续） E. 切开股中间肌腱，分离股内侧肌。F-K. 手术入路显示经内收肌入路方法。F. RF 和 VM 之间的肌间隔被打开，游离股中间肌。G. 游离缝匠肌管末端的股浅动脉（SFA）和静脉。H. 缝匠肌管被打开。I. 在股骨远端的止点松解大收肌肌腱。J. 股浅动脉与腘窝和大收肌肌腱的关系。K. 显露腘窝和神经血管结构，结扎膝状分支。股内侧肌仍然附着在皮肤上。

除股内侧肌的内层会损害其残留的外层血供，且通常会导致内置假体得不到充分的软组织覆盖，但这是肿瘤切除必要的。笔者（MM）先前对 110 例股骨远端切除假体重建患者使用前内侧入路手术，25 例患者由于软组织覆盖不足和皮瓣坏死需要腓肠肌皮瓣覆盖缺损[1]。

- Kawai 等报道了 40 例接受股骨远端切除术和内置假体重建的患者，皮瓣坏死发生率为 30%。Safran 等总结：围手术期化学治疗和术中皮瓣缺血是保肢手术后感染的主要原因[14]。为了减少皮瓣坏死的发生并改善内置假体的软组织覆盖，笔者（MM）开发了使用血管化良好的后内侧肌皮瓣的改良手术方法。
- 适应证。
  - 股骨远端的高级别和低级别恶性肿瘤。
  - 所有股骨远端翻修。如果需要使用顺行髓内钉，则需在近端、外侧做一个单独的切口。无需连接这两个切口。
  - 如果软组织覆盖有困难，推荐使用这种方法。可以通过简单地向远端延伸切口行内侧腓肠肌皮瓣。首选内侧腓肠肌，因为它比外侧腓肠肌更大、更长，允许纵向和横向覆盖假体和膝关节的更大区域（请参阅后面部分的内侧腓肠肌转移）。
  - 这个切口可以通过保持股内侧肌与皮肤相连形成肌皮瓣。皮瓣坏死、伤口裂开、关节积血和积液及其他伤口问题很少见（1%~5%）。
  - 如果术前预计可能进行血管切除和重建，则直接显露股浅血管和腘血管。外侧切口会使血管重建更加困难。
  - 如果在切除术后难以覆盖创面缝合切口，可以通过旋转缝匠肌来覆盖小的缺损。此外，可以通过这个切口进行正式的缝匠肌转移，以重建或替代部分或完全的股内侧肌缺失。

体位和切口

- 患者取仰卧位，医生站在患者的膝关节内侧（手术台的另一侧），做一个长的内侧旁正中皮肤切口。沿股直肌和股内侧肌的交界处向近端延伸，并围绕髌骨内侧缘向远端弯曲至鹅足腱水平。

游离近端肌间隔和肌皮瓣

- 确认并打开股直肌和股内侧肌之间的间隔，显露下面的股中间肌。然后仔细地分割股中间肌的纤维。注意不要将肌肉与其筋膜皮瓣分开。可以将股内侧肌与表面的皮肤缝合。

显露肌间隔和收肌管

- 确认股内侧肌和股骨内侧髁之间的平面（类似于股骨下入路）。股内侧肌从股骨内侧髁上分离并向内侧牵拉远离关节囊。用纱布在肌纤维中剥离显露肌间隔、收肌管和大收肌肌腱。

识别股浅血管和腘血管

- 缝匠肌跨越股内侧肌近端部分，通过打开股内侧肌及缝匠肌边界之间的薄筋膜向后牵拉缝匠肌。
- 在内收肌裂孔近端识别股浅动脉和股静脉。将术者的手指放入内收肌裂孔，以保护下面的血管，切开大收肌肌腱的远端部分，部分显露腘窝血管。
- 仔细分离股浅血管，用血管带保护。

完成腘窝显露

- 膝关节屈曲 90°。随着股内侧肌向后牵拉，可以显露腘窝，并且可以在腓肠肌两头之间看见腘血管。
- 确认识别腘血管后，从股骨髁松解腓肠肌内侧头；术者的手指放在肌肉下方，以保护腘动静脉。
- 应注意保护腓肠肌内侧动脉，它是腓肠肌内侧头的唯一血供（技术图 25-8）。

游离腘血管和坐骨神经

- 从内收肌裂孔水平到腓肠肌交界处逐一结扎腘血管的膝关节周围分支，这有利于腘血管的游离。向下牵拉血管可以更好地识别膝状分支。
- 在腘窝脂肪的近端显露坐骨神经，并向远端延伸，分为胫神经和腓总神经。用含有罂粟碱的湿纱布覆盖腘血管，以防止血管痉挛。

松解外侧结构

- 完全显露腘窝，松解腓肠肌内侧头，游离腘血管，松解腓肠肌外侧头、股二头肌短头和整个后关节囊。

前方（关节内）松解和股骨远端截骨术

- 为了完成股骨远端的软组织剥离，横向打开前方关节囊，切除交叉韧带。股骨截骨术通常在关节线以上 15~20 cm（内收肌裂孔上方），游离股浅血管后可以安全地截骨。以下完成切除和重建的步骤与前面讨论的相同。
  - 关节内切除术。
  - 骨皮质标记。
  - 截骨和准备。

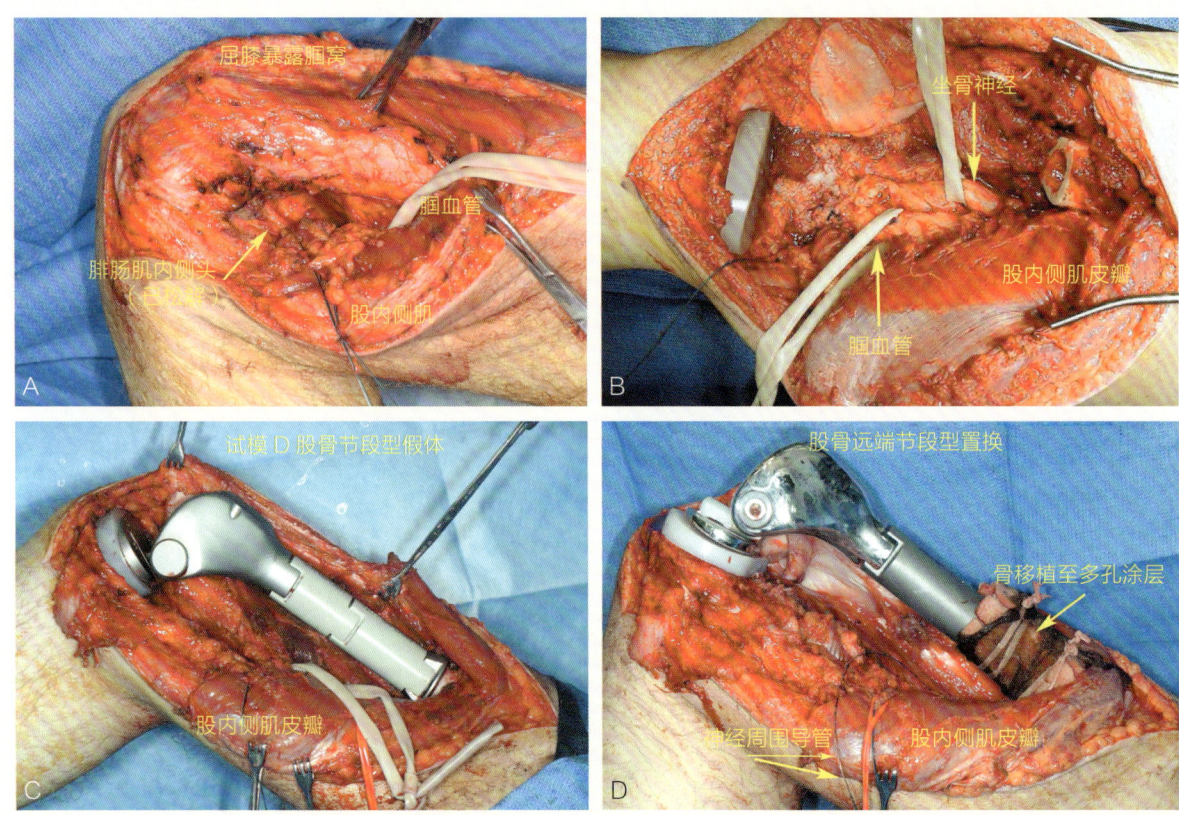

技术图 25-8 A. 屈曲膝关节，显露腘窝和血管结构。腓肠肌内侧头止点松解，显露腘窝血管。B. 手术缺损。一般情况下，缺损范围为 15~20 cm。C. 假体试模，注意不要牵拉神经血管结构来使双下肢等长。D. 安装永久性假体。这种设计有利于纤维和骨的长入，防止股骨柄松动。

- 试模复位调试。
- 选择和置入假体部件。
- 置入骨水泥。
- 闭合创面。

内侧腓肠肌转移

- 内侧腓肠肌是可以向股骨远端转移的主要肌肉。Malawer 和 Price 于 1985 年首次描述了这种用于困难和复杂的股骨远端切除术后缺损的内侧腓肠肌转移技术（技术图 25-9）。
- 内侧腓肠肌转移可以覆盖股骨远端切除后大小不一的前内侧缺损，根据笔者的经验，股骨远端切除和内置假体置换后不需要游离皮瓣。
- 固定假体后，通过松解腱性部分游离内侧腓肠肌，然后可以根据实际情况选择横向或向近端转移肌瓣。皮肤可以直接缝合，但如果皮肤有张力或肿胀，皮瓣可以直接缝合到肌瓣上，剩余的皮肤缺损需要通过中厚皮片移植覆盖。
- 内侧腓肠肌的前后表面均覆盖有厚筋膜，这些筋膜可以用尖刀切开以扩大约 150% 的覆盖范围。然后可以向近端旋转肌肉以覆盖大的内侧缺损，或向前旋转以覆盖整个膝关节。可以通过松解缝匠肌和内收肌群来增加肌瓣的旋转角度。腓肠肌旋转到位后，将这些肌肉与转移的腓肠肌缝合。
- 内侧腓肠肌由一个主要分支供血——腘动脉发出的腓肠内侧动脉。该分支的起点位于或低于膝关节水平。在腘动脉探查和解剖时，必须保留该分支，不要将其误认为是膝状血管。膝周血管从腘动脉前方穿过，而内侧腓肠动脉从后方和内侧穿过。该血管通常在膝下血管水平发出。外侧腓肠肌瓣很少使用，因为它的肌肉较小，并且其旋转范围受到腓总神经和腓骨的限制。

疼痛控制

- 一般，将弹性神经导管放置于股神经鞘内，并在将患者转移到复苏室之前使用 0.25% 丁哌卡因进行局部麻醉。术后的前 72 小时，使用输液泵每小时输注 4~8 mL 丁哌卡因，以提供疼痛控制并减少全身麻醉的需求（技术图 25-10）。

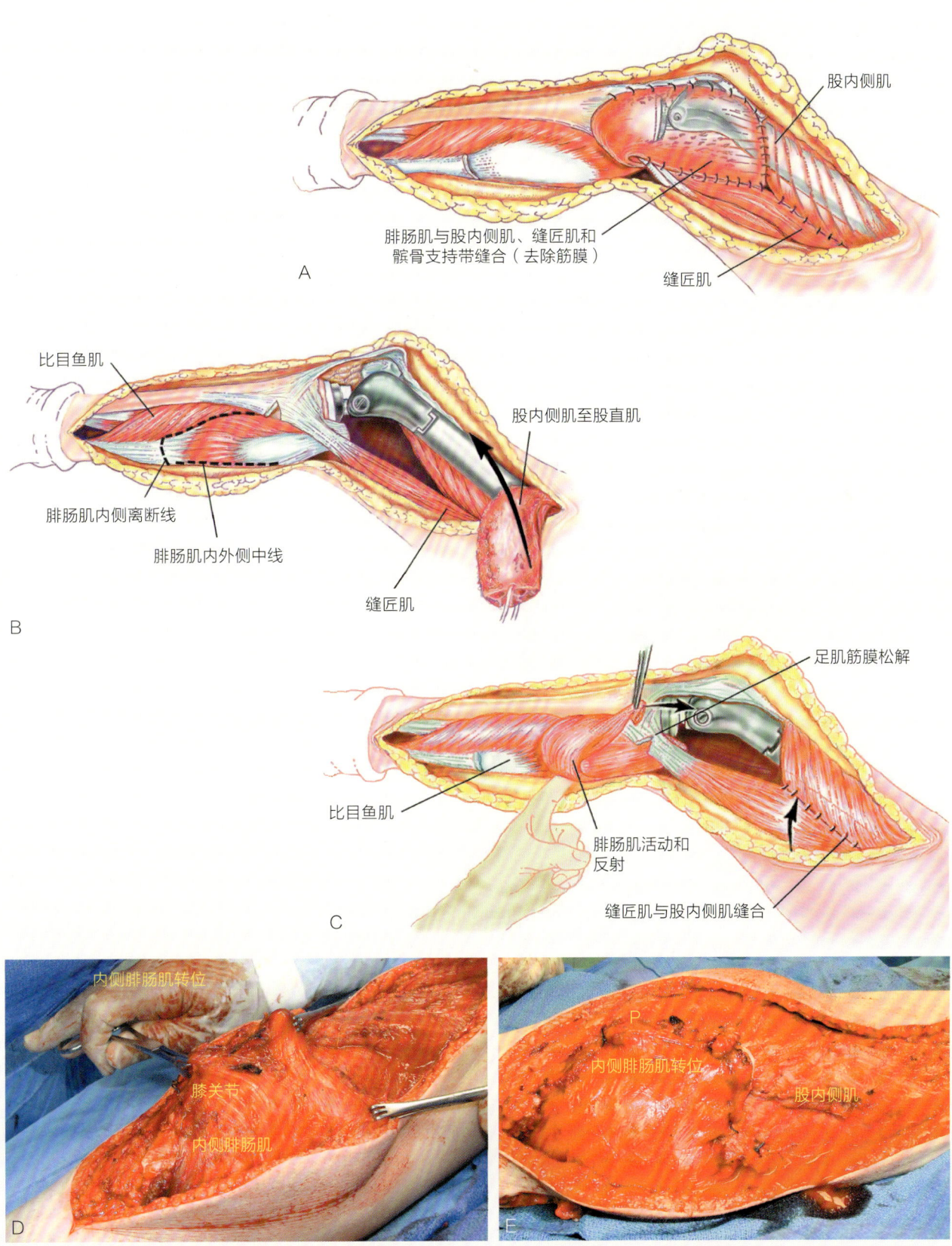

技术图25-9　A. 切口。B. 向远端、经过内外侧腓肠肌的中线分离内侧腓肠肌瓣，有利于旋转肌瓣。C. 旋转腓肠肌覆盖假体和关节。肌肉覆盖对于伤口愈合和避免感染至关重要。D-E. 内侧腓肠肌皮瓣。D. 游离后的内侧腓肠肌皮瓣。E. 缝合到位后，皮瓣闭合缺损。腓肠肌瓣与股内侧肌、髌骨（P）和远端比目鱼肌缝合。

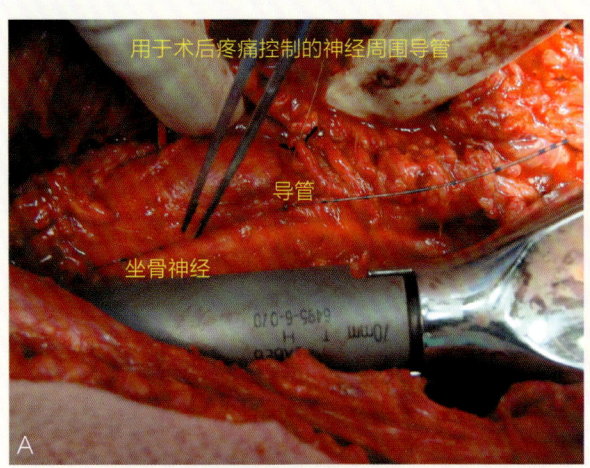
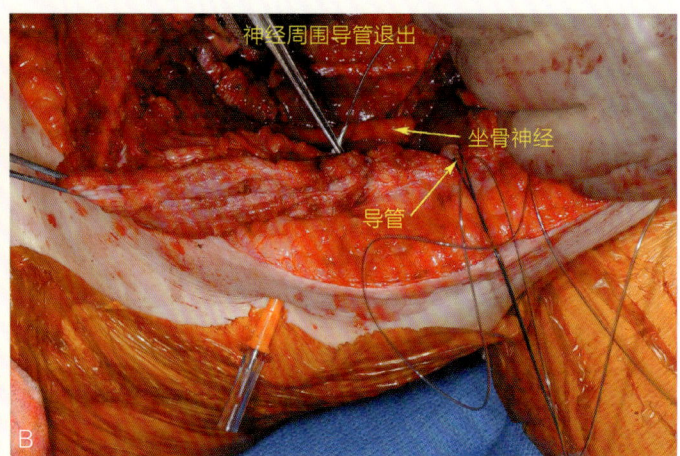
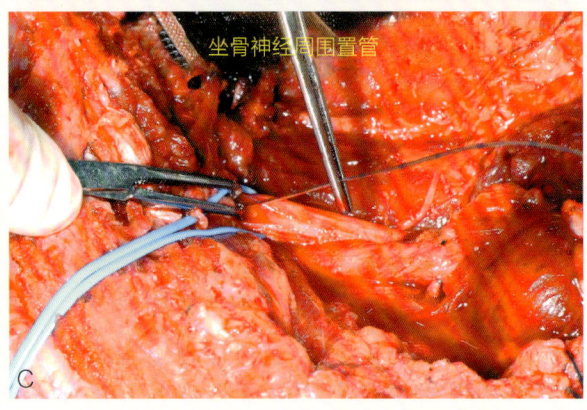

技术图 25-10　神经周围置管技术用于术后疼痛控制。连续输注 0.25% 丁哌卡因，每小时 4~8 mL。A. 术中照片显示神经和血管与假体的关系。B. 打开坐骨神经鞘，放置导管。C. 导管通过血管套管取出。

要点与失误防范

伤口闭合困难	• 肿瘤切除需要足够的边缘，导致大量肌肉被切除。假体过长也会导致这个问题。同时还需检查髌骨的高度 • 如果内侧伤口闭合困难，或者已切除大量股内侧肌，应使用内侧腓肠肌肌瓣。有时可以采用旋转缝匠肌替代腓肠肌覆盖小范围软组织缺损
确认手术平面和股内侧肌下间隙	• 应仔细辨认股内侧肌和股直肌间隔及其下方的股中间肌，股内侧肌可以从股骨髁移至关节外
游离股浅血管	• 在收肌管内找到股浅血管，并追溯到收肌腱裂孔。切开内收肌和打开肌间隔之前，需要将术者手指放入收肌腱裂孔以保护下方血管
难以辨认腘血管，尤其是远端	• 应在股骨内侧髁后上方 1~2 cm 松解内侧腓肠肌，腘血管位于腓肠肌内外侧头之间
损伤或者结扎腓肠内侧动脉	• 腓肠内侧动脉是腓肠肌内侧头的主要血供，该分支从腘动脉分出，向内后方走行。膝状支向前走行。术者不可以结扎任何向内后方走行的膝关节周围血管
损伤坐骨神经，特别是腓总神经	• 坐骨神经在腘窝血管鞘后方，在腘窝中很容易识别。在腘窝顶部分出胫神经和腓总神经。胫神经与腘血管伴行，腓总神经走行在腘窝外侧，走行至外侧腓肠肌外侧。腓总神经在这个水平很容易损伤，特别是从股骨髁上松解外侧腓肠肌时
损伤腘动静脉	• 虽然腘动静脉最初被识别并游离，但仍有可能在手术后期发生医源性损伤。在切开后方关节囊时必须小心。膝关节周围血管应在手术早期结扎，使腘血管远离整个股骨和关节囊 • 腘血管在截骨时易被股骨的远端损伤，可以用剖腹垫包住股骨远端以避免这种情况发生

(续表)

关闭伤口后没有脉搏	• 这在血管直径较小的年轻患者中最为常见，常继发于严重的血管痉挛，如细小血管，暴露的血管长度较长及暴露于寒冷的手术室空气中。可通过在整个手术过程中将罂粟碱（血管扩张剂）浸泡的纱布和温暖的剖腹垫放在血管上来避免这种情况 • 一旦发生这种情况，必须确认血管完好无损，没有继发于牵拉、内膜损伤或医源性结扎而形成血栓。术中血管造影和血管外科医生会诊是必要的。应打开伤口并快速探查腘血管，血管外科医生可能会选择通过 Fogarty 导管以确保没有血栓，这种技术也是打开严重痉挛动脉的好方法
双下肢不等长	• 截骨前和置入假体试模后都要仔细测量，检查双下肢长度，以确保肢体长度的差别在毫米级
压配式股骨髓腔	• 对股骨髓腔进行充分扩髓，以获得压配式匹配
切除前结扎血管	• 肿瘤切除前需结扎血管以减少出血，使术野清晰
骨水泥固定所有部件，包括髌骨和全聚乙烯胫骨	• 笔者在过去的 25 年里没有发生髌骨或胫骨近端聚乙烯假体失败的案例。使用骨水泥可帮助患者进行积极的康复
防止脂肪栓塞	• 插入股骨柄时，缓慢进行扩髓，并在打入骨水泥前使用 100 mg 氢化可的松进行预处理
防止髌骨脱位	• 确保髌骨周围软组织平衡，如有必要可在缝合前进行膝外侧松解
术前做好翻修计划	• 在进行初次肿瘤切除和假体重建手术时，术者需要考虑到可能需要进行后期翻修的情况

术后处理

- 在手术室内，患者被置于 CPM 机上，屈曲 35°，伸展 25°，直到术后 3 天，每天增加 10°~15°，直到 90°后可出院。
- 住院时间一般为 7~10 天。
- 每天将毛巾卷放在足跟下 3 次，每次 60 分钟，以确保实现完全伸展，从而避免膝关节屈曲挛缩。持续至术后 4 周。
- 患者在术后第 3 天下床活动，最初借助助行器行走，然后借助拐杖和膝关节固定器行走，持续 4~8 周。
- 出院前，膝关节应能屈曲 90°，带膝关节固定器做 10 次直腿抬高训练，能独立上下床和上下楼梯。
- 每日引流少于 30~40 mL 时，拔除引流管；一般来说，是在术后 5~6 天。
- 静脉使用抗生素至移除引流管。
- 根据患者的危险因素决定术后抗凝方案。
- 膝关节加压 2 个月，可以使用膝关节支具几个月。
- 门诊理疗在术后 4~6 周开始，持续 12 周。目标是最大化膝关节屈曲、运动强度和步态。大多数患者的屈曲度超过 120°，完全伸展无滞后，行走无跛行。到 4 个月时，患者应该能够正常行走，且看不出接受过手术。

预后

- Bickels 等[1] 于 1980—1988 年开展的一项研究发现，诊断为股骨远端病变的 110 名患者接受了股骨远端切除术和内置假体重建术，其中只有 2 名患者由于肿瘤沿着十字韧带延伸到膝关节进行了关节外切除，且都是原发性骨肉瘤。
- 假体重建包括 73 例组配式假体、27 例定制假体和 10 例可延长假体。只有 8 例患者使用早期的限制性假体；其余患者采用旋转铰链式假体进行重建。21 例内侧腓肠肌、3 例外侧腓肠肌和 1 例双侧腓肠肌皮瓣用于切除后的软组织重建。10 例使用可延长假体的患者进行了 14 次延长手术。
- 使用旋转铰链式假体进行重建的患者获得了更好的功能预后，优异率 91%，限制型假体的优异率仅 50%。

并发症

- 前面提到的研究中的 6 例患者发生创面深部感染（5.4%），3 例患者接受截肢、2 例患者接受假体翻修和 1 例患者接受伤口清创。总共进行了 15 次翻修手术，原因包括：6 例聚乙烯衬垫失败，9 例假体翻修（无菌性松动 6 例；深部感染 2 例；放射治疗后骨坏死 1 例）（图 25-9）。
- 2 例聚乙烯衬垫失败发生于同一患者，分别发生在初次手术后 2.5 年、3.8 年。聚乙烯衬垫失败平均发生时间为 3.7 年（1.25~7.25 年），无菌性松动平均发生时间为 5.5 年（3.2~10.3 年）。
- 因假体松动而接受假体翻修的患者往往伴随着聚乙烯衬垫的损坏。

局部复发

- 无论是关节融合、异体骨移植或假体重建，局部复发的发生风险取决于手术医生，与重建类型无关。

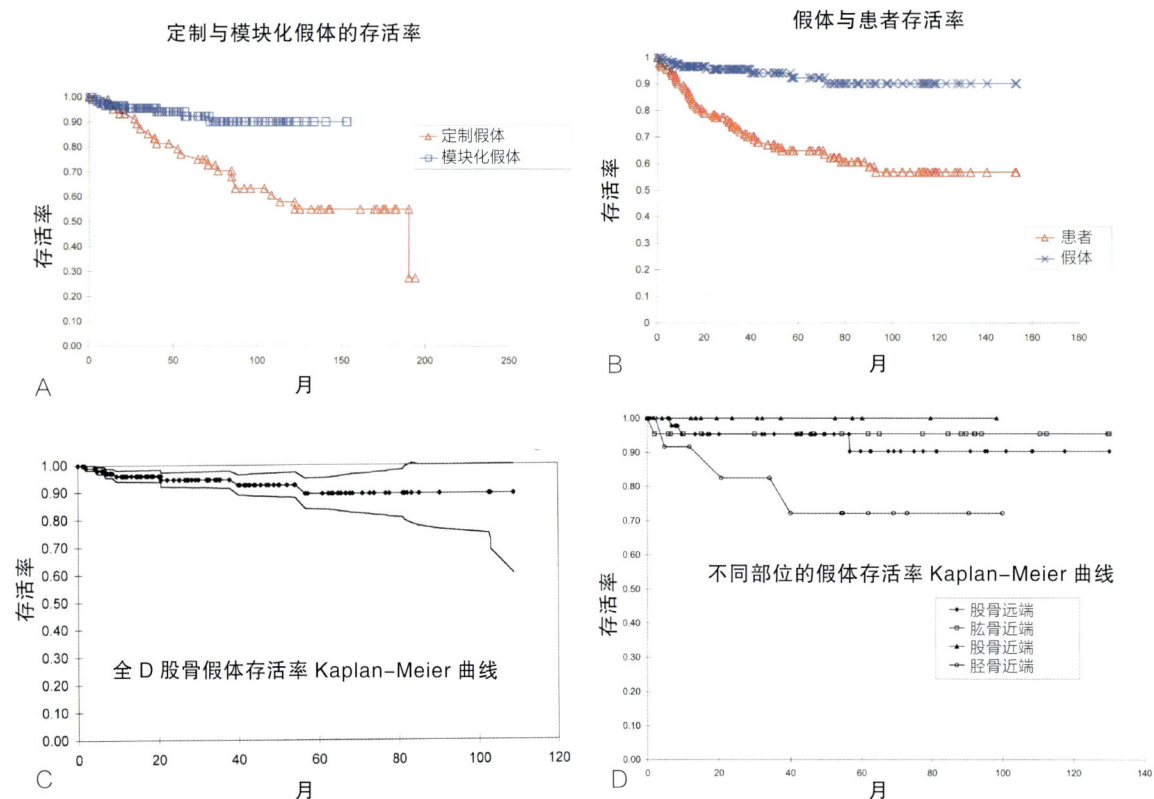

图 25-9 股骨远端假体的存活情况。假体存活的 Kaplan-Meier 曲线显示假体存活百分比。A. 在所有解剖部位的传统型假体和组配式假体的存活百分比比较，这种差异主要与外科手术技术和软组织的重建技术水平相关。B. 假体存活与患者实际存活百分比。假体依赖于患者的生存时间。C. 所有股骨远端假体的存活百分比。D. 不同解剖部位的假体存活百分比。

感染

- 感染与手术环境、手术时长、软组织覆盖等问题相关。感染与重建类型无关，尽管同种异体骨移植重建中感染率明显更高（图 25-10）。
- 25%~30% 的假体深部周围金黄色葡萄球菌或表皮葡萄球菌感染可以挽救，需要及早进行积极彻底的清创手术，包括假体取出、置入抗生素浸渍的骨水泥垫片和 6~8 周的抗生素滴注，引流液培养显示细菌阴性后重新置入假体。大多数其他细菌感染难以治愈，并可能导致截肢。
- 假体暴露是感染的另一个因素，旋转皮瓣和游离皮瓣可以解决这个问题，在原发病例中的应用反映了外科医生的个人切除理念和技术 [3, 4]。

脂肪栓塞

- 多种原因可导致脂肪栓塞，所以扩髓需要缓慢、轻柔，及时冲洗和抽吸。轻柔缓慢地插入假体柄。在插入假体柄之前，确保患者没有缺水、缺氧情况发生。
- 脂肪栓塞会引起大量炎症反应。由于类固醇是最有效的抗炎药物，因此在置入骨水泥和假体柄之前通常会静脉使用 100 mg 氢化可的松。
- 大范围的脂肪栓塞可能会致命。

机械性故障

- 机械性失败包括疲劳性金属或聚乙烯的内置假体断裂、无菌性松动、组配式假体脱落及聚乙烯磨损引起的滑膜炎（图 25-9）。
- 大多数机械性故障可以进行翻修。翻修成功的关键在于分析故障的原因，并不是简单地重复之前的重建方式。尽管文献表明，在翻修后的 5 年内，50% 的翻修手术可能失败，但是如果找到了初次失败的原因并加以纠正，翻修后的假体寿命应该比初次重建更长 [13]。
- 旋转铰链式膝关节假体于 1980 年 12 月问世，已成为股骨远端膝关节重建的国际标准。具有前后和内外稳定性，且具有一定的旋转性，可以缓解骨-假体或骨-水泥-假体界面的应力，减少无菌性松动和疲劳骨折的发生 [7]。
- 与铸造的假体柄相比，组配式假体的开发很大程度上降低了疲劳断裂的发生率，尤其是股骨柄。患者体型

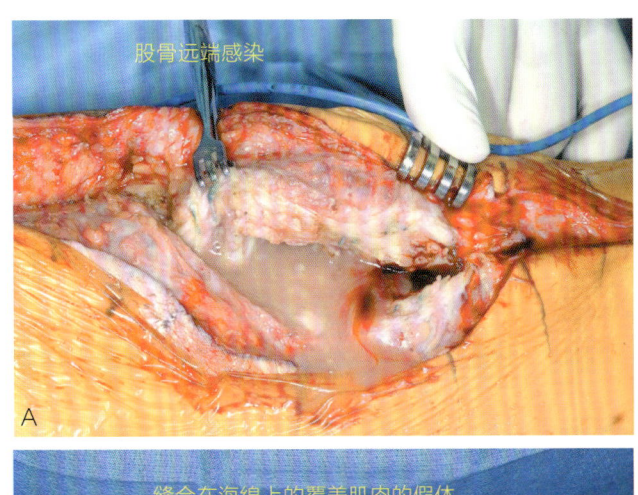
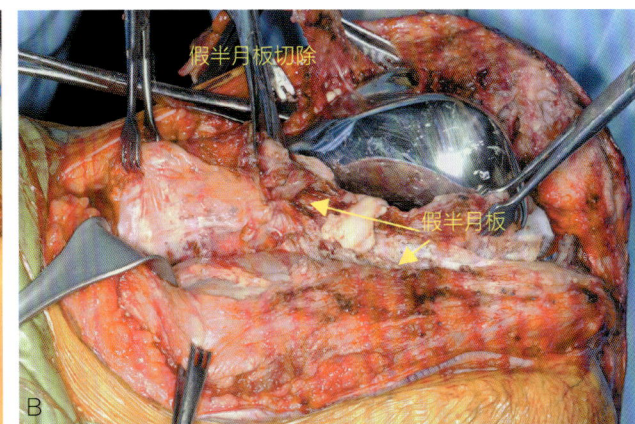
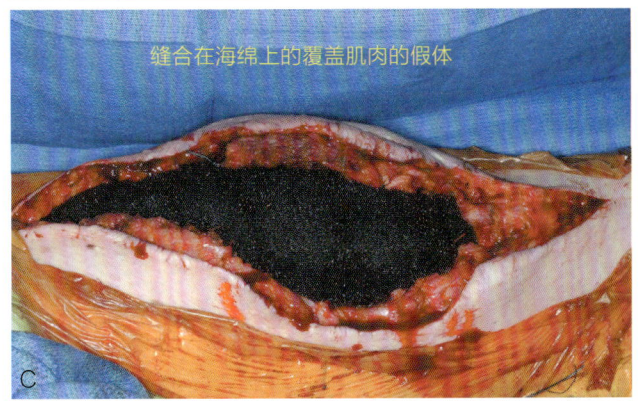
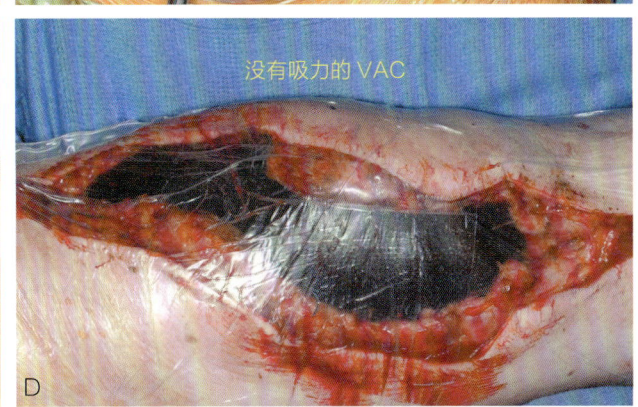

图 25-10 假体深部感染。A. 膝关节周围化脓性感染。B. 切除滑膜和假关节囊，假体通常也会被移除。C. 持续负压吸引覆盖创面，海绵被缝合到邻近的肌肉上。D. 持续负压吸引。敷料必须每 1~2 天更换一次。

与假体尺寸不匹配是重建失败的关键原因，如 250 lb（约 113 kg）患者使用 11 mm 的假体柄。

衬垫故障和假半月板的形成

- 当患者出现膝关节突发疼痛和下肢活动不稳时，可能提示着衬垫故障。只有在极少数情况下，X 线片才会显示轴向内侧或外侧凸出。因此，当高度怀疑诊断时，需要进行外科手术探查。这往往是晚期并发症：在 7 个案例中，故障的中位时间为 84 个月（30~112 个月）（图 25-11）。

假半月板和膝关节内部紊乱

- 假半月板是指活动在胫骨承重假体上、股骨髁假体及其下部件与骨水泥型全聚乙烯部件之间的瘢痕组织。随着时间的推移和不断运动，瘢痕组织逐步形成真正的纤维软骨类型的瘢痕，与真正的半月板形状类似。
- 假半月板很常见，但只有少数患者有症状。症状通常很轻微，表现为膝关节内部紊乱。最典型的迹象是关节不稳定感，伴有轻微的外翻不稳定（>5% 的患者压力测试呈阳性），伴或不伴少量积液。虽然没有真正的诊断测试，但怀疑这种情况是诊断的关键。可能与衬垫故障的症状相似，但不稳定程度较低，积液也较少。
- 症状性假半月板的发生率为 5%~7%。治疗方法是切除假半月板和假性关节囊，防止复发。

假体柄断裂

- 自从使用锻造假体以来，假体柄断裂的发生率已显著降低，但仍可能发生，尤其是当假体柄与患者体重相比尺寸过小时。假体柄松动通常先于灾难性的疲劳骨折，并可能表现为实际移位的骨折。
- 如果柄破裂但没有移位，患者会在骨折部位感到疼痛，但影像学检查结果为阴性，直到移位明显时才可能被发现。疼痛明显的患者会求医。老旧的灌注型假体柄容易在体柄交界上方约 2 cm 处断裂。

Morse 锥脱位

- Morse 锥脱位极为罕见，一旦发生需要对组件进行手术探查和重新组装。

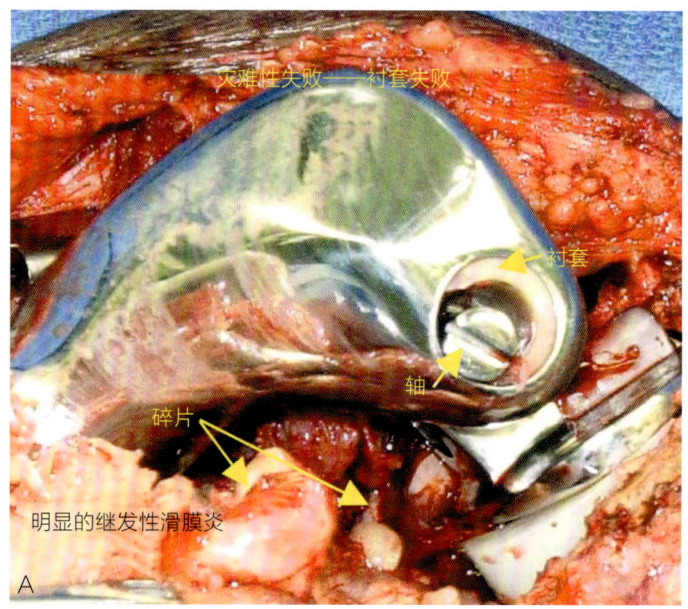
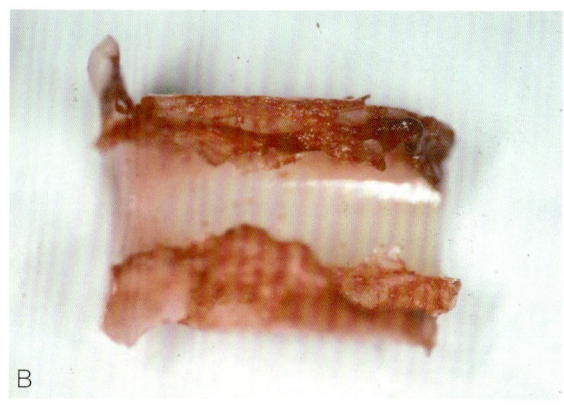
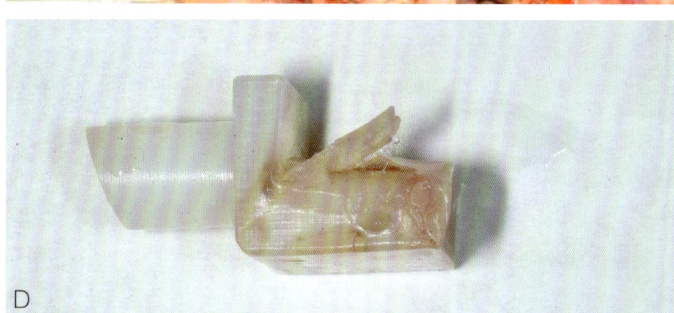
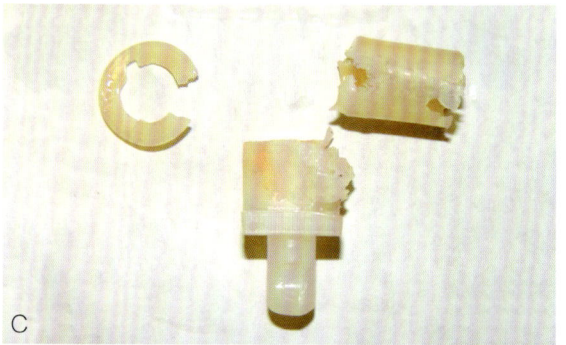
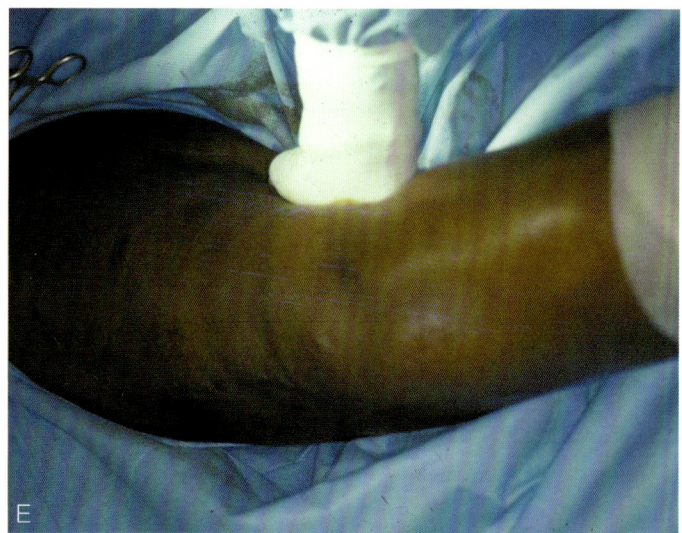
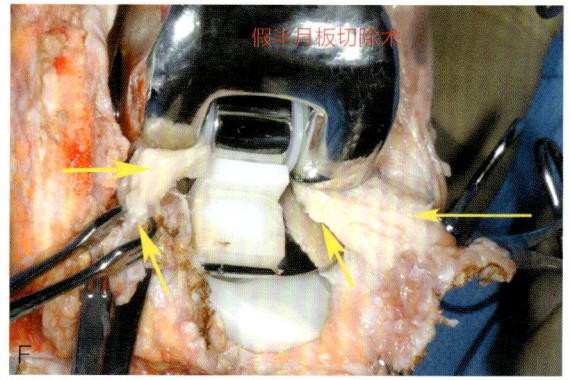
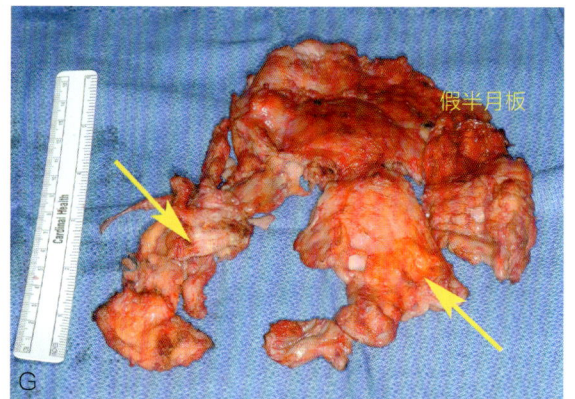
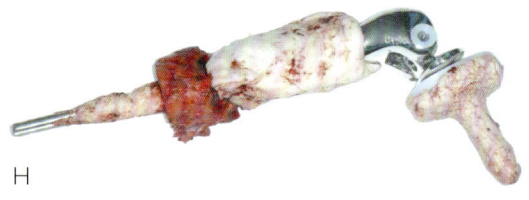

图25-11　A.内侧衬垫断裂。B.仔细观察残余衬垫。C.衬垫分层。D.手术后17年取出分层衬垫。E.内翻压力试验阳性照片，这种不稳定性是衬垫磨损或断裂的特征。F-G.发生假半月板的患者表现为局部疼痛，不能完全伸直膝关节，但关节腔无积液。H.假半月板的大体组织标本，由不含炎症成分的增厚的纤维胶原形成。术后5~7年很少发生假半月板。

无菌松动

- 通过髓外覆有多孔涂层的假体柄，股骨柄的无菌性松动的发生率已经下降。这种涂层允许骨组织长入，将关节碎屑与骨－骨水泥－假体复合材料隔离开来，形成"生物荷包"效应。
- 羟基磷灰石涂层也可以增强固定。
- 十字铰锁钉假体柄需要定制，但短柄或在干骺端位置使用，会导致早期无菌性松动。

- 在极少数情况下，患者会发生聚乙烯碎屑性滑膜炎。解决这个问题的方法包括探查和重建、切除"假滑膜"或假体周围囊、更换衬垫及使用伸膝阻挡器。除非有感染，否则不对黏合良好的聚乙烯胫骨或聚乙烯髌骨进行翻修。如果移除骨水泥胫骨聚乙烯部件，则在重建时，更换为金属部件的胫骨假体。在翻修情况下使用骨水泥固定全聚乙烯胫骨部件存在早期无菌性松动的风险，因为黏合效果永远不如初次重建。

第26章 转移性骨病的外科治疗：股骨病变

Surgical Management of Metastatic Bone Disease: Femoral Lesions

Jacob Bickels and Martin M. Malawer

背景

- 股骨是转移性骨病最常见需要手术干预的部位。由于股骨是主要的承重骨，手术过程中的容错空间极小，因此手术必须精心计划和执行，以实现效果持久的重建。
- 详细的术前临床和影像学评估至关重要，有助于确定病变的形态学特征，确认是否进行手术干预，区分可以通过刮除术和骨水泥固定治疗的病变，以及需要通过假体重建进行切除的病变。
- 与股骨的原发性肉瘤不同，转移性肿瘤即使存在广泛的骨质破坏也很少侵犯软组织。基于此，手术可以保留皮质外结构，如关节囊、覆盖的肌肉和肌肉附件，以保留功能并将其应用于重建。
- 由于解剖学和手术考虑方面的显著差异，股骨近端、股骨骨干和股骨远端周围的手术将单独讨论（图26-1）。

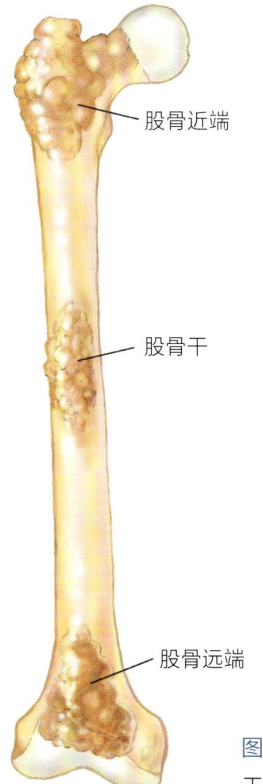

图26-1 股骨近端、骨干、远端转移性肿瘤。

解剖

股骨近端

- 关节囊环绕股骨头和颈部并附着在股骨颈底部。
- 外侧的关键要素：大转子是臀中肌（外侧稳定肌和髋外展肌）的止点，也是股外侧肌的起点。
- 内侧的关键要素：小转子是腰大肌（内侧稳定肌和髋屈肌）的止点。

股骨骨干

- 股骨骨干由以下两个肌肉层环绕。
  - 深层：股中间肌。
  - 上层：股直肌和股内侧肌在前内侧相交，股直肌和股外侧肌在前外侧相交。

股骨远端

- 股骨内侧髁位于股内侧肌止点下方。
- 股骨外侧髁位于股外侧肌止点下方。

影像学和其他诊断性检查

- 必须拍摄整个股骨的X线平片，以排除可能影响手术范围和技术的共存转移灶（图26-2）。
- 病变的CT检查能够明确软组织成分和骨质破坏的范围，MRI检查能够明确髓质和软组织受累的范围。
- 进行全身骨扫描以检测其他部位骨骼的共存转移灶。

手术治疗

- 影像学检查结果的评估原则。
  - 病变是否为即将发生的骨折？如果不是，可以进行非手术治疗。
  - 是否有多发的股骨转移？如果是，是否适用非手术技术治疗，或者需要手术干预？
- 适应证。
  - 病理性骨折。
  - 即将发生病理性骨折。
  - 与局部进展性疾病相关的顽固性疼痛，已显示对麻

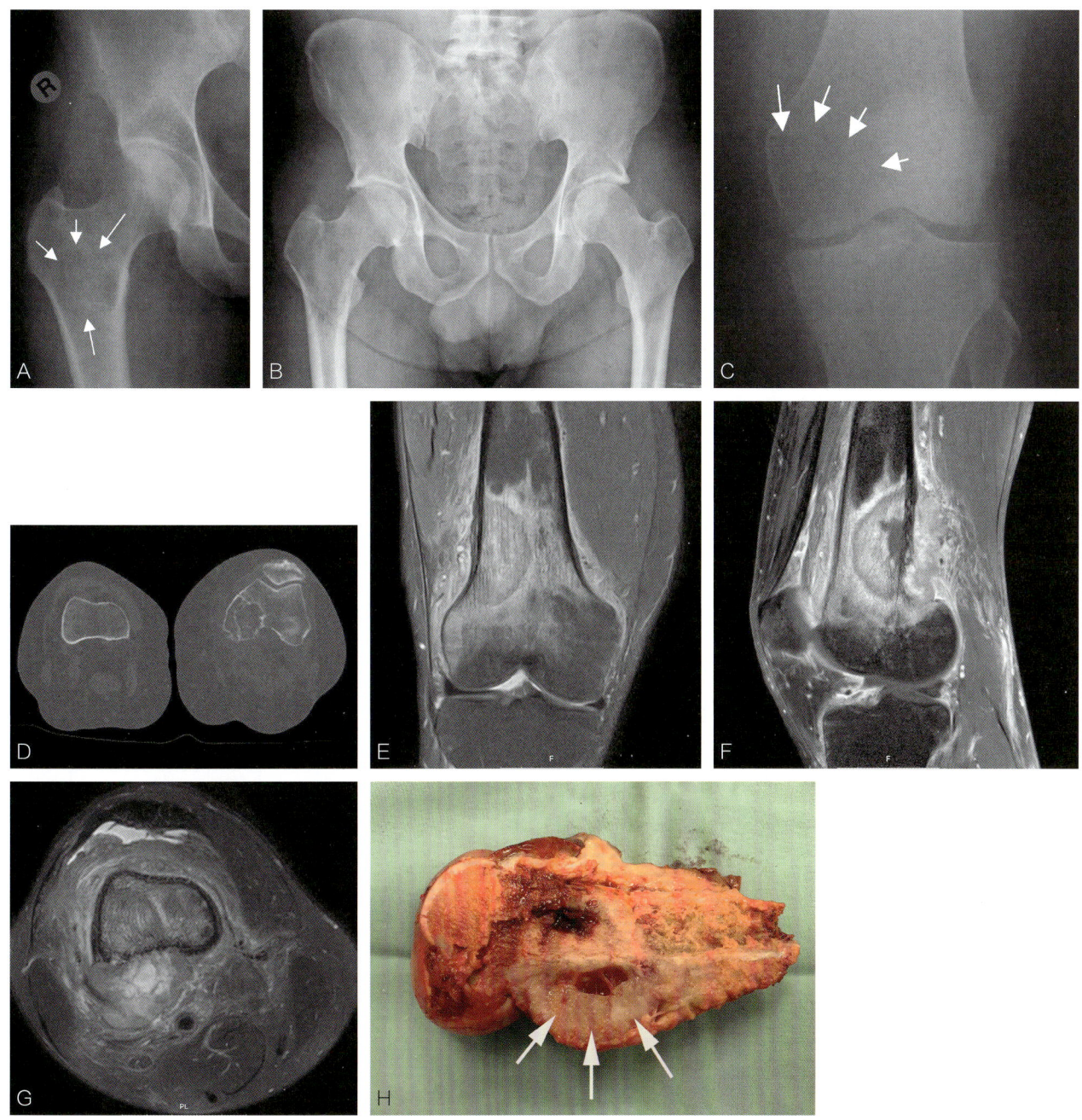

图 26-2　A. X 线平片显示近端股骨干骺端的转移性病变（白色箭头）周围的皮质完好无损。手术包括刮除术和用骨水泥髓内钉重建。B. 同一部位的转移性病变具有广泛的周围骨质破坏，包括股骨距。在这种情况下，手术需要切除股骨近端并使用内置假体进行重建。股骨远端的前后位 X 线平片（C）和 CT（D）显示左股骨内侧髁的转移性病灶。外侧髁和关节软骨得以保留并形成解剖连续，可以固定骨水泥重建装置。股骨远端的冠状位（E）、矢状位（F）和横断面（G）MRI 显示肺转移癌伴后皮质破坏，肿瘤延伸至腘窝。手术包括切除股骨远端和用内置假体重建。H. 手术标本（箭头指示后部软组织肿瘤扩展）。

醉剂和放射治疗反应不敏感。
　　○ 特定肿瘤（如乳腺癌和肾细胞癌）的孤立性骨转移。

患者体位

- 股骨近端或股骨骨干：患者仰卧于手术台上，患侧臀部紧贴边缘。手术台向远离手术医生方向倾斜 30°。

- 股骨远端：患者仰卧于手术台上，患膝屈曲 30°。

手术入路

- 对于残余皮质能够容纳固定装置的病变，可采用肿瘤刮除和骨水泥固定的方法。

- 否则，手术应切除受影响的骨段并进行假体重建。

股骨近端

显露

- 沿大转子尖端和股骨骨干做一个直的纵向切口（技术图 26-1A-B）。该切口应该从大转子近端 5 cm 处开始，以便允许置入股骨髓内钉，止于病变下缘下方 5 cm 处，以实现充分的肿瘤刮除。
- 纵向分开阔筋膜并将其牵开，以暴露臀中肌的下缘，以及其在大转子肌、股骨嵴和股外侧肌上部的止点（技术图 26-1C-D）。使用电凝术，将股外侧肌从股骨嵴和近端骨干的下部分离，并向前翻开，以显露骨干皮质（技术图 26-1E-G）。在股骨嵴下方做一椭圆形的纵向皮质窗（技术图 26-1H）

肿瘤切除

- 使用刮匙彻底去除肉眼可见的肿瘤组织（技术图 26-2A-B），操作应该细致彻底，瘤腔内不应残留肉眼可见的病变。
- 对瘤腔壁进行高速磨削（技术图 26-2C-D）。
- 完成近端股骨切除后，完成以下操作。
  - 从大转子肌的止点分离并牵开臀中肌。
  - 从股外侧肌起点股骨嵴处分离并牵开该肌肉（技术图 26-2E）。
  - 打开关节囊，使股骨头脱臼。
  - 股骨近端的内侧无肌肉附着。
  - 在肿瘤下方 1~2 cm 处截骨（技术图 26-2F-H）。

机械重建

- 重建从置入髓内钉开始。确认定位和长度正确后，部分后撤髓内钉，用骨水泥填充整个肿瘤腔（技术图 26-3A）。
- 然后将髓内钉推回髓管并用铰锁螺钉固定（技术图 26-

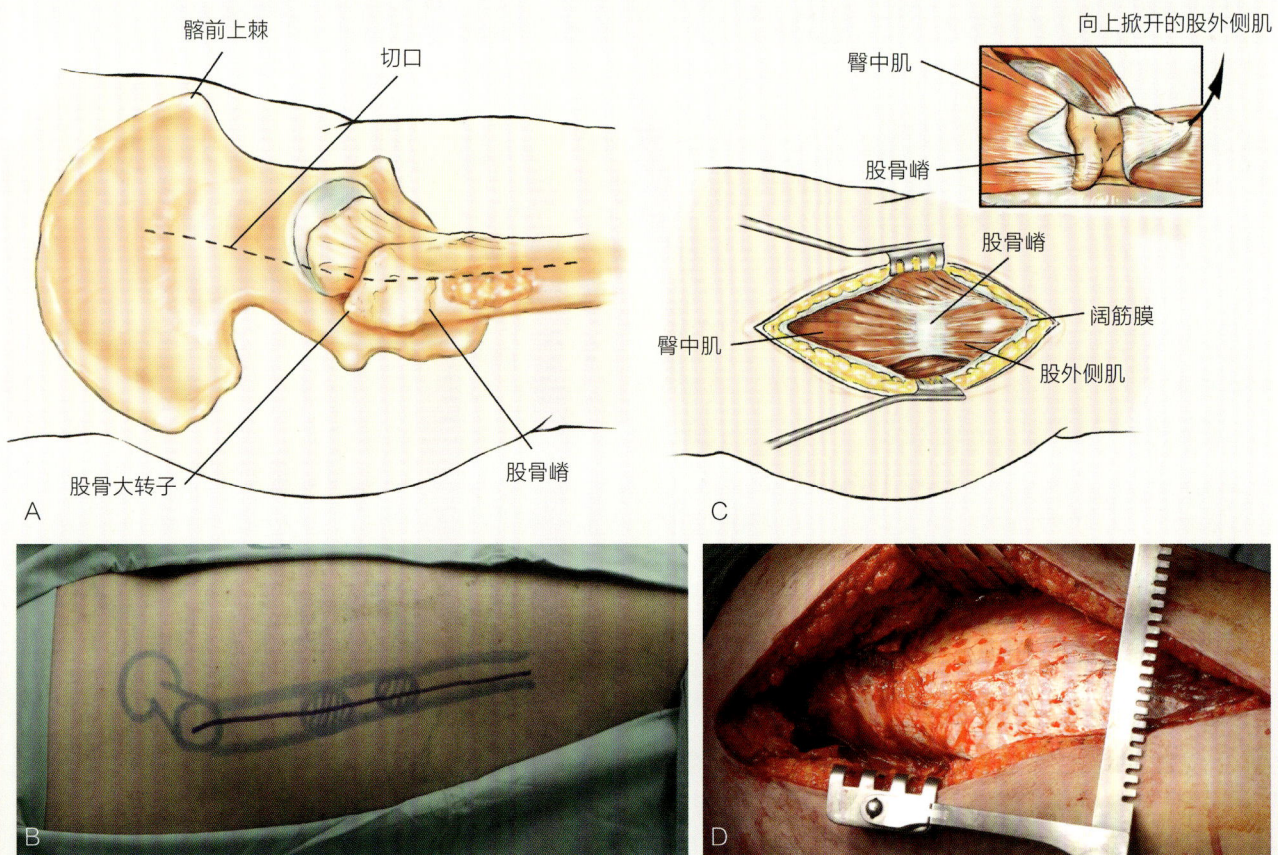

技术图 26-1　A-B. 沿着大转子和股骨骨干的尖端做一个纵向的直切口。C-D. 阔筋膜纵向分割并牵开，露出臀中肌下缘及其在大转子肌、股骨嵴和股外侧肌上端的止点。

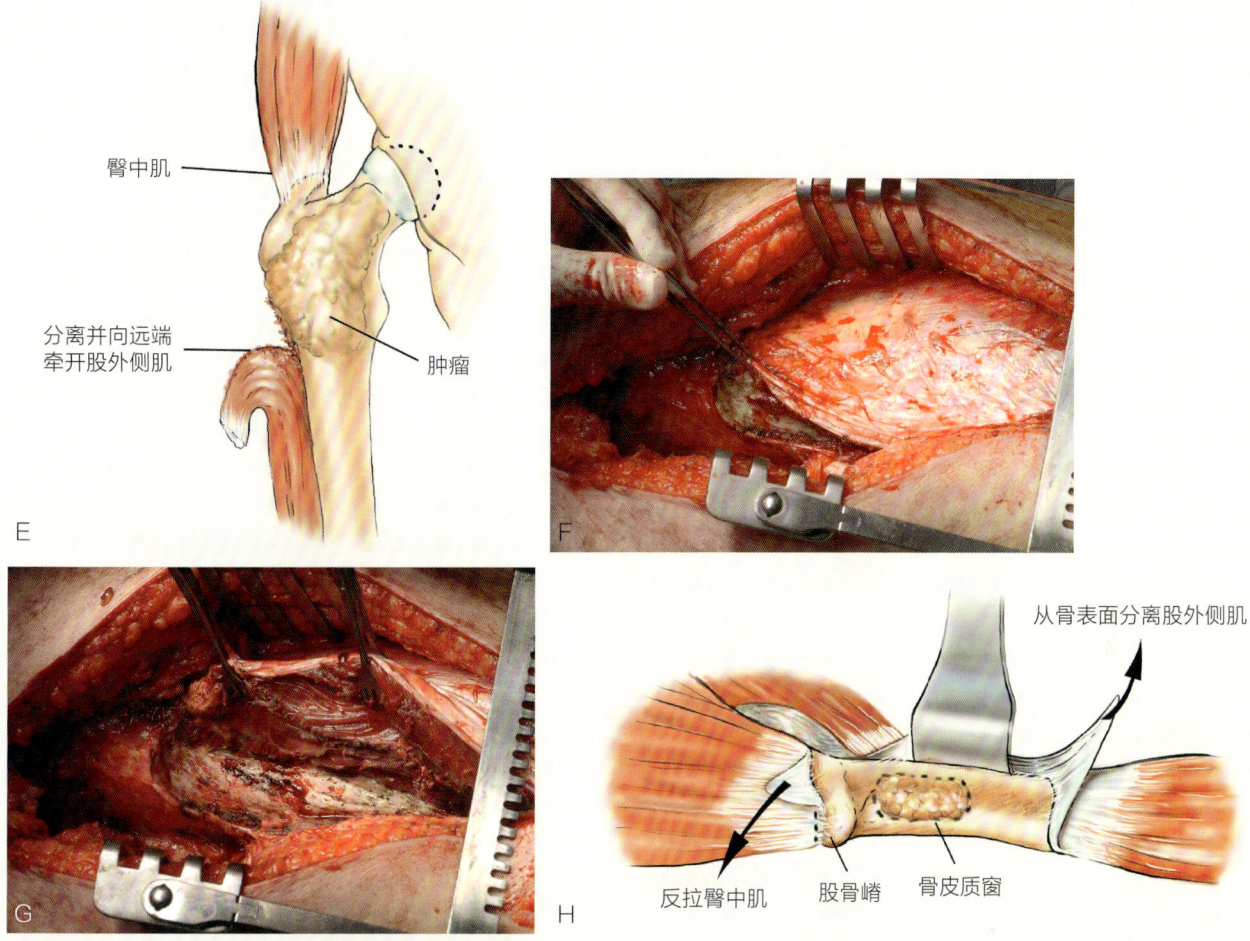

技术图 26-1（续） E-G. 股外侧肌与股骨嵴和股骨干分离。H. 股骨嵴下方形成皮质窗。

3B-C），也可同样使用侧板和滑动螺钉进行重建。
- 近端股骨切除后，使用内置肿瘤假体重建骨缺损（技术图 26-3D）。

软组织重建与切口闭合
- 将股外侧肌的起点重新连接到股骨嵴（技术图 26-4A）。
- 如果进行了内置假体重建，剩余的髋关节囊用 3 mm Dacron 带紧密缝合在假体颈部周围，形成一个提供即时稳定性的套索。
- 通过向近端旋转外旋肌并将它们缝合到后外侧，以加强关节囊。
  - 剩余的外展肌腱通过金属环连接到假体的外侧，腰大肌在小转子所在的平面连接到假体的内侧（技术图 26-4B）。
  - 将这两块肌肉连接到假体上对实现平衡功能非常重要。
- 闭合切口放置引流，将患肢平衡悬吊或胫骨牵引，髋部抬高并屈曲 20°。
  - 可使用外展枕达到合适体位。

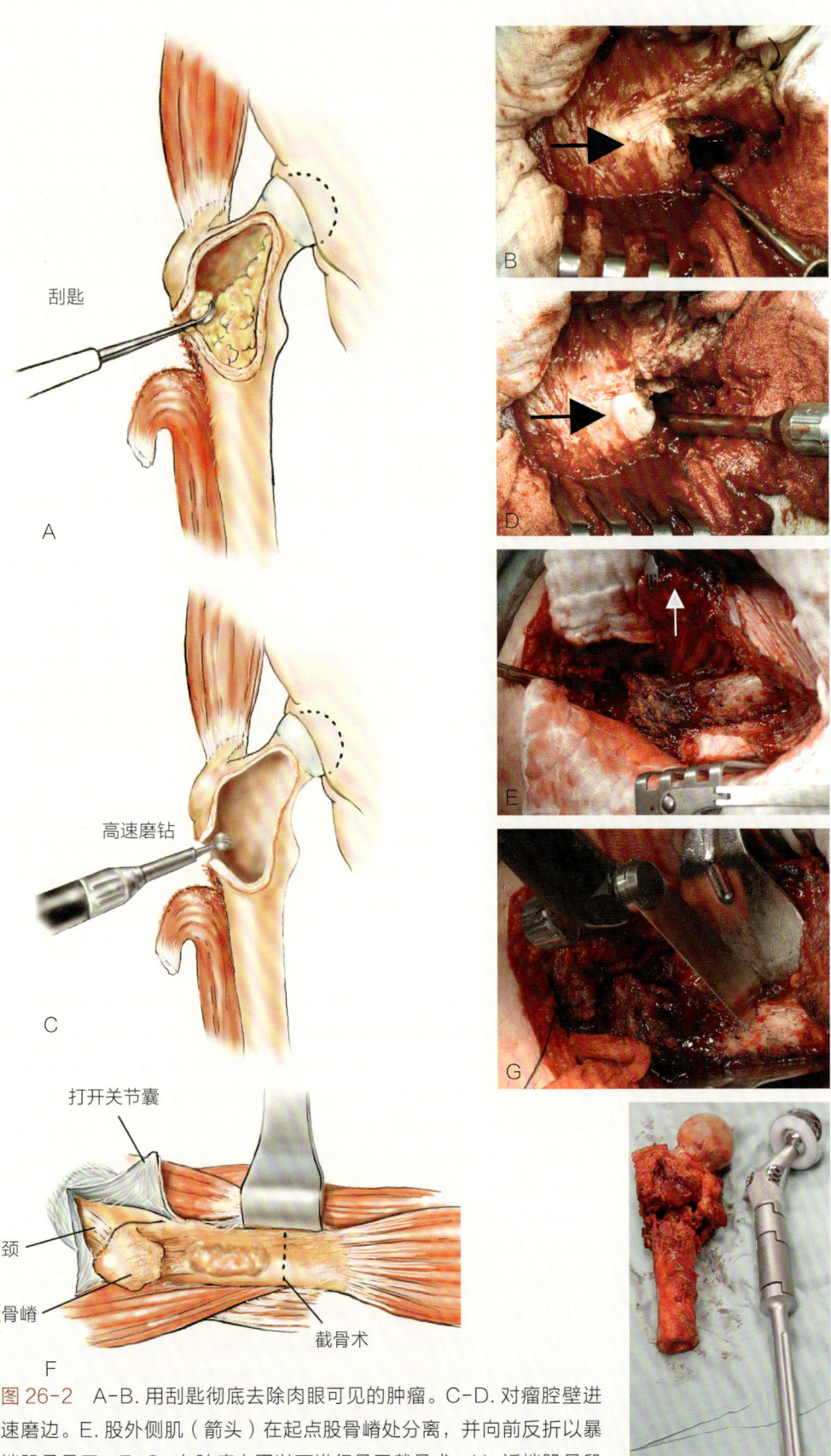

技术图 26-2　A-B. 用刮匙彻底去除肉眼可见的肿瘤。C-D. 对瘤腔壁进行高速磨边。E. 股外侧肌（箭头）在起点股骨嵴处分离，并向前反折以暴露近端股骨骨干。F-G. 在肿瘤水平以下进行骨干截骨术。H. 近端股骨段及用于重建的内置假体。

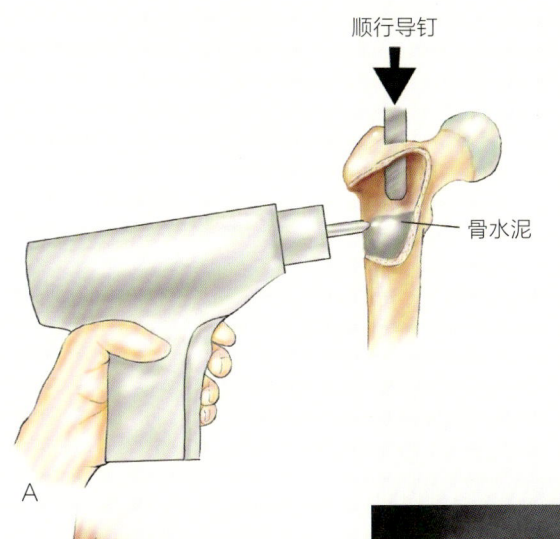

技术图 26-3　A.髓内钉被部分拔出，瘤腔被水泥填充。B-C.用骨水泥、髓内钉和铰锁螺钉重建瘤腔。D.去除近端股骨后残留的骨缺损，而后用内置假体重建。

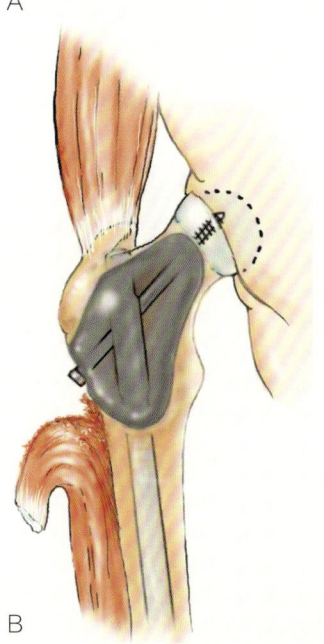
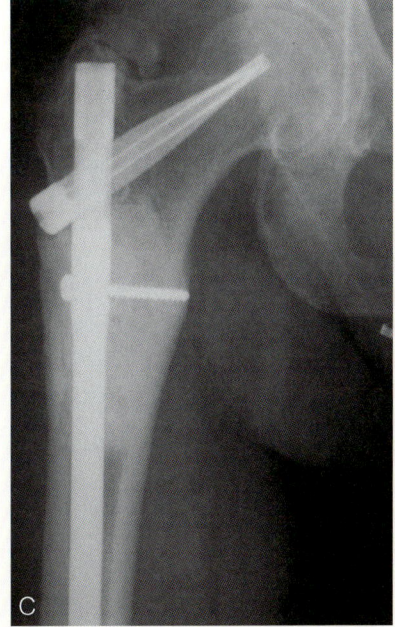
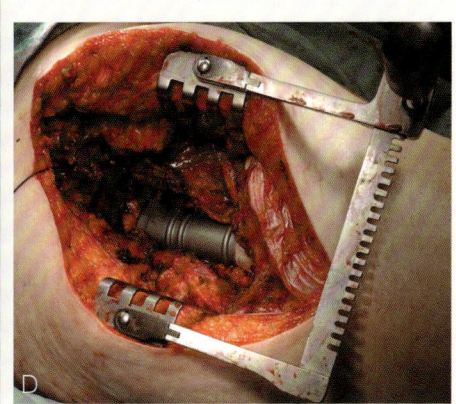

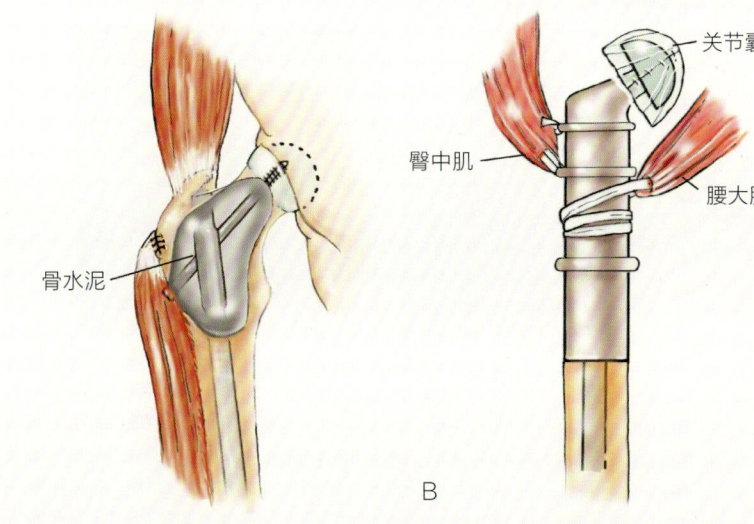

技术图 26-4　A.股外侧肌的起点重新连接到股骨嵴。B.将剩余的关节囊缝合在假体头部周围直至其颈部。臀中肌和腰大肌分别重新连接到假体的外侧和内侧。

股骨骨干

显露

- 沿着大腿前内侧在股直肌和股内侧肌交界水平做纵向切口，接近具有内侧皮质突破的骨干病变，病变位于切口的中心（技术图 26-5A-C）。
  - 在股直肌和股外侧肌交界处采用前外侧切口接近外侧皮质突破的病变。
- 打开股直肌和股外侧肌之间的间隙，牵拉肌肉以显露覆盖在股骨骨干上的股中间肌。纵向切开股中间肌以暴露股骨骨干，并在其后方放置牵开器（技术图 26-5D-F）。
- 在病灶上方做一椭圆形纵向皮质窗。

肿瘤切除

- 用刮匙去除肉眼可见的肿瘤（技术图 26-6A-B）。
- 刮除操作应细致，仅在瘤腔内留下肉眼不可见的微小病灶。
- 随后对瘤腔壁进行高速磨削（技术图 26-6C-D）。

机械重建

- 重建从顺行或逆行引入髓内钉开始，具体取决于病变在骨干的位置。
- 确认定位和长度正确后，回撤部分髓内钉，用骨水泥填充整个瘤腔（技术图 26-7）。
- 然后将髓内钉推回髓管，并用铰锁螺钉固定。
- 沿股骨干肌肉放置引流管，股外侧肌与股直肌缝合。

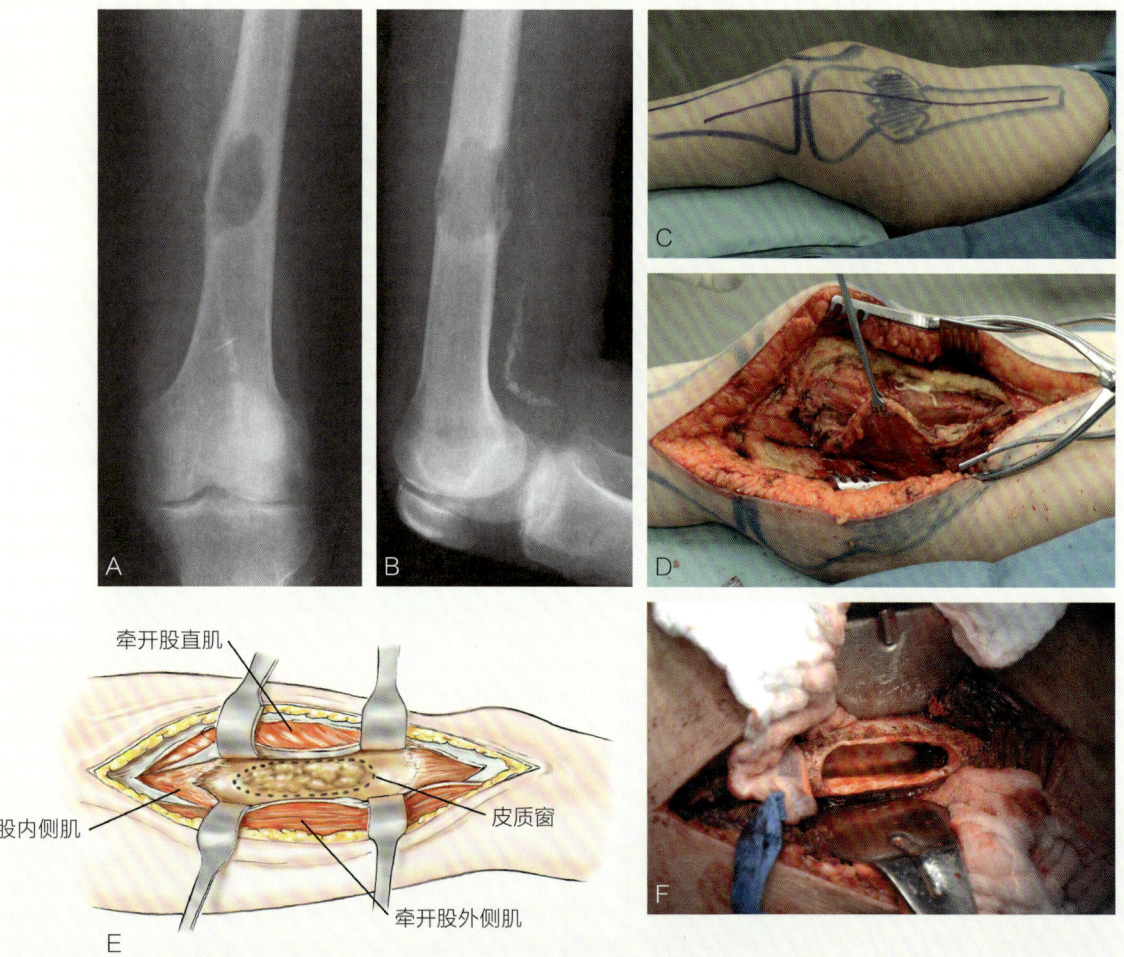

技术图 26-5　A-B. 正位片和侧位片显示由于转移性肾细胞癌导致股骨干即将骨折。C. 在股直肌与股内侧肌连接处做纵向前内侧切口。D. 利用股直肌和股内侧肌之间的间隙接近肿瘤，牵开股内侧肌露出下面的股中间肌。E. 切开股中间肌露出下层骨皮质。F. 制作一椭圆形的皮质窗。

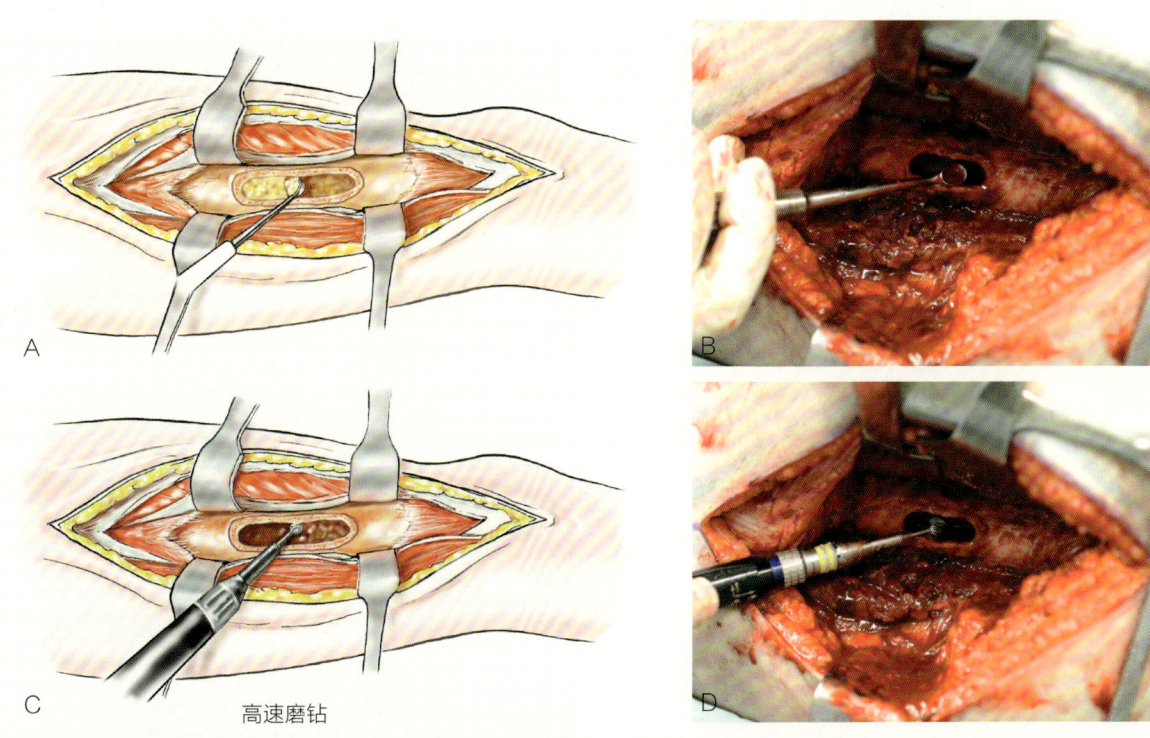

技术图 26-6　A-B. 用刮匙去除肉眼可见的肿瘤。C-D. 刮除术后对瘤腔壁进行高速磨削。

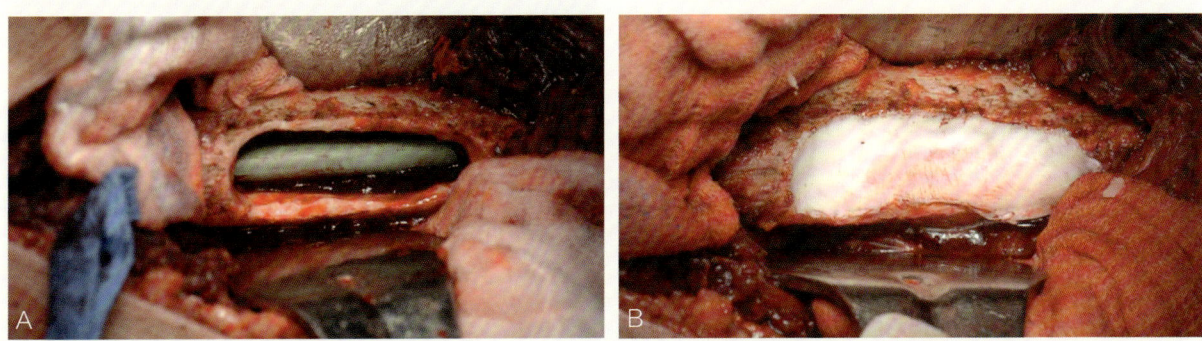

技术图 26-7　A. 置入髓内钉并验证定位是否准确。B. 部分拔出髓内钉，用骨水泥完全填满瘤腔，重新置入髓内钉，并用互锁螺钉固定。

股骨远端

显露

- 内侧髁病变在股直肌和股内侧肌之间的交界处，距髌骨内侧缘 1 cm，沿大腿远端前内侧纵向切开（技术图 26-8A-B）。
- 外侧髁的病变在股直肌和股外侧肌交界处，髌骨外侧采用前外侧切口。
- 打开股内侧肌和股直肌远端之间的间隙，分离股内侧肌与股四头肌肌腱、髌骨和关节囊的附着点（技术图 26-8C-D）。
- 向后牵拉股内侧肌，露出下面的股中间肌和股骨远端（技术图 26-8E-F）。
- 使用与股内侧肌相似的股外侧肌分离接近股骨外侧髁处的病变。
  - 这种方法可以广泛暴露受影响的骨骼，同时对覆盖肌肉的伤害最小。
- 在病灶上方做一椭圆形纵向皮质窗。

肿瘤切除

- 用刮匙去除肉眼可见的肿瘤（技术图 26-9A-B）。
  - 刮除操作应细致，仅在瘤腔内留下肉眼不可见的微

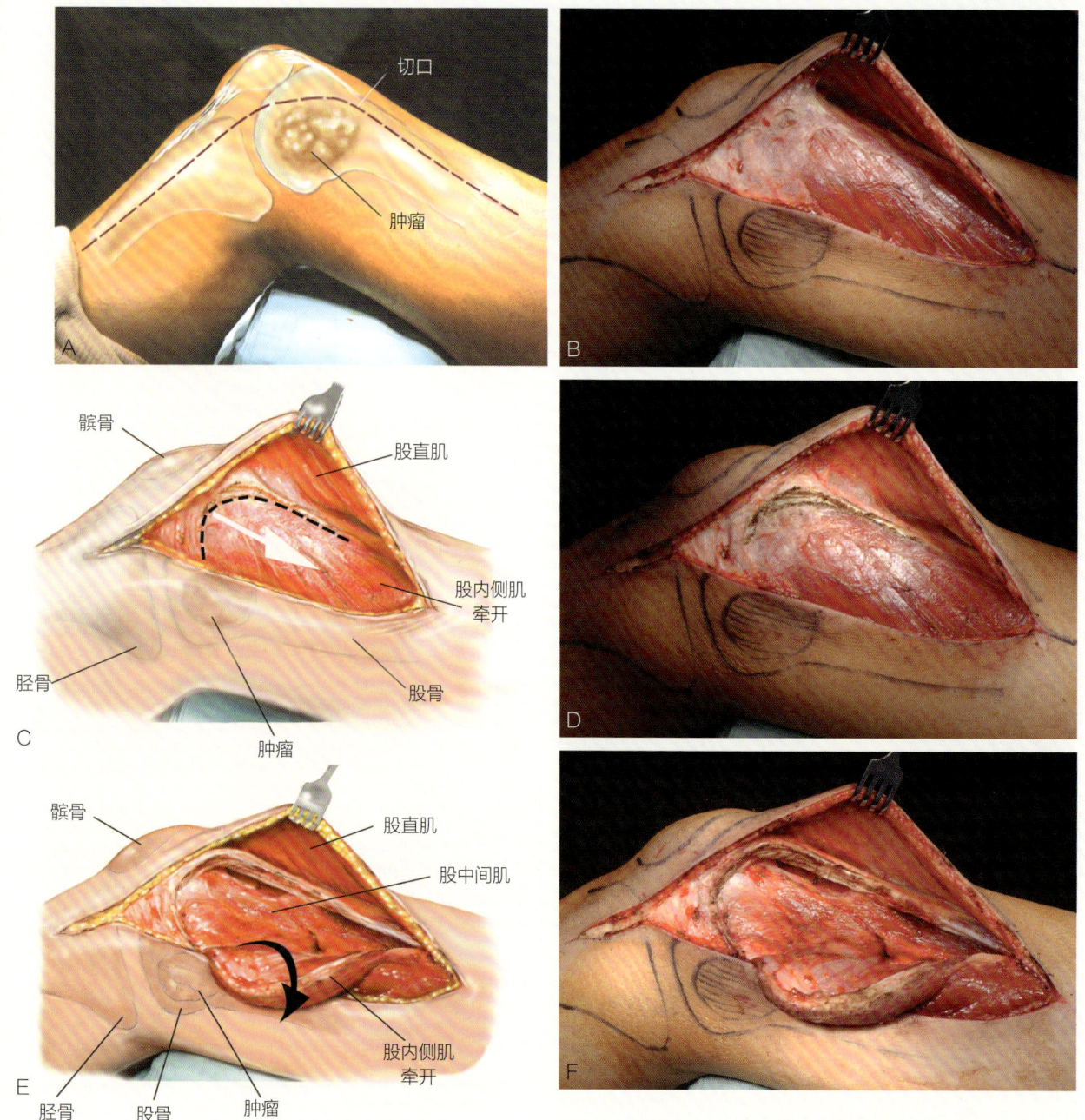

技术图 26-8　A-B. 内侧髁病变在股直肌和股内侧肌交界处，距髌骨内侧缘 1 cm，沿股骨远端前内侧方向纵向切开。C-D. 股内侧肌与股直肌、股四头肌肌腱、髌骨和关节囊附着点。E-F. 股内侧肌向后牵拉，露出股中间肌和股骨远端。

小病灶。
- 刮除后对瘤腔壁进行高速磨削（技术图 26-9C-D）。
- 进行股骨远端切除术时，内侧腓肠肌从其在股骨远端的起源处分离，以暴露腘窝。
- 然后通过结扎和切断膝状血管，形成腘血管和股骨后部之间的间隔（技术图 26-9E-F）。
- 沿其前内侧缘切开关节囊，去除韧带和半月板（技术图 26-9G）。
- 在术前影像学检查确定的适当位置进行股骨远端截骨术；转移性肿瘤通常适宜距离为肿瘤近端延伸 1~2 cm（技术图 26-9H-K）。
- 进行胫骨截骨术以置入胫骨假体组件。
  - 截骨垂直于胫骨长轴，采用与标准膝关节置换术相同的方式进行，去除约 1 cm 的骨头。

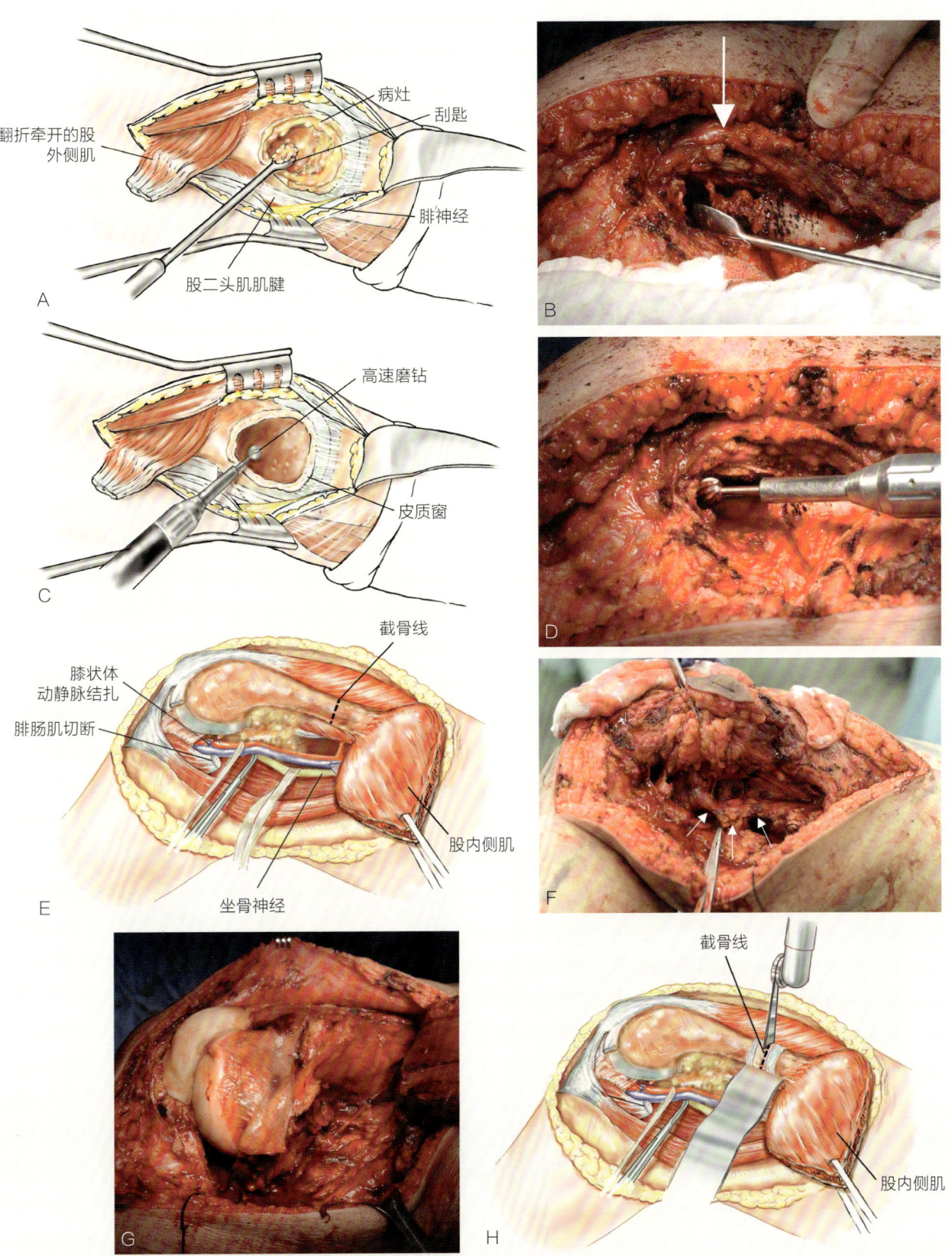

技术图 26-9 A-B. 用刮匙刮除大体肿瘤。C-D. 刮除后在肿瘤腔壁进行高速磨削。E-F. 内侧腓肠肌分离，露出腘窝。通过结扎和横断膝状体血管（箭头指向神经血管束）分离股骨后部。G. 关节囊被打开并从股骨周围游离。H. 远端股骨截骨，距肿瘤近端延伸 1~2 cm（白色箭头指向截骨线）。

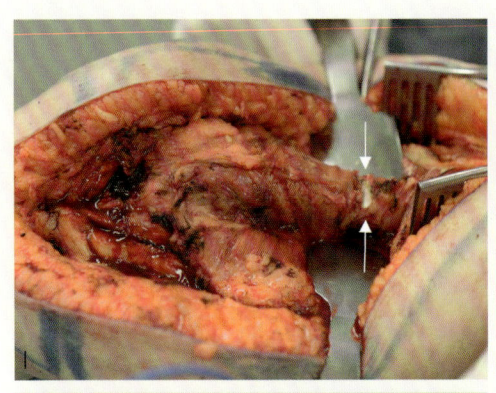
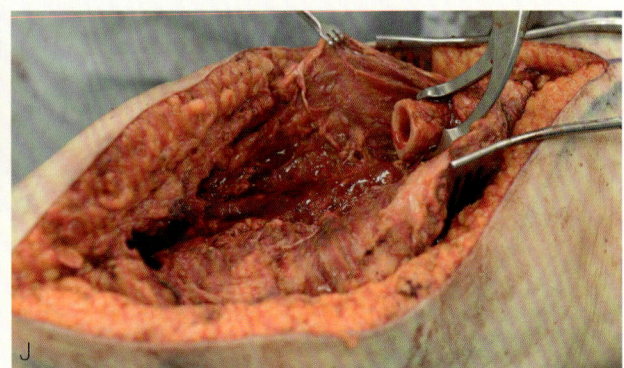
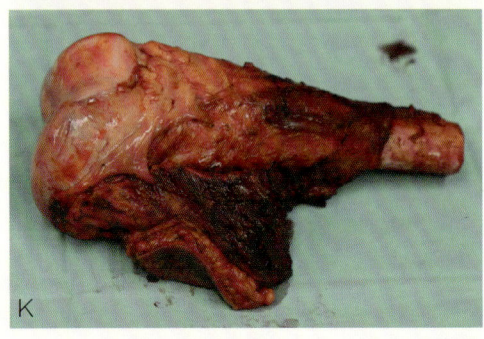

技术图 26-9（续） I-J. 远端股骨截骨，距肿瘤近端延伸 1~2 cm（白色箭头指向截骨线）。K. 手术标本。

机械重建

- 病灶内切除后，骨水泥髓内钉和髁突板的组合可实现最佳稳定性，因此是重建的首选（技术图 26-10A-C）。
- 股骨远端切除后，肿瘤假体用于重建（技术图 26-10D-F）。

软组织重建与切口闭合

- 沿股骨干放置引流管，将股内侧肌与股直肌缝合，沿股四头肌和髌骨与止点缝合。
- 内侧腓肠肌与股内侧肌缝合（技术图 26-11）。

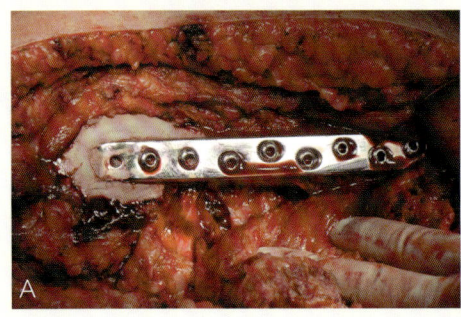
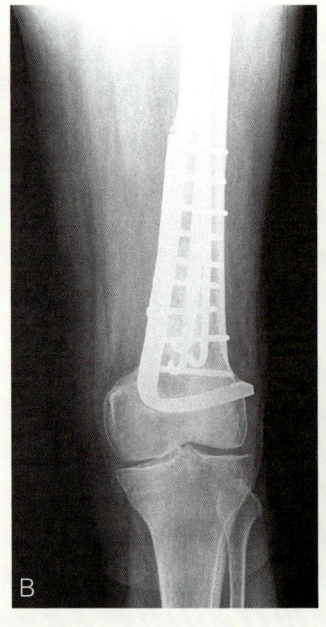
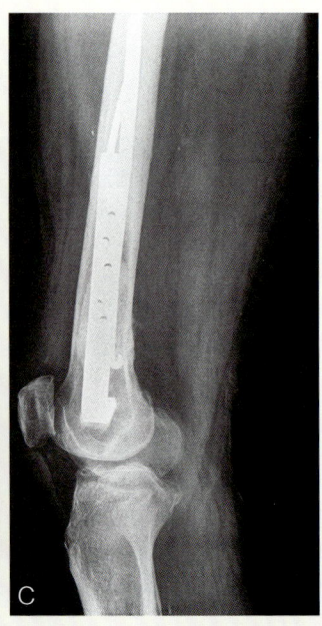

技术图 26-10 A-C. 剩余的皮质可容纳固定装置时，骨水泥髓内钉和髁突钢板用于重建干骺端病变。

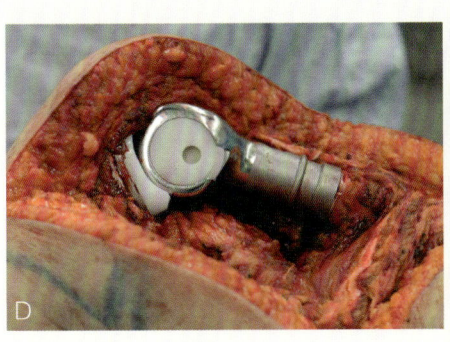
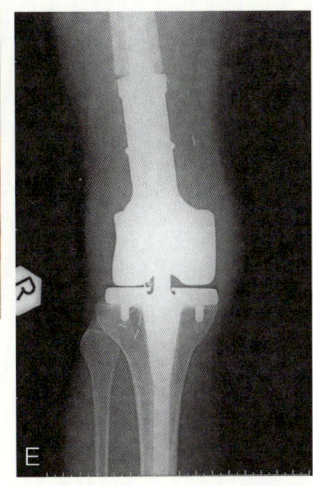
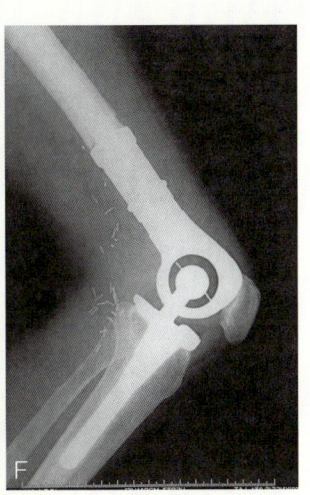

技术图 26-10（续） D-F. 肿瘤假体进行股骨远端切除后的重建。

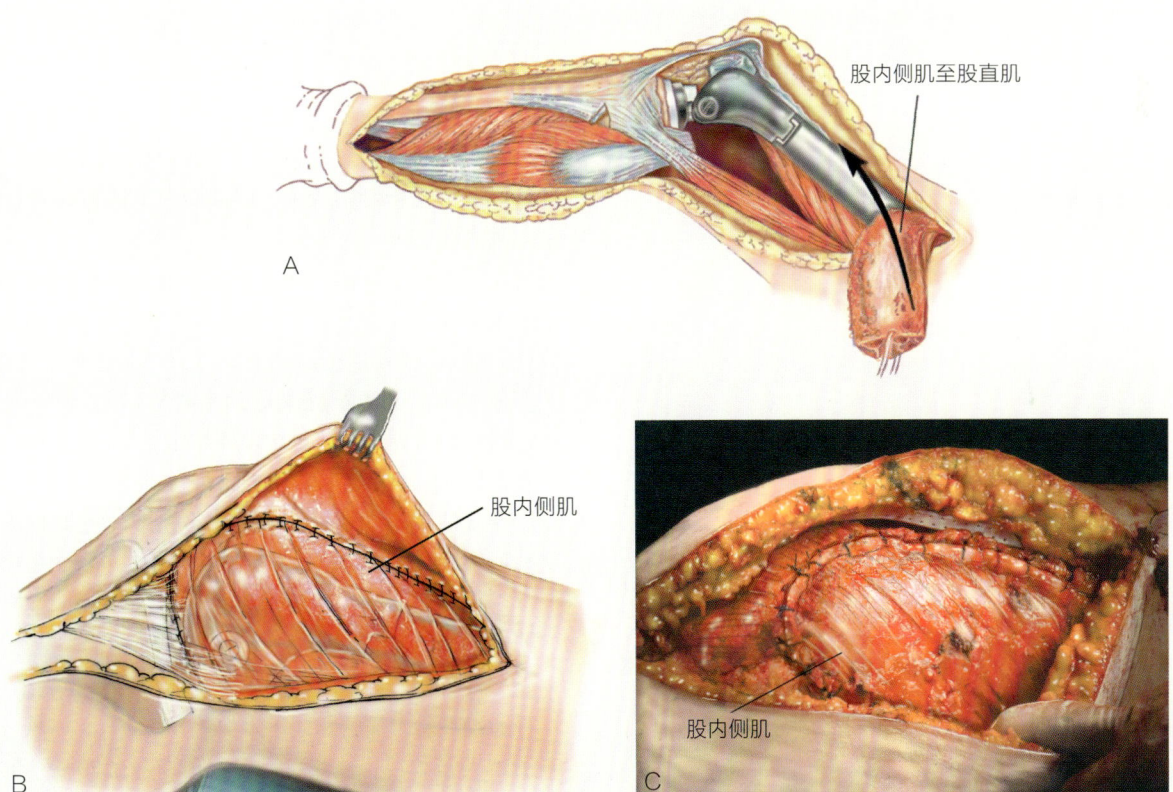

技术图 26-11 股内侧肌与股直肌缝合，沿股四头肌和髌骨与止点缝合。内侧腓肠肌被拉起，并与股内侧肌缝合。

要点与失误防范

股骨近端	• 根据股骨全长片：手术医生决定行肿瘤刮除术，还是瘤段切除及假体重建术 • 广泛暴露瘤腔，在皮质适当的位置开窗 • 仔细刮除肿瘤和打磨骨皮质 • 用内固定及骨水泥填塞瘤腔 • 近端股骨切除：运用水泥型关节假体重建，缝合关节囊，复位臀中肌和腰大肌 • 早期下床活动及关节活动度锻炼，允许负重
股骨骨干	• 通过股直肌和股外侧或内侧肌之间的间隙暴露 • 广泛暴露瘤腔，在皮质适当的位置开窗 • 仔细刮除肿瘤和打磨骨皮质 • 用内固定及骨水泥填塞瘤腔 • 早期下床活动及关节活动度锻炼，允许负重
股骨远端	• 通过股直肌和股外侧或内侧肌之间的间隙暴露 • 广泛暴露瘤腔，在皮质适当的位置开窗 • 仔细刮除肿瘤和打磨骨皮质 • 用内固定及骨水泥填塞瘤腔 • 当股骨远端切除后，分离腓肠肌起点暴露腘窝 • 用骨水泥肿瘤假体完成重建 • 早期下床活动及关节活动度锻炼，允许负重

术后处理

股骨近端

- 需引流 3~5 天。
  - 如果进行了病灶内切除，康复应该包括早期下地活动和不受限的负重，以及髋关节的被动和主动运动训练。
- 通常手术后 3~4 周，患者伤口愈合后会转诊接受辅助放射治疗。
  - 接受近端股骨切除术和内假体重建的患者通常不需要辅助放射治疗。
- 如果进行了内置假体重建，则肢体需要保持平衡悬吊至少 5 天。
  - 采取预防措施进行术后活动，如全髋关节置换术、可以用或不用外展支具，耐受承重至术后 6 周。

股骨骨干

- 需引流 3~5 天。
- 康复应包括早期下地活动和不受限的负重，以及膝关节的被动和主动运动训练。
- 通常术后 3~4 周，患者伤口完全愈合后会被转诊接受辅助放射治疗。

股骨远端

- 需引流 3~5 天。
  - 如果进行了病灶内切除，康复应该包括早期下地活动和不受限制的负重，以及膝关节的被动和主动运动训练。
- 通常手术后 3~4 周，患者伤口愈合后会转诊接受辅助放射治疗。
  - 若股骨远端切除，下肢抬高 3 天以防止伤口水肿。
  - 使用固定支具限制膝关节活动 2~3 周，使手术皮瓣得以愈合并且伸肌再次发挥作用。
- 在此期间，进行等长收缩并允许负重。
  - 接受股骨远端切除和内假体重建术的患者通常不需要辅助放射治疗。

预后与并发症

- 转移性骨病的假体置换手术的功能预后和常见并发症，与原发性骨肉瘤的相同手术无差异。
- 由于大多数转移性骨病患者的预期寿命较短，在长期随访中常见的问题（如无菌性松动、聚乙烯组件的磨损、疲劳假体骨折等）很少见。
- 转移性骨病的真正问题是局部肿瘤复发和重建失败。彻底的肿瘤切除、正确选择和使用固定装置、辅助放射治疗可减少这些并发症的发生。
- 局部复发和重建失败的概率小于 5%。

第27章 胫骨近端切除并人工假体重建
Proximal Tibia Resection with Endoprosthetic Reconstruction

Jose Casanova and Jacob Bickels

背景

- 胫骨近端切除包括整体切除多达 2/3 的胫骨，以及附着于其表面的一部分肌肉、全部腘肌和近端胫腓关节。
- 在所有长骨切除和假体重建的解剖部位中，胫骨近端被认为是最复杂、并发症发生率最高、术后功能最差的。
  - 主要原因包括胫骨前内侧缺乏肌肉覆盖、供应小腿血管直径相对较小、切除肿瘤时无法保留伸膝装置的止点。
  - 以往受限于上述技术难点，无法实施保肢手术，膝上截肢成为治疗胫骨近端恶性肿瘤的唯一选择。
- 本章介绍的保肢技术能够安全地分离腘血管、切除胫骨近端并行人工假体置换。术前肿瘤范围的评估需要术者熟悉局部解剖和仔细分析影像学。
- 重建的手术方法包括一期关节融合、人工假体置换或同种异体骨关节置换。笔者推荐进行人工假体置换，因为同种异体骨关节移植的感染和骨不连发生率比较高，而关节融合术后肢体功能差。手术成功的关键是使用腓肠肌肌瓣转移，从而获得足够的软组织覆盖假体，并恢复伸膝机制。

解剖

- 膝关节很少受到胫骨近端肿瘤的直接侵犯，除非发生了病理性骨折，或不正确的活检污染了膝关节，或肿瘤通过交叉韧带侵犯。若考虑肿瘤关节内扩散，应考虑行关节外切除，即包括胫骨近端、关节囊及股骨髁的整块切除。
- 尽管 MRI 检查是确定有无交叉韧带侵犯的一种可靠方法，但交叉韧带是否受累常常直到手术时才能确定。关节积血提示有关节内病变。
- 胫骨的整个内侧部分均位于皮下。胫骨近端切除和重建区域也位于皮下。这是原发和继发感染的主要原因。
  - 常规转移腓肠肌内侧头以覆盖假体，可降低感染、皮瓣坏死和二期截肢的发生率，同时提供了一种重建伸膝装置的方法。

- 伸膝装置。
  - 伸膝装置止点为胫骨结节，其与胫骨近端一同被切除。因此，伸膝装置的重建对肢体功能的恢复至关重要（图 27-1）。
- 腘动脉的 3 个分支。
  - 腘动脉的 3 个分支实际上由两个分叉组成。第一个分叉在腘肌的下缘处，胫骨前动脉从腘动脉引出；第二个分叉位于胫前动脉起始部位远端，腓动脉和胫后动脉从剩余的胫腓动脉干引出。
  - 术中一般要结扎胫前动脉，而在结扎前必须识别并保留胫腓动脉干。
  - 位于后间室的较大肿瘤可能累及腓动脉。
  - 肿瘤几乎不累及胫后动脉。
  - 对于年轻患者，同时结扎两条大血管，可能并不会影响肢体的存活和功能恢复。
  - 覆盖在胫骨后方的腘肌在下肢神经血管束与胫骨近端后侧软组织肿瘤之间形成边界。与此相对比，股骨远端的后方仅由腘窝脂肪垫覆盖。
- 胫腓关节。
  - 上胫腓关节位于胫骨近端的后外侧。胫骨近端高级别肉瘤常侵犯胫腓关节的囊周组织。因此，胫骨近端的广泛切除需要对此关节进行整块（关节外）切除。

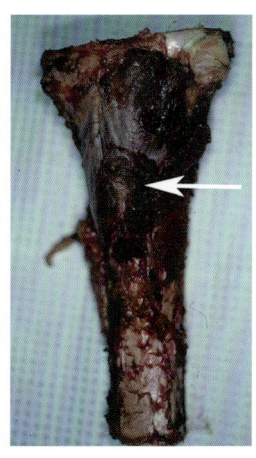

图 27-1 广泛切除后的胫骨近端骨肉瘤。白色箭头所指为胫骨结节，即伸膝装置的止点。

适应证

- 胫骨近端原发恶性骨肿瘤（图 27-2A-B）。
- 侵袭性良性肿瘤伴广泛骨质破坏（图 27-2C-E）。
- 转移性肿瘤伴广泛骨质破坏。
- 保肢术的主要禁忌证是神经血管累及，肿瘤累及广泛的软组织而缺乏足够的组织覆盖假体。

影像学及其他诊断性检查

- 包含整个胫骨的 CT 及 MRI 检查可用于确定原发肿瘤的骨皮质破坏程度，以及髓腔和软组织的侵犯范围。
  - 这些数据对确定胫骨切除的平面至关重要，至少超过髓腔病灶最远端 3~4 cm（原发性肉瘤）或 1~2 cm（转移癌）。
- MRI 显示腘血管的解剖位置和结构及其与肿瘤后方受累软组织的关系，以及显示可能影响胫骨切除范围的跳跃性病变。

手术治疗

- 胫骨近端肿瘤的切除及重建主要包括以下 3 个步骤。
  - 肿瘤的切除。
  - 人工假体重建骨缺损及膝关节。
  - 重建伸膝装置及软组织覆盖假体。

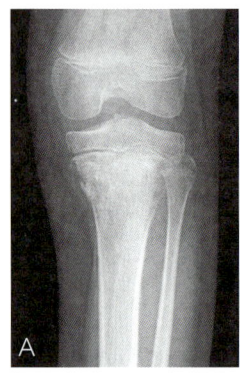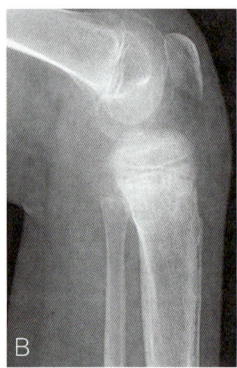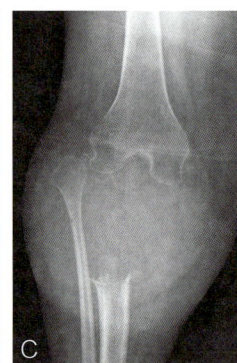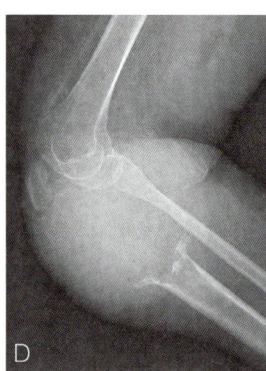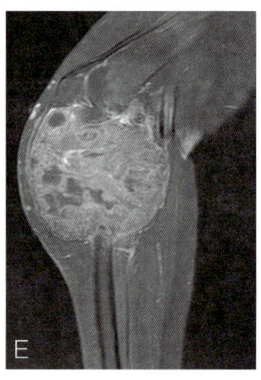

图 27-2　12 岁男孩胫骨近端骨肉瘤新辅助化学治疗后的前后位（A）和侧位（B）X 线片，该患者接受胫骨近端切除和人工假体重建。37 岁女性患者，胫骨近端骨巨细胞瘤伴广泛骨质破坏，该患者接受了胫骨近端切除及人工假体重建前后位 X 线片（C）和侧位 X 线片（D）及 MRI（E）。

TECHNIQUES

暴露

- 采用前内侧单切口，近端起自股骨远端 1/3，并延伸至胫骨远端 1/3（技术图 27-1A-B）。
- 如果已进行切开活检，该切口应包括离活检部位边缘至少 2 cm 的皮肤和软组织。
- 建立内侧及外侧皮肤及皮下组织（包括筋膜）的厚皮瓣，以降低皮瓣缺血的可能性（技术图 27-1C）。

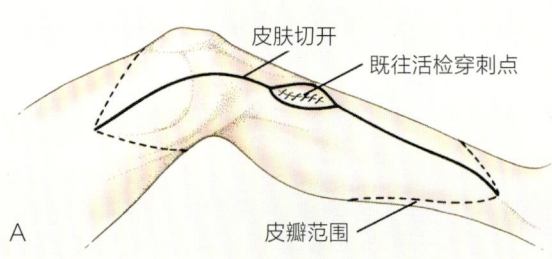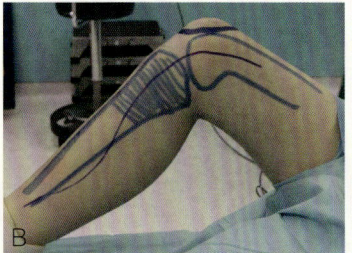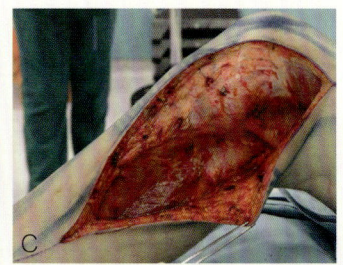

技术图 27-1　A-B. 做前内侧切口，暴露胫骨近端和神经血管束。近端起自股骨远端 1/3，延伸至胫骨远端 1/3，包括切除附着于下方病变骨的活检部位。C. 建立厚筋膜皮瓣（A 经允许引自 Malawer MM, McHale KA. Limb-sparing surgery for high-grade malignant tumors of the proximal tibia: surgical technique and a method of extensor mechanism reconstruction. Clin Orthop Relat Res 1989;239:231-248）。

暴露腘窝和分离血管束

- 首先必须探查腘动脉 3 个分支，通过剥离腓肠肌内侧头并劈开比目鱼肌完成暴露。
- 腘动脉易于识别，向远端游离至腘肌部。注意识别并保护主要血管分支。显露腘窝和腘动脉 3 个分支（技术图 27-2）。

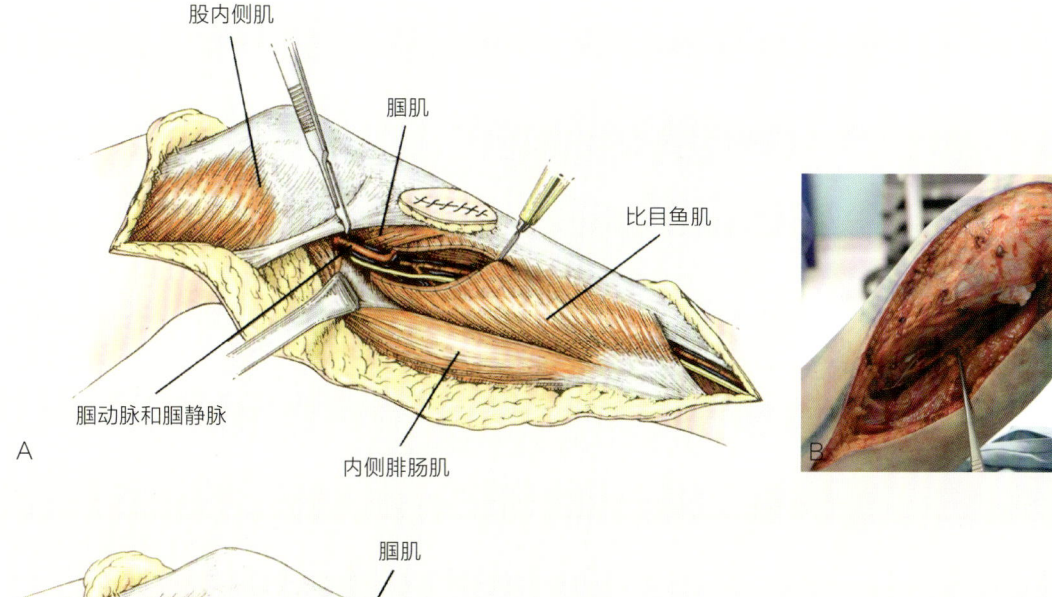

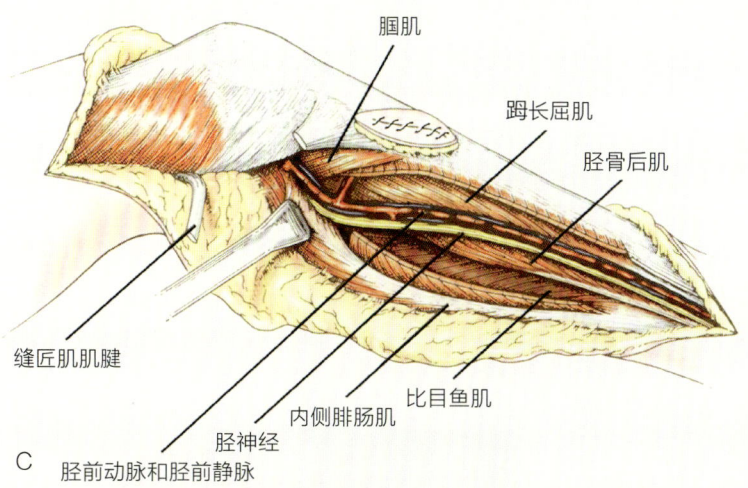

技术图 27-2　A-B. 暴露腘动脉 3 个分支。将腓肠肌内侧头部分游离，劈开比目鱼肌以显露神经血管结构。腓肠内侧动脉需小心予以保留，因为它是腓肠肌内侧头的主要血管蒂。如果胫骨后侧软组织肿块（由腘肌覆盖）与胫腓干之间的间隙未受肿瘤侵犯，则切除可以继续往下进行。C. 由于肿瘤扭曲了正常的解剖结构，游离和显露血管神经束通常比较困难。要求劈开几乎全长的比目鱼肌。结扎前须小心谨慎地辨明所有主要的血管分支。最先发自腘动脉的胫前动脉位于腘肌下缘。由于该动脉直接向前穿过骨间膜，所以它束缚了整个神经血管束（A、C 经允许引自 Malawer MM, McHale KA. Limb-sparing surgery for high-grade malignant tumors of the proximal tibia: surgical technique and a method of extensor mechanism reconstruction. Clin Orthop Relat Res 1989;239:231-248）。

分离血管束

- 在腘动脉近端施以向后的牵引力,可以看到胫前动脉及其伴随静脉的起始部。分别结扎胫前血管,使得整个神经血管束可以离开胫骨和(或)肿瘤的后方(技术图 27-3)。
- 通过结扎膝下血管,可以进一步后移腘血管。若肿瘤软组织部分较大,可能还需要结扎腓动脉,仅保留胫后动脉作为小腿的唯一血供来源。

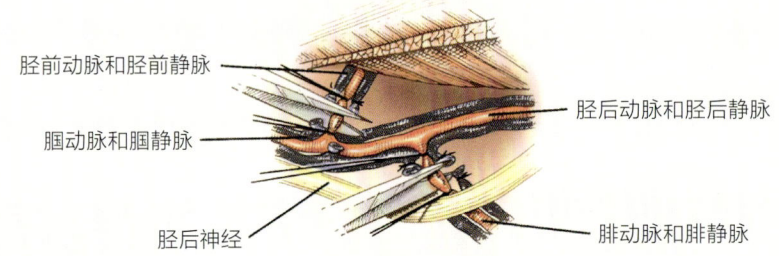

技术图 27-3 结扎胫前动脉,使整个神经血管束可以脱离胫骨的后方(经允许引自 Malawer MM, McHale KA. Limb-sparing surgery for high-grade malignant tumors of the proximal tibia: surgical technique and a method of extensor mechanism reconstruction. Clin Orthop Relat Res 1989;239:231-248)。

暴露膝关节并切除胫骨近端

- 为避免污染,在距胫骨和髌韧带约 1 cm 处横行环状切开关节囊(技术图 27-4A-B)。仔细探查交叉韧带,若有肿瘤侵犯关节腔的证据,则需在后续的操作中将胫骨近端连同股骨髁整块切除。
- 在胫骨结节近端 1~2 cm 处切断髌腱,用电刀将膝关节的整个关节囊在离胫骨止点 1~2 处环形切断。
- 结扎膝下血管游离腘血管后,直视下小心剥离后关节囊,然后在靠近股骨附着点处切断交叉韧带。
- 为断除瘤段,在术前影像学拟定的截骨平面对胫骨进行截骨(技术图 27-4C-D)。
- 至此,膝关节的关节内切除宣告完成。

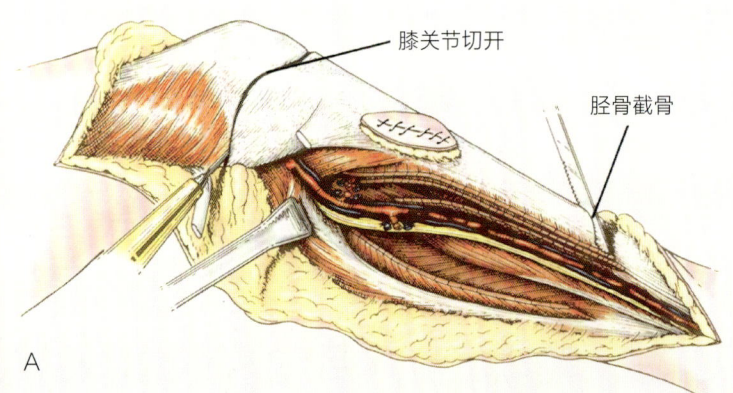 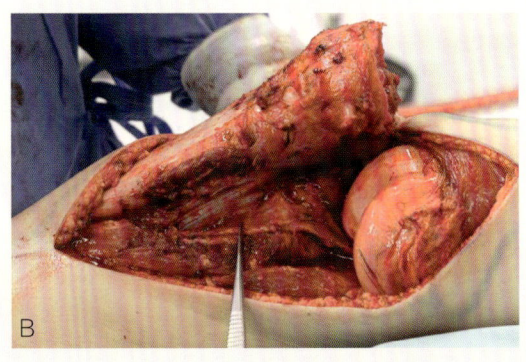

技术图 27-4 A-B. 将膝关节的整个关节囊在离胫骨和髌韧带 1 cm 处环形剥离。

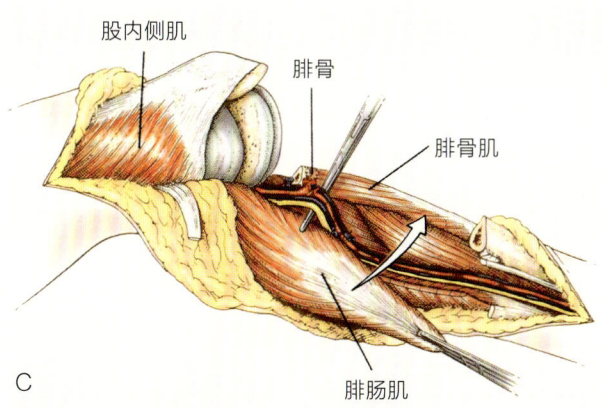
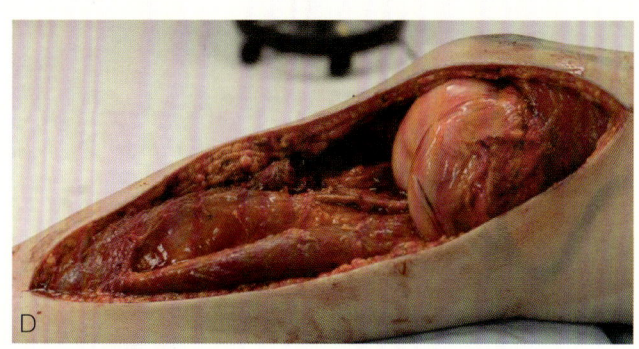

技术图 27-4（续） C-D. 在距胫骨近端病灶远端 3~5 cm 处截骨。在直视下断开肌间隔，之后完成膝关节内切除（A、C 经允许引自 Malawer MM, McHale KA. Limb-sparing surgery for high-grade malignant tumors of the proximal tibia: surgical technique and a method of extensor mechanism reconstruction. Clin Orthop Relat Res 1989;239:231-248）。

假体置换

- 目前使用的胫骨近端假体包括组配式假体，前方带有金属环，利于髌韧带附着，多孔涂层利于软组织附着，侧孔用于固定邻近肌肉，以及一个旋转铰链膝关节（技术图 27-5）。
- 非骨水泥型假体主要用于青少年或青年的原发性骨恶性肿瘤切除后的重建，而骨水泥型假体主要用于转移性肿瘤切除后重建。

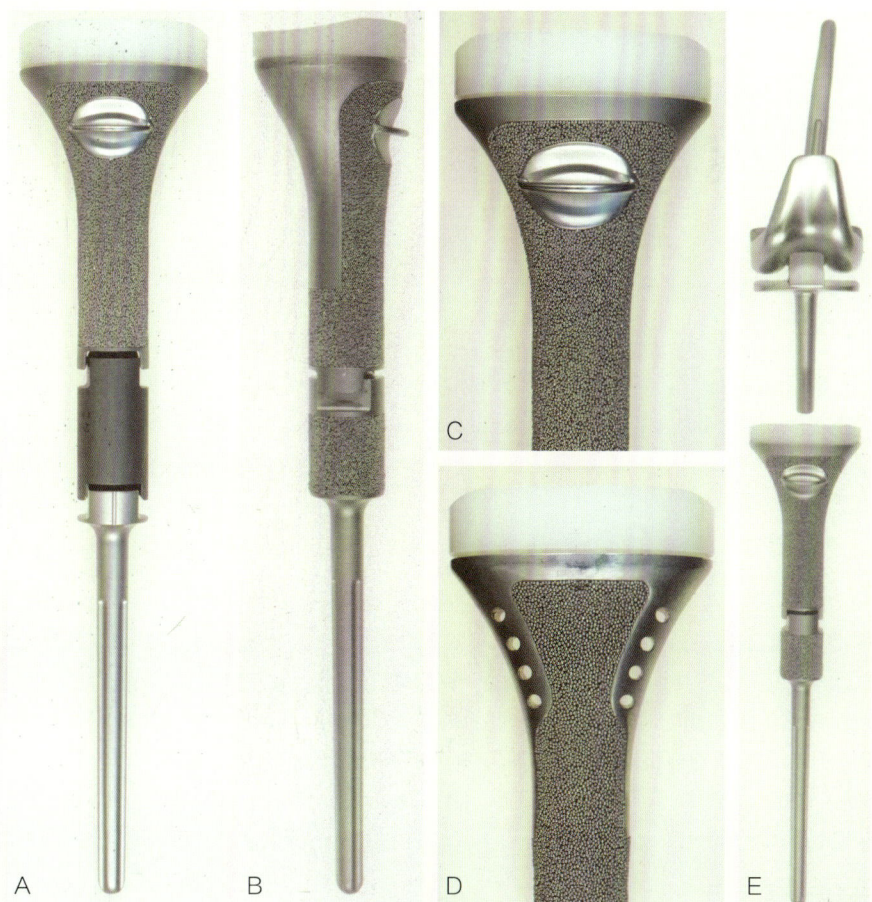

技术图 27-5　目前使用的胫骨近端假体包括组配式假体，前方带有金属环，利于髌韧带附着，多孔涂层利于软组织附着，侧孔利于周围肌肉固定，以及一个旋转铰链膝关节。

伸膝装置重建和腓肠肌内侧头肌瓣转位

- 将残留髌腱向远端推挤，并用 3 mm Dacron 带缝到胫骨近端假体上，可达到即时机械固定。
- 将源自股骨远端切除骨块的自体骨植入多孔涂层和肌腱之间，这样可重新建立"骨－腱"连接（技术图 27-6A-C）。
- 向前牵拉比目鱼肌以覆盖假体中段，腓肠肌内侧头被用于覆盖假体近端（技术图 27-6D-G）。腓肠肌内侧头自肌肉－肌腱连接处及其与外侧头之间的界面分离，并向前翻转以覆盖假体。在上方，将肌瓣和髌韧带缝合，加固其与假体和植骨重建。

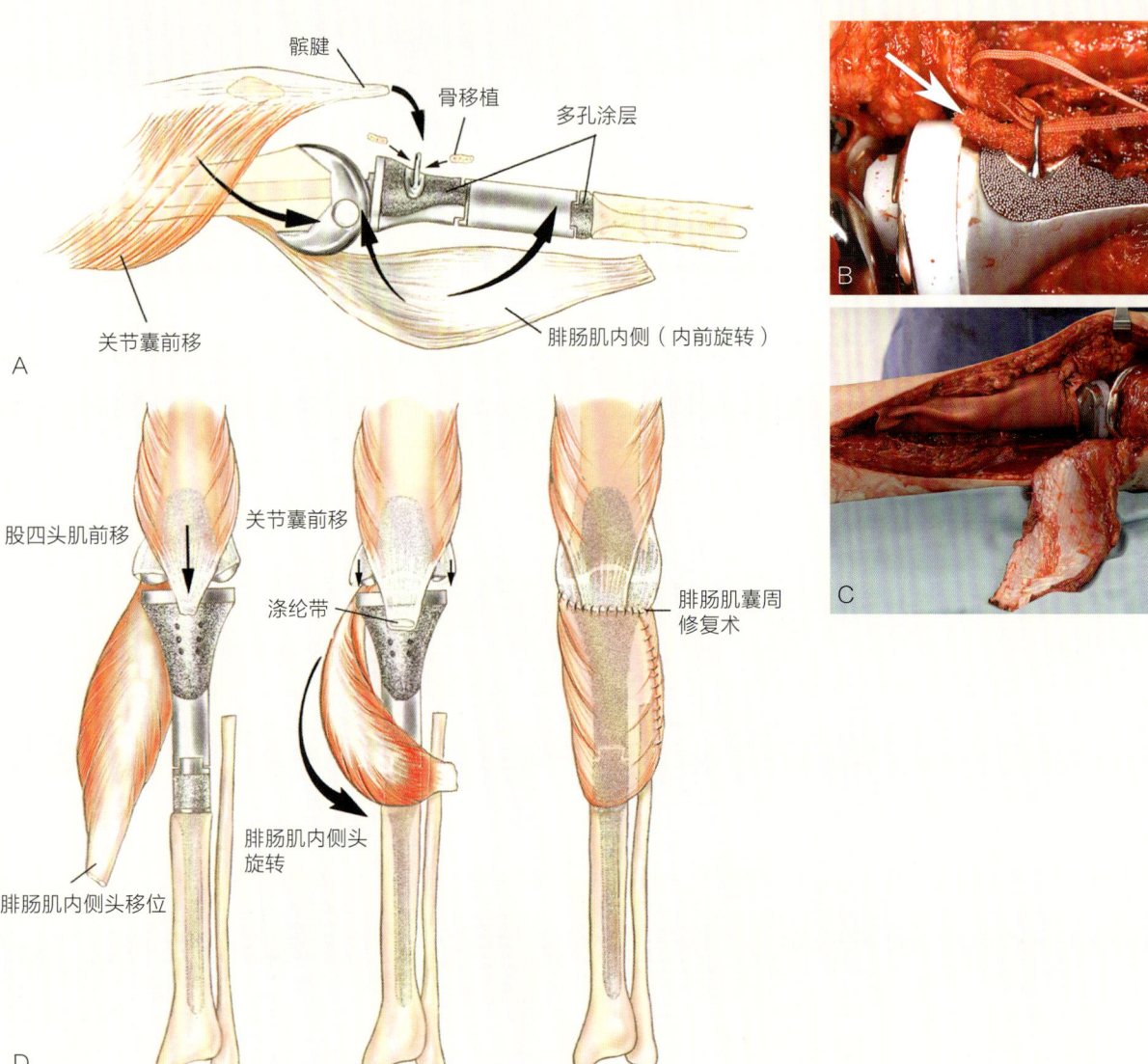

技术图 27-6 A. 显示伸膝装置重建包括三部分：髌韧带残端缝合固定于假体，并通过植骨和腓肠肌内侧头覆盖加强。B-C. 术中照片，箭头所指为髌韧带缝合至假体及其下方植骨，也可以在假体上使用环形聚对苯二甲酸乙二醇酯管，用以缝合固定周围的肌肉和韧带。D. 假体周围软组织覆盖。比目鱼肌向前牵拉以覆盖假体中段，腓肠肌内侧头用来覆盖假体近端。小心保护位腓肠肌内侧头供血的内侧腓肠动脉。腓肠肌内侧头自肌肉－肌腱连接处及其与外侧头之间的界面分离，并向前翻转以覆盖假体。腓肠肌内侧头肌瓣与髌韧带和前方肌肉边缘缝合形成完整的软组织包裹假体（A、D、E 经允许引自 Malawer MM, McHale KA. Limb-sparing surgery for high-grade malignant tumors of the proximal tibia: surgical technique and a method of extensor mechanism reconstruction. Clin Orthop Relat Res 1989;239:231-248）。

技术图 27-6（续） E-G. 假体周围软组织覆盖。比目鱼肌向前牵拉以覆盖假体中段，腓肠肌内侧头用来覆盖假体近端。小心保护位腓肠肌内侧头供血的内侧腓肠动脉。腓肠肌内侧头自肌肉－肌腱连接处及其与外侧头之间的界面分离，并向前翻转以覆盖假体。腓肠肌内侧头肌瓣与髌韧带和前方肌肉边缘缝合形成完整的软组织包裹假体（F 经允许引自 Malawer MM, Sugarbaker PH, eds. Musculoskeletal Cancer Surgery: Treatment of Sarcoma and Allied Diseases. Dordrecht: Kluwer Academic Publishers;2001:485-504. Copyright © 2001 Kluwer Academic Publishers. ）。

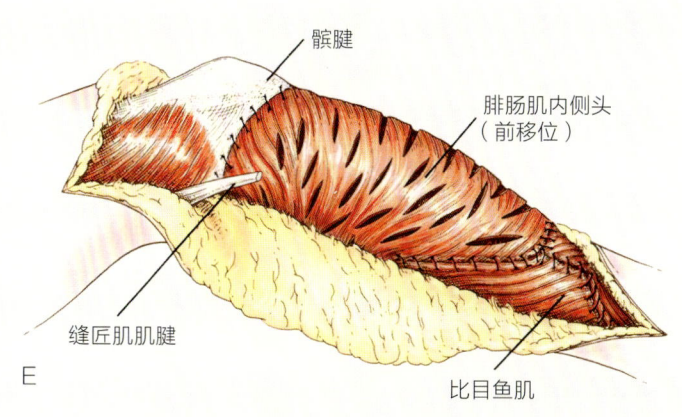

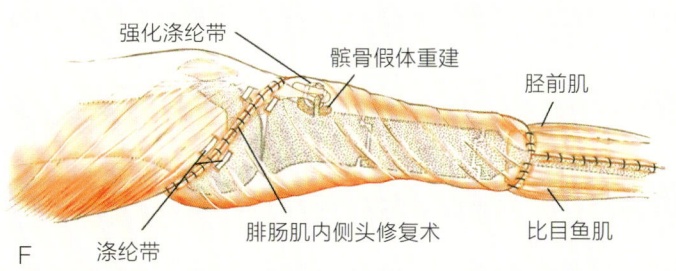

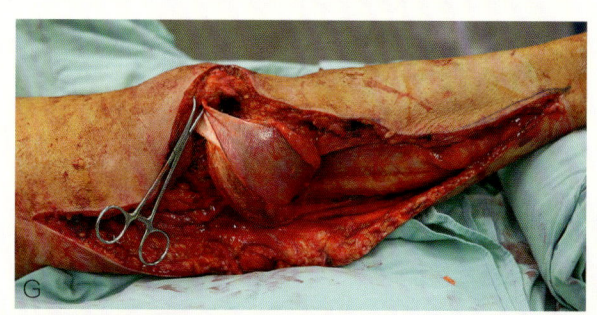

术毕

- 在肌肉深层留置引流管，牵拉筋膜皮肤瓣关闭伤口，常会在腓肠肌内侧头表面遗留部分皮肤缺损，需要用来自同侧大腿的中厚皮片移植来覆盖（技术图 27-7）。

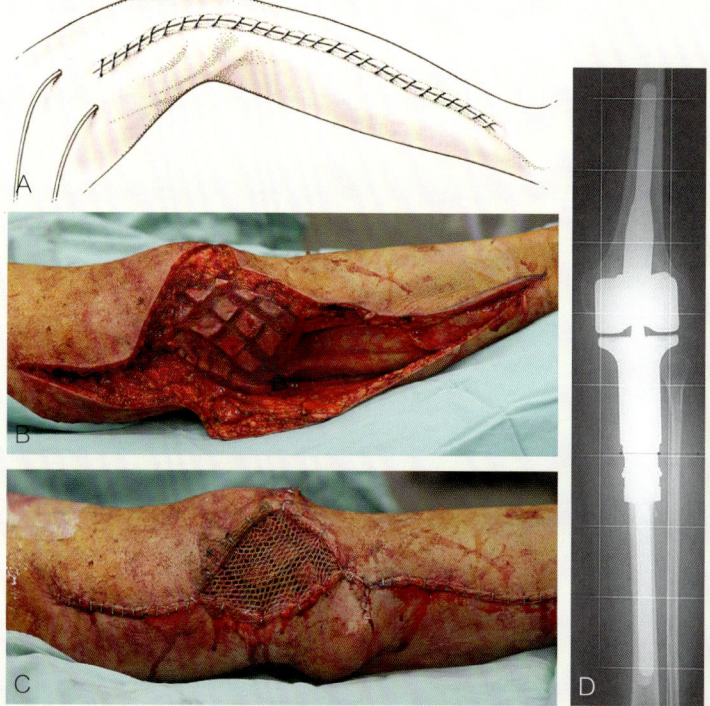

技术图 27-7 A-C. 筋膜皮瓣关闭后，常规遗留部分腓肠肌内侧头外露，需要植皮覆盖。切开腓肠肌肌腱膜有助于皮瓣成活。前后位（D）和侧位（E）X 线片显示胫骨近端假体重建（A 经允许引自 Malawer MM, McHale KA. Limb-sparing surgery for high-grade malignant tumors of the proximal tibia: surgical technique and a method of extensor mechanism reconstruction. Clin Orthop Relat Res 1989;239:231-248）。

要点与失误防范

术中注意事项	• 做前内侧长切口 • 结扎胫前动脉，使血管束可以被牵开远离胫骨近端，从而减少其损伤的风险
重建	• 非骨水泥型假体用于重建青年胫骨近端原发恶性骨肿瘤切除后所致骨缺损，骨水泥型假体用于重建胫骨近端转移病灶切除后所致骨缺损 • 伸膝装置重建包括三部分：髌韧带残端缝合固定于假体，并通过植骨和腓肠肌内侧头覆盖加强 • 软组织有效覆盖假体：中 1/3 由比目鱼肌覆盖，近端 1/3 由腓肠肌内侧头覆盖
康复	• 术后下肢于完全伸直位固定，而后逐步增加膝关节活动范围，这对于恢复伸膝功能至关重要

术后处理

- 术后前 5 天，保持下肢抬高并完全处于伸直位，以避免髌腱承受张力，其间持续负压吸引。
- 如果术后 5 天后肢体无明显水肿，则允许患者负重行走 10~15 分钟。若肢体保持无肿胀，可逐渐增加运动量。膝关节在膝关节固定器中保持完全伸直 6 周，而后允许关节逐渐被动和主动屈曲。

预后

- 胫骨近端切除术后皮瓣缺血、深部感染和假体松动发生率明显高于其他部位的保肢术，如肱骨近端和股骨近端或远端。
- 由于手术过程和软组织重建的复杂性、聚乙烯部件磨损及机械性失效，胫骨近端假体的生存率较低（胫骨近端假体置换 10 年生存率为 80%，而其他部位为 95%）。
- 伸膝装置的破坏仍然是造成胫骨近段切除术后功能障碍的最主要原因。
- 通过腓肠肌肌瓣转位覆盖假体显著降低了感染的发生率。
- 严格遵守术后处理指南也降低了肢体水肿的发生率、伤口并发症及伸膝装置功能障碍的程度。

并发症

- 肢体水肿。
- 皮瓣缺血和全层坏死。
- 深部假体周围感染。
- 伸膝装置的障碍和伸膝迟滞。
- 假体松动。

第28章 腓骨切除术
Fibular Resections

Jacob Bickels, Kristen Kellar-Graney, and Martin M. Malawer

背景

- 腓骨极少发生原发性或转移性骨肿瘤[3]。腓骨近端最常被肿瘤侵犯,其次是腓骨干、腓骨远端。
- 软骨肉瘤、骨肉瘤和良性侵袭性囊性病变构成了腓骨肿瘤的最常见组织学类型(表28-1)。
- 腓骨原发恶性骨肿瘤的传统治疗方法为膝关节以上截肢。保肢手术的增多激发了骨科医生对该部位的手术解剖,以及对安全切除腓骨肿瘤的可行性的兴趣[1, 2, 4-7]。

解剖

腓骨近端

- 腓骨近端是膝外侧副韧带和股二头肌肌腱的附着点。因此,腓骨近端在膝关节外侧的稳定性中具有重要作用。
- 腓总神经绕过腓骨颈后穿入腓骨长肌管(图28-1)。

腓骨干

- 腓骨干被来自各个方向和解剖层次的肌肉包绕。

表28-1 腓骨近端肿瘤组织学类型(1990—2020年)

肿瘤	数量
良性侵袭性囊性病变(骨巨细胞瘤和动脉瘤样骨囊肿)	23
软骨肉瘤	19
骨肉瘤	6
尤因肉瘤	9
骨软骨瘤	15
内生软骨瘤	13
其他	12
转移性骨肿瘤	5
共计	102

腓骨远端

- 腓骨远端位于皮下,被少量软组织覆盖。
- 腓骨远端是胫腓韧带和跟腓韧带的附着点,在踝关节外侧的稳定性中具有重要作用。

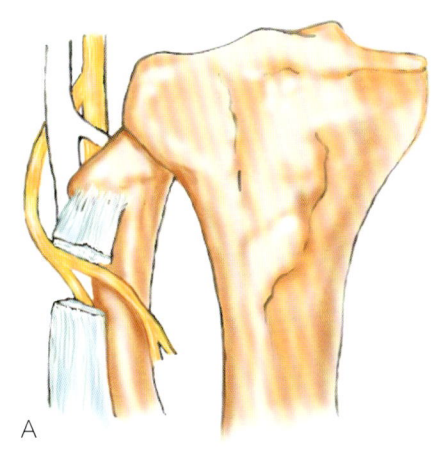
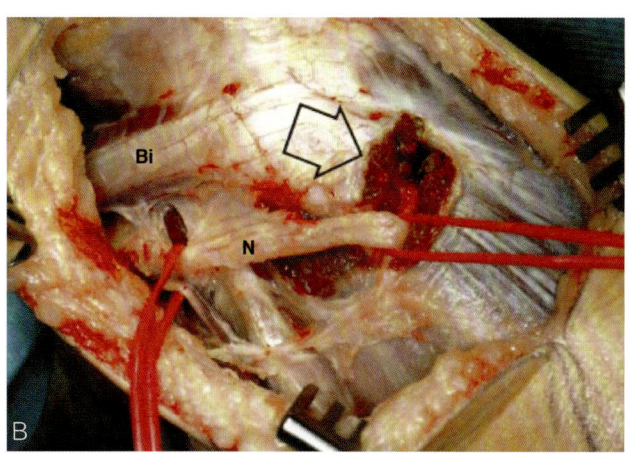

图28-1 A.膝外侧副韧带和股二头肌肌腱附着在腓骨头上,腓总神经绕过腓骨颈后穿入腓骨长肌管。B.术中照片显示腓总神经(N)穿入腓骨长肌管(空心箭头)。腓骨长肌已被切开,显露神经在腓骨颈周围的走行。股二头肌肌腱(Bi)远离腓总神经附着在腓骨头。血管吊带轻柔地牵开腓总神经,以解剖腓总神经的分支。

适应证

- 良性侵袭性肿瘤。
- 原发恶性骨肿瘤。
- 腓骨转移性肿瘤通常予以放射治疗，很少需要手术治疗，因为腓骨不是主要的承重结构，该部位的骨破坏不会影响下肢的机械稳定性。
- 当恶性肿瘤严重侵蚀胫骨或累及多间室，尤其是侵犯小腿后方深层间室时，应考虑行膝关节以上截肢术。

影像学和其他诊断性检查

- 在对腓骨肿瘤进行分期时，应重点关注骨质破坏、髓内病变和软组织侵袭范围，同时应特别关注肿瘤与腓总神经、血管和胫骨的关系。
- X线平片和CT用于评估骨骼受累与骨皮质破坏的程度，MRI用于显示髓内和骨外软组织受累的范围（图28-2）。

手术治疗

患者体位

- 患者术中取半仰卧位（手术侧抬高45°），方便术者进入前、外侧间室，并可解剖腘窝。术中无菌区包含从腹股沟韧带到脚的整个肢体，以便于评估肢体远端足部动脉搏动的情况，并在需要时行膝关节以上截肢术。
- 腓骨入路可完整地暴露并切除各部位的腓骨肿瘤。手术切口从膝关节以上的股二头肌向前下延伸至腓骨中段达胫骨嵴，然后向远端后侧弧形延伸至踝关节。这一切口可向前、后掀起较大筋膜皮瓣。
- 暴露前、外侧间室（腓骨长、短肌），以及后侧浅层间室的腓肠肌外侧头与比目鱼肌。通过该切口可探查腘窝和腘血管的3个主要分支。将活检通道与肿块一起完整切除（图28-3）。

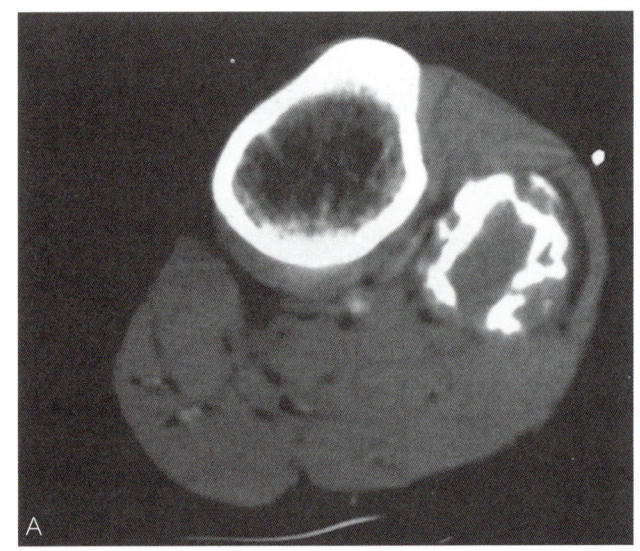

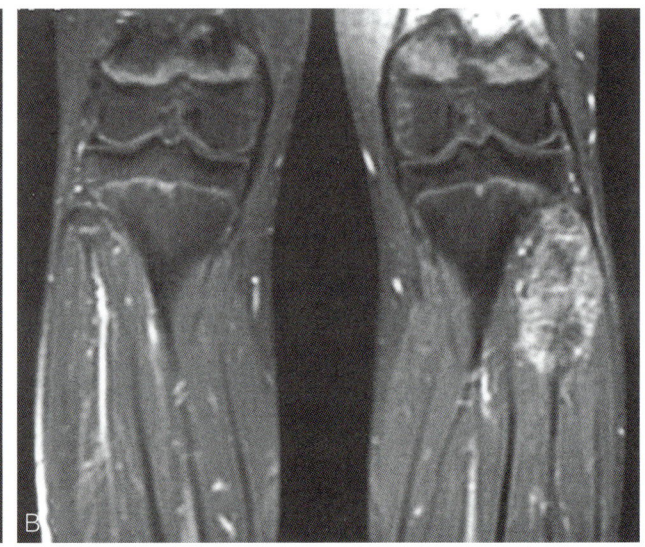

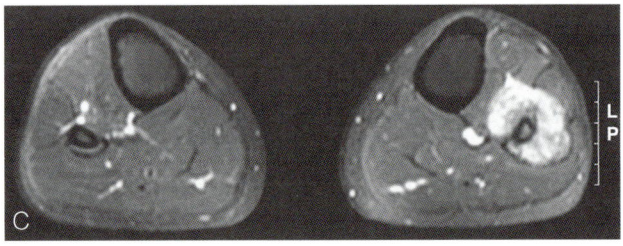

图28-2 A.腓骨近端横断位CT显示中度恶性纤维肉瘤，可见骨皮质破坏和骨外软组织受累。B-C.分别为MRI冠状位与横断面影像，显示腓骨近端高度恶性骨肉瘤，可见骨皮质破坏及小腿前侧和外侧间室软组织受累（版权：Matin M. Malawer）。

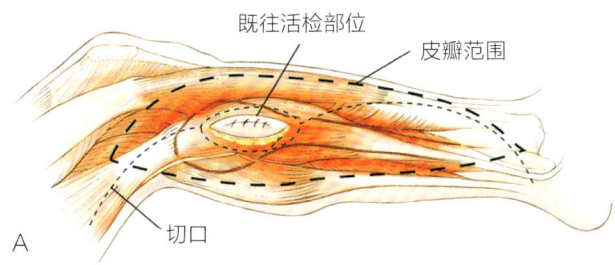

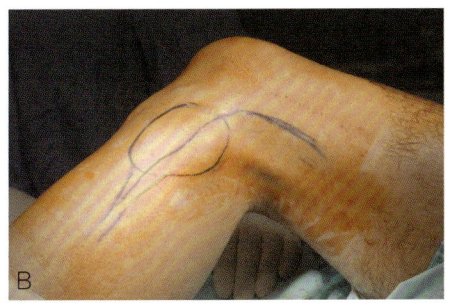
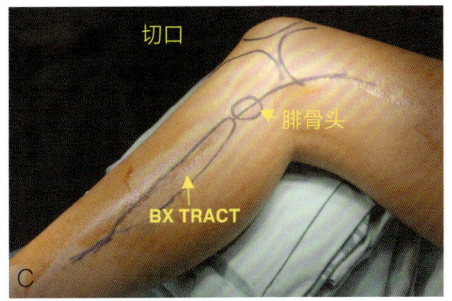

图 28-3　A.做腓骨入路，从膝关节以上的股二头肌向前下延伸至腓骨中段时达胫骨嵴，然后向远端后侧弧形延伸至踝关节。根据切除水平决定使用哪一段切口：近端 1/3 切口用于腓骨近端切除（B），近端 2/3 切口用于腓骨中段切除（C）（A 经允许引自 Malawer MM. Surgical management of aggressive and malignant tumors of the proximal fibula. Clin Orthop Relat Res 1984;186:172-181）。

腓骨近端切除术

- 腓骨近端肿瘤有 3 种手术方式：刮除术、Ⅰ型切除术和Ⅱ型切除术。肿瘤刮除术适用于良性侵袭性肿瘤、轻微骨皮质破坏与骨外软组织侵犯的低级别肉瘤（技术图 28-1A）。腓骨近端切除术分型由 Malawer 提出[6]。
- Ⅰ型切除术的切除范围包括腓骨近端、四周薄层肌袖及膝外侧副韧带附着点。保留腓总神经及其运动支，关节内切开上胫腓关节（技术图 28-1B-D）[6]。该术式适用于引起骨皮质严重破坏的良性侵袭性肿瘤及低度恶性肿瘤。
- Ⅱ型切除术的切除范围包括完整的腓骨近端、上胫腓关节、腓总神经、胫前动脉，以及小腿前、外侧间室（技术图 28-1E-H），适用于骨皮质严重破坏和骨外软组织受累的高度恶性肿瘤。
- 所有Ⅱ型切除术都需要结扎胫前动脉，而Ⅰ型切除术通常可以保留胫前动脉。Ⅱ型切除术有时可能需要结扎腓动脉。表 28-2 总结了不同类型腓骨近端切除术需要和腓骨近端一起被完整切除的解剖结构。

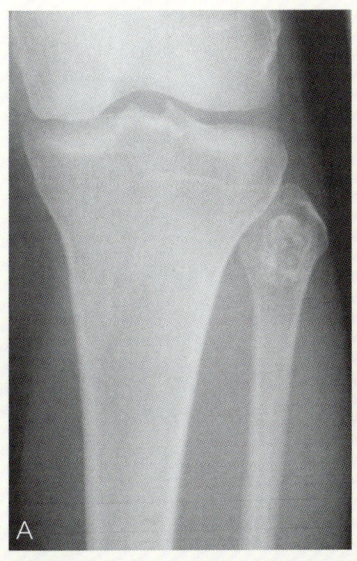 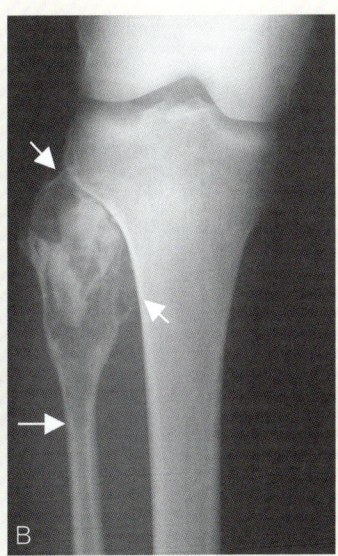 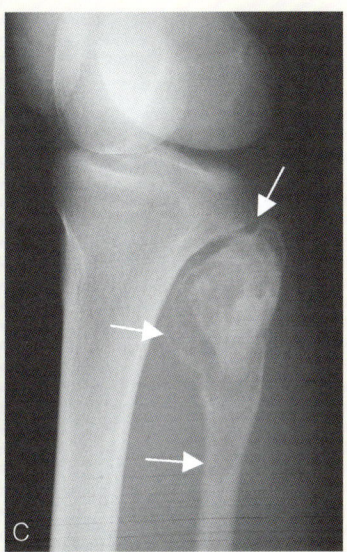

技术图 28-1　A.低度恶性的腓骨近端软骨肉瘤，膨胀性生长，但骨皮质完整，无骨外软组织受累。这种肿瘤可予以刮除并用高速磨钻磨除。B-C.正侧位片显示腓骨近端动脉瘤样骨囊肿（白色箭头）。

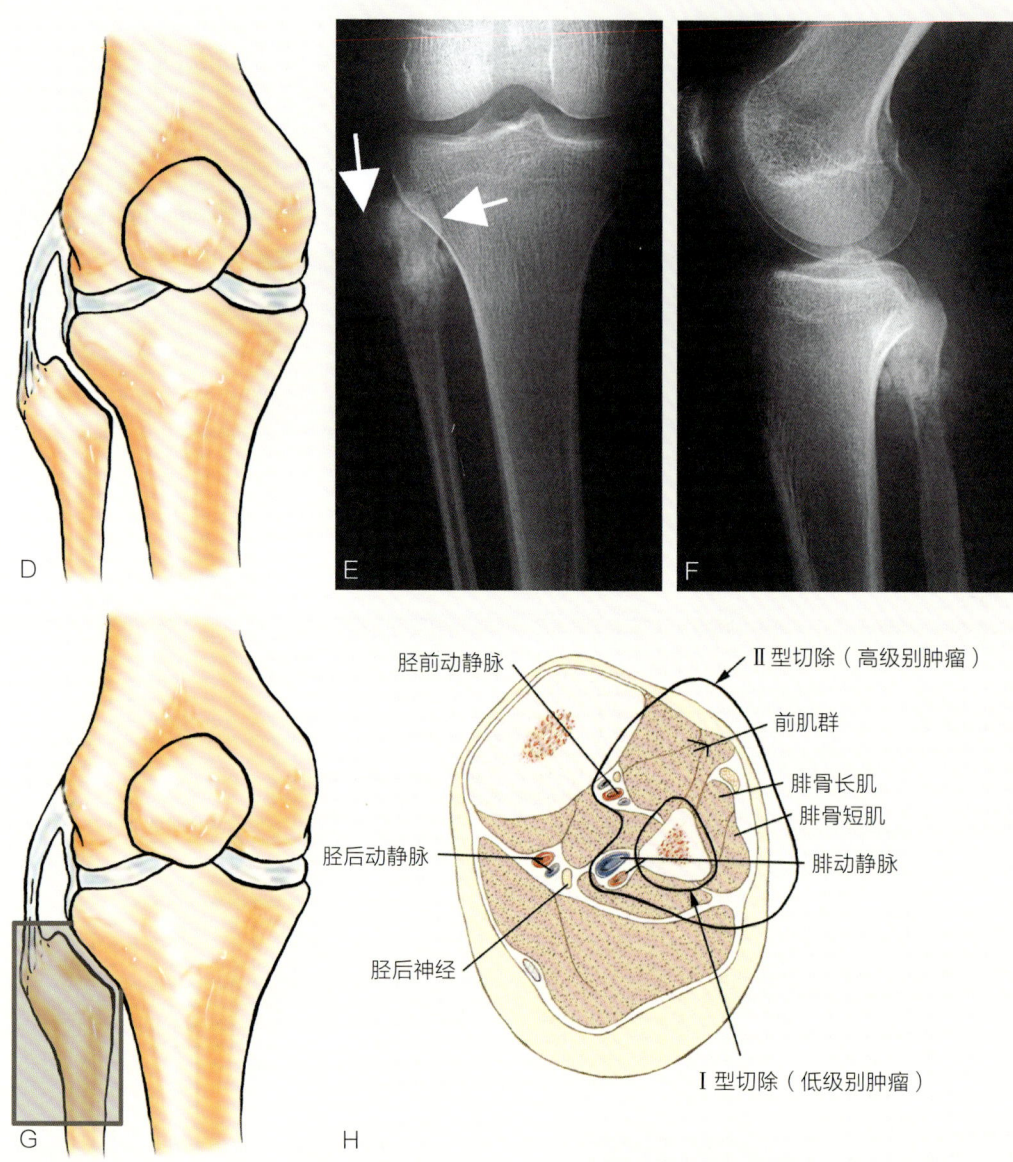

技术图 28-1（续） D. 这种良性侵袭性肿瘤予以 I 型切除治疗，包括腓骨近端、四周薄层肌袖及膝外侧副韧带附着点。E-F. 正侧位平片显示腓骨近端高度恶性骨肉瘤（白色箭头）。G. 这类高度恶性骨瘤予以 II 型切除术治疗，需整块切除腓骨近端、上胫腓关节、腓总神经、胫前动脉，以及小腿前、外侧间室。H. 小腿近端的断层解剖，显示 I 型和 II 型切除术的切除范围（H 版权：Martin M. Malawer）。

暴露

刮除术

在股二头肌后缘找到腓总神经。刮除术和 I 型切除术需保留腓总神经，则需切开腓骨长肌管，暴露腓骨长肌管中的腓总神经。将腓总神经牵向后侧使其远离腓骨近端，并用血管吊带标记（技术图 28-2）。

- 在病灶位置的骨皮质处开一纵行椭圆形皮质窗。

表 28-2 不同类型腓骨近端切除术切除的解剖结构

手术方式	膝外侧副韧带附着点	胫前动脉	腓总神经
刮除术	保留	保留	保留
I 型切除术	切除	保留	保留
II 型切除术	切除	切除	切除

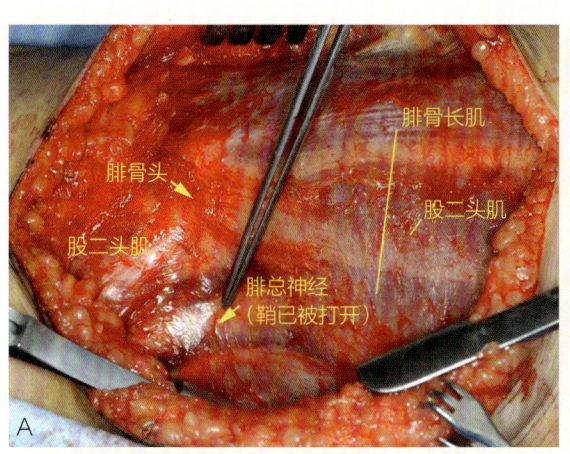 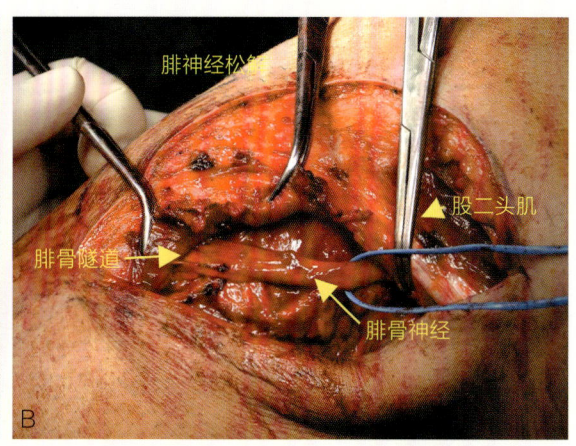

技术图 28-2 A. 游离筋膜皮瓣后显露间室表面。B. 在股二头肌后缘探查确认腓总神经。切开腓骨长肌管，暴露绕腓骨经行走的腓总神经。

Ⅰ型和Ⅱ型切除术

- 腓骨近端巨大肿瘤可能到达后方中线，挤压并扭曲腘血管。沿腓骨长轴剥离并掀开腓肠肌外侧头，暴露主要血管。如有必要，切断起自股骨外侧髁的腓肠肌外侧头近端肌腱起点。暴露深部的比目鱼肌，并剥离其位于腓骨的起点。
- 在腘肌水平可轻松找到血管神经束：胫前动脉位于腘肌下缘以远 2~3 cm。腓动脉与胫骨后侧面紧密相邻，并沿着𧿹长屈肌下行。
- 位于最表面的是胫神经，腘静脉位于胫后动脉与胫神经之间，可在中线处辨认。必须尽早探查和评估腓骨头后方与腘动脉及胫后动脉之间的间隙，以确定是否可切除高度恶性肿瘤或需要血管移植。
- 胫前动脉直接向前穿过骨间隔，固定血管束，使其无法活动。在腘动脉上施加牵引，即可显露胫前动脉起始部。然后，结扎并切断胫前动脉和两条伴行静脉，使腘动脉和胫后动脉可以从肿块的后表面游离牵开，而后继续向远端完成血管的游离。

肿瘤切除

刮除术

- 用刮匙刮除肉眼所见的肿瘤（技术图 28-3A-B）。刮除肿瘤时要仔细，在肿瘤腔内只能留下显微级别的病灶。刮除病灶后，用高速磨钻磨除肿瘤腔壁（技术图 28-3C-D）。

Ⅰ型切除术

- 在腓骨近端附着点切断膝外侧副韧带和股二头肌肌腱。在腓骨近端用电刀切断肌肉起点。暴露上胫腓关节前侧关节囊，后侧关节囊位于腘肌深面。

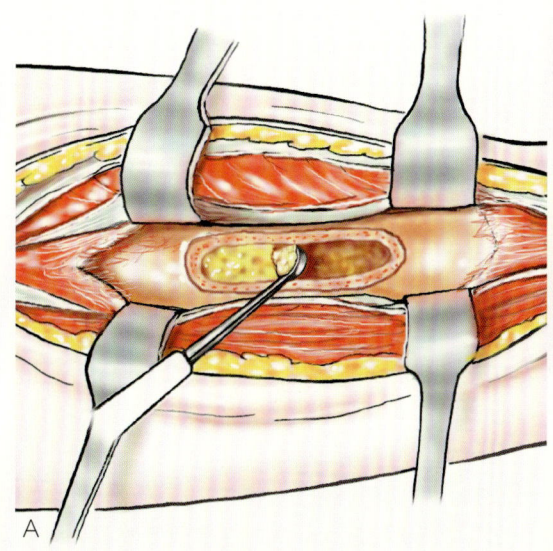 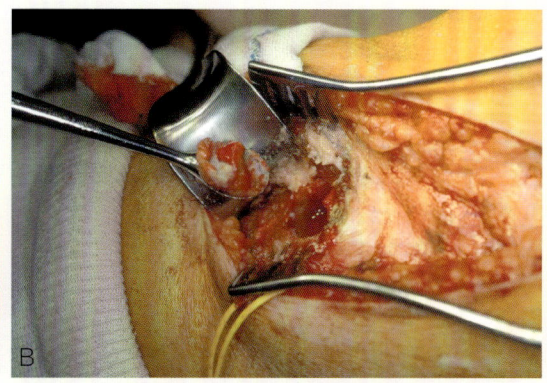

技术图 28-3 A. 用刮匙刮除肉眼可见的肿瘤。B. 刮除腓骨近端低度恶性软骨肉瘤。

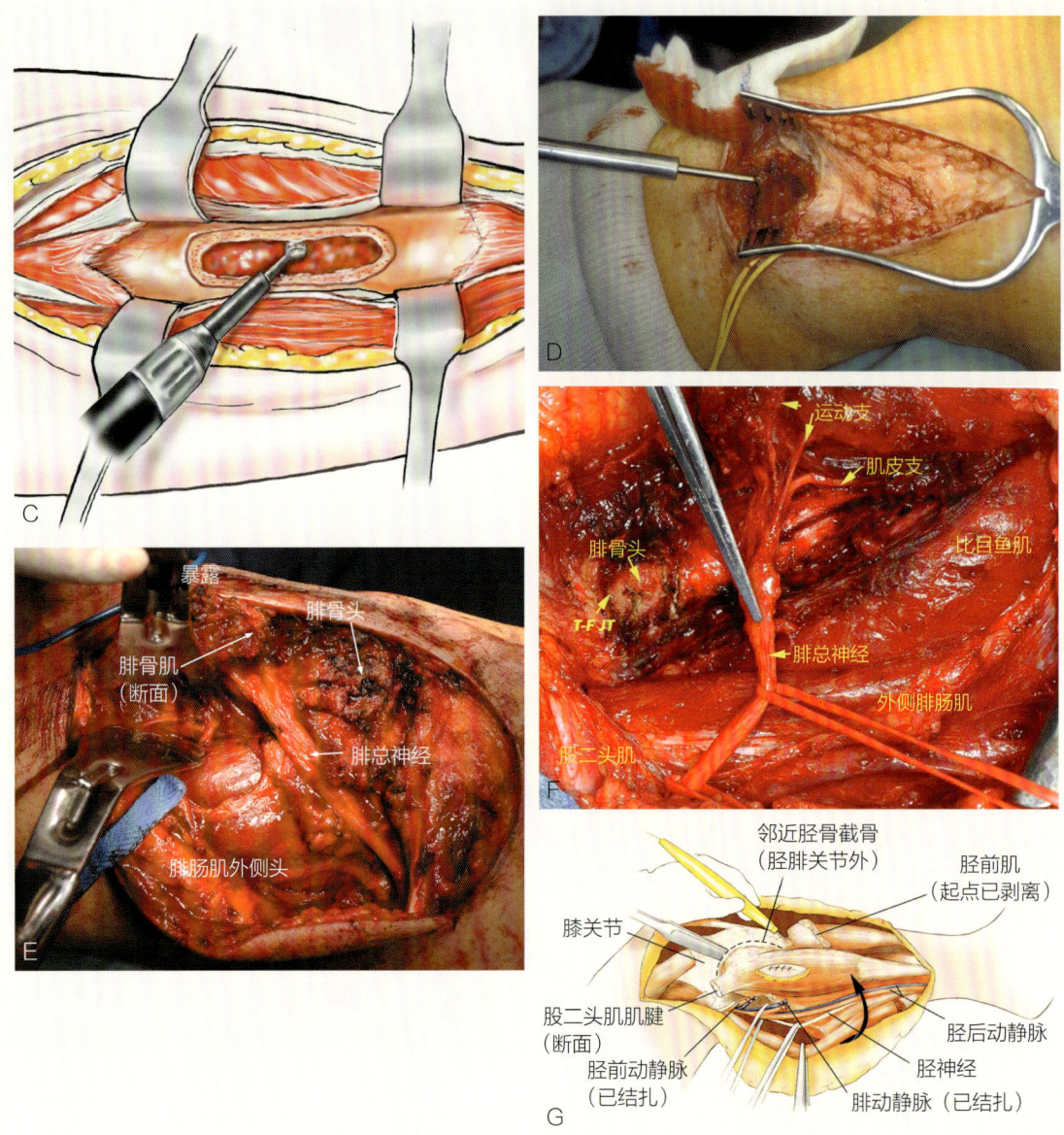

技术图 28-3（续） C-D. 刮除后，用高速磨钻磨除肿瘤腔壁。E. Ⅰ型切除术。打开上胫腓关节，打开腓骨长肌管显露腓总神经，在腓骨近端切断肌肉起点，在病灶下缘以下 1 cm 处截断腓骨。F. 进一步解剖腓总神经的肌皮支和运动支。T-F. JT 为胫腓关节。G. Ⅱ型切除术。首先探查腘动脉三大主要分支。结扎胫前动脉时如果后侧有较大的肿瘤组织，常需结扎腓血管。松解并切断腓骨后方附着的所有肌肉，保护胫神经。在腓总神经进入腓骨长肌管前将其结扎。剥离附着在胫骨的所有胫骨肌（胫前肌和胫后肌），并随肿瘤一并切除。最后，用弯骨刀或高速磨钻于关节外离断上胫腓关节，连同部分胫骨外侧平台，完整切除整个关节。必须小心操作，避免侵入膝关节（F 经允许引自 Malawer MM. Surgical management of aggressive and malignant tumors of the proximal fibula. Clin Orthop Relat Res 1984;186:172-181）。

- 切开关节囊，打开上胫腓关节，在病灶下缘以下 1 cm 处截断腓骨，切除腓骨近端（技术图 28-3E）。

Ⅱ型切除术

- 切除小腿前、外侧肌肉，以及其浅部的深筋膜。用电刀切断胫骨干前肌群的起点，远端在肌肉肌腱移行处切断。在腓骨近端附着点以上 2.5 cm 游离膝外侧副韧带、股二头肌肌腱和腓总神经。暴露上胫腓关节前侧关节囊（技术图 28-3F）。
- 直接经腘肌向胫骨外侧髁的后方做半环形切开。在肿瘤下缘以下 2~3 cm 截断腓骨（技术图 28-3G）。在截骨和瘤段切除后，仔细检查外侧髁是非常重要的。如果已暴露并切开膝关节囊，应将其修复，防止发生滑膜瘘。

重建与切口关闭

刮除术

- 对于良性侵袭性肿瘤的年轻患者，可将移植骨或骨替代物植入肿瘤腔。骨水泥用于成年人的骨骼重建，尤其是低度恶性的肉瘤或转移性骨肿瘤。

Ⅰ型和Ⅱ型切除术

- 胫骨骨-骨膜瓣成形后，在膝关节弯曲20°的状态下，用U形钉将膝外侧副韧带残端固定在胫骨外侧髁（技术图28-4A-D），并用不可吸收缝线在浅层的髂胫束及深筋膜上缝合加强固定。
- 当手术野延伸到小腿远端时，将腓骨肌腱和趾长伸肌肌腱拉紧，从而使足处于中立位（避免术后足下垂而使用足踝矫形支具），然后用3 mm Dacron带将肌腱固定至胫骨干（技术图28-4E-F）。
- 将肠肌外侧头向前转位至深筋膜，覆盖暴露的胫骨，闭合手术缺损。将腓肠肌与深筋膜、比目鱼肌及膝关节外侧关节囊缝合。然后，将股二头肌肌腱固定至腓肠肌（技术图28-4G）。

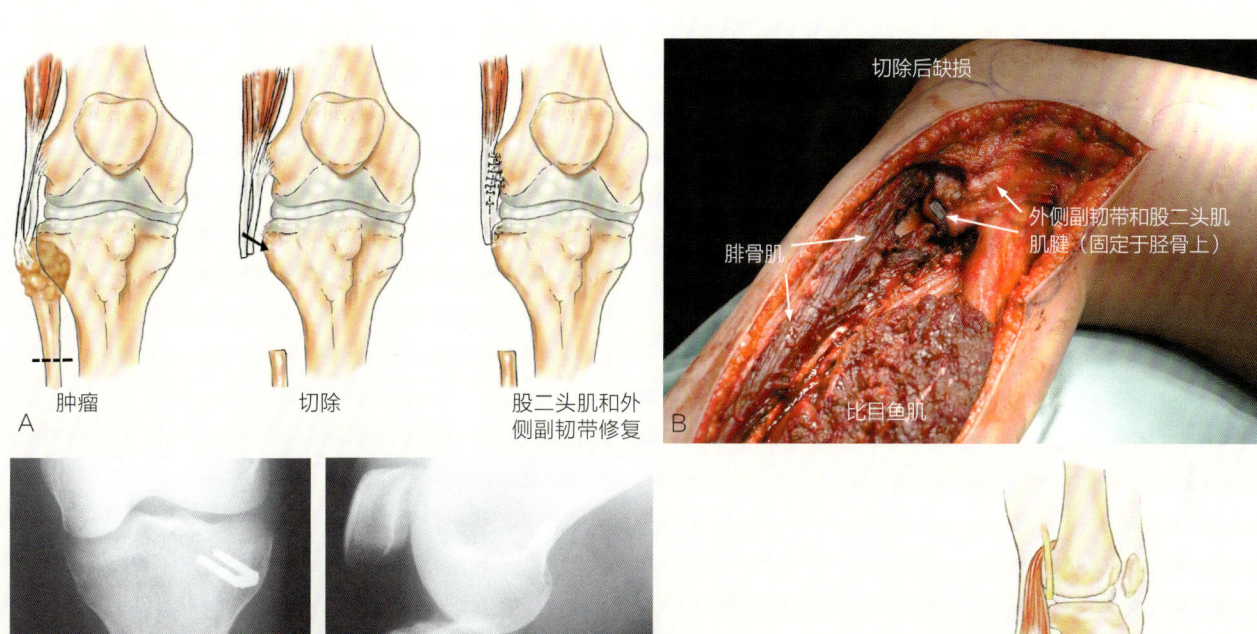

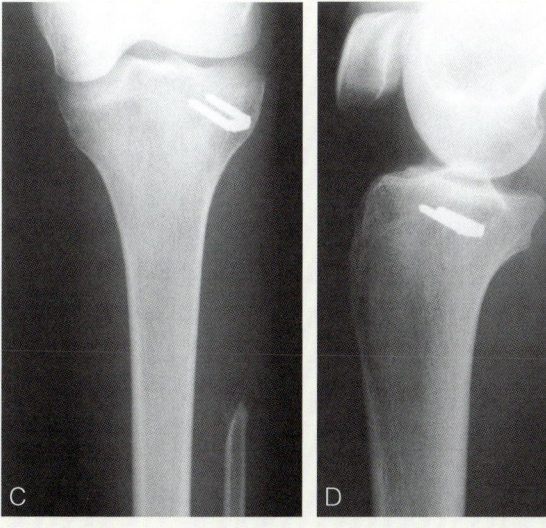

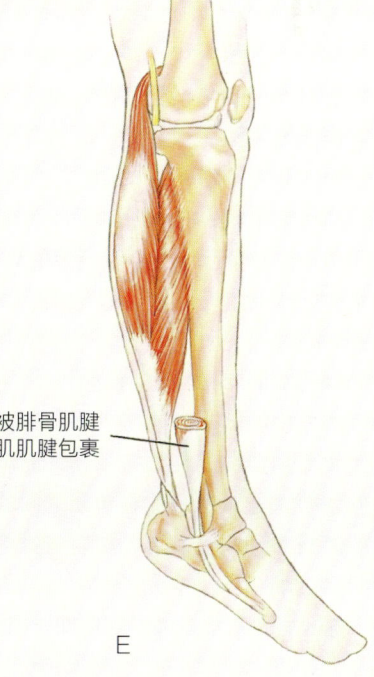

技术图28-4　A-D. 掀开胫骨骨-骨膜瓣后，在膝关节弯曲20°的状态下，用U形钉将膝外侧副韧带残端固定在胫骨外侧髁。E. Ⅱ型切除术后的手术缺损，由于需要切除腓总神经，常发生足下垂。

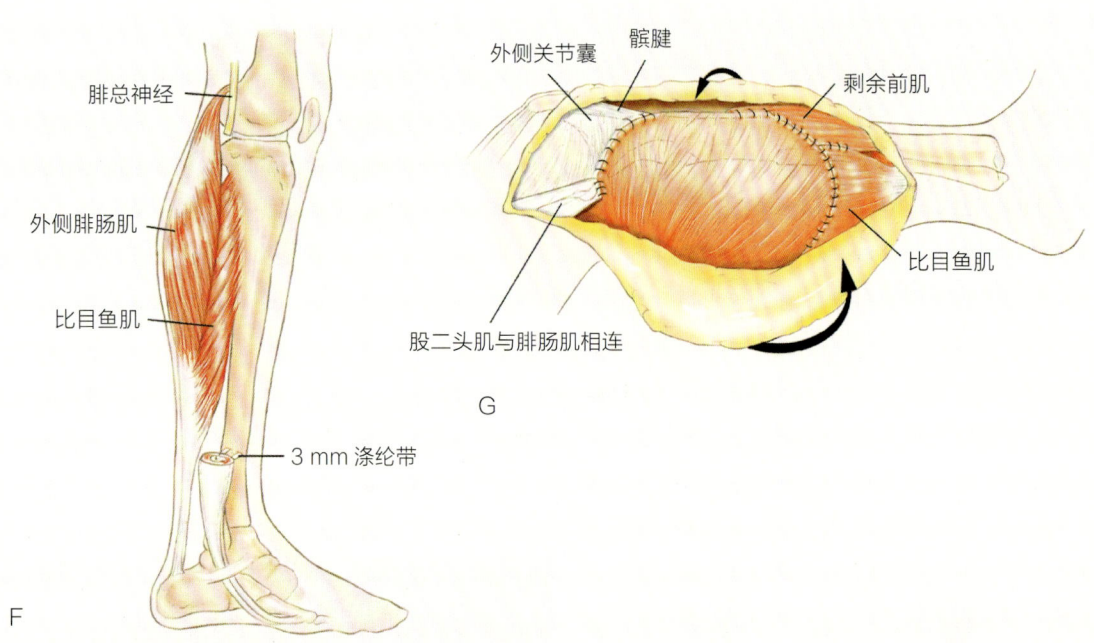

技术图 28-4（续） F. 在足中立位，将腓骨肌和伸肌肌腱固定至胫骨干，可以防止足下垂，避免使用足踝矫形器。G. 腓骨切除后，将腓肠肌外侧头向前转位至深筋膜，覆盖暴露的胫骨，闭合手术缺损。将腓肠肌与深筋膜、比目鱼肌及膝关节外侧关节囊缝合。将股二头肌肌腱固定至腓肠肌（E、F 版权：Martin M. Malawer；G 经允许引自 Malawer MM. Surgical management of aggressive and malignant tumors of the proximal fibula. Clin Orthop Relat Res 1984;186:172-181）。

腓骨干切除术

- 腓骨干肿瘤，无论是良性还是恶性，通常需将受累的腓骨干进行节段性切除。由于腓骨干的直径小，肿瘤刮除既不可行也无效，且腓骨干节段性缺失通常不会影响膝关节和踝关节的稳定性或下肢的整体功能。
- 良性肿瘤只需要切除腓骨干，而高度恶性的骨肿瘤则需要完整切除腓骨干及周围的肌袖。

暴露

- 根据受累节段的解剖范围，采用腓骨近端段或远端切口的中间部分，进行腓骨节段性切除。
- 为暴露腓骨，在切口下切开筋膜。通过两个筋膜室间隔辨别腓骨肌和比目鱼肌之间的平面。将比目鱼肌自其腓骨的起点剥离，然后与腓肠肌外侧头一起向内侧和近端牵开，显露腓骨后嵴（技术图 28-5）。
- 根据深部肿瘤的恶性程度和局部侵犯范围，保留或切除拇长屈肌。将腓骨肌向前游离，将拉钩置于腓骨下方。

肿瘤切除

- 在术前确定好的切除水平切除腓骨干。注意不要损伤腓骨后侧与腓骨平行的腓血管（技术图 28-5B-C）。

重建与切口关闭

- 腓骨干节段性切除通常不需要骨重建。仅保留较短腓骨的低位腓骨干节段性切除可能需要加强外踝，以保持外踝的稳定性（技术图 28-6A-B）。
- 腓骨远端切除很少见。由于踝关节的一部分缺失，切除腓骨远端后需要重建。推荐使用带血管蒂腓骨重建外踝。
- 另外，同侧腓骨也可用来重建外踝。腓骨近端做 I 型切除，用 1 枚螺钉将腓骨头和腓骨颈固定在胫骨穹窿部，用 1 块接骨板板固定腓骨干（技术图 28-6C）。

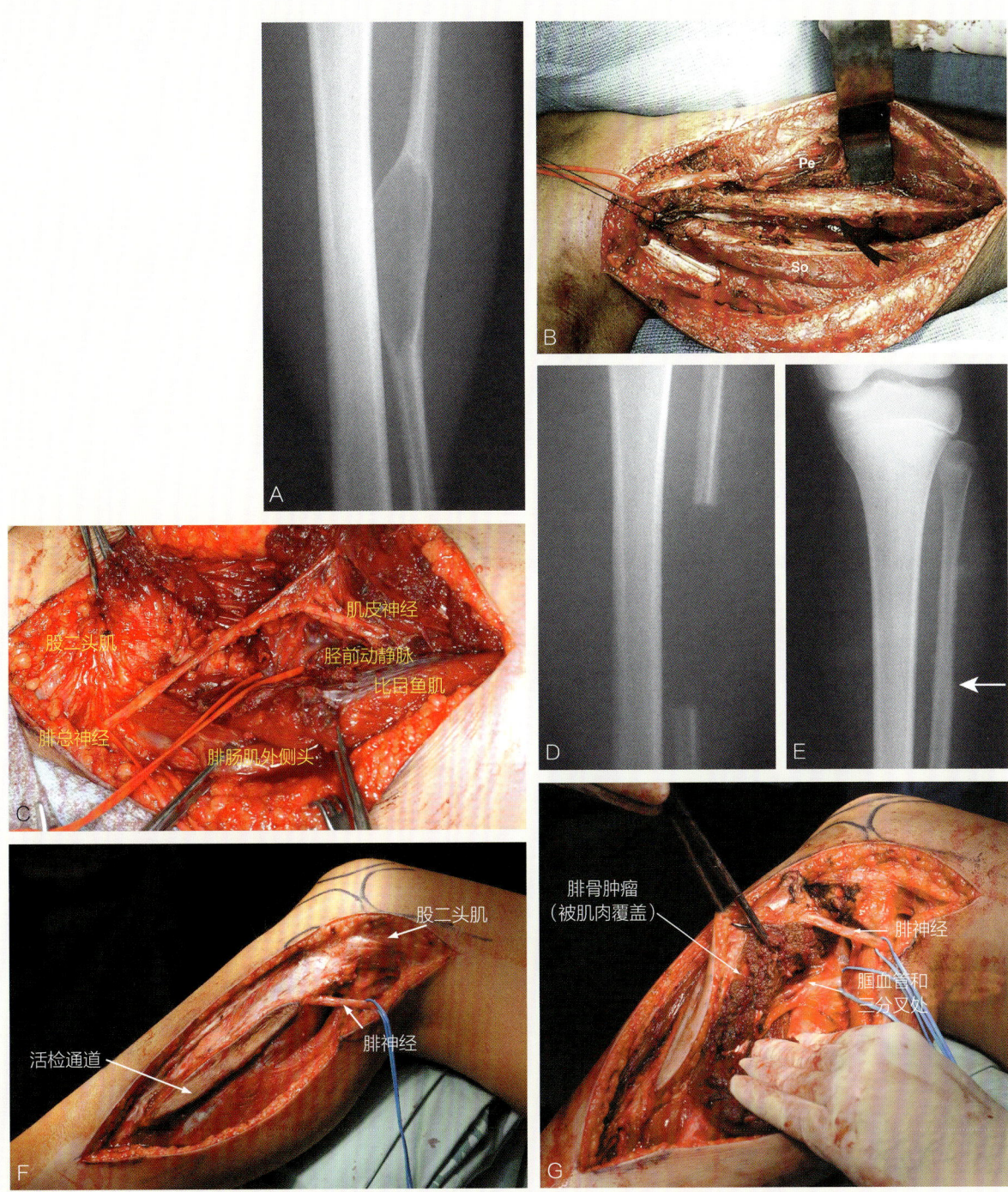

技术图 28-5　A. X 线平片显示腓骨干骨纤维异常增殖。B. 术中照片显示良性侵袭性肿瘤的显露。将比目鱼肌（So）自其腓骨起点分离，然后与腓肠肌外侧头（G）一起向内侧和近端牵开显露腓骨后嵴（箭头）。根据肿瘤的恶性程度和局部侵犯图，保留或切除跗长屈肌。将腓骨肌（PE）向前牵开，将拉钩置于腓骨下方，在术前确定好的切除水平切除腓骨干。C. 切除腓骨后的术中照片。特别注意保护腓神经和肌皮神经及相关的血管。D. 术后 X 线片。E. X 线片显示腓骨干尤因肉瘤。F. 采用腓骨切口的上 2/3 显露肿瘤。G. 由于肿瘤骨外侵犯，切开比目鱼肌，显露并牵开神经血管束；部分比目鱼肌仍然附着在腓骨上（B 版权：Martin M. Malawer）。

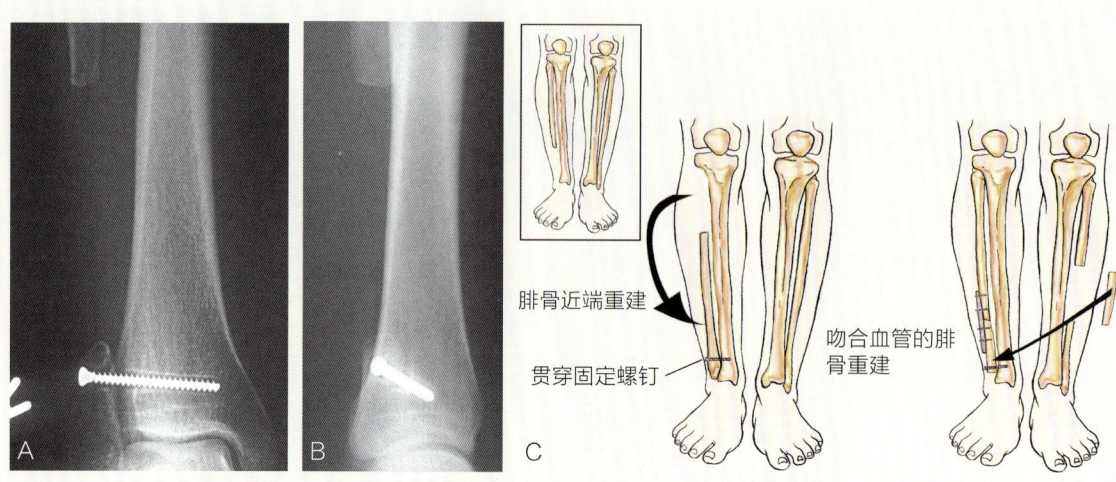

技术图 28-6　A-B. X 线片显示低位腓骨干节段性切除术后用螺钉加固外踝。C. 远端腓骨缺损可由对侧小腿的带血管蒂腓骨或同侧腓骨近端转位重建。

要点与失误防范

	腓骨近端切除术
术中	• 患者于半仰卧位屈膝状态下，做腓骨实用切口 • 牵开保护腓总神经 • 必要时显露腘血管 • 根据肿瘤类型和解剖位置选择手术方式（刮除术、Ⅰ型切除术或Ⅱ型切除术） • 重建腓骨近端切除后膝外侧副韧带（图28-4） 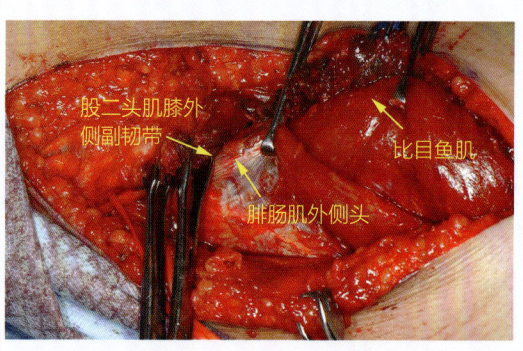　图 28-4　切除近端腓骨后的外侧副韧带附着部位的重建。股二头肌、腓肠肌外侧头和比目鱼肌均用于手术缺损区软组织重建和伤口闭合。
术后	• 根据肿瘤类型进行特殊的康复训练，包括给Ⅱ型切除术患者佩戴足踝支具
段腓骨骨干切除术	• 做足够长的切口以充分显露需切除的腓骨干节段 • 高度恶性肿瘤需连同周围肌袖完整切除 • 低位腓骨干节段性切除术后必须加强外踝的稳定性

术后处理与康复

腓骨近端切除术

- 术后留置3~5天负压引流管，围手术期静脉滴注抗生素，直到拔除引流管。
- 术后3周内，鼓励患者早期开始部分负重训练，以及主动和被动膝关节活动度训练。伤口愈合后即可完全负重。
- 术后3周，下肢石膏固定制动，保持膝关节屈曲20°，以利于软组织愈合。石膏去除后，即可完全负重并进行膝关节全范围主动活动。
- Ⅱ型切除术后因腓总神经功能障碍足下垂的患者需佩戴足踝支具。
- 高度恶性肿瘤的患者术后予以化学治疗。
- 尤因肉瘤患者要进一步接受 6 000~7 000 Gy 体外照射放射治疗。

腓骨骨干切除术
- 术后留置 3~5 天负压引流管,围手术期静脉滴注抗生素,直到拔除引流管。
- 术后 3 周开始部分负重训练,以及主动和被动膝关节活动度训练。伤口愈合后即可完全负重。

预后
- 腓骨切除,即使整体切除腓骨周围肌肉,通常对下肢功能只有轻微的影响。
- 下肢负重功能不受影响,主要肌群通常影响不大。唯一的例外是Ⅱ型切除术中切除腓总神经后发生足下垂,需要使用足踝支具。
- 注意重建膝外侧副韧带,保护使其愈合并逐渐负重,可保护膝关节稳定性。

并发症
- 腓骨近端刮除术或Ⅰ型切除术时腓总神经损伤。
- 由于膝外侧副韧带重建或术后康复锻炼不良导致的膝关节外侧不稳定。
- 低位腓骨干瘤段切除术后,未充分固定外踝,导致踝关节外侧不稳定。
- Ⅱ型切除术后下肢慢性肿胀,需行淋巴引流。
- 深部组织感染。

第29章 大腿前侧（股四头肌）切除
Anterior Thigh (Quadriceps) Resection

Jacob Bickels and Martin M. Malawer

背景

- 股四头肌群是肢体软组织肉瘤的最常见部位。
- 虽然在就诊时该部位的软组织肉瘤通常很大，但大多数情况下患者可行保肢切除术。应用新辅助化学治疗和放射治疗有助于获得安全的切除效果。在切除相当数量的肌肉组织后，局部肌肉转位也能提供良好的肢体功能。截肢适用于前间室巨大肿瘤延伸至骨盆、累及内收肌间室的神经血管束及突破皮肤的巨大蕈状肿瘤等病例。

解剖

- 大腿被厚的筋膜分为3个不同的解剖间室：前间室（股四头肌和缝匠肌）、内侧间室（内收肌群）和后间室（腘绳肌）。
- 股四头肌由股内侧肌、股外侧肌、股直肌和股中间肌组成。股内侧肌和股外侧肌起自股骨近端和肌间隔。股中间肌起自股骨表面和股骨粗线，并覆盖整个股骨干。股直肌起自髋臼上缘结节（髂前下棘）。股四头肌的四个头在远端合并为四头肌腱，止于髌骨。
  - 大腿前间室的大多数肿瘤局限于股四头肌的某一肌腹内，可以在不牺牲大量肌肉组织的情况下安全地切除，并获得阴性切缘。根据切除的范围，股四头肌切除术可分为四型：股外侧肌切除（A型）、股内侧肌切除（B型）、股直肌和股中间肌切除（C型）和股四头肌次全切除术（D型）（图29-1）。
- 缝匠肌是前间室切除术后伸膝装置功能重建的关键因素。熟悉缝匠肌的血供特点对于缝匠肌瓣的游离和转位至关重要。缝匠肌由股动脉呈多蒂节段性供血[4, 5]。每根蒂血管为对应部分肌肉供血，提起肌瓣的过程中结扎3根以上的蒂血管可能导致远端肌肉坏死。腘绳肌由股深动脉的分支供血，近端为优势血管蒂而远端血管蒂作用较小（Ⅱ型血管供血类型）（图29-2）。因此保留近端的优势血管蒂，可完全提起腘绳肌瓣。
- 起源于肌肉内的肿瘤最初仍局限于其上覆的腱膜内。仅在后期才突破腱膜后，肿瘤才累及肌间隙。股中间肌覆盖股骨前方以保护股骨免受起自股四头肌其他肌肉的肿瘤直接侵犯。巨大且被忽视的肿瘤，随着肿瘤逐步增大，最终会破坏此屏障，侵犯股骨骨膜和皮质。
- 内侧肌间隔和外侧肌间隔将大腿前侧群肌与内侧间室和后侧间室分隔开。内侧肌间隔在近端有缺失，因此股四头肌肿瘤可能侵犯内侧间室和后侧间室，导致难以实施保肢手术。同理，起源于内侧间室和后侧间室的肿瘤也可能向股四头肌侵犯。
- 由于与下肢血管神经束的解剖关系，股三角是股四头肌切除的关键。它由内侧的长收肌、外侧的缝匠肌和近端的腹股沟韧带围成，底部是耻骨肌，前壁为坚韧的筋膜。股动静脉自腹股沟韧带的下方，穿过股三角，并经其尖端进入收肌管。股神经在外侧进入股三角，并迅速分支支配股四头肌。股动静脉在大腿段于收肌管的内侧壁走行，与前群肌（股内侧肌）之间有厚筋膜分隔，内侧肌间隔为切除股四头肌提供了很好的解剖屏障。

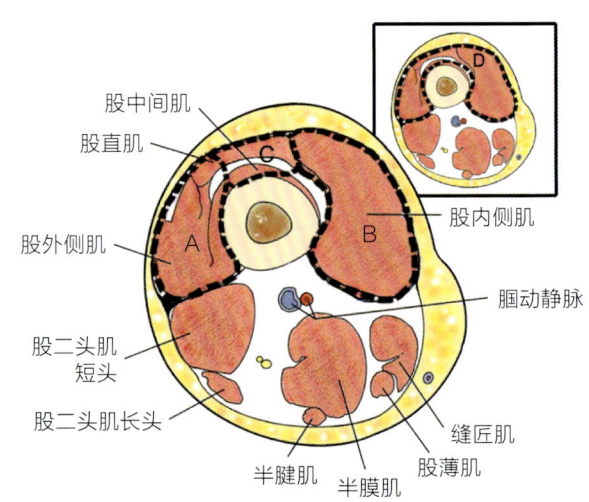

图29-1 股四头肌切除类型。A型：股外侧肌切除。B型：股内侧肌切除。C型：股直肌和股中间肌切除。D型：股四头肌次全切除。A型和B型切除范围常包括骨中间肌。

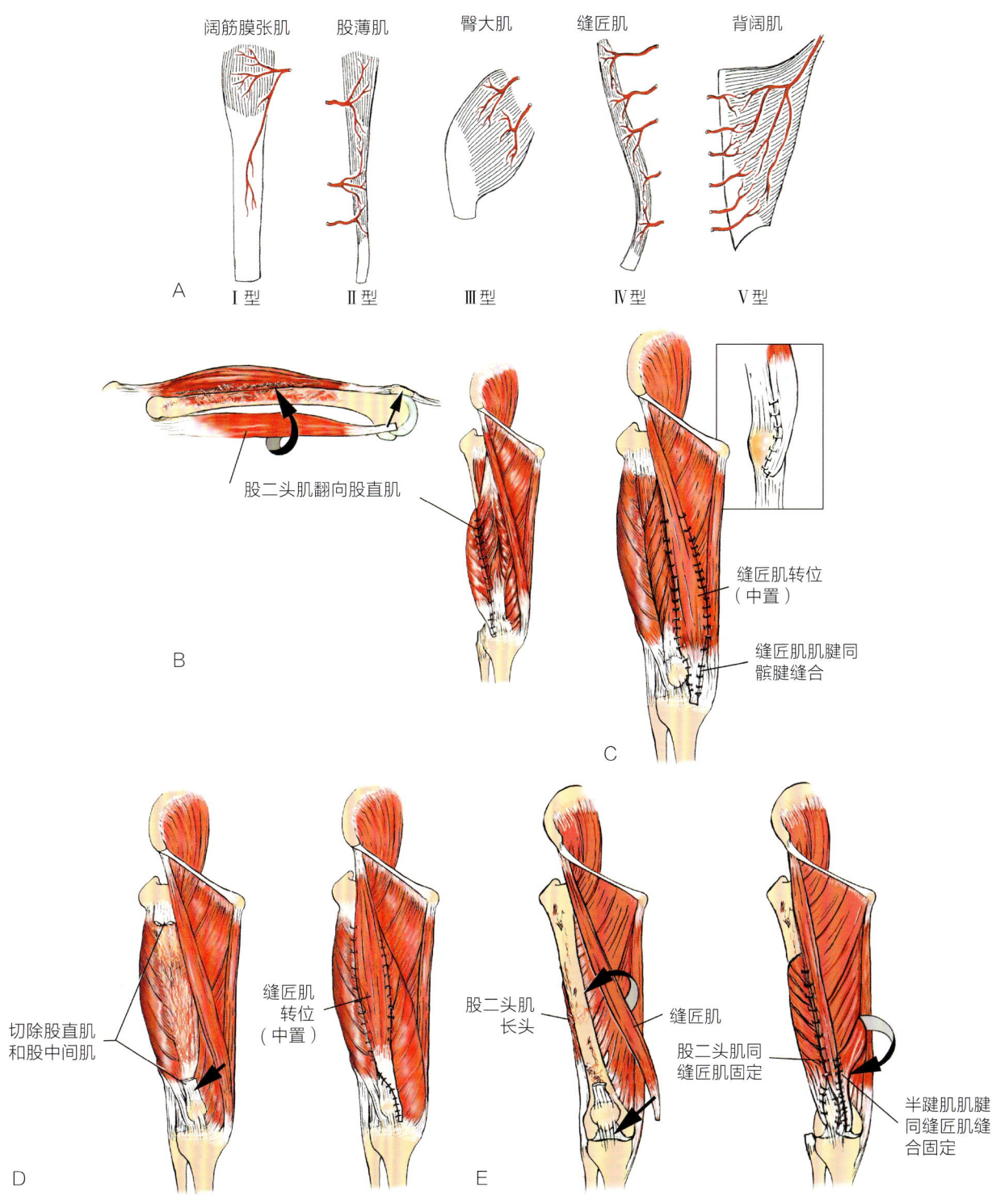

图 29-2　A. 根据主要和次要穿支血管的分布，有 5 种肌肉血运模式。缝匠肌的血运模式为Ⅳ型，腘绳肌的血运模式为Ⅱ型（图示以股薄肌描绘）。B. A 型切除的肌肉转位（切除股外侧肌伴或不伴股中间肌），股二头肌长头向前转位，并与髌骨、股四头肌肌腱和股直肌缝合。C. B 型切除的肌肉转位（切除股内侧肌伴或不伴股中间肌），缝匠肌向前转位但不切断其远端止点，并与髌腱、髌骨、股四头肌肌腱和股直肌缝合。D. C 型切除的肌肉转位（切除股直肌伴股中间肌），缝匠肌向前转位并切断其远端止点，与髌骨和残留股四头肌肌腱缝合。E. D 型切除的肌肉转位（股四头肌次全切），外侧的股二头肌和内侧的缝匠肌、半腱肌转向前方，编织缝合后再缝合至髌骨。

影像学和其他诊断性检查

- MRI 是评估大腿软组织肿瘤的关键影像学方法，它可以准确地评估肿瘤范围，以及其与股骨和神经血管束的关系（图 29-3A）。
  - 通常，进行血管造影评估肿瘤血运及其与周围血管的关系（图 29-3B）。磁共振血管造影（MRA）对以上结构的显示也有类似的精度。
  - 大腿近端较大的肿瘤切除可能需要结扎股深静脉，因此术前了解股动脉是否存在病变至关重要。这在年龄较大的患者中尤其重要，高龄患者可能由于周围血管疾病继发股动脉的闭塞。股动脉受肿瘤推挤移位，并不表明血管受肿瘤侵犯。但如果手术切缘阳性，则应切除血管，并用大隐静脉或人工血管代替。
- 软组织肉瘤很少直接侵犯到骨质，但骨膜是否受累应在手术前确定，因为术中需行骨膜剥离和对应的骨皮质高速磨钻打磨（图 29-4）。骨膜受累仅通过 MRI 可能无法诊断，最好联合 MRI 和骨扫描进行评估。骨膜受累通常表现为骨扫描中核素的摄取增加。骨膜剥离术（尤其在股骨前方和内侧）联合放射治疗，会增加后续病理性骨折的风险[1, 2]。
  - 虽然放射治疗所致的股骨病理性骨折并不常见，但处理困难且预后不良，包括由于骨折部周围成骨细胞活性受损而导致的极高概率骨不愈合和翻修手术风险[1, 7]。对于行前方或内侧骨膜剥离术且已接受放射治疗的高级别软组织肉瘤患者，应考虑行预防性髓内针固定。

手术治疗

患者体位

- 患者取仰卧位，患侧臀部垫高。
- 如果肿瘤靠近或侵犯股动脉，对侧下肢也需要消毒、铺单，以备术中股动脉切除后取大隐静脉（图 29-5）。

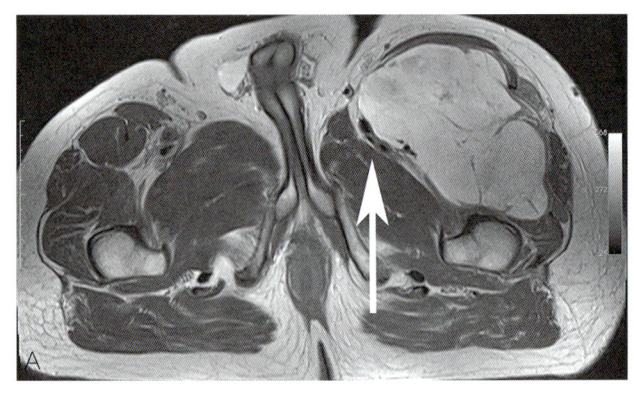
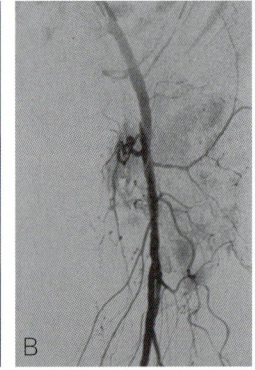

图 29-3 A. 轴位 MRI 显示位于大腿前间室的巨大软组织肉瘤。血管神经束被压向内侧（箭头）。然而，肿瘤没有累及股骨的前侧，存在一个安全界限。B. MRA 显示肿瘤血管及其与下肢血管树的关系。

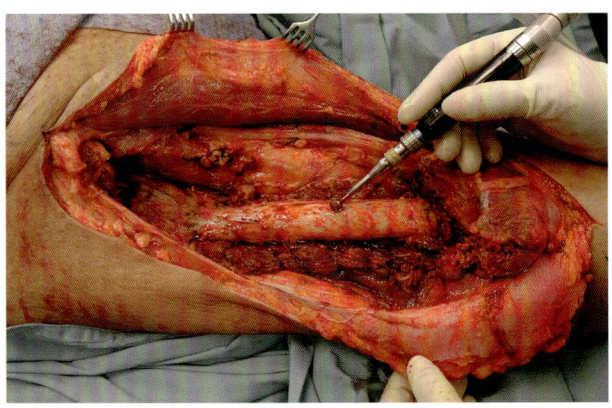

图 29-4 发现肿瘤侵犯骨膜时，剥离股骨前皮质的骨膜，随后用高速磨钻处理股骨前皮质。

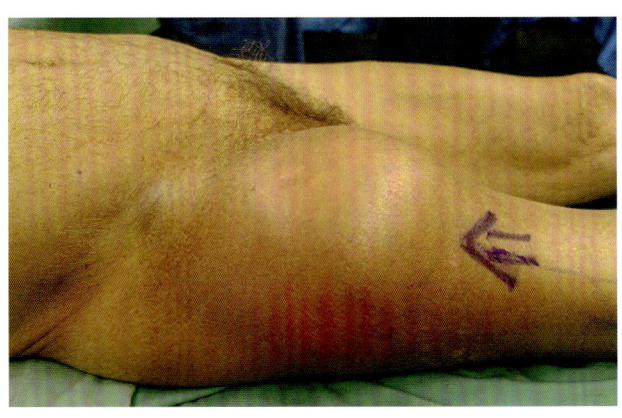

图 29-5 患者取仰卧位，患侧臀部垫高。

切口

- 于肿瘤上方做纵行切口，包绕活检部位。活检部位应与肿瘤切除的手术切口保持一致，且位于肿瘤最明显的部位（技术图 29-1）。
- 肿瘤需整块切除且边缘至少含 1 cm 的周围正常组织。
- 当肿瘤累及股内侧肌、股外侧肌或股直肌，切除的上界包括皮肤和皮下组织，深部边界可能要包括部分股中间肌。
- 当肿瘤浅层边界累及股中间肌，切除时可能包括部分股直肌。如果肿瘤的深面靠近股骨，则剥离对应的骨膜，并用高速磨钻打磨骨皮质。

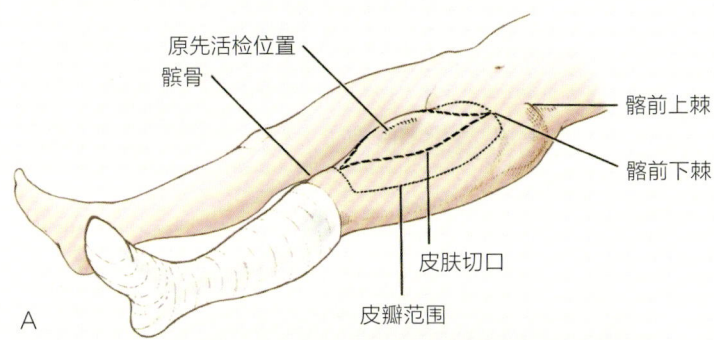

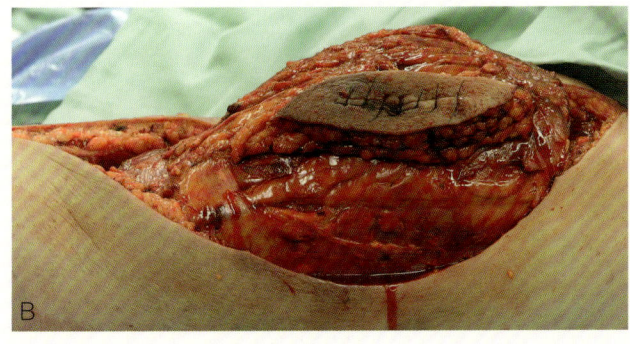

技术图 29-1　A. 皮肤切口从髂前下棘纵向延伸至髌骨，呈椭圆形，并充分包绕活检部位。B. 切开活检部位与下方肿瘤一起整块切除。如果肿瘤到达髌骨，切口应经膝关节延伸至胫骨结节。

显露

- 于阔筋膜浅层向两侧游离由皮肤和皮下组织组成的皮瓣，内侧至内收肌群，外侧至大转子和屈肌群。在卵圆窝处切断大隐静脉，打开腹股沟韧带和股三角，可暴露股动脉、股静脉和股神经（技术图 29-2A-B）。
- 向外牵拉股四头肌群，显露股动静脉进入股四头肌的肌支。然后由近端至远端，可依次钳夹、切断和结扎这些血管，以及股深动静脉。在收肌管区域，用力将缝匠肌向外牵开，显露股动脉表面的大收肌止于股内侧肌的肌筋膜（前内侧肌间隔），在股动脉表面切断这些肌纤维（技术图 29-2C-D）。
- 辨认位于臀中肌和臀小肌前侧、阔筋膜张肌深层的这一平面，在此平面用电刀松解阔筋膜张肌在髂骨翼处的起点，进而寻找缝匠肌在髂前上棘处的起点，并将其切断；寻找股直肌在髂前下棘的起点，并在腱性部分将其切断（技术图 29-2E）。

肿瘤切除

- 用电刀横断股外侧肌、股中间肌和股内侧肌在股骨表面的肌肉起点，切除时用力向上牵拉这些肌肉以便操作（技术图 29-3A-B）。
- 向上和向内侧牵拉肿瘤标本，并切断股外侧肌、股内侧肌和股直肌在髌骨处的髌腱止点。同样，切断股内侧肌在内侧副韧带处的止点，之后就完成了整个肿瘤标本的切除，充分冲洗切除后的创口，并通过结扎或电凝严格止血（技术图 29-3C-E）。
- 如果大部分股四头肌或股神经被切除，笔者常规重建伸膝装置以恢复伸膝力量和髌骨轨迹。使用股二头肌长头重建股四头肌的外侧部分。缝匠肌、半腱肌单用或联用重建股四头肌的内侧部分。

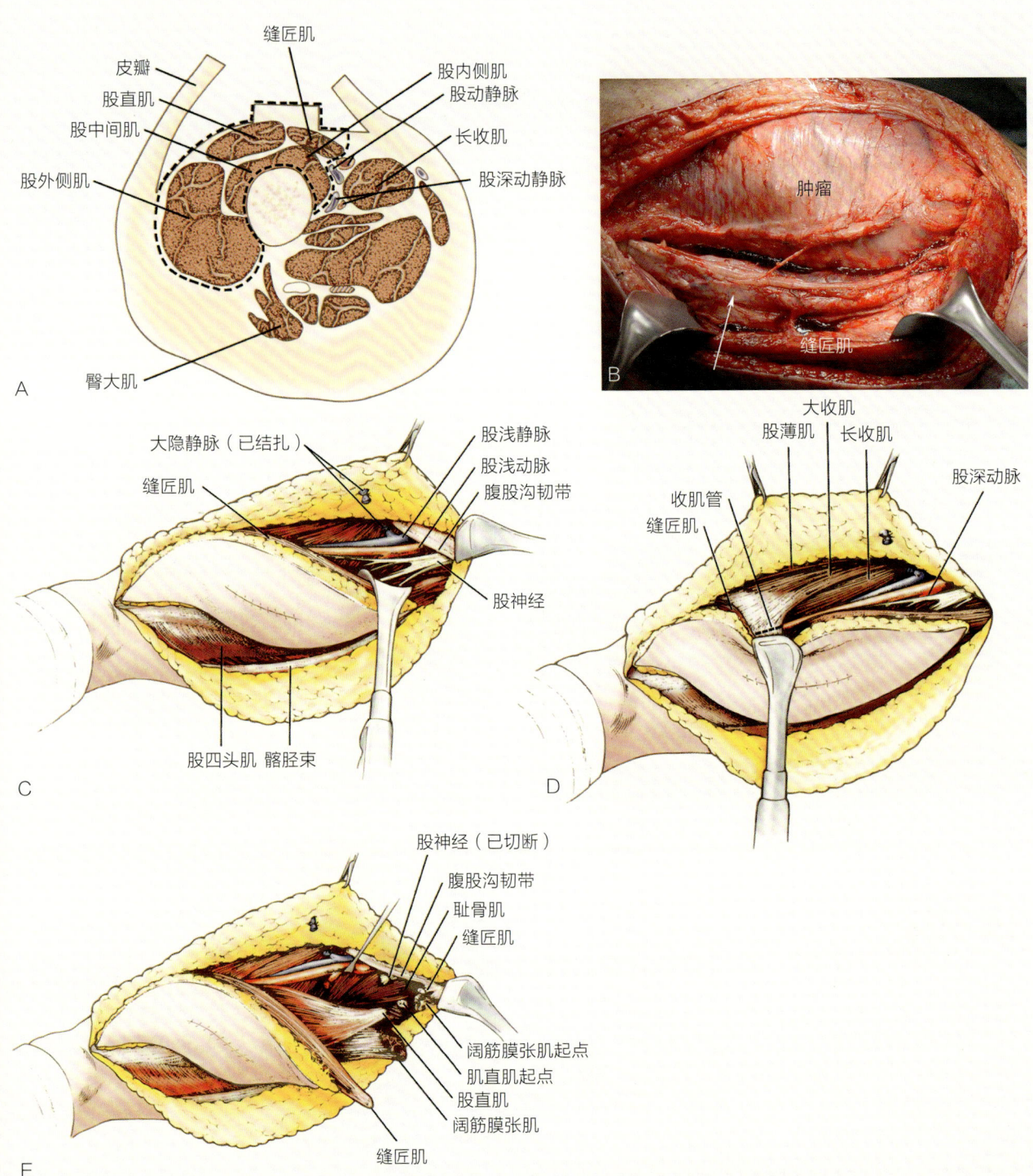

技术图 29-2 A. 前间室横断面解剖。B. 术中手术皮瓣照（箭头显示血管束）。C. 于阔筋膜浅层向两侧游离由皮肤和皮下组织组成的皮瓣，内侧至内收肌群，外侧至大转子和屈肌群。在卵圆窝处切断大隐静脉，打开腹股沟韧带和股三角，显露股动脉、股静脉和股神经。D. 向外牵拉股四头肌群，显露股动静脉进入股四头肌的肌支。然后由近端至远端，可依次钳夹、切断和结扎这些血管，以及股深动静脉。在收肌管区域，用力将缝匠肌向外牵开，显露股动脉表面的大收肌止于股内侧肌的肌筋膜（前内侧肌间隔），在股动脉表面切断这些肌纤维。E. 横断骨盆处的肌肉起点，辨认位于臀中肌和臀小肌浅层、阔筋膜张肌深层的一平面。在这一平面，电刀松解阔筋膜张肌在髂骨翼的起点，继而寻找缝匠肌在髂前上棘处的起点，并将其切断。同样，寻找股直肌在髂前下棘处的起点，并在其腱性部分将其断开。

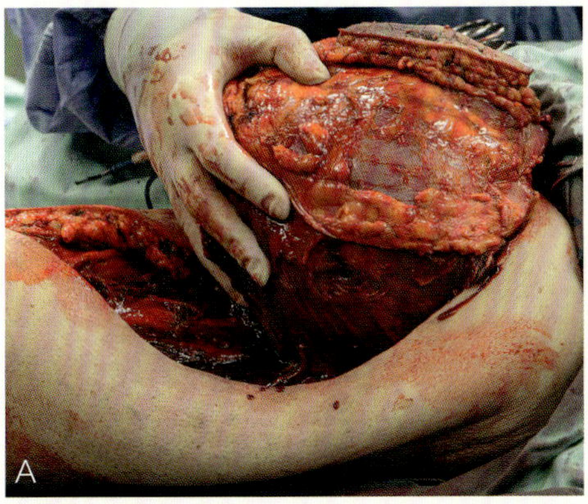

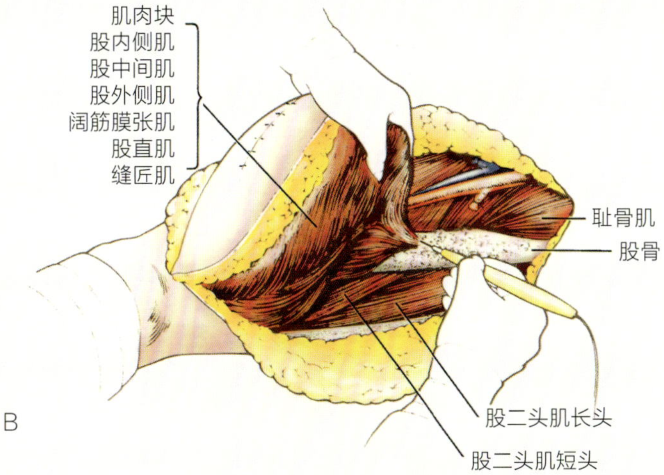

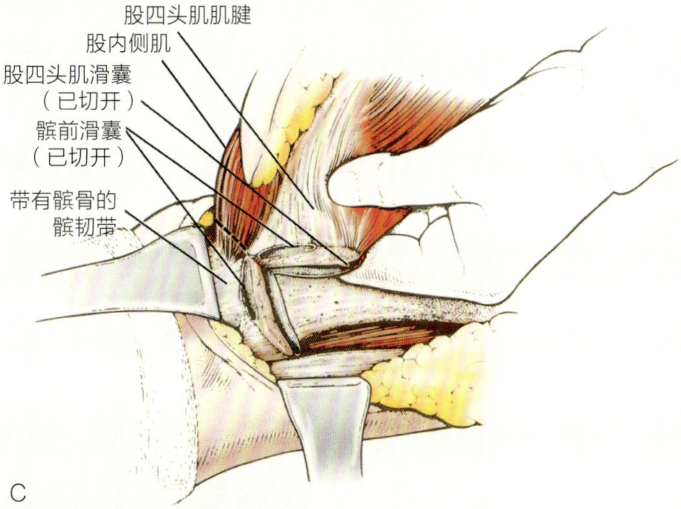

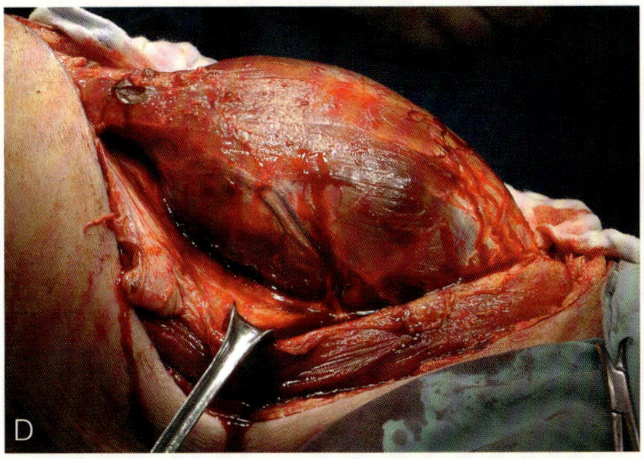

技术图 29-3　A. 切除范围包括股外侧肌、部分股中间肌和股直肌。B. 横断股骨处的肌肉起点，电刀横断股外侧肌、股中间肌和股内侧肌在股骨表面的肌肉起点。切除时用力向上牵拉这些肌肉以便操作。C. 横断股四头肌止点，向上和内侧牵拉肿瘤标本，切断股外侧肌、股内侧肌和股直肌在髌骨处的髌腱止点。D-E. 切断股内侧肌在内侧副韧带处的止点，此时就完成了肿瘤的整块切除。充分冲洗切除后的创口，严格结扎止血或电凝止血。如果肿瘤靠近下方的股骨，可剥离骨膜并用高速钻头打磨去除几毫米的骨皮质，但不可整块切除骨皮质。

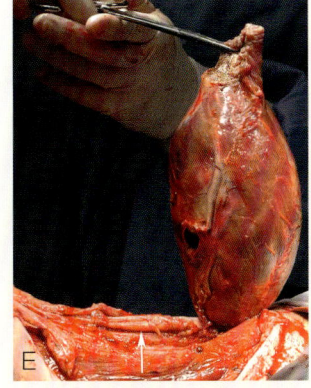

手术完成

- 将引流管放置在皮瓣下方，皮下组织用可吸收线间断缝合（技术图 29-4A）。
- 有时，软组织肉瘤表现为巨大的囊性肿块，并富含坏死性和出血性液体。这些肿瘤很难切除，由于肿瘤占据整个间室，并经常将血管神经束挤压在肿瘤的基底部，无法触及。对此类患者，笔者通常会在切除肿瘤前抽出肿瘤内的液性成分（技术图 29-4B-C），此操作可显著缩小肿瘤的体积，改善手术视野，有利于手术操作。

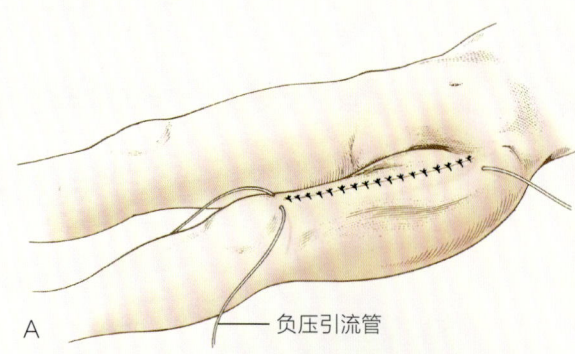
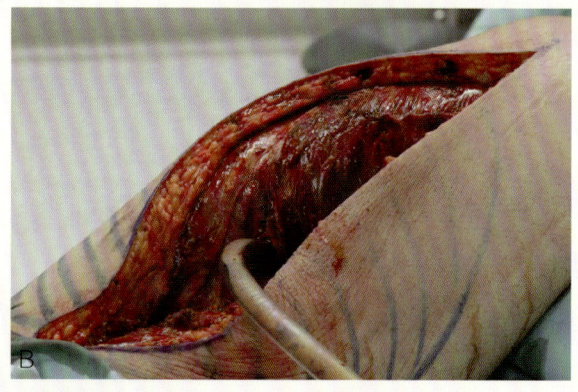
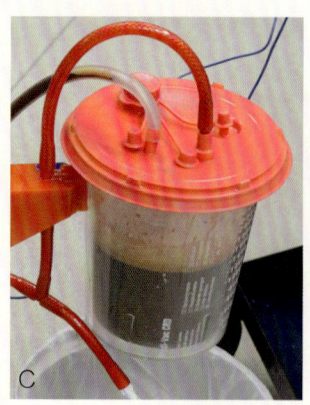

技术图 29-4　A. 负压引流管放于皮瓣深层，拉紧皮下组织。最后闭合皮肤切口，切口覆盖干燥松散的无菌敷料。拔除引流管且下肢水肿缓解后，患者可下床活动。因股动脉旁和臀部的淋巴管保持完好，所以通常不必担心持续的肿胀。大部分情况下也不会出现来自肌肉残端的大量浆液性渗出。患者最初应拄拐行走，患肢触地。B. 通过荷包缝合将大口径引流管插入瘤腔。排干瘤内液体、缩小肿瘤，并筋紧密缝合肿瘤壁的引流管开口，避免渗漏。C. 引流液。

要点与失误防范

适应证	• 多数股四头肌的肿瘤常局限于 1 或 2 块肌肉（如股外侧肌或股内侧肌），因此股四头肌部分切除是可行的 • 肿瘤靠近腹股沟或股四头肌起点时必须仔细解剖股三角 • 股四头肌的肿瘤很少累及股三角 • 肿瘤靠近股四头肌止点要求关节内切除，并切除邻近的膝关节囊 • 股中间肌的肿瘤可能累及下方股骨，因此在术前需对影像学结果认真评估 • 源自股内侧肌的肿瘤可能累及和推移收肌管，术前应评估收肌管受累和推移的情况，术中必须探查和游离股血管和收肌管内其他结构
重建	• 股四头肌切除后的巨大缺损可以用多种肌肉转位进行一期重建。如果要行术后放射治疗，最好推迟肌瓣转位的时间至放射治疗结束后，以获得最佳的功能重建效果

术后处理和康复

- 引流管持续负压吸引 3~5 天。如果进行了肌肉转位重建，需穿戴膝关节伸直位支具，并在术后 3~4 周再进行功能锻炼，恢复肌力和膝关节活动度。根据患者功能恢复情况逐步去除支具。
- 如果仅肿瘤切除，则无须术后制动，拔除引流管后患者即可下床活动。因股动脉旁和臀部内的淋巴管保持完好，所以通常不必担心下肢的持续性肿胀。

预后

- 进行肌肉转位重建的患者都能恢复良好 – 优秀的肢体功能和令人满意的活动度[3, 6]。

并发症

- 切口裂开和感染可能与近期或正在进行的术后放射治疗有关，可通过简单的清创、植皮和真空辅助治疗控制。
- 血管损伤罕见。
- 膝关节僵硬是最常见的并发症，可通过物理治疗解决。
- 伸膝装置无力或功能障碍可能导致跌倒和骨折。
- 由于放射治疗导致坏死所致的股骨病理性骨折虽罕见，却是灾难性的晚期并发症。

第30章 大腿肌肉切除术：内侧（内收肌群）间室切除术

Thigh Resections: Medial (Adductor) Compartment

Jacob Bickels and Martin M. Malawer

背景

- 内收肌间室是大腿软组织肿瘤中第二常见的发生部位，仅次于前间室（股四头肌）。虽然切除这一部分肌肉并不会对下肢的总体功能产生很大的影响，但是需在术前评估和肿瘤切除中特别注意下肢主要神经血管束的近端。
- 发生在内收肌间室的肿瘤被发现时通常已发展到很大（图30-1），在它们生长过程中，常会推挤股血管和股深血管，使其移位。同时肿瘤可能会侵犯骨盆外的盆底肌群（闭孔筋膜）和骨（耻骨上、下支和坐骨），甚至突破间室，累及内侧腘绳肌或腰大肌及邻近的髋关节。
  - 这些解剖特点经常会使肿瘤切除非常困难，通常通过半骨盆截肢来治疗这种巨大肿瘤。
  - 有效的化学治疗和放射治疗，使得在此部位的肿瘤可行保肢性肿瘤切除术，且局部肿瘤复发率较低。
- 在此部位最常见的肿瘤类型是脂肪瘤和低度恶性脂肪肉瘤，这些肿瘤通常容易进行包膜外切除，且不需要处理血管束。然而，高度恶性软组织肉瘤可能会紧贴并包绕血管束，需要部分或者全部切除受侵犯的血管束节段。因此，保肢肿瘤切除术开始于分离和保护股血管。对患者术前血管的评估应包括直接询问间歇性跛行、肢体肿胀和深静脉血栓形成。
- 巨大的高度恶性肉瘤常常需要结扎股深动脉。周围的内收肌也要沿着耻骨上下支和坐骨的起点剥离，与肿瘤一起整块切除。肿瘤切除后的软组织缺损通常可以通过转位缝匠肌和剩余的内侧腘绳肌来修复。

解剖

- 股内收肌间室包括大收肌、长收肌和短收肌、股薄肌和下肢主要的血管束。间室内的肌肉起自盆底和同侧骨盆环的内侧部分（耻骨联合、耻骨下支、坐骨和闭孔筋膜），止于远处股骨粗线和股骨远端的内侧部分。
- 股动脉行走于整个间室前外侧缘，并形成了外侧边界。该间室可被看作一个倒置的漏斗，基底是闭孔环和筋膜，外侧缘是股骨及其粗线，圆锥体的顶端是内收肌裂孔（图30-2）。

影像学和其他诊断性检查

- 术前分期研究必须评估骨与软组织受肿瘤侵犯的程度，以及下肢血管的解剖关系，需完善患肢大腿、同侧髋关节、骨盆的MRI检查（图30-3）。大多数内收肌肿瘤会使股血管移位，但很少直接侵犯这些结构；另外，股深动脉往往会受侵犯，需在其通过短收肌处结扎。闭孔动脉和神经在通过闭孔筋膜时，应常规结扎。
- 盆底的骨结构源自内收肌群巨大肉瘤的最近边缘。有时，为获得阴性切缘，发生于骨盆环的肿瘤需要将盆底切除（Ⅲ型骨盆切除术），连同内收肌群切除同时进行。极少情况下，内收肌肿瘤近端可像哑铃一样绕坐

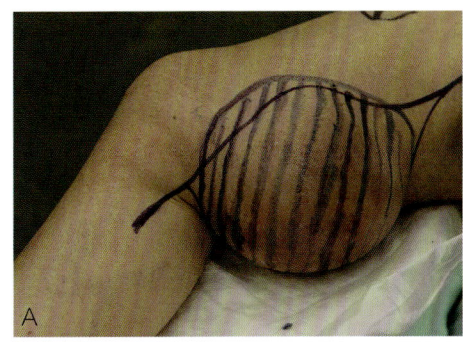 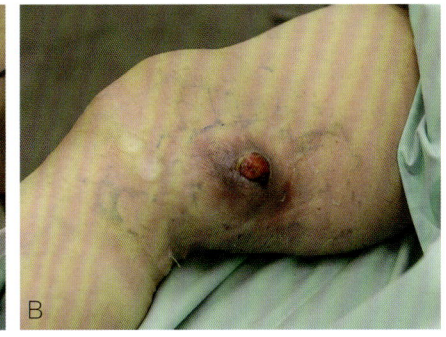

图30-1 内收肌间室的高级别软组织肉瘤。这些肿瘤被发现时可能已经很巨大，并紧贴深层的血管神经束。

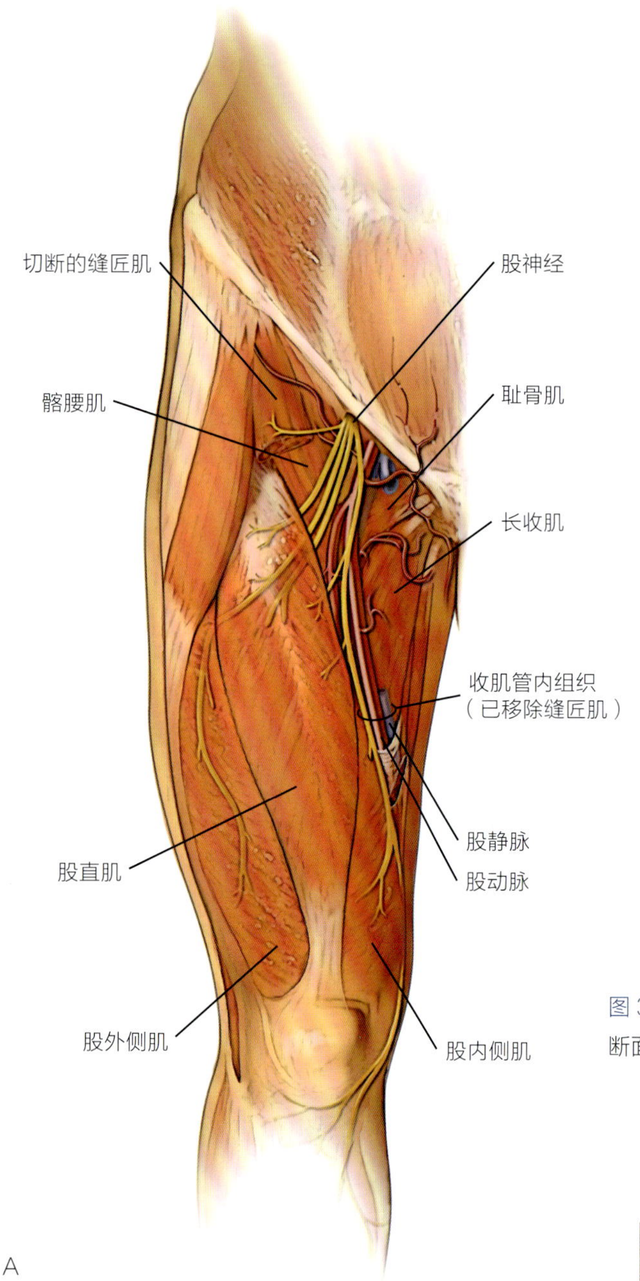

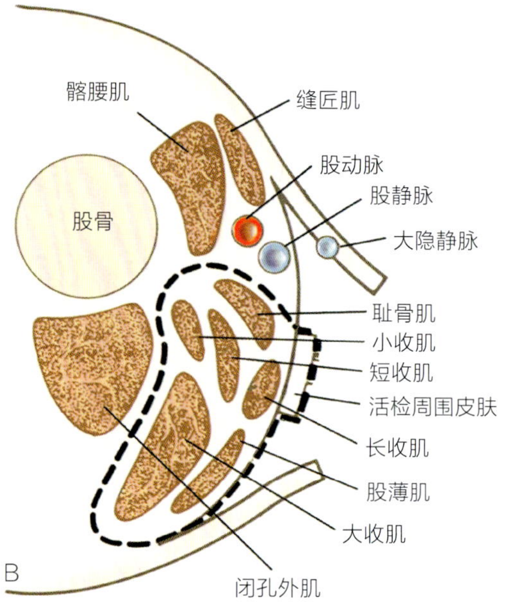

图 30-2 A. 大腿内侧间室的解剖结构。B. 大腿内侧间室的横断面解剖，收肌管已打开。

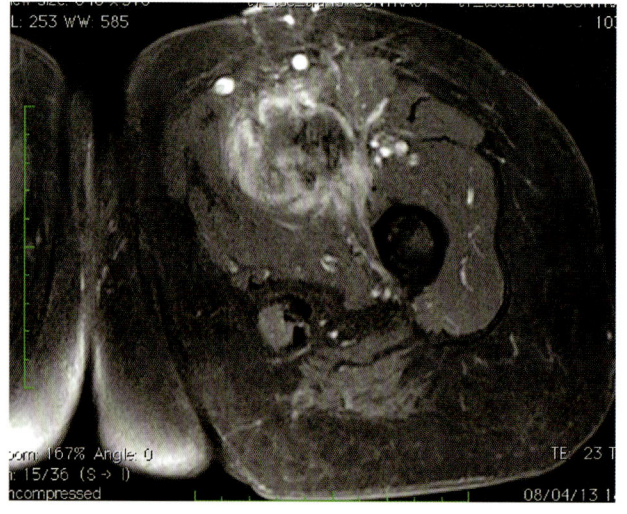

图 30-3 横断面 MRI 显示大腿内侧间室的高度恶性软组织肉瘤。血管神经束紧贴肿瘤假包膜。

骨延伸进入结直肠窝，术前必须对这种侵犯可能进行充分评估。
- 内侧腘绳肌也起自坐骨。在大腿近端没有肌间隔将内收肌群与腘绳肌分开。因此，当这些肿瘤向近端侵犯时，肿瘤突破间室可能发生于大腿内侧间室和后侧间室之间，此时充分的切除需要切除部分内侧腘绳肌。

手术治疗

禁忌证
- 侵犯下肢重要神经血管。
- 盆底侵犯。
- 广泛间室外侵犯。

切口和显露

- 从腹股沟区近端向下沿着缝匠肌后缘到膝关节的后内侧做切口，包括以前的活检通道（技术图 30-1A-B）。
    - 这个切口允许向前后侧游离大的皮瓣，从而暴露股内侧肌、收肌管和整个内侧间室部分。
    - 如果需要，可以向内侧延长切口暴露腘窝。
    - 如果肿瘤软组织包块巨大，侵犯至闭孔窝和坐骨，切口近端可沿耻骨下支的边界做 T 形切开。
- 游离大的前侧和后侧筋膜瓣，向前方牵开，暴露股内侧肌群和收肌管，向后牵开暴露内收肌群的后缘。如果术前进行切口活检，活检通道部位应与下方的内收肌群一并进行整块切除（技术图 30-1C-D）。
- 缝匠肌是切除整个内收肌群的关键。确认并结扎股深血管前，应打开缝匠肌管近端并确认股总动脉（髂外动脉）。内收肌群需沿闭孔与他们的起点（耻骨上、下支）剥离。
    - 从近端到远端分离解剖：先结扎和切断闭孔血管，然后是股深血管（技术图 30-1E-H）。

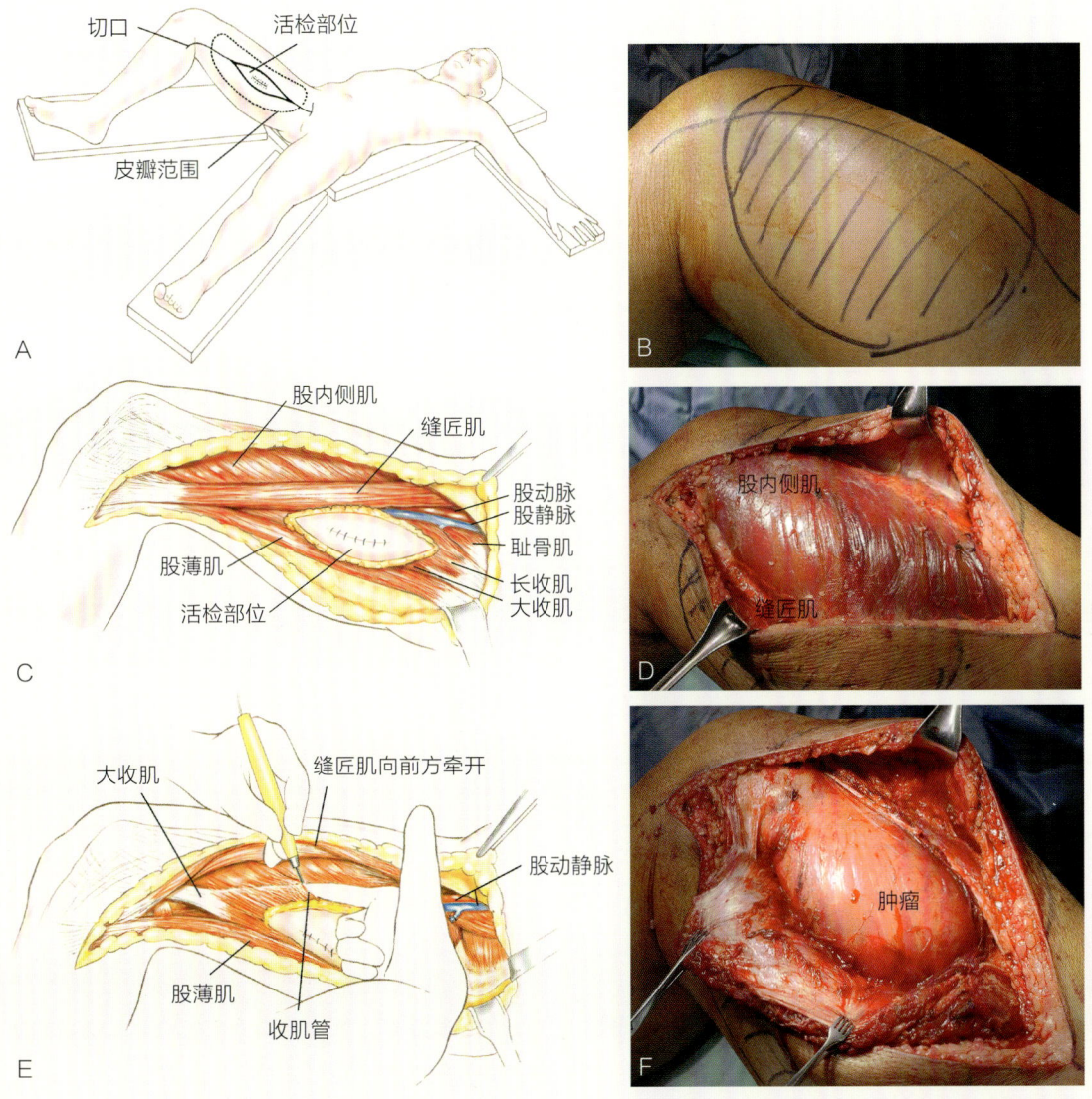

技术图 30-1 A-B. 从腹股沟区近端向下沿着缝匠肌后缘到膝关节的后内侧做切口，包括以前的活检通道。C-D. 游离大的前侧和后侧筋膜瓣，向前方牵开，暴露股内侧肌群和收肌管，向后牵开暴露内收肌群的后缘。E-F. 从内收肌附着处将其松解，大收肌和长收肌从股骨附着处至内收肌裂孔全程剥离，切断大收肌肌腱远端，手指插入内收肌裂孔，指导电刀和保护深面的血管。

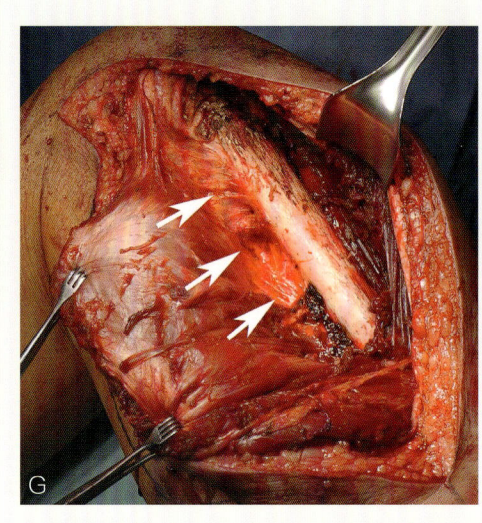
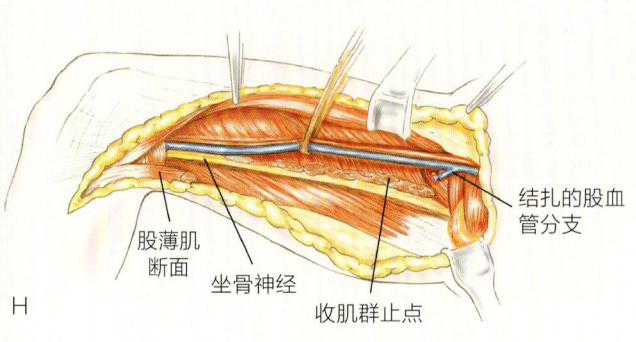

技术图 30-1（续） G-H. 切除后的手术缺损（箭头指向神经血管束）。

肿瘤切除

- 脂肪肿瘤连同包裹其表面的包囊一起完整切除（技术图 30-2A-B）。
- 低度恶性和高度恶性的肉瘤，需要将覆盖在肿瘤表面的内收肌肌袖整块切除（技术图 30-2C）。
- 没有安全界面的血管受累，需要连同所侵犯的血管节段整块切除。

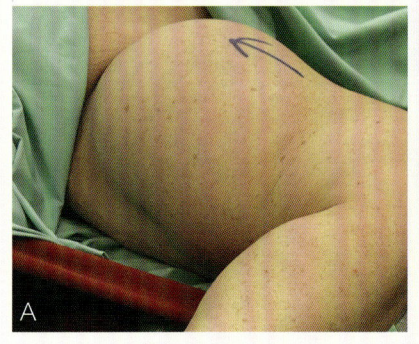
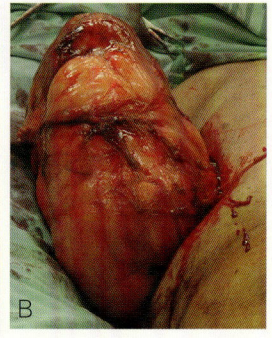
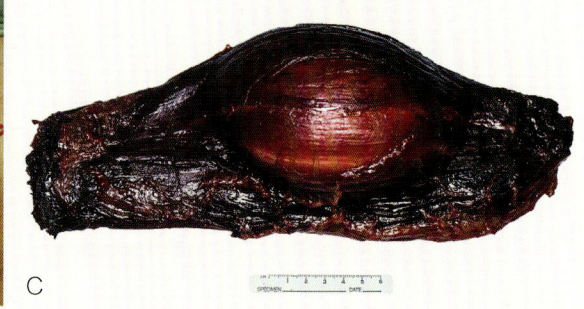

技术图 30-2 A-B. 大腿内收肌间室深部非典型性脂肪瘤。肿瘤被周围组织包裹完全，可连同周围薄层内收肌肌袖将其整体安全切除。C. 高级别软组织肉瘤，需要整体切除肿瘤及周围的内收肌肌袖。

血管和软组织重建

- 如只切除短节段动脉周径的一部分，可以采用自体静脉修补。考虑到全周径切除后端端吻合的张力可能会非常大，此时需要进行血管移植（技术图 30-3）。
  - 这些移植血管应优先考虑自体组织，主要是大隐静脉。
- 最好的方法是使用对侧大腿的静脉，从而尽可能保留手术部位周围静脉血流通畅，这对于因为肿瘤侵犯或因不慎损伤股静脉而行股静脉结扎的患者尤为重要。如果大隐静脉长度不够或先前已切除，可使用人工血管吻合。
- 手臂静脉移植虽然耗时较长，却是一种长期效果更好的方案。如果股动脉慢性闭塞，闭塞段切除不会导致直接不良影响。术中及术后必须仔细评估股深血管的侧支循环。如有小腿和足部缺血的迹象，应建立股-腘血管旁路。
- 整块切除肿瘤后股静脉的重建更具争议性，它耗时长且失败率高，甚至使用人工血管植入也是如此。因此，结扎是一种不错的选择。
- 如果同时进行了股动脉重建和股静脉结扎，且预期静脉侧支循环受损，则强烈建议行预防性小腿筋膜切开术。
- 缝匠肌移位来覆盖血管束，间断缝合筋膜皮瓣并留置负压吸引管。

第30章 大腿肌肉切除术：内侧（内收肌群）间室切除术

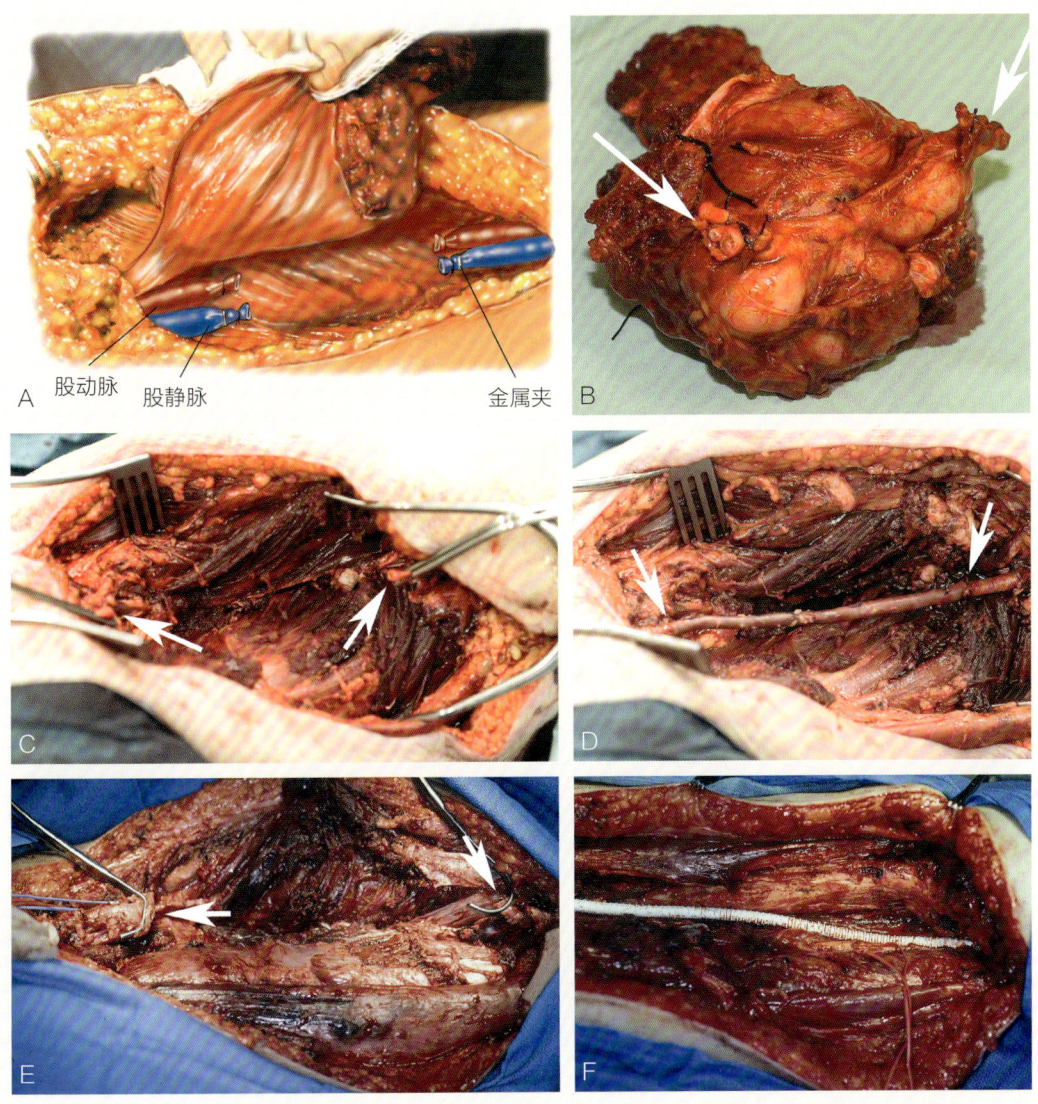

技术图30-3 A.内收肌间室内高级别肉瘤侵犯股血管，血管被缝扎并与肿瘤一起整体切除。B.手术标本，注意瘤床处股深动脉残端上的金属夹（箭头）。C-D.采用对侧大隐静脉移植进行血管重建。E-F.当无法使用自体静脉移植时，使用Gore-Tex移植物替代。

要点与失误防范

影像学	• 术前影像学应对整个内收肌群、盆底和血管进行详细评价
术中	• 肿瘤切除前充分暴露血管束 • 整块切除肿瘤和重建受侵犯血管段 • 如果同时进行动脉重建和静脉结扎，应预防性行小腿筋膜切开术

术后处理

- 术后持续负压吸引3~5天。
- 当患者能够耐受时，即允许完全负重。

预后

- 内收肌间室切除通常只带来非常小的功能损失。然而，血管重建和静脉结扎的患者可能发生下肢水肿。辅助放射治疗也会增加下肢慢性水肿的可能性，可通过淋巴引流来处理。
- 需要进行血管重建与不需要重建的患者有相似的肿瘤局部控制率和全身复发率。然而，进行血管重建的患者发生伤口并发症和下肢深静脉血栓形成的概率要高。肿瘤位于近端位置、手术时间长和术中大量出血量也与高伤口并发症发生率相关。

并发症

- 深部感染。
- 血管供血不足。
- 深静脉血栓形成。
- 皮瓣缺血。
- 局部肿瘤复发。

第31章 腘绳肌群（股后侧）切除术
Hamstrings Muscle Group (Posterior Thigh) Resection

Jacob Bickels and Martin M. Malawer

背景

- 股后侧（腘绳肌组织）是大腿3个间室中肉瘤发生率最低的。大腿软组织肉瘤中仅15%~20%发生在后方腘绳肌内。发生于大腿后侧的肿瘤大小差异大，位置变化多，近端可达坐骨附近，远端可至腘窝。
- 后侧间室中最重要的结构是坐骨神经。切除高级别肉瘤时通常会进行全部或部分肌群切除。坐骨神经很少受累，除非肿瘤直接侵犯或原发性神经肿瘤。
- 一般很少将大腿后侧恶性肿瘤连同坐骨神经进行整块切除，一般将其作为截肢的适应证。这是因为考虑到小腿和足的运动及感觉丧失会导致无法忍受的功能缺陷和压疮，再次手术进行截肢的发生率高。
- 研究表明，大多数接受坐骨神经切除的保肢术患者，可获得良好的功能结果。
  - 大多数患者可行走，患者因为腓总神经麻痹需要使用短腿支具，但只有50%患者需要助行器（拐杖或手杖）。

解剖

- 后侧间室肌肉由半膜肌、半腱肌、股二头肌的长头和短头组成，所有这些肌肉均起始于坐骨结节和股骨粗线，该间室中没有大动脉走行（图31-1）。
- 坐骨神经是后侧间室中最重要和最易受损伤的结构。它自坐骨大切迹进入间室，从外侧到经坐骨，向远端并将腘绳肌分为内侧份和外侧份。
  - 神经周围包裹着一个厚鞘，可作为阻止肿瘤直接侵犯的屏障。
- 肿瘤一般发生于大腿后侧单独某块肌肉或肌肉之间。
  - 坐骨神经通常被推移至邻近肌肉周围。
  - 一般来说，肉瘤是将神经推移，而癌可能直接侵犯神经（图31-2）。

适应证

- 几乎所有大腿后侧的低级别肉瘤都可以通过受累肌肉的部分或全部切除来治疗。
- 高级别肉瘤通过完整切除受累肌肉来治疗。
- 如果肿瘤位于肌外，但仍位于间室内，可进行部分肌群的切除。
  - 可以切除多块肌肉或整个间室，进而取代截肢。
- 后侧间室切除保肢术的禁忌证如下。
  - 扩散至坐骨直肠窝，这导致切除更加困难，可能提示需要截肢。
  - 侵犯至腘窝，伴有血管神经受累。
  - 股骨受累，伴有皮质破坏。

影像学和其他诊断性检查

- 术前评估必须包括整个大腿、坐骨和坐骨直肠窝、臀后区和腘窝。
- 最有帮助的影像学检查是MRI，它可以评估肿瘤范围、周围水肿，以及血管神经束的解剖位置（图31-3）。
- 如果怀疑骨骼受累，放射性核素骨扫描和CT可以明确并显示皮质破坏程度。

手术治疗

患者体位

- 患者取俯卧位。

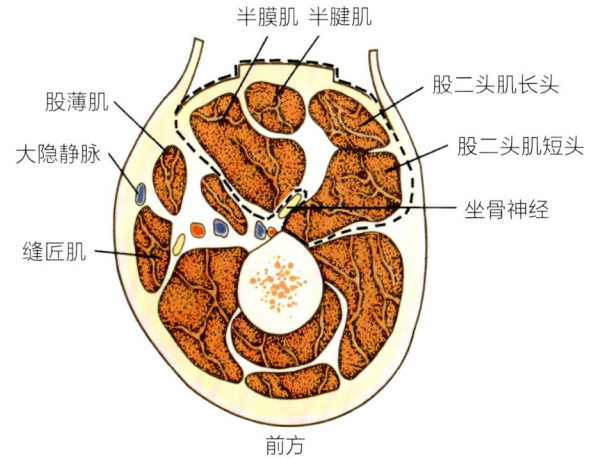

图31-1 大腿中段横截面解剖显示大腿后侧的间室切除范围，明确显示了坐骨神经与后侧间室内巨大肉瘤的关系。

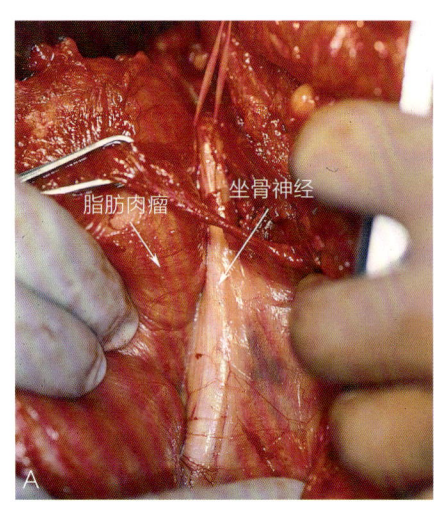
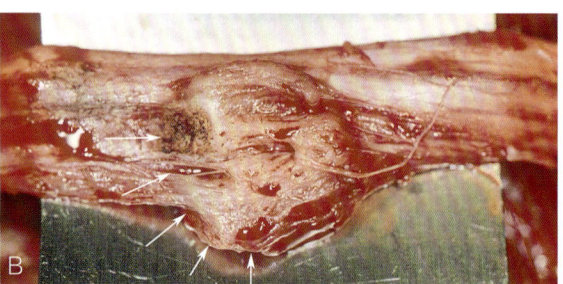

图 31-2　A. 大腿后侧软组织肉瘤推移坐骨神经。肿瘤与神经之间存在一可游离的平面，可以在不损伤神经的情况下安全实施切除。B. 大腿后侧转移性膀胱癌。肿瘤直接侵入神经，引起极度难忍的顽固性疼痛，必须切除这段神经。

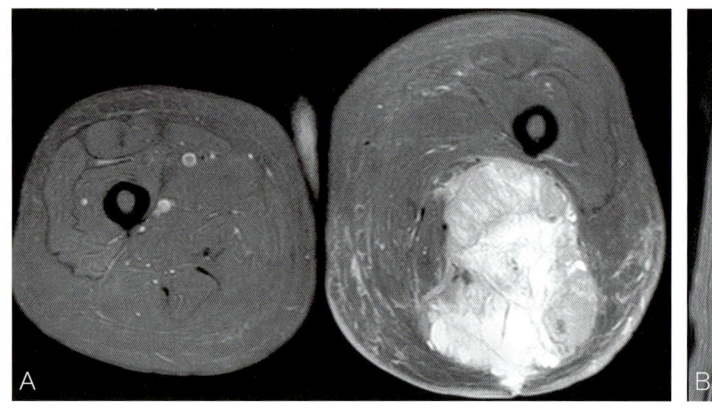
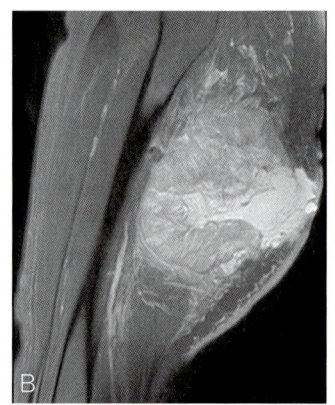

图 31-3　轴位（A）和矢状位（B）MRI 显示后侧间室的高级别软组织肉瘤，肿瘤包块呈蕈伞样穿透皮肤。

切口

- 做长正中切口，如果术前行切开活检，勾勒出椭圆形皮肤轮廓，从而获得距活检瘢痕 2 cm 的皮肤边界（技术图 31-1）。
- 游离皮瓣，内侧游离至股薄肌，外侧游离至髂胫束。

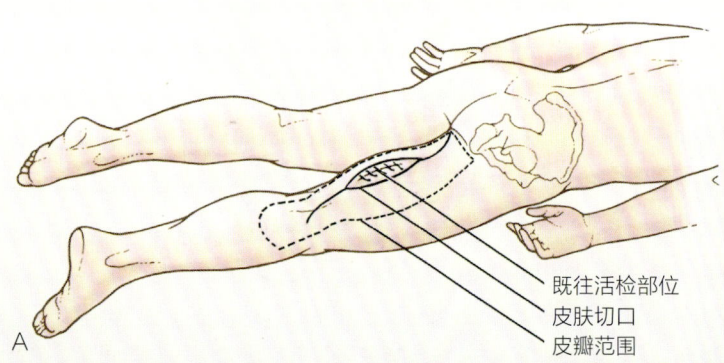
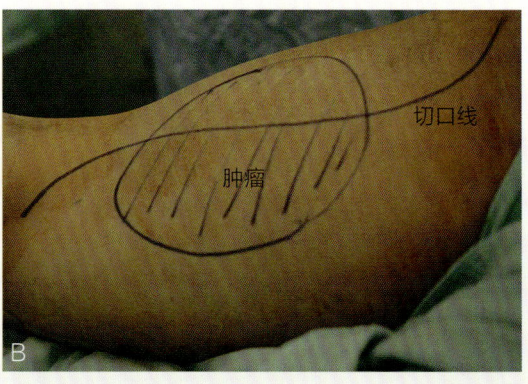

技术图 31-1　A-B. 手术切口，肿瘤范围已画出。

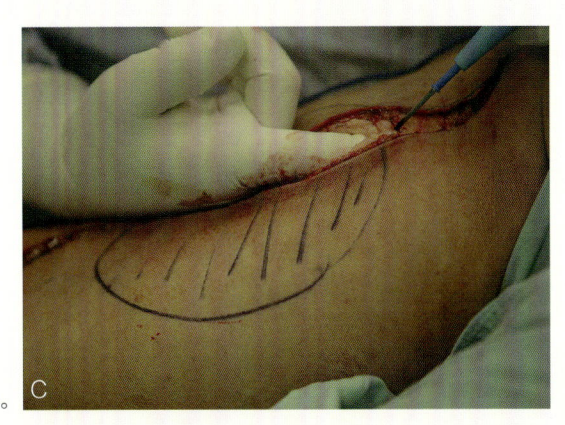

技术图 31-1（续） C. 手术切口，肿瘤范围已画出。

皮瓣和显露

- 显露内侧（半腱肌和半膜肌）和外侧（股二头肌长头和短头）肌肉（技术图 31-2）。
- 后侧间室显露的关键步骤是探查坐骨神经及其游离和保护。
- 游离的范围取决于肿瘤的位置，但通常涉及股二头肌长头、半膜肌和半腱肌（技术图 31-2B-C）。
- 标本可能包含部分股四头肌外侧装置。同样，为获得更广泛的边界，也可包含内收肌群的一束或多束肌肉。前述三块起始于坐骨结节的肌肉，位于坐骨神经浅层。
- 随着沿无瘤平面由浅向深进行无瘤切除至后侧间室最深部，下一个显露的相邻结构就是坐骨神经。

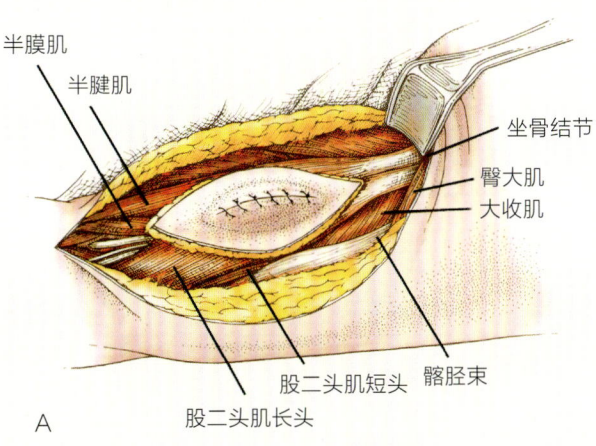

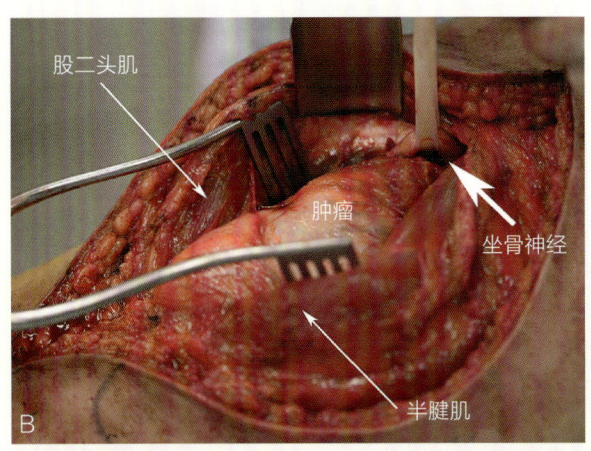

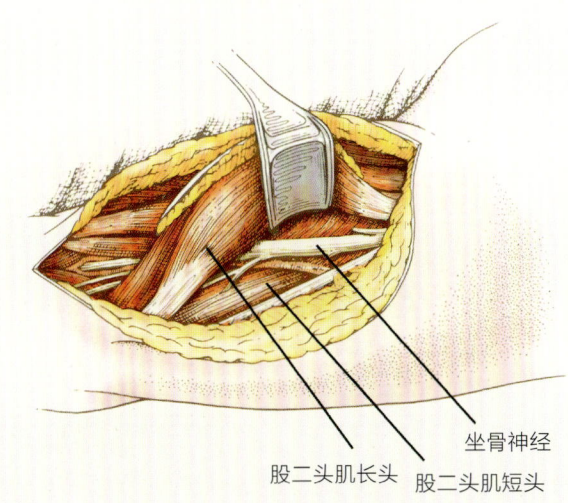

技术图 31-2 A. 游离筋膜皮瓣并拉开，从而暴露后侧间室的内容物。B. 术中手术照片显示游离完皮瓣，并牵开肌肉组织和坐骨神经后，巨大的血管源性肿瘤显露在术野中。C. 皮瓣抬起后的后侧间室肌肉。

肿瘤切除

- 肌外良性和低级别肿瘤可以连同其包囊一并切除，而高级别肉瘤或累及后间室肌肉的肿瘤需要连同肌肉整块切除（技术图31-3A-C）。
- 游离从显露坐骨结节开始，它在皮肤表面很容易识别。
- 将腘绳肌从坐骨结节起点处离断（技术图31-3D）。
  - 通过止血钳夹住肌群，并牵开。
  - 将进入腘绳肌的血管和神经结扎和分离。
- 通过钝性和锐性分离，将坐骨神经、外侧的股二头肌短头和内侧的内收肌从游离的基底部提起（技术图31-3E）。
  - 然后横断外侧的肌肉起点部。
  - 经大腿外侧腱部横断股二头肌长头。
- 注意避免损伤腓总神经。

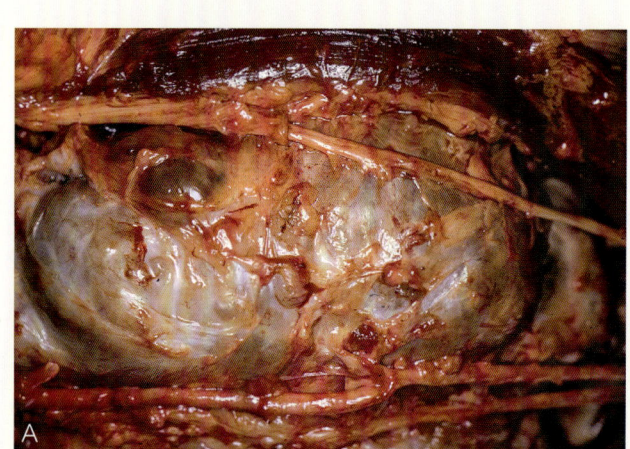
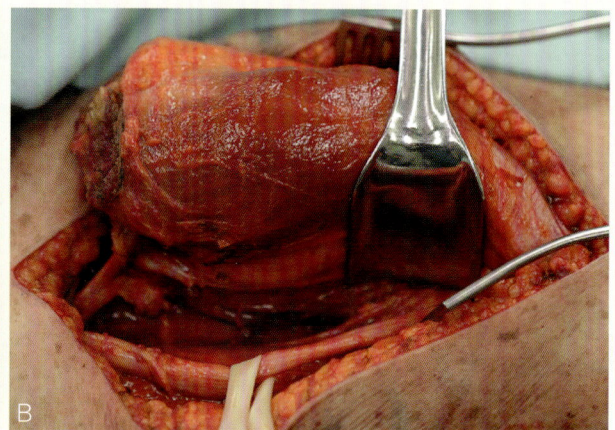
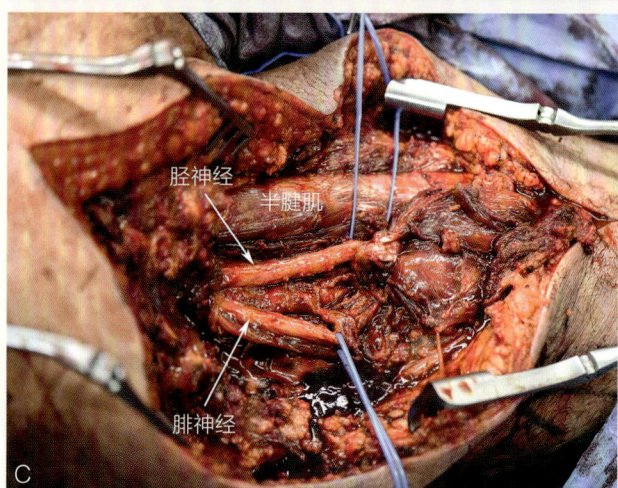
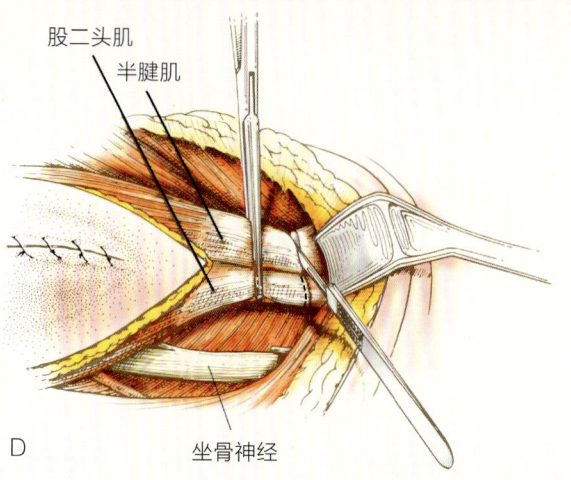
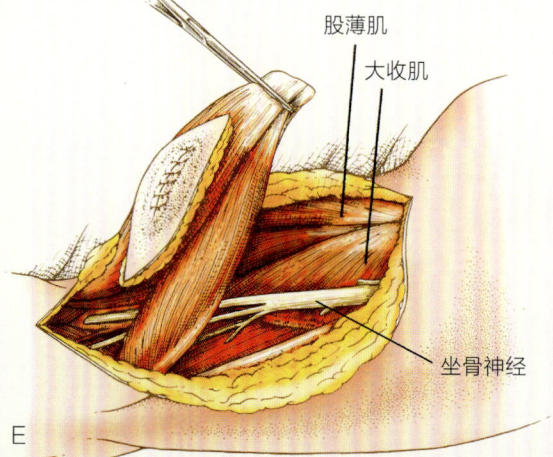

技术图31-3　A. 低级别、包膜完整的肌外纤维肉瘤可以连同其包膜完整切除。B. 高级别软组织肉瘤连同覆盖其表面的肌肉组织一并整块切除。C. 高级别肉瘤广泛切除后的后间室。D. 游离和离断腘绳肌起点是肿瘤切除的第一步。E. 通过钝性和锐性分离，肿瘤肿块及覆盖其表面的肌肉从坐骨神经和间室基底部提起。

坐骨神经受累

- 如果肿瘤严重累及坐骨神经，没有切除平面，则应切除神经（技术图31-4）。
- 然后，在内侧于半膜肌和半腱肌止点腱性部分将其切断。

技术图31-4　A.于大腿外侧股二头肌止点的腱性部分将其切断。B.于内侧腘绳肌的止点的腱性部分将其切断。C.坐骨神经高级别肉瘤切除后的后间室。肿瘤到达后方股骨皮质骨膜，应切除包括肿瘤后用高速磨钻打磨皮质表面。

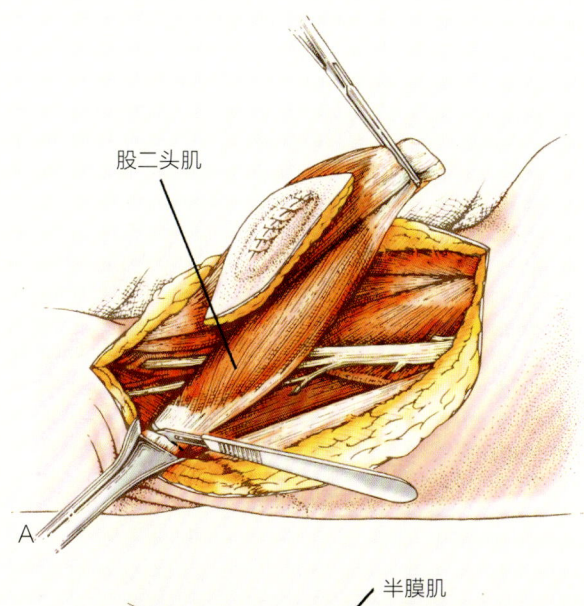

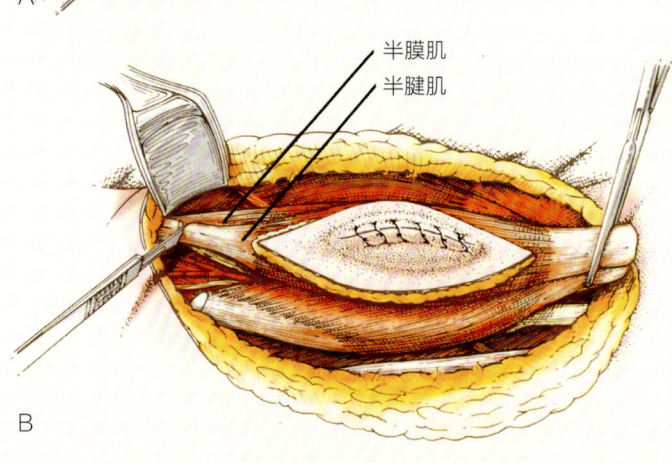

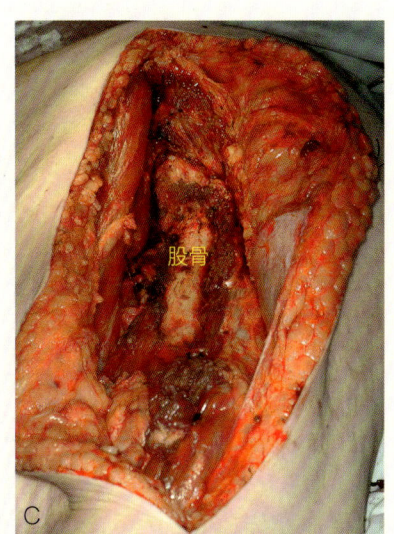

关闭切口

- 仔细缝合浅筋膜和皮肤。
- 充分负压引流。引流管不应该经皮瓣引出，而是应该稍高于臀皱襞（技术图31-5）。

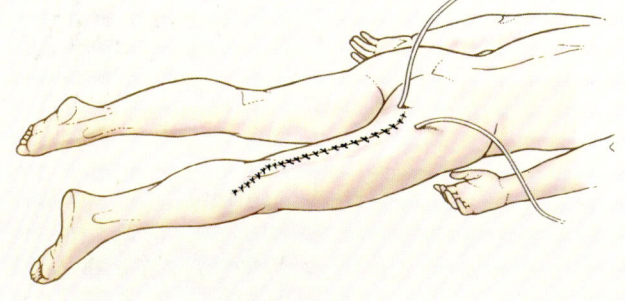

技术图31-5　关闭手术切口。

要点与失误防范

术前	• 后间室、坐骨和坐骨直肠窝的影像学检查
术中	• 长正中切口 • 如果必要,整块切除受累的肌肉和坐骨神经
术后	• 使用短腿支具和被动关节活动度训练

术后处理

- 手术后应立即使用短腿支具,并行被动关节活动度训练,避免跟腱缩短。
- 持续负压引流 3~5 天。
- 可以忍受时允许完全负重。

预后

- 大腿后部切除后功能几乎正常:膝关节屈曲功能的保存主要通过剩余的缝匠肌、股薄肌和腓肠肌完成。
- 大多数接受包括坐骨神经的大腿后侧肿瘤整块切除的患者可行走;只有一半需要助行器。因腓总神经功能丧失,所有患者均应使用短腿支具。使用加厚鞋垫以防止压疮。

并发症

- 深部感染。
- 皮瓣缺血性坏死。
- 坐骨神经部分或完全功能障碍。
- 局部肿瘤复发。

第32章 臀大肌切除术
Buttockectomy

James C. Wittig and Martin M. Malawer

背景

- 臀大肌（臀部）是高度和低度恶性软组织肉瘤的常见累及部位。软组织肉瘤累及臀大肌后常不表现出任何症状，直到它们变得非常大时才被发现。传统的低度和高度的恶性臀部软组织肉瘤治疗用后皮瓣半骨盆切除术。
  - 保肢外科手术的进展使得肉瘤可在安全边界内切除，降低了该区肿瘤行半骨盆切除术的必要性。
- 臀大肌的肿瘤往往局限于臀大肌，一般不侵犯臀后区，或累及骶骨和股骨。在臀后区必须评估的最重要的结构是坐骨神经，必要时可进行小的重建。
  - 术后重要的是避免大的血肿形成。臀大肌切除对髋的屈伸功能影响较小，步态是正常的。
- 臀部软组织肉瘤很少需要半骨盆切除术治疗，除非肿瘤巨大，或伴有严重真菌或微生物感染或肿瘤侵犯坐骨直肠窝、骨盆和髋关节。当肿瘤罕见地直接累及骶骨或髂骨时，往往需要行截肢术。
- 约90%臀部软组织肉瘤可以通过保肢手术切除并获得充分治疗。低度恶性的臀大肌的软组织肉瘤通常只需要手术；像在其他解剖区域一样，此区域的高度恶性软组织肉瘤的治疗通常采取术前和（或）术后放化疗。
- 一小部分臀部高度恶性软组织肉瘤患者接受新辅助化学治疗。如果需要，可辅以术后放射治疗。
- 截肢的主要适应证是异常且巨大，同时累及相邻骨、坐骨神经或坐骨直肠窝的肉瘤。

解剖

- 臀大肌起自骶骨、髂嵴和坐骨，其肌束向外下止于髂胫束近段，止点位于大转子下方4~5 cm的臀肌粗隆。
  - 臀大肌深部的区域被称为臀后区，该区域由臀后肌群组成，包括外旋肌和部分臀中肌。坐骨神经就位于臀后区。
  - 臀大肌与臀后区内的结构并不相连，而是只越过此区。多数情况下，这利于将臀大肌从臀后区剥离和对坐骨神经的保护。
- 因为臀大肌始于骶骨，止于股骨，所以它跨过骶髂关节、骶棘韧带、骶结节韧带及部分坐骨直肠窝。
- 最重要的是，坐骨神经经坐骨切迹（图32-1）穿出骨

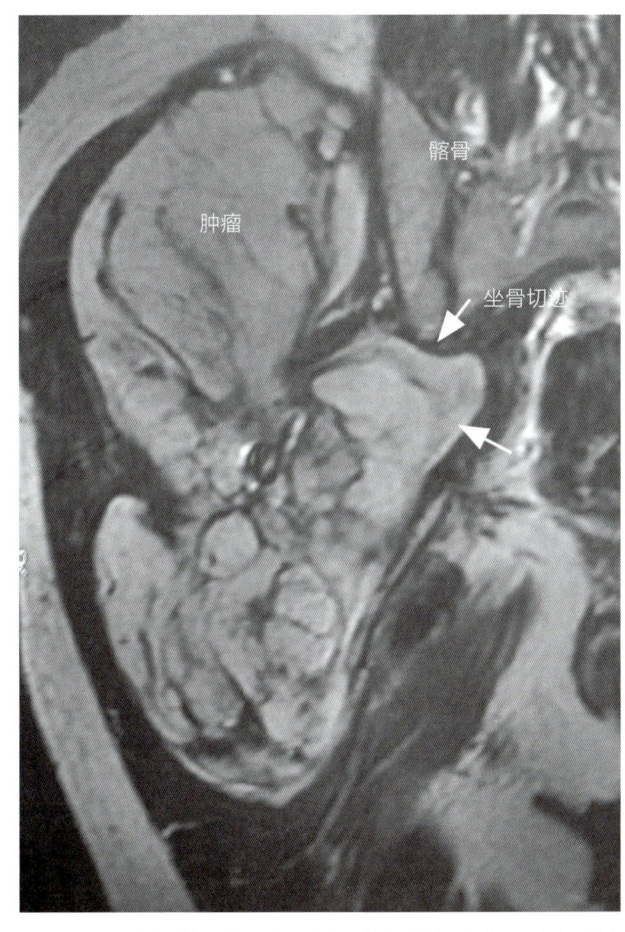

图 32-1 臀部的巨大肉瘤延伸通过坐骨切迹并压迫坐骨神经。坐骨神经起源于低位脊柱，经过骨盆的髂窝，通过坐骨切迹穿出，并从梨状肌下方通过。在臀大肌下方，坐骨神经位于上孖肌、闭孔内肌、下孖肌和股四头肌的后方。在此冠状面T1图像上，肿瘤累及臀大肌。臀部肿瘤沿着阻力最小的路径生长，并且延伸经坐骨大孔进入盆腔。它也可以向远侧延伸到大腿并侵入髂翼。我们无法完全确定肿瘤对坐骨神经的侵犯程度。不过，坐骨神经实际上很少被肿瘤累及，通常被肿瘤的包膜或假包膜压迫和移位。

盆，并从梨状肌下方通过。该神经位于坐骨结节和大转子之间的中间位置，靠近臀大肌下方筋膜，因此较大的臀大肌肿瘤可能累及坐骨神经。然而，肿瘤很少累及坐骨神经，最常见的是被周围的鞘膜或假包膜推移。臀下血管从梨状肌下方穿出并进入臀大肌中部，所以臀下血管应常规结扎。

适应证

- 局限于臀大肌的低度和高度恶性肉瘤。

禁忌证

- 累及真骨盆或坐骨直肠窝的巨大肿瘤。
- 肿瘤累及骶骨或髂骨。
- 坐骨神经受累（必要时也可切除受累的坐骨神经）。
- 通过坐骨切迹浸润骨盆。

影像学检查

CT 和 MRI

- CT 和 MRI 可以确定臀大肌肿瘤的累及范围。
- 详细评估邻近的骶骨、股骨和坐骨神经的受累程度。重点评估臀后区内的结构，包括髋关节、坐骨神经及坐骨直肠窝。臀部肿瘤可能会通过坐骨切迹延伸到骨盆（图 32-2）。

骨扫描

- 肿瘤可能会延伸到髂骨嵴、骶骨和股骨近端，这些区域应通过骨闪烁显像仪评估。PET/CT 可用于确定臀部肿瘤的软组织解剖学范围（图 32-3）。

血管造影

- 评估臀大肌肿瘤时并不需要常规进行血管造影。它更多用于进行术前栓塞或术前动脉灌注化疗。

活检

- 活检部位必须位于半骨盆切除手术切口线上。因此，取臀部肿瘤活检组织的手术医生必须熟悉后皮瓣和前皮瓣半骨盆切除术的手术切口（详见第 20 章和第 21 章）。
- Sugarbaker 等[1] 描述的前皮瓣半骨盆切除术更适用于臀部较大的肉瘤。术中整个肌肉和皮肤都随截肢一起切除，包括股四头肌的前方肌皮瓣用于填充缺损。
- 如果使用后部皮瓣，必须注意不要污染后部皮肤或筋膜。因此，活检部位必须沿着后切口的侧面方向，并避开大转子、坐骨神经、坐骨直肠窝。

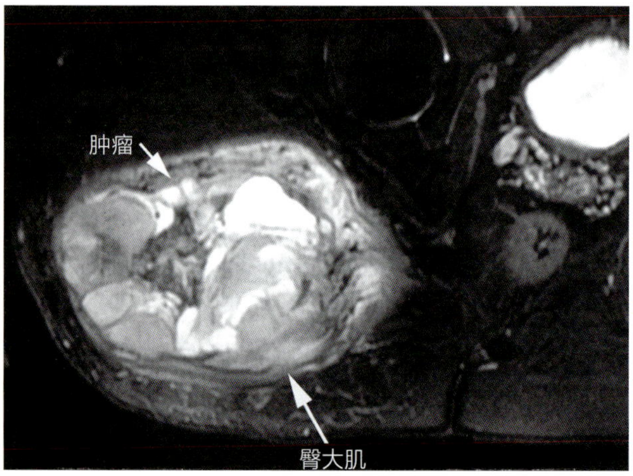

图 32-2 臀部高级别肉瘤的液 - 液平。任何直径 > 5 cm 或位于深筋膜深处的肿瘤通常可归为软组织肉瘤。在此 T2 轴向压脂图像上，这种高级臀部肉瘤显示出异质性肿块，伴有明显的出血和坏死。出血的降解可在 MRI 上产生液 - 液平。注意肿瘤和臀大肌，该肿瘤局限于臀大肌。肿瘤不累及坐骨直肠窝或髋关节，也不通过坐骨切迹伸入骨盆。

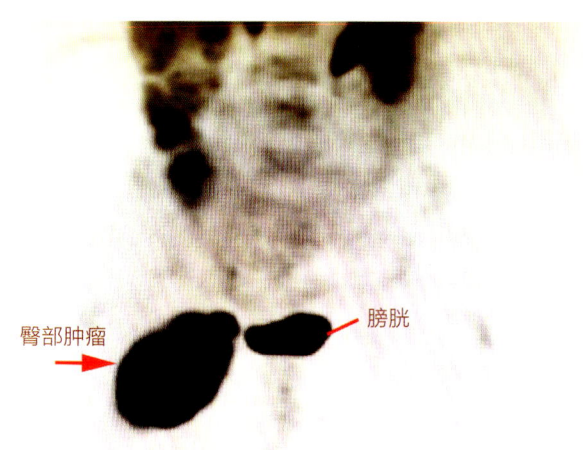

图 32-3 冠状面 PET/CT 通过观察放射性葡萄糖摄取显示右侧臀大肌的肿瘤生长程度。图像显示肿瘤内代谢亢进，可以注意到肿瘤和膀胱，组织外的软组织无明显异常。

暴露

- 从髂嵴后侧开始做一个大的曲线形切口，沿髂胫束并随着臀大肌弯曲向下（技术图32-1A-B），跨过大转子约6 cm后弯曲向后沿股沟转向大腿内侧。
  - 该切口可便于翻开大的臀部皮瓣。
- 为了确定可切除性或手术指征，要判定坐骨神经和切除部位的关系。
  - 坐骨神经在从臀大肌下方穿过之前，位于内侧和外侧腘绳肌之间，或刚好位于坐骨外侧，然后从臀大肌下面通过。朝梨状肌方向在臀大肌下方可以摸到坐骨神经（技术图32-1C-D）。

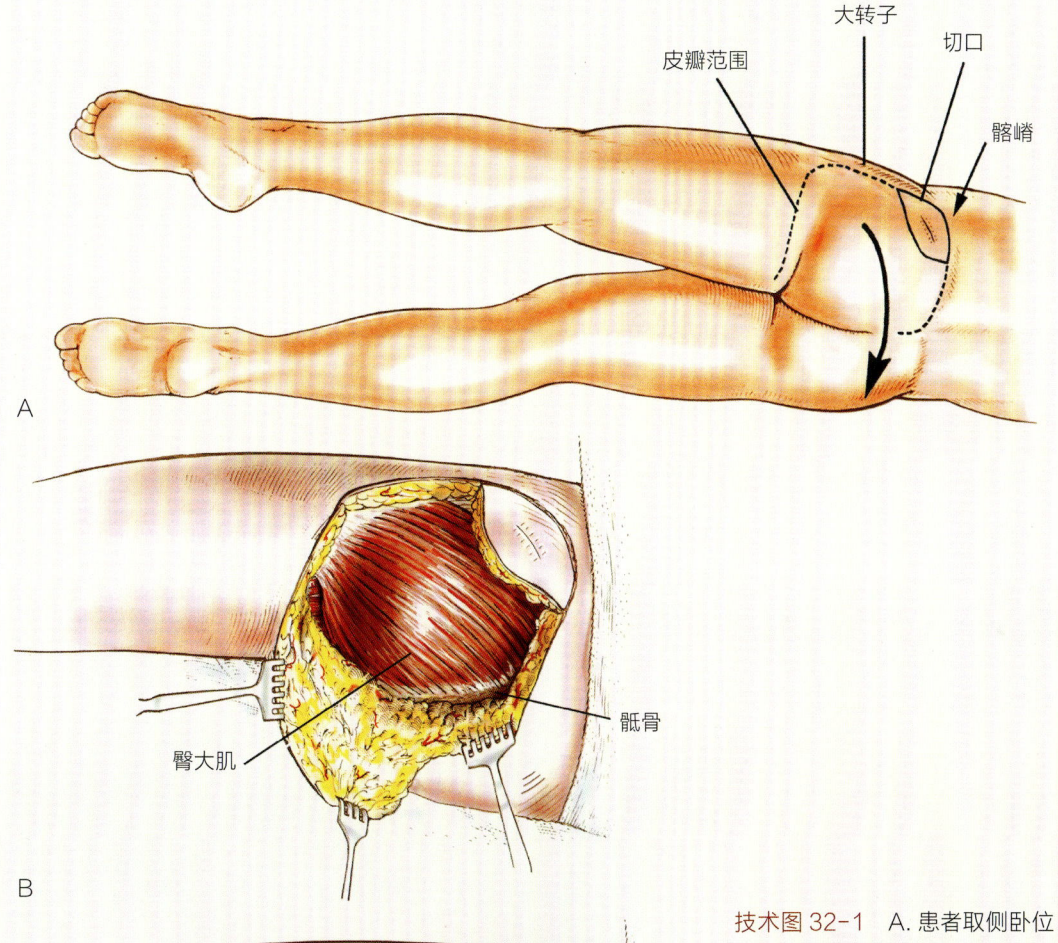

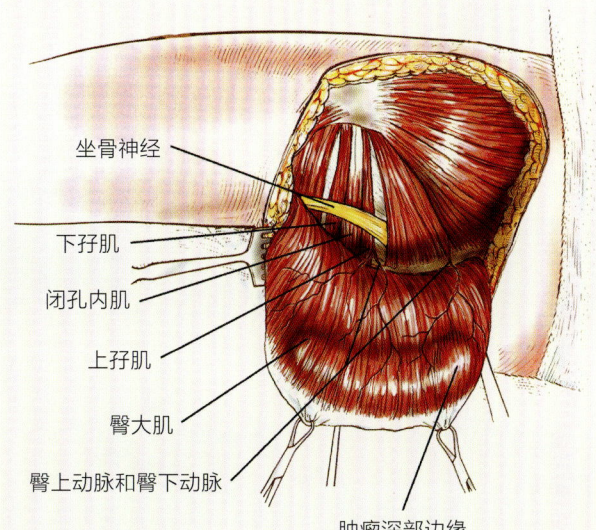

技术图32-1　A.患者取侧卧位，从腹壁到足全部消毒。切口包绕活检部位周围2~3 cm，沿髂嵴、大转子和臀大肌皮褶延伸。切口可用于臀大肌广泛切除术和坐骨神经的早期探查和保护。这种方法如果不能切除肿瘤，就要用前皮瓣半骨盆切除术。B.使用电刀将筋膜皮瓣朝臀大肌的起点（骶骨）方向分离并翻开，这可以完全暴露臀大肌，只剩下活检部位一整块留在臀大肌上。如果肿瘤很大，同时没有浸润深筋膜，只使用一个皮瓣即可。C.此图可见臀后区由臀部内外旋肌、外展肌、坐骨神经组成。沿大腿后侧深筋膜移开臀大肌，并从髂胫束上分离下来，直到髂嵴。然后沿骶骨翼、骶棘韧带和骶结节韧带将臀大肌在其起点处切断。手术医生可以将手放到臀大肌下方初步判断坐骨神经是否被肿瘤累及。

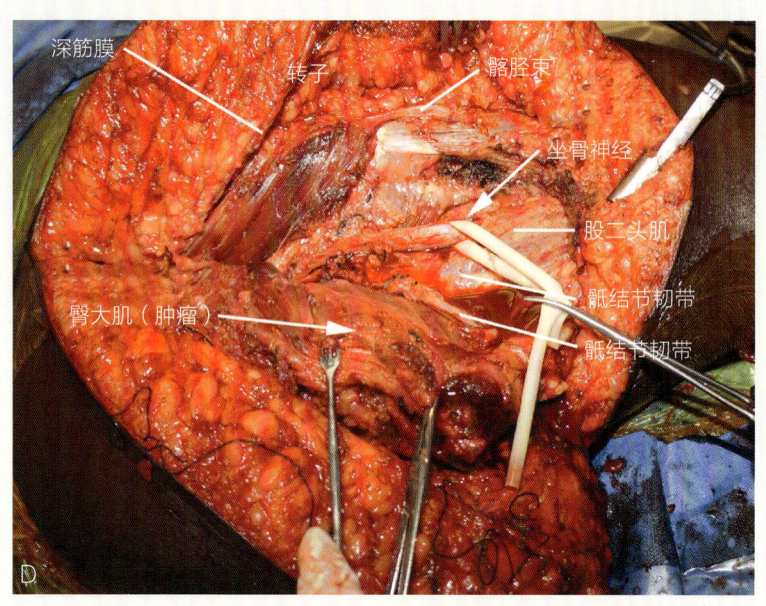

技术图 32-1（续） D. 坐骨神经在正常组织中位于肿瘤的远端，并从肿瘤的假包膜中穿出。在坐骨神经通过臀大肌下方之前，可以在内侧和外侧腘绳肌远端或坐骨外侧找到坐骨神经。从肿瘤分离出梨状肌。梨状肌从其止点处分离，坐骨神经通过坐骨切口进入骨盆。当坐骨神经得到完全保护时，臀大肌从骶结节和骶棘韧带以及骶骨和回肠后部脱离。髂胫束自其在股骨上的止点分离。一旦臀大肌从其所有起点和止点处分离，就可将其与肿瘤一起切除（版权：Martin M. Malawer）。

保护坐骨神经并切除肿瘤

- 从髂胫束和近端股骨完整分离下臀大肌。向内侧翻开臀大肌，暴露下方的血管和神经，然后结扎血管。

- 在解剖时首先将坐骨神经向前方移位以保护（技术图 32-2A-C）。
- 切除臀大肌时要将臀大肌和骶结节韧带、骶棘韧带、椎板和骶骨翼分离（技术图 32-2D-E）。

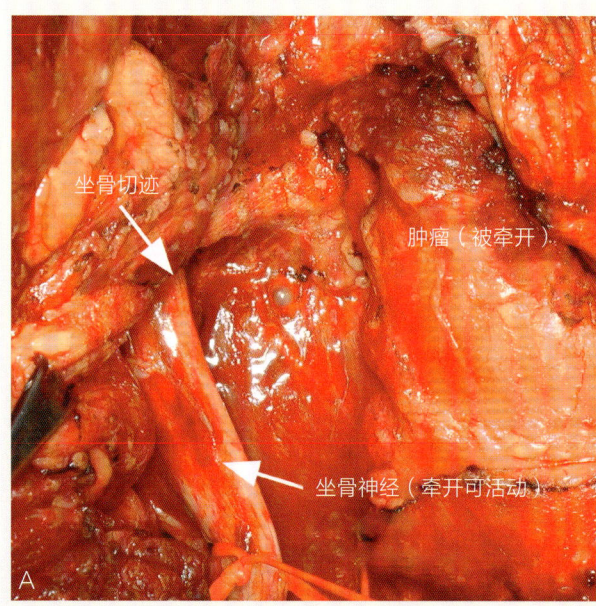

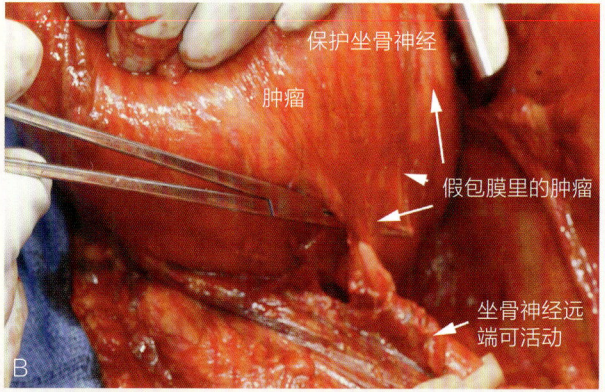

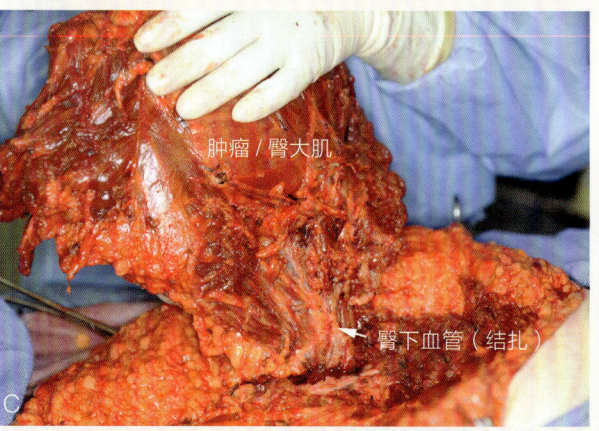

技术图 32-2 A-B. 保护坐骨神经。术中手术影像显示坐骨神经得以保留。对臀部肉瘤进行保肢手术的基本要素之一是坐骨神经的保留。坐骨神经被肿瘤的假包膜压迫到坐骨切迹。臀大肌从股骨和髂胫束脱离后，肌肉向内翻，暴露臀下血管和神经并结扎。坐骨神经向前移位，以在解剖和切除过程中进行保护。C. 肿瘤和臀大肌整体切除术的术中影像。臀大肌向后翻，结扎臀下血管和神经。通过根治性切除术去除肿块。

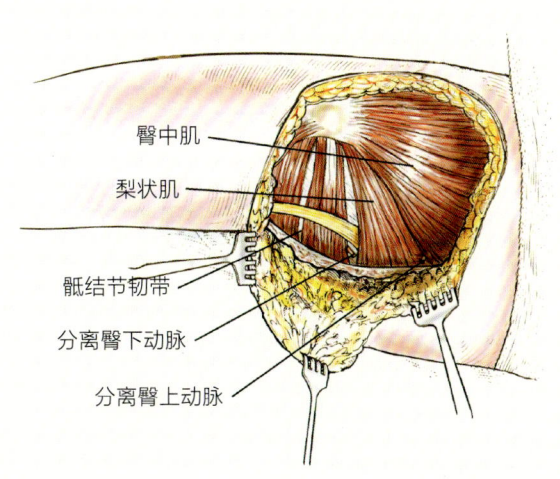
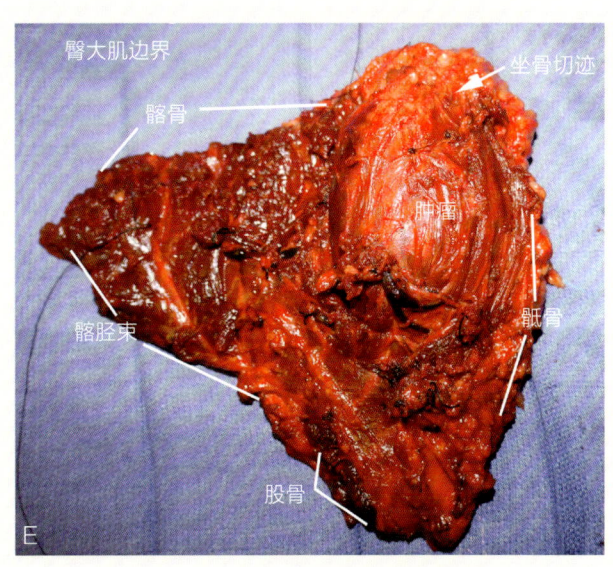

技术图 32-2（续） D. 手术中切除臀大肌最后的手术操作是从骶棘韧带和骶结节韧带的臀大肌起点处横断肌肉。注意操作不要进入坐骨直肠窝。摸到坐骨，一只手置于坐骨上方、臀大肌下方后切除肿瘤标本。E. 广泛切除的臀大肌肿瘤展示。整个肿瘤覆盖着软组织，从起点到止点均去除了肌肉。尽管肿瘤局限于臀大肌，但整块切除术涉及骶骨、股骨、髂骨、坐骨神经切迹、坐骨和髂胫束。任何坐骨切迹的操作都需要仔细，因为坐骨神经通过坐骨切迹。当肿瘤明显穿过切迹时，可能需要用锯扩大切除坐骨切迹。坐骨神经损伤可导致臀部疼痛并向下放射至足部，并有腿部无力、刺痛和麻木（版权：Martin M. Malawer）。

手术完成

- 为防止术后出现大面积血肿，大的后筋膜皮瓣必须非常小心地拉回到余下的底层肌肉上，使用多根引流管（技术图 32-3）。
- 患者保持平卧 72 小时，以防止血肿的形成。

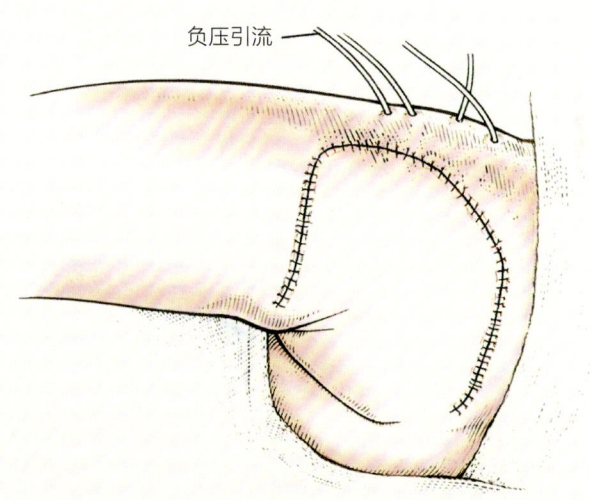

技术图 32-3 大的后方筋膜皮瓣闭合手术切口，放置多根大口径的负压引流管。皮瓣缝到下方的臀部内外旋肌和外展肌上以避免术后血肿。加压包扎 48~72 小时，患者术后平卧（版权：Martin M. Malawer）。

术后处理

- 高度恶性肿瘤患者一旦皮瓣愈合（术后 4~6 周），必须进行术后放射治疗。
  - 高度恶性肿瘤患者放射治疗后，可进行术后化学治疗。

预后

- 臀大肌切除的唯一缺点是髋关节的伸展功能减弱。余下的臀部伸肌可代偿一部分髋关节伸展功能，患者的步态也是基本正常的。
- 如果坐骨神经需要切除，将会导致足踝功能的丧失，这样患者就需要借助踝足矫形器。
- 根据坐骨神经切除的水平，股二头肌的第一分支可能是完好的，可保留良好的膝关节屈曲功能。膝关节屈曲还取决于缝匠肌（由股神经支配）、股薄肌（由闭孔神经支配），以及越过膝关节的两个腓肠肌头。

并发症

- 最常见的术后并发症是形成大的血肿，因为只有一个皮瓣在上方时存在一个较大的死腔。笔者一直使用旋转股方肌作为坐骨神经上方的软组织覆盖。
- 复发的臀部肉瘤、肿瘤部位真菌感染、大范围污染、肿瘤向邻近组织浸润的病例，推荐使用前侧皮瓣半骨盆切除术（详见第 22 章）。

第33章 腘窝部切除术
Popliteal Resections

Martin M. Malawer and Jacob Bickels

背景

- 腘窝发生肌肉骨骼肿瘤相对罕见。
- 由于紧邻神经血管束,而且血管神经束经常发生移位,因此该部位的手术操作困难(图33-1)。
- 腘窝较大的恶性肿瘤一般通过膝上截肢来治疗,但是由于影像学技术的进步和有效的放化疗方案应用,保肢手术成为主流术式。
- 熟悉局部解剖和术前评估是安全切除肿瘤的必要条件。

解剖

- 腘窝呈菱形,上方内侧为半膜肌和半腱肌,外侧为股二头肌。
  - 下方为腓肠肌的内侧头和外侧头。
  - 顶部是浅层腘筋膜,底部是股骨远端后部、关节后囊和覆盖在胫骨近端的腘肌(图33-2)。
- 腘动脉和腘静脉从股骨内侧收肌管进入腘窝,于膝关节后关节囊的正后方走行。
  - 腘动静脉斜穿过腘窝,有5个分支,分别是2个膝上分支、1个膝中分支和2个膝下分支。
  - 出腘窝后,腘动脉分出末端分支:胫前动脉、胫后动脉和腓动脉。腘静脉位于胫神经和腘动脉之间,小隐静脉穿腘筋膜后汇入腘静脉。
- 大约在腘窝中部,胫神经由腘动脉外侧越过动脉后,

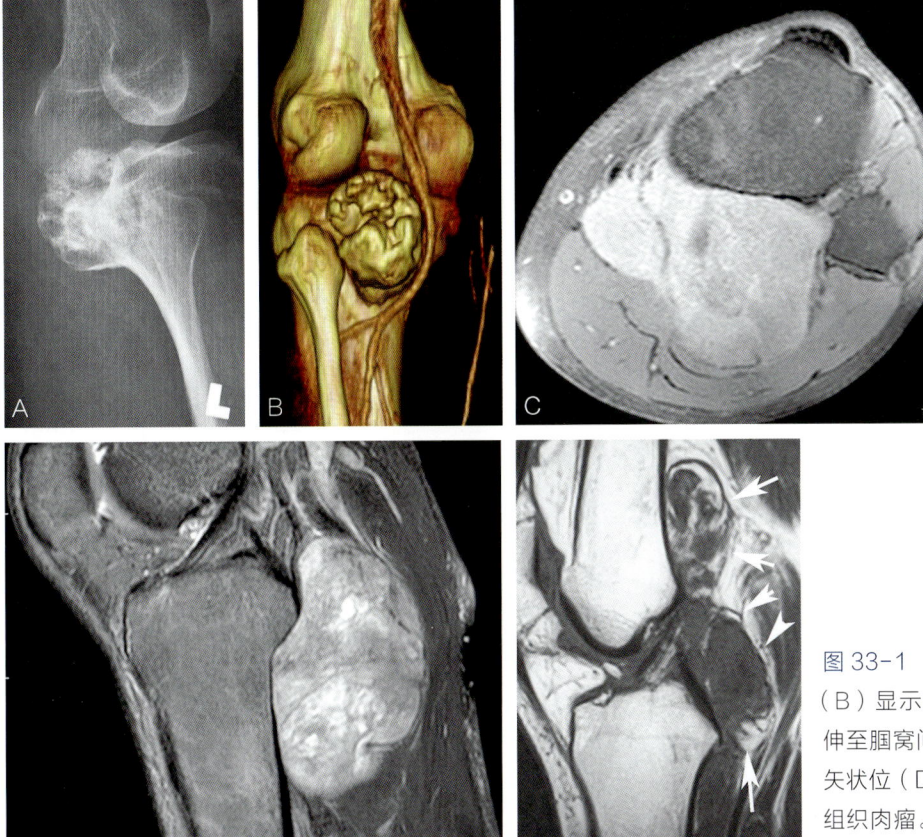

图33-1 X线平片(A)和三维CT重建(B)显示胫骨近端低级别软骨肉瘤向后延伸至腘窝间隙,无血管移位。轴位(C)和矢状位(D)MRI显示位于腘窝的高级别软组织肉瘤。E. 矢状位MRI显示色素绒毛结节性滑膜炎占据腘窝(白色箭头)。

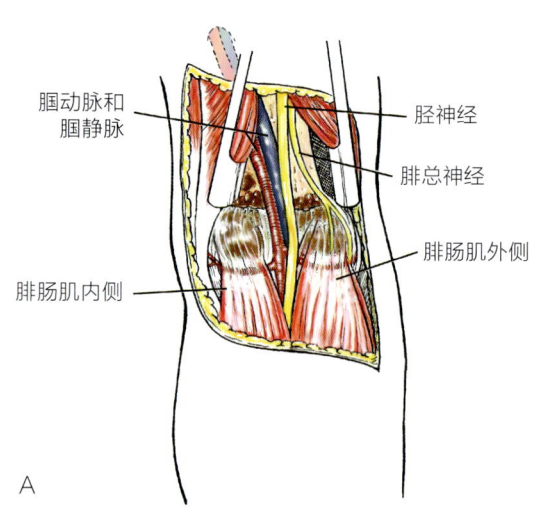
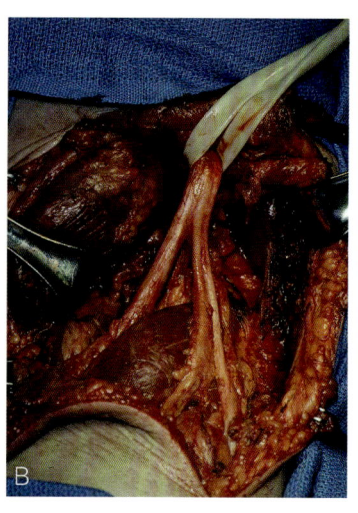

图 33-2 腘窝的边界和内部结构。

一直位于动脉的内侧。
- 腓总神经沿着腘窝的上外侧边界进入腘窝，并沿着股二头肌肌腱内侧延伸，进入腓骨长肌所在的通道。

影像学和其他诊断性检查

- MRI 是评价腘窝软组织肿瘤的首选，可以用以评估肿瘤的范围、肿瘤与关节囊和邻近骨的关系，以及肿瘤相关血管束的位置。
- 肿瘤和血管束之间的解剖关系不明确时可进行 CT 血管造影检查。
- 骨肿瘤患者除行 MRI 检查外，还要行 X 线平片和 CT 检查作为补充，以便提供肿瘤形态学及其与血管束的关系。

禁忌证

- 主要神经血管受累。
- 软组织肉瘤侵犯邻近骨质（图 33-3）。

手术治疗

患者体位

- 患者取俯卧位，双膝略屈曲，使下肢处于放松位置。
- 如果腘动脉需要切除并行动脉重建时，可以准备对侧下肢大隐静脉用以移植。

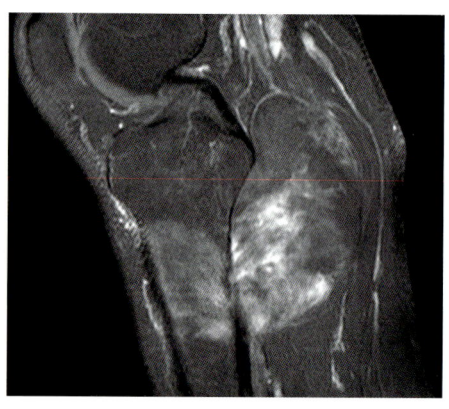

图 33-3 矢状位 MRI 显示腘窝软组织肉瘤累及胫骨近端骨干。此病例采取膝上截肢术式以实现广泛切除的边界。

切口和显露

- 于膝关节水平从内上到外下取 S 形切口（技术图 33-1）。
  - 切口的内上段可显露从收肌腱裂孔穿出的腘血管，外下部分可用于显露腓骨头后方的腓神经。
- 腘筋膜非常薄且易损伤，非常靠近神经血管束（特别是位于腓骨头水平的腓神经特别靠近腘筋膜），这是一个重要的解剖标志。
  - 取皮下组织瓣时应该确认腘筋膜的位置。通过腘筋膜可触及腘窝的标志及各种结构后，再谨慎地切开腘筋膜。
- 如果未能发现筋膜下方的神经血管，在进行组织分离时很容易损伤这些结构。
- 如果腘血管难以定位显露，术中可借助多普勒超声定位。

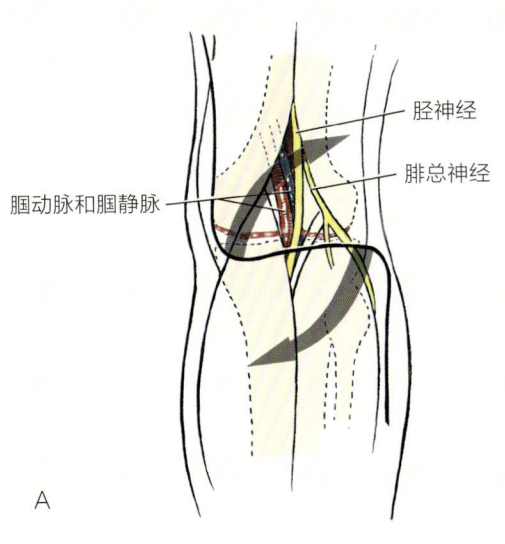
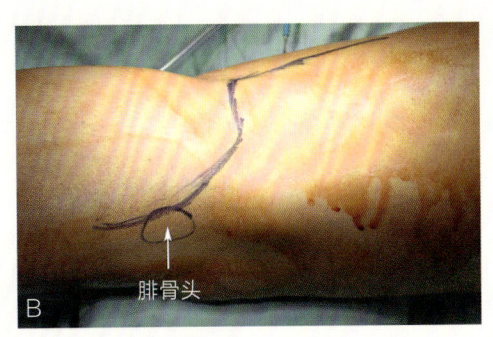

技术图 33-1　S 形切口用于显露腘窝。内上段切口可显露穿出收肌管裂口的血管，外下段可以显露腓神经。

肿瘤切除

- 腘窝肿瘤切除术的第一步是将显露、识别、保护和迁移血管神经束（技术图 33-2A）。
  - 在切除肿瘤前需了解术中要保护这些易损伤的结构。
- 通过充分显露大腿远段和小腿近段来显露并保护腘部的血管神经束。
- 分离保护神经血管后，如果可能，将部分被覆的正常组织与肿瘤一并切除（技术图 33-2B-C）。
  - 然而，血管、神经或两者都紧邻肿瘤，或与肿瘤假包膜粘连的情况并不少见。在这种情况下，游离这些解剖结构，切除神经鞘和动脉外膜，并送冷冻切片行快速病理检查以确定手术边界。
- 若腘窝血管神经束被肿瘤包裹，则必须切除。
  - 可取对侧大隐静脉移植重建腘动脉。
  - 笔者认为不需要重建腘静脉，因为同侧大隐静脉可代偿回流。

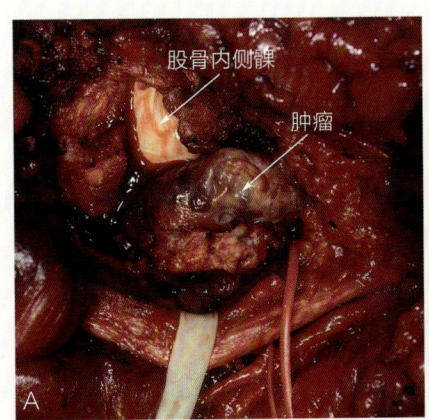
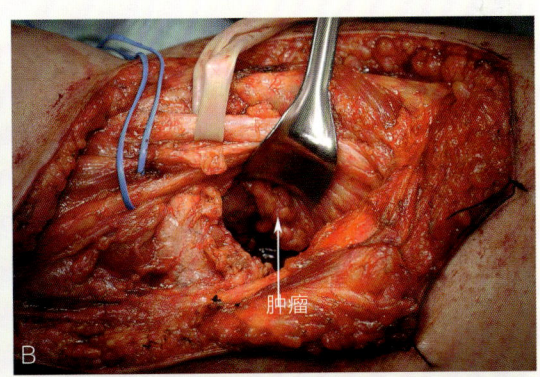
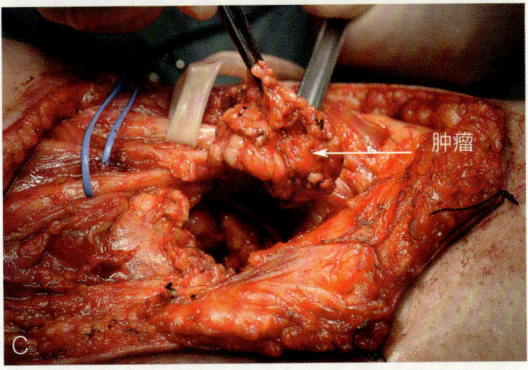

技术图 33-2　A. 在切除腘窝肿瘤前确认、游离并保护血管神经束。B-C. 切除覆有正常软组织的肿瘤。

软组织重建

- 肿瘤切除后，腓肠肌的两个头并拢缝合，并与腘绳肌缝合，形成联合一体的肌肉层来覆盖腘窝部位（技术图 33-3）。
  - 这种伤口闭合技术通过在皮肤切口和腘窝之间形成肌肉屏障，从而最大限度地降低了深部伤口感染的发生率。

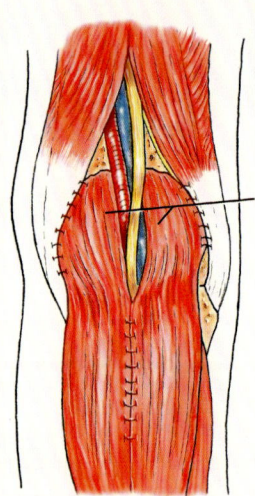

腓肠肌内侧和外侧头腱鞘化（新腱鞘）

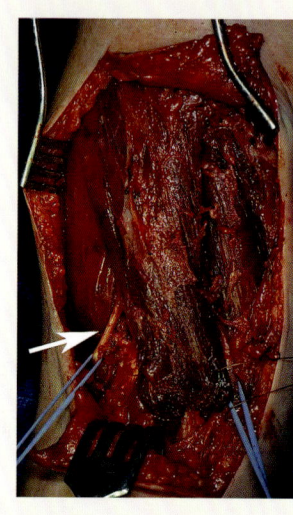

技术图 33-3　闭合腘窝间隙。在坐骨神经下方，将腓肠肌内侧和外侧肌头缝合并覆盖腘血管浅层。头端半膜肌和股二头肌用同样方法予以缝合，同时与腓肠肌缝合。这种缝合方式可以消除所有死腔，保护腘血管并提供皮瓣所需的肌肉基底。

要点与失误防范

手术技术	• 腘窝软组织肉瘤通常会使正常的解剖标志发生移位。为了定位血管神经束，医生必须暴露腘窝的头端和尾端相邻的正常部位，确定重要的神经和血管后，并顺其显露腘窝 • 需要在内外侧腘肌之间辨认确定近段的坐骨神经。腓总神经位于腓骨头后方、紧邻腘窝筋膜正下方。胫神经位于腓肠肌两头之间 • 腘血管从收肌腱裂孔穿出后位于腘窝近端，其远端位于腓肠肌两头之间。笔者常规分离内外侧腘绳肌及腓肠肌两头的起点来实现广泛显露。在腘窝内，神经通常位于肿瘤后方，而血管通常位于肿瘤前方 • 腘动脉穿过腘窝时分出 2 支上、1 支膝中和 2 支膝下分支动脉。膝下分支血管使腘动脉贴近关节囊，通常必须结扎来实现血管可以移动。腘静脉在动脉的浅面，位于腘动脉和胫神经之间 • 腘静脉和大隐静脉为负责小腿静脉回流的两条主要静脉。在肿瘤切除过程中，可能不可避免要切除腘静脉。因此，应注意不要损伤大隐静脉，这可能是唯一的静脉回流通路。此外，如果腘动脉和腘静脉被切除，应取对侧大隐静脉以重建腘动脉。同侧的腘静脉和大隐静脉同时结扎可导致严重的静脉功能不全

术后处理

- 术后使用长夹板将膝关节于 15°~30°屈曲位固定，以减轻神经血管及皮肤切口的张力。
- 待皮肤切口完全愈合后，再开始肌肉力量和活动范围的物理锻炼。

并发症

- 浅表创面裂开是最常见的并发症。通常发生在辅助放射治疗期间，有时需要实施清创。
- 腓总神经麻痹常因神经失用导致，通常几周后缓解。
- 膝关节活动范围受限。

第34章 小腿后方肿瘤切除术
Calf Resections

Martin M. Malawer and Jacob Bickels

背景
- 比目鱼肌和腓肠肌的恶性软组织肉瘤是罕见的。
- 该部位的广泛切除术可能导致重要的功能丧失和神经血管损伤。
- 传统上采用膝上截肢术治疗巨大的肉瘤。
  - 影像学技术的进步及有效放化疗方案的应用，使得大多数患者可以采取保肢治疗。
- 熟悉局部解剖和术前评估对于安全切除肿瘤十分必要。

解剖
- 比目鱼肌和腓肠肌组成称为小腿三头肌的肌肉复合体，同跖肌一起构成了小腿后肌群浅层。
  - 这些肌肉共同作用使足部和踝关节跖屈。
- 腓肠肌是后浅间室中最表浅的肌肉，形成了小腿突起的绝大部分。它有内侧和外侧两个头。
  - 外侧头起于股骨外髁外侧面，内侧头起于股骨内髁上方的腘窝面。
  - 内侧头较外侧头略大，较外侧头延伸更远一些。
  - 两头汇合于腘窝的下缘，分别形成腘窝的外下缘和内下缘。
- 比目鱼肌是位于腓肠肌深面的宽阔厚重的肌肉。
  - 它起自腓骨头和腓骨上 1/4 段、胫骨比目鱼线、胫骨内侧缘中间 1/3 段的后方。
  - 它也起源于胫骨和腓骨之间跨越血管的比目鱼腱弓。
  - 比目鱼肌和腓肠肌的两个头汇集延续形成跟腱，止于跟骨的后表面。

影像学和其他诊断性检查
- MRI 是评价小腿软组织肿瘤的首选影像学检查，可评估肿瘤的范围，以及其与周围肌肉组织、邻近骨骼和血管束的关系（图 34-1）。
- 当肿瘤和血管束之间的界限不清时，可以进行 CT 血管造影检查。
- 若怀疑肿瘤侵犯邻近骨骼，除进行 MRI 检查外，还需行骨扫描和 CT 检查。
- 检查范围应当包括从膝关节到踝关节的整个小腿长度，来评估排除肌肉或间室内的跳跃转移病灶（图 34-2）。

手术治疗
患者体位
- 患者取俯卧位。

手术入路
- 取小腿后方纵向切口，根据肿瘤的解剖位置选择偏内

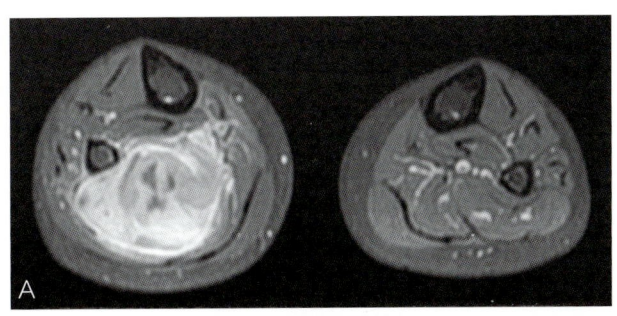
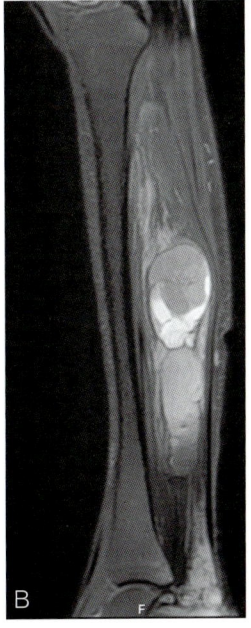
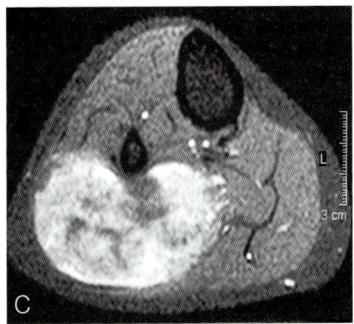

图 34-1 轴位（A）和矢状位（B）MRI 显示右小腿比目鱼肌的高级别软组织肉瘤。内侧腓肠肌发生移位，肌腹与肿瘤之间可见界面。C. 轴位 MRI 显示外侧腓肠肌内高级别软组织肉瘤。

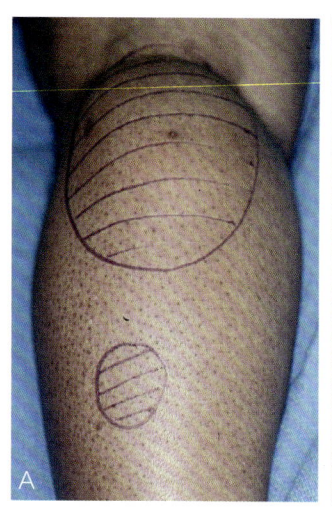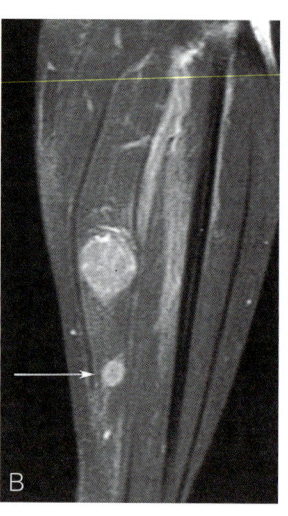

图 34-2 临床照片（A）和冠状位 MRI（B）显示比目鱼肌远端的跳跃性转移（箭头标记）。

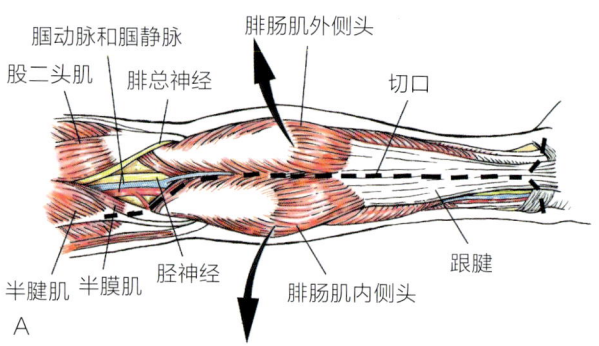

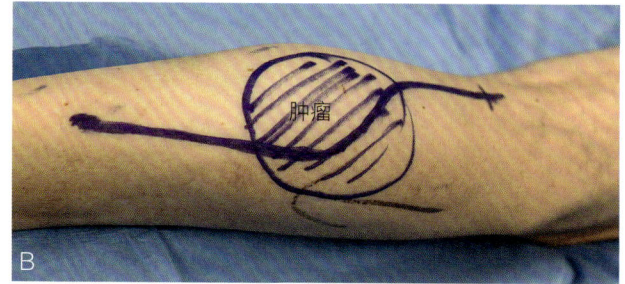

图 34-3 示意图（A）和术中照片（B）显示小腿后方正中纵向切口，根据肿瘤的解剖位置可选择偏内或偏外。

或偏外（图 34-3）。
- 若计划切除外侧腓肠肌则选用外侧切口。
- 正中切口用于切除内侧腓肠肌、比目鱼肌和小腿后方深部间室。

肿瘤切除

- 筋膜与皮下组织一起游离，形成大的筋膜皮瓣。
- 打开腓肠肌内外侧头表面的深筋膜就可确认腘血管。
- 腓肠肌内侧或外侧头的根治性切除术，需要结扎它们的主要血管蒂（腓肠内侧或外侧动静脉），并且分别切断其股骨起点和跟腱止点结构。
- 通过部分或完全的跟腱切断术，以及反折腓肠肌近端内侧头和外侧头，完成比目鱼肌的显露（技术图 34-1）。
- 从深部间室的横行肌间隔钝性剥离比目鱼肌，切断胫骨和腓骨起点及跟腱止点，而后切除比目鱼肌。
- 血管、神经或者两者通常与肿瘤解剖关系密切，或粘连于肿瘤假包膜上，此时需要游离保护血管神经，切除神经鞘膜和血管束外膜，并行冷冻切片病理检查明确手术边界。
  - 如果胫后血管或腓骨后血管难以显露，可使用术中多普勒超声辅助定位。
- 重建跟腱缺损，放置引流管后关闭切口。

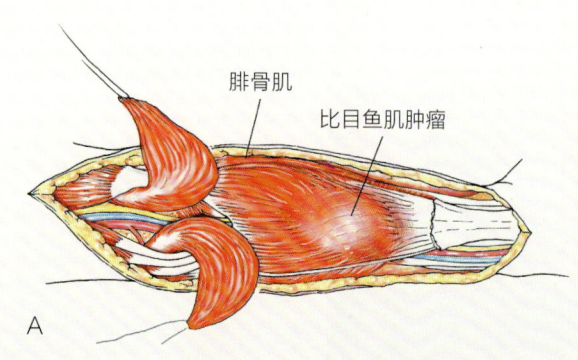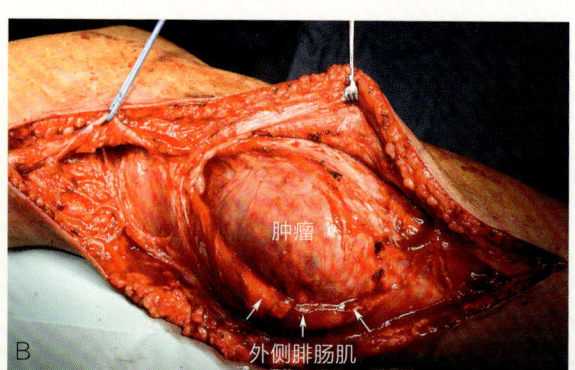

技术图 34-1 A. 游离反折内侧和外侧腓肠肌显露比目鱼肌肿瘤。B. 剥离外侧腓肠肌后，显露比目鱼肌软组织肉瘤。

术后功能重建

- 由于完全切除了跟腱近端部分，因此患者采取比目鱼肌肿瘤广泛切除术后通常需要功能重建。可通过对腓肠肌的内侧和外侧头腱固定，并将其与Gore-Tex人工血管移植固定重建（技术图34-2）。
- 人工血管段的长度取决于肿瘤的尺寸，以及切除后肌肉残端与残留跟腱间的缺损长度。
- Gore-Tex血管移植物用3 mm Dacron带和0号Ethibond缝线缝合到跟腱残端。在重建过程中踝关节处于中立位。
- 使用小腿后方的夹板保持膝关节15°屈曲和踝关节的中立位。

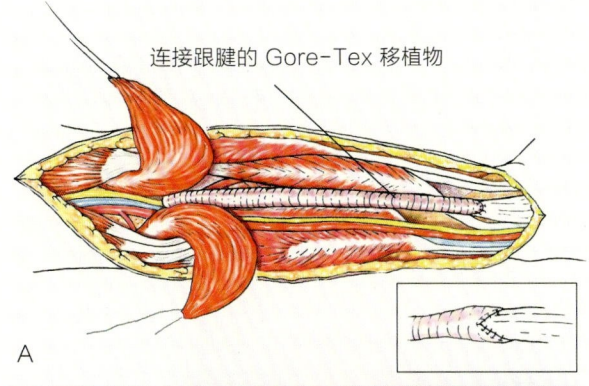

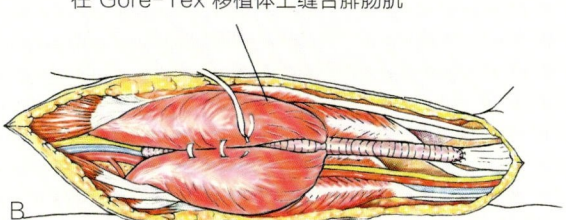

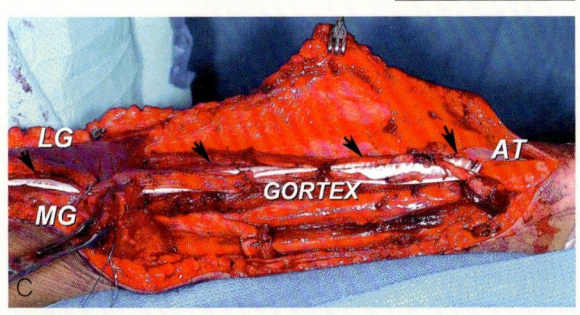

技术图34-2 比目鱼肌广泛切除术后，使用Gore-Tex血管移植于腓肠肌和比目鱼肌近端残端及残留跟腱之间以恢复跟腱的连续性及功能（AT，跟腱；LG，外侧腓肠肌；MG，内侧腓肠肌）。

要点与失误防范

术前	• 术前检查应包括MRI • 应确定肿瘤的范围、与血管束的关系及是否侵犯邻近骨骼
术中	• 腓肠肌肌腹部分的显露和反折通常用来暴露肿瘤 • 比目鱼肌广泛切除术后应考虑用Gore-Tex移植物进行重建

术后处理

- 根据软组织切除的范围，患者术后用长夹板制动，然后使用短腿行走支具保护3~4周。
- 采用Gore-Tex移植物进行跟腱重建的患者应使用足踝矫形器额外保护8周。
- 康复包括腿部力量训练、平衡和步态训练。

并发症

- 皮瓣缺血性坏死。
- 肿瘤局部复发。

第35章 膝上（经股）截肢术
Above-Knee (Transfemoral) Amputation

Israel Dudkiewicz and Jacob Bickels

背景

- 保肢手术可以作为大多数股骨及大腿的骨和软组织肉瘤的手术方案。然而，对于存在广泛骨质破坏、软组织及神经血管侵犯的肿瘤则需要行膝上截肢术（AKA）（图35-1）。
- AKA是一种经股骨的截肢术，根据股骨截骨水平分为：高位（小转子下方）、标准或中位（股骨干）、低位或股骨远端（髁上）（图35-2）。
- 截肢的平面取决于肿瘤的切除边界，至少保留50%股骨长度为最佳，术后功能较好。

解剖

- 需要识别和操作的主要解剖结构是股动静脉、坐骨神经和股神经。
  - 横断和重建关键肌群以覆盖股骨残端并重建其功能。
- 高位AKA。
  - 在股骨近端，股动脉位于缝匠肌深面、长收肌和股骨浅面。
  - 股深动脉位于长收肌后方，此处股动脉位于股静脉外侧。
  - 坐骨神经位于大收肌后方、二头肌前侧。
- 中位AKA。
  - 在股骨中段，股动脉位于股内侧肌和大收肌之间，位于股骨内侧。
  - 此处股静脉位于股动脉外侧。
  - 坐骨神经位于股二头肌短头和半膜肌之间。
- 髁上AKA。

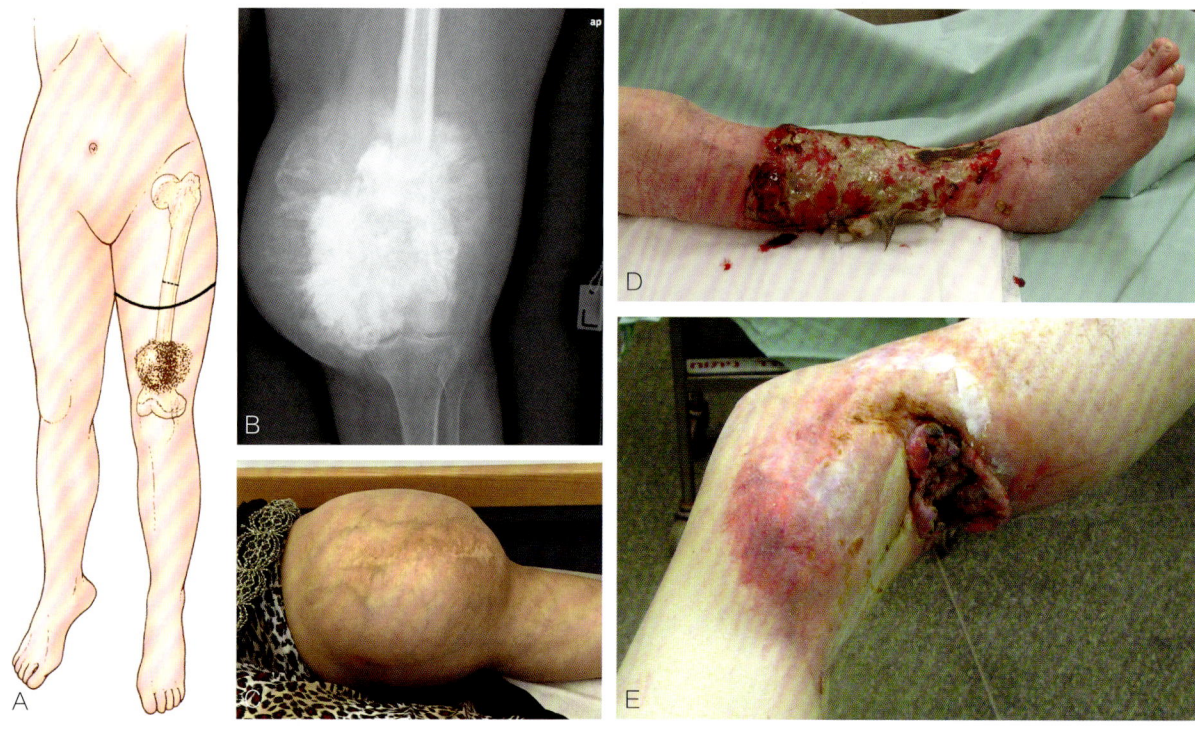

图35-1 A.股骨远端原发性骨肉瘤。X线平片（B）和照片（C）显示股骨远端巨大骨肉瘤，伴有广泛骨破坏和巨大软组织包块。D.腿部局部播散，真菌样高级别软组织肉瘤。E.腘窝真菌性鳞状细胞癌。

第 35 章 膝上（经股）截肢术

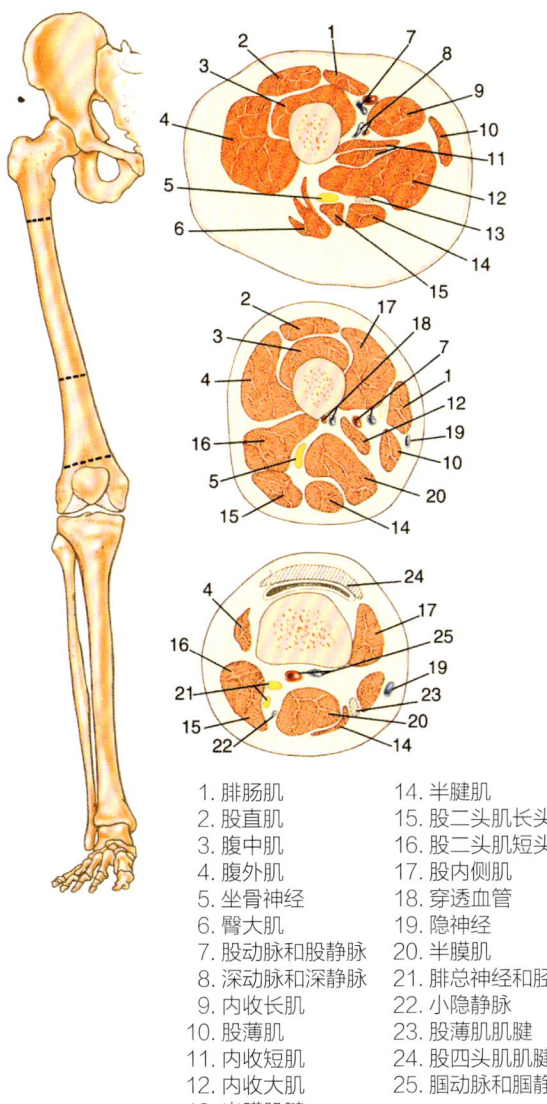

1. 腓肠肌
2. 股直肌
3. 股中肌
4. 股外肌
5. 坐骨神经
6. 臀大肌
7. 股动脉和股静脉
8. 深动脉和深静脉
9. 内收长肌
10. 股薄肌
11. 内收短肌
12. 内收大肌
13. 半膜肌腱
14. 半腱肌
15. 股二头肌长头
16. 股二头肌短头
17. 股内侧肌
18. 穿透血管
19. 隐神经
20. 半膜肌
21. 腓总神经和胫神经
22. 小隐静脉
23. 股薄肌肌腱
24. 股四头肌肌腱
25. 腘动脉和腘静脉

图 35-2 髁上、股骨中位及高位的 AKA 截骨水平和横断面解剖。

○ 股动脉位于股骨后方。穿过收肌管后，股动脉与坐骨神经一并进入腘窝。股动脉位于坐骨神经内侧和深面。

适应证

- 保肢手术因以下原因难以有效切除原发性或局部复发性肿瘤或难以进行功能重建时，可进行 AKA 手术。
  ○ 肿瘤广泛的软组织侵犯导致切除后无法覆盖假体（图 35-3A）。
  ○ 主要血管受累（图 35-3B）。
  ○ 下肢远端肿瘤累及主要神经，如腘窝肿瘤。
  ○ 感染特别是在肿瘤溃烂时，此时难以行保肢手术，或持久的假体周围感染。
  ○ 骨骼发育不成熟的患者行保肢手术时，通常会导致显著的肢体不等长。

影像学和其他诊断性检查

- X 线可以对肿瘤范围、截肢的必要性及截肢水平进行初步评估。
- CT 和 MRI 可以对骨骼、髓腔内和软组织受累范围进行准确评估。
  ○ 全股骨 MRI 检查对于排除跳跃性转移和血管神经受累，从而确定截肢平面至关重要。
  ○ MRI 血管造影可显示患肢的血管解剖结构，并确定血管受累的程度。

手术治疗

术前计划

- 肿瘤患者需要行 AKA 时，肿瘤的范围决定了最终截肢平面。除此之外，尽可能保留残肢长度有利于假肢的安装。
- 在规划皮瓣类型时，应考虑肿瘤软组织包块的范围、皮肤质量、既往放射治疗区域和手术切口。
  ○ 最常见的皮瓣类型是前后鱼嘴样皮瓣。然而股骨远端肿瘤的范围，会导致皮瓣类型有所改变，传统的鱼嘴样切口可能不再适用。
- 术前应由内科医生、康复医生团队和特定的假肢工程

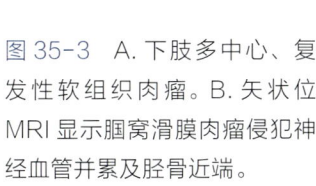

图 35-3 A. 下肢多中心、复发性软组织肉瘤。B. 矢状位 MRI 显示腘窝滑膜肉瘤侵犯神经血管并累及胫骨近端。

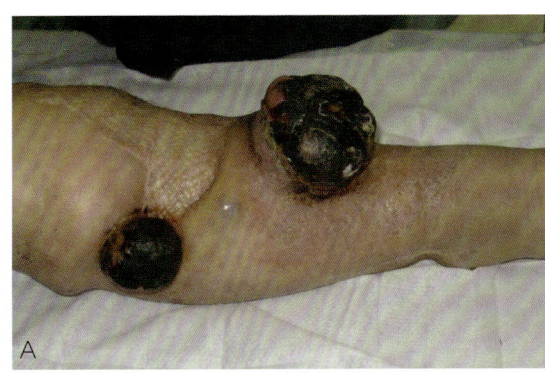

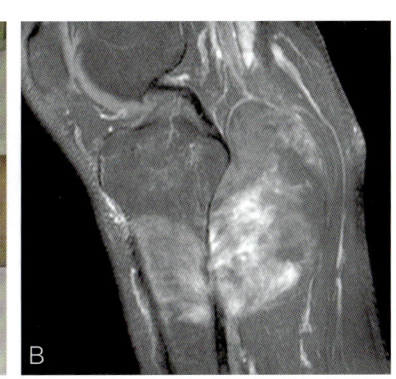

师一起评估患者情况，回答患者有关日常活动和功能的具体问题，并减轻患者焦虑。

患者体位

- 患者取仰卧位，患肢屈曲外展。
- 同侧臀部应稍抬高，以便更好地显露大腿后部（图 35-4）。

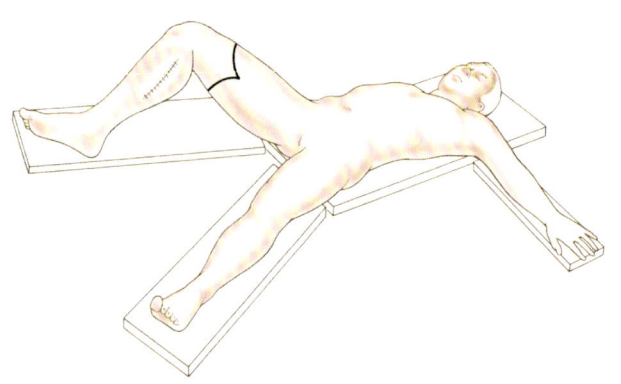

图 35-4　患者取仰卧位，患肢屈曲外展。

切口

- 在皮肤上标记切口（技术图 35-1A-B），垂直切开皮肤、皮下组织和浅筋膜。
- 用电刀横断主要肌肉以减少出血，并标记用于之后的软组织重建（技术图 35-1C-D）。

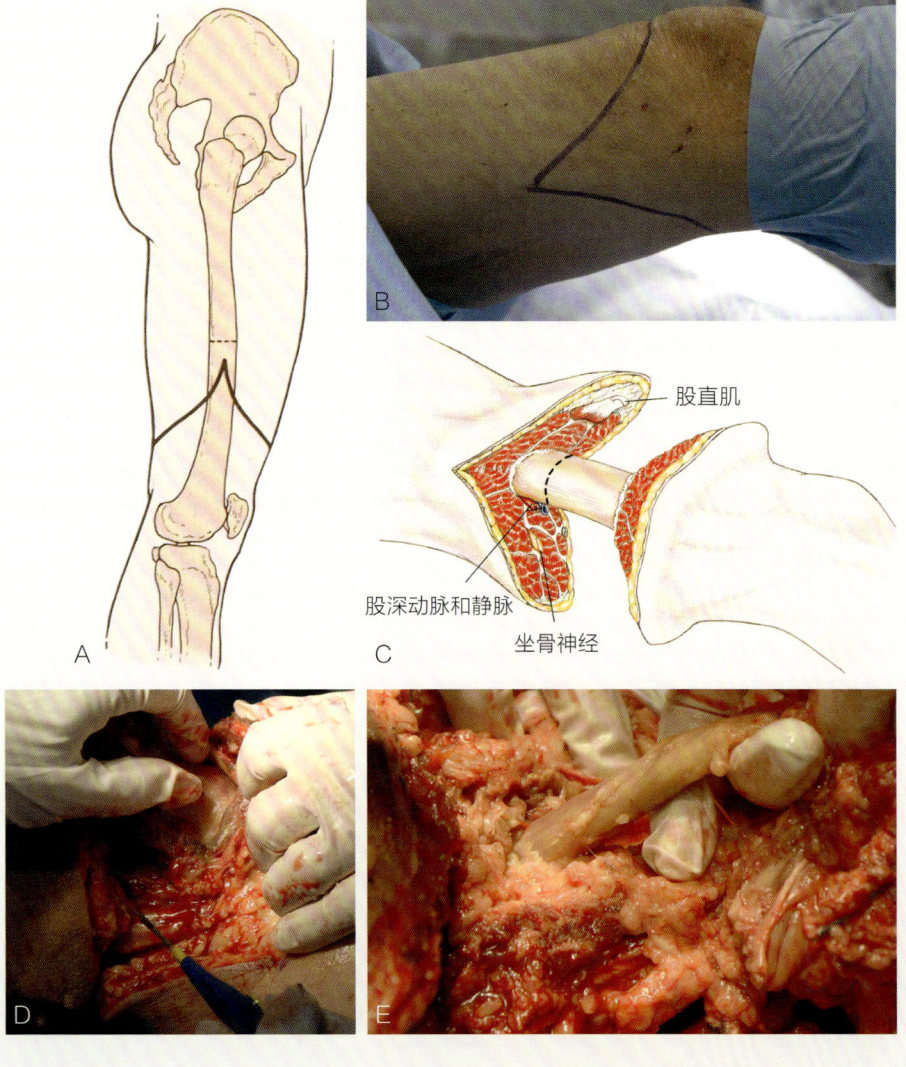

技术图 35-1　A-B. 术前规划的鱼口状切口。C-D. 垂直切开皮肤、皮下组织和浅筋膜，用电刀将肌肉横切到骨。E. 解剖和结扎前的坐骨神经。

- 截肢平面决定了需要被横断的肌肉，但股四头肌、腘绳肌和内收肌在所有的截肢平面都应切断。
- 解剖分离股深动静脉，结扎后离断。
- 神经应轻轻拉出 2 cm，用不可吸收缝线结扎后锐刀切断，随后让神经回缩到肌肉内（技术图 35-1E）。
- 可在神经外膜内注射 0.5% 丁哌卡因。

残肢和残端处理

- 用摆锯或线锯行股骨截骨，股骨周围放置挡板可以防止软组织和皮瓣损伤（技术图 35-2A）。
- 取股骨残端髓腔中的组织送术中快速冰冻病理检查以确保切缘无肿瘤残留。
- 用锯片或骨锉打磨骨残端，使其与假肢的接触面圆钝不突出（技术图 35-2B-C）。
- 在残肢远端髓腔内放置明胶海绵或骨蜡，以防止术后持续出血形成巨大血肿（在儿童和年轻人中常见）。
- 去除过多的肌肉和脂肪使肢体残端呈圆锥形。可在股骨上钻孔，用肌腱覆盖肌肉，以平衡股骨残端方向并保持肌肉功能。
  - 也可选择荷包缝合肌肉。

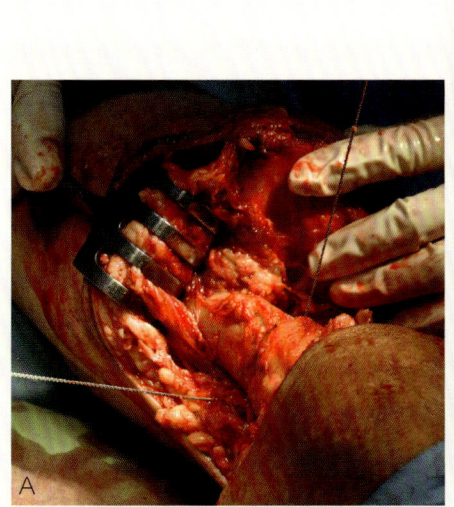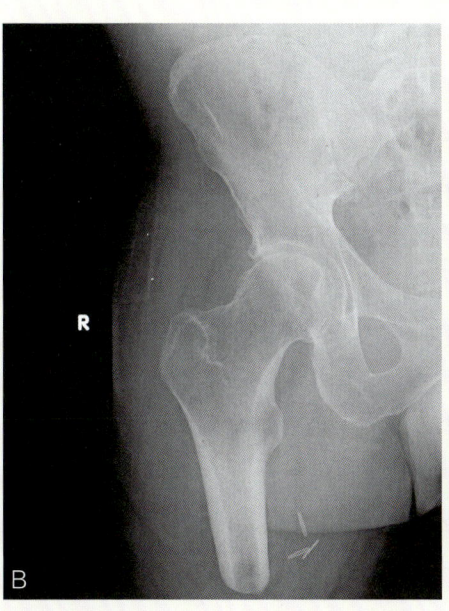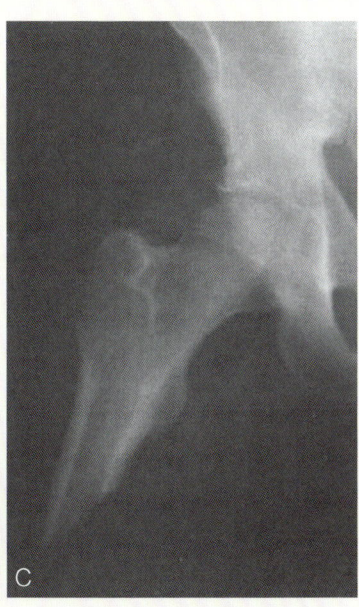

技术图 35-2 A. 用线锯切割股骨。在股骨周围放置拉钩可以防止损伤软组织和皮瓣。术后 X 线片显示光滑的残端边缘（B），不合适的锋利边缘（C）会导致剧烈的疼痛，尤其是承受假肢容纳腔的压力时。

关闭切口

- 仔细止血可以免于放置引流。
- 应紧密缝合浅筋膜（技术图 35-3A）。
- 缝合皮肤时应注意避免残留多余组织及大片皮肤皱褶以影响假肢安装。
- 当需要时，单个引流管最好放置在残肢侧面，且尽量远离切口（技术图 35-3B）。
  - 应尽快取出引流管，以减少感染的风险。
- 截肢术后用硬性敷料包扎，以减少肿胀和防止挛缩（技术图 35-3C）。

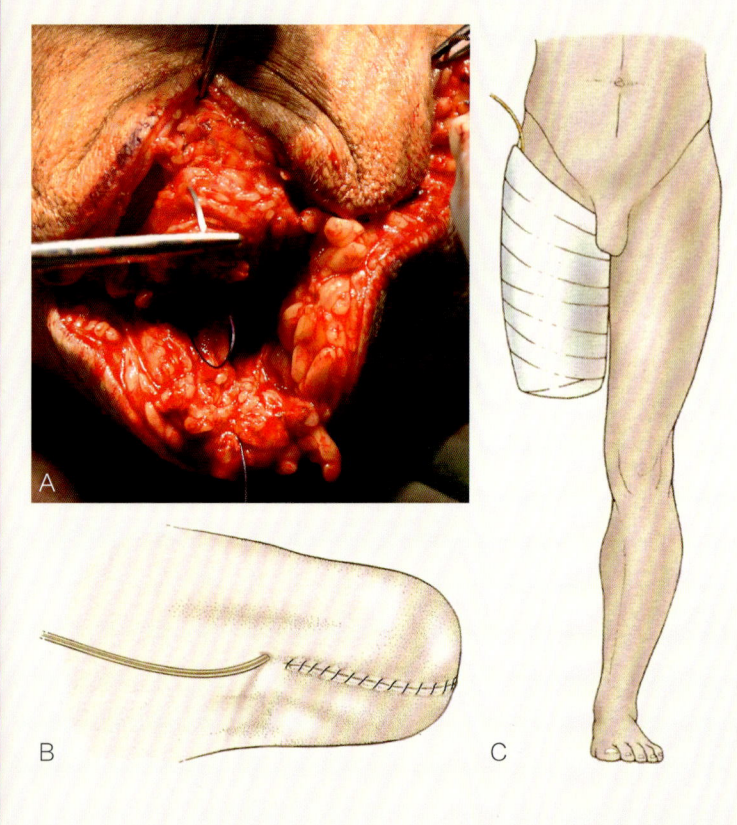

技术图 35-3　A. 紧密缝合浅筋膜，应避免大片皮肤皱褶。B. 在切口外侧放置一个闭合的引流管。C. 应用硬性敷料。

要点与失误防范

术后屈曲挛缩	在腹股沟平面使用近段石膏或制动可预防屈曲挛缩，必要时可使用皮带约束残肢
内收肌固定术	AKA 术后，髂腰肌和髋外展肌可导致残肢屈曲外展。内收肌群固定可以防止这种畸形，并可防止髋内收无力。据估计，在不采用内收肌固定术的情况下，髋内收肌力最多可丢失 70%。肌肉固定术可促进肌肉收缩和功能恢复
肌肉平衡	肌肉成形术能改善肌群失衡及患者术后康复。由于髋屈肌比伸肌更强壮，所以腘绳肌应比股四头肌保留得更长，并彼此相互缝合
神经瘤	神经应尽量靠近近端切断并包埋在肌肉内，注射 0.5% 丁哌卡因缓解术后疼痛
幻肢痛	及早识别和诊断疼痛类型和起源，并积极治疗十分重要
骨边缘皮肤压力	股骨残端前方边缘应打磨圆钝以防止骨边缘产生过大压力，尤其在穿戴假肢时

术后处理

- 残肢部位加压包扎可减轻术后残肢肿胀。
- 术后使用近端延伸的固定支具或夹板、术后俯卧位和理疗有助于预防屈曲挛缩。
- 在伤口愈合和肿胀消退后就安装初始或临时假肢，可改善假肢的使用耐受性。
- 由于截肢患者的能量需求比非截肢患者高 60%~100%，因此许多患者需要使用辅助器具帮助行走。
- 幻肢痛和感觉会随着时间的推移而逐渐减轻。
  - 但是当幻肢痛持续存在时，理疗、止痛药和神经药物（如加巴喷丁），会有所帮助。

预后

- 通过有效的多学科护理，大多数患者能够下地活动并恢复正常活动，包括驾驶等，有些患者还能参加体育活动。
- 比较截肢和保肢患者的随访结果发现，与保肢患者相比，AKA 截肢患者的活动能力和活动更有限，但肌无力症状较少。

- 大量的心理测量评估表明，AKA 截肢者与保肢患者总体生活质量大致相同。

并发症

- 伤口愈合问题可能会出现，但不像因血管或缺血导致截肢的患者那样常见。
  - 截肢后的伤口问题最可能是因为术前自身因素，如术前合并症和营养状况。
  - 如果截肢部位受过放射治疗，则应特别注意。
- 术后可能出现幻肢痛或者灼痛综合征，并且难以预测，术前疼痛明显的患者更容易抱怨术后疼痛。
  - 及早识别和诊断疼痛并积极治疗十分重要。

第36章 膝下截肢术
Below-Knee Amputation

Israel Dudkiewicz and Jacob Bickels

背景

- 足踝和小腿远段的骨和软组织肿瘤往往需要行膝下截肢术来达到广泛切除边界。
- 由于大量肌肉和血管神经结构缺如，保肢手术往往无法成功或功能很差。
- 假体设计和工程学的进步使得膝下截肢患者恢复较好的活动范围，比保肢治疗的患者参加更广泛的社会活动。

适应证

- 足踝和小腿的原发、复发或转移侵犯的骨和软组织肿瘤，无法采取保肢手术切除，或者对术前放化疗疗效不佳（图36-1）。
- 不适合保肢手术的足踝部、小腿浸润性肿瘤，合并难治性疼痛的姑息治疗。

影像学和其他诊断性检查

- MRI是评估骨和软组织肿瘤范围最好的选择，可以用来评估肿瘤和下肢血管神经结构的比邻关系。
  - 以前通过X线、CT和血管成像综合评估。

手术治疗

术前计划

- 需要辨认并操作的主要解剖结构包括了胫血管神经束和腓血管神经束。小腿肌肉群需要横断转移并覆盖胫骨和腓骨残端，构建最优外形和功能，以便安装假肢。
- 膝下截肢理想平面是腓肠肌肌肉筋膜连接处，可以提供较好的软组织垫和后方皮瓣可靠的血液供应。
- 适合安装假肢的推荐长度为12.5~17.5 cm。然而，最终决定特定患者残肢长度的因素是肿瘤范围和切除边界。
- 仔细的皮瓣选择对于获得功能较好的膝下截肢残端非常重要。因为胫骨皮下组织和前间室肌肉组织薄弱，所以长后方皮瓣较鱼嘴样皮瓣为好。
- 术前转诊至心理医生和义肢医生，有助于患者为将来的生活调整做好准备。

患者体位

- 患者取仰卧位，患肢末端略抬高。
- 多数患者先采取前侧入路。
- 膝关节屈曲、外展或内收后可以显露小腿后方结构。

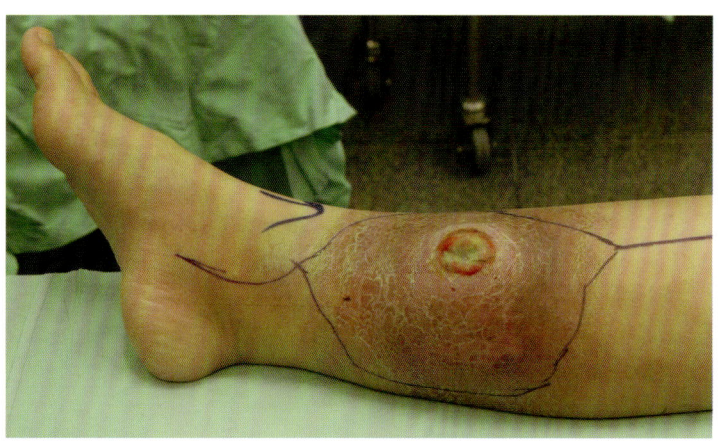

图36-1 小腿软组织肉瘤真菌样生长。膝下截肢可以达到广泛切除边界。

切口与皮瓣设计

- 胫骨前方皮下组织和前方筋膜间室肌肉组织薄弱，后方长皮瓣较经典鱼嘴样皮瓣更值得推荐。
  - 前方皮瓣大于 1 cm 的近似垂直角度切开显露，避免缝合时出现皮肤凸起（折角皮瓣）（技术图 36-1A）。
  - 前方和后方皮瓣结合处位于腓骨水平。为了切口愈合和义肢安装，需要适当调整手术皮瓣的位置。
- 在患者体表标记计划的手术切口，前方和后方皮瓣的正中需要标记垂线，以便闭合伤口时对位（技术图 36-1B）。
- 垂直于皮肤表面，依次切断皮肤、浅筋膜和皮下软组织。
- 胫骨截骨部位用电刀标记（技术图 36-1C）。

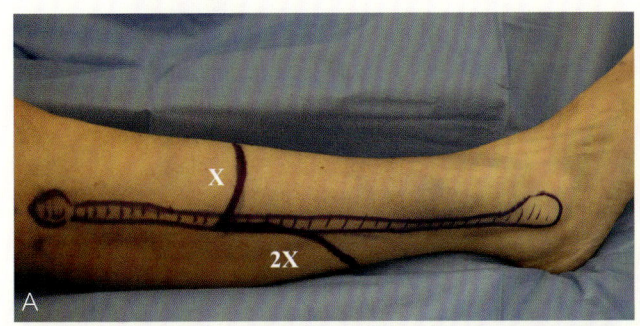
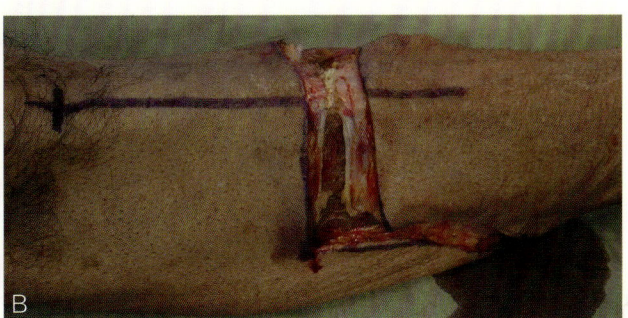
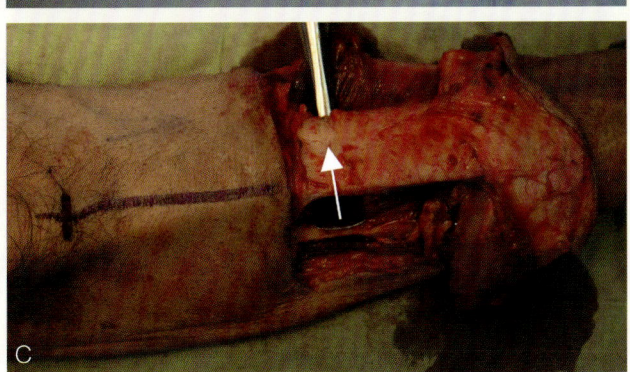

技术图 36-1 A. 膝下截肢术皮瓣设计：前短和后长皮瓣在腓骨骨干处相接，后方皮瓣大致为前方皮瓣 2 倍长度，前方皮瓣垂直显露可避免缝合时出现折角凸起。B. 前方和后方皮瓣的正中需要标记划线，以便皮瓣准确对合。前方的皮肤、浅筋膜和皮下组织垂直离断至胫骨。C. 胫骨截骨部位用电刀标记（箭头）。

软组织切断

- 小腿前方、侧方和深部间室肌肉组织使用电刀切断，以减少出血（技术图 36-2A）。
  - 需要结扎并切断血管束，主要血管需要缝扎（技术图 36-2B-C）。
  - 大的肌肉群需要锥形切断，以便于缝合固定于骨骼的断端。
- 神经组织需要仔细分离，自周围肌肉组织中拉伸超过 2 cm 之后切断。
  - 神经组织需要用单丝不可吸收线双重结扎。
  - 切断神经前，可以在近端注射麻醉剂，减少术后神经病理性疼痛。
  - 不能使用剪刀或电刀，需要锐刀切断神经，这样造成神经组织创伤小，降低了神经瘤的形成概率。
  - 神经残端尽量向头端深埋入肌肉组织内，以减少生成神经瘤和神经性疼痛。一旦形成神经瘤，会通过周围肌肉组织的包裹以避免义肢套筒的压力刺激。

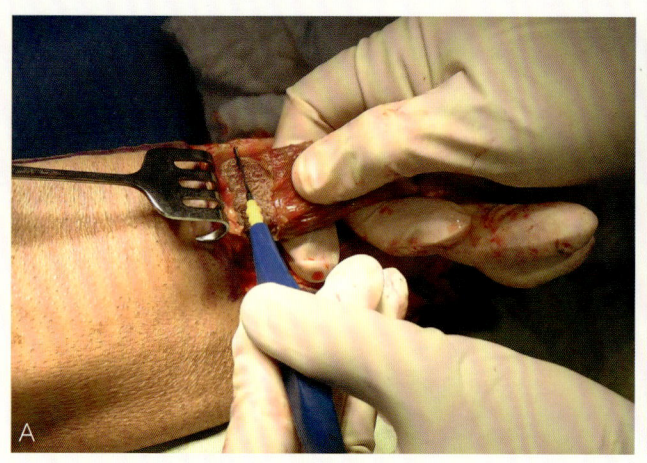
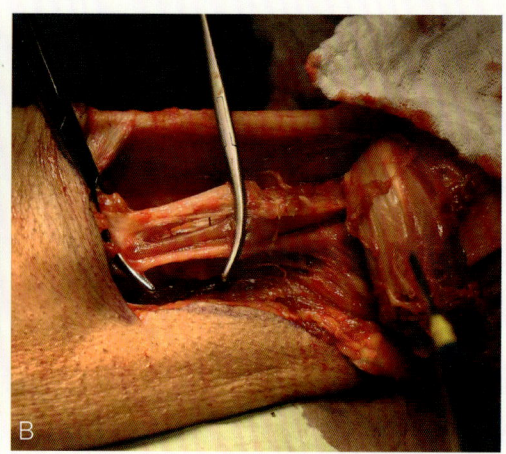
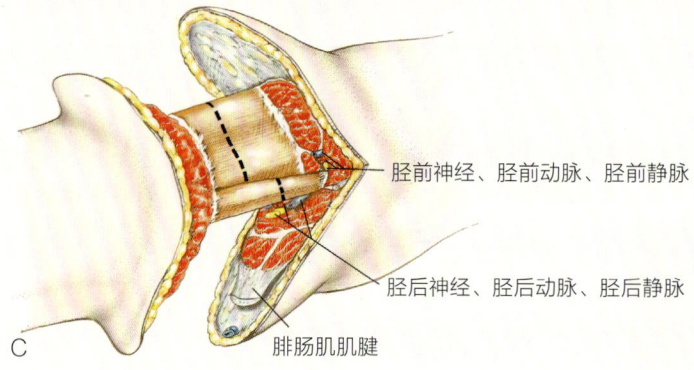

技术图36-2　A.电刀切断肌肉间室内组织。B-C.血管组织分离并结扎，虚线显示截骨水平。

（图中标注：胫前神经、胫前动脉、胫前静脉；胫后神经、胫后动脉、胫后静脉；腓肠肌肌腱）

截骨和残端处理

- 使用摆锯或线锯进行胫骨截骨（技术图36-3A）。
- 较胫骨截骨平面短缩1~2 cm行腓骨截骨，有利于形成锥形残端（技术图36-3B）。
- 胫骨切缘需要用锯片或骨锉修整为平滑的斜行边缘，此种骨骼轮廓有利于义肢佩戴（技术图36-3C）。
- 残端肢体的髓腔内组织需要送病理检查，确定没有肿瘤残留。
  - 如果软组织肉瘤患者采取膝下截肢术，手术切缘的软组织也需要送病理检查。
- 使用粗线缝合并通过胫骨钻孔道固定，来实现后方皮瓣的主要肌肉群向前包裹覆盖胫骨残端。
  - 保留的肌肉层用来形成对骨残端的完全覆盖（技术图36-3D）。

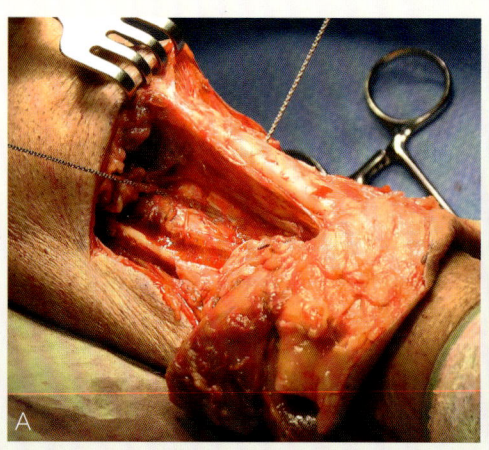
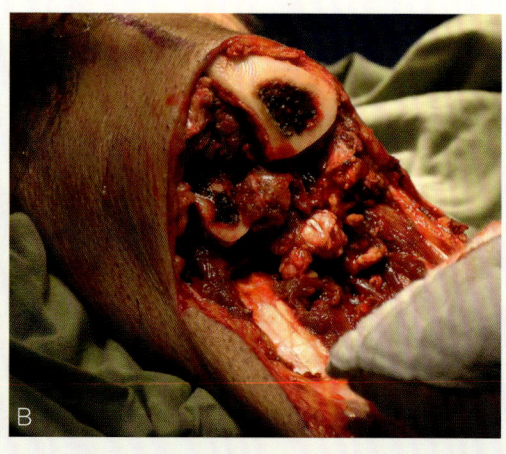

技术图36-3　A.使用线锯行胫骨截骨，也可应用摆锯。B.较胫骨截骨平面短缩1~2 cm行腓骨截骨。

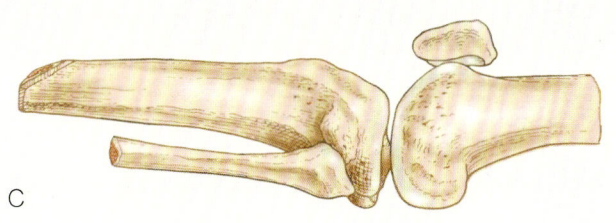
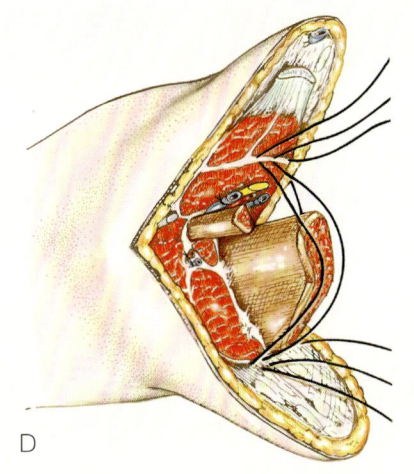

技术图 36-3（续） C.使用锯片或骨锉修整胫骨残端。D.以粗线将后方皮瓣下主要肌肉群缝合固定于胫骨残端。

关闭切口

- 预防出血和血肿形成至关重要。除常规放置引流外，仔细止血和局部适度加压包扎都是必要的。
  - 这些并发症能够延迟切口愈合，甚至影响辅助性放化疗的开始时间。
- 多数患者经过仔细止血后无需放置负压吸引式引流。
  - 如有必要，可以在筋膜深层放置封闭负压引流，出口可以位于切口内侧或外侧。
- 浅筋膜层需要紧密闭合（技术图36-4A）。
- 皮肤与皮下组织应仔细闭合，以避免张力或多余的组织及过大的皮肤褶皱，这些情况会导致伤口并发症并影响假肢的安装（技术图36-4B）。
  - 皮肤可以用缝线缝合或使用钉皮器，在远期伤口愈合及功能结果方面没有差异。
- 术后应用硬质包扎，使膝关节位于伸直位，以避免过多的肿胀及形成屈曲畸形（技术图36-4C）。
- 去除初期的硬质包扎后（通常在术后10～14天时），可穿戴残肢弹力袜以进一步消除肿胀。

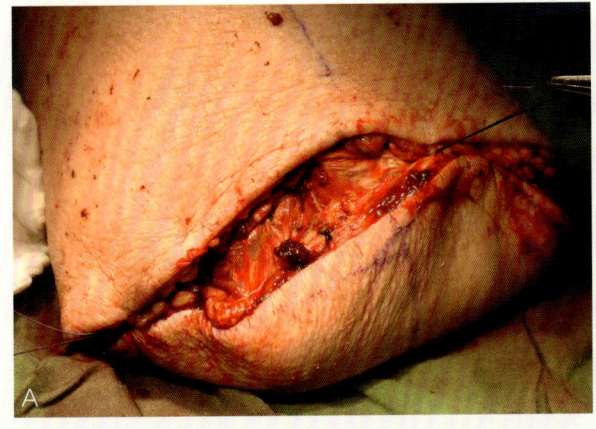
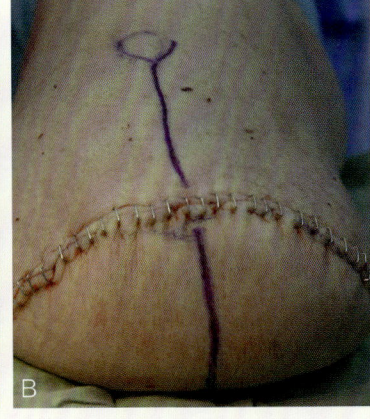
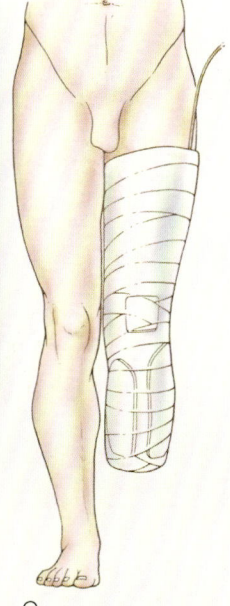

技术图 36-4　A.浅筋膜层紧密缝合。B.肌肉瓣需按照初始切口标记的中线依次对准缝合。C.应用超过膝关节的硬质包扎，使膝关节位于伸直位，以避免过多的肿胀及形成屈曲畸形。

要点与失误防范

残肢轮廓	• 胫骨残端需要圆钝化处理，腓骨比胫骨短几厘米，容易佩戴义肢
肌肉固定术	• 主要肌肉缝合固定于胫骨远端有助于提供充分的软组织覆盖，同时允许一定程度的活动
伤口愈合问题	• 术前化学治疗会影响切口愈合。仔细缝合可减少并发症，如血肿和积液的形成，从而不会延误其他辅助治疗的进行
术后屈曲挛缩	• 膝关节固定器和定制夹板预防应用以避免屈曲畸形
幻肢痛和灼痛	• 尽量高平面的切断神经并深埋入肌肉组织。注射 0.5% 布吡卡因控制术后疼痛。早期判断并诊断疼痛类型和早期处理非常重要

术后处理

- 术后敷料一旦更换，需要使用肢体残端弹力袜来减少肿胀。
- 应当告知患者，术后需要缓慢渐进式过渡到佩戴义肢，一般需 3~6 个月。在患者的耐受范围，逐渐延长义肢的佩戴时间，使得患者能够耐受。

预后

- 同其他下肢截肢术相似，膝下截肢术可减轻癌症患者症状并提高生活质量。
- 基于义肢技术的进步，使膝下截肢比膝上截肢的限制小，并且不需要助行器或出现跛行。
- 膝下截肢患者获得较好的运动功能，可几乎没有限制地参加所有娱乐活动。

并发症

- 血肿和积液会导致严重的伤口愈合问题，有时需要再次手术。这对于因原发骨或软组织肉瘤截肢，并需要术后辅助化学治疗的患者，是一个重大问题。这样的伤口问题会延误重要治疗方案的开展，最终也会延迟义肢的安装。

第37章 足部截肢术
Foot Amputations

Israel Dudkiewicz, Martin M. Malawer, and Jacob Bickels

背景

- 需要截肢的足部恶性肿瘤较罕见，手术计划会对术后承重、稳定性和步态产生重要影响，对医生的挑战极大。
- 足部是非常复杂的三维结构，由许多个具有独特结构的小且不规则骨块、韧带、肌肉和血管神经束在一个小空间内构成。所以，即使切除相对小的区域也会严重影响功能。
- 足部有多个功能间室，但是不同于大腿和小腿的间室是由厚的筋膜独立间隔。恶性肿瘤经常侵犯穿过多个间室，所以足的广泛切除术可能会造成灾难性功能损失。
- 高级别肉瘤的截肢平面需要仔细计划，以达到广泛切除边界；边缘切除是不可接受的（图37-1）。截肢平面越低对步态影响越小。
  - 应该特别注意保留第一跖列的最大长度，因为它在步态周期内脚趾离地时，能够承受接近50%的人体重量。

解剖和功能因素

- 因肿瘤行足部截肢首要考虑的因素是肿瘤的解剖边界。手术医生需熟悉足独特的生物机械复杂结构，可帮助调整切除平面和重建技术，以便对正常步态影响最小化（图37-2）。
- 人的足部多种多样骨骼和支撑韧带构成了坚韧的横向和纵向足弓，并且有一定的弹性。当足趾抬起时第1跖列可以支撑身体，而第5跖列的完整性能够保证在坑洼地面行走的稳定性。
  - 跖骨头或头端水平的截肢会显著改变外形和承重，这类患者多数可以使用矫形鞋和矫形器来辅助。
- 中间跖列切除术会导致轻微的功能损失和可接受的外观（图37-3），前足狭窄可以使用矫形鞋来补偿。
- 胫骨前肌止点近端的横行截肢术会导致跟腱挛缩并马蹄足畸形。
  - 经跗跖关节截肢术保留了背伸肌和跖屈肌。
  - 前述截肢平面术后，患者可保留一定的功能，但需要借助矫形鞋和前足填充物。
  - 如果经跗骨截骨的截肢术可以保留跗骨基底部，足的功能将会保留得更好。
- 跗横关节（Chopart关节）包括足的跟骰关节和距跟舟关节。
  - 该平面的截肢术保留了跖屈肌群，但牺牲了背伸肌群，跟腱无对抗动作导致了马蹄内翻足畸形。
  - 与Syme截肢术相比，Chopart截肢术的优点在于后足高度的维持。这是末端负重的残肢，患者无需矫形鞋或假体辅助下可以完成短距离的行走。而Syme截肢术则需要假肢来承重和行走。但是接受Syme截肢术较Chopart截肢术，患者会有较好的交替步态。

适应证

- 软组织肉瘤和巨大皮肤肿瘤。
- 足部需要截肢的原发和转移性肿瘤较少见。

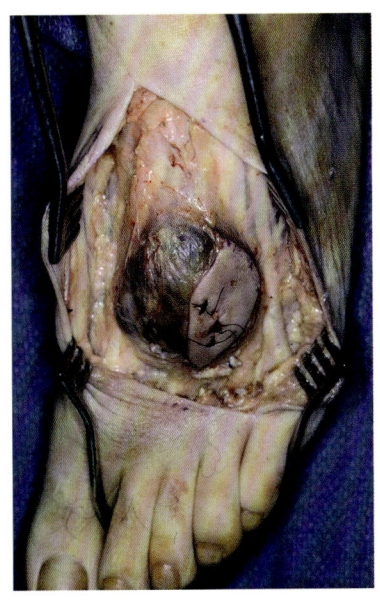

图37-1 足的软组织肉瘤。通过Lisfranc关节或跗跖关节截肢，来达到距离肿瘤边缘2 cm的广泛切除边界。

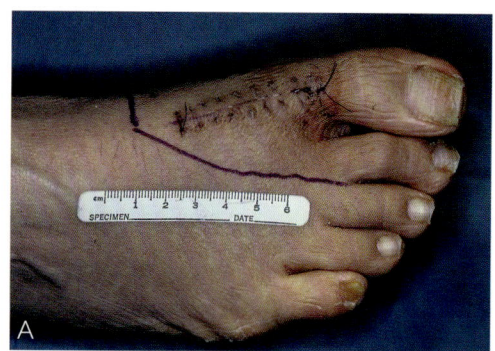
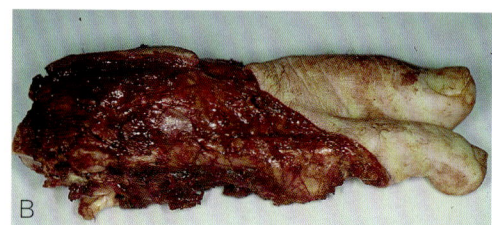
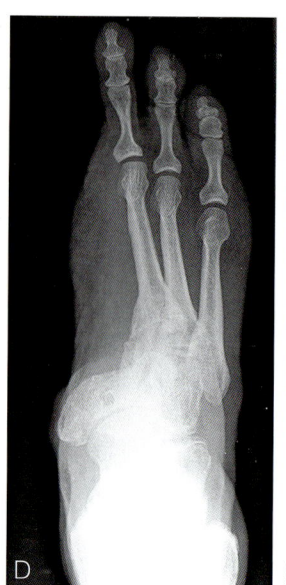
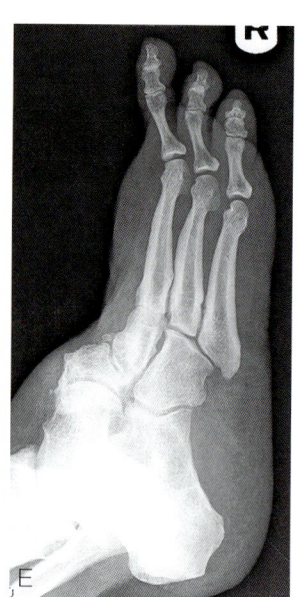
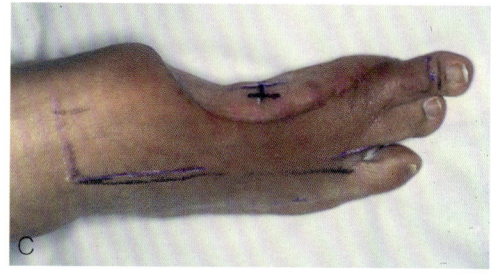

图 37-2 足肿瘤解剖位置展示截肢术种类（经跖骨、Lisfranc 和 Chopart 截肢术）。A. 蹞趾基底部的软组织肉瘤计划的手术切口。B. 手术标本。C. 术后照片显示放射治疗计划区域。D-E. 术后 X 线片，术后需要矫形鞋和器具来辅助承重和行走。

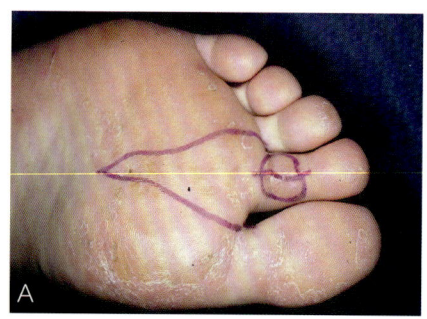
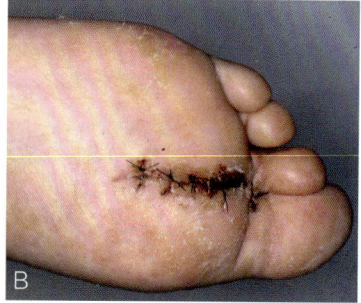
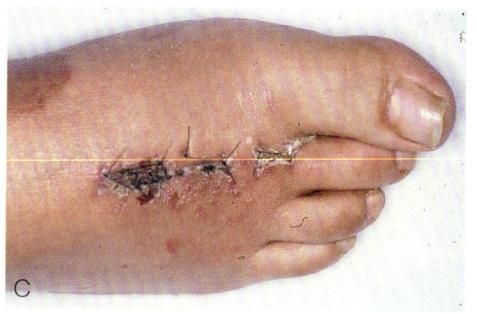

图 37-3 A. 第 2 足趾高级别软组织肉瘤计划截趾的手术切口。B-C. 术后的外形丢失和功能缺损最小。

影像学和其他诊断性检查

- 体格检查需要包括同侧肢体和腹股沟区域的血管和淋巴评估。
- X 线片是用来评估足形态学的基础检查。
- MRI 检查用来评估骨骼和软组织侵犯范围，可帮助确定截肢术式及切除范围（图 37-4）。

手术治疗

患者体位

- 患者取仰卧位，止血带与皮肤之间有充分的衬垫。

手术入路

- 跖列切除术需先与所切除跖骨平行做一背侧纵行切口，在跖趾关节处横行弧向足底，这部分软组织用来重建相邻足趾的空隙（图 37-5A）。
- Lisfranc、经跖骨和 Chopart 这 3 种截肢术都可以经过足中部的切口完成，能够有足够长的足底皮瓣（图 37-5B-D）。
- 为了重建，尽可能多地保留足底皮肤非常重要，因为足底皮肤很厚，而且有专门的足底脂肪柱来支撑和衬垫负重。

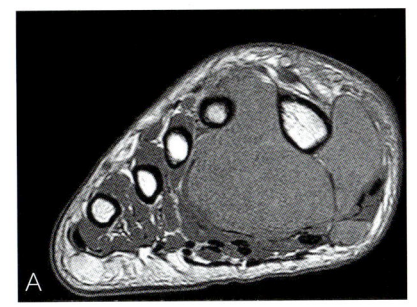
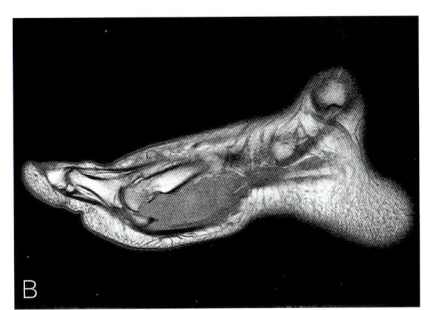

图 37-4 轴位（A）和矢状位（B）显示高级别软组织肉瘤，侵犯第 1 和第 2 跖骨间隙，并侵犯足中部。Chopart 截肢术可以获得广泛的外科边界。

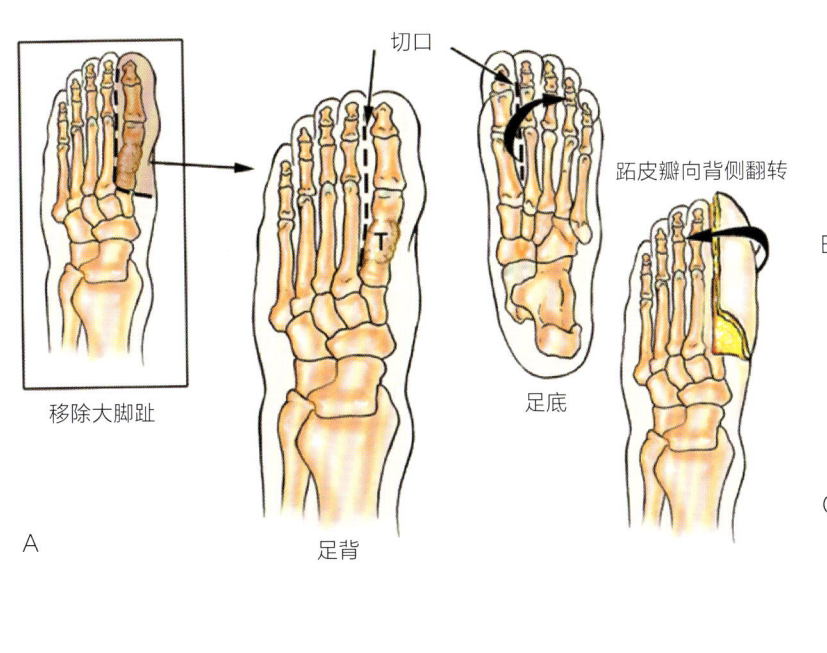
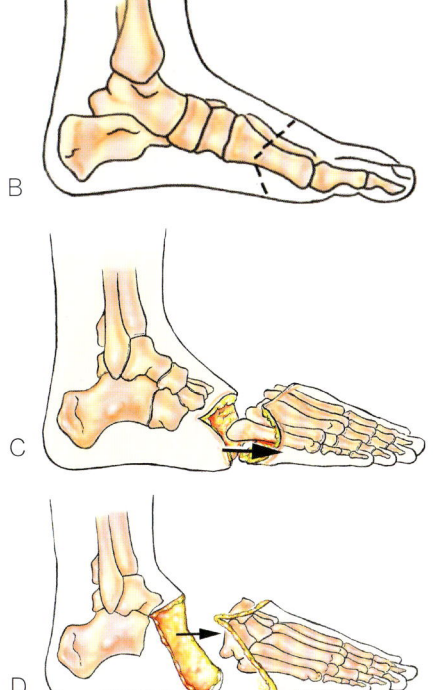

图 37-5 A．足跖列切除术的皮肤切口，较长的足底皮瓣用来翻转覆盖手术区域和足背侧的缝合区域（虚线和箭头）。不同平面截肢的手术切口：经跖骨（B）、Lisfranc（虚线）（C）和 Chopart（黑箭头）（D）。

跖列截肢术

- 分离确定皮下感觉神经，向远端牵拉后用锐刀切断。
- 伸趾肌肌腱在跖趾关节处锐性切断。
- 分离游离趾血管伴行的神经束。
  - 如果血管神经束受到肿瘤侵犯，或与肿瘤假包膜紧密粘连，应当在近端结扎。
- 在近端切断蚓状肌和骨间肌，显露跖骨基底部。
  - 使用摆锯切断跖骨，或在跗跖关节处脱位跖骨并牵开。
- 自近端向远端完成切除术。
- 分离确认并切断屈肌腱。
- 整个跖骨连带周围紧邻软组织一并切除（蚓状肌、内在肌和屈伸肌肌腱）。
- 再向远端和足底方向继续进行切除。
- 跖趾关节囊结构自真皮下予以分离，完成整个跖列切除术。

经跖骨截肢术

- 腓神经末端的皮神经分支游离确认。
  - 如能牵拉则向远端适度牵拉。
  - 锐性切断神经并令其向近端自行回缩。
- 尽量保留足背动脉终末端分支，以便维持与胫后动脉终末分支的吻合，从而通过动脉弓实现足背动脉的供血。
- 把伸趾肌肌腱位于被动拉伸紧张位，最好的办法是前足被动屈曲，在皮肤切口位置锐性切断肌腱，任其自动回缩。
- 将足部呈中立位放置于手术台上，使用摆锯与足的垂直方向成30°行跖骨头斜行截骨。
- 自足背部横行切口的内侧和外侧斜行45°延伸至足底跖骨头水平，然后横向连接，形成足底跖侧皮瓣。
- 第1跖列的感觉神经需要游离确认，如果能牵拉，可以锐性切断。
- 内侧足底神经的末梢分支也需要分离，适度牵拉予以锐性切断。
- 足底内侧动脉的终末分支需要游离结扎并切断。通过背伸前足来保证足浅层和深层屈肌肌腱处于紧张位置，通过跖骨截骨水平锐性切断肌腱，任其回缩。
- 无需对端缝合伸肌肌腱和屈肌肌腱。
- 如果肿瘤形成巨大的足底侵犯，无法设计长足底皮瓣时，可以采用鱼口样皮瓣。
  - 可设计鱼口样前后等长皮瓣达成，笔者早期就完成过此类术式。

Lisfranc 截肢术（跗跖关节截肢术）

- 腓神经终末端的皮神经分支需要游离确定。
  - 如能牵拉，向远端牵拉。
  - 锐性切断神经并任其向近端回缩。
- 足背动脉分终末分支进入第1足背跖骨间隙并在足底筋膜中走行时，将其切断并结扎。
- 将伸肌肌腱置于拉伸位置，最好是被动跖屈前足，在皮肤切口处锐性切断肌腱，任其回缩。
- 跗跖关节锐性切断。
- 自背侧横行切口的内外侧以45°斜行延伸至足底远侧跖骨水平，构建足底皮瓣。
- 第1跖列的感觉神经游离确定，如能牵拉，则锐性切断。
- 足底内侧神经终末分支游离显露，适度牵拉锐性切断。
- 足底内侧动脉的终末分支游离显露、结扎并切断。
- 背伸前足使浅层和深层屈肌肌腱位于被动紧张位，自跗跖关节水平锐性切断，任其回缩。
- 无需端端缝合伸肌肌腱和屈肌肌腱。

Chopart 截肢术

- 足背动脉和伴行神经需要游离识别。
  - 足背动脉需要结扎并切断，牵拉感觉神经并锐性切断，任其回缩。
- 环行切断距舟关节囊，同时游离胫后屈肌肌腱备用。肌腱用于后期重建，将其穿过骨间膜并使用锚钉或距骨钻孔道后，固定重建于距骨颈。
- 跟腱缝合锚定于距骨颈，用于加强胫骨前肌和胫骨后肌肌腱。
- 推荐使用足底长皮瓣，但是肿瘤侵犯足底皮瓣时，推荐使用前后等长鱼嘴样皮瓣。
- 为预防马蹄内翻足，从跗舟骨表面游离带有软组织的胫骨前肌，尤其是要保留骨膜于肌腱上。
- 在距骨的头部和颈部斜行钻洞。
- 肌腱穿过骨道后缝合于周围软组织（技术图37-1）。

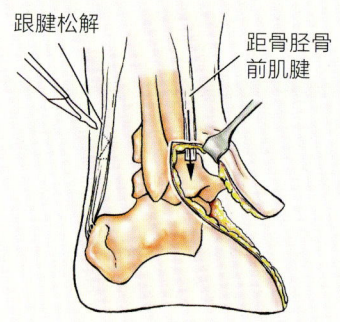

技术图 37-1 胫骨前肌肌腱（黑色箭头）穿过距骨颈骨道后固定。

Syme 截肢术

- 切口自外踝前面延伸至内踝前方，延续至足底皮肤。足底皮瓣的切口位于跟骰关节水平。
- 包括肌腱在内的软组织予以切断并任其回缩，分离结扎血管神经束。
- 距骨和跟骨锐性去除。跟腱止点处皮肤菲薄，需小心保护游离保护。
- 使用摆锯修整踝部，用不可吸收线缝合固定于胫骨腓骨孔道内，将足底脂肪皮瓣固定于肢体残端。
- 放置引流，逐层闭合伤口，用3-0尼龙缝线缝合皮肤。
- 最后以软敷料包扎。

切口闭合

- 应用止血带并仔细止血。尽量避免足底皮瓣过多的烧灼止血以减少对血运的影响。
- 截骨后残端应该修整为光滑边缘,减少皮瓣的压力。
- 手术区域放置细的引流,皮瓣需要精细缝合(技术图37-2)。
- 使用较厚大敷料,维持足和残端的适度压力。

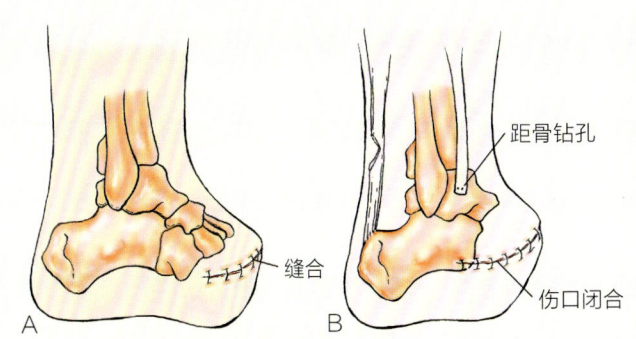

技术图 37-2 伤口放置引流,仔细缝合刀口。Lisfranc 截肢术(A)和 Chopart 截肢术(B)术后皮瓣。

要点与失误防范

术前评估	详尽的影像学检查明确肿瘤范围和截肢平面
手术切口	长的足底皮瓣有较好的承重残端,尽量保留适度长度的跖骨
伤口愈合并发症	皮瓣仔细闭合,用厚大敷料适度加压,预防伤口肿胀能很好地促进切口愈合
深部感染	深部感染需要手术清创和静脉抗生素应用,早期诊断和治疗有助于预后
挛缩	术后夹板有助于预防挛缩。一旦发生挛缩,症状较轻可使用牵引治疗,也可使用序列石膏固定

术后处理

- 使用矫形夹板有助于避免挛缩畸形。
- 患者术后疼痛控制有助于早期活动。伤口早期愈合和预防挛缩畸形(尤其是马蹄内翻足)非常重要。
  - 跖列切除术后,患者需要放置完备衬垫的夹板固定。切口拆线后可以使用拐杖辅助行走。在患者能耐受的情况下,可行一定范围的功能锻炼和承重。
  - 足趾截趾术的患者术后可以即刻开始穿戴术后鞋辅助行走。
  - 术后 2~3 周拆线,患者需穿宽大舒适的鞋子,在能耐受范围内逐步增加活动量。
- Lisfranc 截肢术和经跖骨截肢术患者,术后使用非黏性纱布包扎,局部加压包扎。
- 纱布卷包裹住足残端,棉垫从后足到前足、从足底到足背条状放置以减少缝线张力。
  - 使用棉垫保护足跟,使用石膏固定。棉垫要有弹性以提供一定的张力。石膏要从近端向远端、足底到足背铺垫以减少缝线张力。石膏应该是牢固但不坚硬,应该以闭合足趾的方式放置,并且延伸到小腿近端,保证残足位于中立位并轻微背屈。
  - 术后 3~5 天第一次换药并拆除敷料,石膏继续佩戴 2 周,拆除石膏时一并拆线。
  - 需告诉患者如何填充鞋。2.5 周后,患者更换带扣的楔形鞋(穿 3~4 周),鼓励患者穿鞋并逐步练习行走。
- Chopart 截肢术后 5 天拆除支具,拔除引流。第二套敷料和支具佩戴 3 周后拆除并拆线。第三套支具应用 6~8 周后拆除。患者开始理疗和恢复活动范围的功能锻炼,尤其是残足的背伸和跖屈锻炼。并测量假肢尺寸。

并发症

- 伤口感染。
- 伤口裂开。
- 慢性疼痛综合征。
- 马蹄足挛缩。